自体牙移植术

临床操作图解

审　阅　田　鲲

主　编　罗顺云

副主编　杨文东　杨　彪

编　委（按姓氏笔画排序）

丁珊珊　孔　戈　田　鲲　朱智慧

杨　彪　杨文东　吴　宣　罗顺云

侯樱子　霍伶俐

绘　图　侯樱子

人民卫生出版社

图书在版编目（CIP）数据

自体牙移植术临床操作图解 / 罗顺云主编 . —北京：人民卫生出版社，2019

ISBN 978-7-117-28463-9

Ⅰ. ①自… Ⅱ. ①罗… Ⅲ. ①种植牙 - 口腔外科学 - 图解 Ⅳ. ①R782.12-64

中国版本图书馆 CIP 数据核字（2019）第 085732 号

人卫智网	**www.ipmph.com**	**医学教育、学术、考试、健康，购书智慧智能综合服务平台**
人卫官网	**www.pmph.com**	**人卫官方资讯发布平台**

自体牙移植术临床操作图解

主　　编：罗顺云
出版发行：人民卫生出版社（中继线 010-59780011）
地　　址：北京市朝阳区潘家园南里 19 号
邮　　编：100021
E - mail：pmph @ pmph.com
购书热线：010-59787592　010-59787584　010-65264830
印　　刷：北京盛通印刷股份有限公司
经　　销：新华书店
开　　本：787 × 1092　1/16　　**印张**：22.5
字　　数：548 千字
版　　次：2019 年 6 月第 1 版　2019 年 6 月第 1 版第 1 次印刷
标准书号：ISBN 978-7-117-28463-9
定　　价：199.00 元

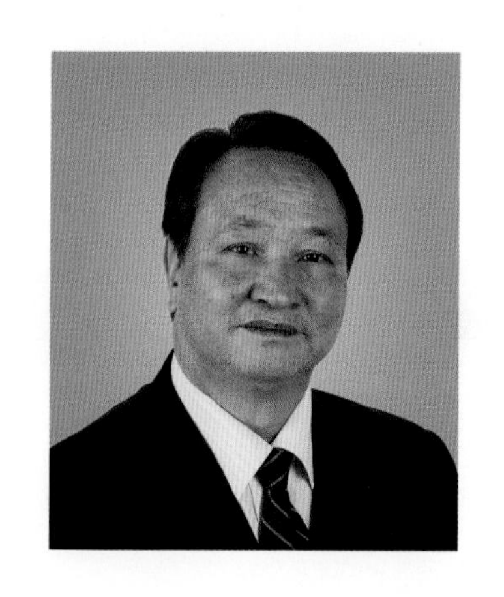

主编简介

罗顺云，教授，北京协和医院主任医师，知名专家。1975年毕业于原华西医科大学口腔医学院（现四川大学华西口腔医学院），毕业后一直在北京协和医院口腔科工作。从事牙槽外科临床医、教、研工作40余年，特别是研究生、规培住培生及进修生的临床教学工作。擅长各种复杂牙、埋伏牙及阻生智齿拔除，颌骨囊肿切除术、自体牙移植术、外科正畸美容术等。

在国内较早开展涡轮钻拔牙术，累计拔除各类阻生牙数万例，并归纳总结出“三点麻醉法，三角切龈，小翻瓣或不翻瓣，少去骨或不去骨，多分牙”的阻生智齿拔除理论，该方法易掌握、创伤小、术后反应小，得到众多同仁认可并相继推广。近20余年他潜心钻研自体牙移植术，完成各类自体牙移植数百例。

主编《阻生智齿拔除术临床实用图解——涡轮钻法》《阻生智齿拔除术视频图谱——涡轮钻法》（第2版）及《阻生智齿拔除术——涡轮钻法》教学光盘，参编《口腔科医疗操作常规》，出版《涡轮钻拔牙》及《自体牙移植术》教学视频。多次荣获中国医学科学院及北京协和医院医疗成果奖，在国内外学术期刊发表学术文章30余篇。

序

我与罗顺云教授算是亦师亦友，20 世纪 80 年代初，他来到原北京医科大学口腔医学院(现北京大学口腔医学院)学习口腔外科正牙术和涡轮钻阻生智齿拔除术，也在那时跟随我接触到了自体牙移植术，之后长期从事这方面临床研究工作，积累了大量宝贵的临床资料并于近期总结完成《自体牙移植术临床操作图解》一书，为临床开展自体牙移植术提供了重要的参考。

近些年来，专心从事牙槽外科的医师越来越少，尤其在种植牙备受推崇的今天，能够专心从事阻生智齿拔除和自体牙移植的医师真的很难得。3 年前他主编了《阻生智齿拔除术临床实用图解——涡轮钻法》，我欣然为序。如今，他又主编了《自体牙移植术临床操作图解》，两本书汇集了他 40 余年临床工作经验，以及对牙槽外科专业的执着与热爱，踏实工作、刻苦钻研的作风，实属难能可贵。

自体牙移植已经有很长的历史，国内外学者都曾做过大量的基础和临床研究，大多数临床研究以磨牙区移植和前磨牙移植修复前牙的报道居多，国内学者也报道过一些正畸配合自体牙移植、引导骨再生配合自体牙移植、3D 打印指导自体牙移植等，但所做病例不多，也缺乏长期的随访观察。自 20 世纪 80 年代，我们就已经在临床开展自体牙移植术，并做了很多智齿的移植，但因当时采用钢丝结扎固位，术后没有及时规范的根管治疗，失败率较高。罗顺云教授开展自体牙移植 30 多年来，在我们原有技术的基础上，不断摸索改进新技术，如术中不做牙髓治疗，供牙在术中尽量不离开口腔环境，甚至“带蒂”移植，采用缝合固定、流动树脂粘接固位等简化手术过程，术后定期复查，配合专业的根管治疗及牙周修复治疗，大大提高了移植牙的成功率。根据罗顺云教授 300 多例患者的统计结果显示，移植牙的成功率与种植牙相接近。书中有大量长期随访病例的临床照片，可以看出临床效果非常好。

自体牙移植较种植牙而言，自体组织移植无免疫排斥、无生物相容性等问题；可在患牙拔除同期即刻进行移植，缩短了治疗时间；移植牙成功后牙周状况与正常牙相似，牙周炎可控可治，不似种植体周炎那样处理起来比较麻烦。虽未做过具体调查统计，但在临床工作中可以发现大量的适应证病例，开展自体牙移植前景广阔。

本书主要采用大量的临床病例图片，配以简要的文字说明，图文并茂，直观地展示了自体牙移植术过程的各步骤、各阶段临床照片及X线影像，便于读者系统理解整个移植牙过程。本书介绍的常规手术治疗方法简单易学，对硬件要求较低，容易在各级医院中开展，适合各级口腔临床医师、进修生、医学生参考学习。

耿温琦

2019年春于北京大学口腔医院

自　　序

牙移植术是一种古老而又新兴的治疗方式。说其古老，在我国，其历史可追溯至宋朝，国外则早现于古埃及时代；说其新兴，近 30 年多年来中外许多学者才开始并做了大量相关的临床及实验研究，均显示其具有良好的治疗效果。但是，在我国自体牙移植术相关内容仅于研究生教材中有相关章节，因此，很多口腔医师对这项技术知之甚少，令其至今未成为常规治疗方法。

自 20 世纪 80 年代末以来，我们完成了数百个病例。近些年来，自体牙移植被越来越多的患者所接受，慕名前来求治的患者逐年增加，我们不断总结治疗经验，成功率也越来越高，近 2 年鲜有失败，绝大多数患者都能取得满意的治疗效果。

自体牙移植术简单易学，易于推广。多年来，我利用带教实习生、研究生、规培住培生和进修生，外出讲学、学术交流等平台，使很多口腔医师了解并学习了该项技术，已在全国很多地区开展。大量的患者从中受益，使我感到无比欣慰。

2016 年 8 月，我跟随北京协和医学院研究生们到西藏自治区进行调研，发现很多初中生的六龄牙已完全龋损，他们中很多人不适合种植牙，但却很适合做移植牙。放眼全国，我相信有大量的移植牙适应证患者，但现今能开展自体牙移植的口腔医师却很少，国内同行们至今都没写过关于自体牙移植的专著，这坚定了我写此书的信念。

我 43 年的牙槽外科工作生涯，几乎都集中在阻生牙拔除和后来的自体牙移植上。2 年前，我将 3 万多例阻生牙拔除术中所总结的经验汇集成了《阻生智齿拔除术临床实用图解——涡轮钻法》一书付梓出版。但关于移植牙的病例资料仍未系统整理，这使我萌生了编撰一本详细介绍自体牙移植术临床经验书籍的想法。以前不少病例的资料收集不够完整，所幸其中近 300 例患者有相对完善的病例资料，虽然大多数患者中途失访，但记录中失败拔除的患者仅有 12 例，这个治疗效果还是非常喜人的。

我将 30 多年来开展自体牙移植术总结的经验教训，以完整病例的形式呈现在本书中。本书简要回顾了牙移植术的发展历史，总结了中外学者在牙移植术方面所做的临床和基础研究，系统阐述了自体牙移植术的术前准备、手术过程、术后检查、后期根管治疗及修复治疗方法。侧重呈现了我在临床实践中总结的经验和方法、所有遇到过的问题及处理心得。全书以真实病例展现，图文结合，力求浅显易懂，旨在让各级口腔医师都能学会并掌握该项技术。

书中大量篇幅展示了许多成功病例，希望越来越多的口腔医师能对自体牙移植术感兴趣，加入到该项技术的研究、开展和推广中，让更多的患者受益，也让这项技术发展的越来越好，写本书的目的也就达到了。

我的一位亲人曾因左下颌第一磨牙劈裂，专程从外地来到北京找我。检查后发现磨牙从近远中正中劈裂达根分叉以下，无法保留必须拔除。我想起了4年前是我将她的四颗智齿全部拔除，我真的后悔当初没留下一颗，否则可作为移植牙。写此书也正是为了普及自体牙移植术，希望能引起同行们的关注，在临床中慎重考量智齿、阻生牙拔除的适应证，对于一些无病变、无功能的智齿、阻生牙可酌情保留，以备用于未来移植。

自体牙移植发展到今天，成绩斐然，效果显著。然而它仍有很多机制没有研究透彻，还有很多问题需要探寻。真心希望越来越多的口腔医师、学者能开展这项技术，自体牙移植术将是一片广阔天地，后辈年轻医师学者们将会大有作为。

长江后浪推前浪，随着越来越多的年轻学者的加入，自体牙移植研究将逐渐深入，希望自体牙移植的发展能够日新月异，未来将会有更先进的技术手段来完善我的方法，我辈也算尽到责任，虽只是引玉之砖仍感到无比欣慰和自豪。

最后诚挚地感谢本书中所有患者，能够配合回访、拍照，为本研究留取了宝贵资料；北京协和医院口腔科护士王云及历届实习护士同学们为移植牙手术配合给予了很多帮助；张洁、郭春岚、李珍、董海涛、张欣、何新宇几位同事们在病例的根管、牙周和修复治疗中给予了很大的支持；口腔放射科孔戈大夫为本书X线片的拍摄做了大量的工作；孟凡皓、杨帆等历届研究生、住培生协助收集了众多临床资料，在此向他们表示诚挚的谢意。

在此，由衷感激我的恩师——我国著名牙槽外科专家耿温琦教授。是他把我领进牙槽外科这个学科的大门，毫无保留地传道授业，让我一干就一辈子。耿老师对事业的热爱和追求，对患者认真负责的态度，对科学孜孜不倦、刻苦钻研的作风，以及他求真、务实、不为名、不为利的精神，深深感染和影响着我的学习和工作生涯。由于编者水平有限，书中难免有错，望广大同行读者批评指正。

曾照云

北京协和医院

2019年春于北京

目　　录

视频目录

扫二维码看视频

1. 手机扫描书后带有涂层的二维码，按界面提示注册新用户。
2. 刮开涂层，输入激活码“激活”后，按界面提示下载“人卫图书增值”APP。
3. 点击 APP 进入登录界面。用 APP 中“扫码”功能扫描书中二维码，即可观看视频。

注：已下载 APP 的用户，可直接用 APP 中“扫码”功能扫描书中二维码，输入激活码后即可观看视频。

第一章 概 述

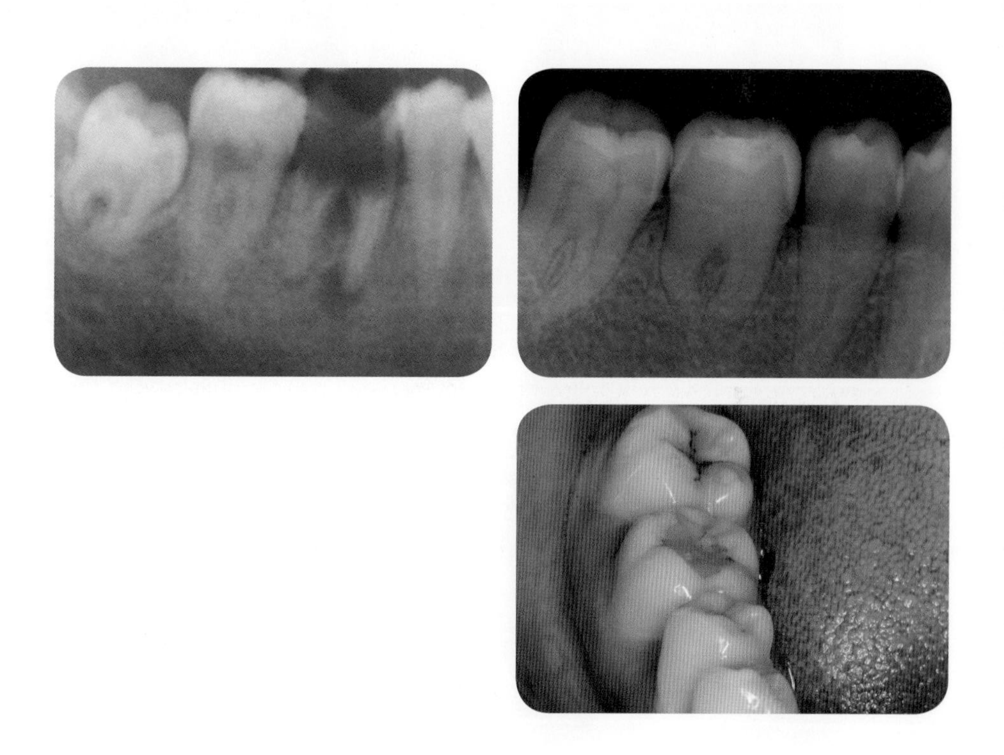

第一节　自体牙移植术的定义和特点

一、自体牙移植术的定义

自体牙移植术是将埋伏、阻生、错位、无功能的牙齿拔出植入到同一口腔的另一位置，使其在新的牙位上生长或生存，以替代缺失牙齿的生理功能，修复牙列缺损的一种外科治疗方法。

临床上常见于下颌第一或第二磨牙因龋病或其他原因无法保留而拔除时，将无功能的同颌同侧第三磨牙移植到第一或第二磨牙区（图 1-1-1）。

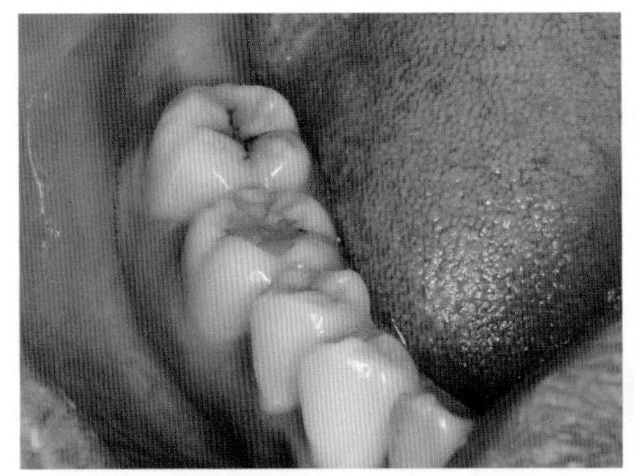

A. 第一磨牙区移植牙 46 移植术后 13 年

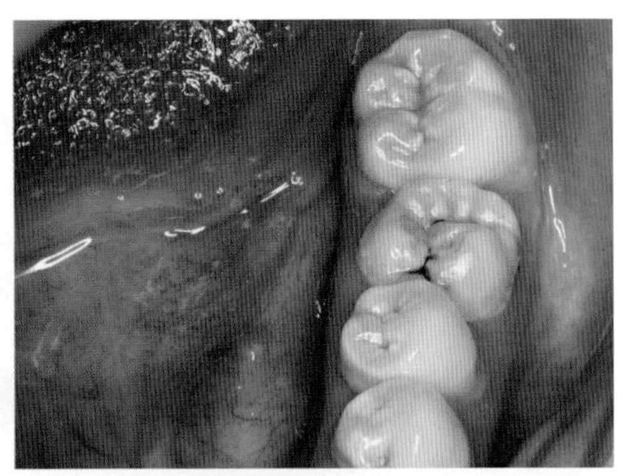

B. 第一磨牙区移植牙 36 移植术后 3 个月

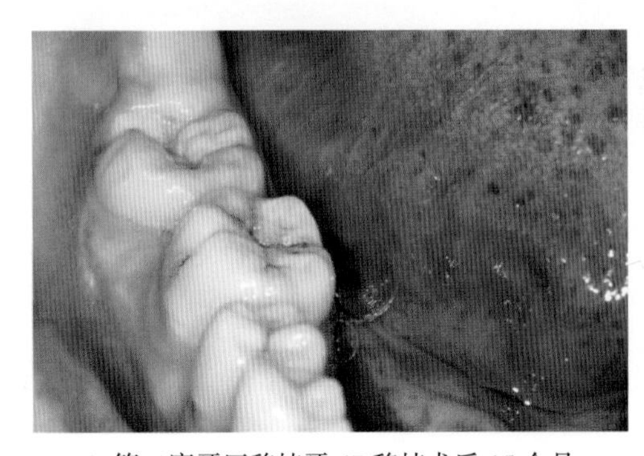

C. 第二磨牙区移植牙 47 移植术后 15 个月

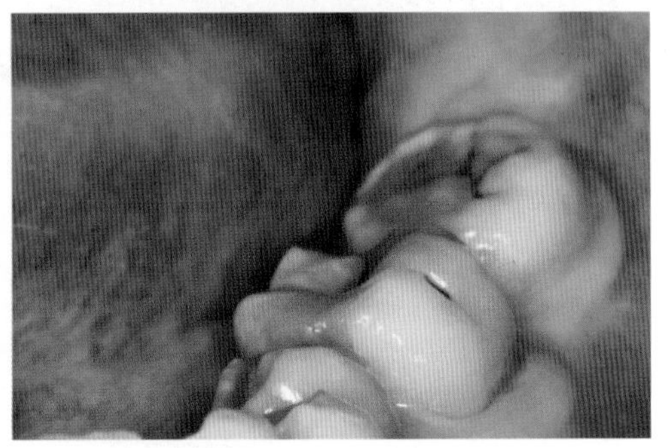

D. 第二磨牙区移植牙 37 移植术后 12 年

图 1-1-1　下颌同颌同侧第三磨牙第一、第二磨牙区移植

如果没有适合移植的同颌同侧第三磨牙，也可将同颌对侧（图 1-1-2）或对颌同侧或异侧（图 1-1-3）无功能的第三磨牙移植到下颌第一、第二磨牙缺失区。

亦可将正畸拔除的前磨牙、异位无功能的前磨牙、小牙畸形智齿以及额外牙移植到前牙缺失区，再结合冠修复、贴面修复或桩冠修复来恢复前牙的美学和功能。前牙区自体牙移植尤其适用于青少年因外伤造成的前牙损伤不能保留的情况。

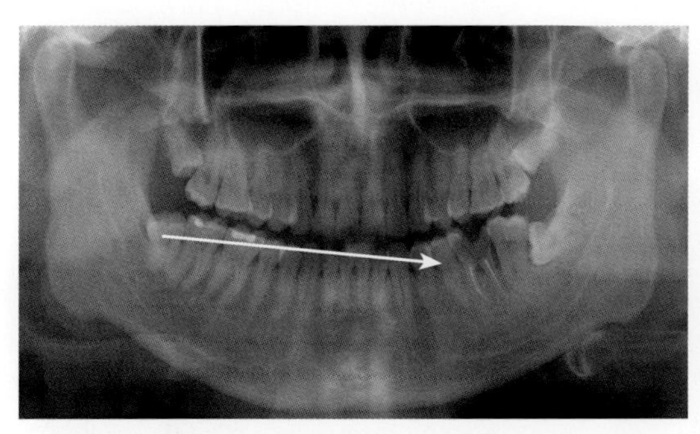

A. 同颌对侧第三磨牙移植到第一磨牙区术前全景片

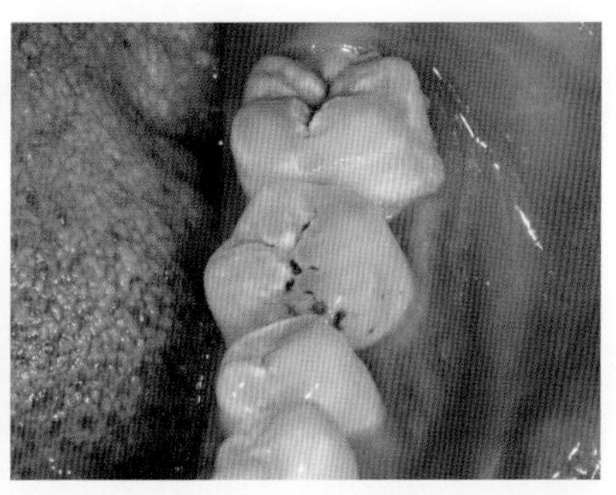

B. 同颌对侧第三磨牙移植到第一磨牙区(移植牙 36)术后

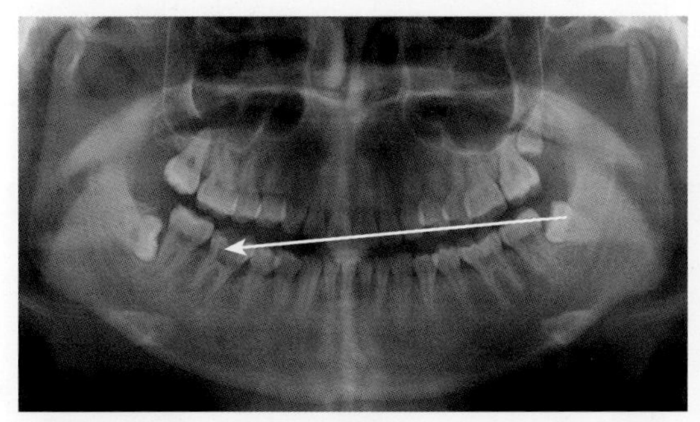

C. 同颌对侧第三磨牙移植到第一磨牙区术前全景片

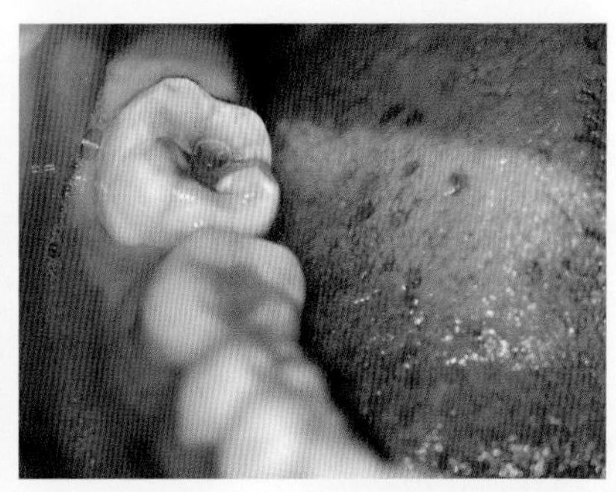

D. 同颌对侧第三磨牙移植到第一磨牙区(移植牙 46)术后

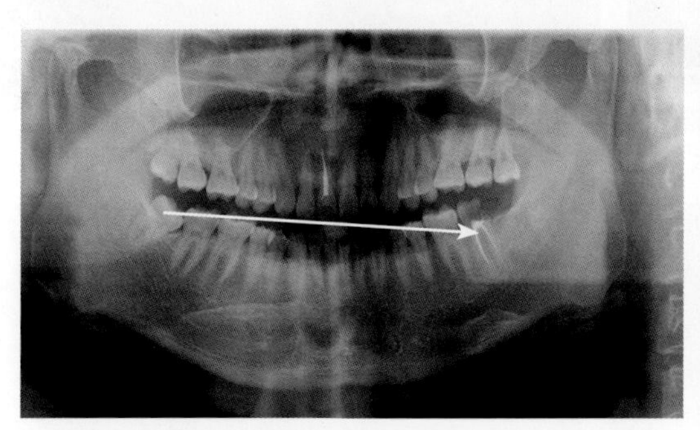

E. 同颌对侧第三磨牙移植到第二磨牙区术前全景片

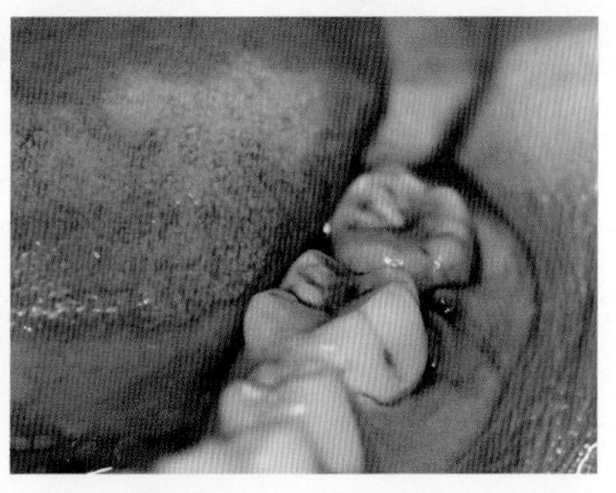

F. 同颌对侧第三磨牙移植到第二磨牙区(移植牙 37)术后

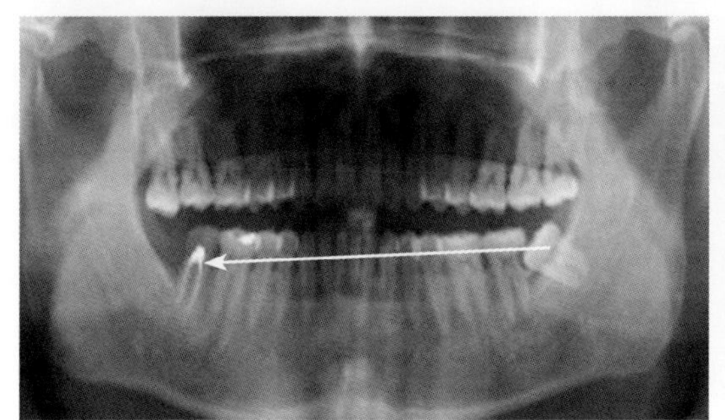

G. 同颌对侧第三磨牙移植到第二磨牙区术前全景片

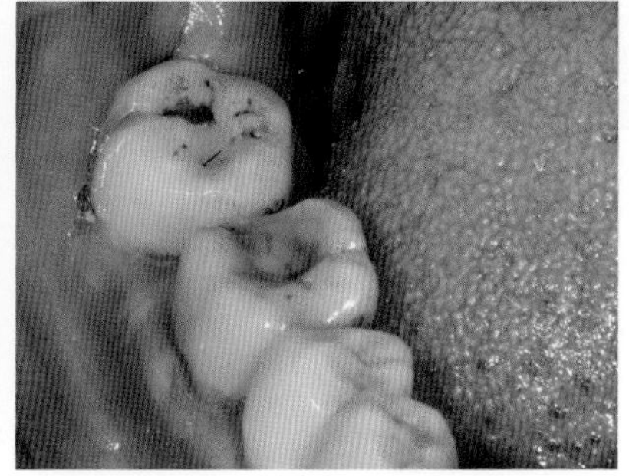

H. 同颌对侧第三磨牙移植到第二磨牙区(移植牙 47)术后

图 1-1-2 下颌对侧第三磨牙第一、第二磨牙区移植

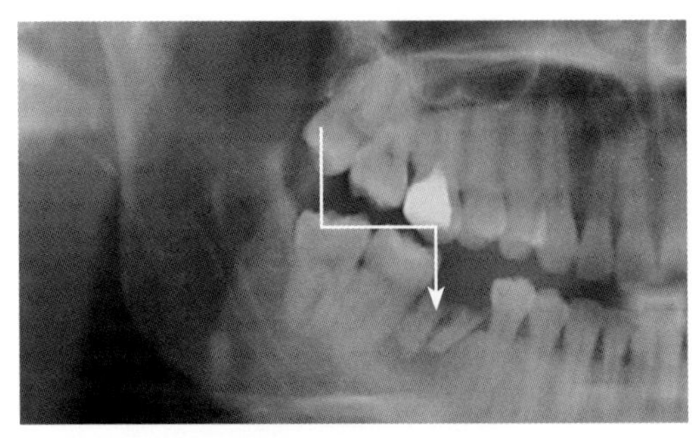

A. 对殆同侧第三磨牙移植到第一磨牙区术前全景片

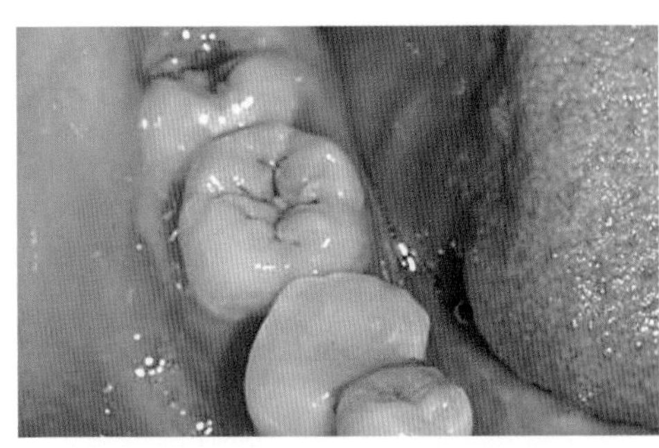

B. 对殆同侧第三磨牙移植到第一磨牙区（移植牙46）术后

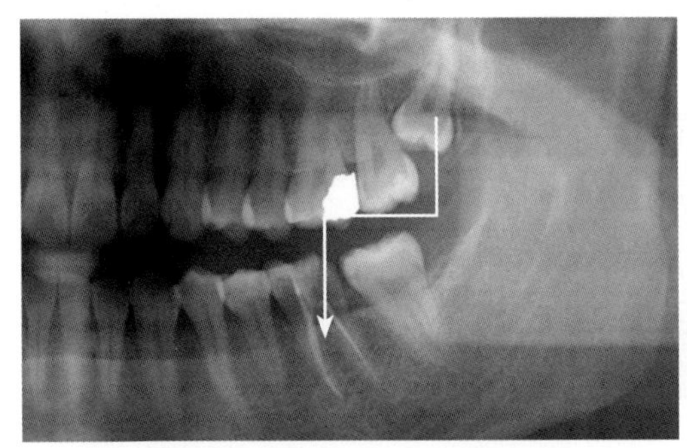

C. 对殆同侧第三磨牙移植到第一磨牙区术前全景片

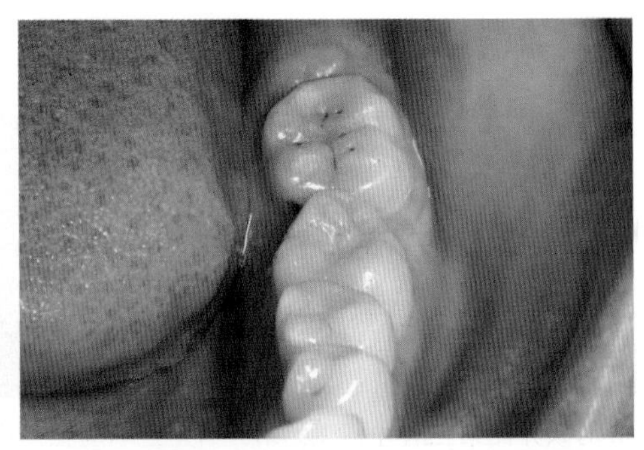

D. 对殆同侧第三磨牙移植到第一磨牙区（移植牙36）术后

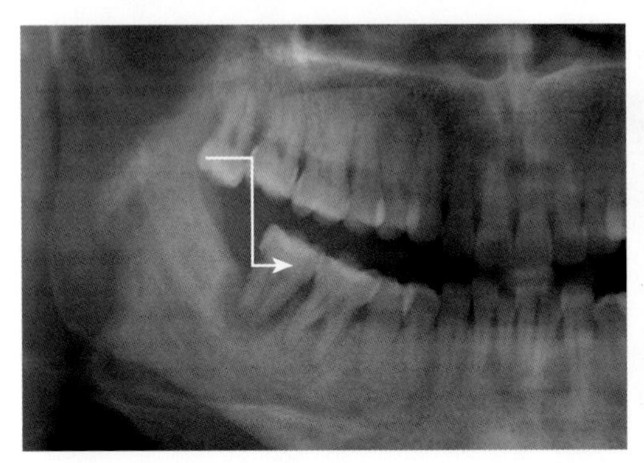

E. 对殆同侧第三磨牙移植到第二磨牙区术前全景片

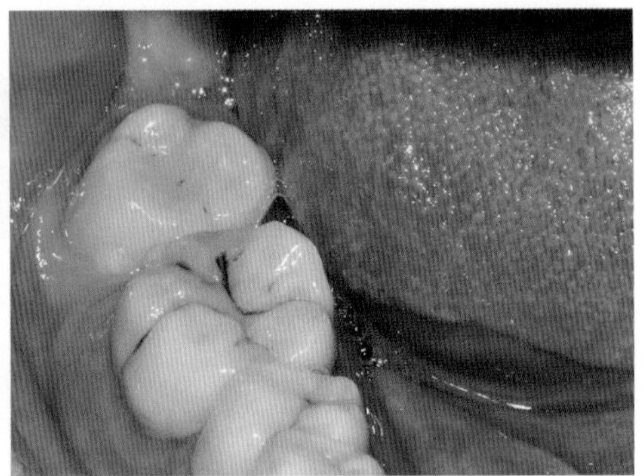

F. 对殆同侧第三磨牙移植到第二磨牙区（移植牙47）术后

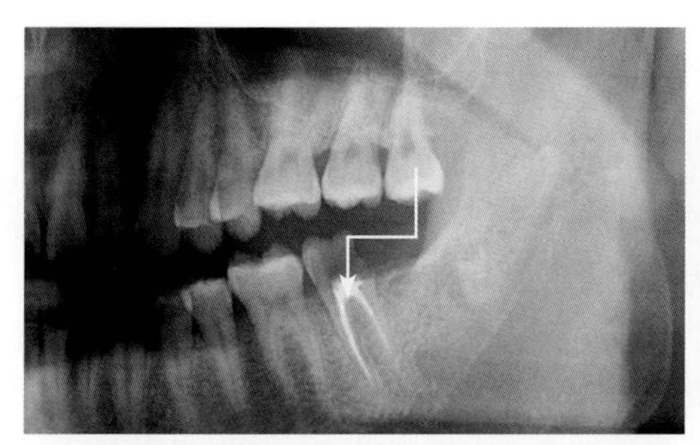

G. 对殆同侧第三磨牙移植到第二磨牙区术前全景片

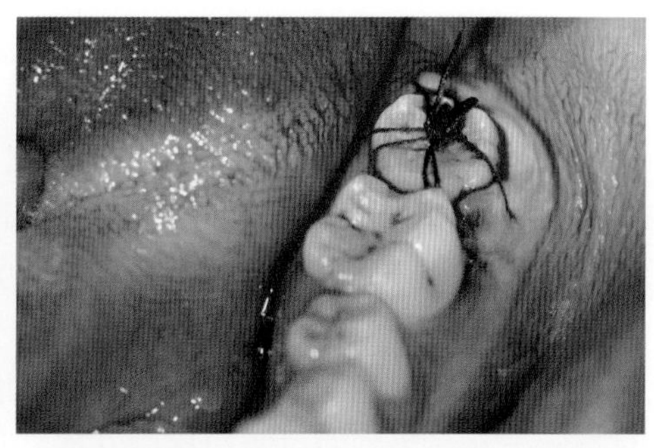

H. 对殆同侧第三磨牙移植到第二磨牙区（移植牙37）术后

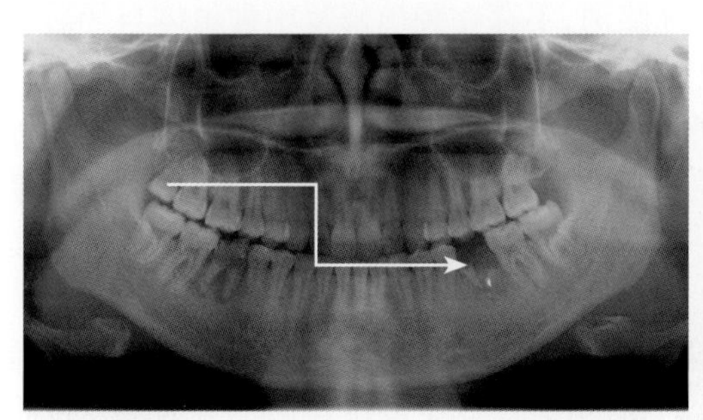

I. 对颌异侧第三磨牙移植到第一磨牙区术前全景片

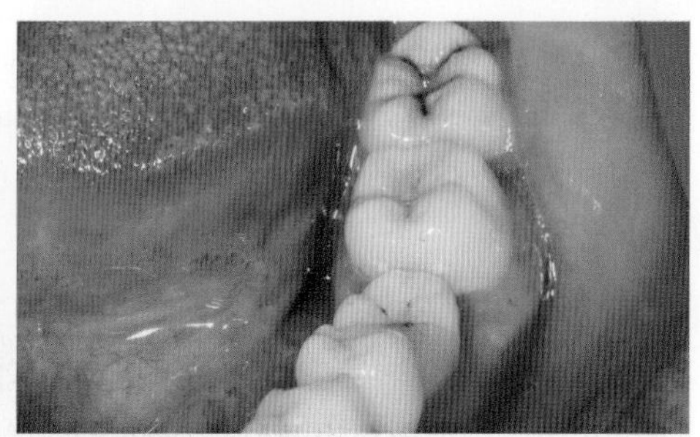

J. 对颌异侧第三磨牙移植到第一磨牙区（移植牙36）术后

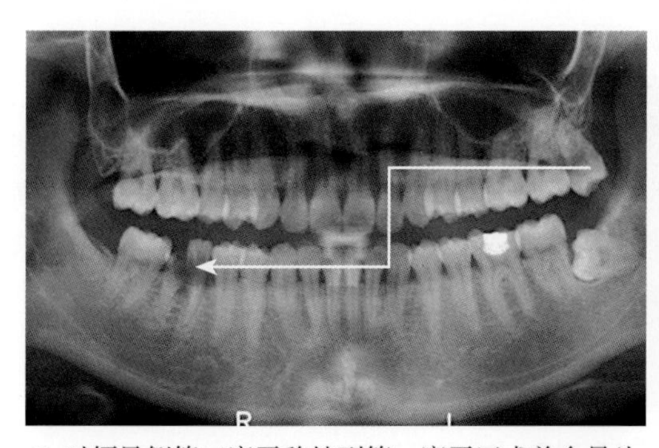

K. 对颌异侧第三磨牙移植到第一磨牙区术前全景片

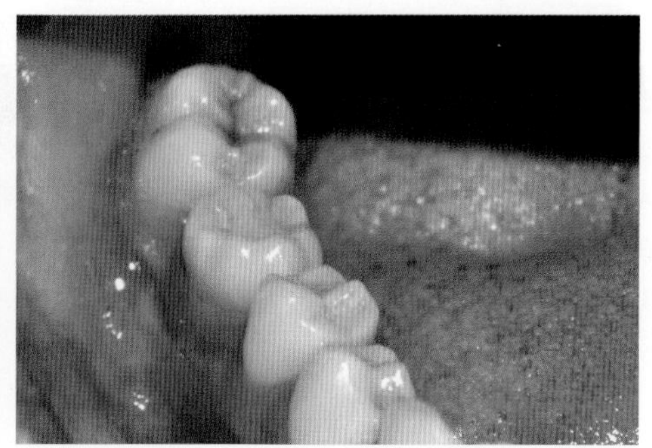

L. 对颌异侧第三磨牙移植到第一磨牙区（移植牙46）移植后

图 1-1-3　对颌同侧或异侧第三磨牙第一、第二磨牙区移植

此外，口腔外科矫正、口腔外科牵引以及意向再植等都被认为是自体牙移植术的一种形式。

二、自体牙移植术的特点

1. 自体牙移植术既拔除了阻生智齿或额外牙，又修复了因劈裂、龋病、外伤或牙周炎等原因造成的牙列缺损，可谓一举两得。

2. 自体牙移植与固定桥、活动义齿等义齿修复方法相比，不需要进行邻牙牙体预备，因而不会损伤邻牙且对邻牙无特殊要求，尤其可以解决修复学上的一些难题，如牙列游离端缺失。移植后的牙齿还可作为固定桥的基牙，为固定义齿的修复提供条件。

3. 自体牙移植与种植牙相比，对于缺牙部位的骨质和骨量的要求不像种植牙那样苛刻，不需要昂贵的设备和材料，而且治疗周期短，因而自体牙移植比种植牙更经济实惠、适应证更广泛，能在各级别的口腔门诊中开展。移植牙牙周膜干细胞可诱导牙周组织的再生，移植后不仅可以保存牙槽嵴高度，而且对于部分牙槽骨高度不足的牙槽窝，移植牙可诱导其骨壁垂直生长，促进结合上皮再附着，形成自然牙龈沟，不存在种植修复中种植体与牙冠之间美学过渡的问题。

4. 处于生长发育期的青少年不能进行种植修复，选择牙根未发育完成的自体牙进行移植，移植后牙齿可继续萌出，能伴随牙槽嵴生长适应远期的生长发育。因此，对于青少年因外伤、龋病等原因造成的无法修复的牙列缺损，如果有适合移植的供牙时，自体牙移植是一个理想选择。

5. 自体牙移植后大部分可形成牙周膜愈合，成功的移植牙具有与天然牙相同的本体感受。

6. 供牙就地取材，且不存在生物相容性问题，不会造成免疫排斥。不会因修复材质过硬造成对殆牙的磨耗或损伤，也不会因材质过软或固位不良造成咀嚼功能下降。

7. 自体牙移植术对供牙和受植区缺牙间隙的形态、大小和匹配度有一定的要求。一般地，供牙与拔牙间隙越匹配，成功率越高。对于不完全匹配的供牙与受植区，临床上可采取调磨供牙牙冠或移植区的牙槽窝的方法，甚至可半切供牙进行移植。

8. 自体牙移植术也有手术相关的风险。术前仔细评估、术中谨慎操作以及术后定期随访观察是移植术成功的重要保障。要求术者具备熟练的拔牙技术和手术操作技巧以及高度的耐心和责任心。手术失败常见的原因有：供牙不能完整拔出、移植牙就位不良、患者术后依从性差以及术后感染等。

第二节　自体牙移植术的历史

古书上曾记载古埃及时代将奴隶的牙齿移植到埃及王的牙槽中。祖国医学中早在宋朝的《太平圣惠方》和《圣济总录》两书中就有关于牙齿移植的记载。11 世纪宋朝陈安上与 14 世纪明朝邓云翁皆知种牙之方，距今已有近千年历史。1594 年 Amboise Para 报道了一位公主为了恢复微笑购买了他人健康的牙齿移植于口腔中。一直到 18 世纪下叶，牙移植术仅仅施术于贵族或特别富裕的人，而且都是在人与人之间进行的异体牙移植。1772 年 John Hunter 在伦敦绅士中做了一项研究，探讨异体牙移植的成功率。由于组织相容性抗原(HLA)不匹配，又缺乏先进的技术条件，个体之间进行的异体牙移植会出现炎症性吸收并最终导致牙齿脱落，而且还会导致肝炎、梅毒甚至艾滋病等传染性疾病的传播。由于上述问题的存在，异体牙移植逐渐淡出了口腔医学的历史。

最早的自体牙移植术开展于20世纪中叶，是将阻生的未完全发育的第三磨牙移植到因龋齿拔除的第一磨牙缺牙区。之后出现了儿童牙胚、成人第三磨牙、前磨牙、阻生尖牙的牙体移植，当时的移植成功率仅仅约为50%。失败的原因多是因为移植后牙根发育不良或出现牙根吸收。之后牙医界对自体牙移植失去了信心，不再问津。

1980年，丹麦哥本哈根大学的Andensen教授连续发表有关牙周膜创伤的文章。随之出现许多关于自体牙移植牙周组织愈合和牙根吸收的研究，逐渐形成的“牙移植后牙周膜愈合”理论，为移植牙临床应用提供了理论支持，移植牙的成功率也大大地提高，自体牙移植术又再次引起临床关注。日本也在同一时期，出现了下野正基、浅井康宏的基础研究以及月星光博、下地动的临床报告，带动了牙医学界走向有依据科学的自体牙移植新时代。

随着口腔医疗技术和先进材料的发展，自体牙移植术的成功率越来越高。各文献报道的成功评价标准略有差异，自体牙移植的存留率（survival rate）约为70%~100%，牙齿的成功率约为50%~97%。

临床实践证明，移植牙成功率的高低，与移植牙的部位、患者年龄、手术方法、手术的技巧有着明显的关系。在进行自体牙移植之前，必须先了解自体牙移植的适应证、禁忌证和牙根形态（拔出的难易程度），制订个性化的手术方案和移植后临床随访计划，做好这些准备工作之后才能进行自体牙移植术，以提高自体牙移植的成功率。

自体牙移植术
临床操作图解

第二章 自体牙移植的组织学基础

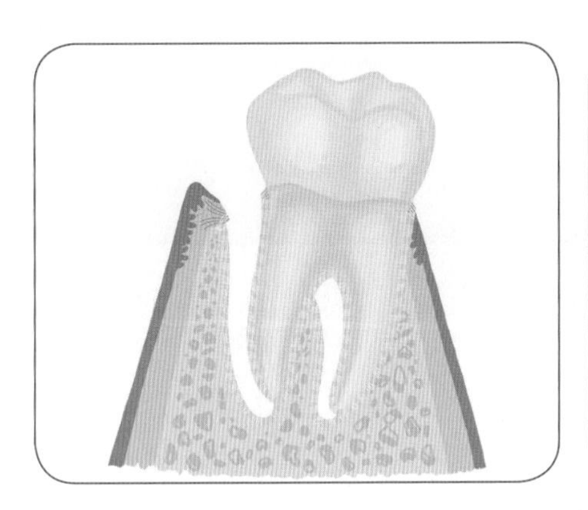

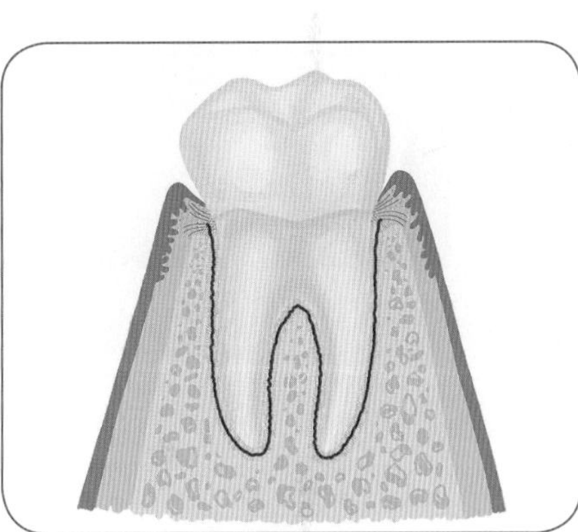

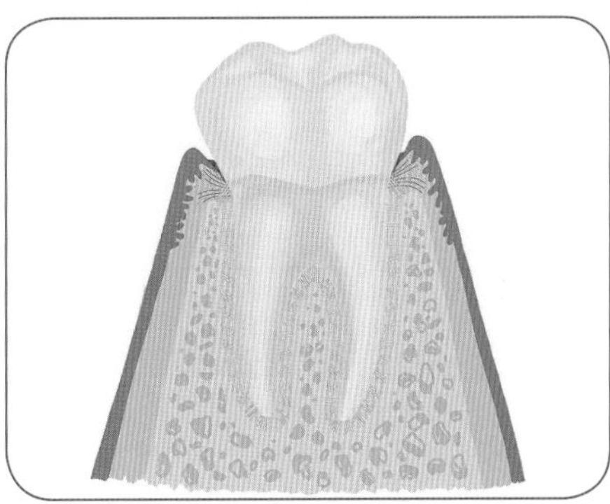

第一节　自体牙移植的应用解剖

自体牙移植的组织学基本原理是牙体和牙周组织损伤后的修复和再生。在牙移植中涉及的解剖结构包括牙体组织、牙龈、牙周膜、牙槽骨、口腔黏膜等(图 2-1-1)。黏膜损伤后,以瘢痕修复愈合;牙体组织相较机体其他组织再生能力强;牙髓和牙周膜损伤可再生也可由纤维组织或骨组织代替。口腔组织的修复再生机制比较复杂,涉及多种信号分子介导多种细胞的增殖、迁移和分化。许多机制现在研究还不甚明了,本章查阅参考以往研究文献,简要描述一下自体牙移植中涉及的组织解剖及变化。

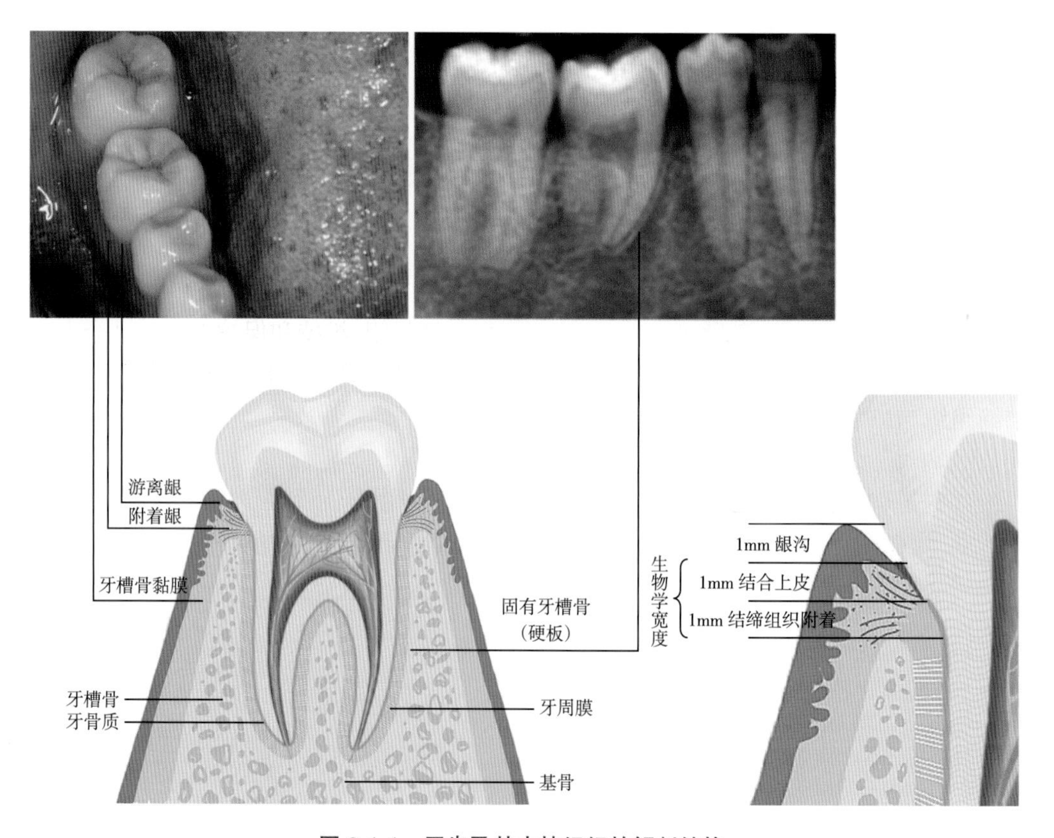

图 2-1-1　牙齿及其支持组织的解剖结构

牙体组织(dental tissues)是构成牙的所有组织的总称,包括牙釉质、牙本质、牙骨质和牙髓。

牙龈(gingiva)是包绕覆盖于牙槽突表面和牙颈部周围的口腔咀嚼黏膜,有上皮和其下方的结缔组织组成,包括游离龈、附着龈、龈乳头三部分。组织学上龈沟底到牙槽嵴顶之间的距离是恒定的,约 2mm,被称为生物学宽度(biological width,BW)。

牙周膜(periodontal ligament,PDL)是连接牙骨质与牙槽骨之间的致密结缔组织,由牙周膜纤维、牙周血管、牙周神经、成牙骨质细胞、牙周成纤维细胞、成骨细胞、Malassez 上皮剩余,以及充填在以上各种细胞组织间的基质蛋白组成。

牙槽骨(alveolar bone)是上、下颌骨包围和支持牙根的部分,又称牙槽突(alveolar proces)。容纳牙根的窝称为牙槽窝,牙槽窝在冠方的游离端称为牙槽嵴,两牙之间的牙槽突部分称为牙槽间隔。牙槽骨按解剖部位可分为固有牙槽骨、密质骨和松质骨。固有牙槽骨衬于牙槽窝内壁,包绕牙根与牙周膜相连,在牙槽嵴处(通常低于釉牙骨质界 1.5~2mm)与外骨板相连。固有牙槽骨很薄,无骨小梁结构,在 X 线片表现为围绕牙周膜外侧的一条白色阻射线,称为硬板(lamina dura)。密质骨是牙槽骨的外表部分,即颌骨内外骨板的延伸部分。松质骨由骨小梁和骨髓组成,位于密质骨和固有牙槽骨之间。

牙根未发育完成的牙齿进行移植时还涉上皮根鞘(Hertwig's epithelial root sheath, HERS)。HERS 是由上皮细胞构成的连续袖状结构,分界牙髓和牙乳头。HERS 全部包裹牙乳头,以基底的开口即原发性根尖孔与牙髓血管神经相通。HERS 决定牙根形成,连续的上皮增殖决定牙根生长。牙本质和牙骨质同时发育,上皮根鞘逐渐缩短。

第二节　牙周组织的愈合

一、牙龈组织的愈合

牙龈通过结合上皮紧密附着于牙表面,对牙齿起到封闭、维持和保护作用。结合上皮增殖能力强,移植牙再植 1 周后上皮细胞重新附着在釉牙骨质界上。上皮重新附着后,在牙根面结缔组织与口腔间形成封闭,减少牙龈感染的机会,降低了细菌侵入根管或经龈袋进入牙周膜的风险,对移植牙的成活具有重要意义。

传统观点认为,移植牙的牙龈组织愈合情况不仅受到供牙牙周膜的影响,还与植入深度有关。如果供牙牙根上附着有牙周膜的近颈端,移植固定后位于牙槽嵴顶上方 1mm 时,较易在牙颈部获得理想的生物学宽度,有利于促进牙龈组织的愈合(图 2-2-1)。如果将供牙植入受植窝内过深,牙根附有牙周膜的近颈端在牙槽嵴顶上方的高度小于 1mm,就会发生结

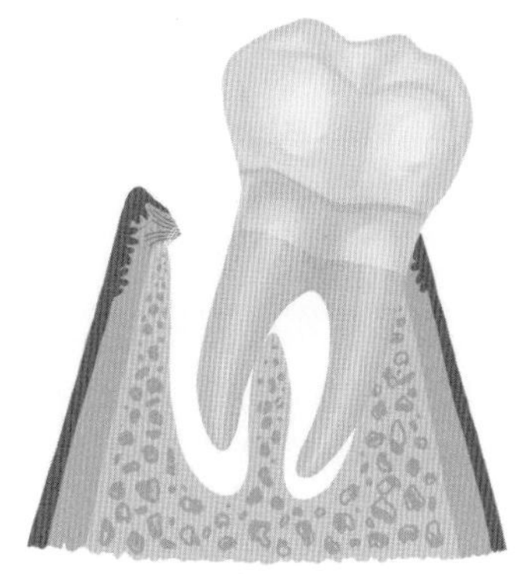

A. 移植前,供牙牙颈部有 1/5 牙周膜缺失示意图

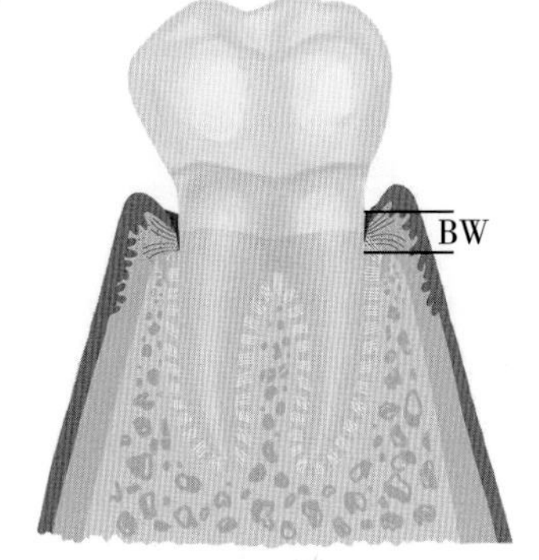

B. 为获得理想的生物学宽度(BW),供牙植入后牙周膜近颈端应在牙槽嵴顶上方 1mm 处

图 2-2-1　牙移植术中,供牙上附着有牙周膜,且位于牙槽嵴顶上方 1mm 处

合上皮向根尖方向迁移(apical migration, AM),而合适的生物学宽度就会在牺牲部分牙槽嵴高度的基础上重新建立,最终导致牙槽骨的高度降低。如果供牙植入过浅,并有足够的牙龈组织存在,就会形成宽的结缔组织附着,可能会在后期形成牙周袋(图 2-2-2)。

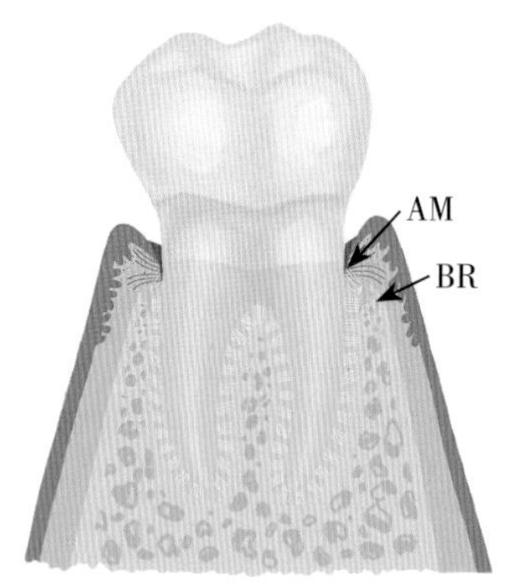

A. 如果供牙植入过深,会发生上皮向根尖迁移(AM)造成垂直骨吸收(bone resorption, BR)

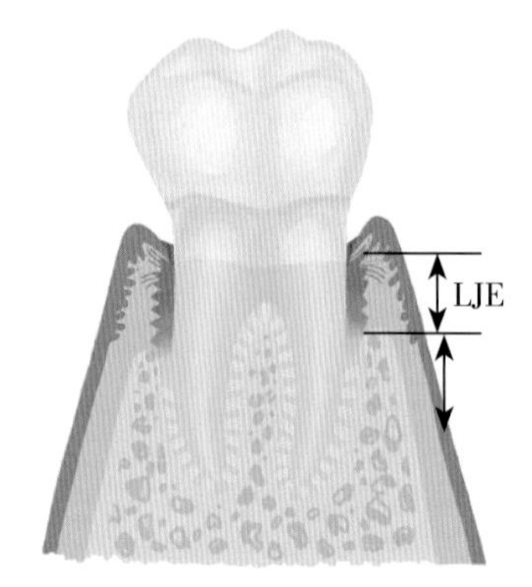

B. 如果供牙植入过浅,会导致长结合上皮附着,形成牙周袋

图 2-2-2　移植牙植入过深或过浅对其愈后产生的影响示意图

因此,为了促进移植牙形成正常的牙龈附着,临床上应控制好牙齿的植入深度,保持在牙槽嵴顶上方留有 1mm 宽的牙周膜纤维带,防止过深或过浅的植入,以免对移植牙的愈后产生不良的影响。移植时还应该将牙龈组织严密缝合,使之与移植牙牙根表面的牙周膜纤维紧密接触,以促进移植牙牙龈组织的最佳愈合。

对比格犬行原位牙移植,可以观察到在牙槽窝和牙龈软组织高度契合情况下牙龈的愈合情况(图 2-2-3)。由于移植牙是原位植回,手术过程保证了植入深度不高不低原位再现,在不破坏上皮的前提下,牙龈也在原位发生了理想的再附着。移植后 3 个月的 HE 染色切片显示,龈沟上皮的宽度和高度与正常牙齿无异,口腔上皮部分为角化的复层鳞状上皮,上皮钉突明显;龈沟上皮无角化,沟内上皮复层鳞状细胞较正常牙体表现为不连续的延伸。值得注意的是,结合上皮的复层鳞状上皮消失殆尽,新的上皮层尚未形成,取而代之的是紧贴沟内上皮的纤维组织内大量炎性细胞的浸润,但正常牙齿的沟内上皮也充满了炎性细胞(导致龈沟上皮无角化),提示再生过程中连续的复层鳞状细胞层在一定程度上被破坏,并且伴随严重的炎性过程。

虽然在移植牙术前会经过充分地评估,但临床上受多种实际因素的影响,导致供牙牙根与受植区牙槽窝常常不能完全匹配,有时很难达到理想的植入深度,但若能保证牙龈组织与供牙牙颈部紧密贴合,就仍能获得较好的临床效果,不影响移植牙牙龈的外形及功能(图 2-2-4)。

二、牙周膜的愈合

在牙移植术中,供牙拔出后牙周膜发生断裂。灵长类动物实验研究发现断裂部位多位于牙槽骨和根面的中份,也有部分偏向牙槽骨或根面。移植牙植入后,根面的牙周膜和受植

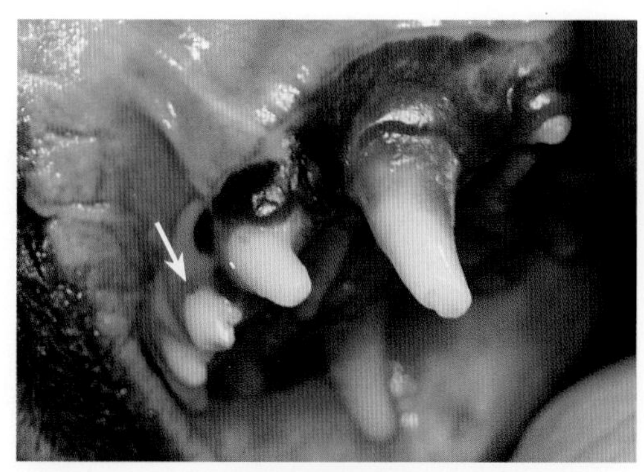

A. B2 移植术前

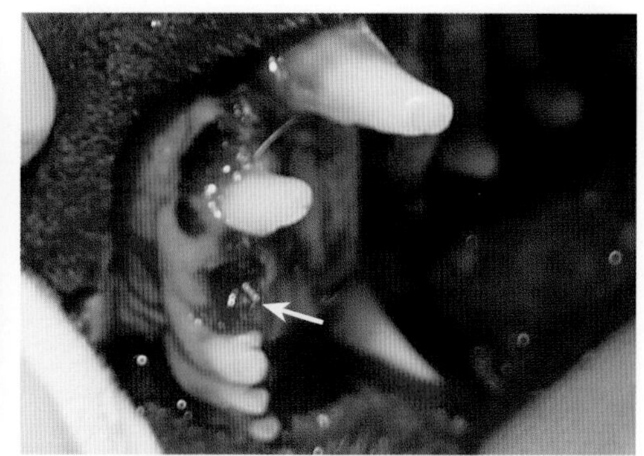

B. B2 移植术中,空牙槽窝,保留了牙龈上皮

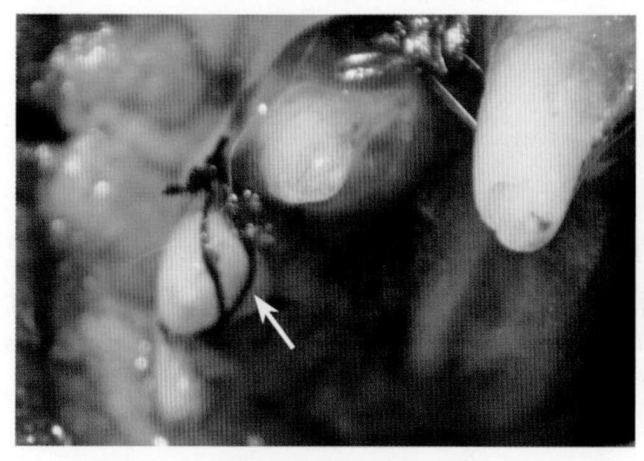

C. B2 原位移植后紧密缝合龈乳头(一)

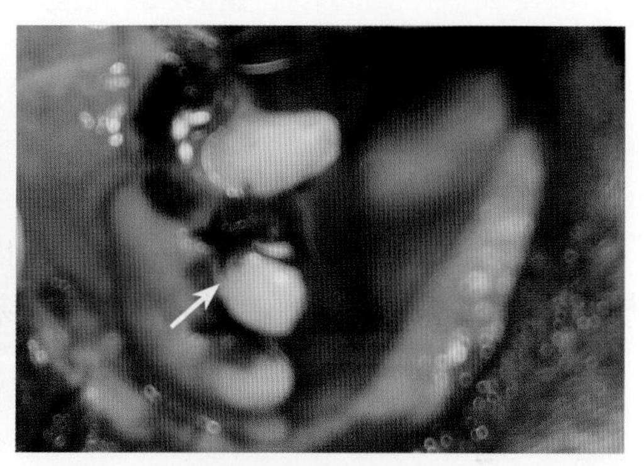

D. B2 原位移植后紧密缝合龈乳头(二)

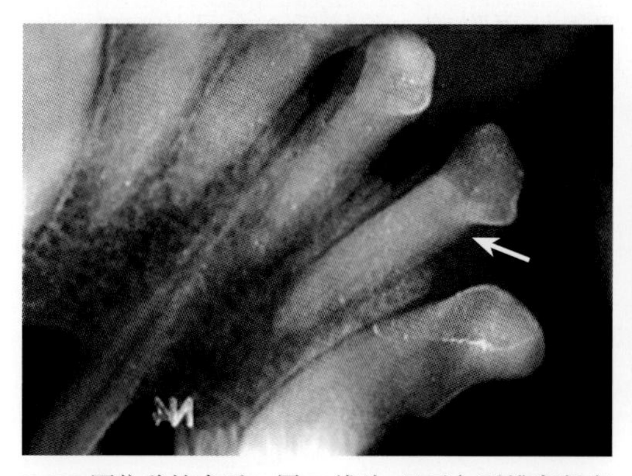

E. B2 原位移植术后 1 周 X 线片,显示与牙槽窝紧密契合

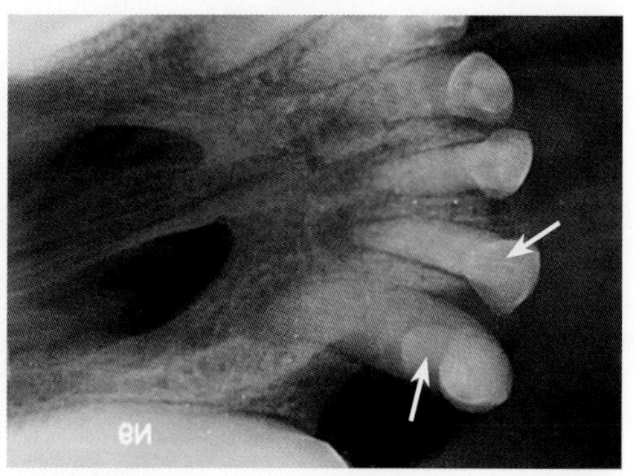

F. B2 原位移植术后 3 个月 X 线片,显示牙槽嵴高度无变化,根尖出现暗影

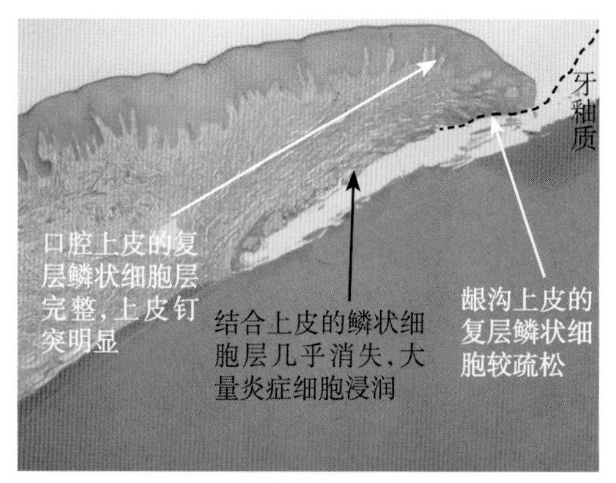

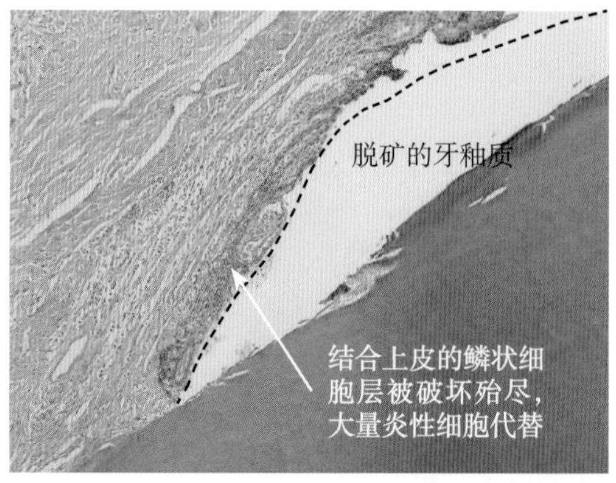

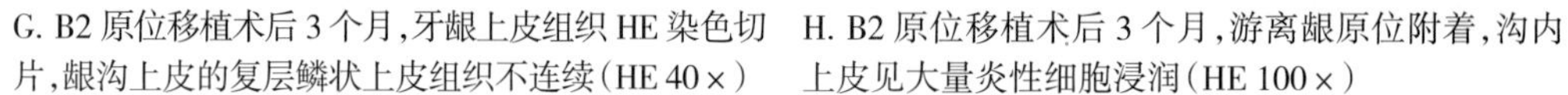

G. B2 原位移植术后 3 个月，牙龈上皮组织 HE 染色切片，龈沟上皮的复层鳞状上皮组织不连续（HE 40×）

H. B2 原位移植术后 3 个月，游离龈原位附着，沟内上皮见大量炎性细胞浸润（HE 100×）

图 2-2-3　比格犬原位牙移植愈合过程

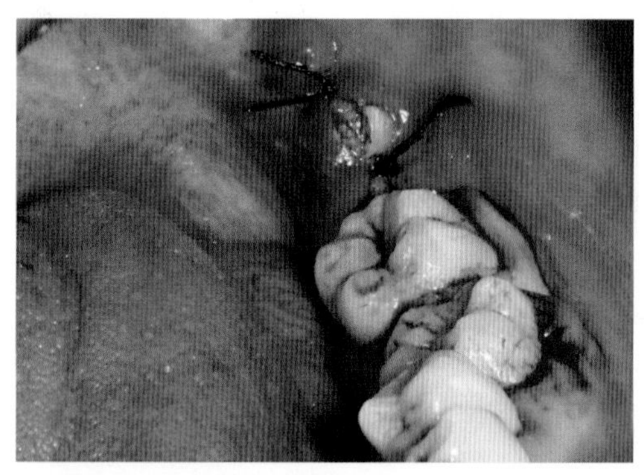

A. 移植牙 36 移植术后即刻口内像，见其殆面低于邻牙，牙龈结缔组织与供牙牙颈部紧密贴合

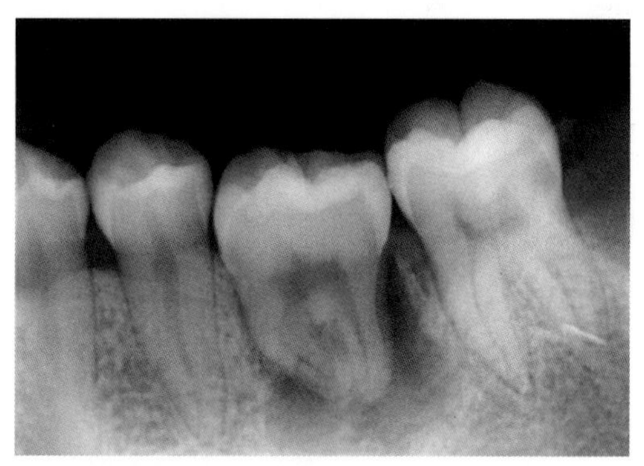

B. 术后即刻 X 线片，见移植牙 36 植入就位良好，但植入深度稍深，釉牙骨质界位于牙槽嵴顶下方

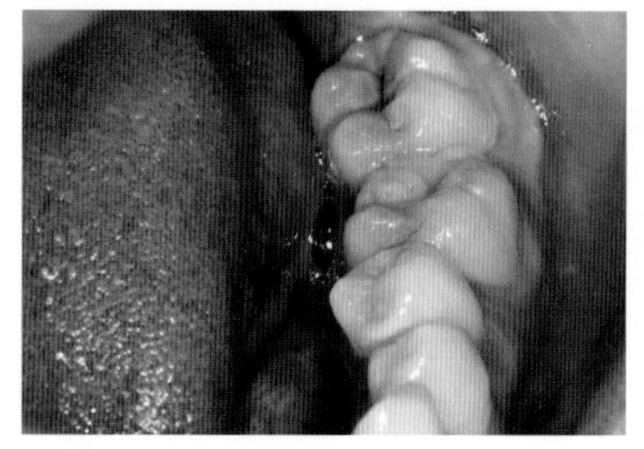

C. 移植牙 36 移植术后 15 个月，患者无不适主诉，叩（–），不松动，牙龈无红肿

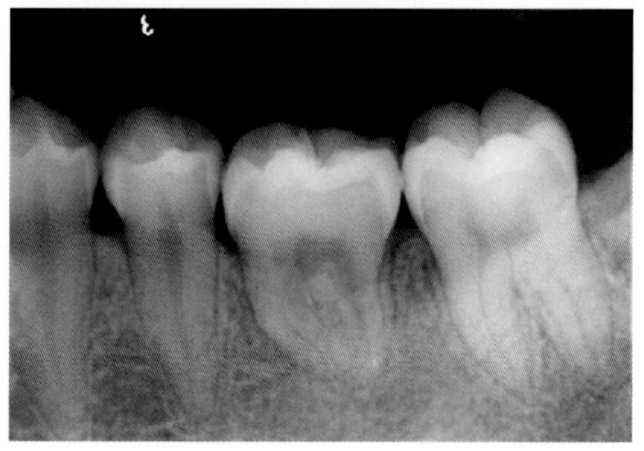

D. 移植牙 36 移植术后 15 个月 X 线片，见牙槽嵴顶吸收稳定，牙周膜影像清晰

图 2-2-4　移植牙未植入理想深度，仍能获得良好的临床效果

窝骨壁之间首先被血凝块填充；3~4 天颈部和根方的牙周膜再开始血管化；1 周左右断裂的牙周纤维之间充满成纤维细胞和血管，断裂区域主纤维结合；2 周后多数主纤维愈合，此时损伤的牙周膜机械强度大约为未损伤时的 50%~60%。之后，愈合的主纤维逐渐增加，2 个月后损伤的牙周膜和正常的牙周膜在组织学上便无明显差异。一些情况下，即使存在牙槽骨缺损，只要根面的牙周膜未受损，牙周膜仍可以介导新的牙槽骨再生。

比格犬原位和异位牙移植的组织学切片可以明显观察到牙周膜韧带重建的过程（图 2-2-5）。原本埋在牙骨质和牙槽骨的牙周膜呈直线排列的主纤维束，因为牙体的拔出而断裂，修复过程虽然比较明显，但 6 周时明显可见异位再植的龈牙组、牙槽嵴组、水平组牙周膜主纤维束与牙体长轴呈近乎平行的方向排列，正常牙齿中龈牙组和水平组纤维几为垂直于固有牙槽骨和牙体组织，提示此时的牙周膜愈合呈现简单的再附着，只有随着咀嚼的刺激，牙齿沿长轴受力，牙周膜纤维才会逐渐斜行改建，以适应咬合方向。术后 3 个月后，主纤维束的修复尚未复原，但纤维的走向已能看出由牙骨质向固有牙槽骨呈 45°悬吊走行的趋势，虽然纤维尚不连续、平滑，仅表现为卷曲、多方向的杂乱排列，但走行方向已初步呈现，可以推断此时牙齿于牙槽窝内的定植还不够稳固，但改建正朝稳定牙齿的方向进行。

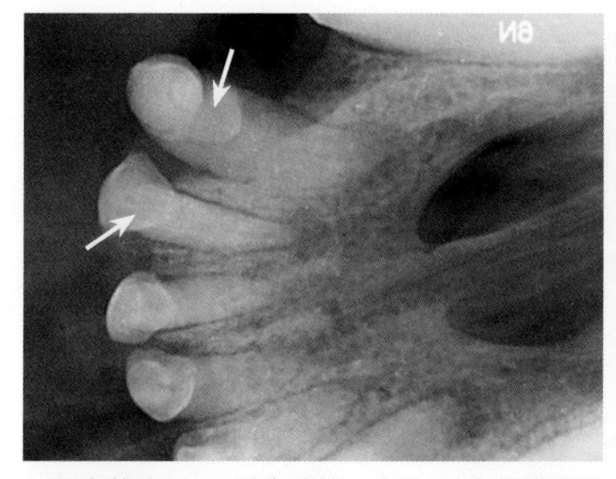

A. 下方箭头示 B2 原位移植 3 个月，远中牙周膜间隙稍宽，根尖有暗影

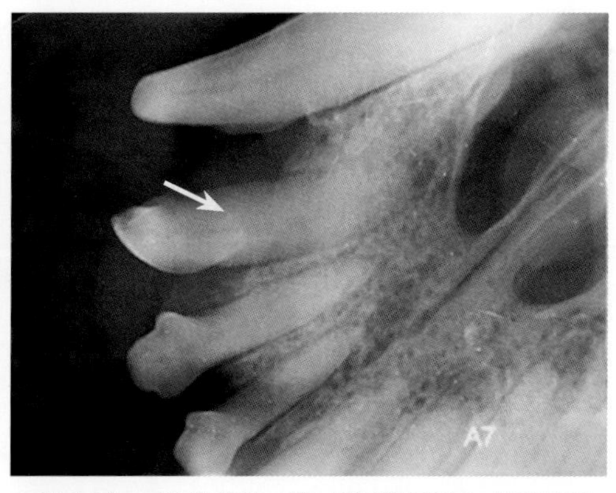

B. 箭头示 A3 异位移植 6 周，牙周膜间隙与邻牙无异，根尖有吸收

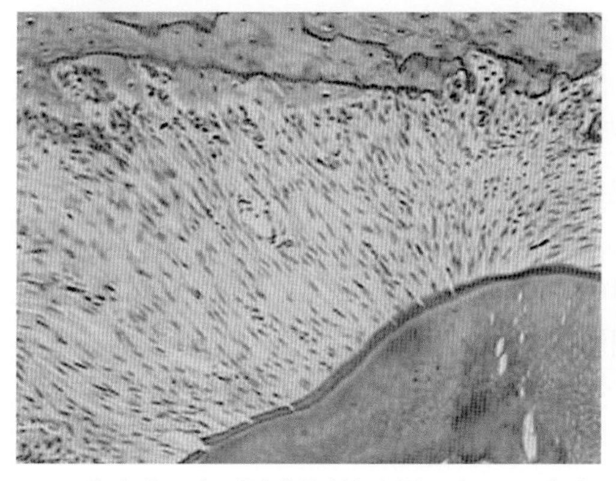

C. HE 染色的正常牙周膜的斜行纤维组织，呈现倾斜 45°的悬吊走行（HE 200×）

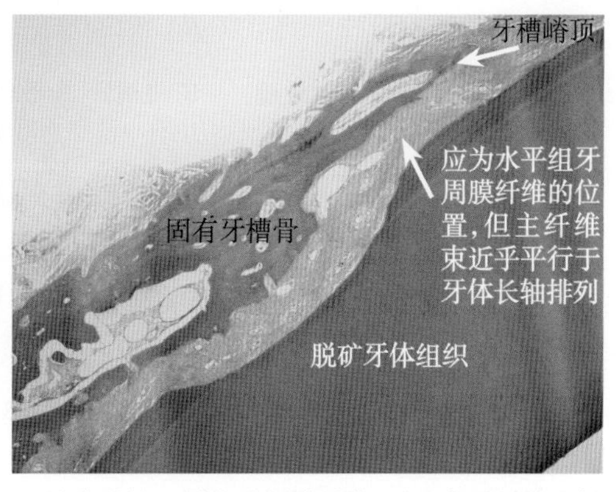

D. 异位移植 6 周的牙周膜纤维，可见水平纤维和斜行纤维呈不连续状（HE 40×）

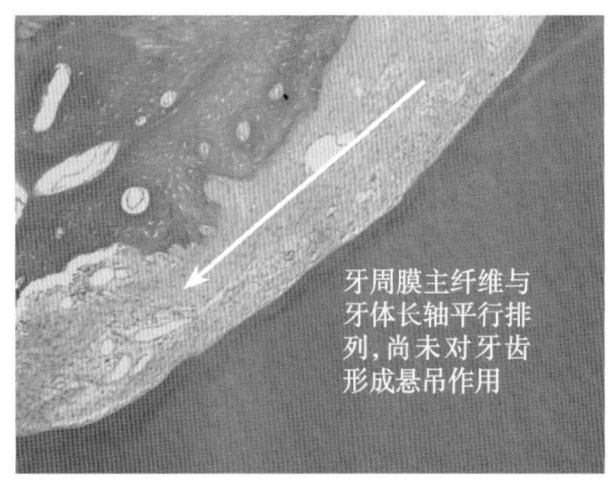

E. 异位移植 6 周根尖部位的牙周膜纤维，并未呈直线走行（HE 100×）

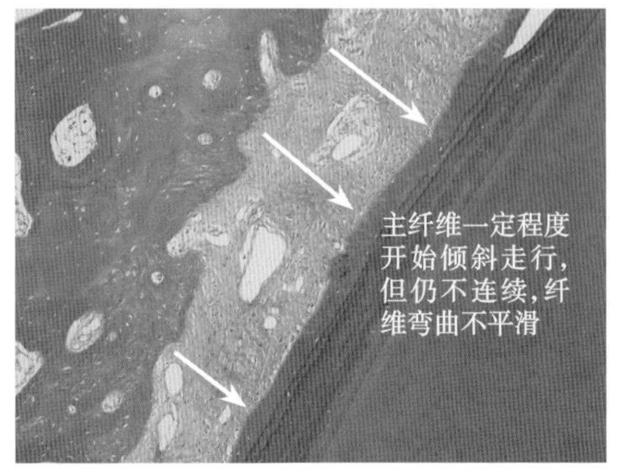

F. 原位移植 3 个月的牙周膜纤维，可见水平纤维和斜行纤维弯曲堆积（HE 100×）

图 2-2-5　比格犬原位、异位牙移植后牙周膜纤维的变化

移植牙的愈合过程是通过牙周膜的再附着和新附着的产生来共同完成的，这是移植牙手术的基础。将一个牙周膜附着完整的牙齿拔出后，牙周膜被剖为两部分，附着于拔出牙牙根表面的一部分和留在供牙牙槽窝骨壁上的一部分，在短时间内将牙齿再植回拔牙窝中，仍具有活性的牙周膜会通过再附着而获得愈合，此为牙周膜的再附着（图 2-2-6）。

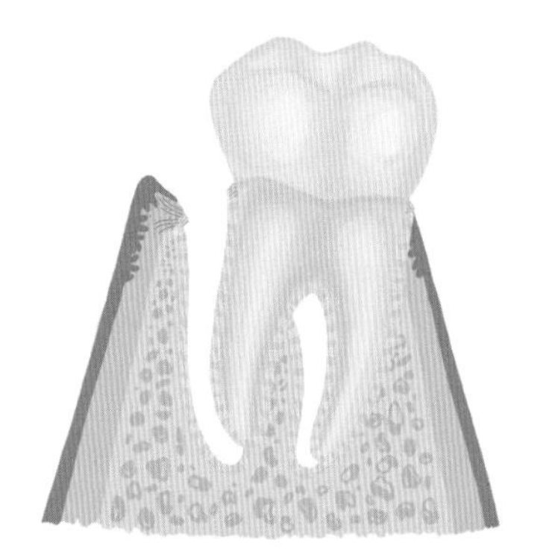

A. 植入前：牙根表面和牙槽窝骨壁上均有牙周膜

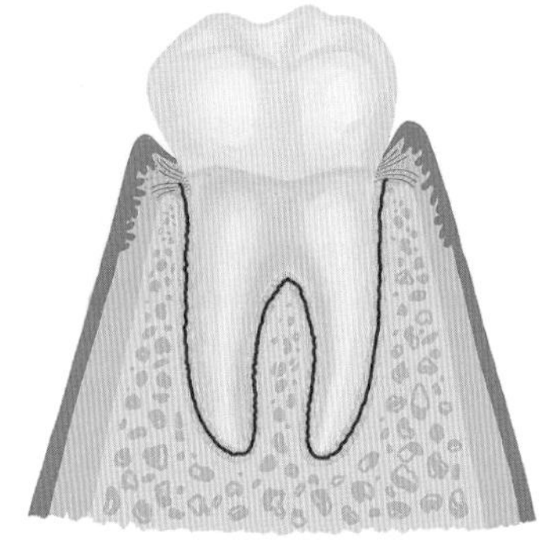

B. 再植后：牙根和牙槽窝的牙周膜中有一薄层血凝块

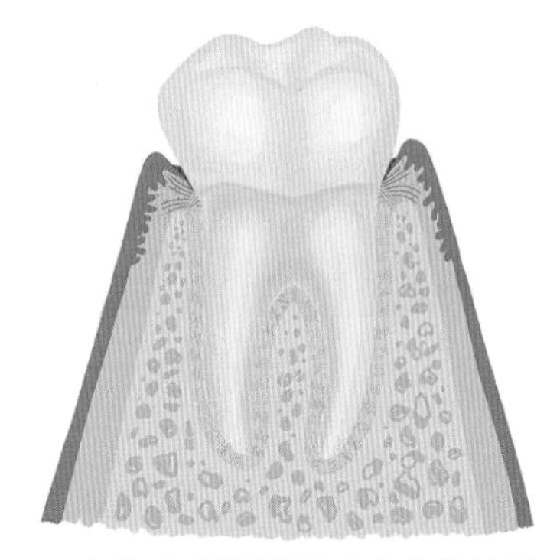

C. 愈合后：牙周膜呈现为完整的再附着

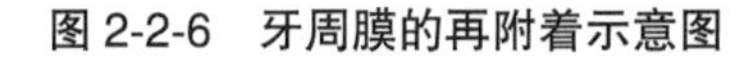

图 2-2-6　牙周膜的再附着示意图

再附着的愈合方式亦可以在自体牙移植中发生。然而将牙齿原位植回牙槽窝与植入非供牙牙槽窝或是新预备的人工牙槽窝内，牙周膜愈合的情况是不同的。将牙齿植入到异位天然牙槽窝中，牙周膜的愈合过程（图 2-2-7）；将牙齿植入到手术新预备的人工牙槽窝内牙周膜的愈合过程（图 2-2-8）。

在因病理或机械损伤等原因失去牙周膜的牙根表面又产生了新的牙周膜附着，这种类型的愈合被称为牙周膜的新附着（图 2-2-9）。

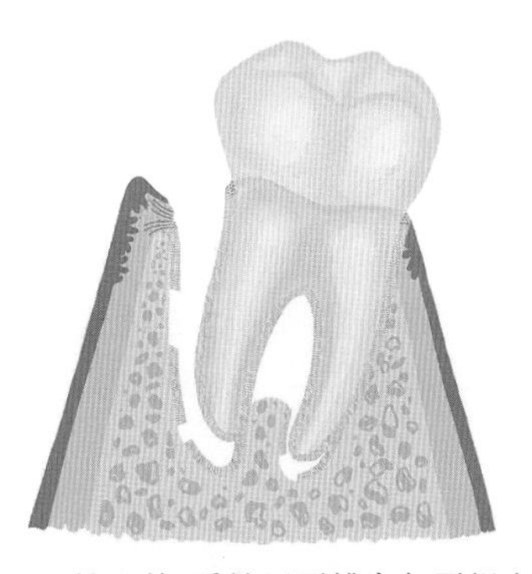

A. 植入前：受植区牙槽窝与牙根之间不尽匹配，可能有空隙，供牙牙根表面和牙槽窝骨壁均有牙周膜

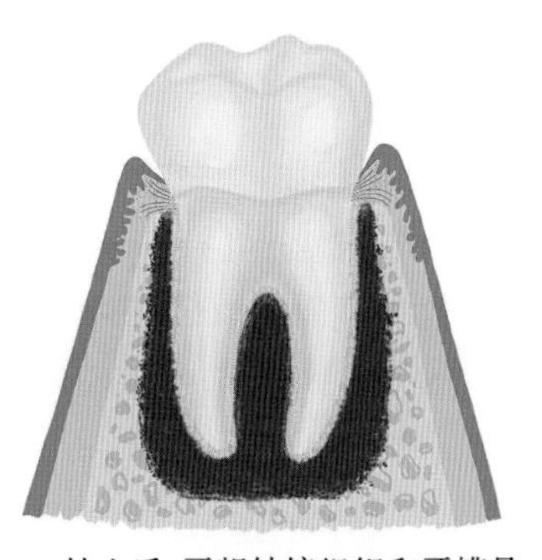

B. 植入后：牙龈结缔组织和牙槽骨上方的牙周膜紧贴供牙颈部区域，牙槽窝其余部分的骨壁和牙根之间有血凝块形成

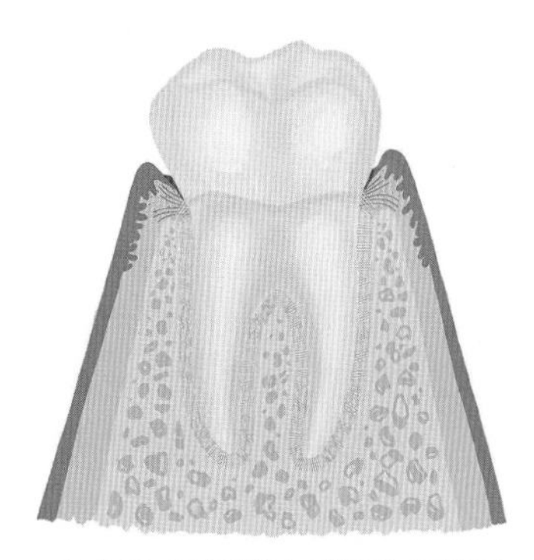

C. 愈合后：牙周膜在牙根和受植区牙槽窝骨壁之间为适应供牙牙根形态，重新建立了连接

图 2-2-7　牙齿植入到异位天然牙槽窝牙周膜的再附着愈合示意图

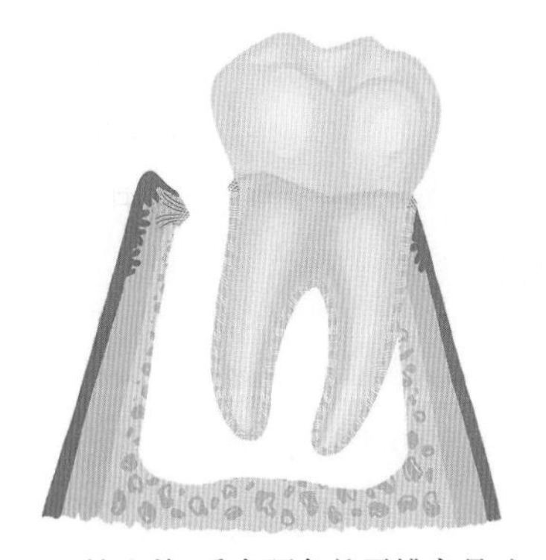

A. 植入前：手术预备的牙槽窝骨壁上没有牙周膜，仅供牙牙根上有牙周膜

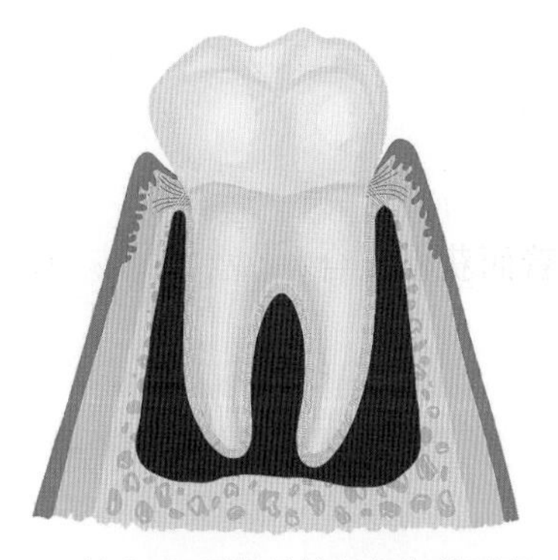

B. 植入后：牙龈结缔组织与供牙颈部牙周膜紧密贴合，牙根与新预备的牙槽窝骨壁之间充满血凝块

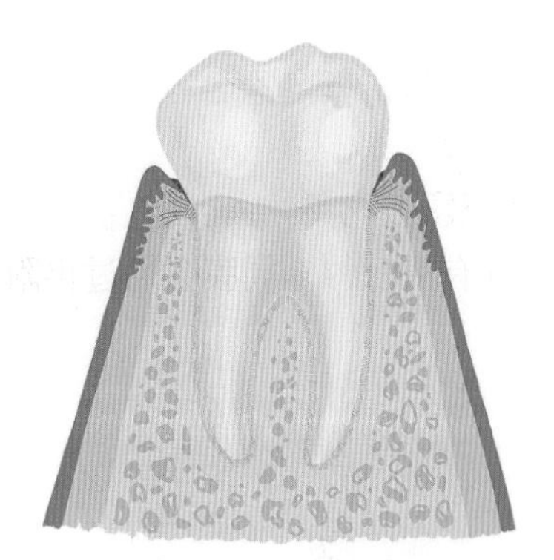

C. 愈合后：相比天然牙槽窝的移植，人工牙槽窝移植后完全愈合的时间更长，愈合后牙周膜间隙更窄

图 2-2-8　自体牙植入到人工牙槽窝内牙周膜的再附着愈合示意图

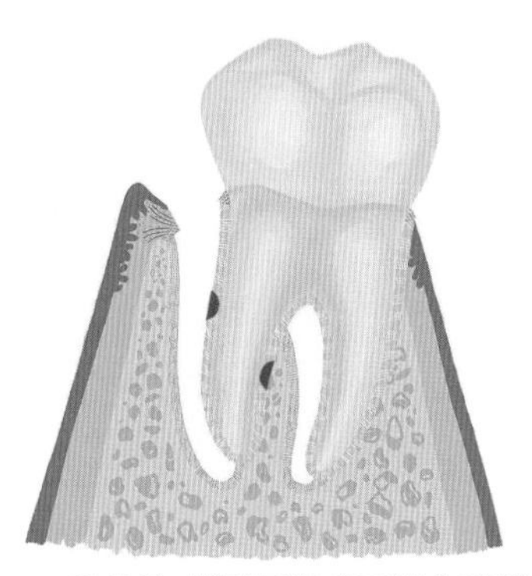

A. 移植前：供牙牙根表面部分牙周膜受损缺失，牙槽窝有牙周膜

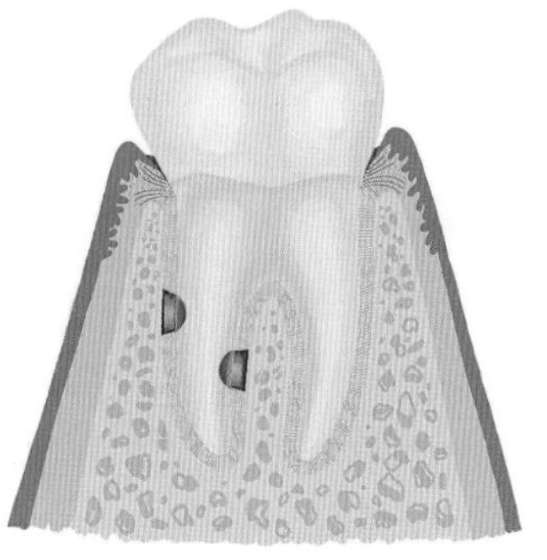

B. 移植后：没有牙周膜的牙根表面可能出现暂时性早期根骨粘连和根面吸收

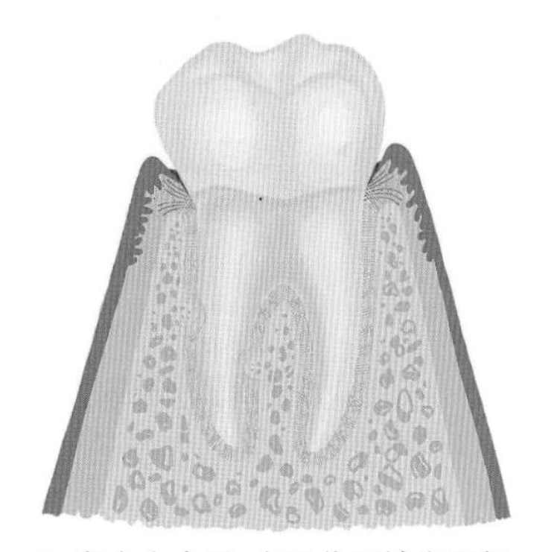

C. 完全愈合后：在吸收区域出现新的牙周膜附着，根骨粘连未扩大

图 2-2-9　移植牙牙周膜部分缺失的新附着愈合示意图

三、牙槽骨愈合

大量研究阐述了拔牙后牙槽窝的愈合,但缺乏移植后牙槽窝愈合的研究。移植术后3个月,大多数移植牙周围可形成足够的牙槽骨支持移植牙发挥咀嚼功能。移植牙的牙周膜愈合可诱导骨质的形成。牙周膜细胞可以分化成3种类型的细胞,即成纤维细胞、成牙骨质细胞和成骨细胞。分化来的成骨细胞可在移植牙周围生成骨质,形成硬板。

(一) 固有牙槽骨的形成

固有牙槽骨在X线片上以硬板的形式出现,大多数病例在移植术0.5年后,随着重建和愈合,即可逐渐观察到硬板形成(图2-2-10)。

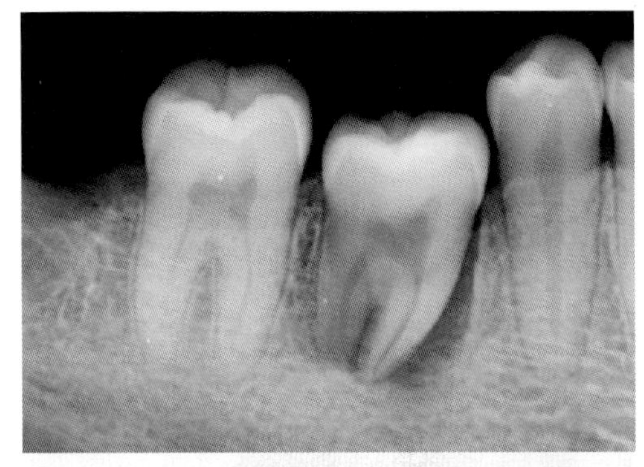

A. 移植术后即刻X线片

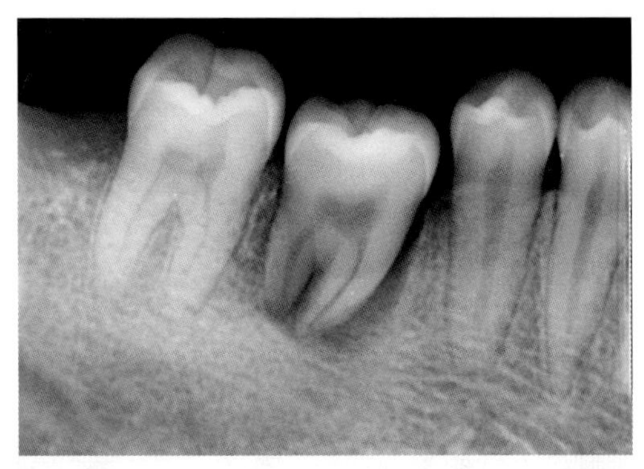

B. 移植术后1个月X线片

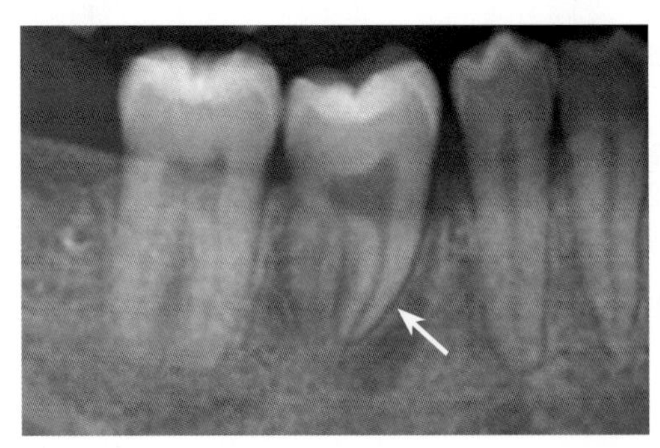

C. 移植术后0.5年X线片,移植牙近中根可观察到明显的硬板和牙周膜间隙

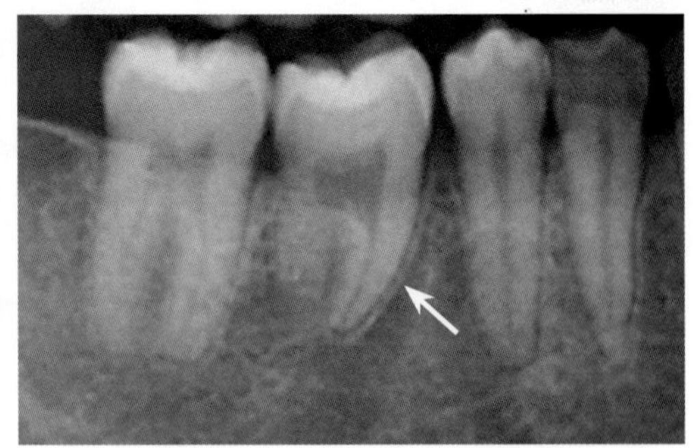

D. 移植术后1.5年X线片,见清晰硬板

图2-2-10 移植术后硬板的变化过程X线表现

(二) 牙槽骨的形成

牙槽骨的基本作用是形成骨嵴并维持牙齿的稳定和功能。牙周膜中的一些细胞能分化为成骨细胞,因而供牙牙周膜能再生受植区牙槽骨的影响。具体而言就是将供牙植入到没有骨支持的位置后,牙根周围可能会再生出骨组织。

移植牙牙周组织的修复还表现在牙槽骨垂直方向的再生。移植牙牙周膜干细胞可诱导牙周组织的再生，移植后不仅可以保存牙槽嵴高度，而且可诱导牙槽骨垂直生长，促进结合上皮再附着。对生长发育期的青少年，选择未发育完成的自体牙进行移植，移植后牙齿可继续萌出，能促进牙槽嵴的生长并适应颌骨远期的生长发育。在临床上，通过定期拍摄 X 线片可直接地观察到牙槽骨在垂直高度上的生长(图 2-2-11)。

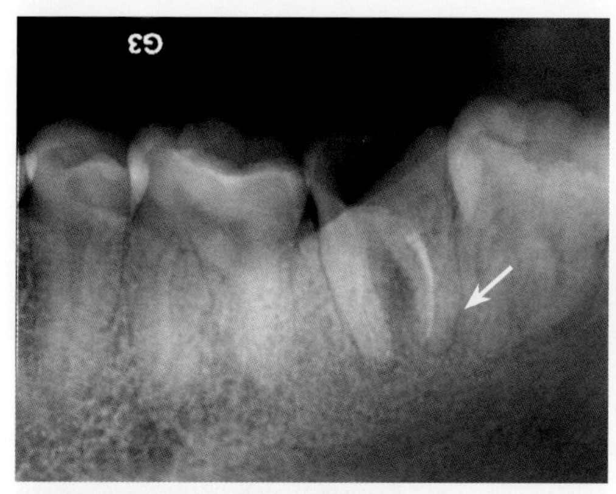
A. 移植术前 X 线片，供牙与受植区患牙间无牙槽骨

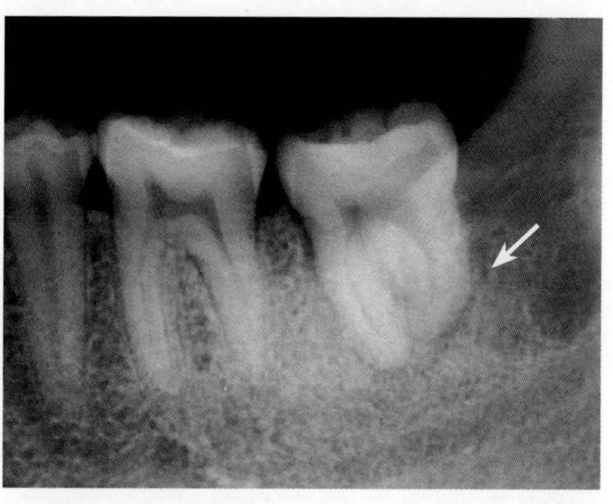
B. 移植术后即刻 X 线片，显示供牙就位良好，但远中缺少牙槽骨

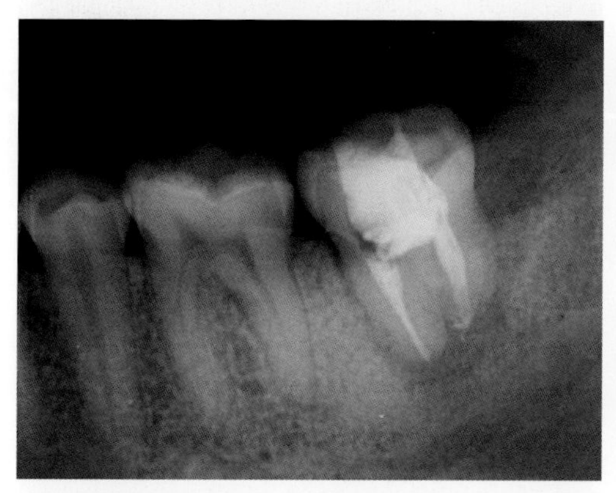
C. 由于根尖区低密度影，行根管治疗，远中牙槽骨较植入时有增高

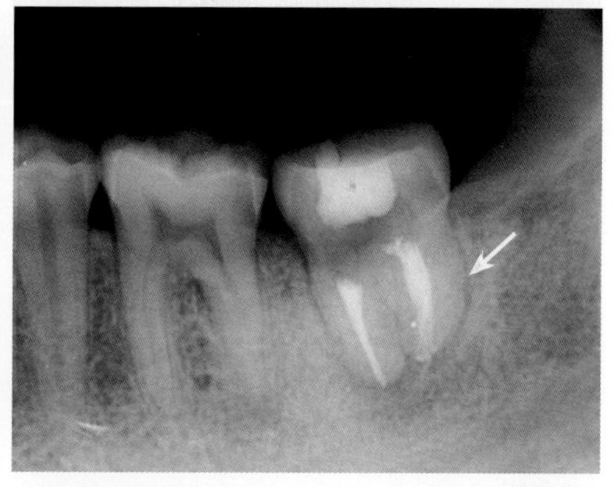
D. 根管治疗后 6 个月，根尖低密度影缩小，牙槽骨已恢复到正常高度

图 2-2-11　移植牙牙槽骨垂直方向生长的 X 线表现

同样在比格犬的原位、异位移植中，植入 1 周内硬板几乎消失溶解，X 线片上其边界模糊几乎不可见。6 周以后的 HE 切片中可见固有牙槽骨开始重新形成，部分区域可见小段的线性束状骨开始形成，但固有牙槽骨与牙周膜界限不清，交织共生，同时骨陷窝中的破骨细胞大量分泌；3 个月后情况明显改善，成骨、破骨现象同时活跃存在，但已开始有连续的硬板形成，接近牙周纤维的筛状板有大量成骨细胞处于分泌期，在咀嚼力的不断刺激下将与斜行组的牙周膜共同完成改建，直至建立牙周膜愈合(图 2-2-12)。

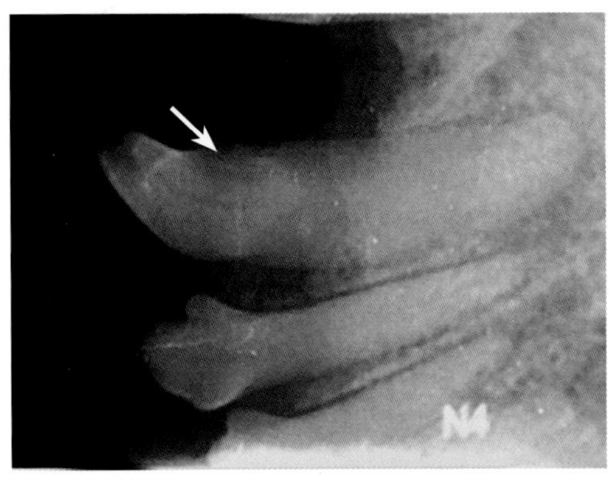

A. B3 异位移植 1 周，近、远中硬板溶解几乎不可见

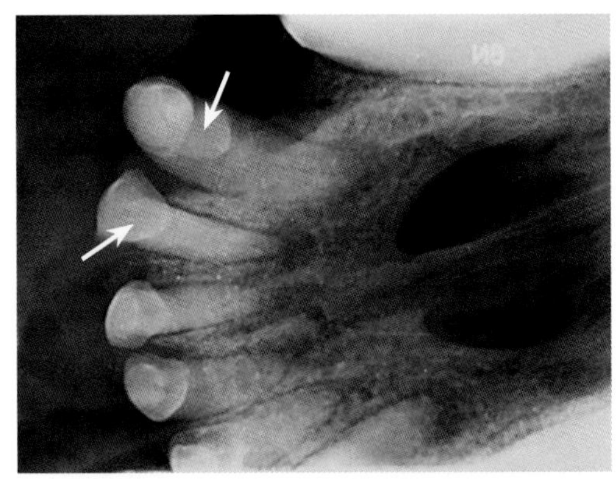

B. B2 原位移植 3 个月（牙周膜间隙宽，但硬板连续），B3 异位移植 6 周（近中牙周膜间隙几乎不可见，边界模糊）

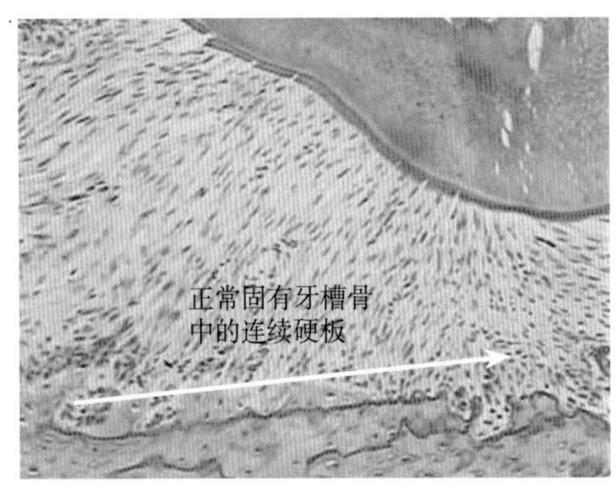

C. 正常牙周组织中连续、平滑、边界清楚的硬板（HE 200×）

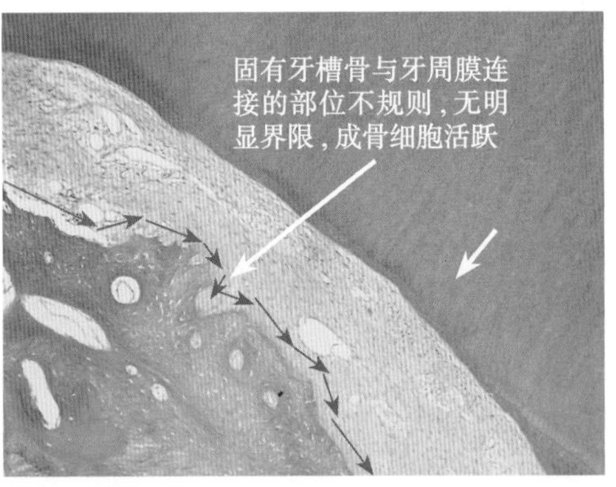

D. 异位移植 6 周，固有牙槽骨与牙周膜连接处呈现无界限的连接（HE 100×）

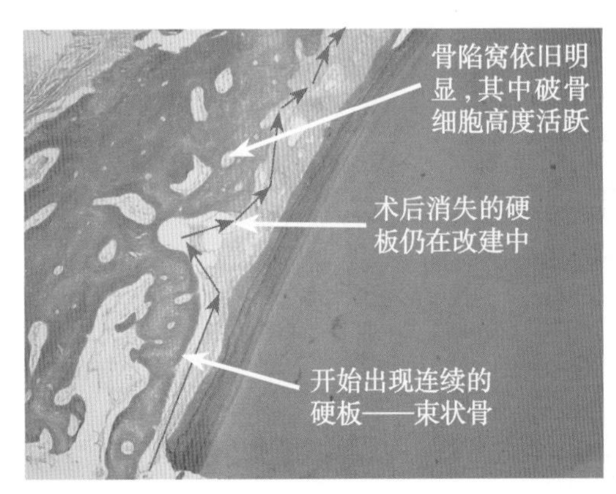

E. 原位移植 3 个月，开始出现连续的硬板（束状骨），破骨细胞仍在骨陷窝中高度活跃（HE 40×）

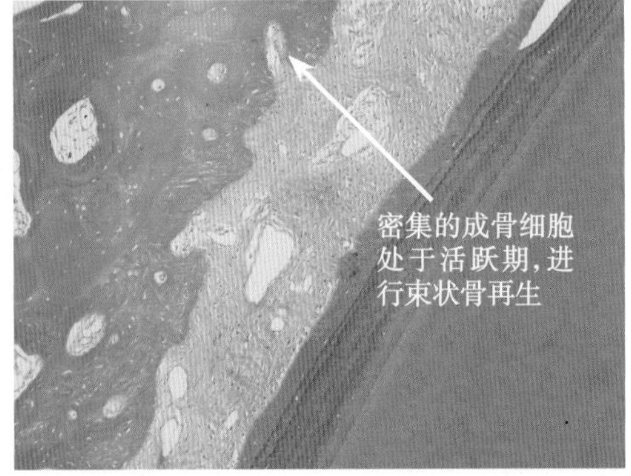

F. 原位移植 3 个月，成骨细胞和破骨细胞同时大量存在（HE 100×）

图 2-2-12　牙槽骨的改建过程

第三节　牙髓组织的变化

在牙移植过程中，供牙拔出后牙髓的血管神经全部离断，造成牙髓内全部细胞缺血。牙再植后，牙髓愈合过程从根方开始，不断向冠方延伸，其愈合情况与牙周牙髓接触的面积大小高度相关（牙根的发育阶段）。其结果为全牙髓血管再生、部分再生或牙髓坏死。牙髓再血管化发生于创伤后 4 天，但尚无实验报道其确切时间。即刻再植后早期牙髓广泛改变可见于再植后 3 天内，再植后 2 周可见牙髓愈合的迹象。

研究表明移植牙根尖孔直径大于 1mm，牙髓愈合的概率为 87%。对于未发育完成的牙齿，牙髓的愈合是由 Hertwig 上皮根鞘中毛细血管通过开放的根尖孔再生长入（图 2-3-1A），同时上皮根鞘中牙周组织增殖进入牙髓腔而共同完成的（图 2-3-1B）。几个月后当牙髓腔充满活性组织时，髓腔从根尖孔开始快速钙化，直到根管完全闭锁或部分闭锁，髓腔中形成的硬组织包围血管组织（图 2-3-1C~E 和图 2-3-2）。在完全闭锁的牙齿中，影像学检查无法观察到根管影像；部分闭锁的牙齿中可以观察到部分牙髓腔和根管影像。此时移植牙仍然会有阳性的牙髓电活力测试反应。但是，随着时间的延长，完全闭锁的牙齿会丧失反应性。

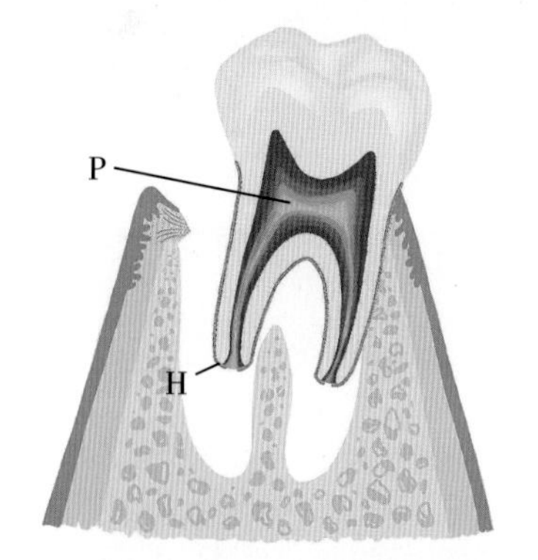

A. 未完全发育的供牙牙髓（P）有缺血改变，Hertwig 上皮根鞘（H）附着于根尖

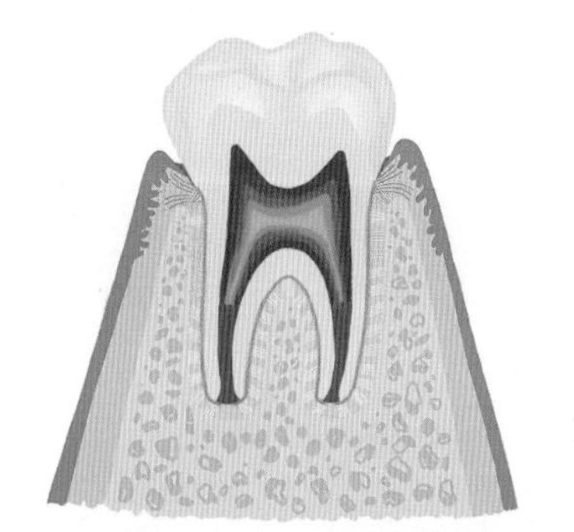
B. 移植后数天，毛细血管从根尖孔向冠方增殖，同时牙髓细胞随之增殖

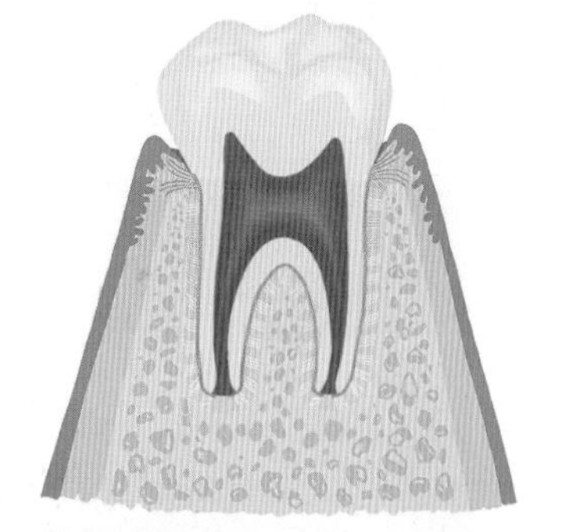
C. 移植后数周，髓腔内充满活性组织，然后从根尖开始快速发生钙化

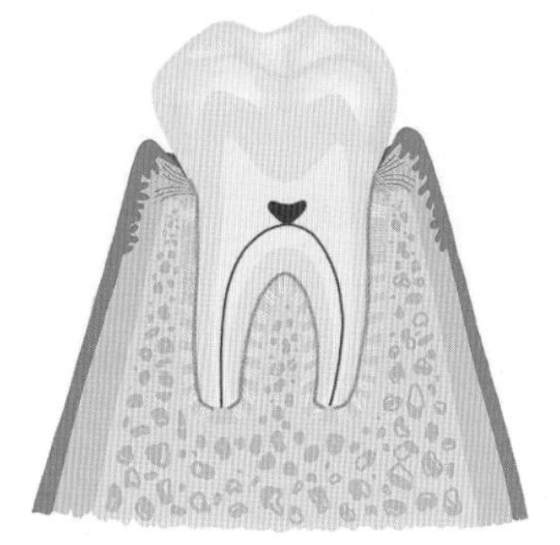
D. 髓腔部分闭锁，仍余留有牙髓组织

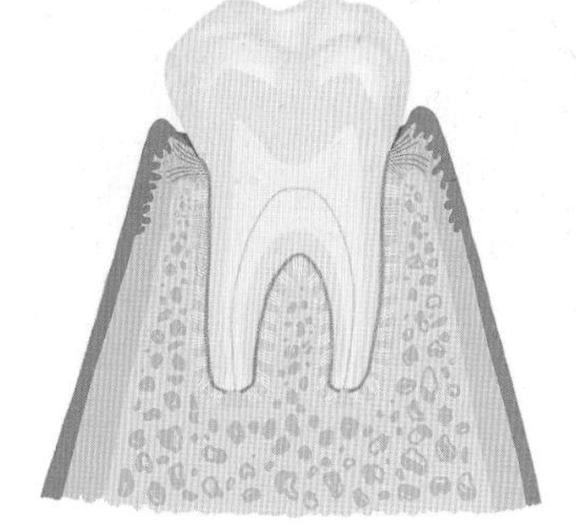
E. 髓腔被硬组织（骨样牙本质）填充并发生完全闭锁

图 2-3-1　移植牙牙髓组织的变化示意图

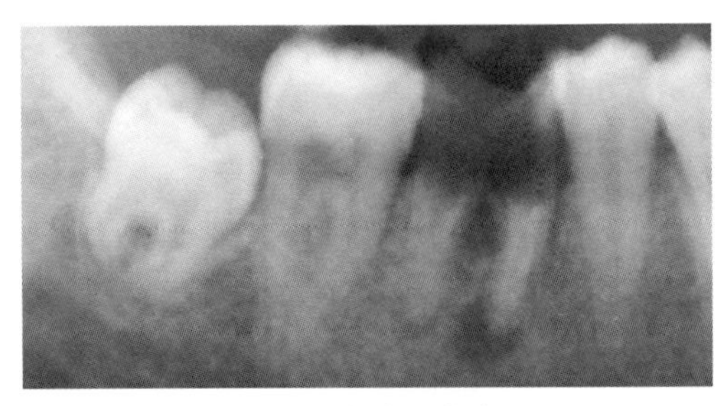

A. 移植术前 X 线片

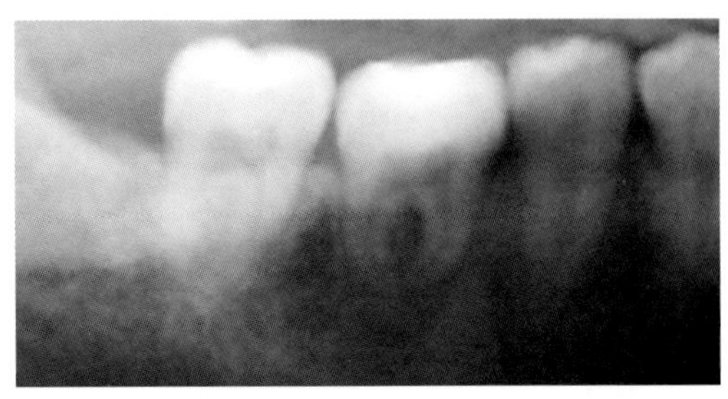

B. 移植牙 46 移植术后 6 年，无临床不适症状，X 线片可见根管

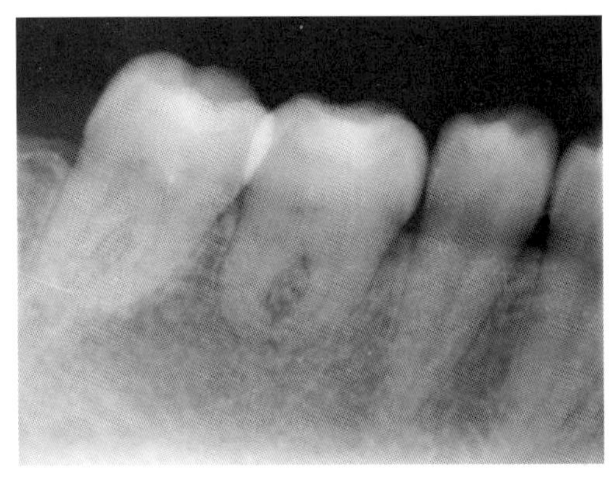

C. 移植牙 46 移植术后 12 年，X 线片显示其根管变窄

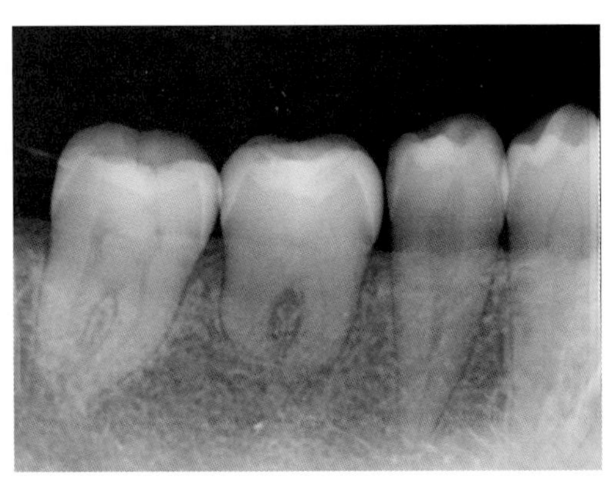

D. 移植牙 46 移植术后 15 年，X 线片显示其远中根未见明显根管

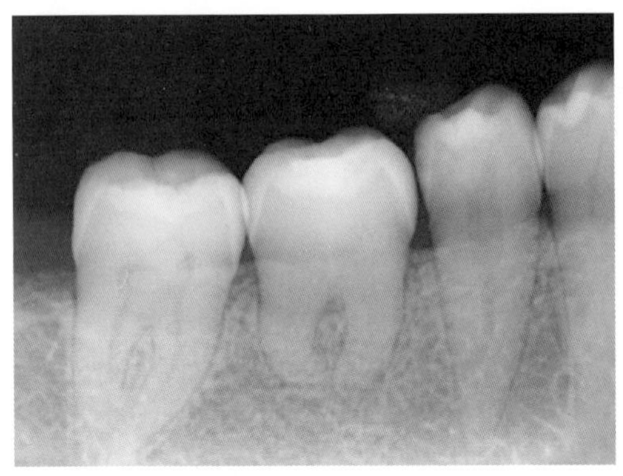

E. 移植牙 46 移植术后 16 年，X 线片显示其根管基本消失，提示牙髓几乎全部钙化

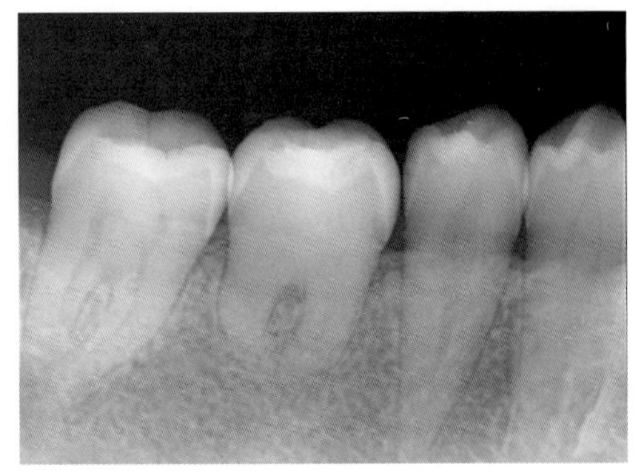

F. 移植牙 46 移植术后 17 年，X 线片显示牙髓腔完全钙化，根尖区未见明显异常

图 2-3-2　移植牙术后牙髓钙化 X 线表现

对于根尖孔已闭合的成熟恒牙，由于根尖孔直径小，髓腔内不易发生再血管化。部分再血管化的移植牙牙髓细胞退化变性，可导致牙根内吸收。X 线片显示牙髓腔增宽，根管壁变薄。患者可无不适主诉。医师通过影像学检查及早发现后，应进行根管治疗，终止牙根内吸收，可有效保存移植牙。不能再血管化的移植牙发生牙髓坏死，而坏死但无菌的牙髓组织可持续数年不发生感染。如牙髓缺血感染，再血管化过程静止，可出现牙髓根尖炎，此时需及时行根管治疗。

第四节 牙体硬组织的变化

自体牙移植后，牙体组织的病理改变主要发生在牙根，它的硬组织为牙骨质和牙本质，组织学上无血管、所含细胞成分少、自我修复能力弱。因此，牙根在移植术后的转归完全依赖于牙周组织和牙髓组织的愈合程度。

一、牙根的吸收

成熟恒牙作为供牙，预后取决于手术过程中牙周膜的损伤程度。在拔除供牙时，如果牙周膜受损程度重或保存不当，该区域牙根表面会发生牙根吸收，其程度和范围与牙周膜缺失的范围及牙髓是否感染密切相关。牙根的吸收有三种形式：浅表性吸收、炎症性吸收和替代性吸收（图 2-4-1）。

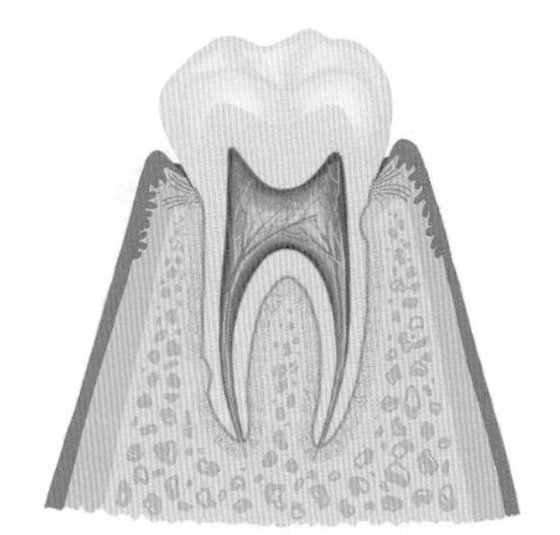
A. 浅表性吸收，是相对轻微的吸收

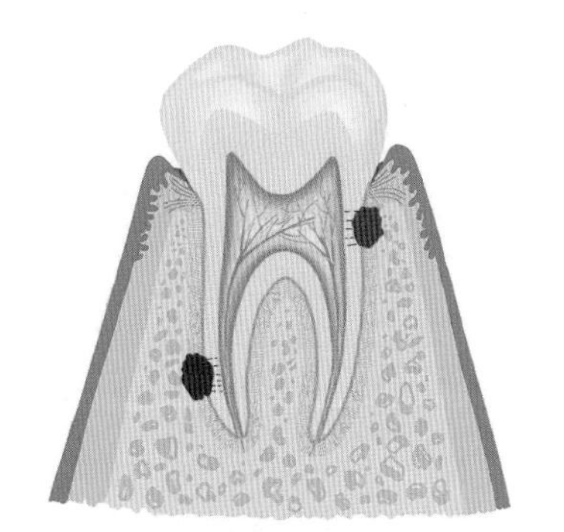
B. 炎症性吸收

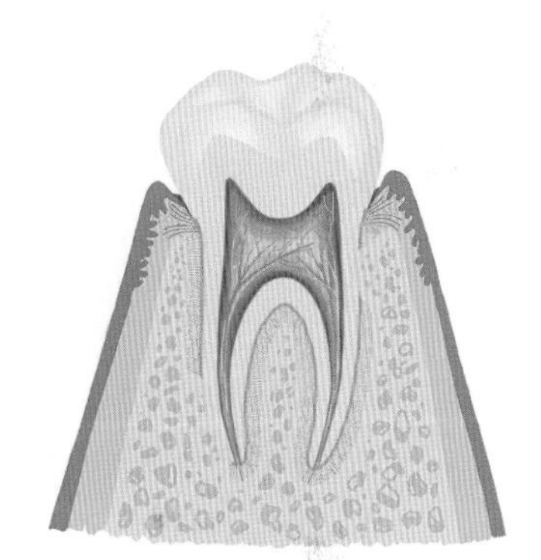
C. 替代性吸收

图 2-4-1 牙根吸收的三种形式示意图

（一）浅表性吸收

发生于根面受损较轻的牙齿，是一种轻微的暂时性的吸收。移植牙术后 1 周，牙根表面出现局限性小而浅的吸收窝，一般仅限于牙骨质和牙本质表面，通常吸收不会波及对应的牙槽骨（图 2-4-2）。浅表性吸收也是修复机制的一部分，牙周膜中的成牙骨质细胞会形成新的牙骨质来修复缺损，同时将牙周膜纤维包埋在新的牙骨质中。浅表性吸收启动 2 周后会自然愈合，是修复前的暂时现象，因为吸收窝小而浅，在 X 线片上没有任何异常表现，但有时会出现略为弯曲的黑线。

（二）炎症性吸收

牙齿移植时牙周膜部分缺失或坏死，相对应的牙骨质会被破骨细胞消化、吸收，暴露其下方的牙本质，此时如果牙髓腔有感染，细菌、毒素或坏死组织经由牙本质小管可到达牙根表面，则发生炎症性吸收。吸收窝内充满着有丰富毛细血管的肉芽组织（图 2-4-3）。因此炎症性吸收通常是在移植牙牙髓感染并伴有牙周膜损伤和牙本质小管暴露时才会发生。

临床上，移植后 1~2 个月，X 线片可观察到吸收窝的存在（图 2-4-4）。这种吸收的速

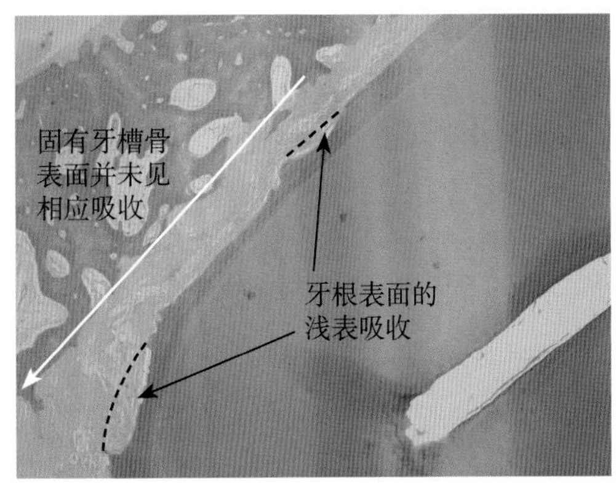

A. 原位移植 2 周，发生于牙根表面的浅表吸收，牙骨质被吸收，相应固有牙槽骨并未见吸收（HE 10×）

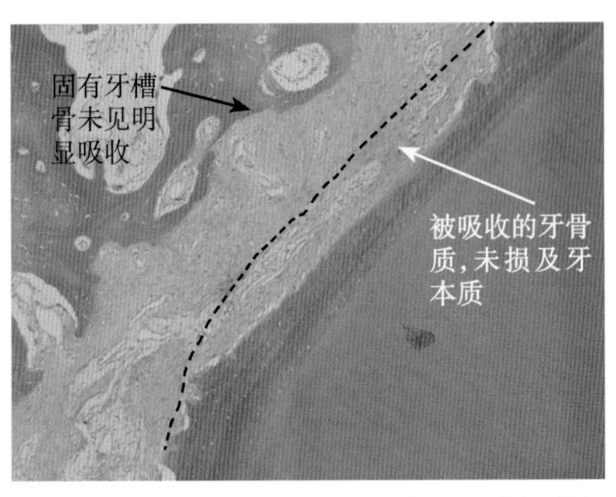

B. 原位移植 2 周，牙骨质被吸收，未累及牙本质层，缺损较平直、表浅（HE 40×）

图 2-4-2 浅表吸收的组织病理学表现

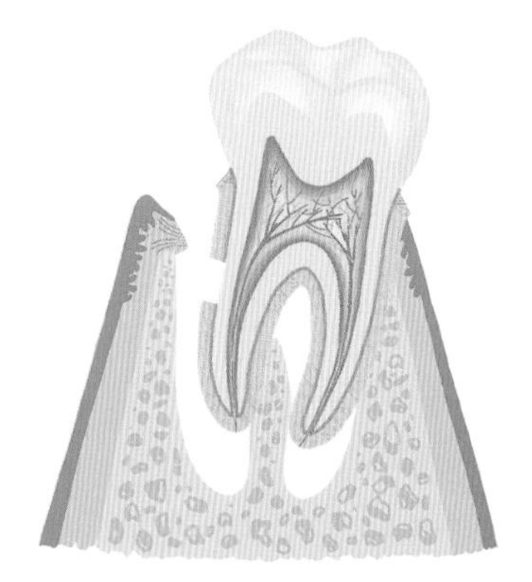

A. 术前：供牙牙髓坏死且牙周膜部分缺失或坏死，相应区域牙骨质破坏，牙本质小管暴露

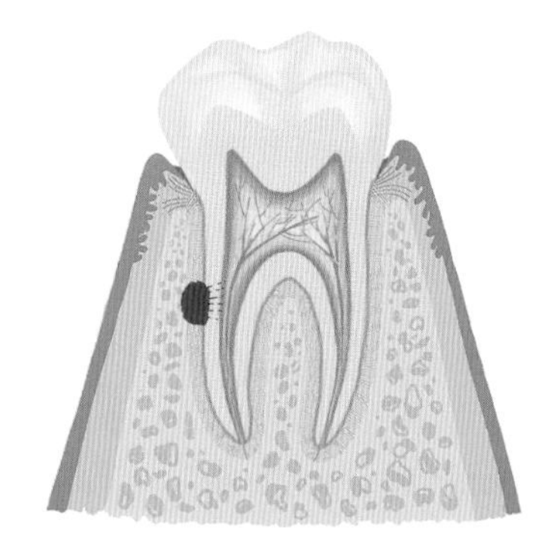

B. 术后：暴露的牙本质小管与感染的牙髓组织相通，细菌及其代谢产物可以通过牙本质小管迁移到达牙根表面引起牙根及其邻近牙槽骨炎症性吸收

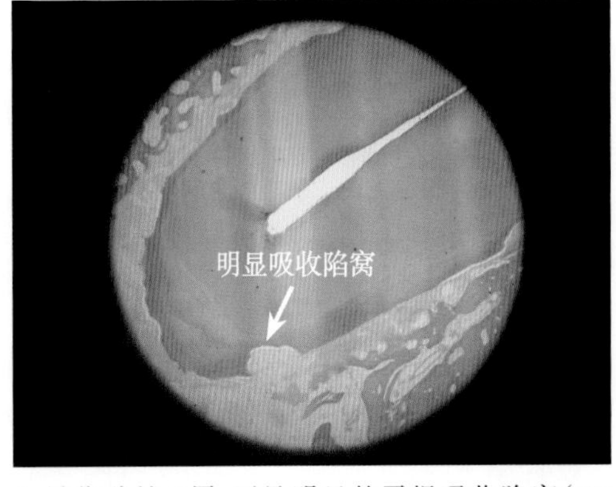

C. 异位移植 6 周，可见明显的牙根吸收陷窝（HE 10×）

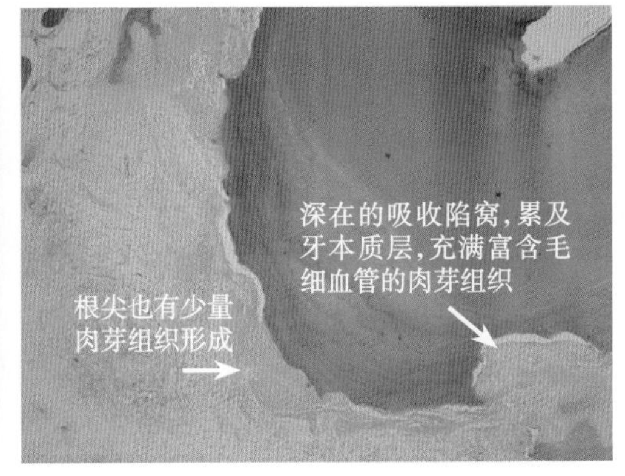

D. 异位移植 6 周，吸收陷窝内充满富含毛细血管的肉芽组织，根尖也有少量肉芽组织形成（HE 40×）

图 2-4-3 移植牙牙根炎症性吸收表现

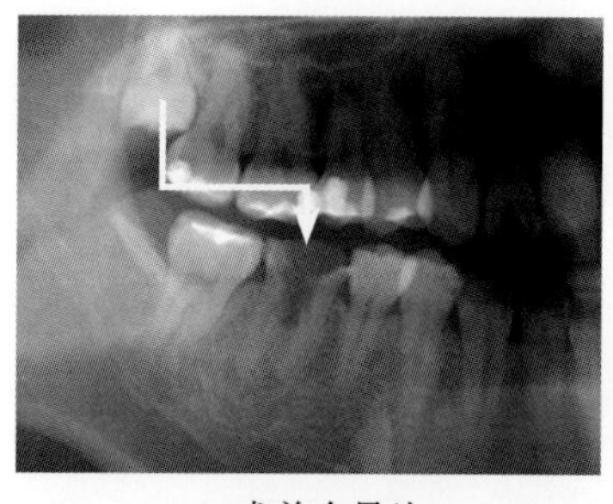
A. 术前全景片

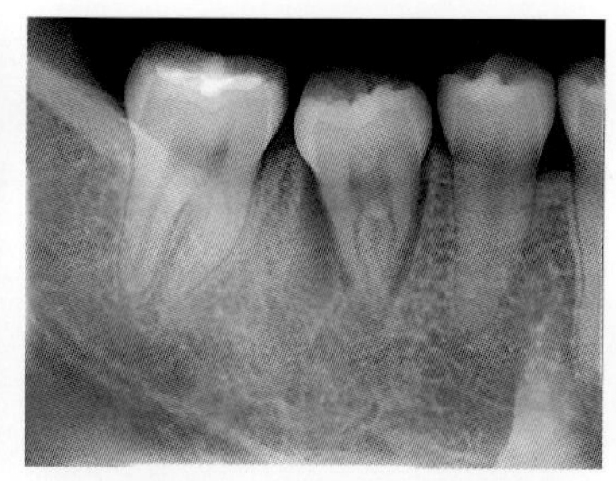
B. 移植牙 46 术后即刻 X 线片

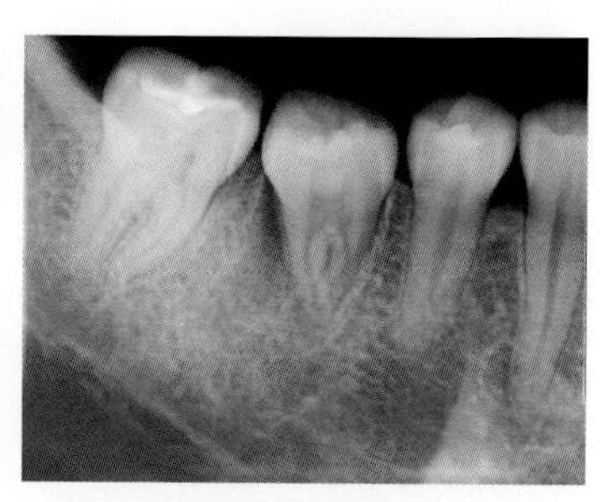
C. 移植术后 1 周 X 线片

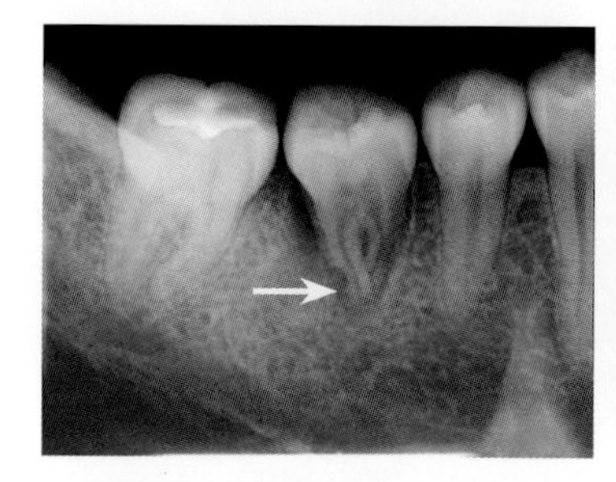
D. 移植牙 46 移植术后 1 个月，X 线片显示牙根出现外吸收

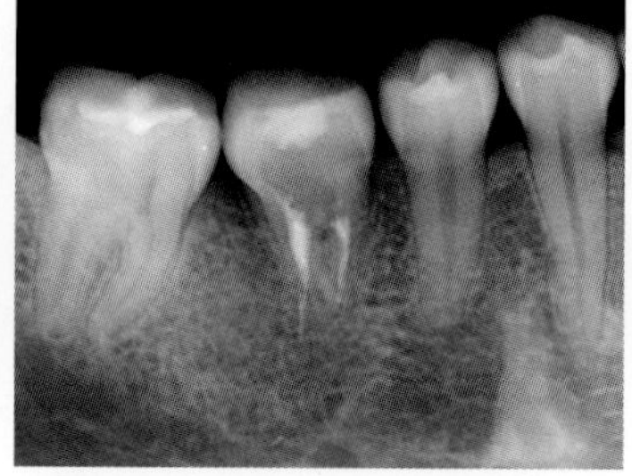
E. 移植牙 46 术后 9 个月，根管治疗术后 7 个月，X 线片显示牙根吸收处得到修复

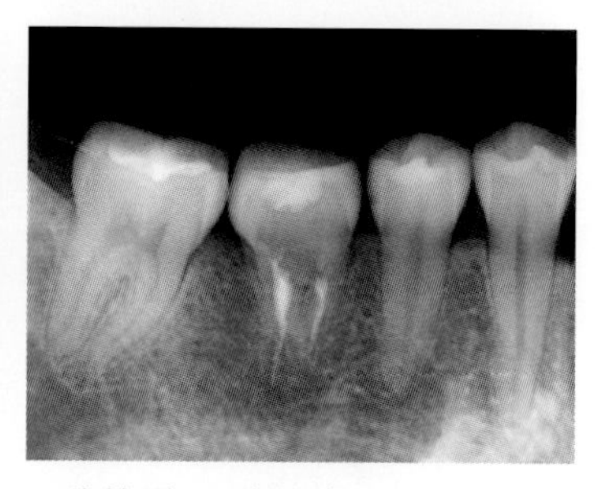
F. 移植牙 46 移植术后 1.5 年，X 线片显示牙根形态正常

图 2-4-4　牙根炎症性吸收 X 线表现

度发展较快，如能早期及时发现并实施根管治疗，可以阻止吸收的进展。根管治疗后，吸收窝内的肉芽组织消失，牙周膜组织进入吸收窝，形成新的牙骨质来修复吸收的牙体硬组织，但若患者依从性欠佳，不能按医嘱定期复查，临床中就不能及时发现这种炎症性吸收，最终导致移植牙牙根和周围骨组织不可逆的吸收，移植牙就会松动，导致移植失败（图 2-4-5）。

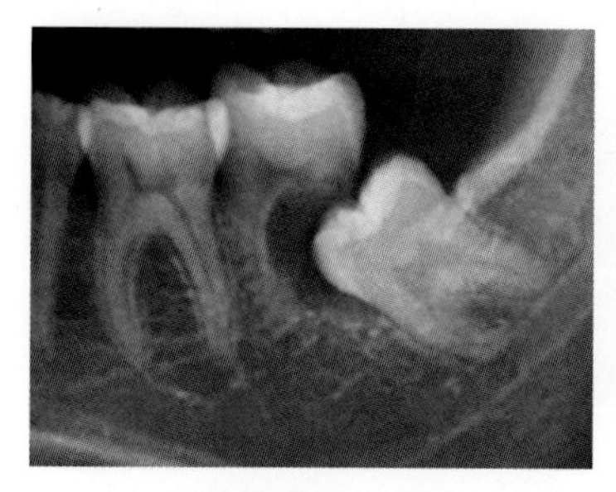
A. 移植术前 X 线片

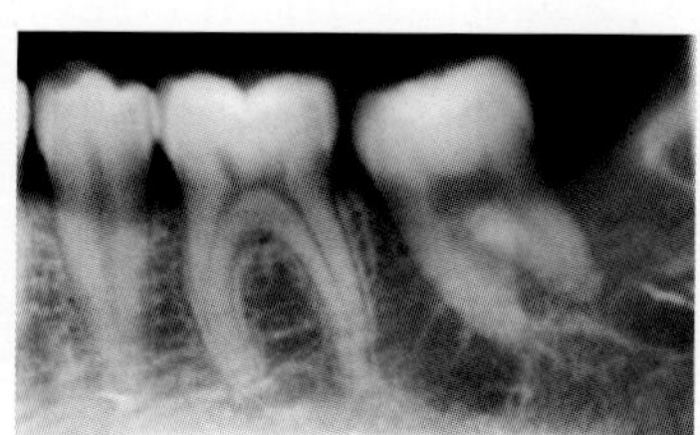
B. 移植牙 37 移植术后 1 个月根周完好，此后因患者怀孕一直未能复诊

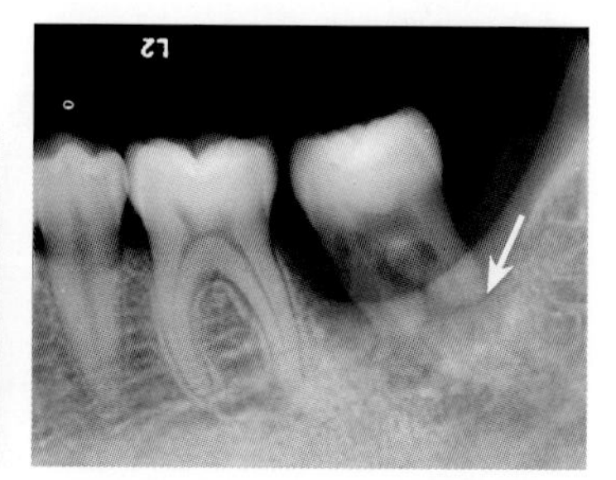
C. 移植牙 37 移植 15 个月再次复诊时，Ⅲ°以上松动，牙周袋深达根尖区，既有外吸收又有内吸收，予以拔除

图 2-4-5　发生炎症性吸收未能及时治疗导致移植失败

(三) 替代性吸收

在移植过程中，如果供牙牙周膜活性广泛丧失，就会发生替代性吸收，这是一种牙根吸收且被骨组织替代的现象，其结果为根骨固连，即骨组织和牙根融合在一起(图 2-4-6)。

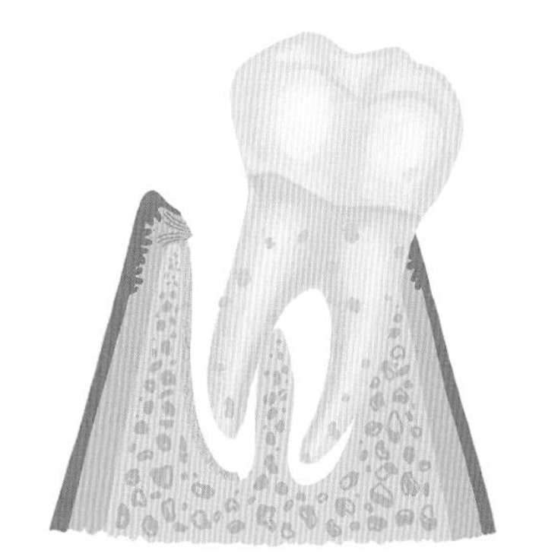

A. 术前：将牙周膜广泛缺损或坏死的供牙植入牙槽窝，无论受植窝内有无牙周膜组织，术后都会发生替代性吸收

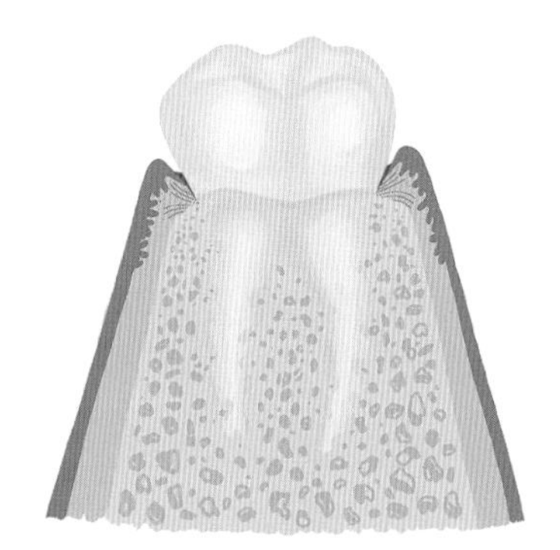

B. 术后：牙根成为正常骨改建的一部分，即牙根被新骨所代替

图 2-4-6　替代性吸收示意图

牙周膜坏死或缺失的牙根与牙槽窝中破骨细胞接触时，牙根表面同时发生牙根组织吸收和骨组织增生。替代性吸收可能在移植后 1 周左右出现，而牙根侧及牙槽骨侧的骨增生在移植后 4 周出现，此时的骨增生是由牙槽窝内残留的成骨细胞产生的基质钙化而来。

临床上，根骨固连多在移植术后 4 个月 ~1 年内被发现。牙根只有部分根骨固连很难被发现，因为牙齿仍然具有正常动度且叩诊反应正常，只有通过长期的影像学观察评估，才能判断部分根骨固连是否进展为持续的替代性吸收导致牙根完全缺失，还是被新附着所修复。

发生替代性吸收时，牙根吸收的速度取决于患者的年龄。因为替代性吸收的速度与患者骨改建速度是成比例的，儿童发生替代性骨吸收进展较快，而成人较慢。因此，成人患者即使移植牙术后发生了根骨固连，牙齿也能长时间在口腔内正常行使功能，有报道根骨固连的移植牙能存留口腔长达 20 余年乃至更长时间(图 2-4-7，图 2-4-8)

二、牙根的继续发育

未发育完成的牙根根尖区由上皮细胞构成的连续索状结构称为 Hertwig 上皮根鞘。Hertwig 上皮根鞘决定牙根形成，连续的上皮增殖决定牙根的生长。上皮根鞘损伤可使牙根的发育部分或全部停止，也可导致上皮碎片、骨或牙周膜来源的组织侵入根管，形成髓石、根管内骨质或内部牙周膜。所以在牙移植术中尤其要注意保护好 Hertwig 上皮根鞘。

牙根未发育完成的恒牙作为供牙，在移植后可望发生牙髓愈合，继续完成牙根的发育(图 2-4-9，图 2-4-10)。但移植牙根所处发育期过早或过晚，都可能引起牙根发育完全抑制或部分抑制，因此未完全发育牙齿的理想移植期是牙根发育至根长的 1/2~3/4 时(即发育 4 期或 5 期)。

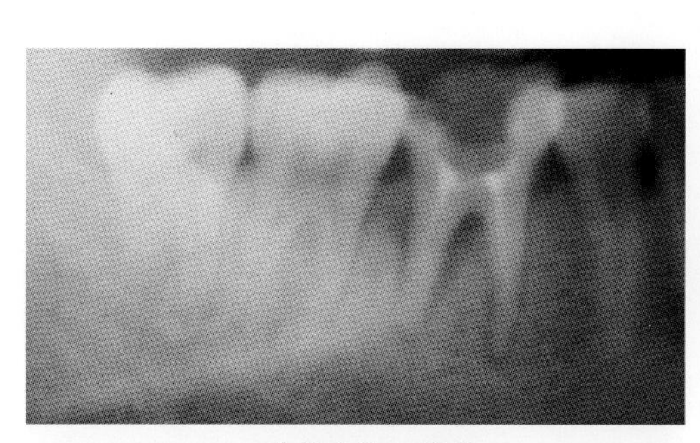

A. 移植术前 X 线片

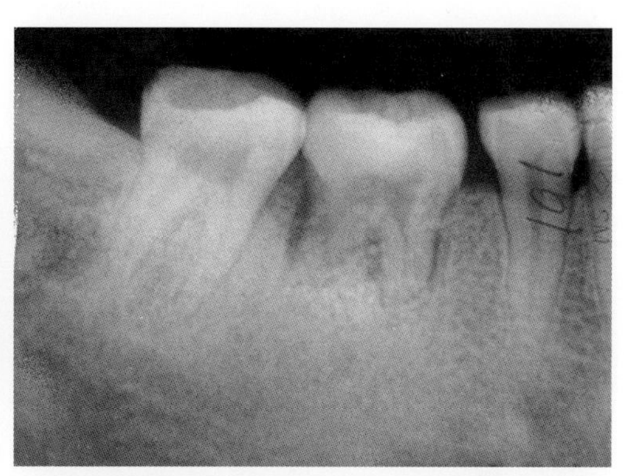

B. 移植牙 46 移植术后即刻 X 线片

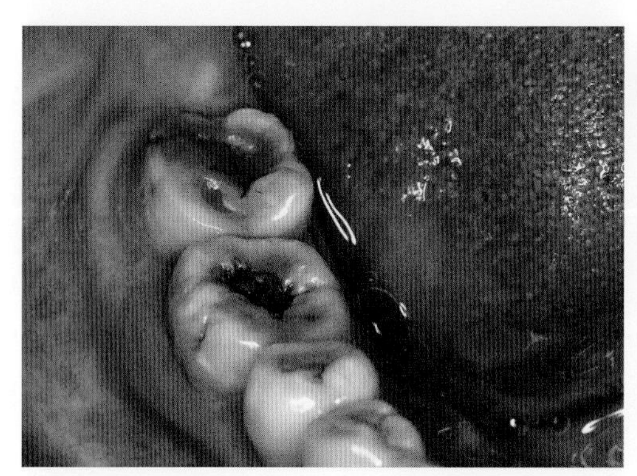

C. 移植牙 46 移植术后 13 年口内像，患者无不适主诉，叩(–)，不松动，牙龈色形质正常，能行使正常咀嚼功能

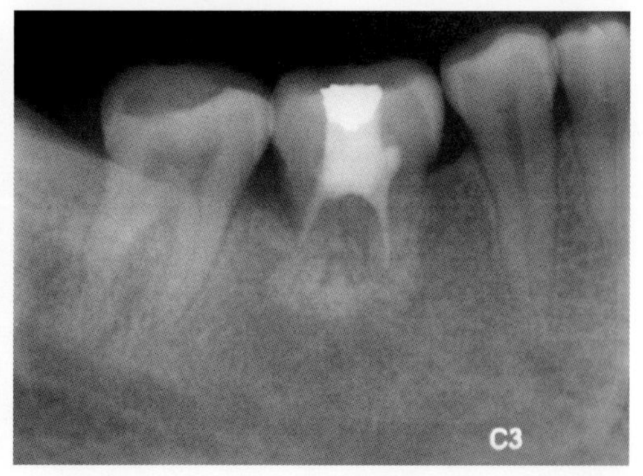

D. 移植牙 46 移植术后 13 年 X 线片，显示牙根与骨组织界限不清

图 2-4-7　替代性骨吸收导致的根骨固连

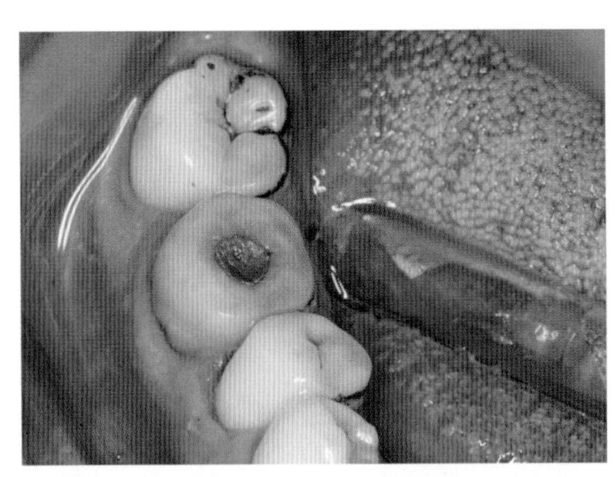

A. 移植牙 46 移植术后 18 年口内像，患者无不适主诉，叩(–)，不松动，牙龈色形质正常

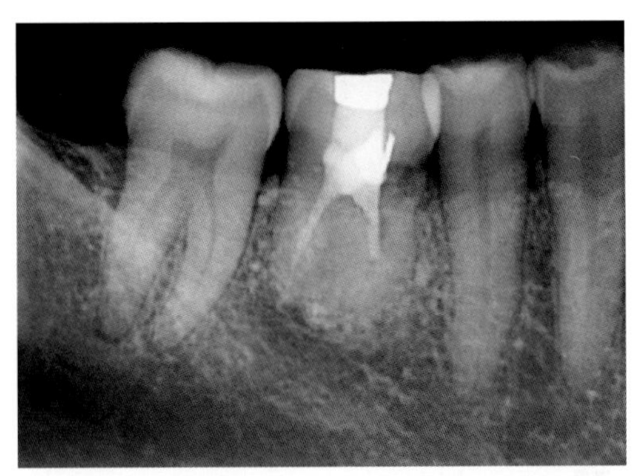

B. 移植牙 46 移植术后 18 年 X 线片，显示牙根与骨组织界限不清

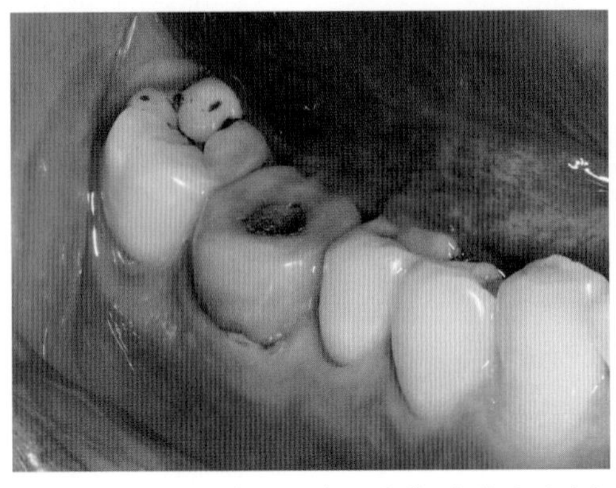

C. 移植牙 46 移植术后 21 年口内像，患者无不适主诉，叩(–)，不松动，牙龈正常

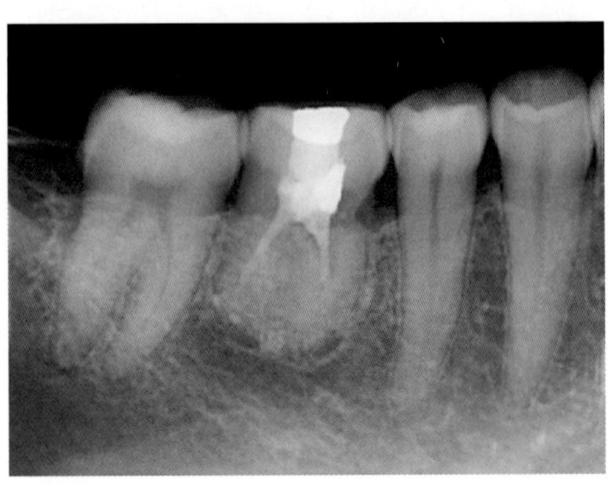

D. 移植牙 46 移植术后 21 年 X 线片，显示根尖区较之前未见明显改变

图 2-4-8　替代性骨吸收导致根骨固连牙齿的长期存留

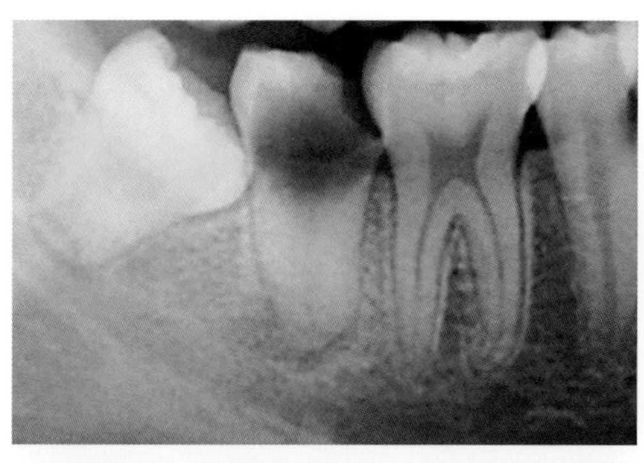

A. 术前智齿 48 前倾中位阻生，X 线片显示 48 根尖未发育完全

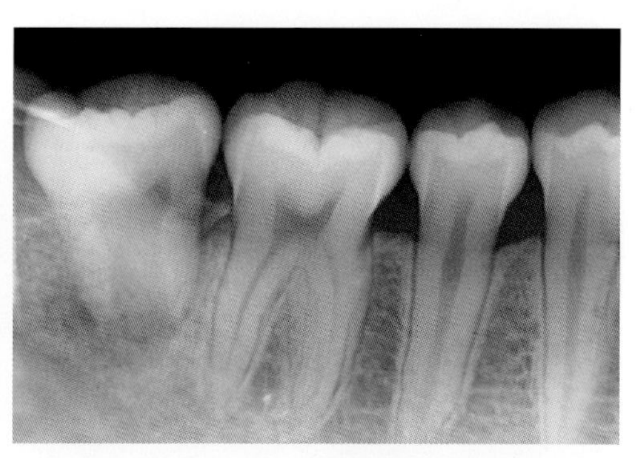

B. 术后即刻 X 线片显示移植牙 47 就位良好

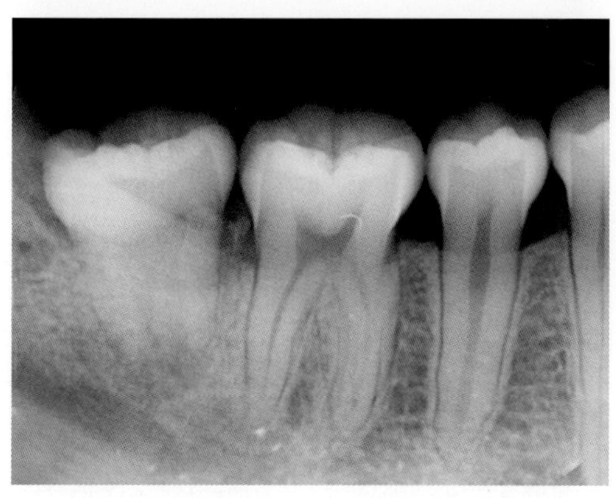

C. 移植牙 47 移植术后 0.5 年 X 线片，可观察到正常的牙周膜间隙和硬板，根尖部位的低密度影逐渐缩小

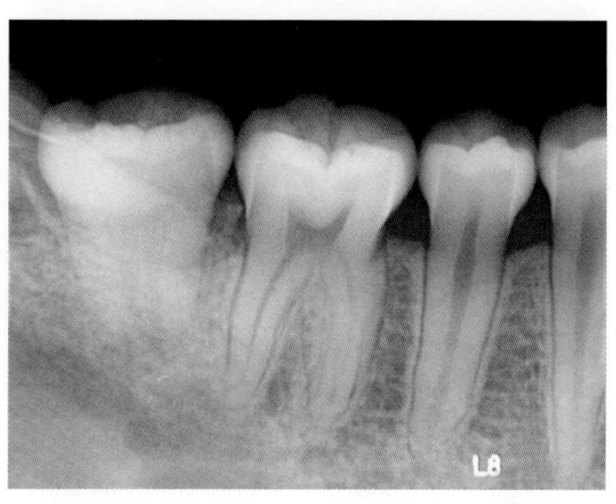

D. 移植牙 47 移植术后 1 年 X 线片，显示根尖区未见明显异常

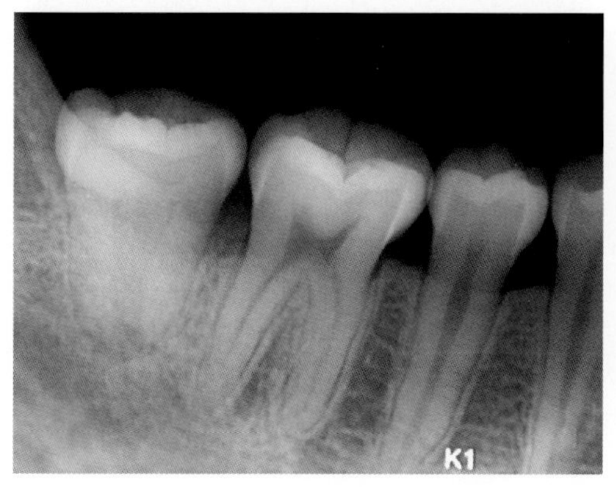

E. 移植牙 47 移植术后 1.5 年 X 线片，显示根尖孔较术前明显缩小，硬板较之前明显

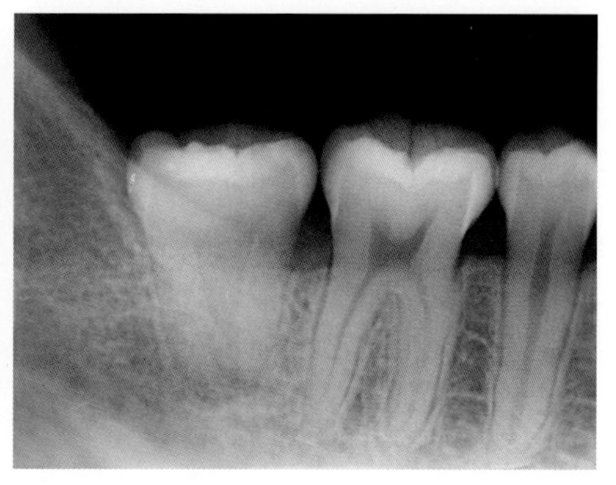

F. 移植牙 47 移植术后 2 年 X 线片，显示根尖继续形成，髓腔较之前已缩小

图 2-4-9　牙根尖未完全发育，移植后牙根尖继续发育

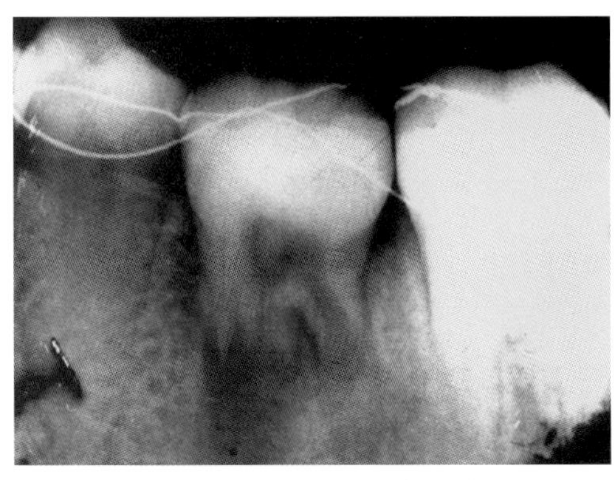

A. 移植牙 46 移植术后即刻 X 线片

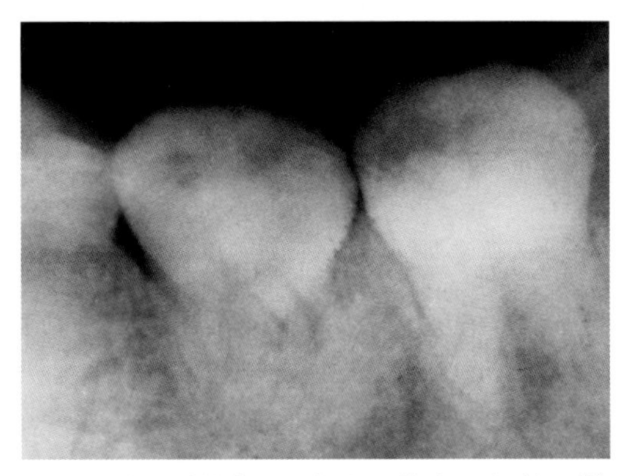

B. 移植牙 46 移植术后 3 个月，X 线片显示牙根开始形成

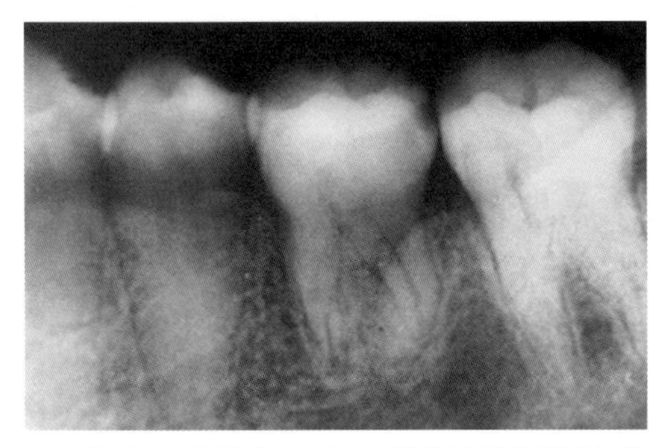

C. 移植牙 46 移植术后 5 年，X 线片显示牙根基本发育完全

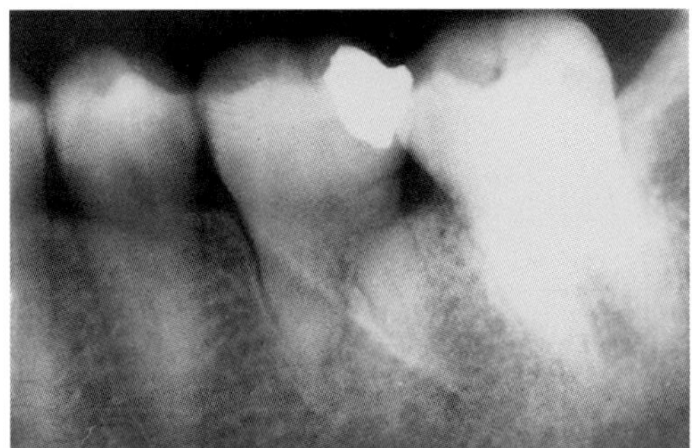

D. 移植牙 46 移植术后 10 年，X 线片显示牙根长度正常，牙周膜连续

图 2-4-10　牙根未完全发育，移植后牙根继续发育

第三章 自体牙移植术的术前评估和准备

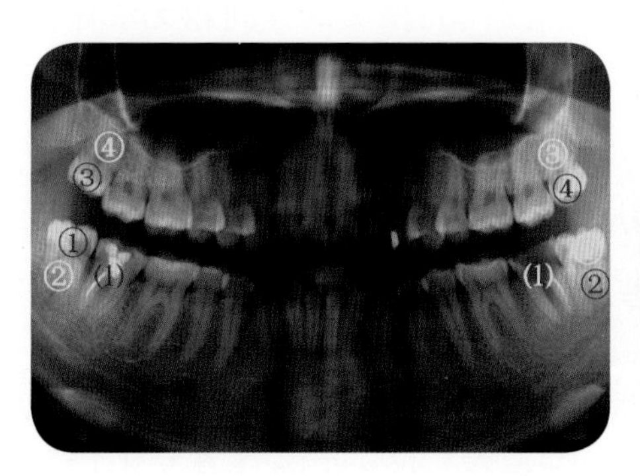

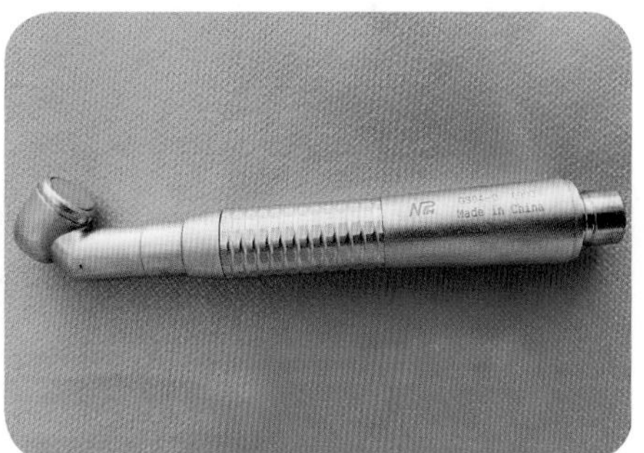

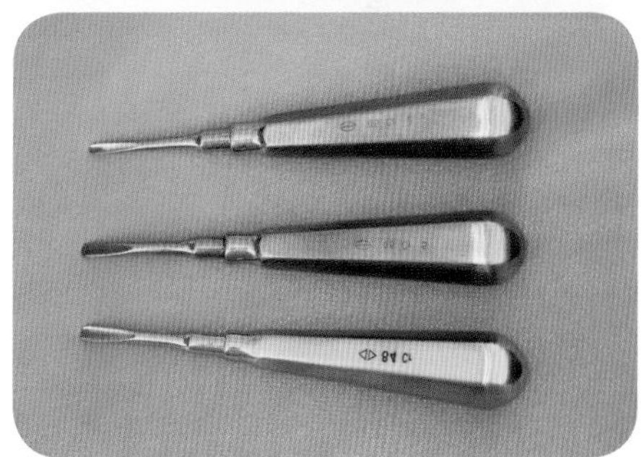

第一节 自体牙移植术的适应证与禁忌证

自体牙移植术本质上是一项外科手术，手术过程涉及无菌操作技术、牙拔除术、牙再植术及相关组织的保存与修整术等，而且移植术后涉及牙周组织、牙髓组织和牙体组织的愈合等问题，故手术风险除了常规拔牙风险外，还取决于患者的依从性、供牙的生长状态、受植区域牙槽骨的高度和密度等因素。其中重点在于对受植区和供牙情况以及患者依从性的充分评估。

关于自体牙移植术的适应证和禁忌证，国内外文献未见系统的报道。笔者根据多年自体牙移植的体会，从大量临床病例中总结出了一些适应证和禁忌证，供大家参考。

一、自体牙移植术的适应证

1. 患者口腔中有因龋损、隐裂、牙外伤、根尖周等问题无法保留的牙齿需要拔除，而且同期口腔中有形态完整但无功能的智齿或埋伏牙，且与待拔牙相匹配，能完整拔出者。

2. 受植区行影像学检查后，有足够的骨密度和骨高度可以容纳供牙。

3. 如果受植区患牙牙周组织炎症或根尖周炎症范围大，牙槽骨吸收较多者，不宜行即刻移植，可考虑先行拔除患牙，刮尽骨壁肉芽组织，待牙槽窝炎症消退后再行延期移植。

4. 在临床实践中，年龄非首要考虑的问题，无绝对限制，以青少年及青壮年为最佳。笔者的临床病例中，患者年龄最小 15 岁，最大 63 岁。只要患者全身条件允许，受植区和供牙条件良好，有强烈要求移植的愿望，均可行自体牙移植术。

5. 患者精神及行为正常，有良好的依从性，可遵医嘱进行口腔卫生保健，至少 1 年内能定期复诊者。

二、自体牙移植术的禁忌证及注意事项

1. 全身情况差或严重系统疾病不能承受手术者。

2. 严重糖尿病，血糖过高或已有明显并发症者，因术后易造成感染，应在糖尿病得到控制时方可手术。

3. 口腔内有急、慢性炎症者，如牙龈、黏膜、上颌窦炎症等，应在治愈后手术。

4. 口腔或颌骨有良、恶性肿瘤者。

5. 某些骨疾病，如骨质疏松、骨软化症及骨硬化症等。

6. 口腔卫生差且无法配合口腔卫生保持者。

7. 精神病患者。

8. 术前充分评估供牙的牙齿拔出难度，如不能完整拔出的智齿和埋伏牙，或者拔出过程困难，对牙周膜损伤较大者，不宜进行自体牙移植。

9. 供牙与患牙形态大小差异较大，如供牙过大且不能通过牙槽窝扩大预备或牙根半切术后与拔牙区相匹配者，或者牙根过小，移植后与受植区牙槽窝距离较大者。

10. 受植区骨质疏松、无明显皮质骨，牙槽骨高度和宽度不足，经影像学检查，接近上颌窦或下颌管者(不愿做上颌窦提升及下牙槽神经改道的患者)。

11. 女性患者怀孕期间不宜进行移植牙手术，近期准备怀孕者暂缓行移植手术。

第二节　术前评估、术前检查及准备

一、术前检查

(一) 询问病史

术前应详细了解患者的全身情况，有无全身系统疾病及药物使用情况，治疗控制情况，排除禁忌证。询问患者有无与拔牙出血有关的各种血液系统疾病，如白血病、血友病、血小板减少性紫癜等；有无慢性消耗性疾病，如糖尿病、慢性肾炎等；有无高血压和心脏病及控制情况；有无长期应用抗凝血药物、激素类药物及药物过敏史；有无肝脏疾病；对女性患者还要注意询问妊娠计划和月经情况。

(二) 口腔专科检查

口腔局部检查是术前准备的开始，遵循普通口腔疾病检查的原则——先口外、后口内。

1. 口外检查的重点是颞下颌关节功能的检查，患者应有不小于三横指的开口度，便于口腔内的手术操作。

2. 口腔内应重点检查牙列、牙周及黏膜情况。如口腔卫生情况不良，牙周组织有明显炎症，应先进行牙周基础治疗及口腔卫生宣教，将牙周炎症控制稳定后再进行手术；如患有口腔溃疡、口腔扁平苔藓等黏膜病，暂不宜进行手术。

(三) 供牙和受植区评估

供牙和受植区检查的重点是评估受植区间隙和供牙牙冠的尺寸大小。如受植区为第一磨牙区，应选择牙冠尺寸相匹配的供牙进行移植，同时还须检查对殆牙有无过长，保证受植区有一定的殆龈距离。

供牙的选择主要受受植牙形态、大小、牙根长度等因素影响，一般磨牙区移植以磨牙作为供牙；前磨牙区移植以埋伏、拥挤错位无功能或阻生的前磨牙以及畸形过小的智齿为供牙；前牙区移植可用错位、埋伏阻生、含牙囊肿内的前牙、前磨牙、畸形过小的智齿或其他适合受植区的牙齿，待移植成功后再进行冠修复。

如果患者磨牙缺失，理想的移植供牙要求牙齿的冠、根形态好，容易拔出，根管的解剖形态相对简单，易于术后进行根管治疗等。

1. 理想的供牙(图 3-2-1)

2. 不甚理想的供牙，但临床中仍可移植(图 3-2-2)。

3. 不理想的供牙　根尖弯曲，拔牙容易断根。有的牙齿即使能完整拔出，但术后根管治疗存在困难(图 3-2-3)。

临床上首先通过口腔检查和 X 线片检查来评估受植区间隙的大小，供牙牙冠的大小，以判断牙根宽度与受植区间隙的适合度，判断牙根的形态、弯曲方向、弯曲度以及周围牙槽骨

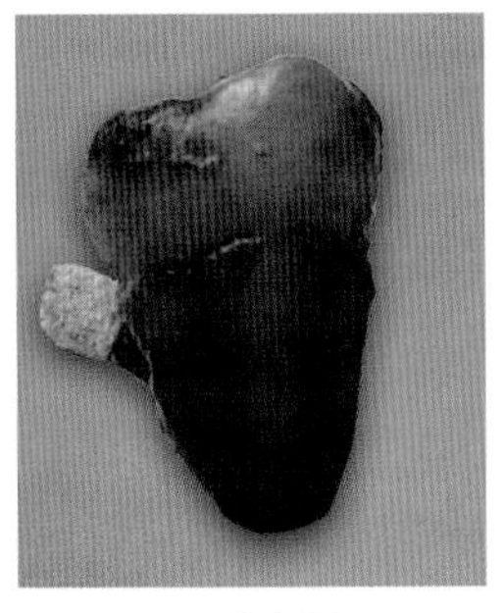
A. 融合根

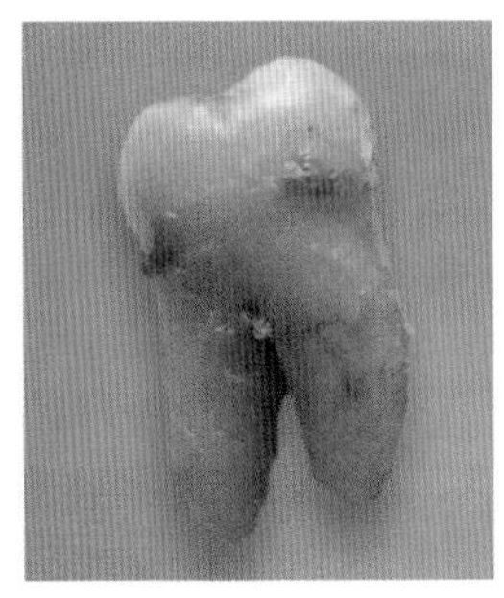
B. 双根分叉

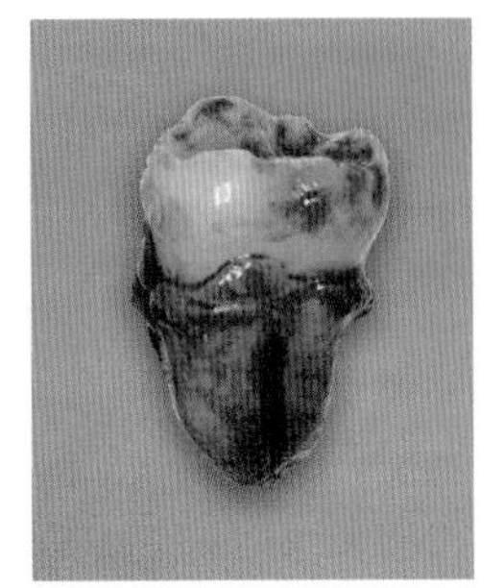
C. 双根但根并拢

图 3-2-1 理想的供牙形态

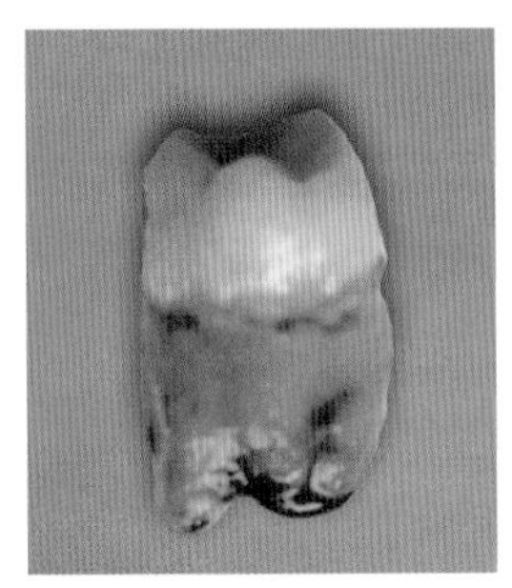
A. 融合根但根尖分叉

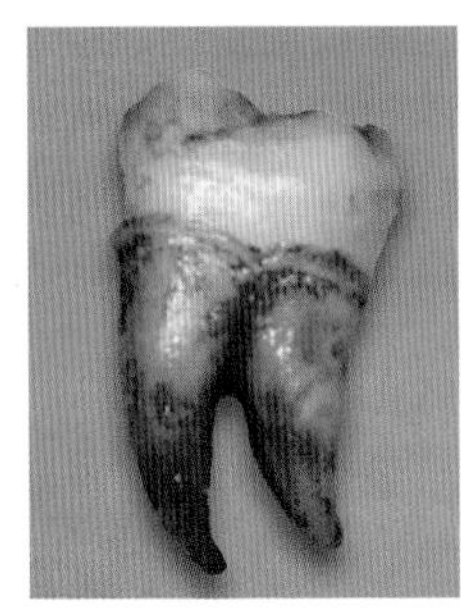
B. 双根分叉向远中弯曲

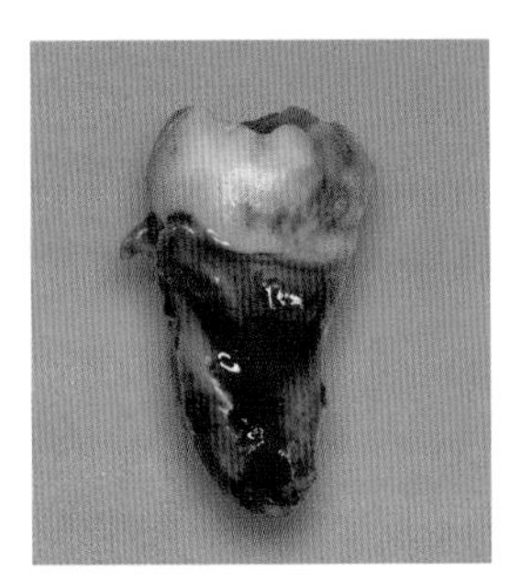
C. 多根并拢

图 3-2-2 不甚理想的供牙形态

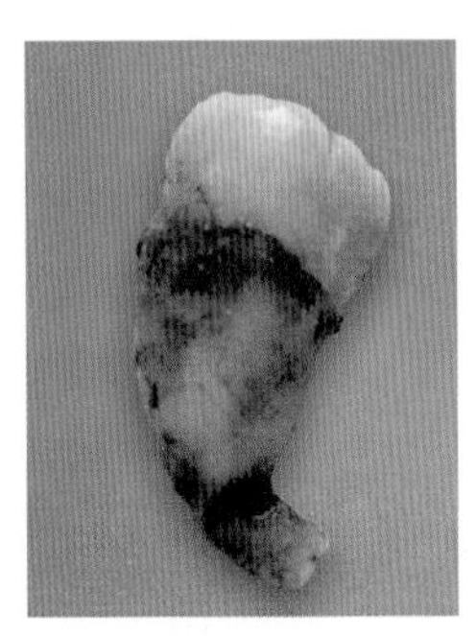
A. 单根弯曲供牙拔出后断根

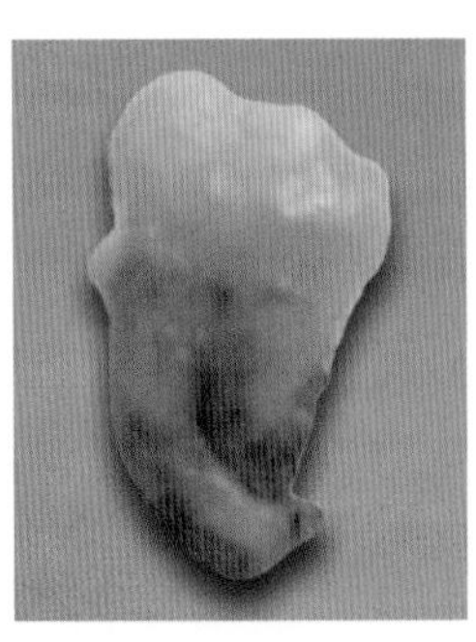
B. 双弯根融合根，供牙拔出后断根

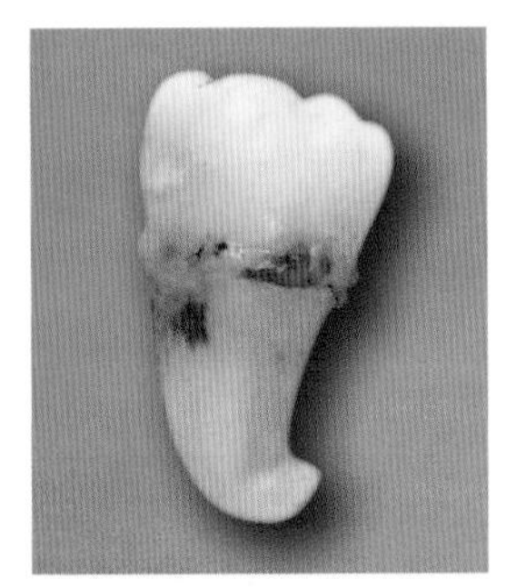
C. 弯勾状供牙牙根，拔出后牙根完整，但术后根管治疗困难

图 3-2-3 不理想的供牙形态

的覆盖阻挡情况，评估该牙齿是否适合用于移植手术（图 3-2-4）。

然而，临床上有时二维的X线片分析并非完全可靠，少数情况下分析结果可能不符合实际（图 3-2-5）。

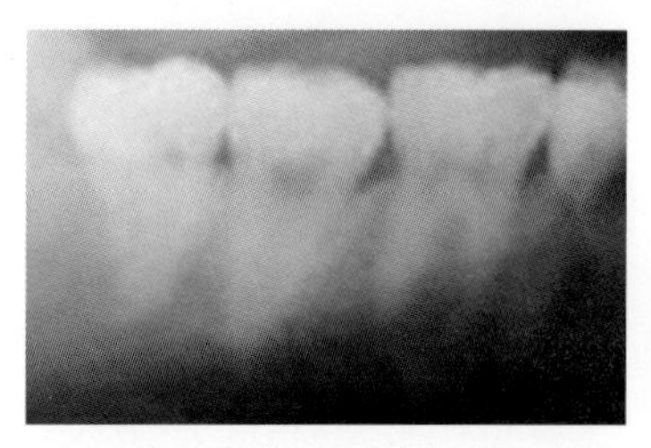

A. 48 垂直高位，锥形根，弯向远中易于挺出

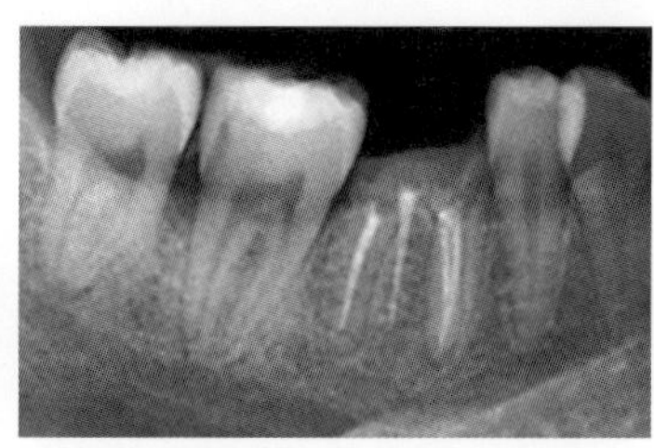

B. 48 垂直高位，双根合并，根尖弯向远中容易拔出

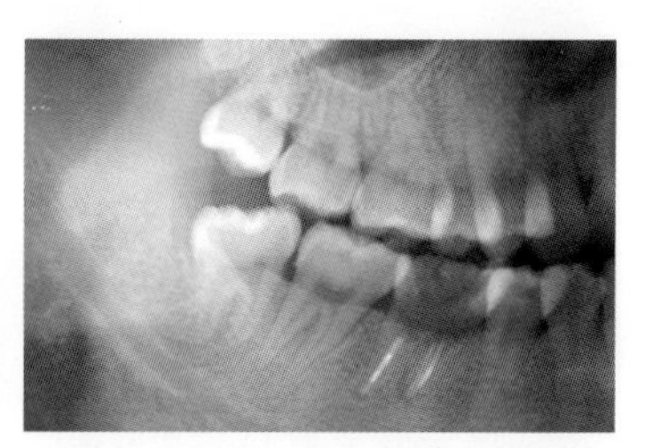

C. 48 垂直高位，根虽分叉，但双根并拢且方向一致，易于拔出

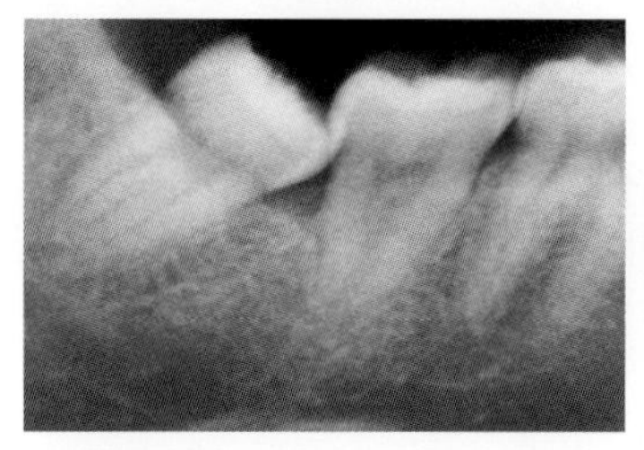

D. 48 前倾位，虽然近中有邻牙阻挡，但阻挡位置在最大周围径附近容易完整拔出

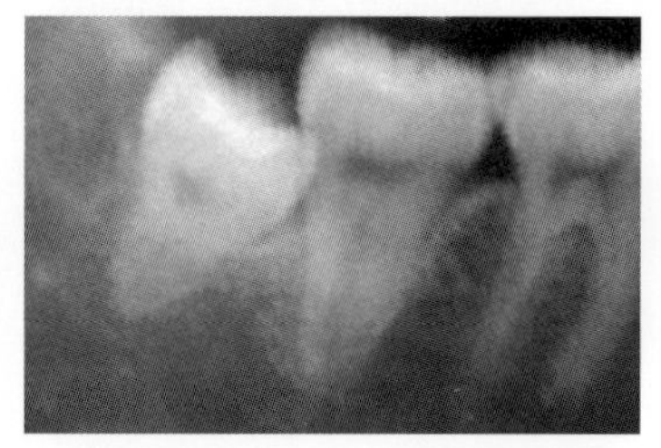

E. 48 前倾位，虽然位置较低，但牙根呈锥形，容易挺出或通过去除少许骨后，可以完整挺出

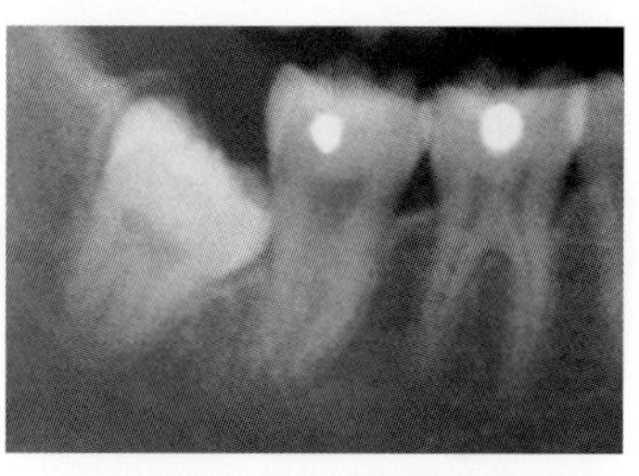

F. 48 前倾位，虽然位置较低且根分叉，但双根并拢，去除冠部颊侧及远中骨，仍能完整挺出

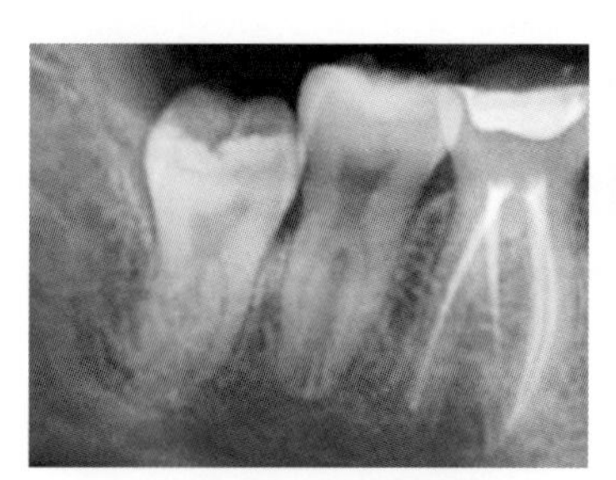

G. 48 牙根细且长易断根

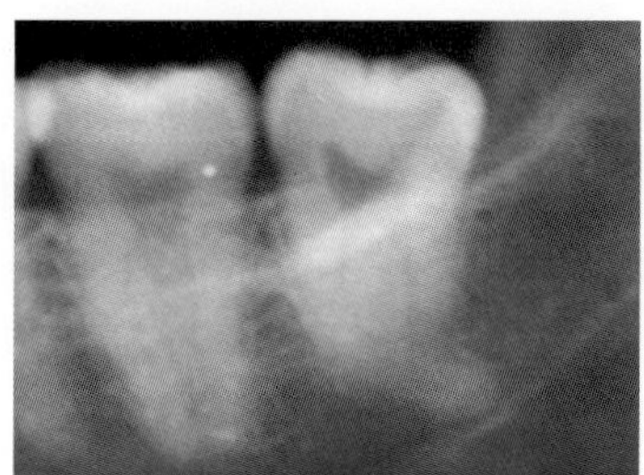

H. 38 根尖细长弯曲易断根

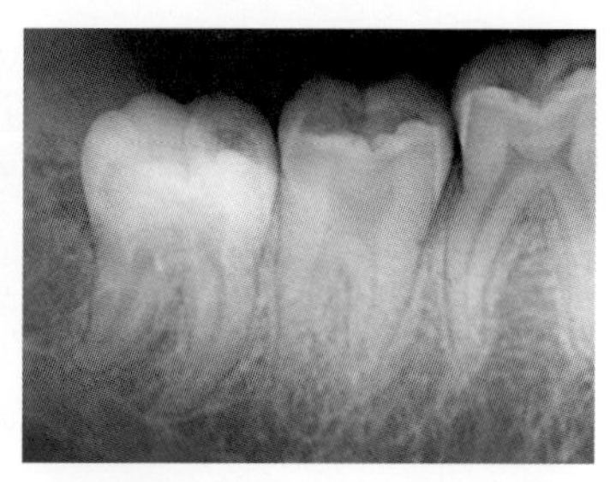

I. 48 根分叉大，远中冠部有骨阻挡容易断根

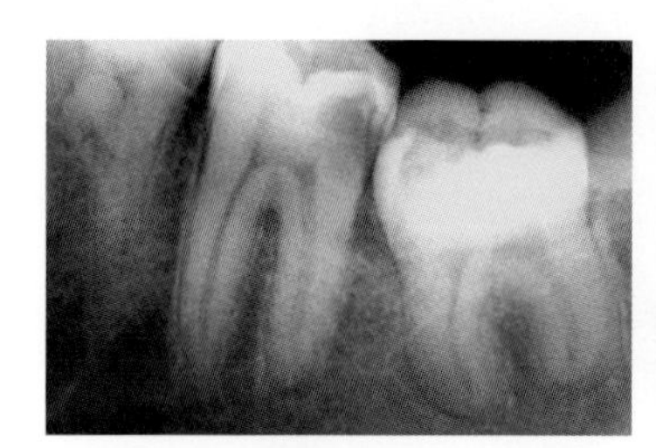

J. 38 牙根环抱肥大难以完整拔出

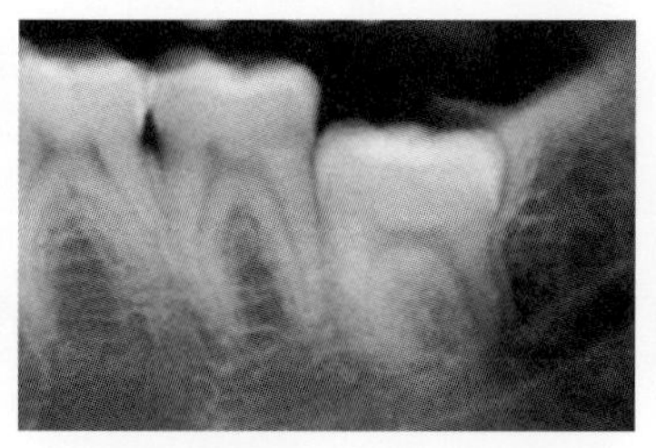

K. 38 冠部骨阻力大，根肥大完整，拔出有一定难度

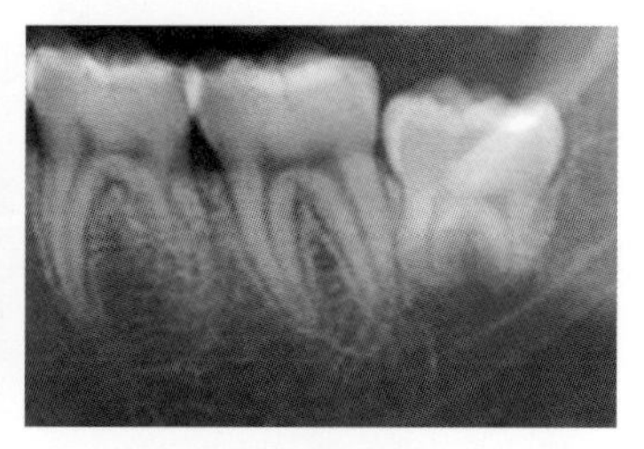

L. 38 冠根部均有阻力，近中根根尖弯曲，完整拔出有难度，易断根

图 3-2-4　通过 X 线片判断牙根情况

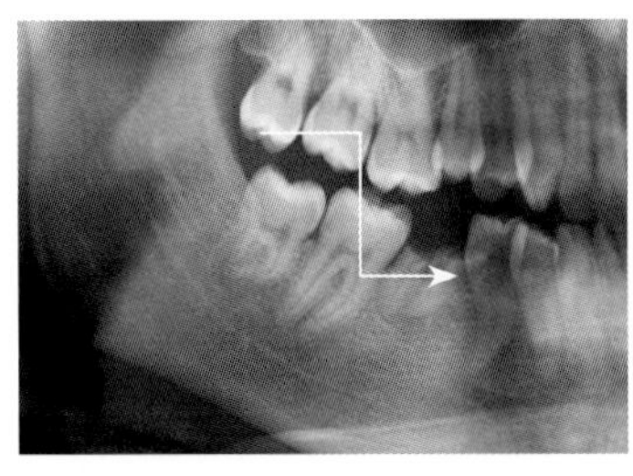
A. 术前全景片显示 18 供牙为锥形单根

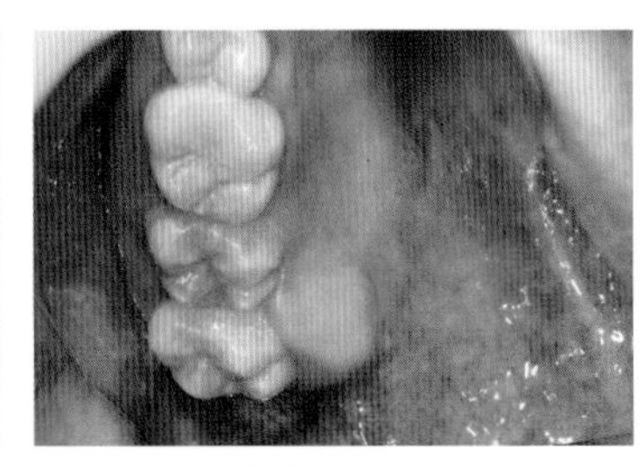
B. 术前 18 口内像

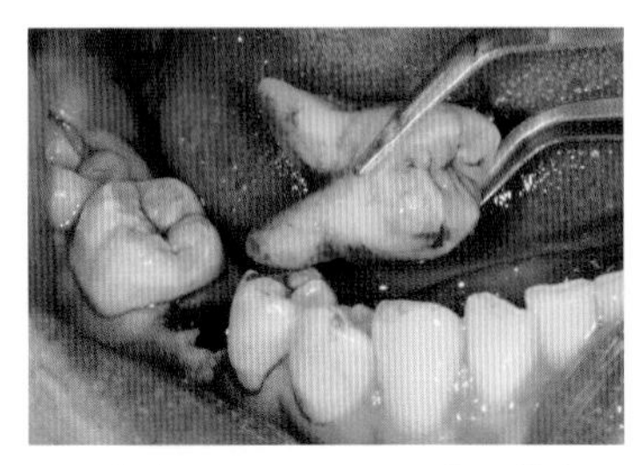
C. 拔出后可见 18 两根分叉较大

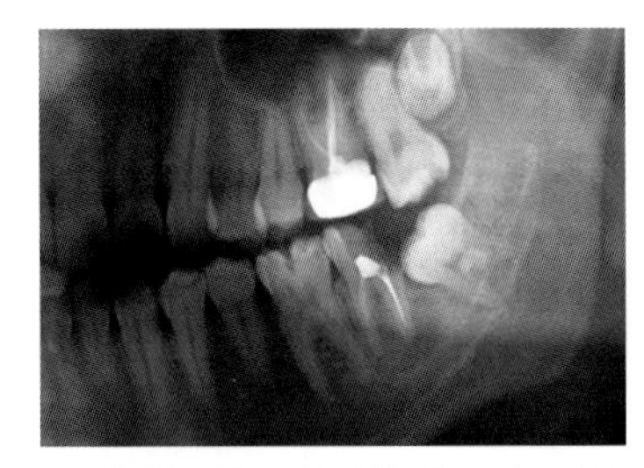
D. 术前全景片显示供牙 38 为双根

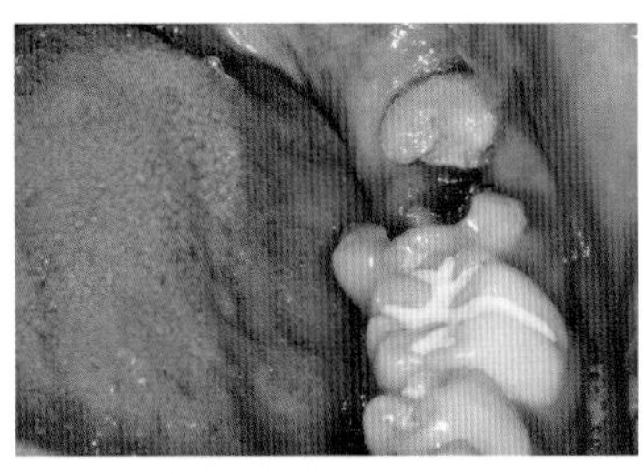
E. 术前 38 口内像

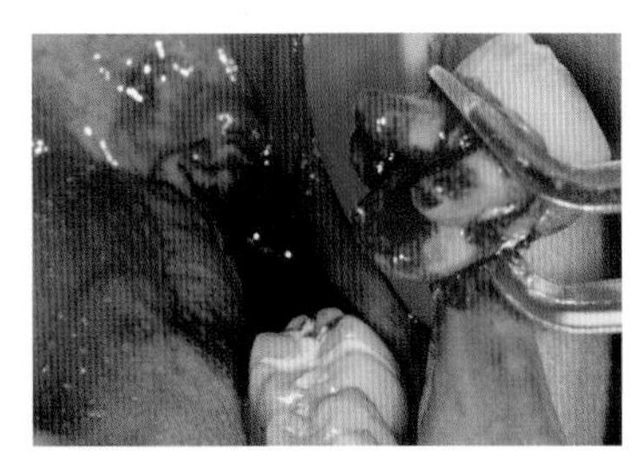
F. 拔出后可见 38 为多根牙

图 3-2-5　术前 X 线影像与术中临床所见不相符的情况

（四）供牙的选择

如果磨牙缺失的患者经过初步评估后，口腔中同时存在多颗适合移植的供牙，通常首选同颌同侧的智齿作为供牙，其次为同颌对侧及对颌同侧的牙齿，最后是对颌异侧牙齿（图 3-2-6）。另外，垂直位的智齿应优先被考虑选择为供牙，因为它拔除难度较小，容易完整拔出；其次是高、中位的前倾位阻生智齿；水平位阻生智齿拔出困难，但如果受植区为第二磨牙区，也可用作移植的供牙。

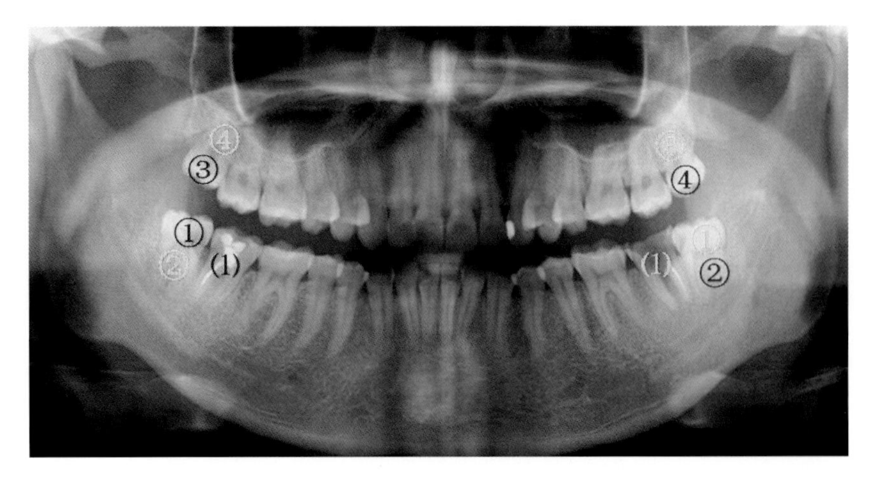

图 3-2-6　全景片显示口内存在多颗可选择供牙

如 47 拔除，可移植的供牙顺序为 48、38、18、28，即红色数字所标志的顺序；如 37 拔除，可移植的供牙顺序为 38、48、28、18，即黄色数字所标志的顺序

1. 同颌同侧垂直位智齿的移植(图 3-2-7~ 图 3-2-11)。

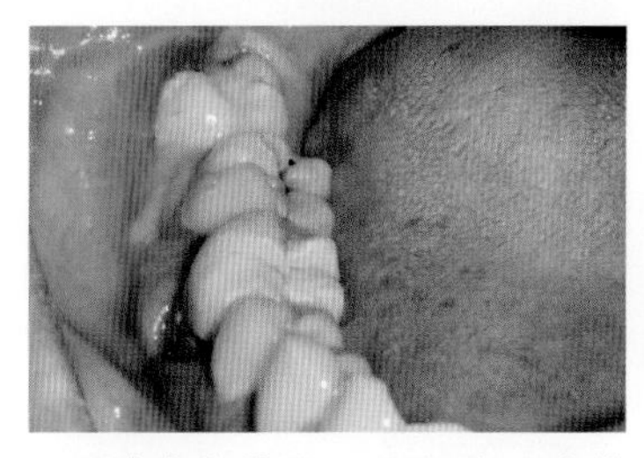
A. 垂直高位供牙 48 和患牙 46 术前口内像,拟 48 移植到 46 区

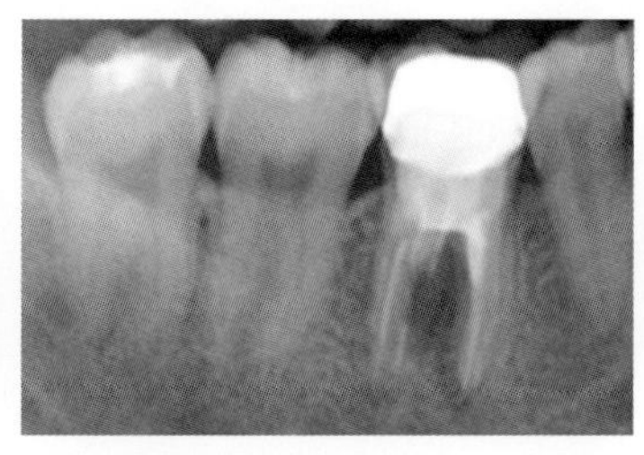
B. 术前患牙 46 及供牙 48 X 线片

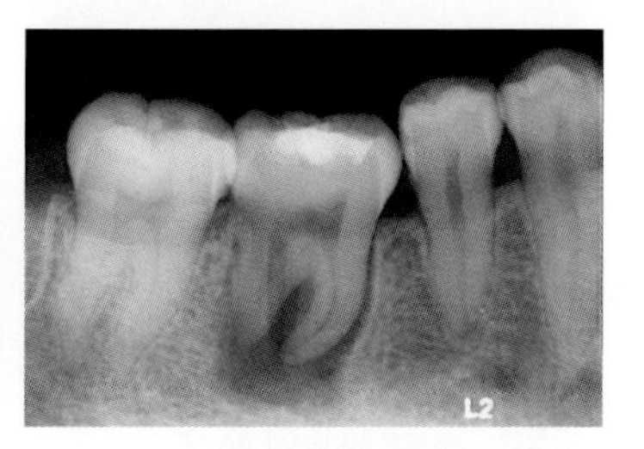

C. 48→46 区移植术后即刻 X 线片

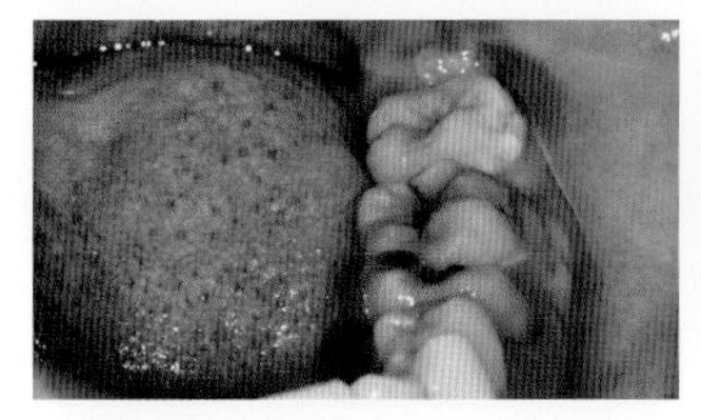
D. 垂直高位供牙 38 和患牙 36 术前口内像,拟 38 移植到 36 区

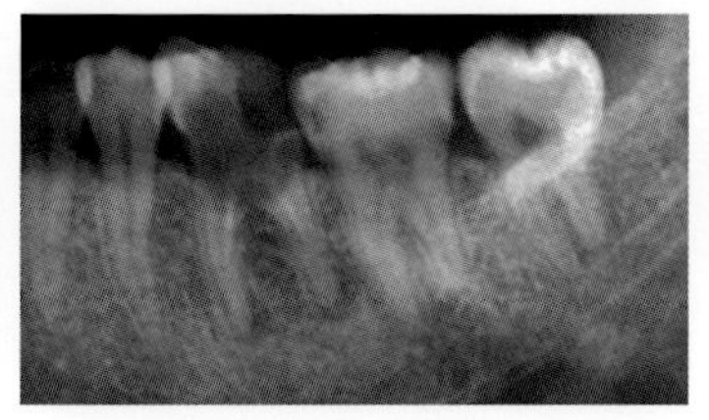
E. 术前患牙 36 及供牙 38 X 线片

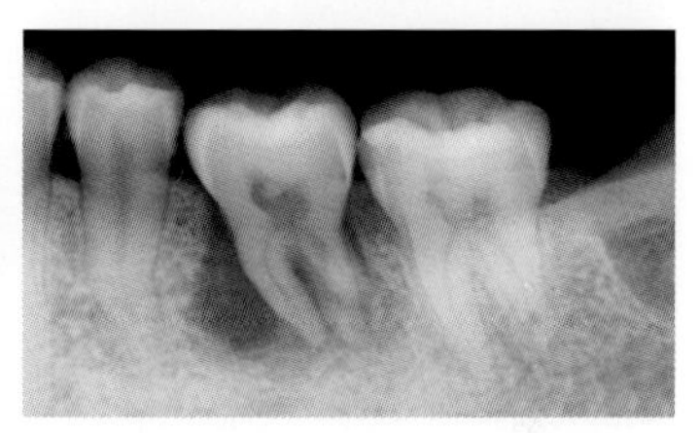
F. 38→36 区移植术后即刻 X 线片

图 3-2-7 下颌第一磨牙区垂直高位智齿移植

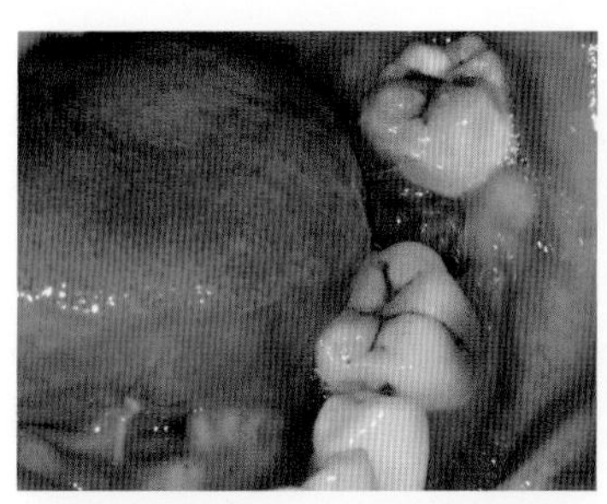
A. 垂直高位供牙 38 和患牙 37 术前口内像,拟 38 移植到 37 区

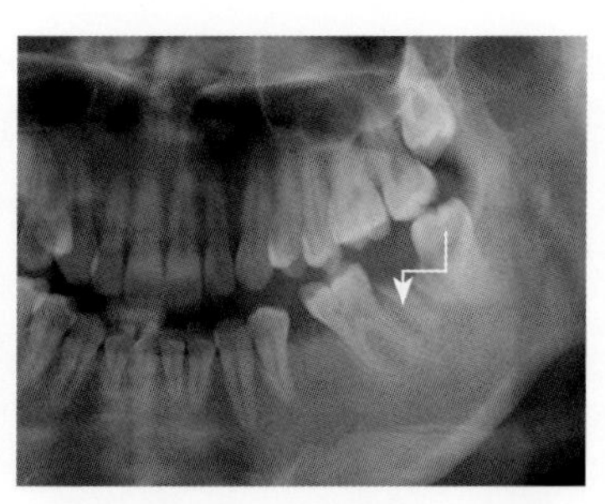
B. 术前患牙 37 及供牙 38 全景片

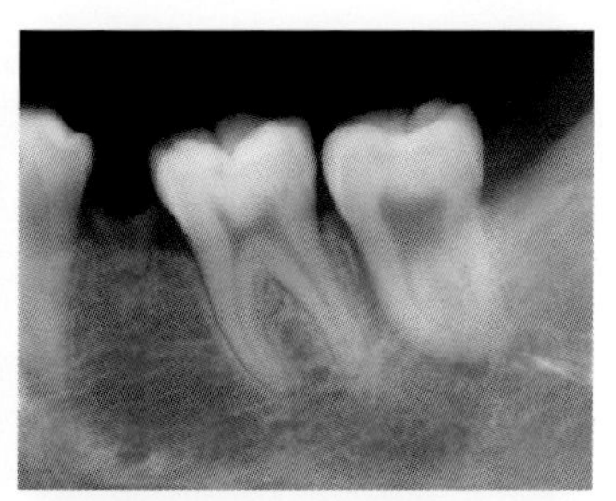
C. 38→37 区移植术后即刻 X 线片

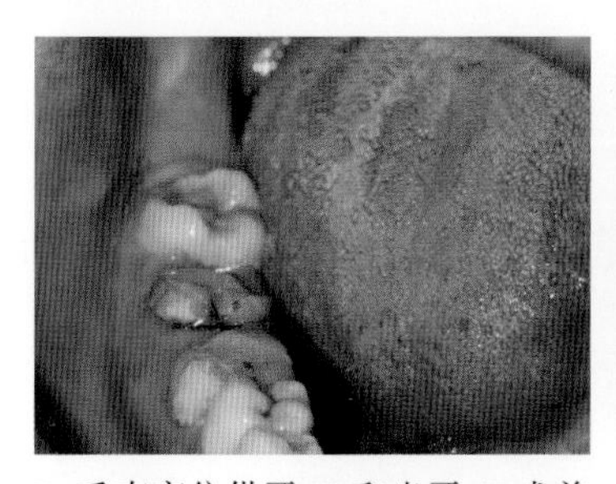
D. 垂直高位供牙 48 和患牙 47 术前口内像,拟 48 移植到 47 区

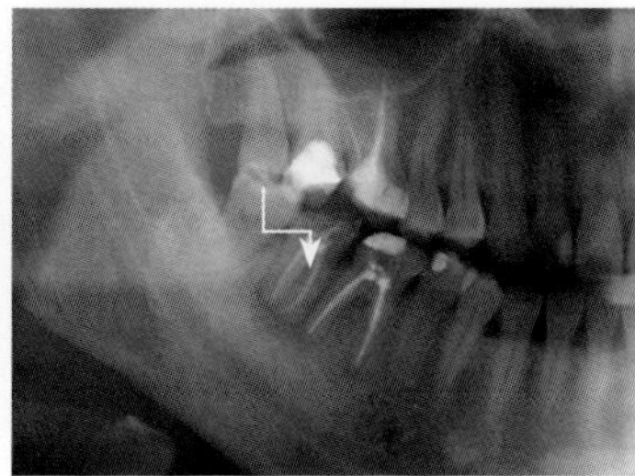
E. 术前患牙 47 及供牙 48 全景片

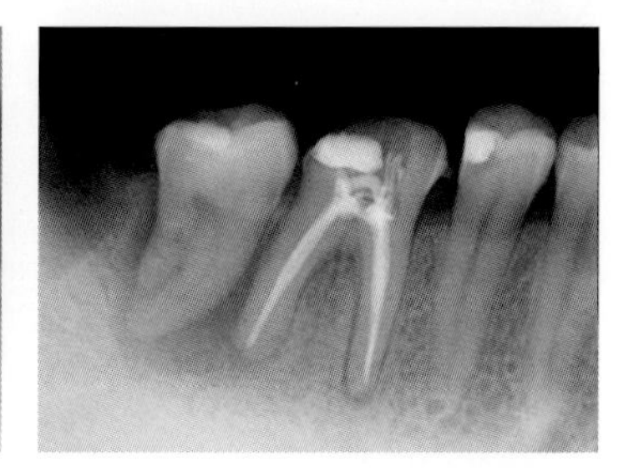
F. 48→47 区移植术后即刻 X 线片

图 3-2-8 下颌第二磨牙区垂直高位智齿移植

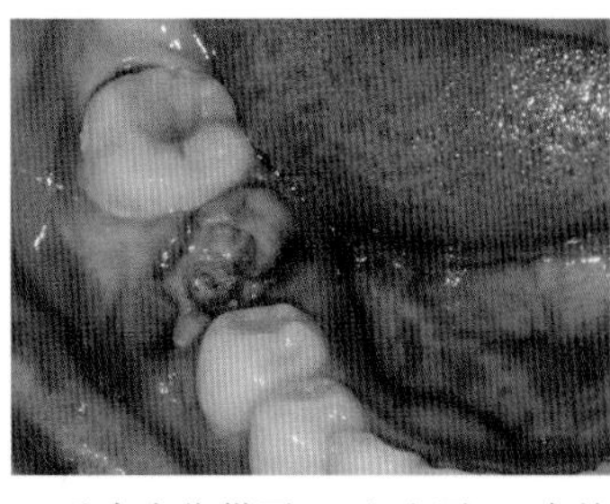
A. 垂直中位供牙 48 和患牙 46 术前口内像，拟 48 移植到 46 区

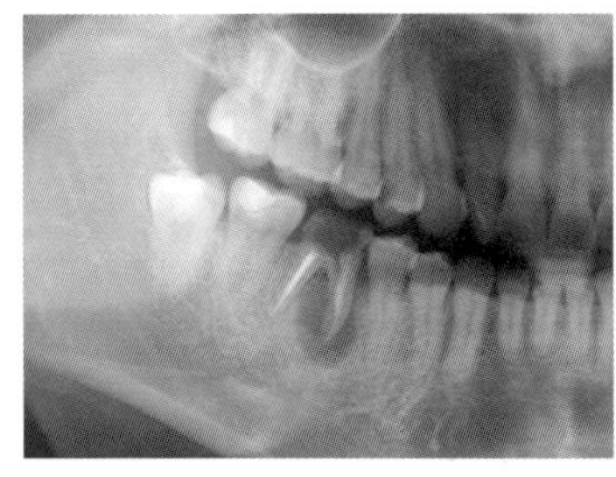
B. 术前患牙 46 及供牙 48 全景片

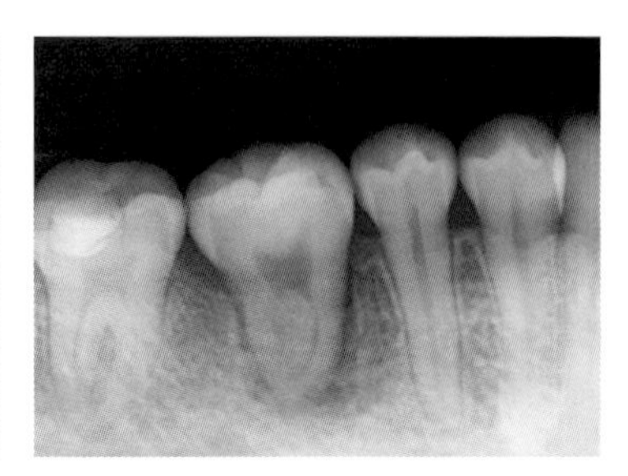
C. 48→46 区移植术后即刻 X 线片

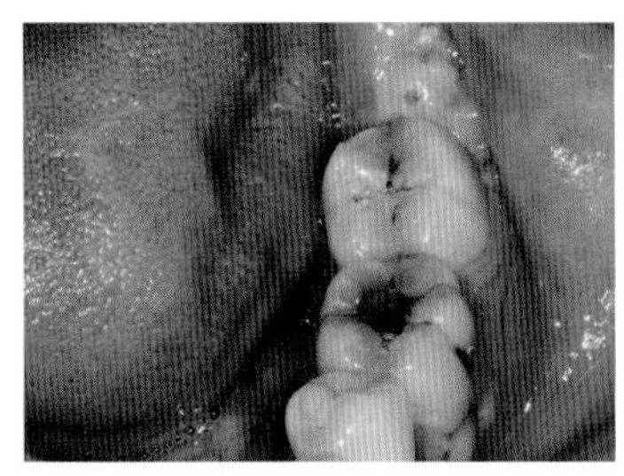
D. 垂直中位供牙 38 和患牙 36 术前口内像，拟 38 移植到 36 区

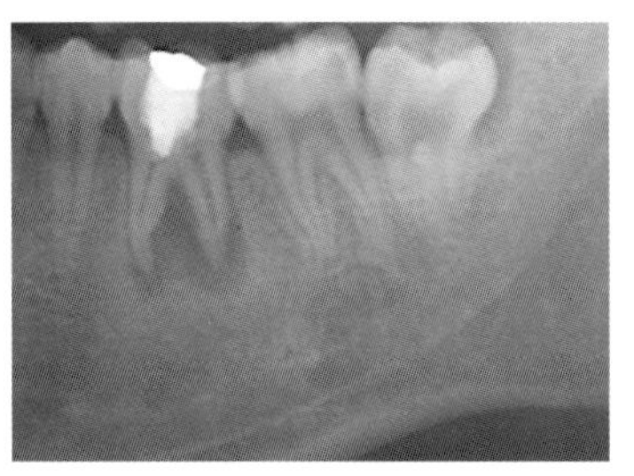
E. 术前患牙 36 及供牙 38 X 线片

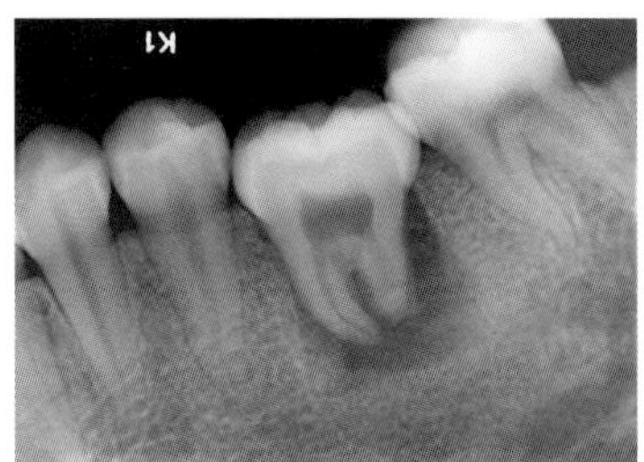
F. 38→36 区移植术后即刻 X 线片

图 3-2-9　下颌第一磨牙区垂直中位阻生智齿移植

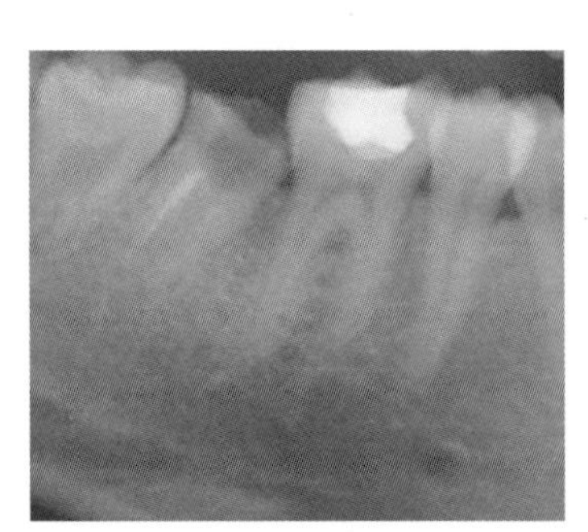
A. 垂直中位供牙 48 和患牙 47 术前 X 线片

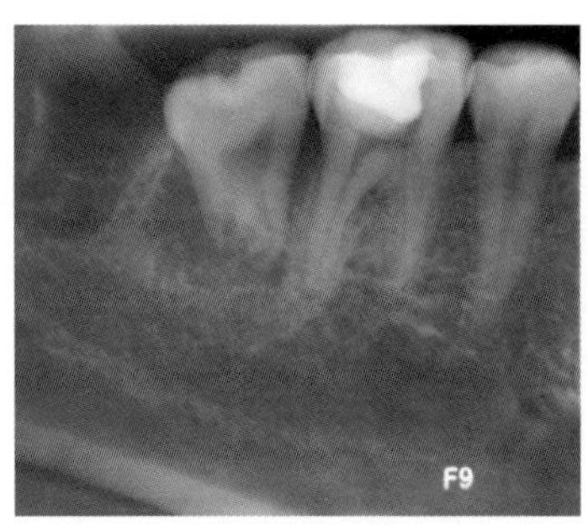

B. 移植术后 1 周 X 线片

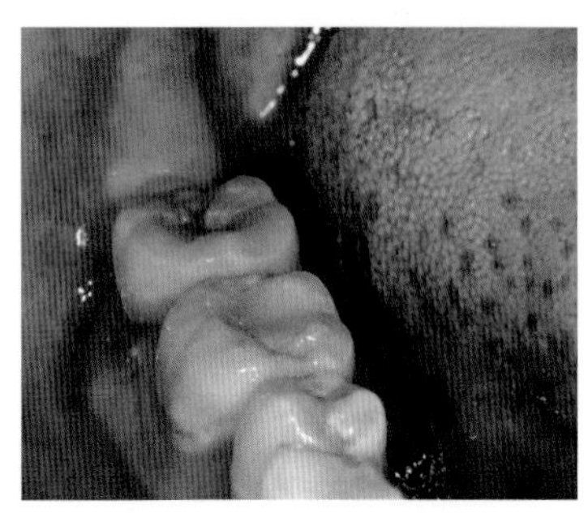
C. 移植术后 1 周口内像

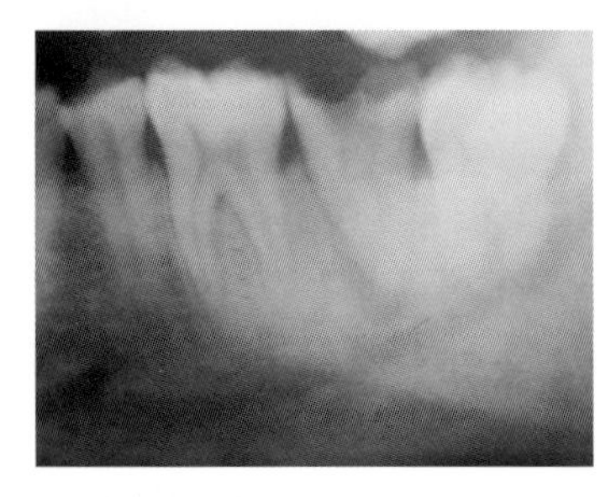
D. 垂直中位供牙 38 和患牙 37 术前 X 线片

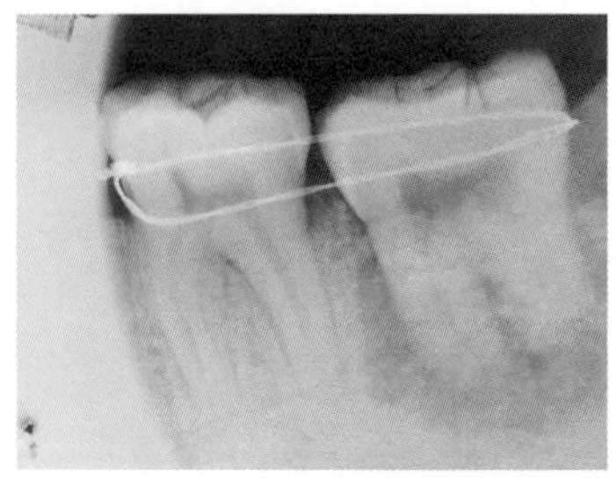
E. 移植术后即刻 X 线片

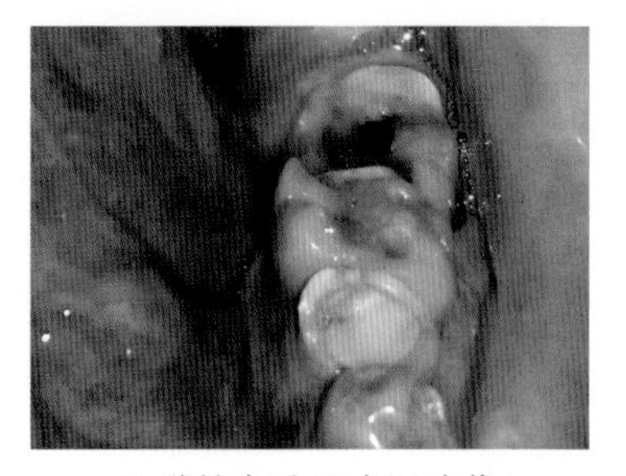
F. 移植术后 15 年口内像

图 3-2-10　下颌第二磨牙区垂直中位阻生智齿移植

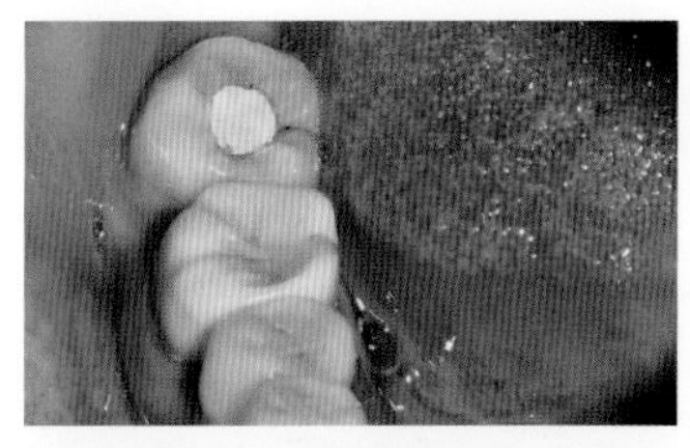
A. 垂直低位供牙 48 和患牙 47 术前口内像，拟 48 移植到 47 区

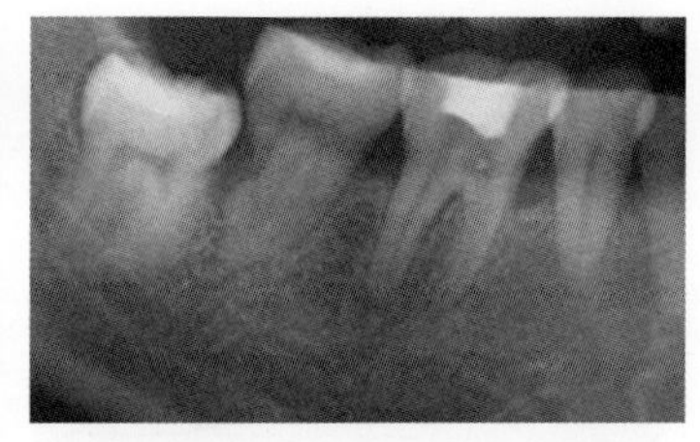
B. 术前患牙 47 及供牙 48 X 线片

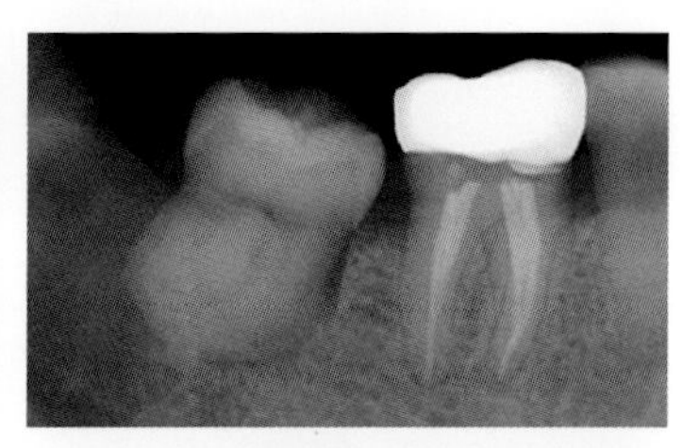
C. 48→47 区移植术后即刻 X 线片

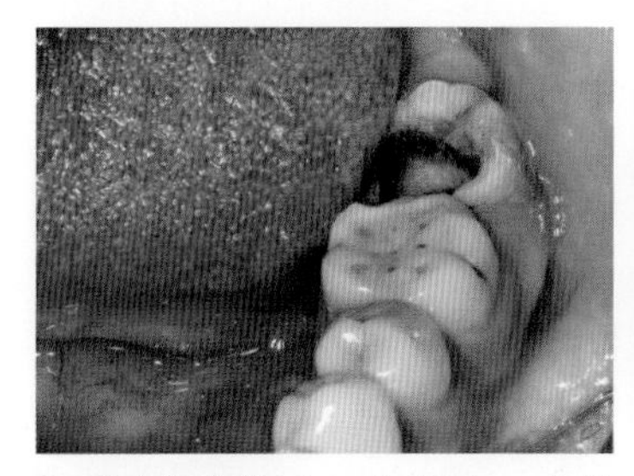
D. 垂直低位供牙 38 和患牙 37 术前口内像，拟 38 移植到 37 区

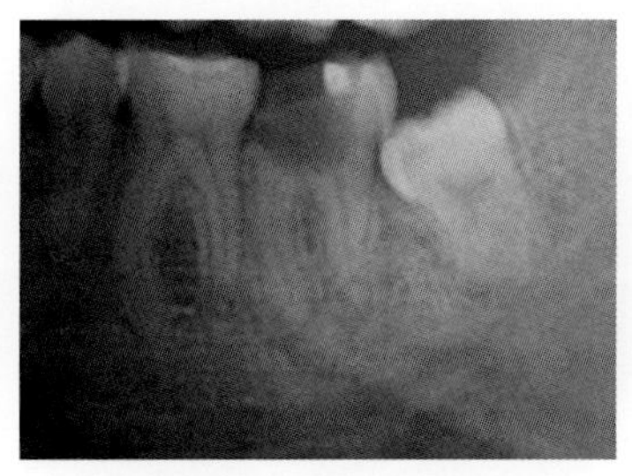
E. 术前患牙 37 及供牙 38 X 线片

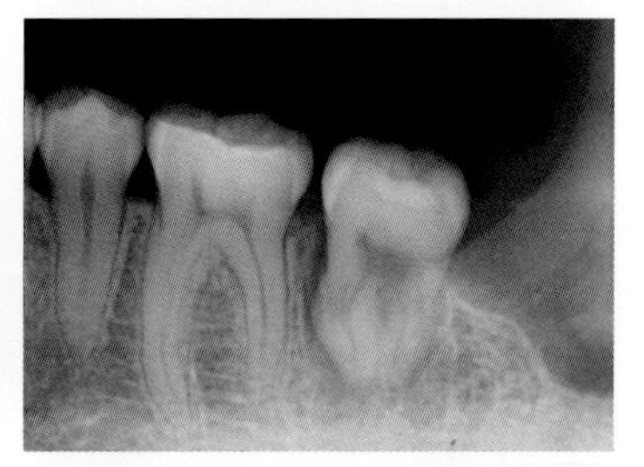
F. 38→37 区移植术后即刻 X 线片

图 3-2-11　下颌第二磨牙区垂直低位阻生智齿移植

2. 同颌同侧前倾位阻生智齿的移植（图 3-2-12~ 图 3-2-16）。

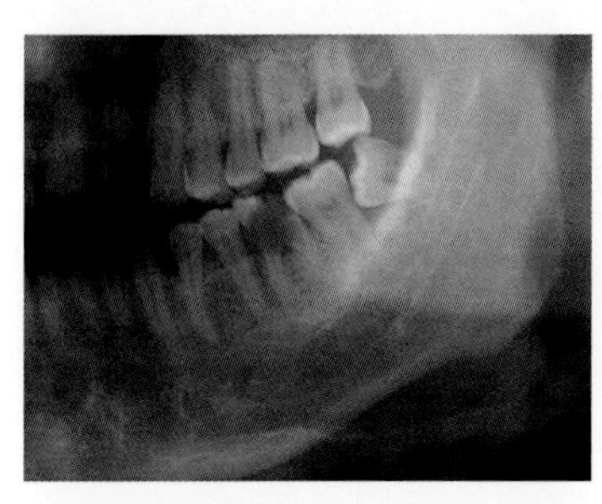
A. 前倾高位供牙 38 和患牙 36 术前全景片

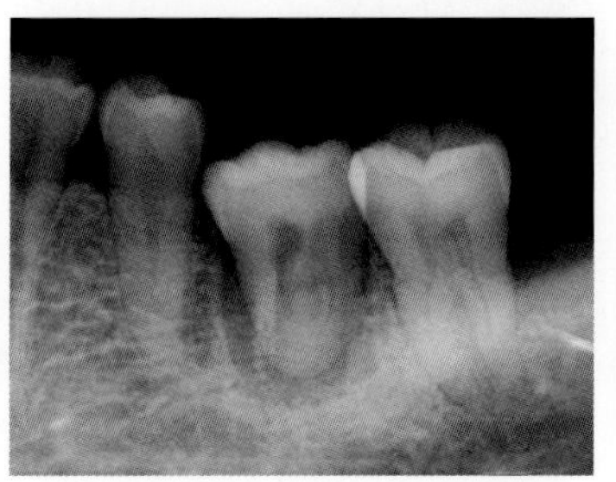
B. 38→36 区移植术后 X 线片

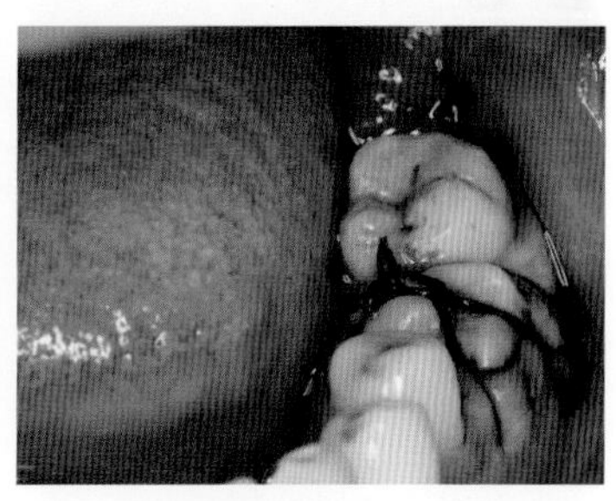
C. 移植术后即刻口内像

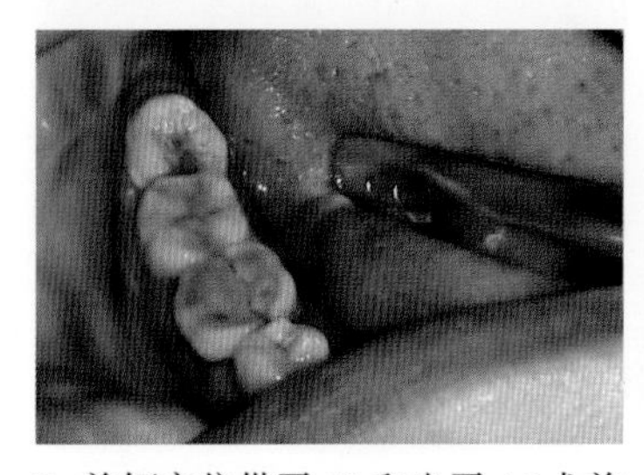
D. 前倾高位供牙 48 和患牙 46 术前口内像，拟 48 移植到 46 区

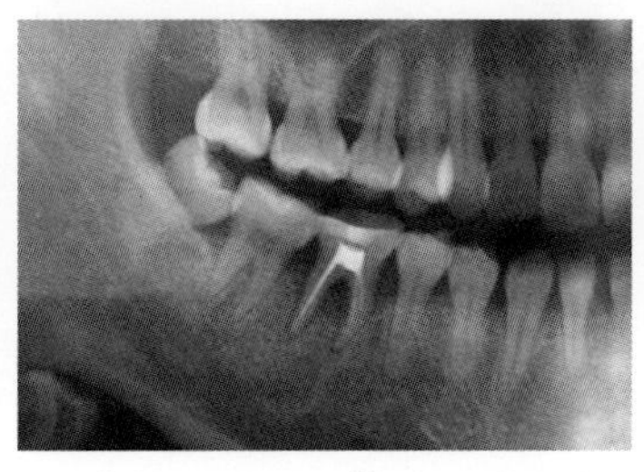
E. 术前 46 患牙及供牙 48 全景片

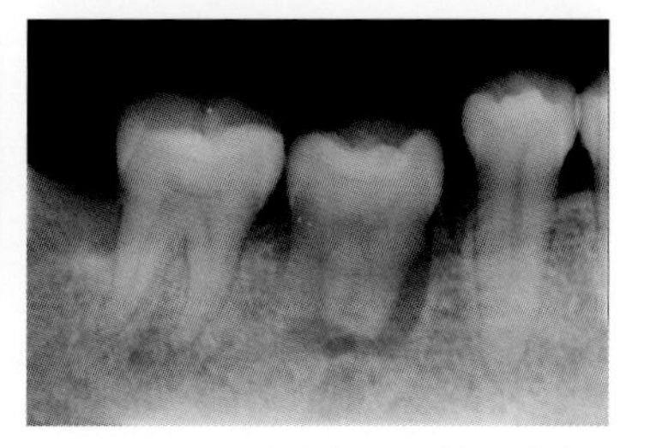
F. 48→46 区移植术后即刻 X 线片

图 3-2-12　下颌第一磨牙区前倾高位阻生智齿移植

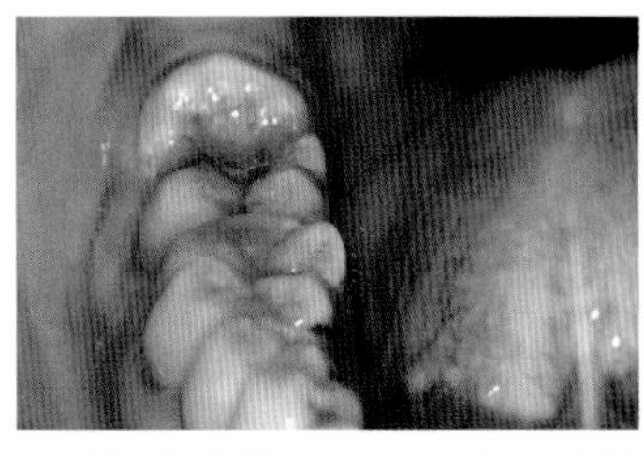

A. 前倾高位供牙 48 和患牙 47 术前口内像，拟 48 移植到 47 区

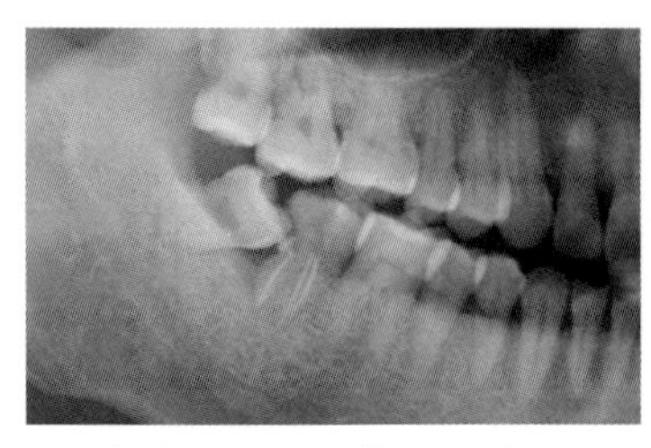

B. 术前患牙 47 及供牙 48 全景片

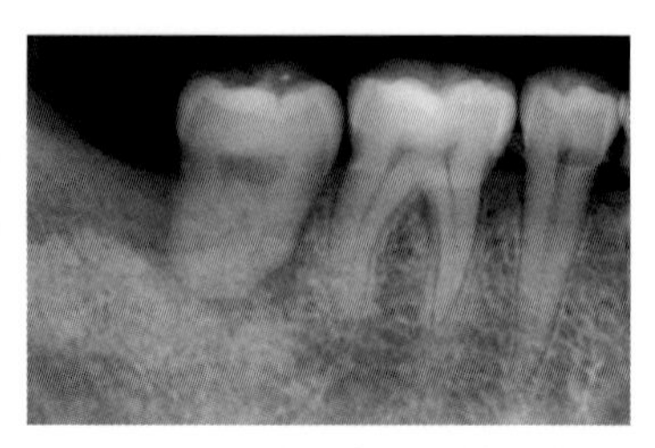

C. 48→47 区移植术后即刻 X 线片

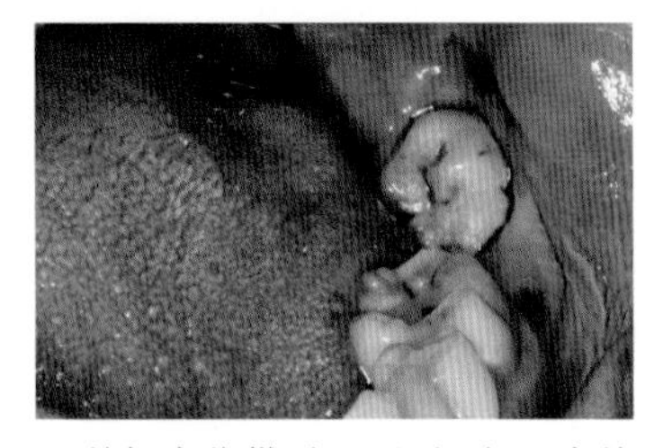

D. 前倾高位供牙 38 和患牙 37 术前口内像，拟 38 移植到 37 区

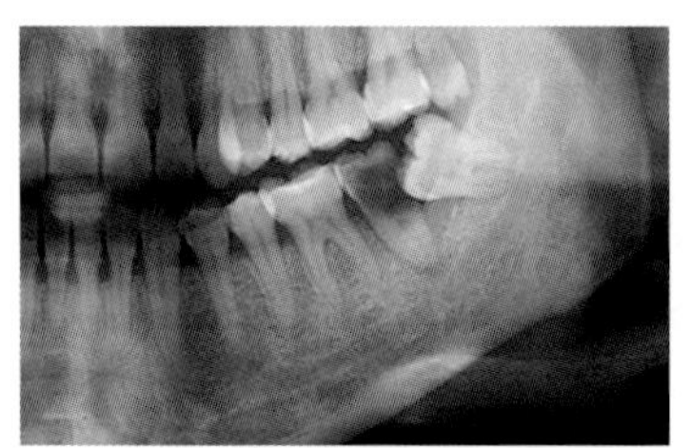

E. 术前患牙 37 及供牙 38 全景片

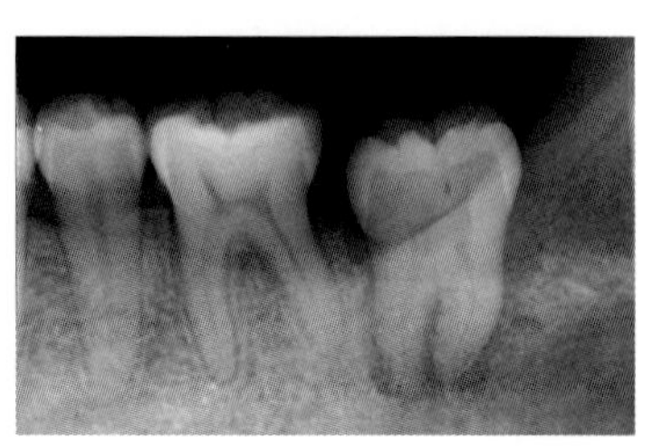

F. 38→37 区移植术后即刻 X 线片

图 3-2-13　下颌第二磨牙区前倾高位阻生智齿移植

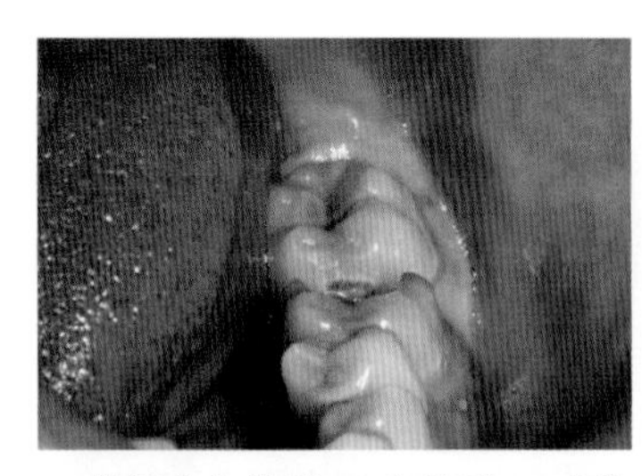

A. 前倾中位供牙 38 和患牙 36 术前口内像，拟 38 移植到 36 区

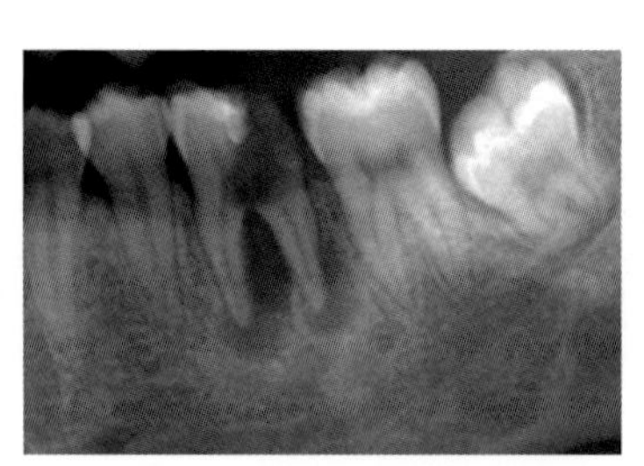

B. 术前患牙 36 及供牙 38 X 线片

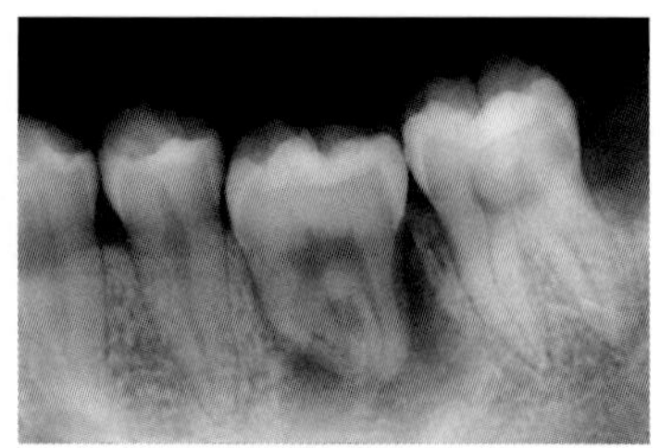

C. 38→36 区移植术后即刻 X 线片

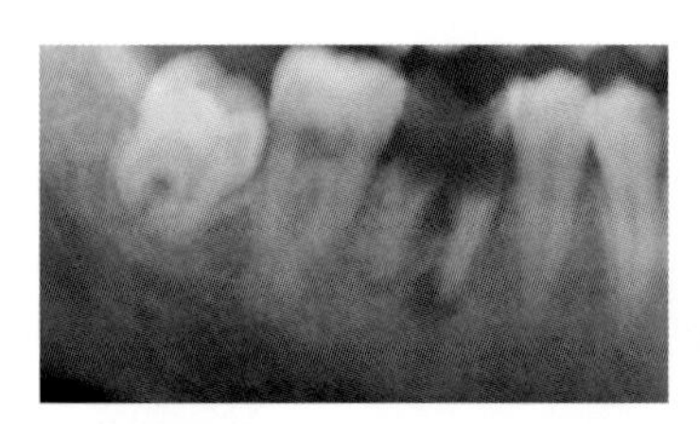

D. 前倾中位供牙 48 和患牙 46 X 线片

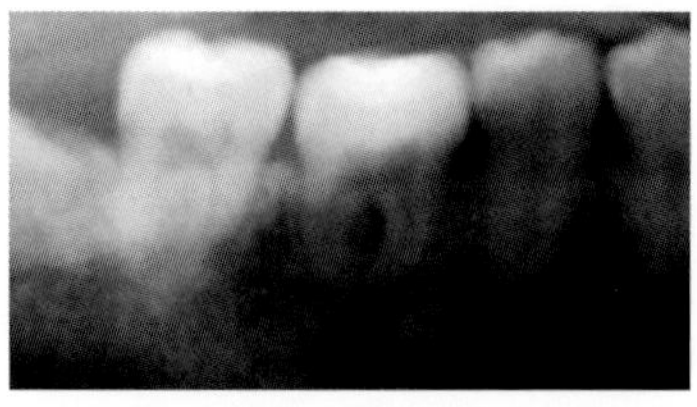

E. 48→46 区移植术后 6 年 X 线片

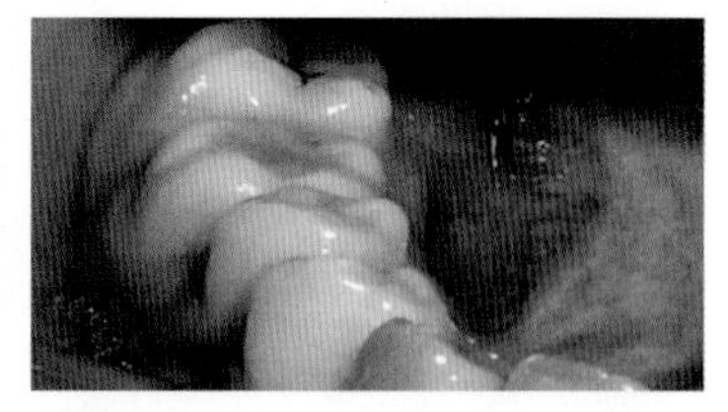

F. 48→46 区移植术后 6 年口内像

图 3-2-14　第一磨牙区前倾中阻生智齿移植

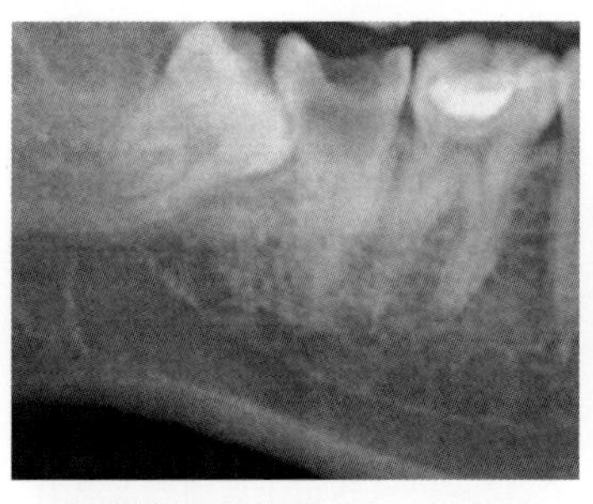

A. 术前前倾中位供牙 48 和患牙 47 X 线片

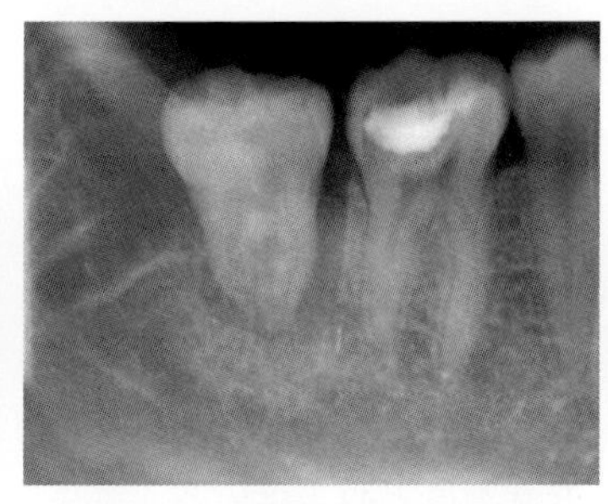

B. 48→47 区移植术后 X 线片

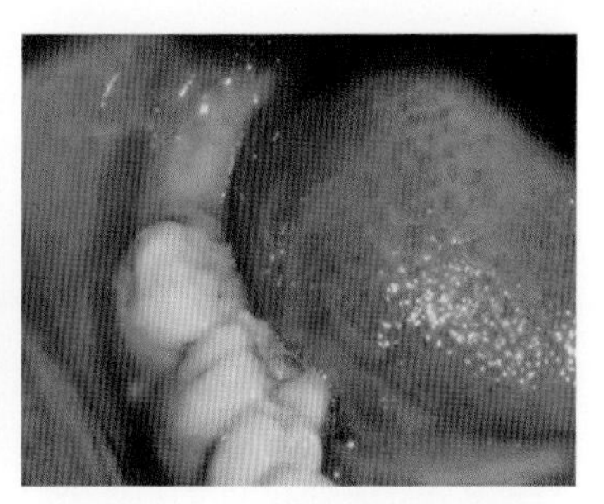

C. 48→47 区移植术后口内像

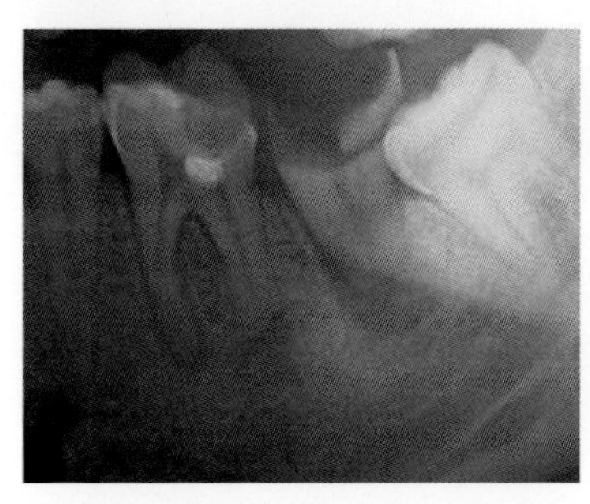

D. 术前前倾中位供牙 38 和患牙 37 X 线片

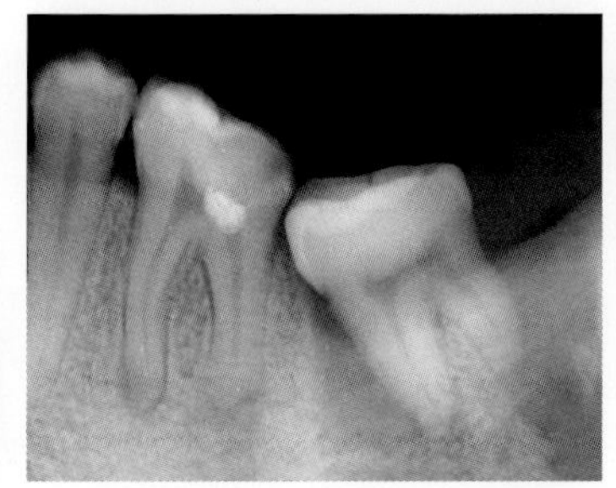

E. 38→37 区移植术后 X 线片

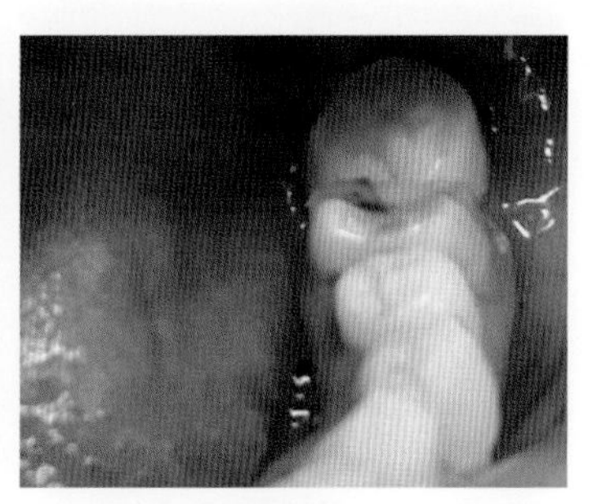

F. 38→37 区移植术后口内像

图 3-2-15　下颌第二磨牙区前倾中位阻生智齿移植

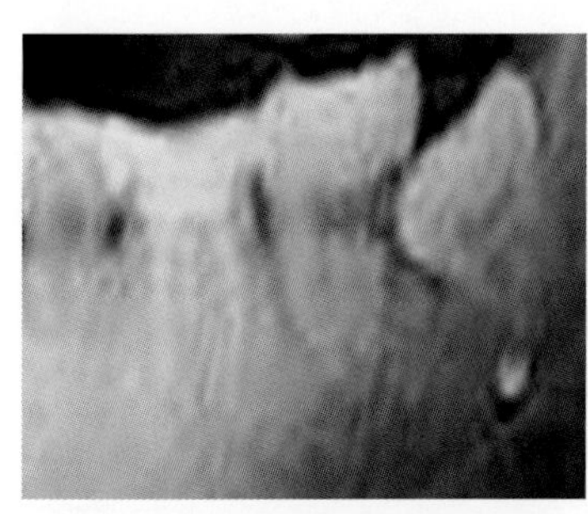

A. 前倾低位供牙 38 和患牙 37 术前 X 线片

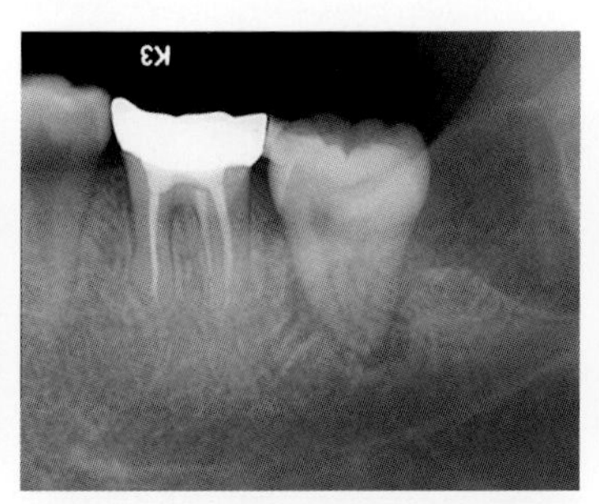

B. 38→37 区移植术后即刻 X 线片

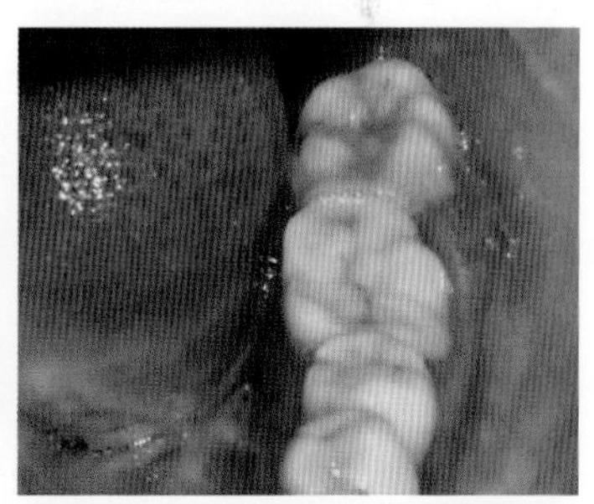

C. 38→37 区移植术后口内像

图 3-2-16　下颌第二磨牙区前倾低位阻生智齿移植

3. 同颌同侧水平位阻生智齿的移植（图 3-2-17~ 图 3-2-19）。

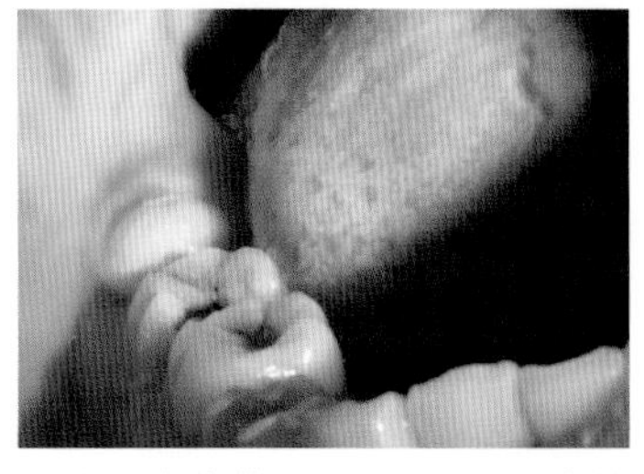
A. 水平高位供牙 48 和患牙 47 术前口内像，拟 48 移植到 47 区

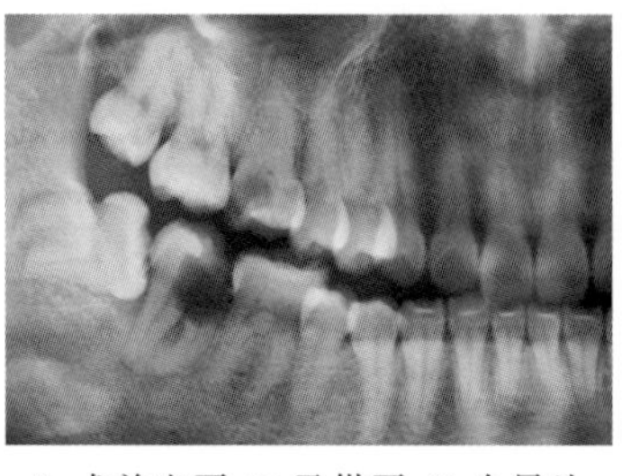
B. 术前患牙 47 及供牙 48 全景片

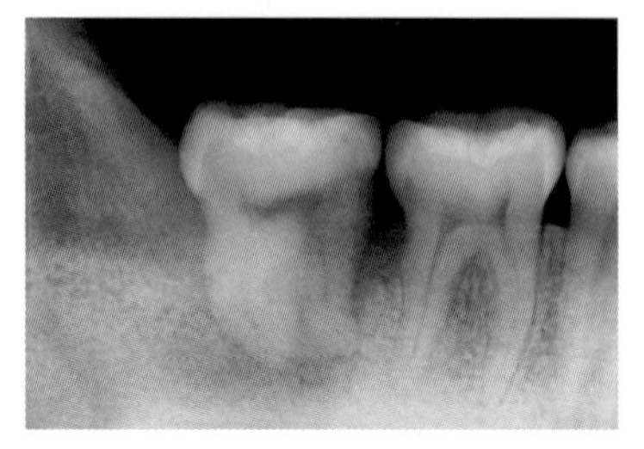
C. 48→47 区移植术后即刻 X 线片

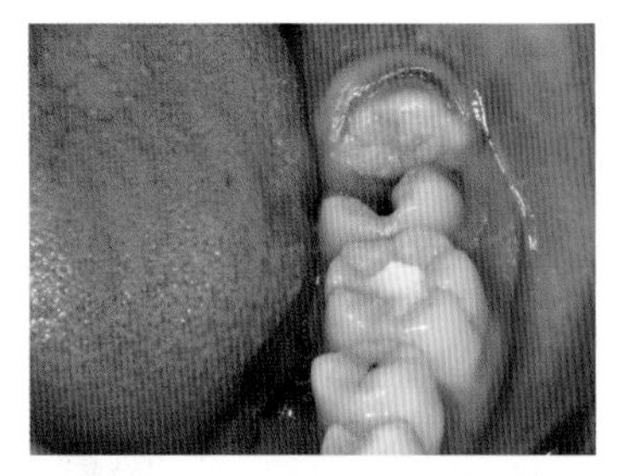
D. 水平高位供牙 38 和患牙 37 术前口内像，拟 38 移植到 37 区

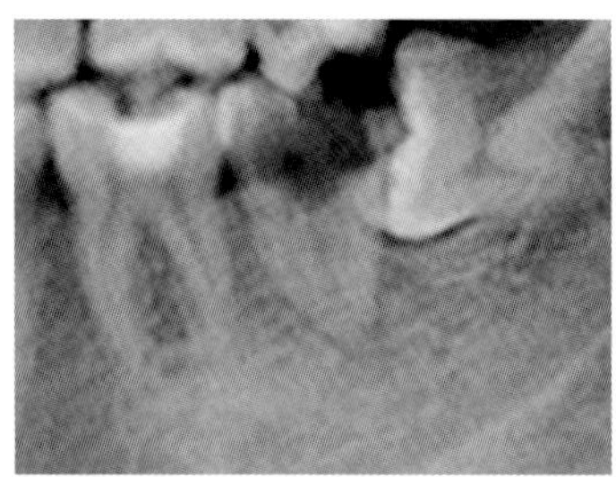
E. 术前患牙 37 及供牙 38 X 线片

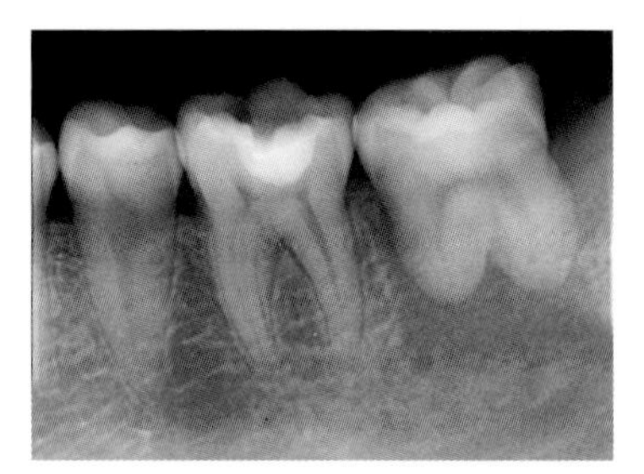
F. 38→37 区移植术后即刻 X 线片

图 3-2-17　下颌第二磨牙区高位水平阻生智齿移植

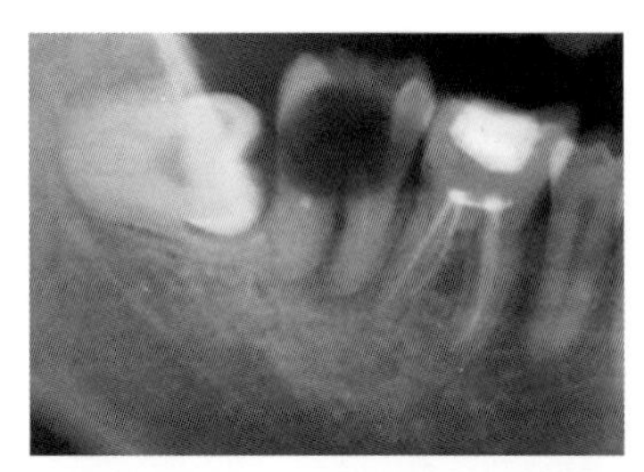
A. 水平中位供牙 48 和患牙 47 术前 X 线片

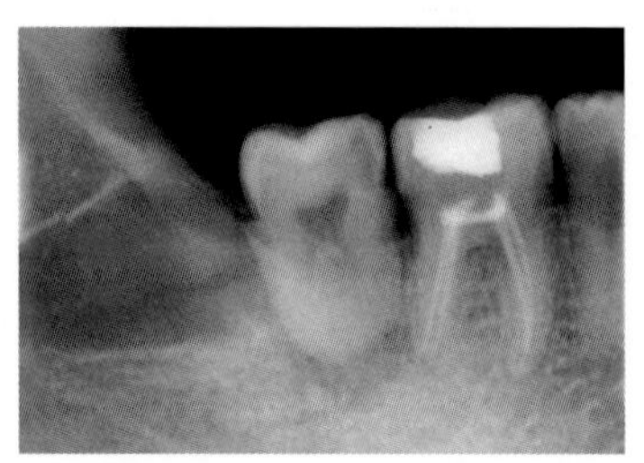
B. 48→47 区移植术后即刻 X 线片

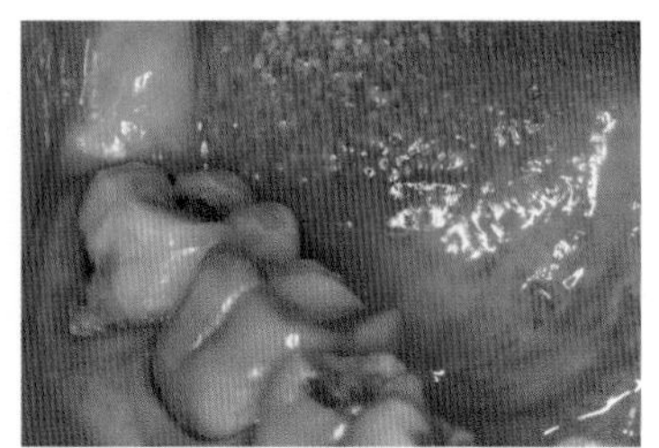
C. 48→47 区移植术后即刻口内像

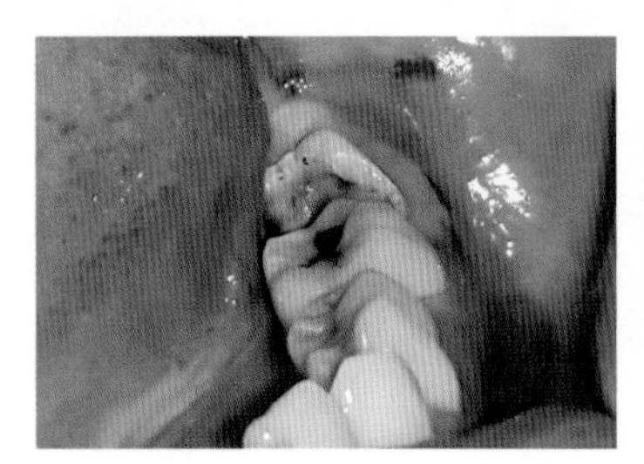
D. 水平中位供牙 38 和患牙 37 术前口内像，拟 38 移植到 37 区

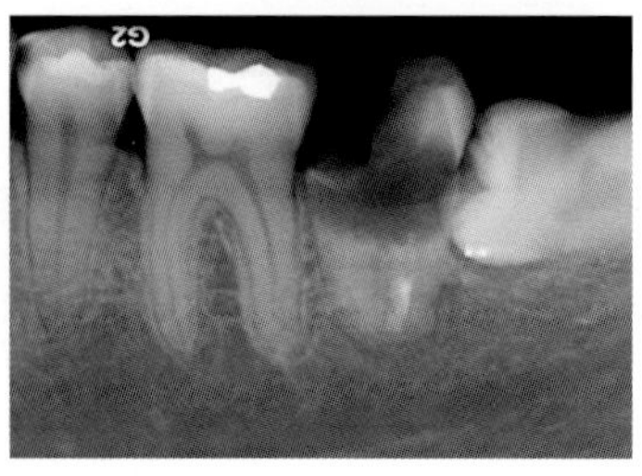
E. 术前患牙 37 及供牙 38 X 线片

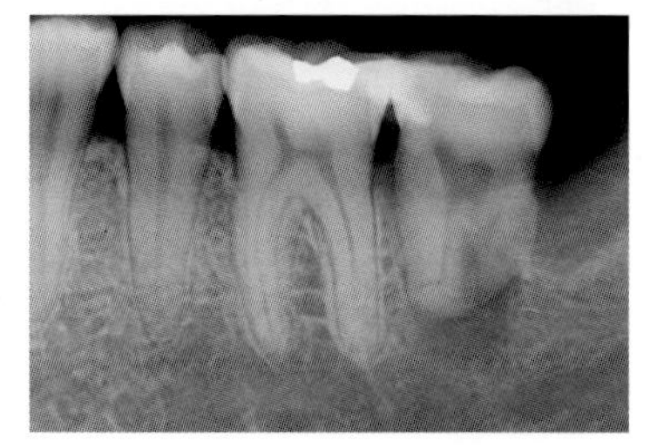
F. 38→37 区移植术后即刻 X 线片

图 3-2-18　下颌第二磨牙区中位水平阻生智齿移植

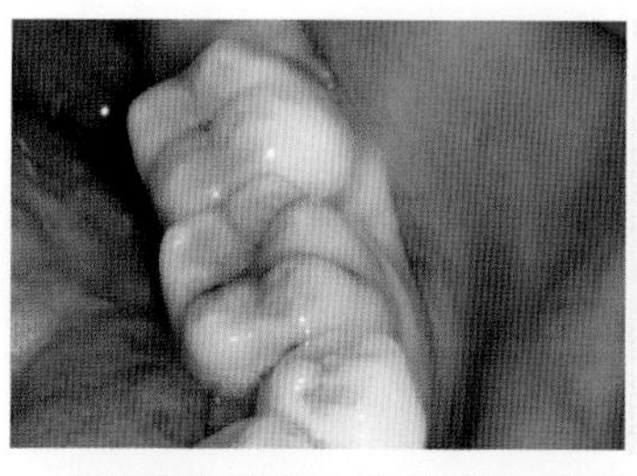
A. 水平低位供牙 38 和患牙 37 术前口内像，拟 38 移植到 37 区

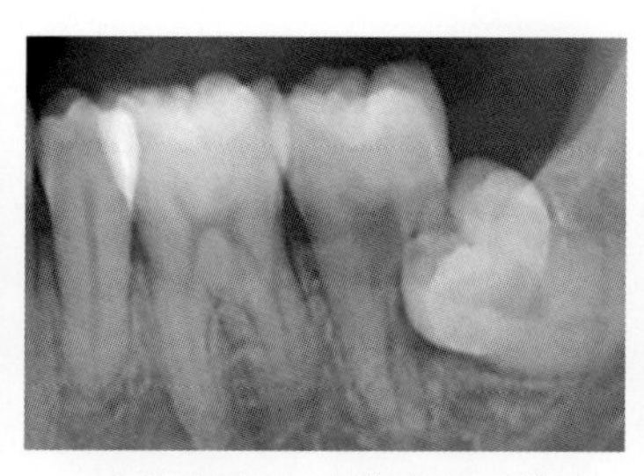
B. 术前患牙 37 及供牙 38 X 线片

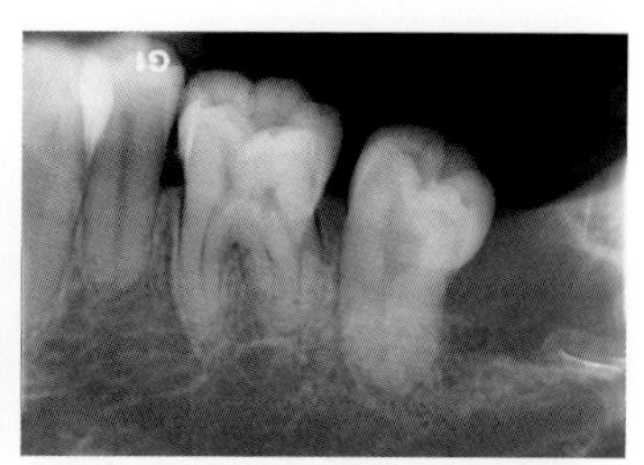
C. 38→37 区术后即刻 X 线片

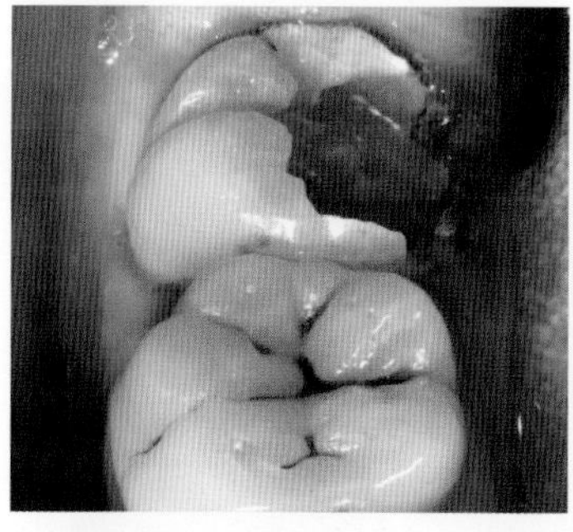
D. 水平低位供牙 48 和患牙 47 术前口内像，拟 48 移植到 47 区

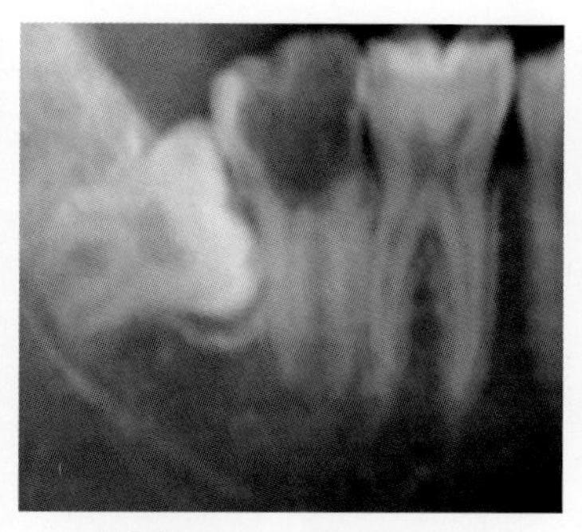
E. 术前供牙 48 和患牙 47 X 线片

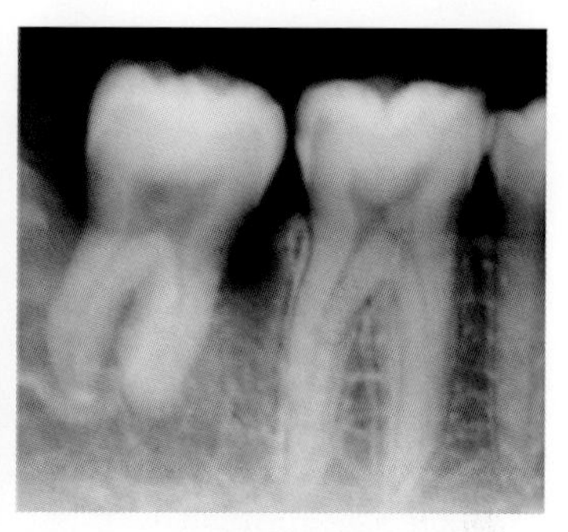
F. 48→47 区移植术后即刻 X 线片

图 3-2-19　下颌第二磨牙区低位水平阻生智齿移植

虽然同颌同侧的智齿是移植供牙的首选，但是临床上有时会因为受植区间隙大小和供牙牙根形态、牙冠大小及咬合关系等因素的限制，也会选择其他区域的智齿作为供牙（图 3-2-20~ 图 3-2-24）。

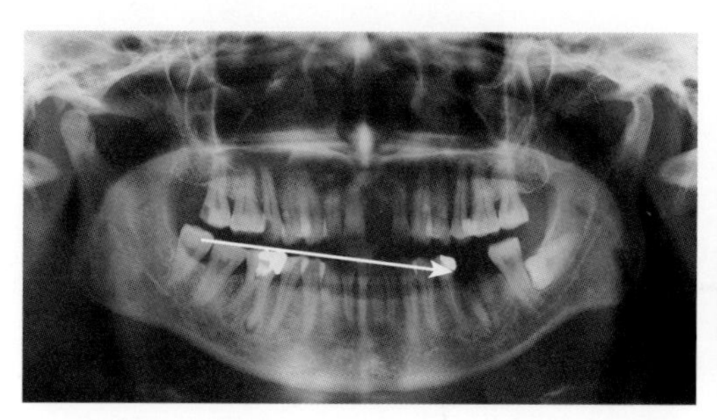
A. 36 残根，38 倒置阻生，拟行 48 垂直高位智齿移植

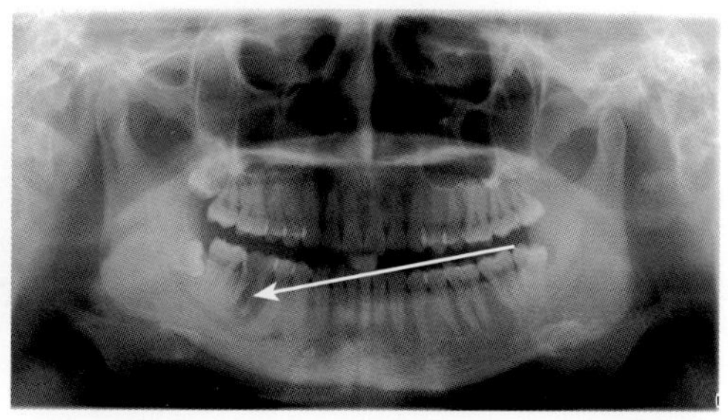
B. 46 根尖病变，48 水平中位阻生，拟行 38 垂直高位智齿移植

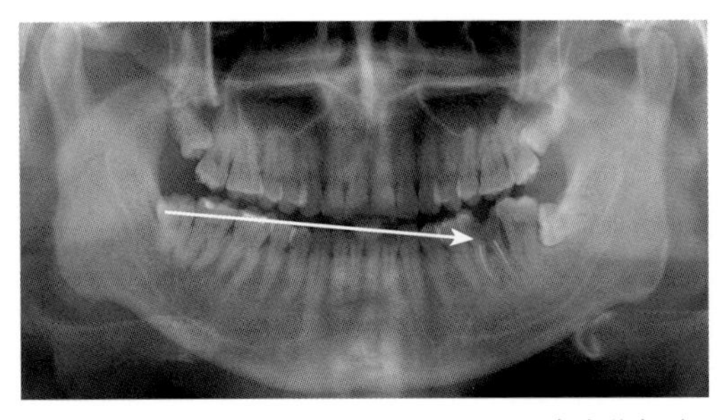

C. 36 残冠，38 水平中位阻生，拟行 48 垂直中位智齿移植

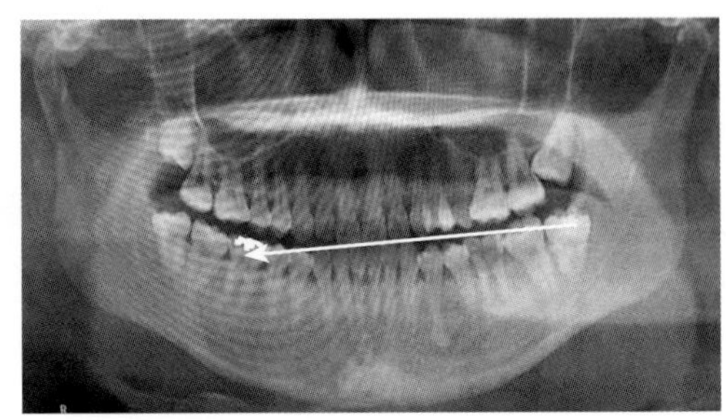

D. 46 残冠，48 埋伏阻生且牙冠较大，38 垂直高位已萌出，牙冠与受植区间隙大小匹配，拟选 38 为供牙

图 3-2-20　下颌第一磨牙区同颌对侧的垂直位智齿移植

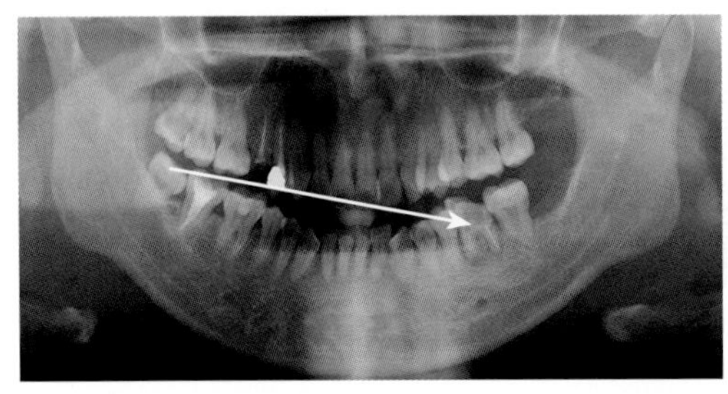

A. 36 残冠及根尖病变，38 不存在，拟行 48 前倾高位智齿移植

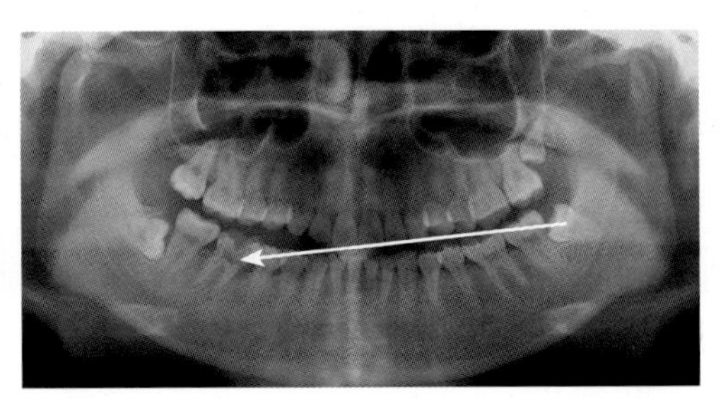

B. 46 残冠，48 水平低位阻生，拟行 38 前倾中位智齿移植

图 3-2-21　下颌第一磨牙区同颌对侧前倾位智齿移植

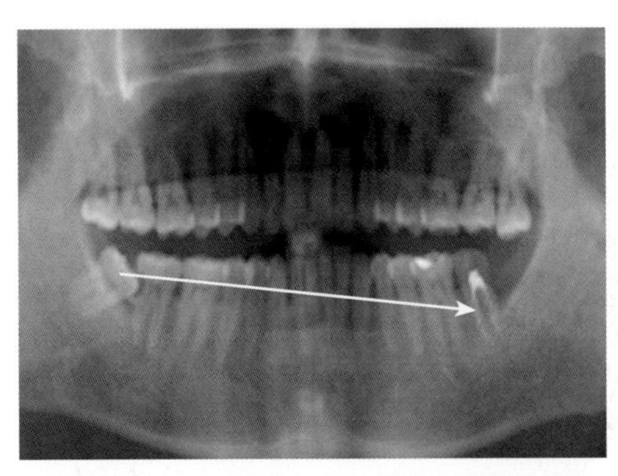

A. 37 残冠，38 不存在，拟行 48 前倾高位智齿移植

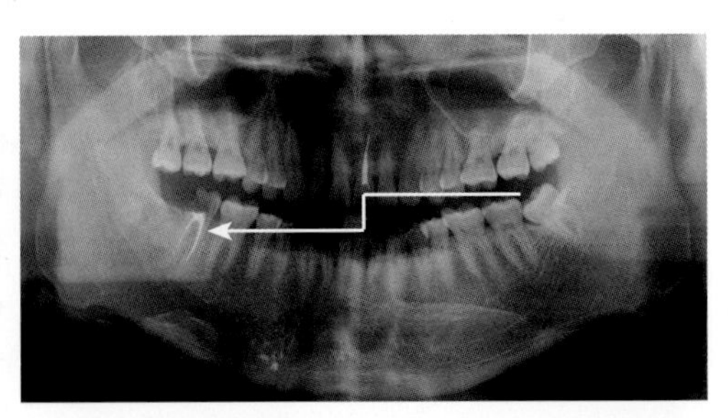

B. 47 残冠，48 不存在，拟行 38 前倾高位智齿移植

图 3-2-22　下颌第二磨牙区同颌对侧前倾位智齿移植

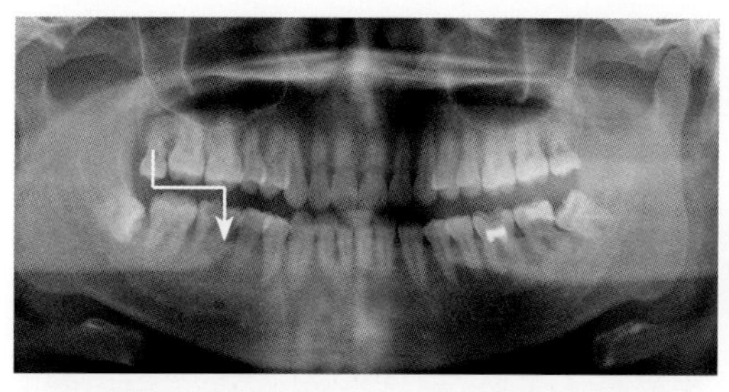

A. 46残冠，48倒置阻生，38殆面有龋损且双根分叉大，易断根，故拟行18移植

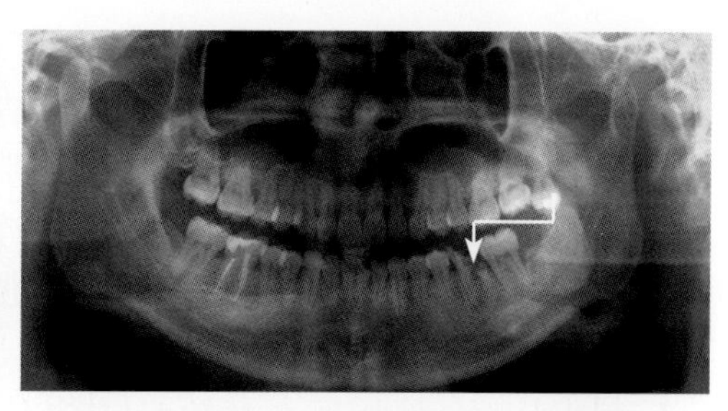

B. 36残冠，28无对颌牙，拟行28移植

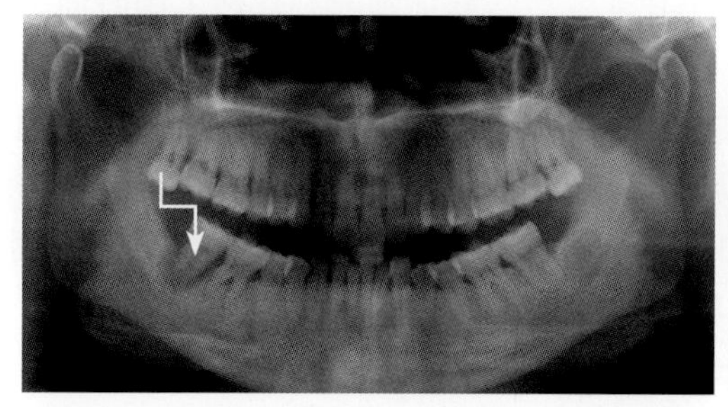

C. 47病变，48、38不存在，拟行18移植

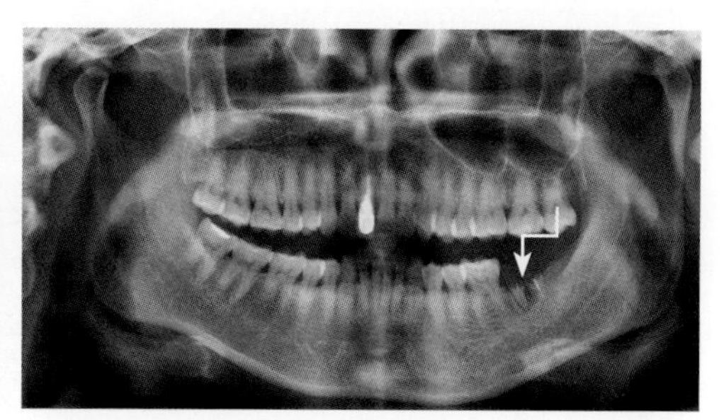

D. 37残根，18与48咬合关系好，拟行28移植

图3-2-23 下颌第一、第二磨牙区对殆同侧智齿移植

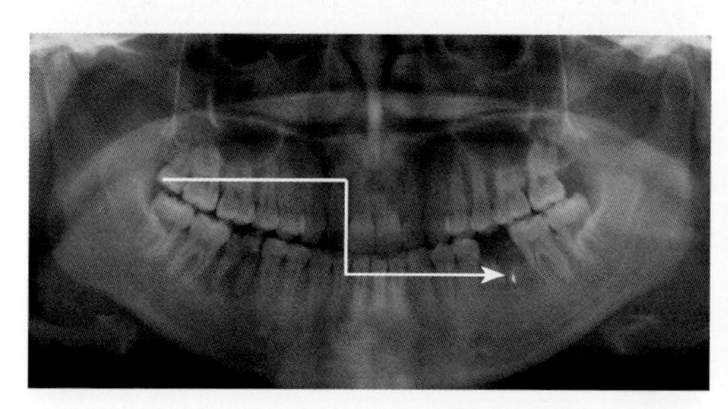

A. 36残冠，38、48牙冠比缺牙间隙宽，拟行18移植

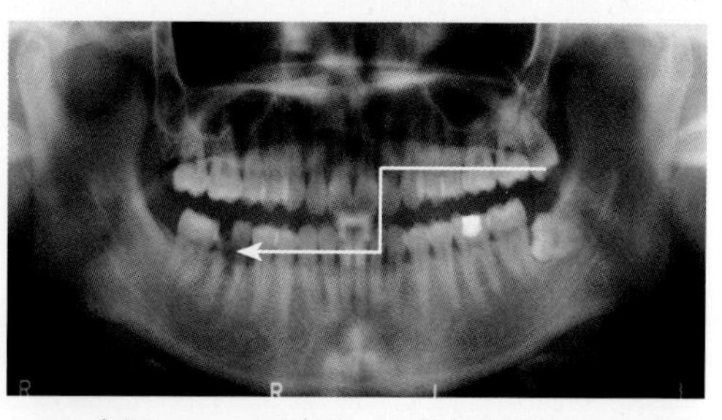

B. 46残冠，48、18不存在，38前倾低位阻生，28为无功能牙，拟行28移植

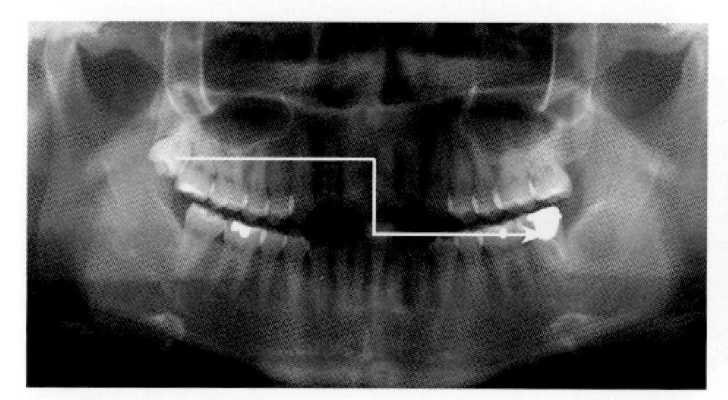

C. 37根尖病变，38、48、28均不存在，18为无功能牙，拟行18移植

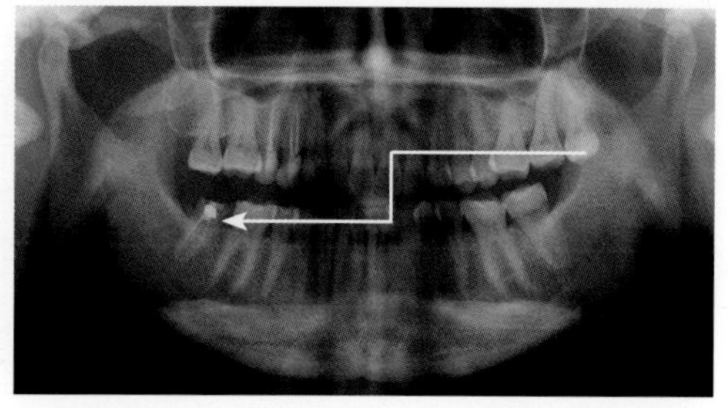

D. 47残冠，48、38、18均不存在，28为无功能牙，拟行28移植

图3-2-24 下颌第一、第二磨牙区对殆异侧智齿移植

(五) 影像学检查

影像学检查是移植牙术前、术后临床评估不可或缺的方法，通过影像学资料不仅可以对牙槽骨的质和量进行准确评估，还可提供必要的解剖学结构信息，如牙齿与下颌管和上颌窦的关系等。尤其是CBCT，可以提供与颌骨长轴垂直的横断面影像，颌骨的颊舌向宽度、高度和倾斜度，移植区解剖结构的空间关系以及供牙的三维图像等信息。

临床中常用的影像学检查方法有根尖片、曲面体层片和锥形束CT（CBCT）。

1. 根尖片　是最基本、最传统的口腔科影像学检查手段，操作简单，可在一定程度上显示出牙体组织形态、牙根长度、牙周膜影像及牙槽骨高度和密度，是移植牙手术术前评估、术中观测与术后随访最常用的检查方式，通过根尖片能够较清楚地观察到移植不同时期牙根及其周围牙槽骨的形态变化（图3-2-25）。

然而根尖片仅仅是从二维角度进行显示，造成一些解剖结构的影像可能会有重叠，加之由于拍摄角度的影响可使牙根长度失真，所以影像资料只能对牙根的数目和长度进行初步估计，视野较小，对于深在的智齿难以获得全貌，不容易显示牙齿与下颌管和上颌窦的关系。拍摄时要在口腔中放置胶片成像，患者舒适度较差，有些患者甚至不能配合。

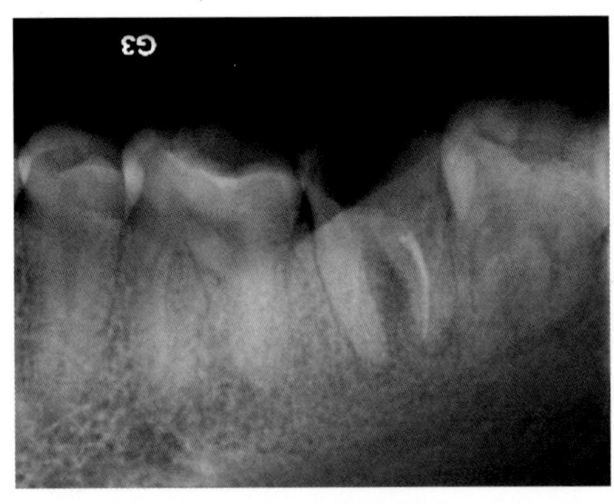

A. 移植术前评估受植区牙槽骨情况、患牙37及供牙38牙根形态

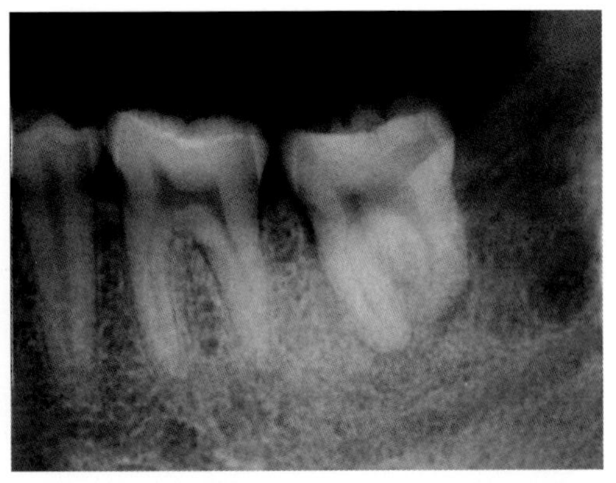

B. 移植后即刻拍摄，可显示移植牙37就位良好

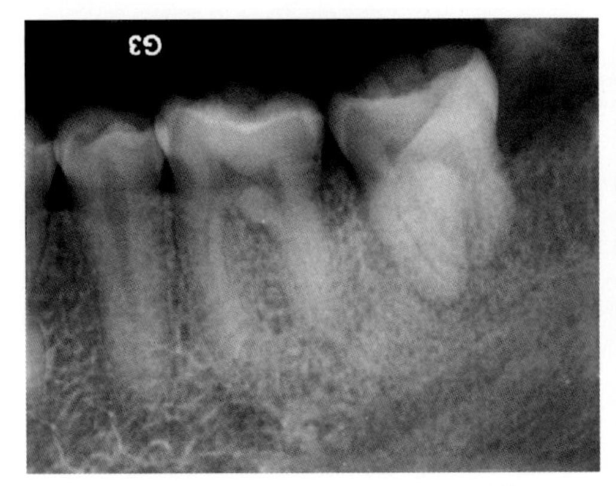

C. 移植后1周，显示移植牙37无移位

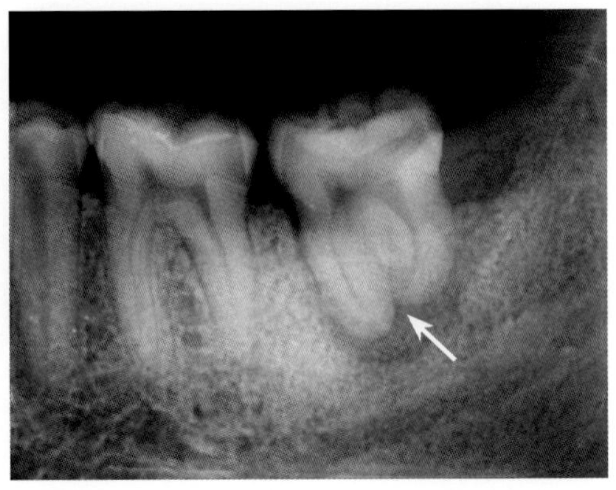

D. 移植后6个月，移植牙37出现根尖低密度影，建议行根管治疗

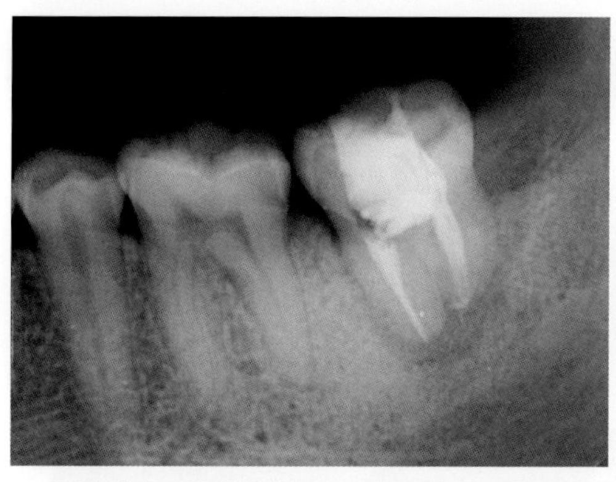

E. 根管治疗后即刻拍摄，显示移植牙 37 根充良好

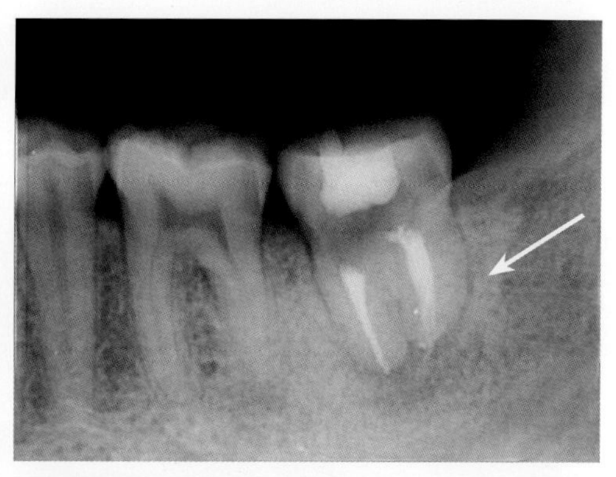

F. 根管治疗后 5 个月，显示移植牙 37 根尖区低密度影好转，远中牙槽骨高度增加

图 3-2-25 根尖片在移植牙中的应用

2. 曲面体层片 可观测全牙列、上下牙槽骨、上颌窦、鼻腔以及下颌管的结构及其与牙齿之间的关系，且可发现颌骨的一些病变如颌面部囊肿、肿瘤等。但是曲面体层片失真较严重，分辨率较根尖片低，不能对相应结构做精细观察。据报道，曲面体层片放大率可达 30%，且越靠近上颌方向失真率越高。另外，曲面体层片同样属于二维图像，不能显示颌骨横断面形态，不能显示颊舌向结构和牙槽骨厚度，各结构间影像容易出现重叠，所以它所显示的情况也仅能作为参考（图 3-2-26）。拍摄时患者舒适度较根尖片好，但辐射剂量也较根尖片大。

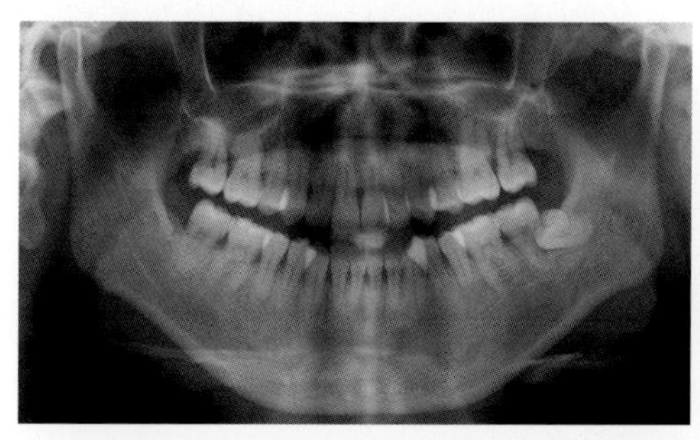

A. 移植术前评估患牙与供牙牙根、牙槽骨情况，拟 38 移植到 37 区

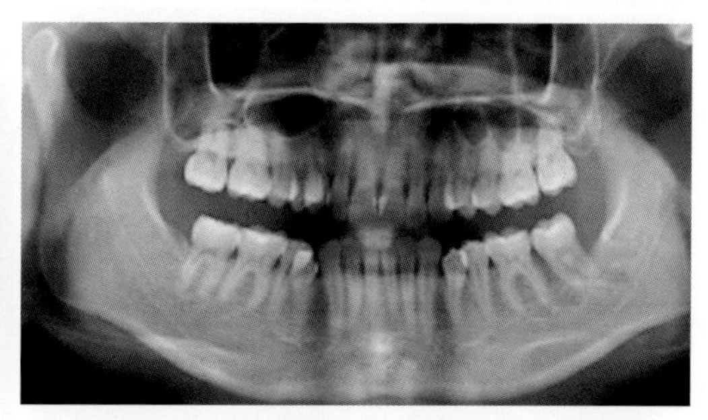

B. 移植术后即刻拍摄，显示移植牙 37 就位的情况

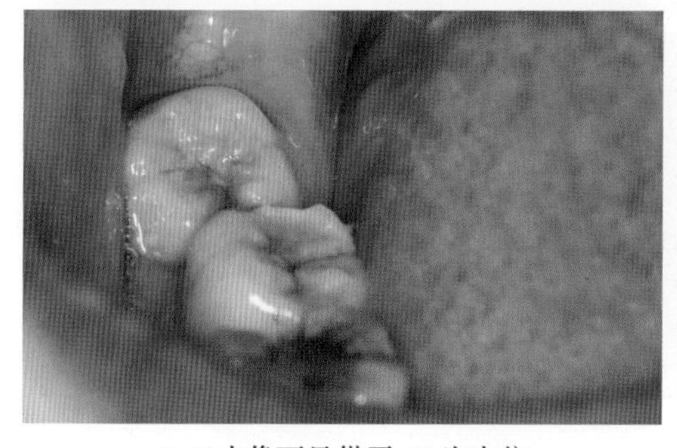

C. 口内像可见供牙 48 为中位

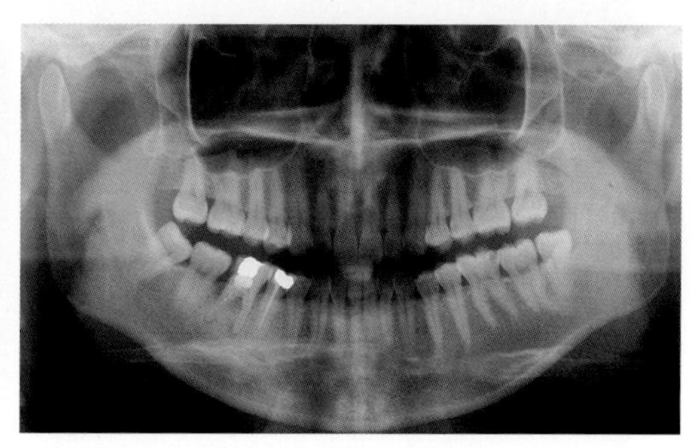

D. 全景片显示 48 呈高位

图 3-2-26 全景片在移植牙中的应用

注意:本书中拍摄的曲面体层片均为全口牙位曲面体层片,临床上简称全景片。

3. 锥形束 CT(cone-beam computed tomography,CBCT) 目前最先进的口腔影像学检查设备,CBCT 可在多角度对图像进行旋转观察,准确地对距离和角度进行三维测量,从而获得更多关于牙齿与牙槽窝的详细信息,如牙齿大小、牙根形态,牙槽嵴高度、宽度、形态,骨密度,下颌管的位置及走向等,以便术前充分评估供牙,测量分析受植区域牙槽骨的高度、宽度和骨组织量,可为移植手术的成功提供有力的支持(图 3-2-27,图 3-2-28)。在检查中患者较为舒适,易于配合,但辐射剂量较根尖片大。

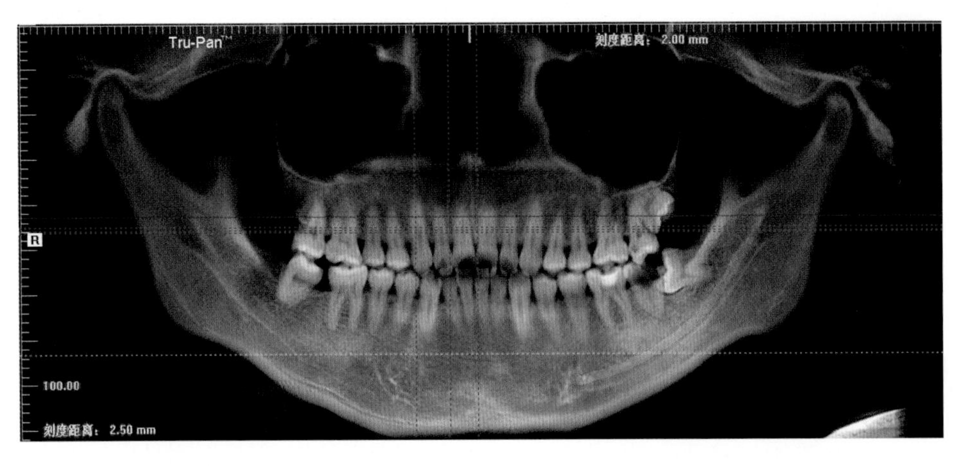

图 3-2-27 CBCT 重建得到的曲面体层片图像(含重建的左侧下颌管)

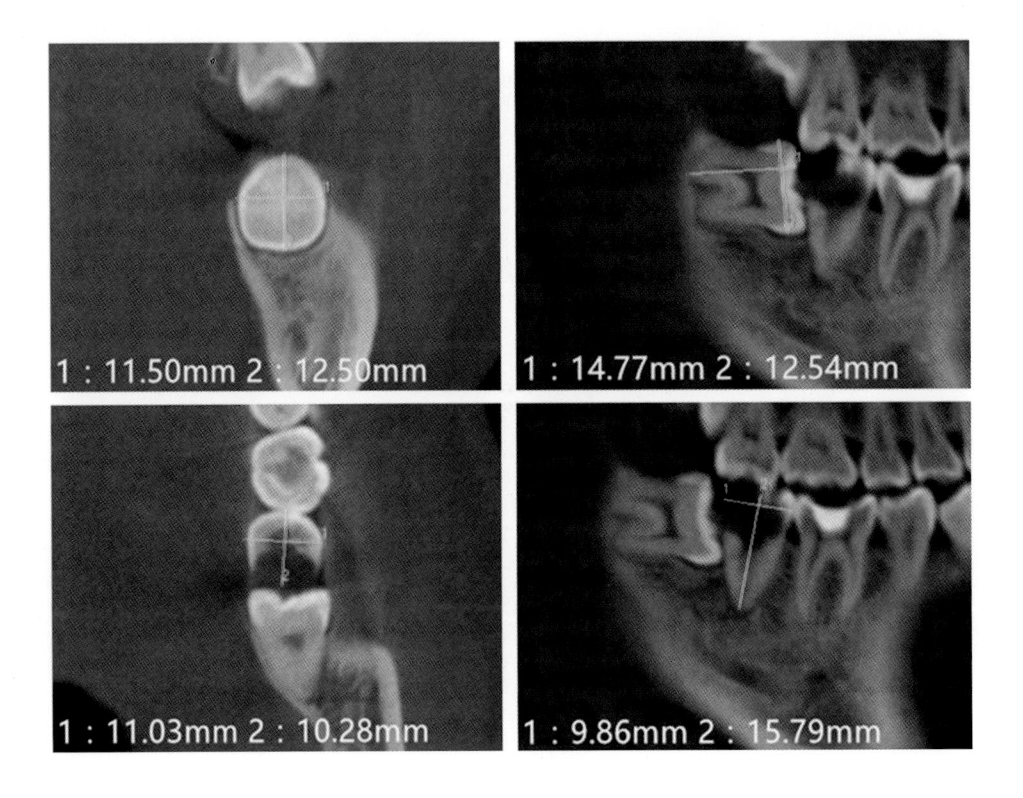

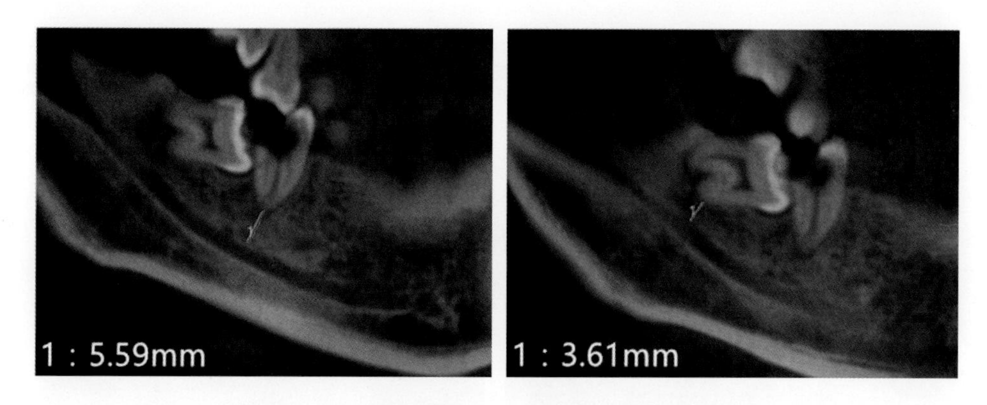

图 3-2-28 测量供牙与患牙三维方向的实际大小

熟悉根尖片、曲面体层片及 CBCT 的优缺点后，临床中应根据患者的实际情况，如阻生智齿的埋伏程度、牙根的可疑变异、咽部的敏感性以及患者的经济状况等进行合理选择。

（六）实验室检查

术前应对患者进行血液方面的检查，包括：全血细胞分析，凝血功能、肝脏功能、肾脏功能的检测，肝炎、艾滋病、梅毒的血清学检测。心脏病患者进行心电图或心脏功能检查。

二、移植治疗方案的确定

（一）同期移植

如果受植区患牙牙根周围没有大面积的骨吸收病变和化脓性感染，可在拔除患牙时进行即刻移植。

（二）延期移植

如果受植区患牙牙根周围有大面积的骨吸收病变或化脓性感染，可在移植术前 3~4 周甚至更长时间，提前拔除患牙并彻底搔刮拔牙窝，以清除病灶，待受植区炎症消退后再进行移植（图 3-2-29）。

三、签署知情同意书

术前应与患者进行充分详细的解释沟通，说明手术目的和可能存在的风险，了解患者的病史及精神心理状态，评估依从性，在获得患者的知情同意并签署手术知情同意书后方可进行移植手术（同意书详见附录一）。

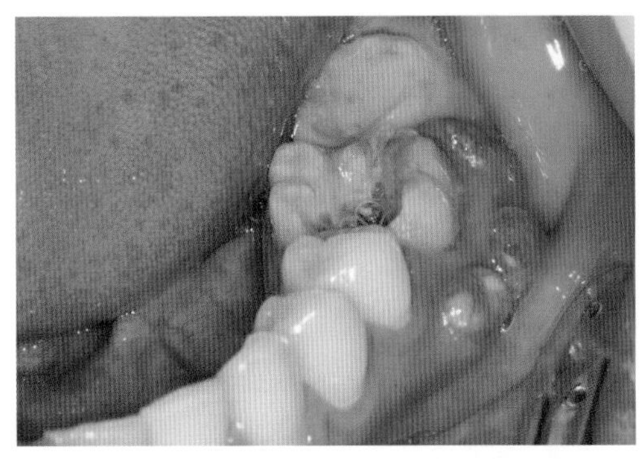

A. 移植术前口内观，36 残冠，颊侧根中部瘘管

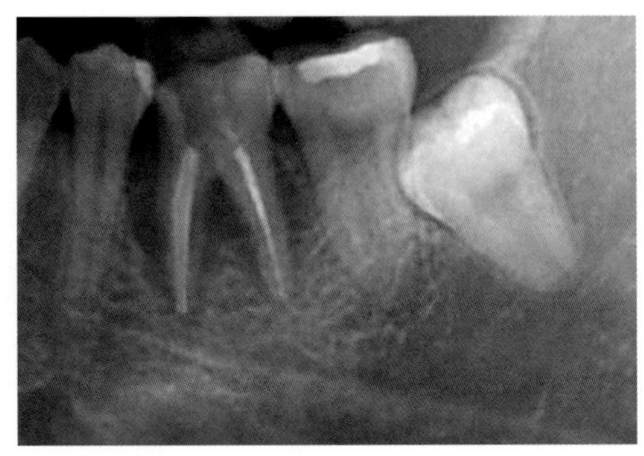

B. X 线片显示 36 近远中及根分叉牙槽骨低密度影

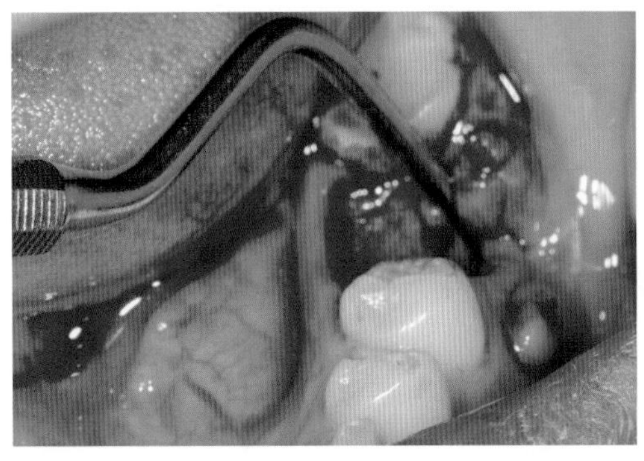

C. 拔除 36 患牙，彻底搔刮牙槽窝，除去牙槽骨内病变组织

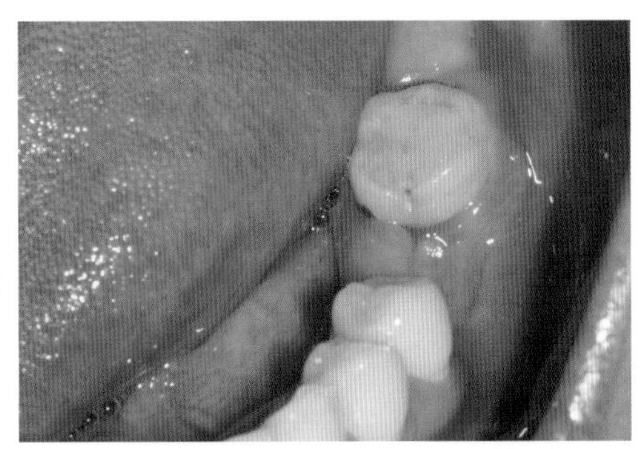

D. 1 个月后 36 拔牙窝基本愈合

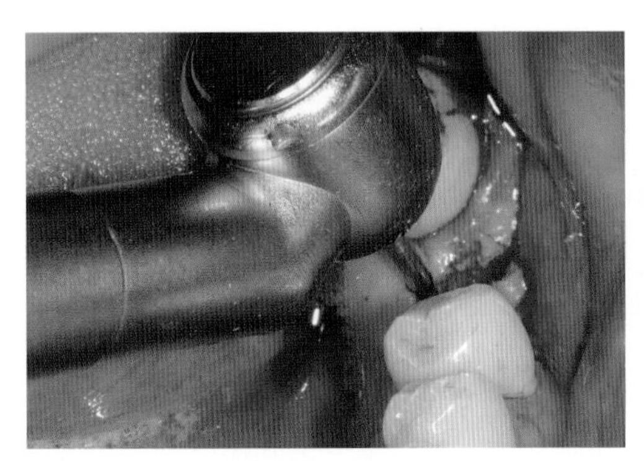

E. 重新制备牙槽窝

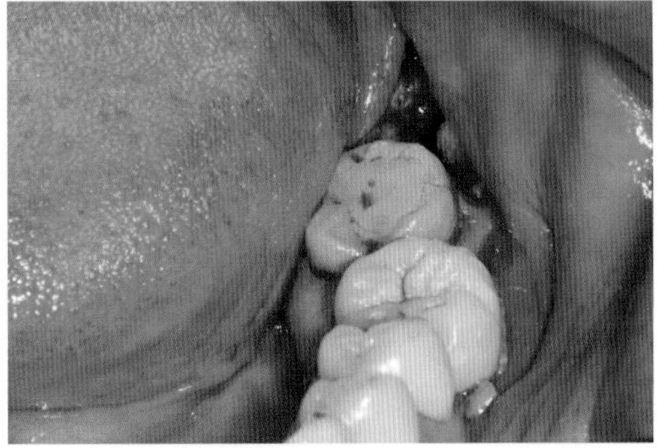

F. 切龈、翻瓣拔出供牙 38，进行移植

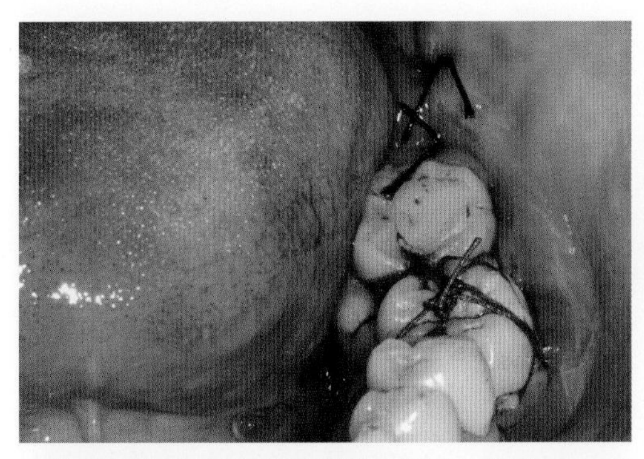

G. 缝合固定移植牙,使牙龈结缔组织与供牙 38 牙颈部紧密贴合

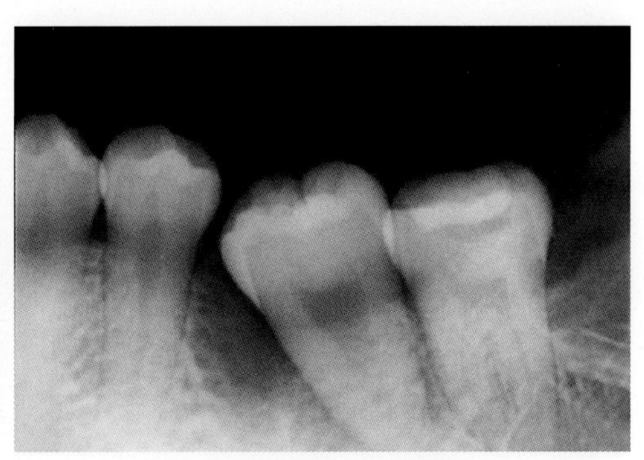

H. 38→36 区移植术后即刻 X 线片

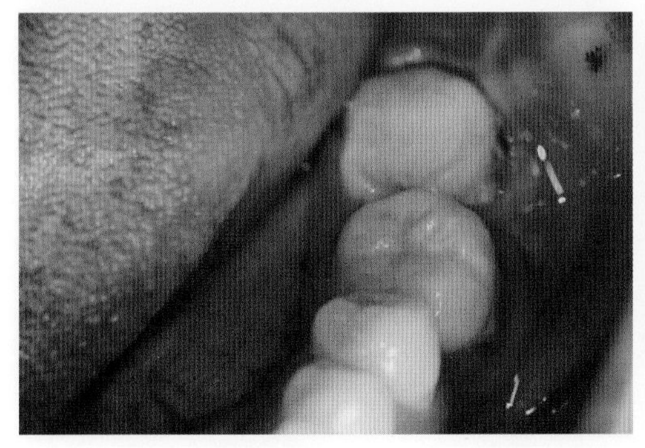

I. 38→36 区移植术后 13 个月口内像

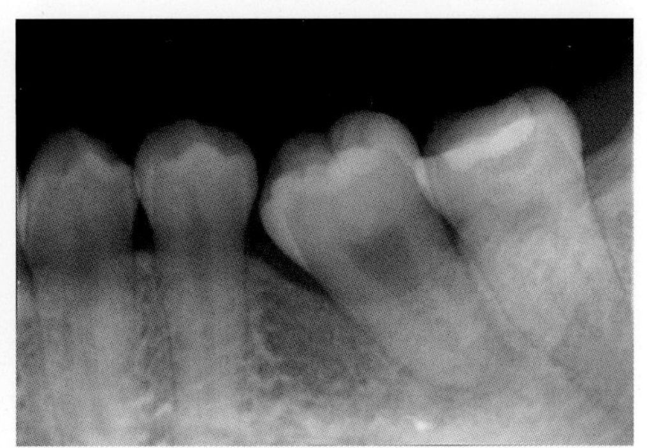

J. 38→36 区移植术后 13 个月 X 线片

图 3-2-29　延期移植

第三节　自体牙移植术的手术器材

一、常规器械

自体牙移植术中所需要的常规手术器械与牙拔除术的器械大致相同。

(一) 阻生智齿专用手机

阻生智齿专用手机是根据口腔深部智齿的位置专门设计的(图 3-3-1),机头与手柄呈钝角,配以加长的钻针(图 3-3-2)。在自体牙移植术中使用该手机可进行去骨制备牙槽窝、调𬌗、分根拔除受植区患牙等操作。与传统的手机相比,使用阻生智齿专用手机进行上述操作具有视野更清晰、冷却效果更好的优势。

(二) 牙挺

用于拔除难以用牙钳直接拔除的阻生智齿或患牙残根,使用时将牙挺插入牙颈部的根周膜间隙内,挺出牙齿或牙根(图 3-3-3)。

1. 直牙挺　用于挺松或挺出单独用牙钳难以拔除的较为牢固的牙齿,是牙齿拔除术中不可缺少的主要器械。

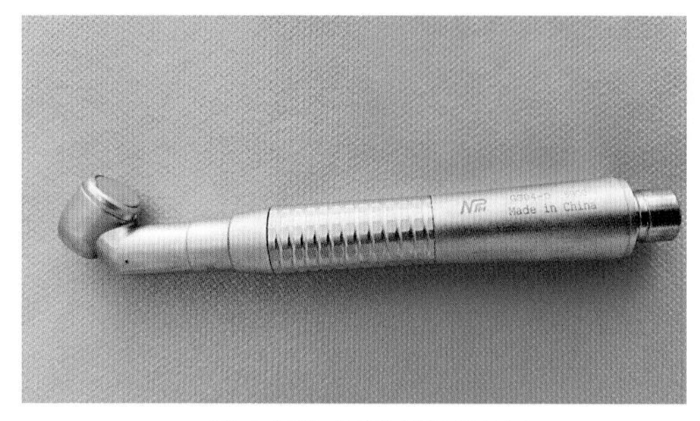
A. 阻生智齿专用手机(国产)

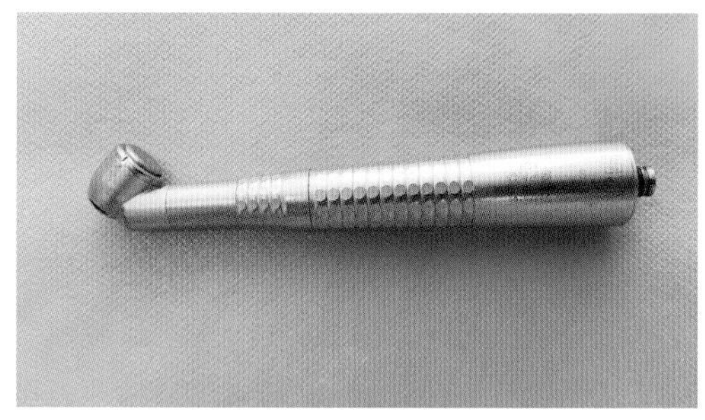
B. 阻生智齿专用手机(进口),有大小风轮两种型号

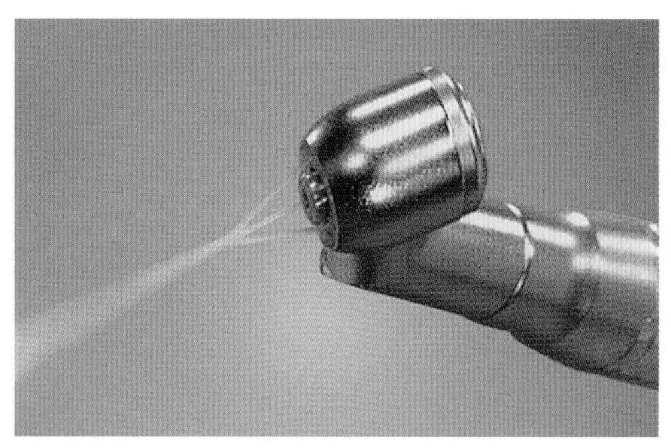
C. 国产手机的冷却系统为三点式注水,喷出的水柱可平缓分布于钻针周围,起到较好的冷却作用

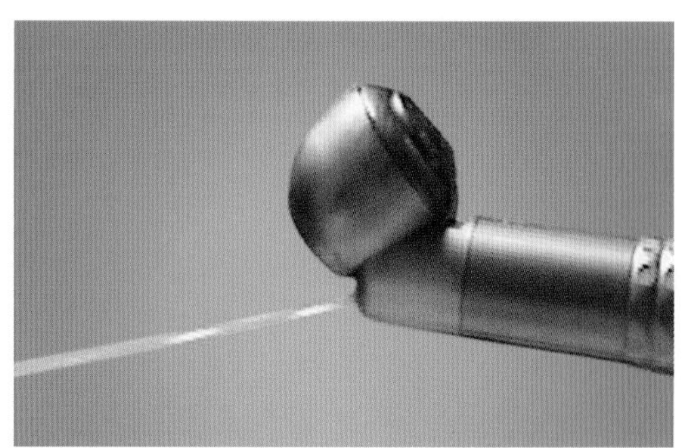
D. 进口手机喷水特点

图 3-3-1　阻生智齿专用手机

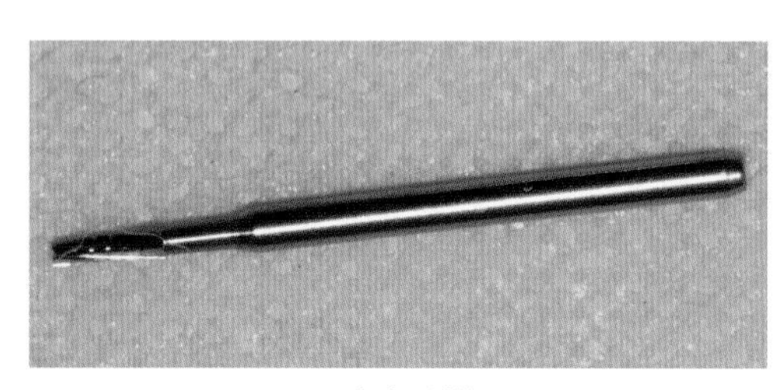
A. 长柄裂钻

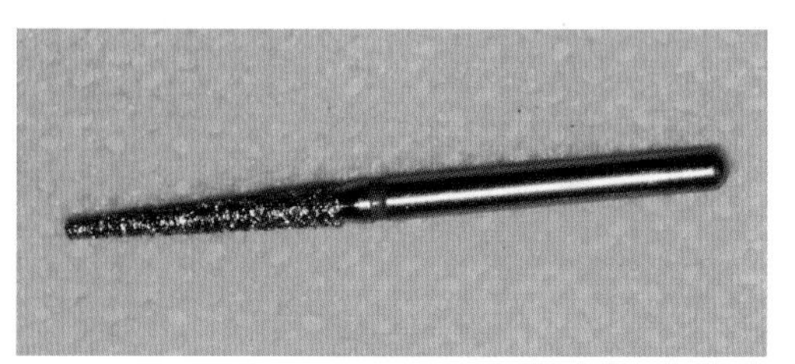
B. 长柄金刚砂车针

图 3-3-2　加长的钻针

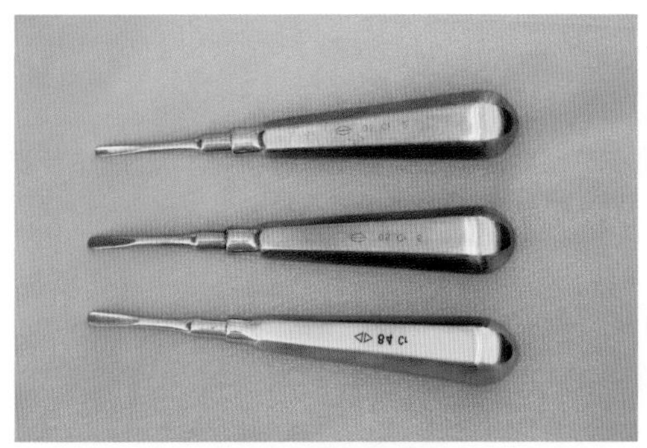

A. 直牙挺整体观

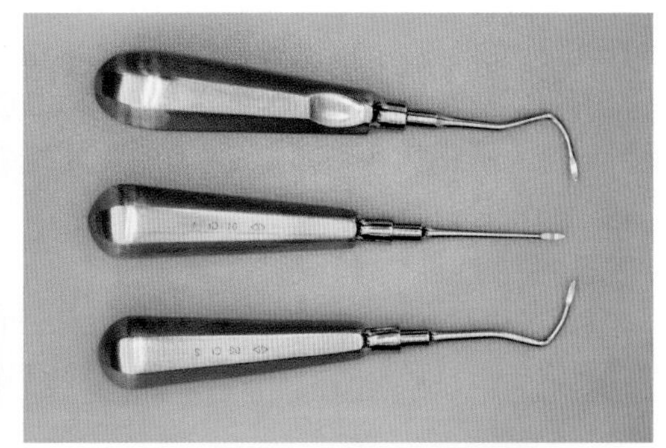

B. 直根尖挺和弯根尖挺整体观

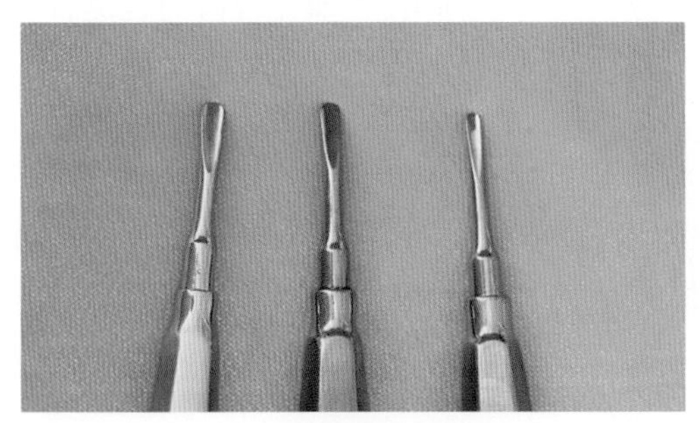

C. 直牙挺尖端观

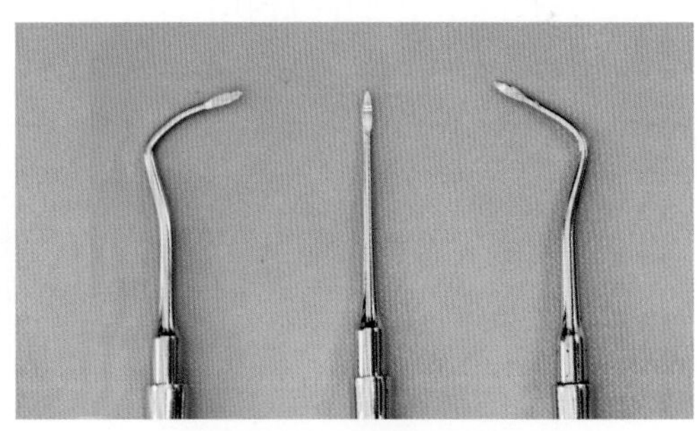

D. 直根尖挺和弯根尖挺尖端观

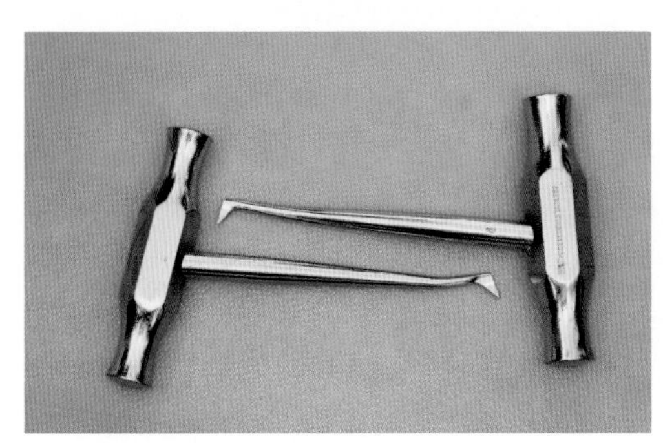

E. 三角挺

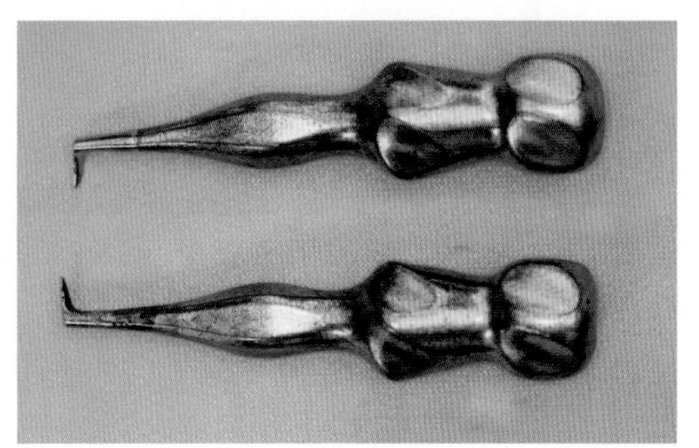

F. 牛角挺

图 3-3-3　各类牙挺

2. 根尖挺　通常更细小，用来取折断的牙根，分直根尖挺和左右成对的弯根尖挺。

3. 三角挺　挺喙呈三角形，分左右，成对，挺柄部呈丁字形。多用于在磨牙的一个牙根已经拔除时挺出另一个牙根或将其连同牙槽间隔一并挺出。

4. 牛角挺　左右成对，挺喙呈三棱形，且呈一小弧形，挺柄部呈一双葫芦形，便于手心握持。其作用与三角挺相似，但力量不如三角挺大，多用于掏取断根。有时可起到三角挺难以起到的作用，如在掏取位置较深的断根，特别是断根位置较深且牙根又紧贴在邻牙远中根部的断根时（此时如用三角挺，易挺松或伤及邻牙牙根），喙尖上小弧形能使牙根离开牙槽骨壁（或远中根面）并向上脱位。

（三）骨凿

根据凿刃形状，骨凿有单面凿、双面凿、凹凿（峨眉凿）等，但在钻拔法广泛使用的今天，骨凿的使用在逐渐减少，甚至消失。仅有少数骨凿通过改制，可以起到比原来更有效的作用，例如：

1. 凹凿（峨眉凿）（图 3-3-4）　用凹凿磨平凹面两边的轮和凸面的突起，抛光后成为“弯凿”，在智齿拔除术中可作拉钩用，操作起来灵活方便且有多种用途，如在智齿与舌侧骨板粘连时，顺势将作拉钩用的弯凿翻过来置于智齿与骨板之间，稍加压力旋转或轻轻敲击即可将其分开。

2. 冲出器（图 3-3-5）　由平凿改制而成，将平凿的凿刃磨除呈钝头然后抛光即成“骨冲”。冲出器主要适用于冲出舌向中高位阻生智齿，也适用于冲出其他牙齿，如舌侧拥挤错位的前磨牙、下前牙（无法用钳夹持或不便用挺者）。冲出器也可由根尖挺磨除挺尖磨成钝头而制成。

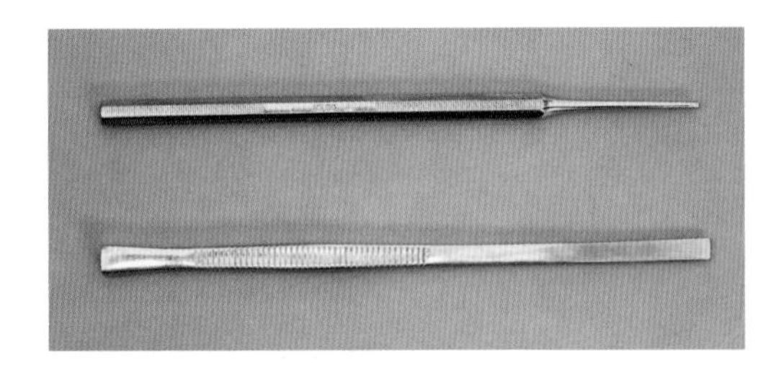

图 3-3-4　凹凿（峨眉凿）

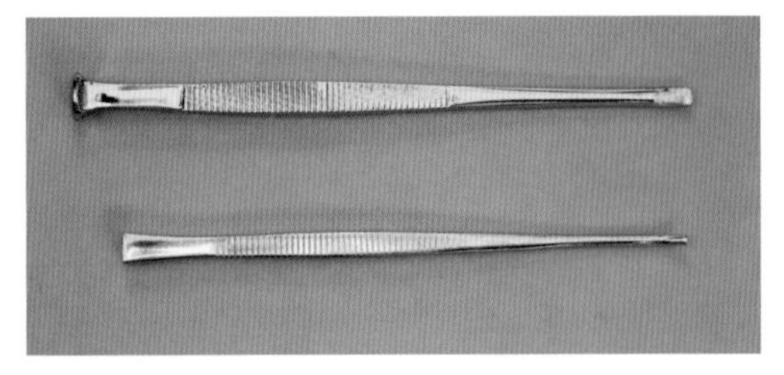

图 3-3-5　骨冲

（四）咬骨钳、骨锉

用于去除或锉平拔牙窝周围锐利的骨尖（图 3-3-6）。

（五）刮匙

刮匙主要用于刮除拔牙创内遗留的碎骨片、牙碎片或邻牙远中牙颈部存留的腐质碎物（图 3-3-7）。

（六）骨膜分离器

骨膜分离器用于翻开黏骨膜瓣（图 3-3-8）。

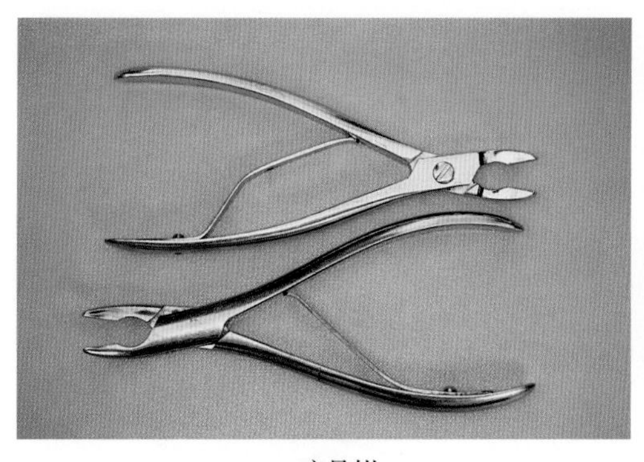

A. 咬骨钳

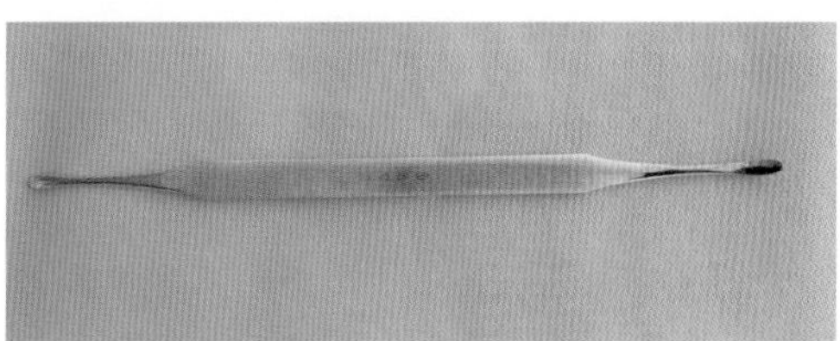

B. 骨锉

图 3-3-6　咬骨钳、骨锉

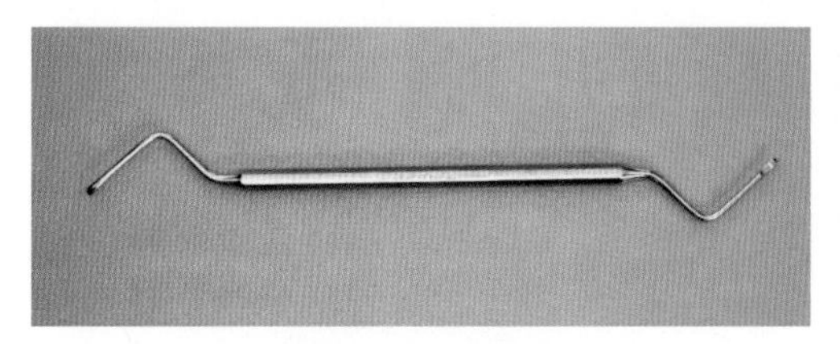

图 3-3-7　刮匙

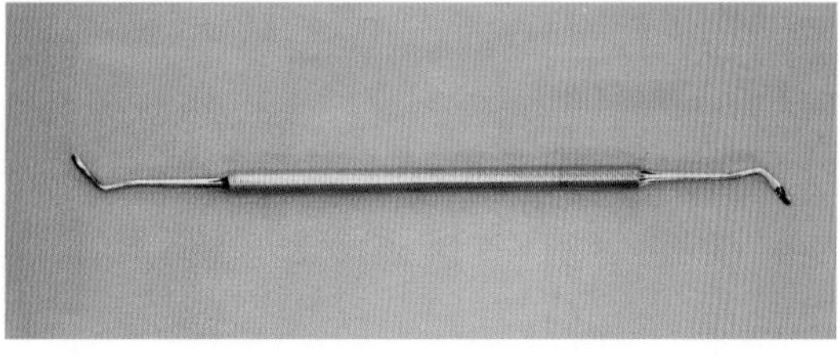

图 3-3-8　骨膜分离器

（七）骨锤

在有些操作中会用到骨锤，例如舌向错位智齿用冲出法和某种情况下增隙等操作（图 3-3-9）。

（八）牙龈分离器

拔牙术中为避免软组织撕裂，拔牙前需要用牙龈分离器沿牙冠周围将牙龈与牙齿分离（图 3-3-10）。

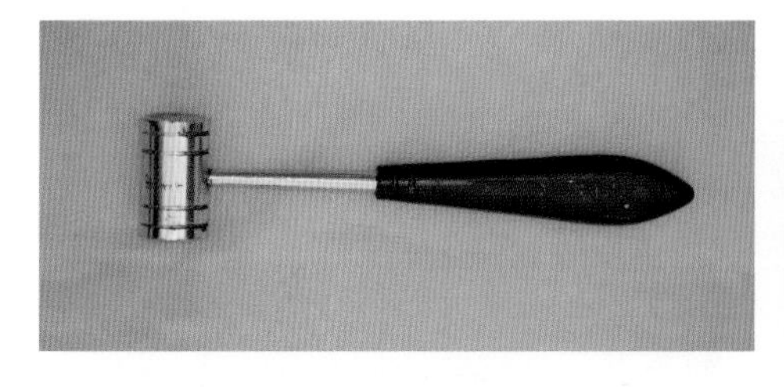

图 3-3-9　骨锤

图 3-3-10　牙龈分离器

（九）牙钳

使用牙钳的目的是将牙齿摇松后直接拔除或在牙挺挺松牙齿后将其拔除。临床医师大多有各自的使用习惯，因此牙钳的选择主要是就所在科室的现有条件，灵活选择与所拔牙齿相适应的、方便操作的牙钳（图 3-3-11）。

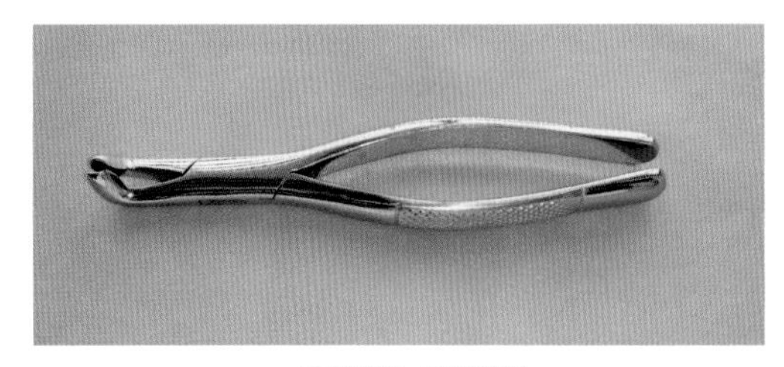

A. 下颌第三磨牙钳

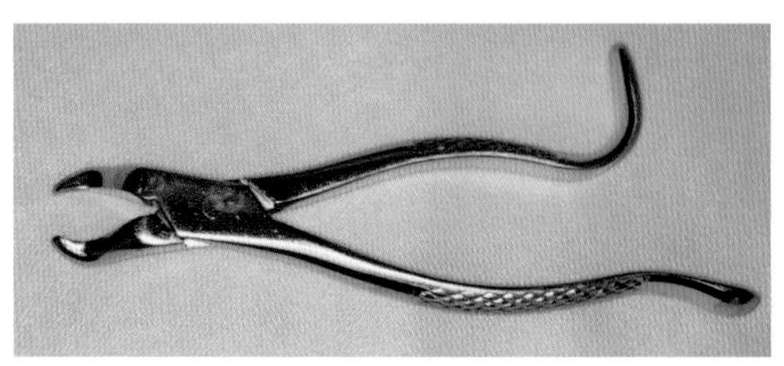

B. 上颌第三磨牙钳

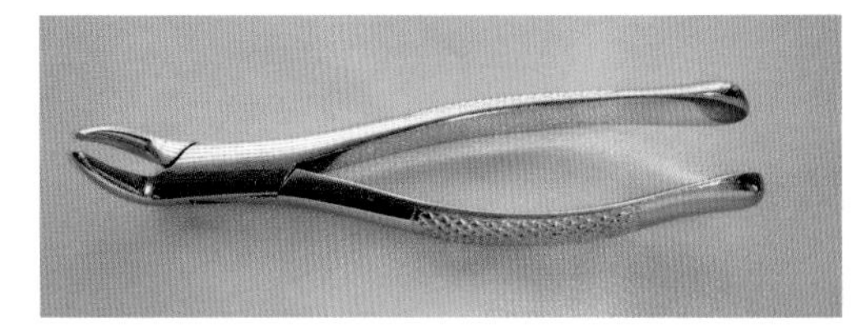

C. 下颌根尖钳

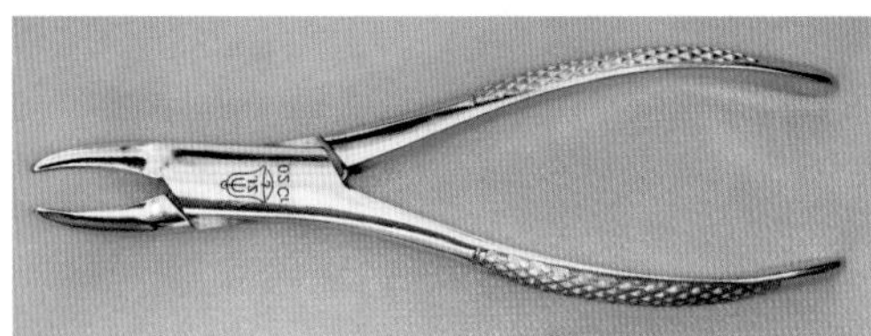

D. 上颌根尖钳

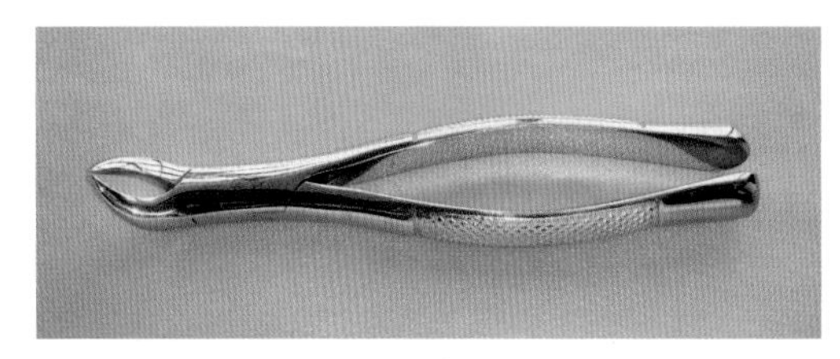

E. 牛角钳

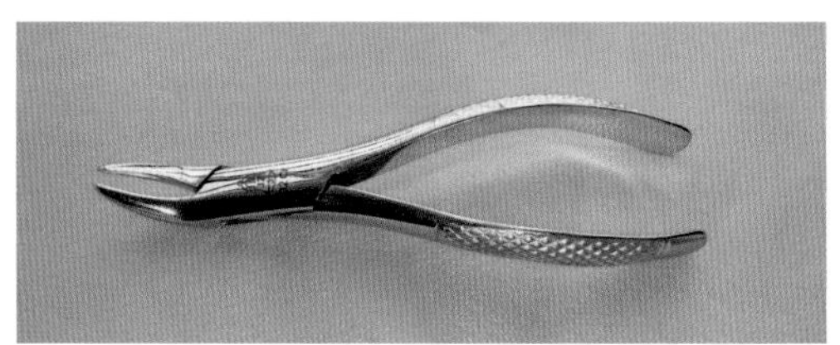

F. 上颌乳牙根尖钳

图 3-3-11　各类牙钳

二、辅助器械

(一) 手术刀柄、刀片

手术刀柄、刀片用于切开覆盖阻生智齿的牙龈组织(图 3-3-12)。

(二) 拉钩

拉钩用于牵拉颊部或翻开的黏骨膜瓣(图 3-3-13)。

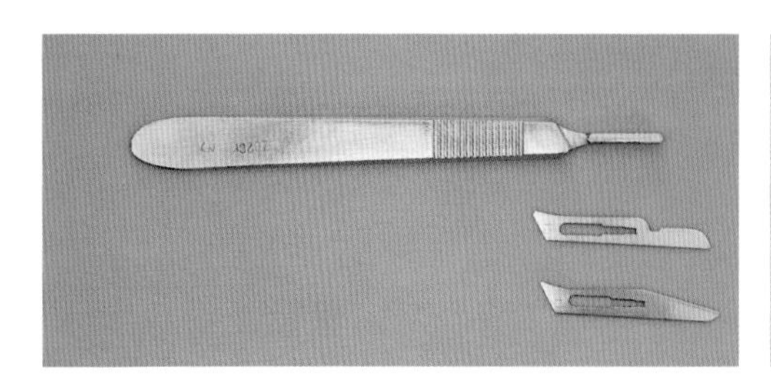

图 3-3-12　手术刀柄、刀片

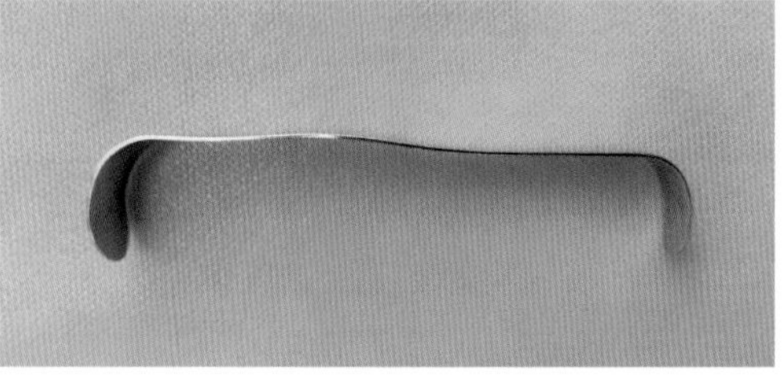

图 3-3-13　拉钩

(三) 吸引器头

吸引器头用于吸除唾液、血液以及磨牙过程中手机喷出的水,有时也可用于吸出挺松的牙冠、牙根以及拔牙窝内的碎牙片(图 3-3-14)。

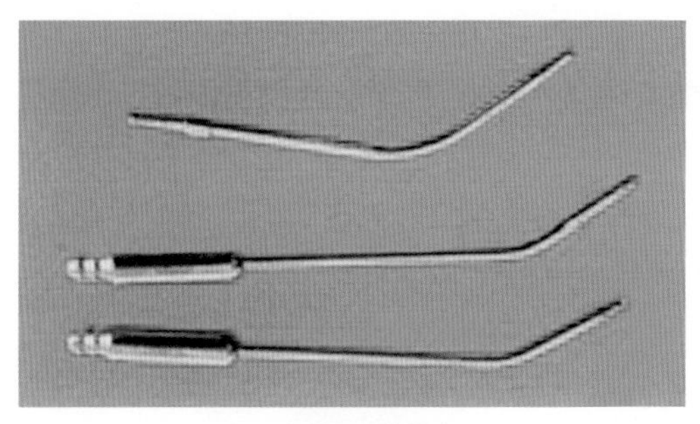

A. 金属吸引器头　　B. 一次性吸引器头

图 3-3-14　吸引器头

(四) 线剪

线剪用于剪断缝合线(有弯、直两种型号),临床上以弯剪常用(图 3-3-15)。

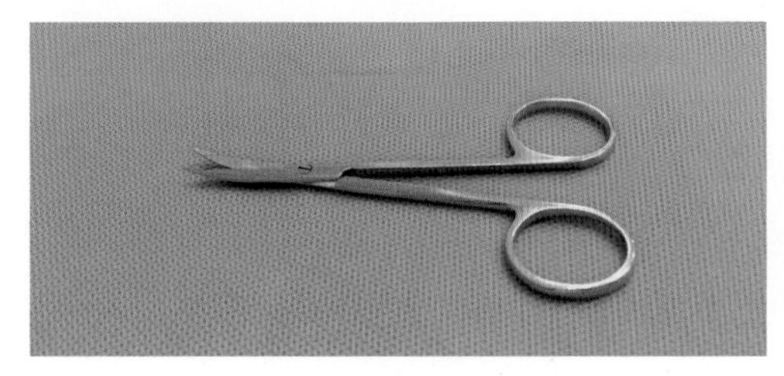

A. 弯剪

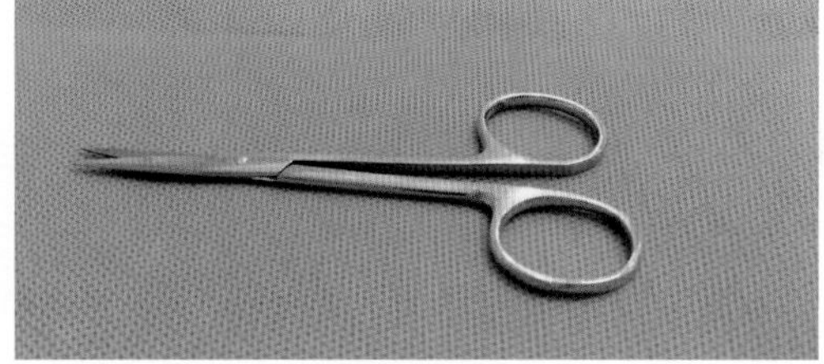

B. 直剪

图 3-3-15　线剪

(五) 持针器、缝合针及缝合线

持针器、缝合针及缝合线用于拔牙术后缝合牙龈,减小创面(图 3-3-16)。

(六) 小弯血管钳

拔除埋伏智齿三角切龈时用于夹持龈瓣(图 3-3-17)。

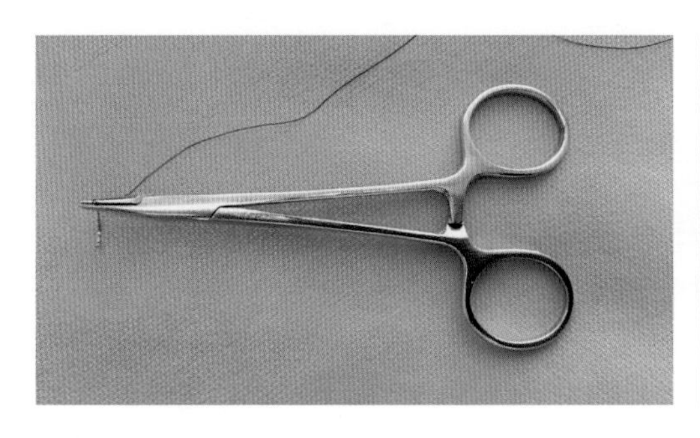

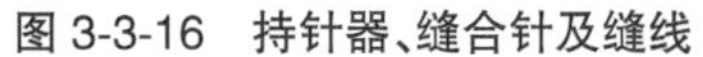

图 3-3-16　持针器、缝合针及缝线

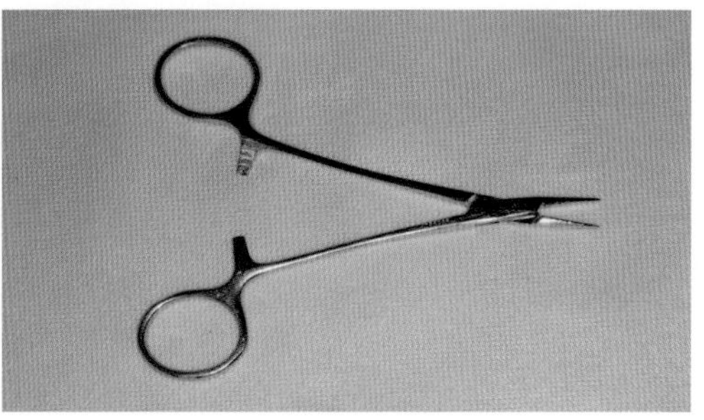

图 3-3-17　蚊氏钳

（七）口镜、探针、镊子

口腔检查时用于牵拉口角、夹取棉球或纱布等物品，探查牙齿并可替代牙龈分离器（图3-3-18）。

（八）局麻药注射器

局麻药注射器用于拔牙时局部麻醉或传导阻滞麻醉（图 3-3-19）。

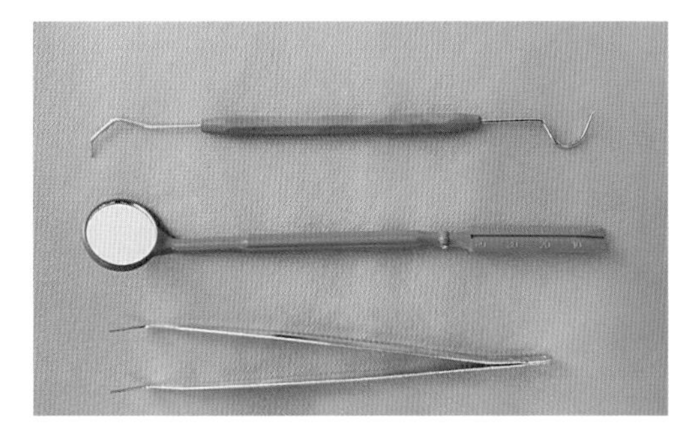

图 3-3-18　口镜、探针、镊子

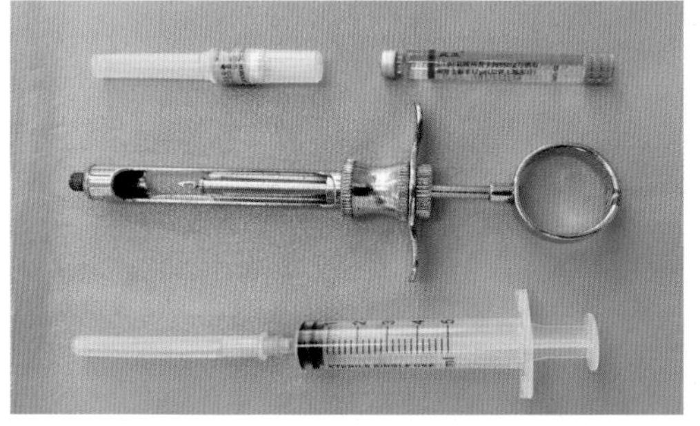

图 3-3-19　注射器、麻醉药

（九）游标卡尺

游标卡尺用于移植牙术前及术中测量受植区间隙及供牙牙冠宽度（图 3-3-20）。

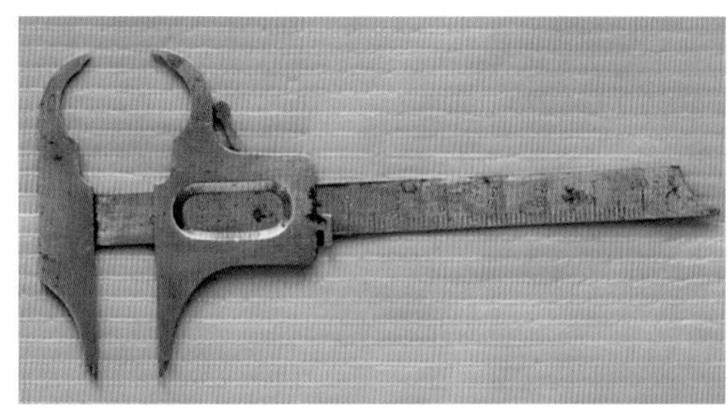

A. 游标卡尺

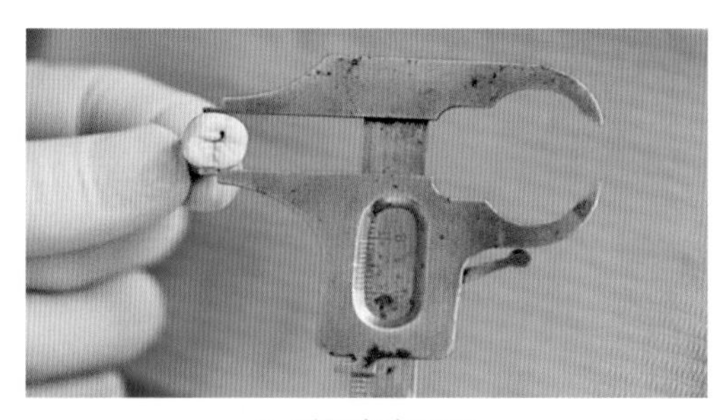

B. 牙冠宽度测量

图 3-3-20　游标卡尺

（十）牙齿固定及调𬌗器材

1. 牙齿固定器材　结扎丝、流动树脂、调拌刀、充填器等（图 3-3-21）。
2. 调𬌗器材　各种调𬌗、抛光磨头，抛光杯、抛光膏等（图 3-3-21）。

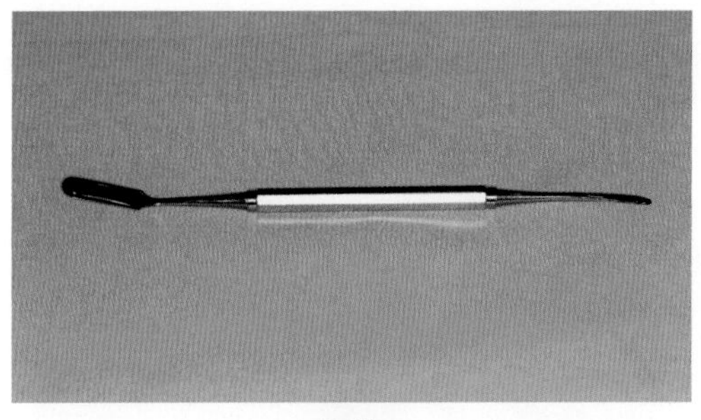

A. 调拌刀

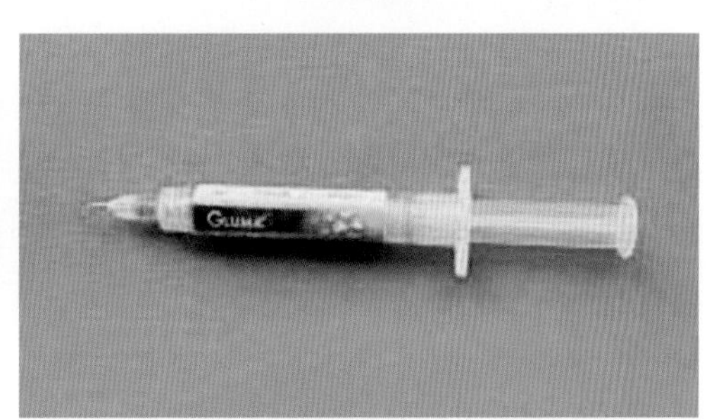

B. 充填器

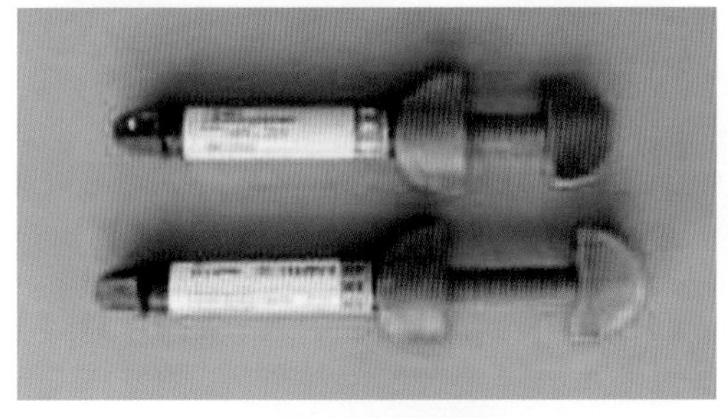

C. 光固化复合树脂

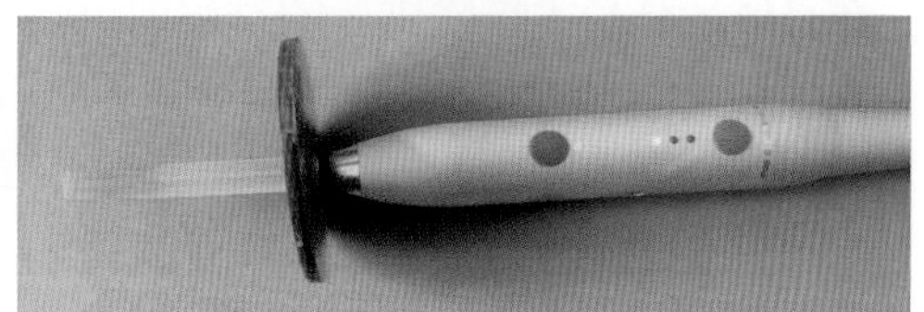

D. 酸蚀剂

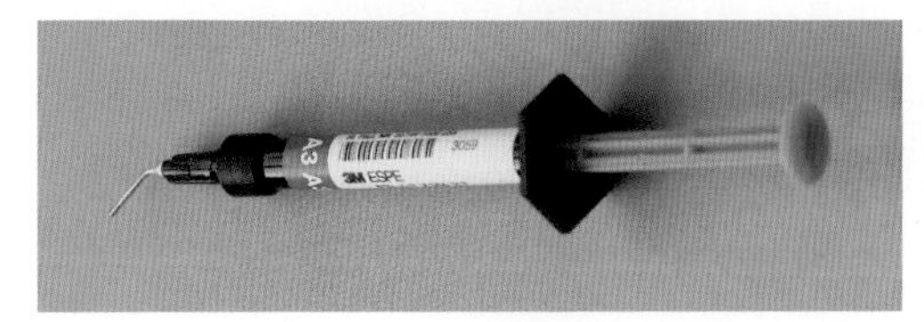

E. 流动树脂

F. LED 光固化灯

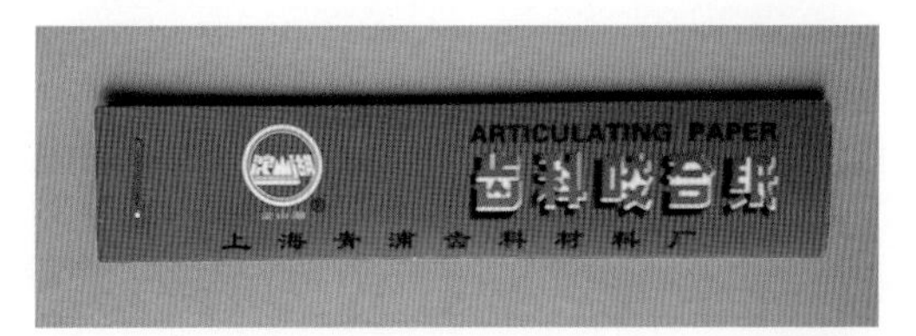

G. 咬合纸

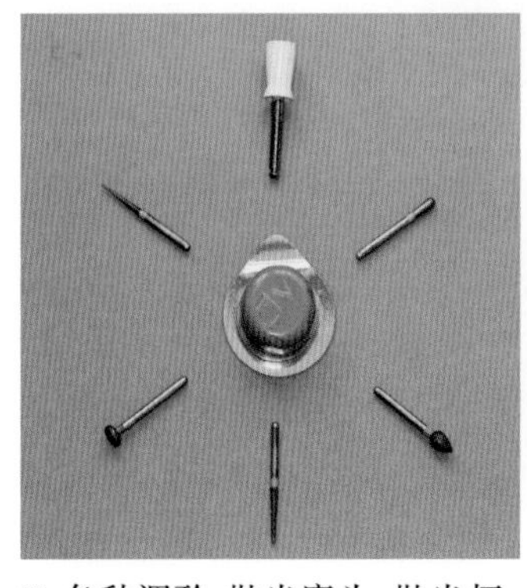

H. 各种调𬌗、抛光磨头，抛光杯、抛光膏等

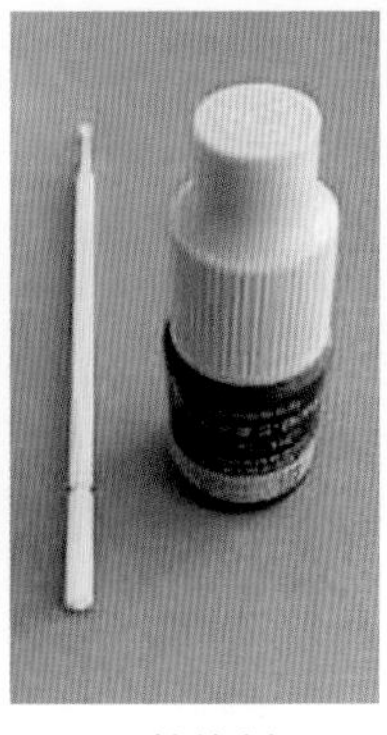

I. 粘接剂

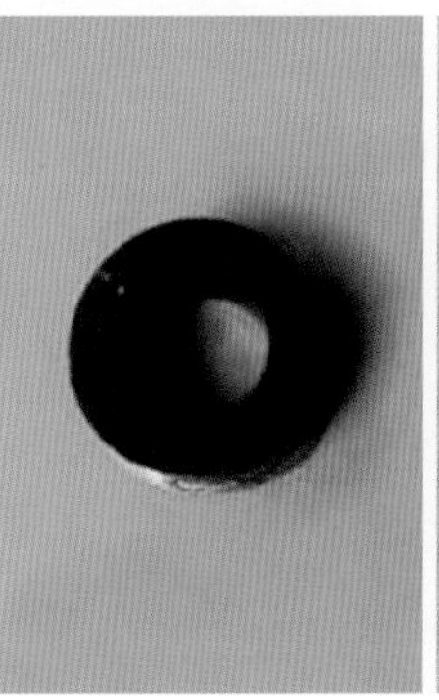

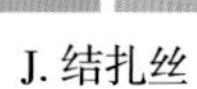

J. 结扎丝

图 3-3-21　牙齿固定及调𬌗器材

(十一) 牙周探针

牙周探针用于移植牙术后牙周愈合情况的检查(图 3-3-22)。

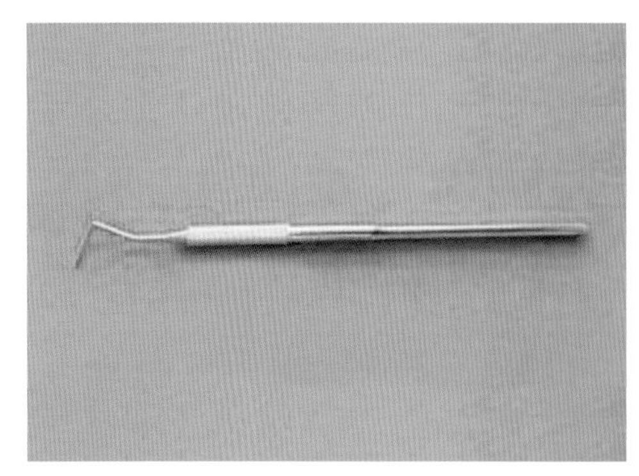

A. 牙周探针

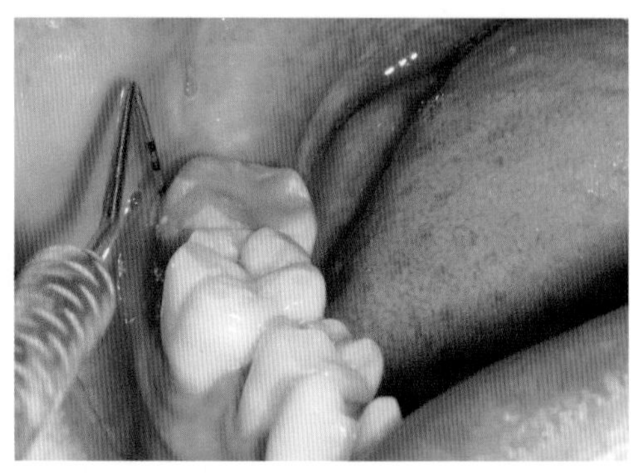

B. 移植牙复查时,牙周探诊

图 3-3-22　牙周探针用于术后牙周愈合情况的检查

三、特殊设备和器械

在自体牙移植术拔除供牙的过程中应强调对患牙牙周膜的保护,条件允许的情况下,还可配备微动力系统的设备和器械,如种植机、微创拔牙器械等。微创拔牙器械设计精细,在拔牙过程中,对供牙损伤小(图 3-3-23)。使用种植机来进行受植区牙槽窝的修整可减少对骨细胞的损伤,促进移植术后的骨修复。

(一) 微创拔牙器械和器材

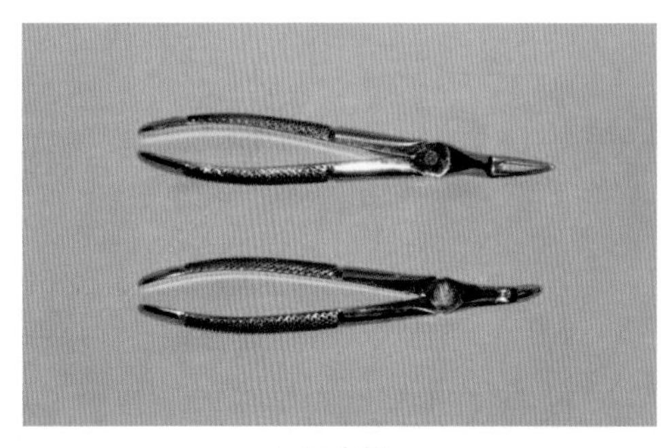

A. 根尖钳

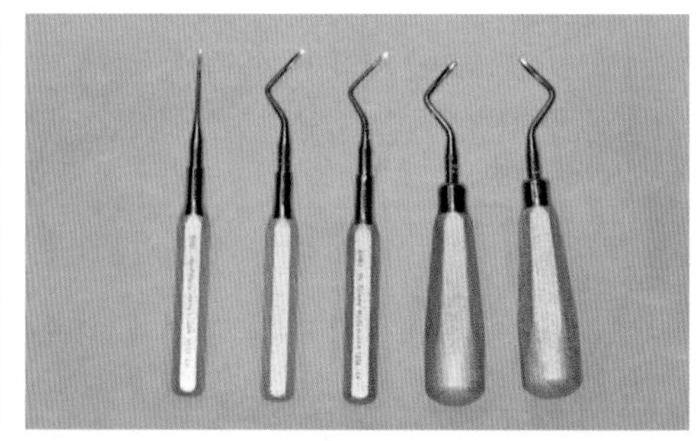

B. 根尖挺

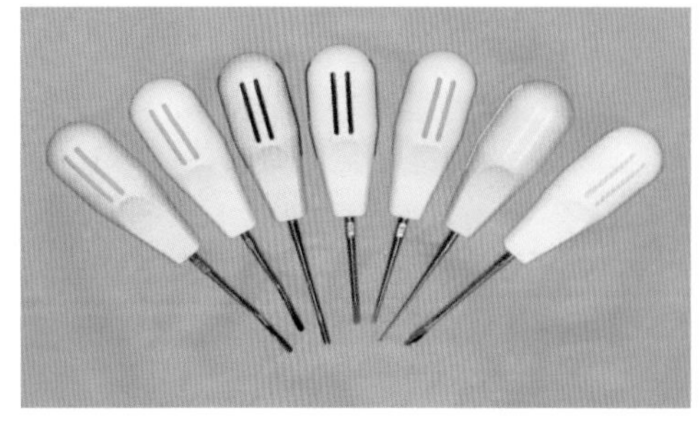

C. 微创拔牙挺

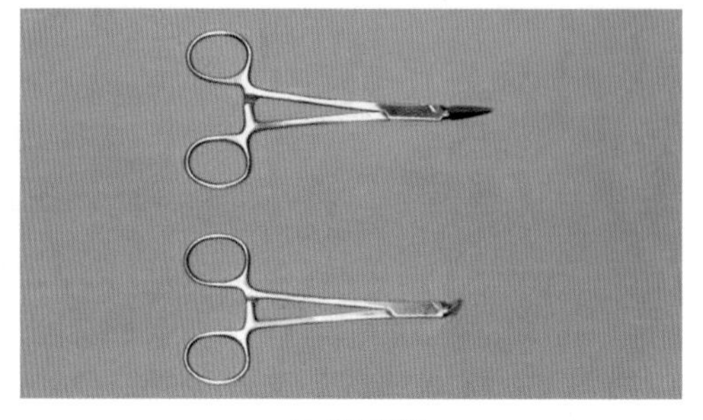

D. 碎骨钳

图 3-3-23　微创拔牙器械

(二)种植机

种植机转速缓慢,且有生理盐水自动冲洗冷却,对牙槽骨的损伤小,适合用于制备人工牙槽窝(图 3-3-24)。

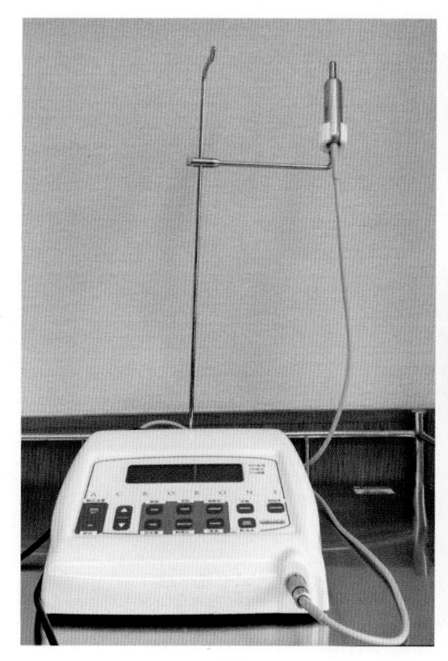

A. 种植机

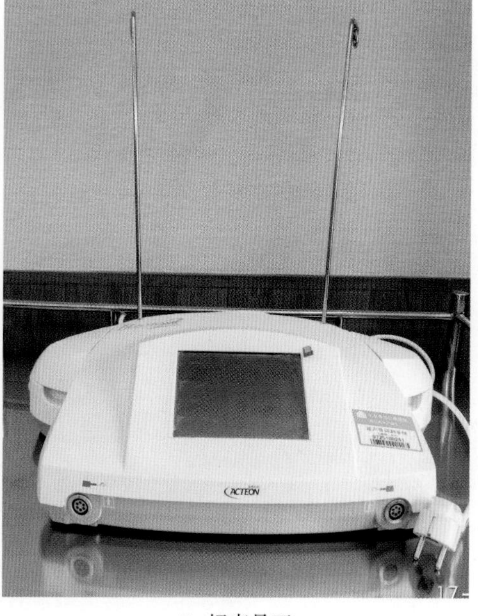

B. 超声骨刀

图 3-3-24　种植机

四、自体牙移植术相关植入材料

如果移植牙与牙槽窝的形态不匹配,在牙根与牙槽骨之间存在一定的间隙,在该间隙内填充生物活性材料可增加移植牙的稳定性,诱导骨细胞分化增殖,促进硬组织的愈合。常用的牙槽窝填充材料有以下几种:

1. 羟基磷灰石　是一种不可吸收的活性陶瓷,生物相容性良好,其化学成分、晶体结构、摩擦系数、比重、导热性及绝对强度都与正常骨相似,是骨组织缺损填充的常用人工材料。羟基磷灰石的主要作用机制是能与宿主的骨组织形成稳定的骨性结合复合体,植入后无炎症及排异反应,可作为骨生长支架促进骨组织沉积,常规高温高压消毒不改变其理化特性(图 3-3-25)。

2. 生物膜　在口腔科的运用多见于牙周引导组织再生术(GTR),通过使用生物膜机械性地阻挡非目的细胞进入组织修复区,仅让目的细胞在修复区定向生长。GTR 引导膜抗力强,抗原性低,易促进伤口修复,易整形,方便临床应用。有学者报道,羟基磷灰石结合生物膜的使用,对于促进移植牙牙周及牙槽窝骨组织愈合都有良好效果。

3. BIO-OSS 人工骨　BIO-OSS 是将牛骨进行特殊处理,去除其中的有机成分,保存精细骨小梁结构的商品化植骨材料。其理化性质与人体骨组织相似,能为骨细胞提供支架,引导骨组织生长,有效地治疗骨缺损,病理学报告证实有致密的皮质骨结构和松质骨生成。

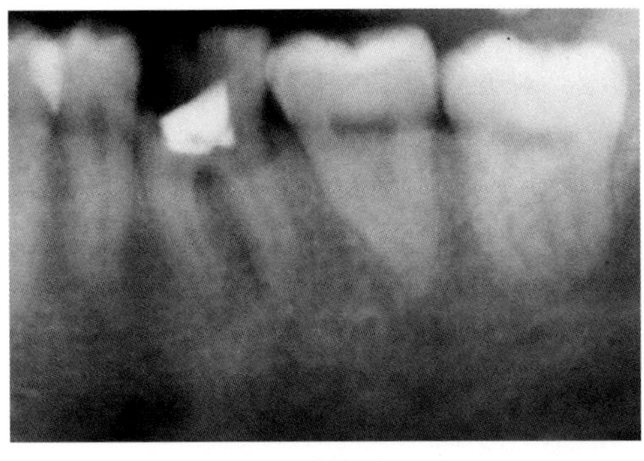

A. 拟 38 移植到 36 区

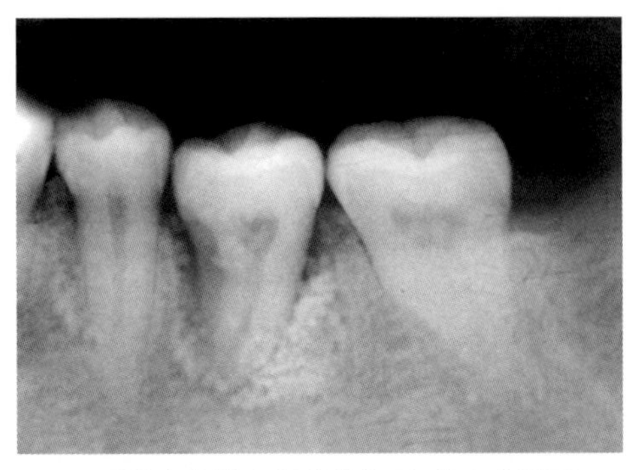

B. 牙槽窝内填充羟基磷灰石，稳定移植牙

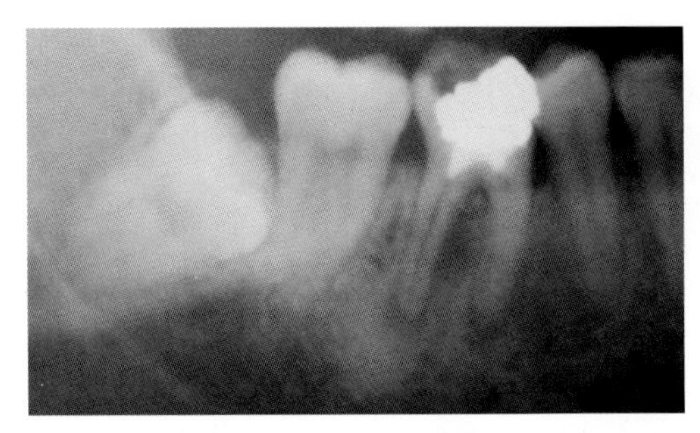

C. 拟 48 移植到 46 区

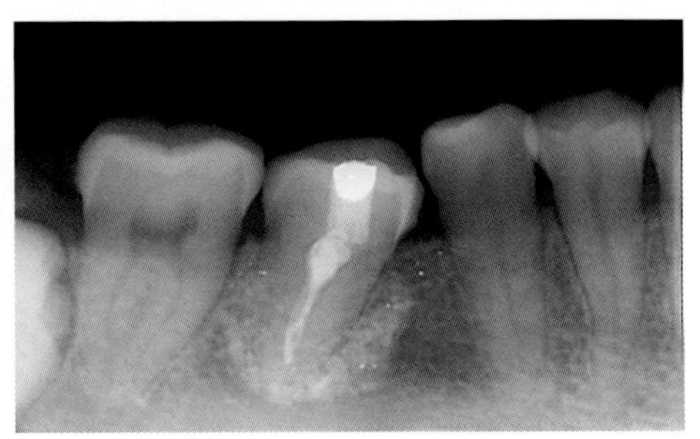

D. 牙槽窝内填充的羟基磷灰石存留多年

图 3-3-25 羟基磷灰石在移植牙中的应用

第四章　自体牙移植术的操作步骤

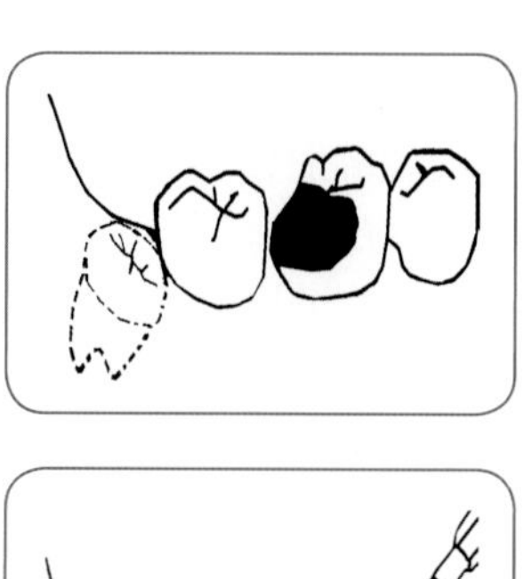

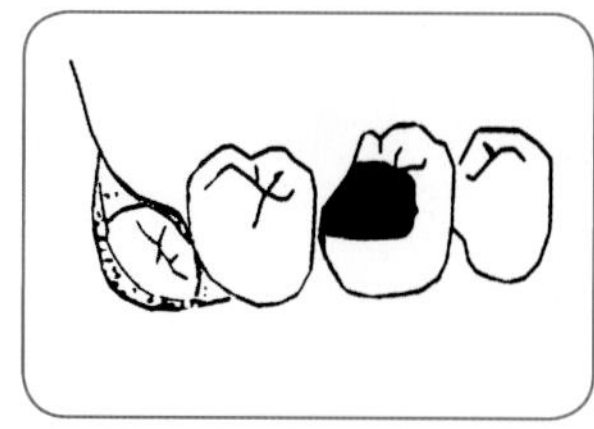

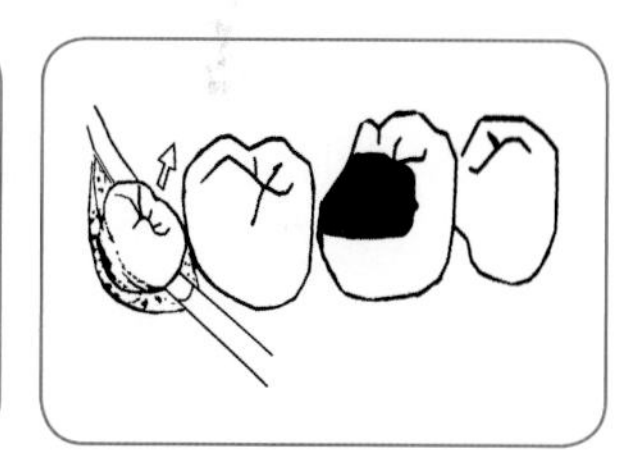

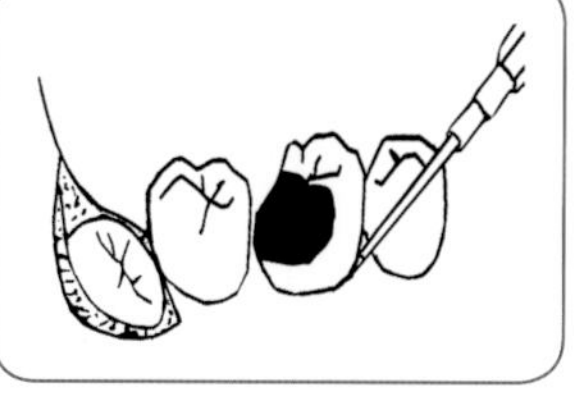

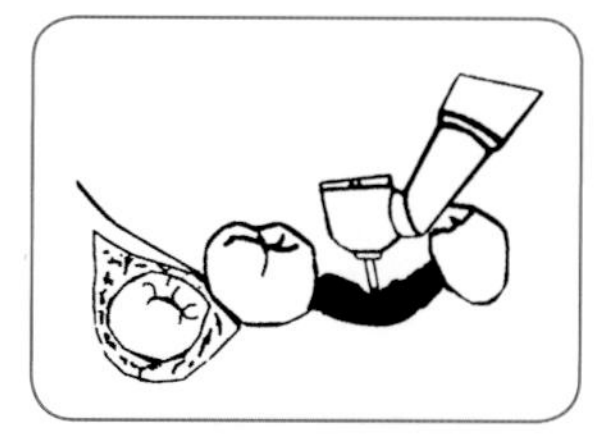

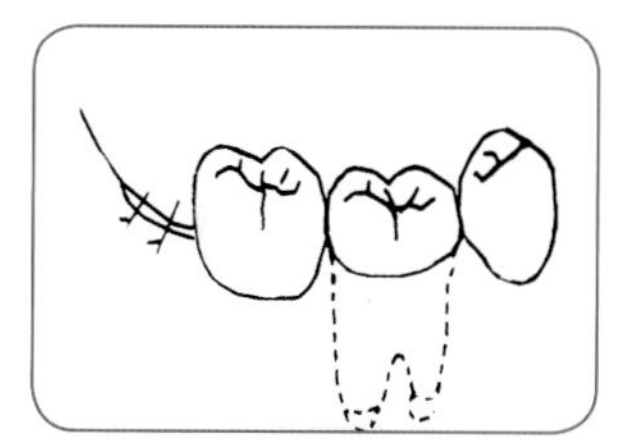

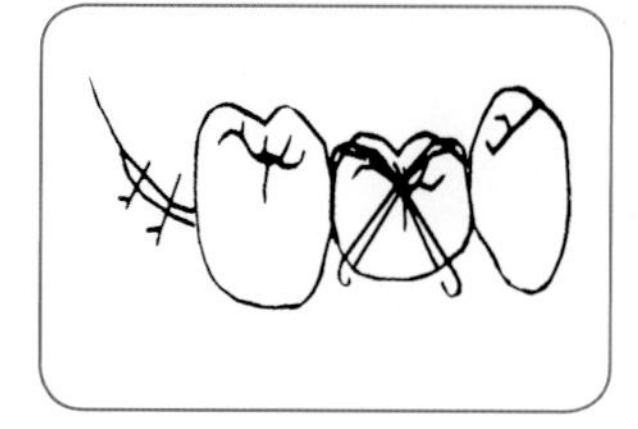

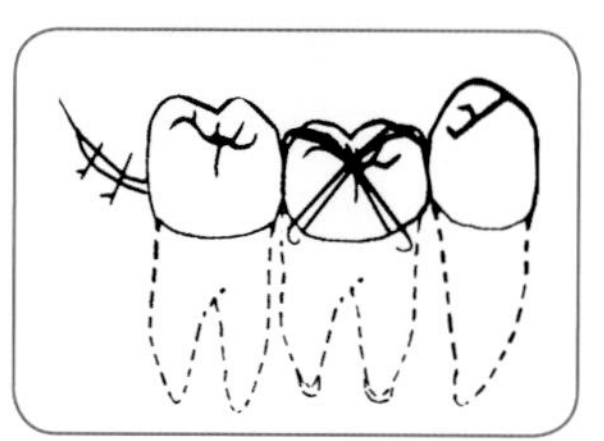

第一节 手术前准备

一、诊室的环境准备

移植手术与普通的拔牙手术不同,对周围环境要求应高于普通诊室,因此应在门诊手术室进行。

二、术前患者准备

1. 患者术前应进行口腔洁治,保证口腔卫生状况良好;牙周炎患者应该术前进行牙周基础治疗,保证移植时,牙周组织无炎症。

2. 叮嘱患者术前2小时进食。

3. 术前用0.05%氯己定液含漱。

4. 患者体位的调整,患者应取半坐位。移植上颌牙时,患者头部应稍后仰,使张口时上颌牙的殆平面约与地平面成45°角,患者的上颌与术者的肘部约在同一水平,便于上臂用力,避免疲劳;移植下颌牙时,应使患者大张口时下颌牙的殆平面与地面平行,尤其是在进行下牙槽神经阻滞麻醉时,由于患者头位的偏移会影响到麻药注射的位置,可能导致麻醉的效果不佳(图4-1-1)。

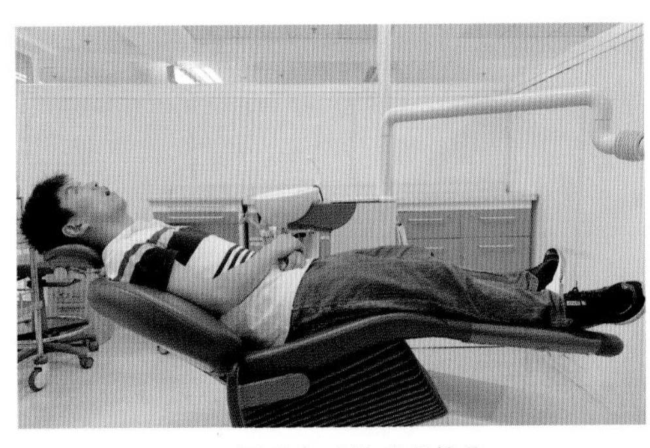

A. 上颌手术时的患者体位

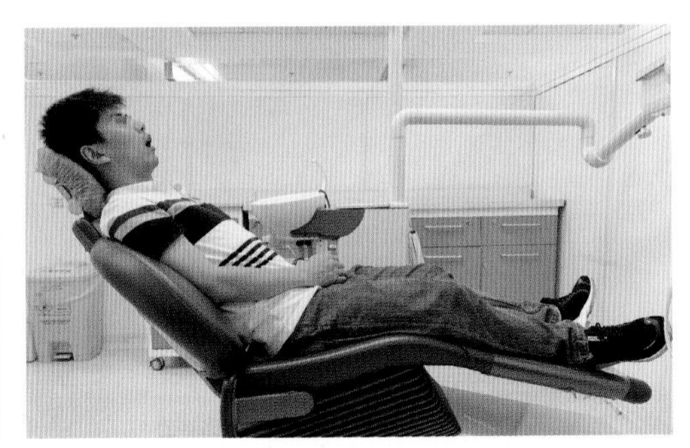

B. 下颌手术时的患者体位

图4-1-1 移植牙时患者体位

三、手术医师及助手准备

1. 医师和助手穿刷手服,佩戴帽子和口罩,常规外科刷手,戴无菌手套;同时移植牙手术时诊室内应配一名巡回护士。

2. 医师体位 移植手术医师可取坐位,亦可取站立位。原则以方便施力为佳。术者通常坐于(或立于)患者的右侧或右前方。医师可根据自身身高调整椅位的高低,使肘部高于患牙,便于用力(图4-1-2)。

3. 助手体位　助手通常坐于患者的左前方，便于传递器械，及时吸出口内的唾液、血液等，充分暴露手术野。在整个手术过程中助手应认真观察患者的生命体征变化，包括患者的神智、意识和呼吸等，及时询问患者有无不适主诉，如头痛、头晕、胸闷、恶心等。如果发现患者有异常，应及时向医师汇报，采取相应的处理措施（图 4-1-2）。

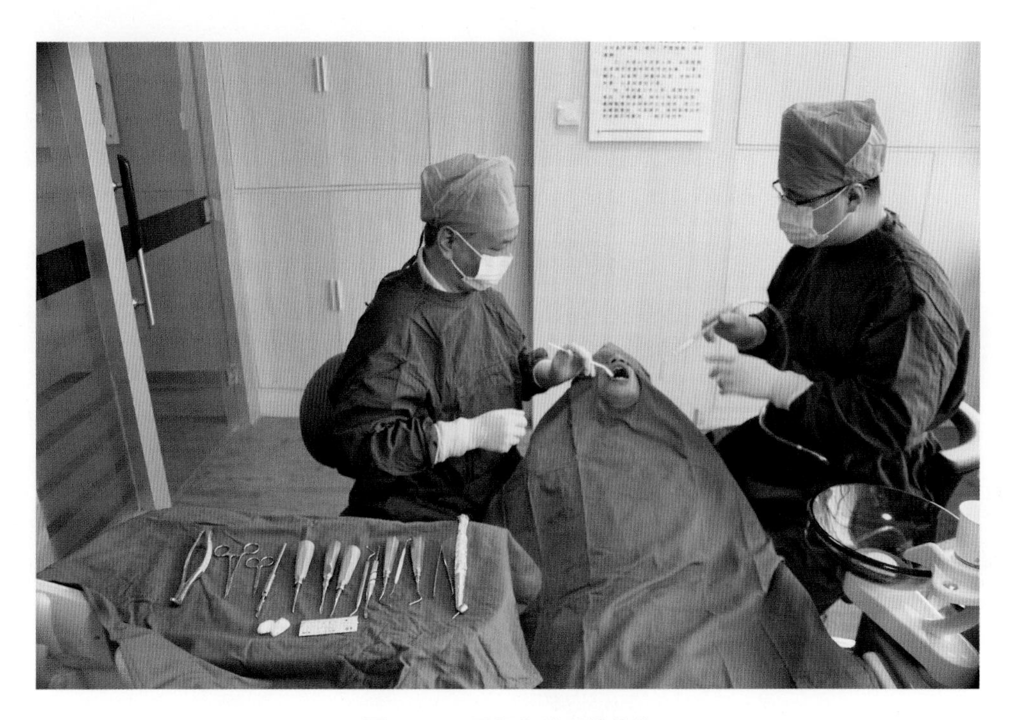

图 4-1-2　医师和助手的体位

第二节　自体牙移植术的基本步骤

一、消毒铺巾

口外颌周用 75% 乙醇擦拭消毒，口内术区及麻醉穿刺区用 2% 碘伏消毒，铺无菌洞巾（图 4-2-1）。

二、麻醉

（一）麻醉药物的选择

移植牙患者多为青壮年，患心脑血管疾病的几率较小，目前较理想的麻醉药是阿替卡因肾上腺素注射液，商品名为必兰。若患者有心脑血管疾病，则可选择利多卡因，术中应注意妥善止血。

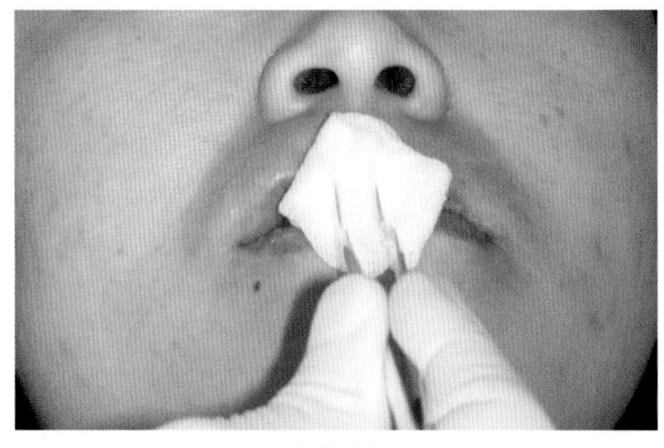

A. 颌周消毒

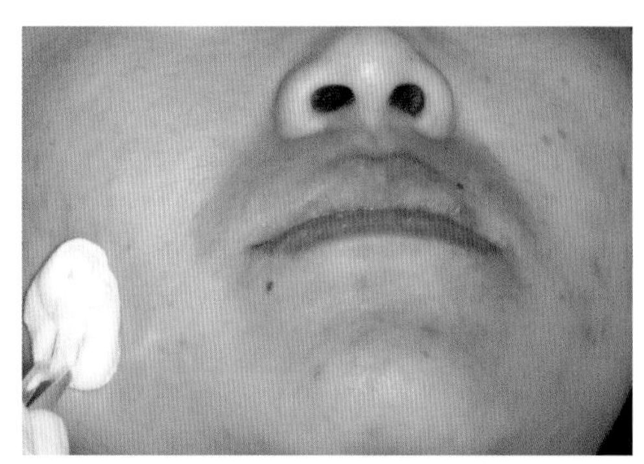

B. 消毒范围：口裂至右颊部

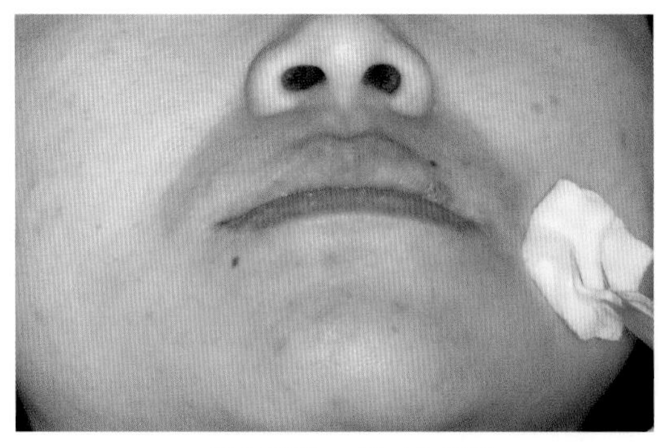

C. 消毒范围：口裂至左颊部

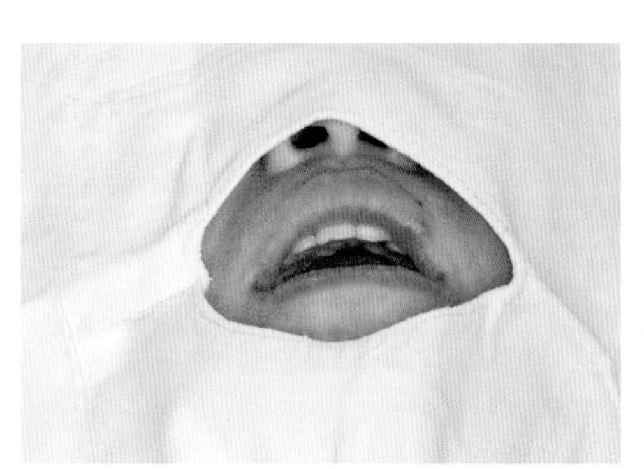

D. 铺无菌巾

图 4-2-1 消毒铺巾

（二）麻醉方法的选择

移植牙的麻醉常采用传导阻滞麻醉，受植区局部浸润麻醉（图 4-2-2）。

1. 神经传导阻滞麻醉 下牙槽神经传导阻滞麻醉需患者大张口，下颌𬌗平面与地面平行。注射器放在对侧口角第一、第二前磨牙之间，从颊脂垫尖或上下颌牙槽突相距的中点与翼下颌皱襞外侧 3~4mm 的交点处进针，推进约 2.5cm 至骨面，回抽无血，注入局麻药物 1~2.5ml。上牙槽后神经传导阻滞麻醉多采用口内法，一般以上颌第二磨牙颊侧口腔前庭

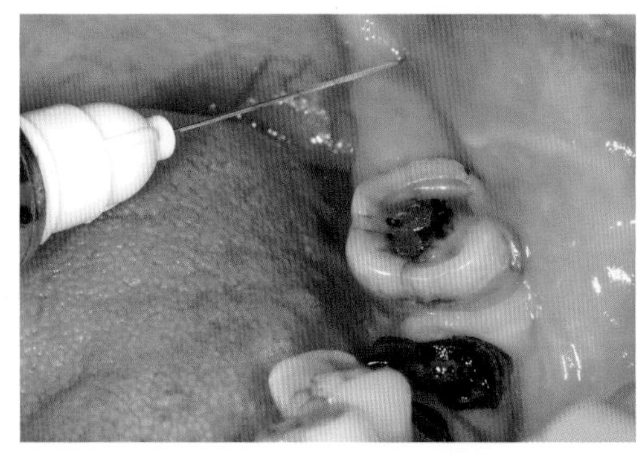

A. 下牙槽神经传导阻滞麻醉

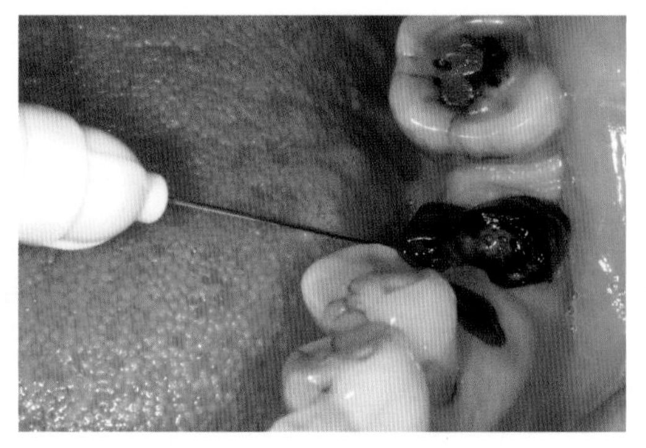

B. 受植区局部浸润麻醉

图 4-2-2 下牙槽神经传导阻滞麻醉及局部浸润麻醉

沟为进针点,注射针与上颌牙长轴成40°角,向上后内方刺入,针沿上颌结节弧形表面滑动,深约15~16mm,回抽无血,注入1.5~2ml。腭前神经阻滞麻醉需患者头后仰,大张口,上颌殆平面与地面成60°角。注射针在腭大孔的表面标志稍前处刺入黏膜,往后上方刺入腭大孔,注入麻药0.3~0.5ml。鼻腭神经阻滞麻醉又称腭前孔注射法,注射针自腭乳头侧缘刺入黏膜,将针摆向中线,使之与中切牙长轴平行,向后上方推进约5mm,可进入腭前孔,压力注射0.25~0.5ml。

2. 三点注射法　三点即颊侧近中注射点、颊侧远中注射点和舌侧注射点。下颌阻生智齿颊侧牙龈黏膜由颊神经支配,远中舌侧牙龈黏膜有舌咽神经参与支配。三点注射法与以往局部黏膜下浸润麻醉的三点注射的进针点大致相同,但进针的深度和方向都有所不同。该方法不仅能起到良好的麻醉效果,而且可操作性强,并发症少(图4-2-3)。

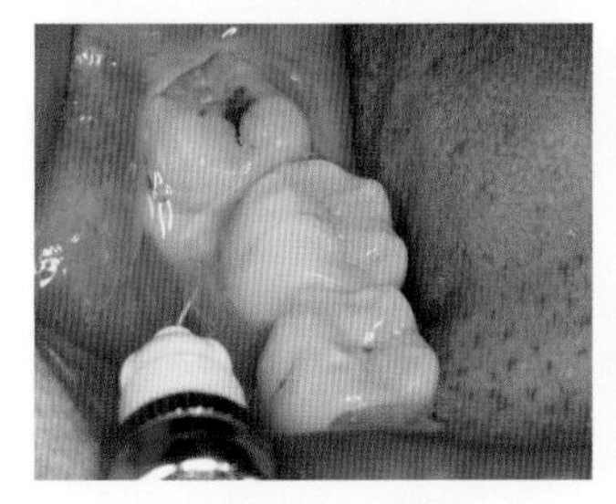
A. 颊侧近中注射点

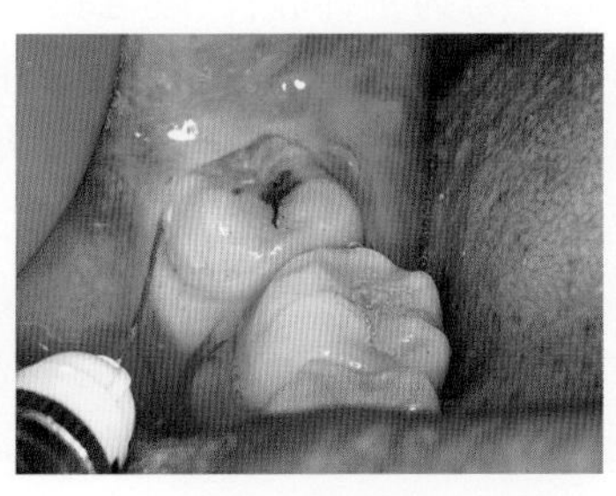
B. 远中注射点

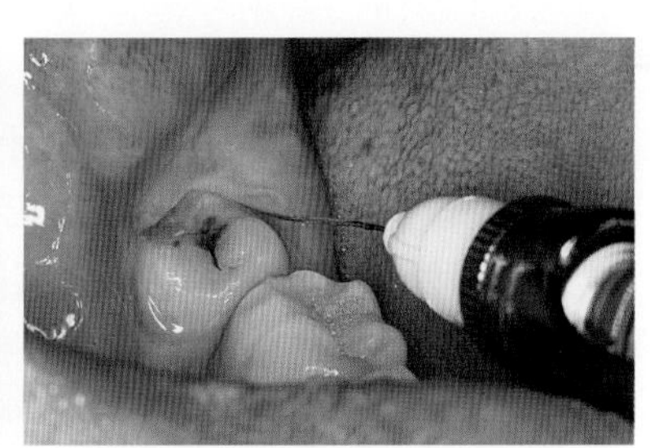
C. 舌侧注射点

图4-2-3　三点注射法

3. 牙周膜浸润麻醉　是直接向牙周膜内注射局麻药的方法。麻药通过牙周膜扩散到牙槽骨,以达到止痛效果。牙周膜浸润麻醉可用专用的牙周膜注射器或用短而较细的注射针头,自牙近中和远中刺入牙周膜,深约0.5cm,分别注入局麻药0.2ml。牙周膜注射压力较大,患者感觉痛苦,有条件者应尽量选用单颗牙齿麻醉系统(STA)行牙周膜浸润麻醉。

4. 表面麻醉　常用于浸润或阻滞麻醉前黏膜的麻醉,以消除注射器穿刺时产生的疼痛。方法是将表面麻醉药涂抹或喷雾在口腔黏膜表面,麻醉黏膜表面的神经末梢。

(三) 麻醉器械的选择

1. 常规注射器械　常规注射器、卡局式口腔专用注射器。

2. 无痛局麻注射仪　无痛麻醉注射是由计算机程序控制的麻醉药注射,其外形类似笔式,针头非常细,麻醉药注射速度由计算机根据局部组织间压力控制调节,麻药初始注射速度缓慢,速度可以自行调控逐渐加快,故可将局麻注射的疼痛降到最低,患者一般不会感觉到疼痛,国内外目前有许多产品。局麻注射仪可以承受较大的注射阻力,对于牙周膜麻醉有着手用注射器无法替代的优势(图4-2-4)。

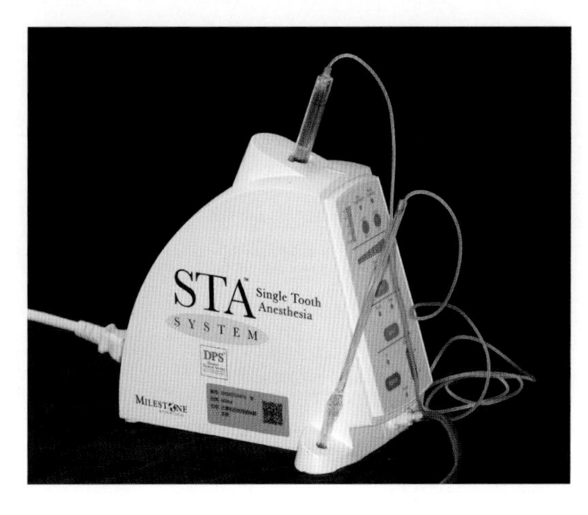

图4-2-4　无痛麻醉仪器

（四）麻醉并发症

局麻并发症包括晕厥、过敏反应、中毒反应、注射区疼痛、血肿、感染、注射针折断、暂时性面瘫等，具体详见《口腔颌面外科学》教材，在此不再赘述。临床操作中，术前应做好充分评估，术中应轻柔仔细操作，防止各类并发症的发生。若出现问题，应积极应对，谨防意外发生。

三、获取供牙

临床上根据口腔检查和影像学检查、受植区间隙的大小、供牙牙冠及牙根形态与受植区的适合度、供牙完整拔出的难易程度等因素，选择好供牙以后，再结合临床检查、X线片以及临床经验设计出有效的拔出方法。可以用牙钳拔出，也可用牙挺挺出。若有条件者，可使用微创拔牙器械。若用牙挺，开始时以楔力为主，同时转动牙挺以帮助楔入，向近远中交替转动牙挺，边转动边挺进，待牙挺深入牙槽后牙齿已被逐渐挺松，在牙齿松动后，为避免根部用挺过多损伤牙周膜，可换成前磨牙钳将其拔出。若根部阻力较大，牙挺、牙钳均无效时，可变换插挺的位置，从颊侧向舌侧挺出。

完全埋伏的供牙，如前牙、前磨牙，拔出难度较大，为最大限度地保存牙周膜，应避免在牙根表面反复挺、撬或钳夹，有条件时可使用超声骨刀等，在牙槽骨组织一侧进行“解剖”分离，牙根表面附着部分骨组织有利于移植后的愈合，但是此种方法可导致骨组织创口大，并有损伤邻近组织的风险。

供牙拔出后，原则上应立即植入新牙槽窝，如新制备的牙槽窝不匹配，需要多次进行修整时，应重新放回原拔牙窝保存，原牙槽窝是供牙最理想的保存环境。只有当供牙为上颌智齿不便放回原牙槽窝时才保存于温度接近37℃的生理盐水中。供牙应尽量避免离开口腔暴露于空气中，以减少外界环境对牙周膜的刺激。

供牙植入受植区后，供牙区牙槽窝依部位、创口大小进行缝合，利于止血。必要时可放置可吸收性明胶海绵、溶解性止血纱布等可吸收材料于牙槽窝内，以免拔牙窝长时间出血。

四、受植区牙槽窝的制备

根据受植区牙槽窝的制备方法，可将牙槽窝定义为固有牙槽窝和人工牙槽窝。固有牙槽窝是指在即刻自体牙移植术中，拔除患牙后，在受植区形成的天然牙槽窝。人工牙槽窝是指在延期自体牙移植术中，先拔除患牙，待受植区骨组织和软组织愈合后，再择期进行供牙的移植，此时由术者按照供牙大小、形态制备的牙槽窝。

（一）固有牙槽窝的制备

常规麻醉、拔除受植区患牙，拔除过程中动作应轻柔，尽量避免对牙槽骨反复挤压。根据供牙的大小形态，使用涡轮钻或种植机去除牙槽间隔，调整牙槽窝的形态。种植机转速慢，有生理盐水自动冲洗冷却，是理想的牙槽窝制备工具。但是在基层医疗机构，不具备相应条件，也可使用涡轮钻进行牙槽窝制备。根据术者的临床实践，涡轮钻进行牙槽窝制备，只要冷却系统良好，移植后仍能取得满意的愈合效果。

自体牙移植术原则上应首先保证供牙的完整拔出。因此术中应先挺松供牙，确保供牙可完整拔出后，再拔除患牙、制备牙槽窝。以免受植区预备完成后，供牙不能完整拔出，造成尴尬局面（图4-2-5）。

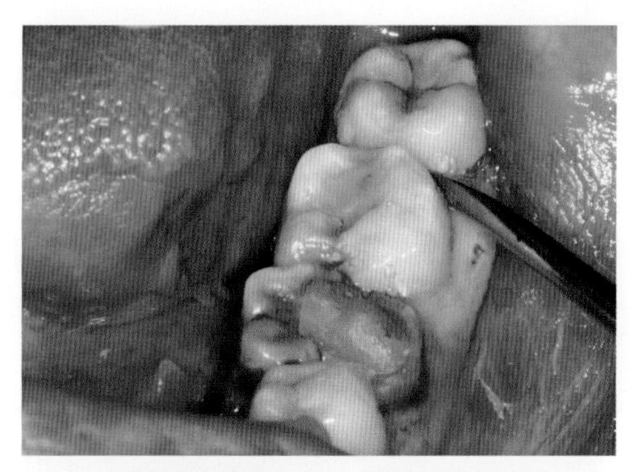
A. 挺松供牙以确定智齿能够完整拔出

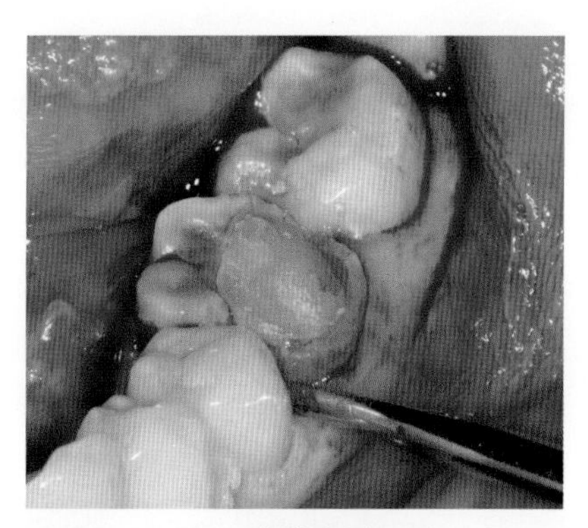
B. 拔除患牙

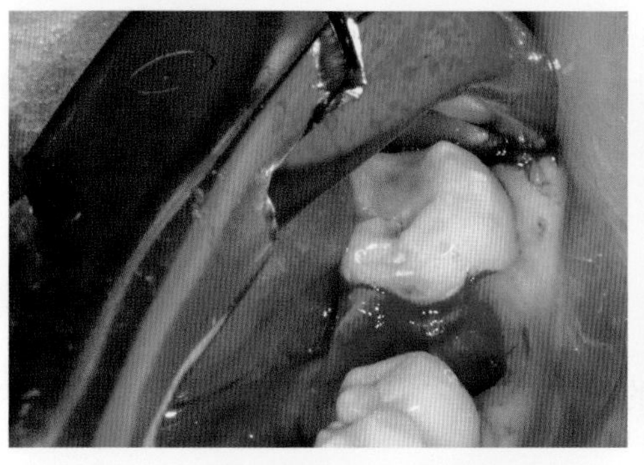
C. 用牙钳拔出已挺松但仍置于原牙槽窝内的供牙

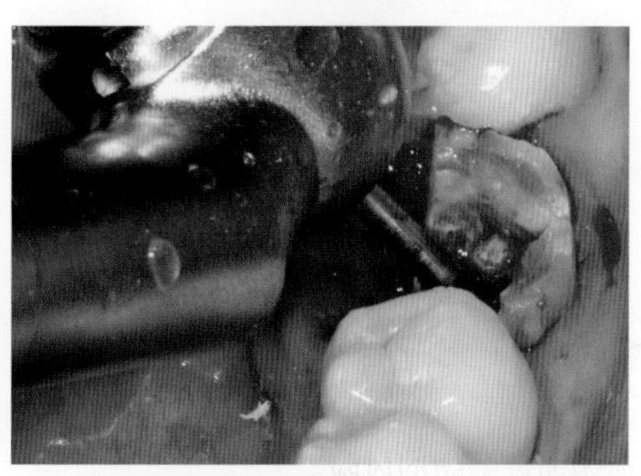
D. 拔除受植区患牙并制备牙槽窝

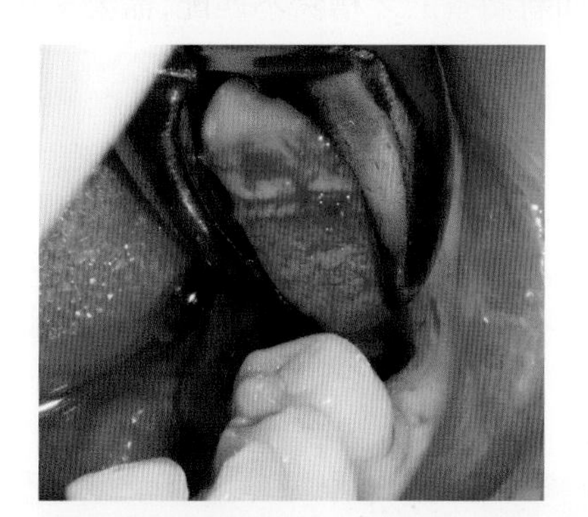
E. 供牙植入新牙槽窝

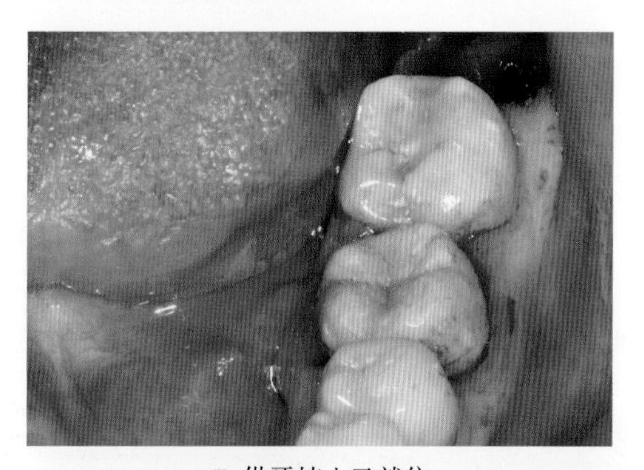
F. 供牙植入已就位

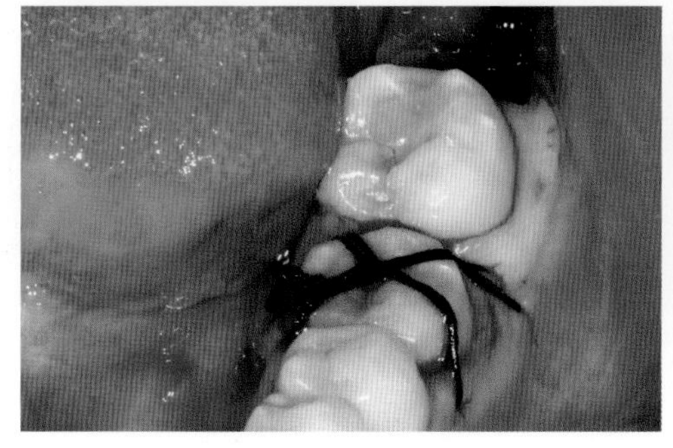
G. 缝合固定移植牙

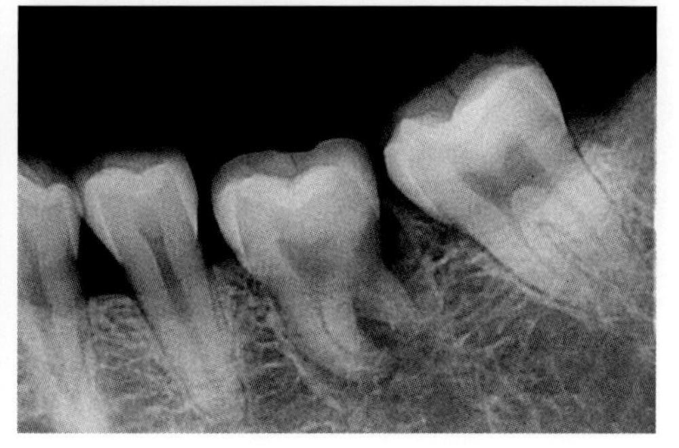
H. 移植术后，即刻拍 X 线片了解供牙就位情况

图 4-2-5　固有牙槽窝的制备及移植

（二）人工牙槽窝的制备

对于延期移植的病例，首先评估供牙牙冠形态，牙根数目、长度及宽度，以利于术区牙槽窝的制备，防止过度扩大牙槽窝，不利于供牙的稳定。有条件者，可根据术前 CBCT 影像重建出供牙的三维图像，利用 3D 打印技术，等比打印出供牙的模型，用于术中指导牙槽窝制备。常规局麻下，从牙槽嵴顶切开软组织，分离暴露牙槽嵴，依据供牙的影像学信息，使用种植机或涡轮钻去除部分牙槽骨，制备出适合供牙形态的牙槽窝，制备过程应注意冷水降温，以利于移植牙的术后愈合（图 4-2-6）。

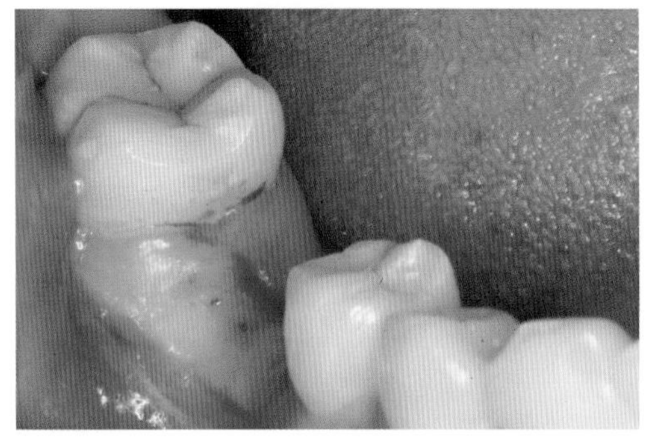

A. 移植术前 3 个月已拔除第一磨牙，受植区牙龈已完全愈合

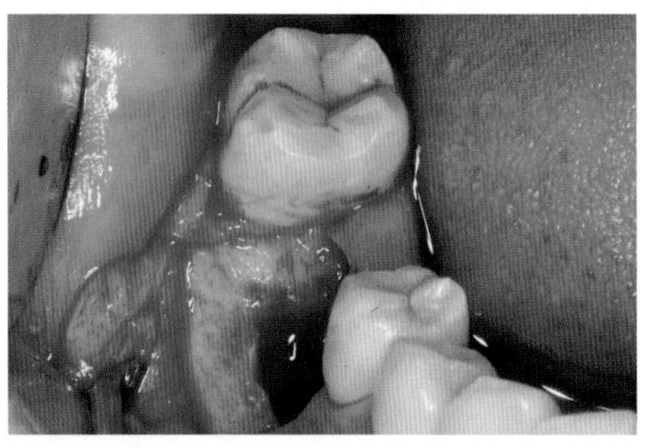

B. 切龈、翻瓣后，按供牙牙根形态重新制备人工牙槽窝

图 4-2-6　人工牙槽窝的制备

五、移植牙的植入和固定

（一）移植牙的植入

在获取供牙和牙槽窝制备完成后，将供牙放入牙槽窝内，垫上纱卷嘱患者轻轻咬合，使供牙充分就位。就位后的移植牙应略低于邻牙，与对殆牙无接触，以便使移植牙在牙周膜愈合期间不承担负载（图 4-2-7）。

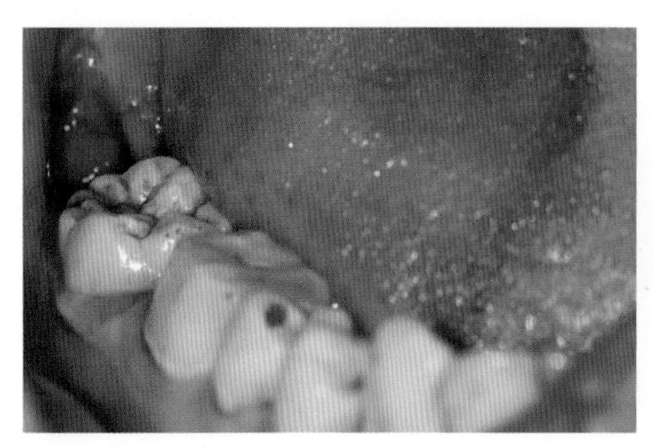

A. 48 移植到 47 区，供牙已就位

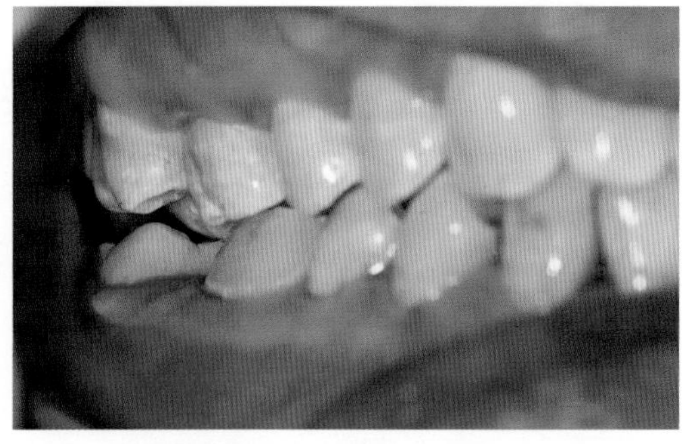

B. 咬合侧面观略低于邻牙，与对殆牙无接触

图 4-2-7　就位后的移植牙与对殆牙咬合情况

如果移植牙与牙槽窝的形态不匹配，在牙根与牙槽骨之间存在一定的间隙，在该间隙内填充生物活性材料可增加移植牙的稳定性，诱导骨细胞分化增殖，促进硬组织的愈合。常用的牙槽窝填充材料详见第三章。

（二）移植牙的调𬌗

移植牙就位后，要调整移植牙为轻咬合或无咬合状态。可以调磨移植牙，甚至可调磨对𬌗牙过锐的牙尖，保证移植牙不受力，以促进移植牙牙周膜愈合（图 4-2-8）。

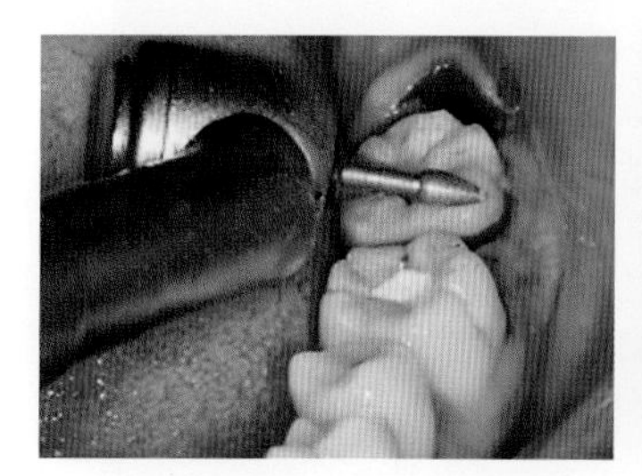
A. 调磨供牙过高牙尖

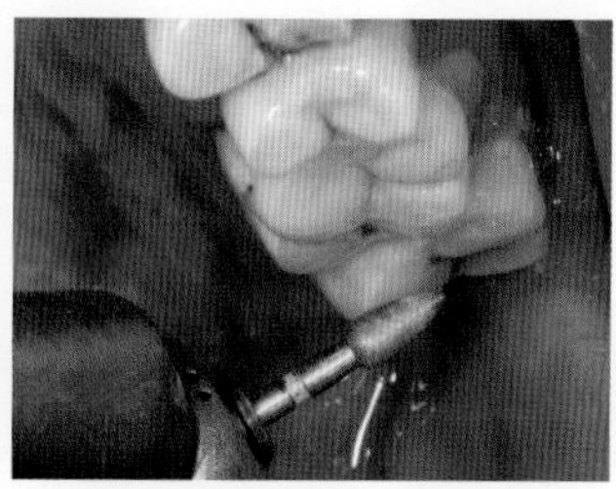
B. 调磨对𬌗牙过高牙尖

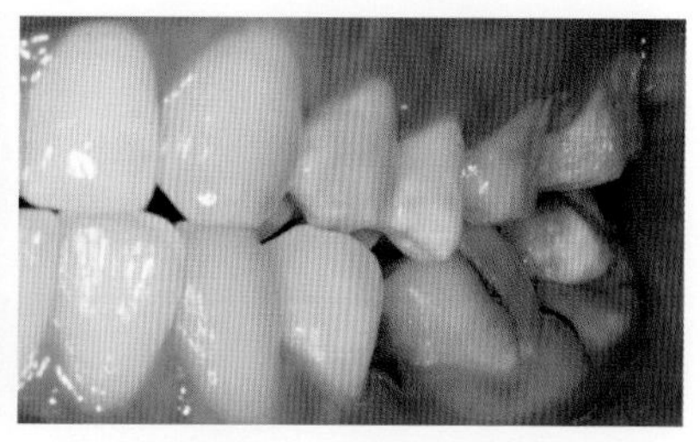
C. 调𬌗后移植牙与对𬌗牙呈轻咬合或无咬合状态

图 4-2-8　移植牙术后的调𬌗

（三）移植牙的固定

移植牙植入牙槽窝后，稳定、无负载的环境有利于其愈合。临床上曾采用过以下四种方法进行固定，但如今随着医疗设备、器械、材料的发展，有的方法已经被摈弃。

1. 结扎丝固定　采用 0.25mm 的不锈钢结扎丝，穿插于牙间隙中，将移植牙固定于相邻的牙齿。该方法在早期移植牙固定时常用，笔者也曾使用多年，有着较深的体会。以下列举几张早年所采用的结扎丝固定移植牙的图片（图 4-2-9）。

使用结扎丝固定的缺点是操作不方便。固定时结扎丝容易滑动，常需重复操作，费时费力；由于牙冠的外形结构是由冠方向牙颈部缩窄，如果单纯用结扎丝来结扎固定移植牙，在加力拉紧时，容易导致结扎丝向根方滑动，而移植牙向冠方滑动，尤其是游离端的移植牙，会影响牙周的愈合，甚至使移植牙脱离牙槽窝，起不到良好的固定作用。另外，结扎丝需固定于牙冠外形高点以下的倒凹内，而此处恰好是牙龈愈合的关键部位，结扎丝会妨碍牙龈愈合，还可能损伤邻牙牙间乳头，所以现在已较少采用这种方法来固定移植牙。

2. 正畸托槽、弓丝固定　移植牙植入后，在移植牙和两侧相邻牙齿的唇颊面进行酸蚀，涂布粘接剂，将正畸托槽粘接在牙面上，利用弓丝将邻牙和移植牙通过托槽连接为一个整体，以此对移植牙进行固定。该方法需要使用正畸器材，粘接过程操作繁琐，且移植术后受口腔内唾液、血液污染，难以保证粘接效果，现已不采用。

3. 牙弓夹板或邻面牙釉质直接粘接固定　将牙弓夹板弯制成待固定牙牙弓形态，一般多于移植牙相邻 2~3 颗牙，采用邻间隙结扎丝固定法固定牙周夹板；或选用 0.018 英寸不锈钢圆丝弯制成牙弓形态，唇颊面采用酸蚀、树脂固定移植牙；也可采用玻璃纤维带剪成合适的长度，采用酸蚀、树脂固定移植牙。这种方法稳定性较好，但临床上固定、塑形、牙面粘接等操作复杂、费时，不利于术后的松动度检查，拆除固定装置也较困难，临床上移植牙失去咬合刺激后，发生牙根替代性吸收的几率和吸收程度均较高，现已很少采用。

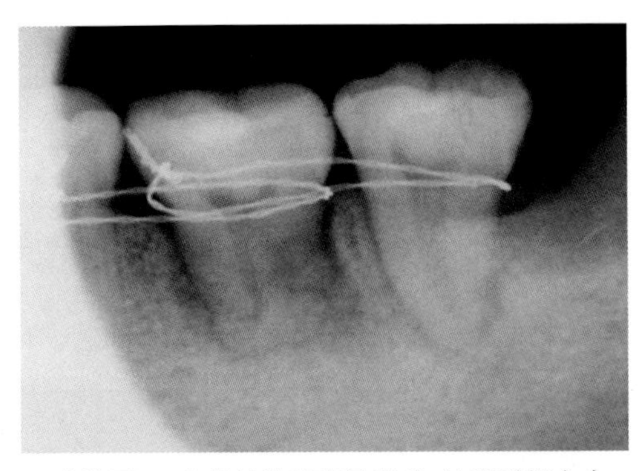

A. 移植牙 36 上的结扎丝容易滑动，妨碍牙龈愈合，37 远中结扎丝向根方滑动，影响牙周健康

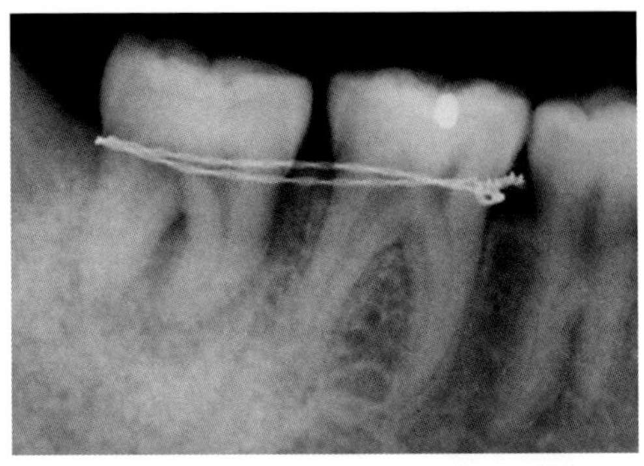

B. 移植牙 46 近中结扎丝交汇处刺激或损伤牙间乳头

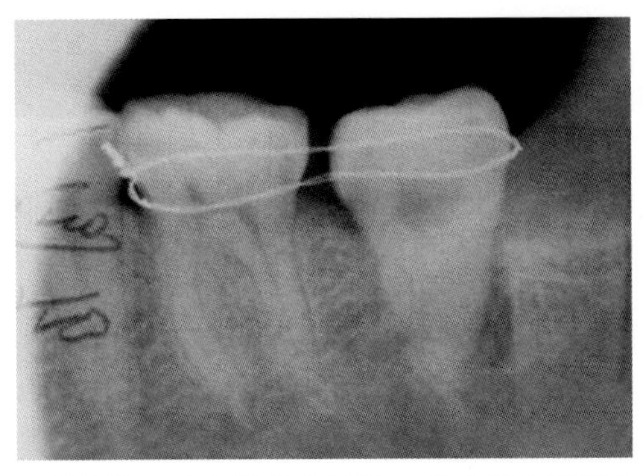

C. 移植牙 37 使用结扎丝固定，36 近中结扎丝固定处不利于清洁，影响牙龈健康

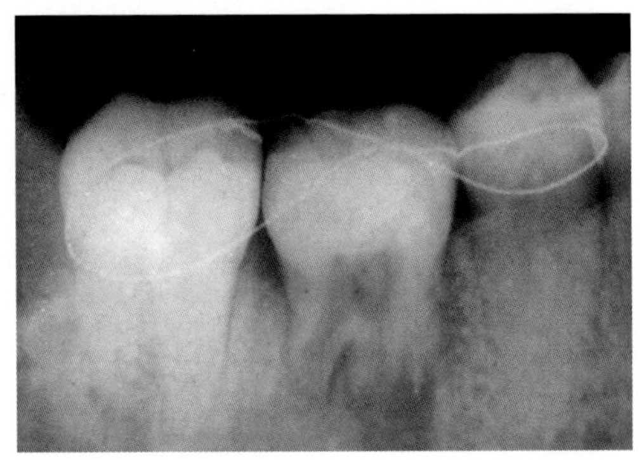

D. 移植牙 46 结扎丝固定，固定邻牙外形高点不明显，不易固位，固定费时费力

图 4-2-9　早期移植牙曾采用的结扎丝固定

4. 缝合固定　供牙植入就位、确定无咬合后，在移植牙近远中颊舌向各缝合一针，一方面可对位恢复牙间乳头，另一方面起到拉紧牙龈，使牙龈包绕紧贴供牙牙颈部的作用。再用缝线将牙槽窝外的牙龈进行“对角式缝合”，例如近颊牙龈与远舌牙龈，近舌牙龈与远颊牙龈，在牙冠𬌗面进行缝合，缝线交叉呈十字形。根据情况还可附加颊舌侧缝合或近远中缝合。有些游离端移植牙仅做颊舌向龈乳头对位缝合，就可起到固定移植牙的作用，只要最终保证移植牙在受植牙槽窝内稳定即可。该法简单易行，固定效果良好。但是应注意，移植牙与对𬌗牙应无咬合接触，保证移植牙在愈合过程中不承担负载（图 4-2-10）。

六、术后医嘱

1. 移植牙手术结束后，观察 30 分钟，如无不适方可离开。

2. 嘱患者咬紧拔牙创处的无菌纱卷以压迫止血，30~40 分钟后吐出。若出血较多时，可延长至 1 小时。

3. 嘱患者不能舔舐术区，不应反复吐唾、吸吮，以免由于增加口腔负压，破坏血凝块而引起出血。告知患者术后 1~2 天内唾液中带粉红色血丝属于正常现象。如发生移植牙脱落或出血过多，需及时就诊。

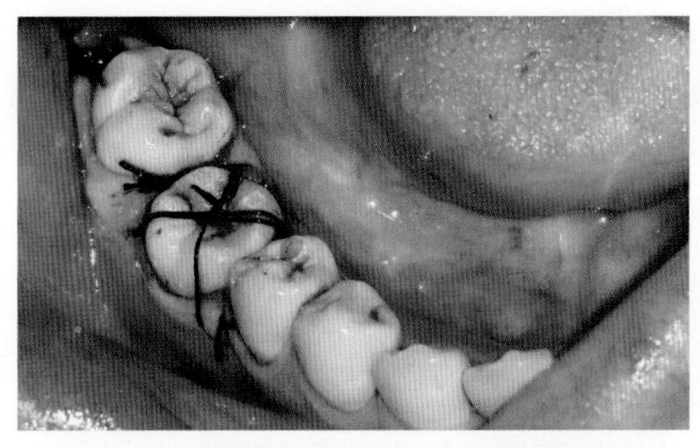

A. 缝合牙间乳头和对位十字缝合固定

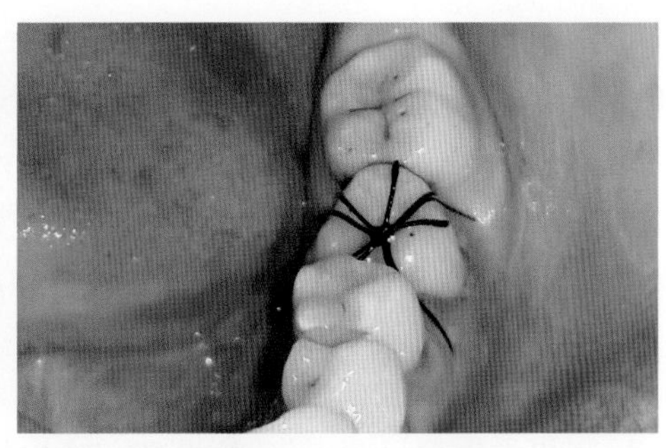

B. 对位十字缝合固定

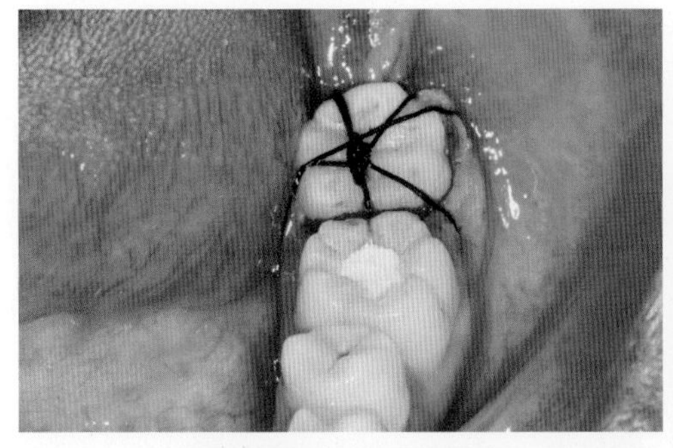

C. 游离端移植牙缝线固定

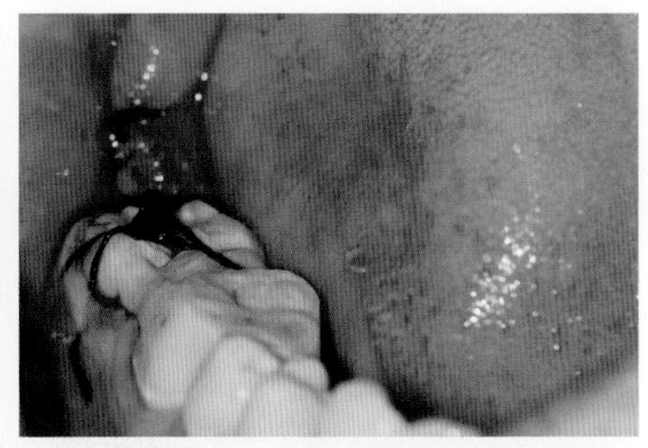

D. 游离端移植若远中骨量少，供牙牙根呈锥形时，可在移植牙与邻牙间加用流动树脂固定

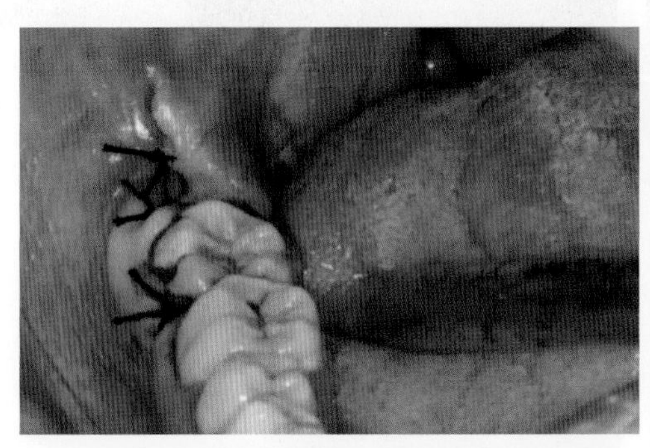

E. 游离端移植牙近远中颊舌向龈乳头对位缝合固定

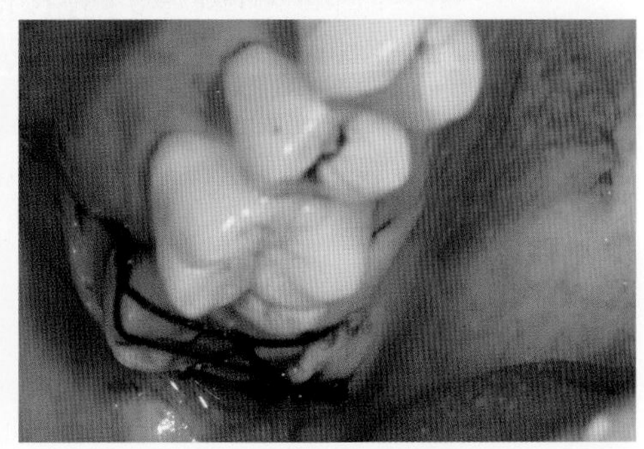

F. 上颌移植牙缝合固定

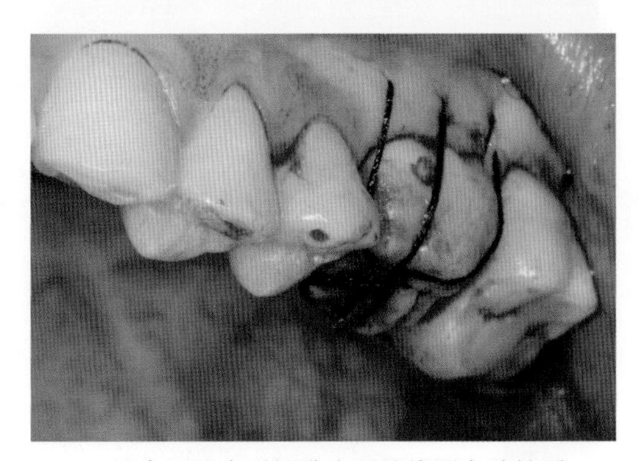

G. 缝合近远中牙间乳头和缝线固定移植牙

图 4-2-10　移植牙术后常见的缝线固定方法

4. 手术当日注意休息，避免剧烈运动，术后尽量不吸烟饮酒。手术当天不刷牙、不漱口。以免血凝块脱落影响伤口愈合。术后2个小时可进温凉软食，勿用患侧咀嚼，饮食勿过热、过硬或辛辣刺激。

5. 术后24小时内，局部可进行冷敷，冷敷时冰袋用毛巾包裹，避免冻伤。48小时后，如出现局部肿胀，可进行热敷。

6. 嘱患者按医嘱服用消炎药及止疼药。术后5~7天复诊并拆除缝线。

7. 术后避免患侧咀嚼，防止因移植牙受力过大而影响愈合。

8. 嘱患者保持口腔卫生，特别注意移植牙周围的清洁。

附：自体牙移植病例完整操作步骤（图4-2-11）

典型病例：患者，女，30岁，左下颌后牙不能修复，要求拔除。口内检查：36残冠，38垂直高位，牙体完整，且牙冠与36间隙相匹配。

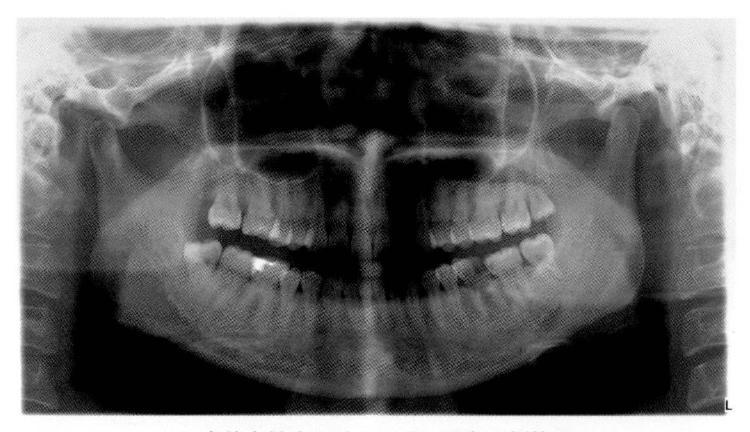

A. 术前全景片显示38双根，距离下颌管近

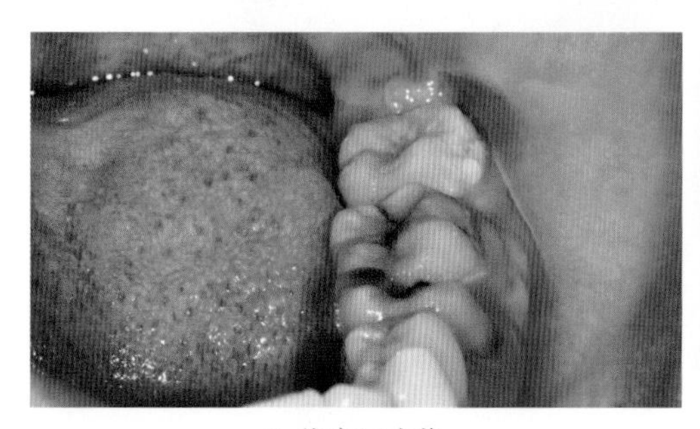

B. 临床口内像

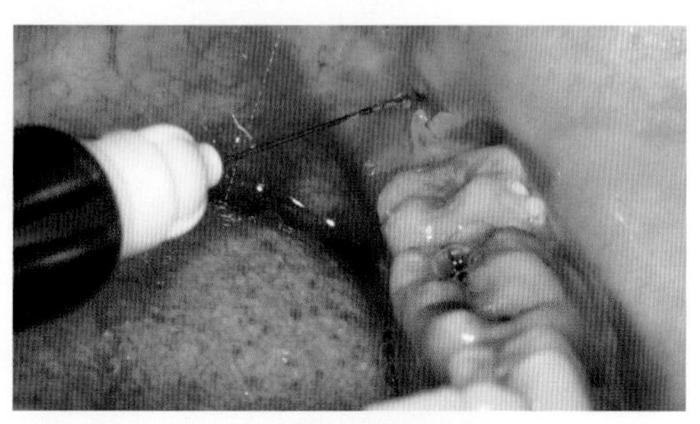

C. 下颌神经阻滞麻醉

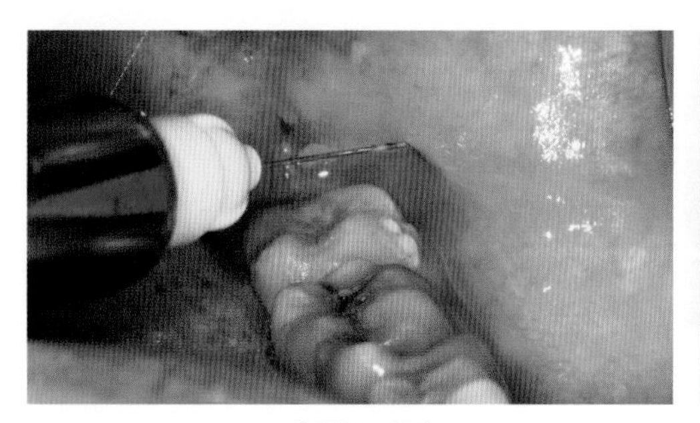

D. 颊神经麻醉

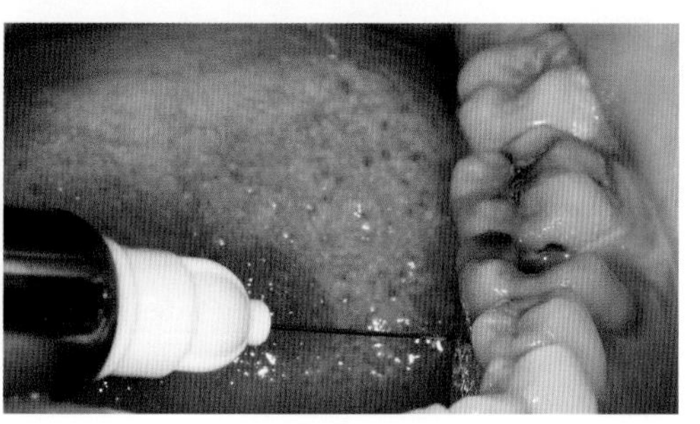

E. 患牙局部浸润麻醉，可减少术中出血

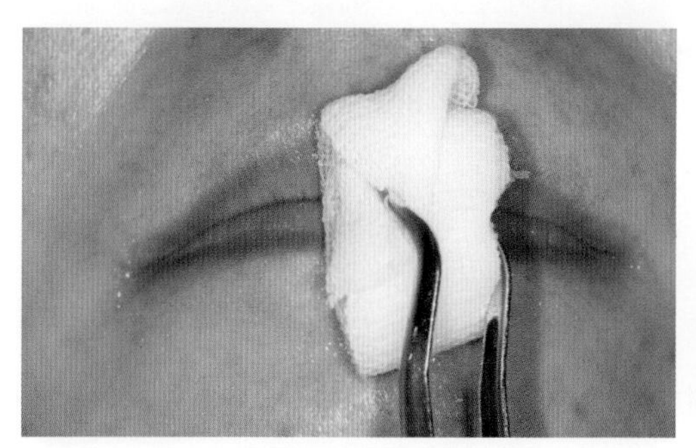

F. 口周消毒

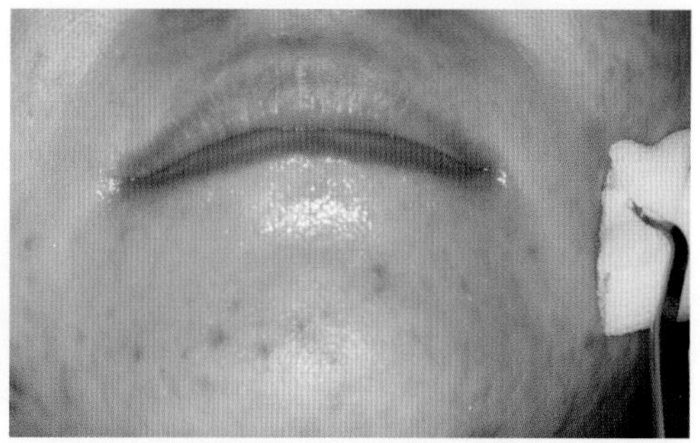

G. 消毒范围达左侧颊部

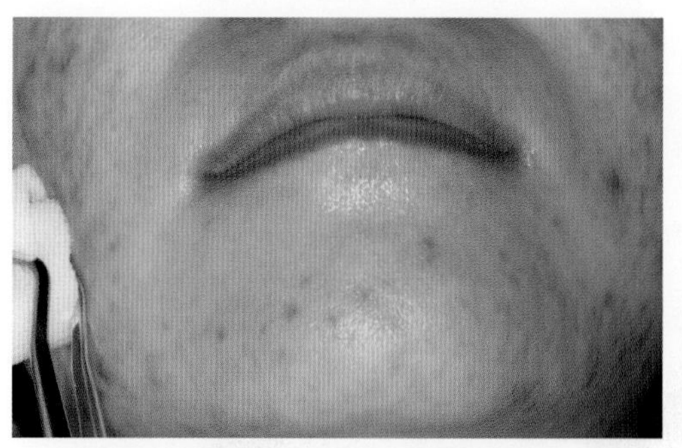

H. 消毒范围达右侧颊部

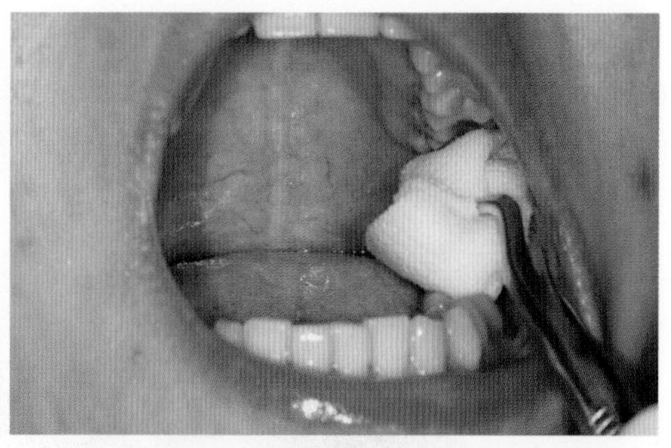

I. 口内消毒:从移植区牙齿开始

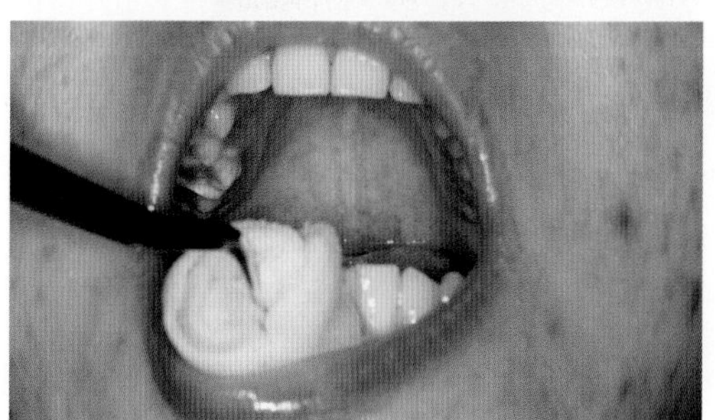

J. 向前扩展消毒整个口腔

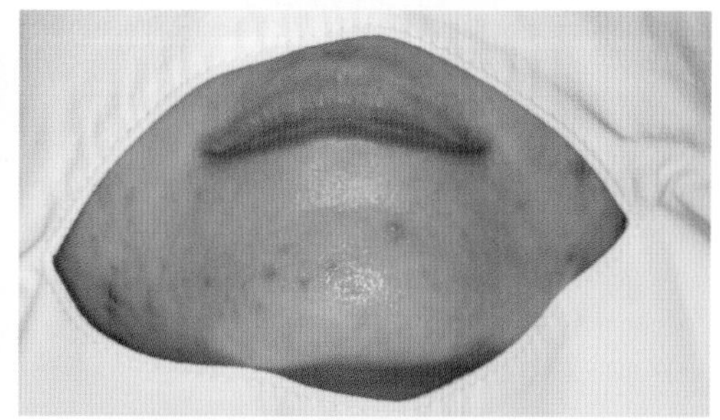

K. 铺无菌巾

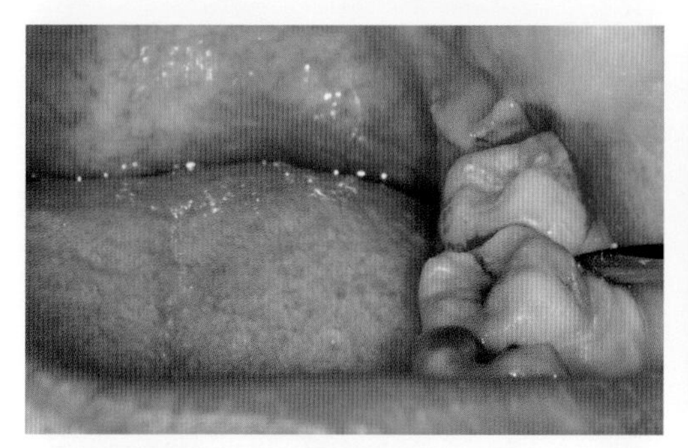

L. 先挺松供牙 38 以确定智齿能够完整拔出,以便移植手术能继续进行

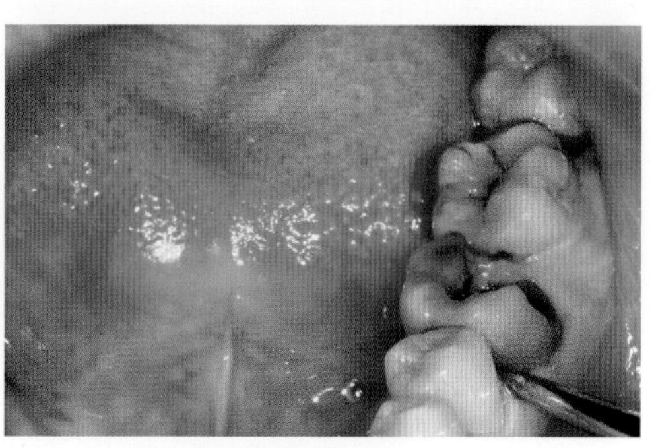

M. 挺松拔除受植区残冠 36

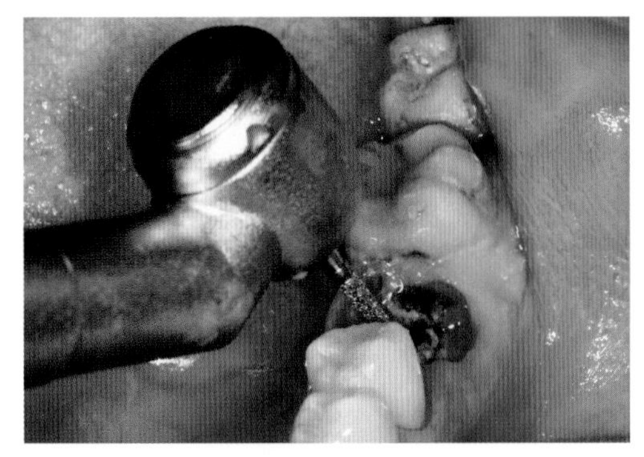

N. 用钻分根后拔除

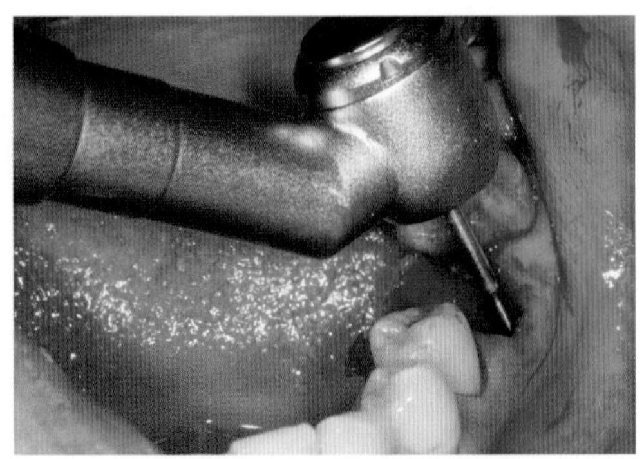

O. 钻修整牙槽间隔，制备新牙槽窝

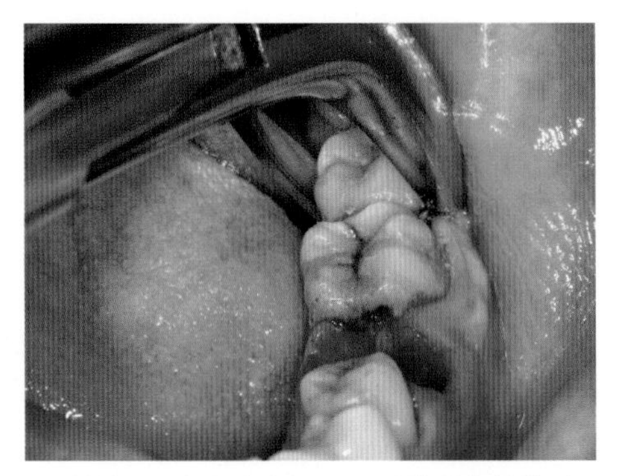

P. 牙钳拔出已挺松但仍置于原牙槽窝内的供牙 38

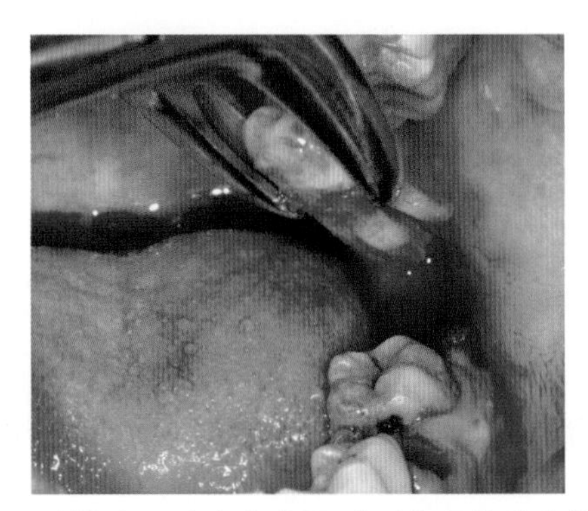

Q. 记录供牙 38 为弯曲多根，为后期根管治疗提供参照

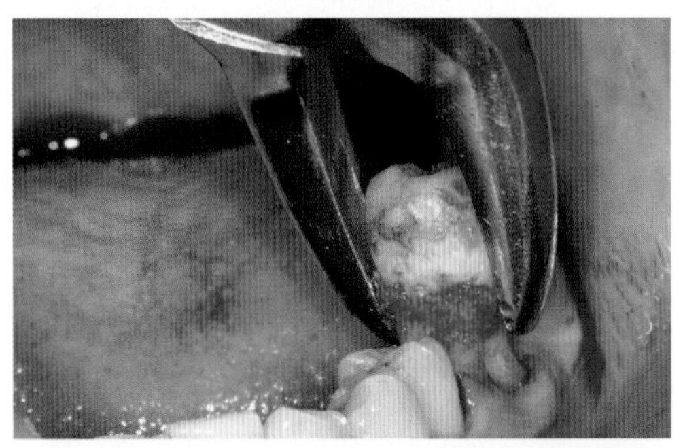

R. 供牙植入新牙槽窝

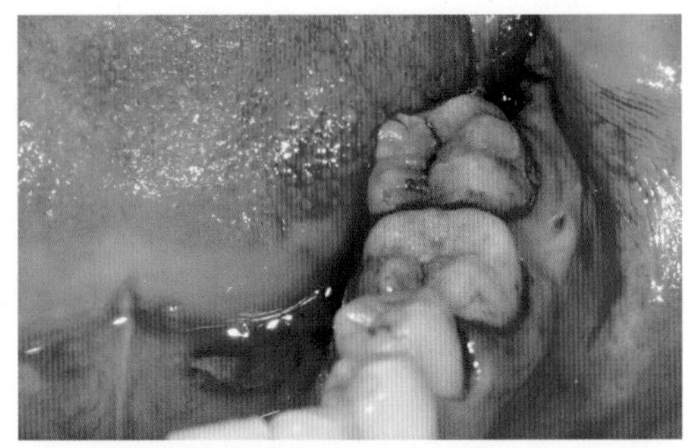

S. 供牙大小合适

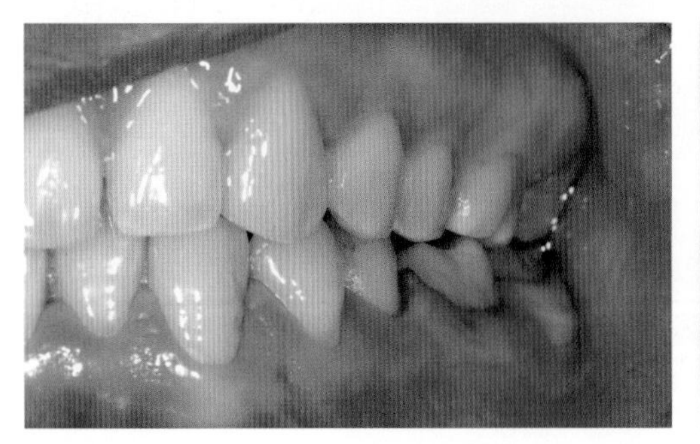

T. 进行咬合检查，必要时调𬌗，确保移植牙轻咬合或无咬合接触

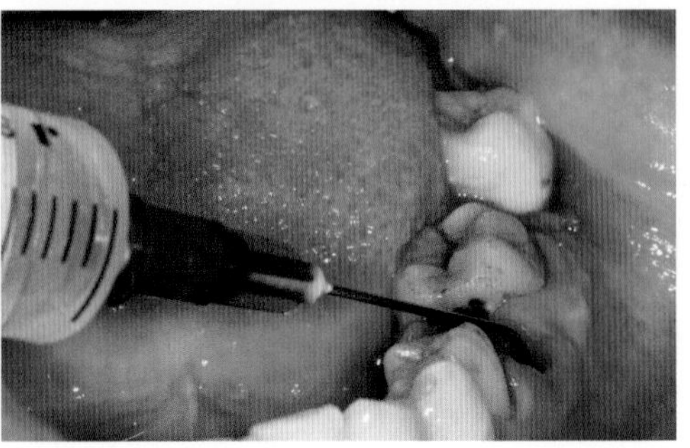

U. 将供牙取出放回原拔牙窝，用生理盐水冲洗移植区拔牙窝

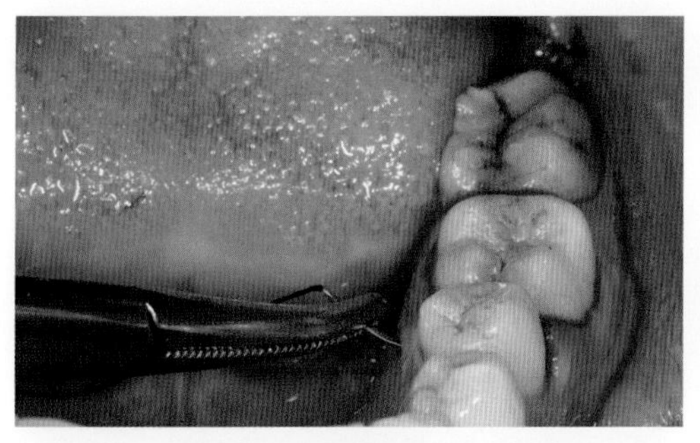

V. 再次取出供牙重新植入新牙槽窝

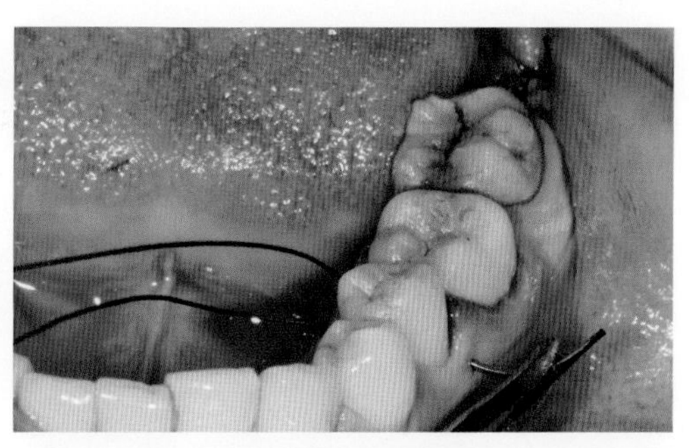

W. 缝合近中牙间乳头

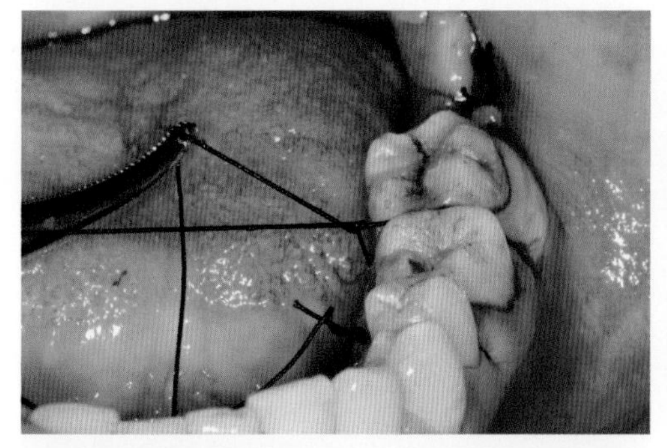

X. 同法缝合远中牙间乳头，见牙龈结缔组织紧密包绕移植牙牙颈部

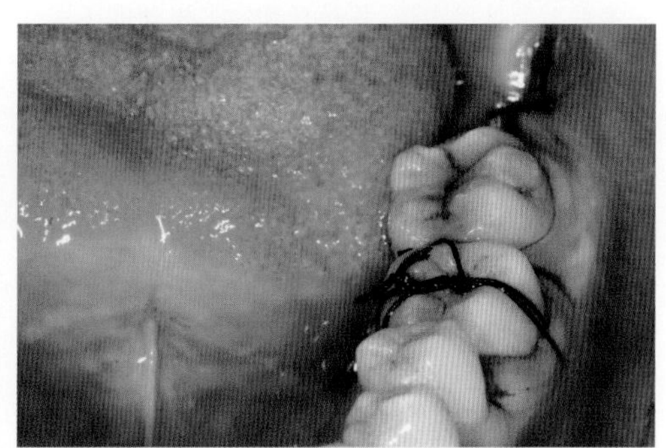

Y. 缝线殆方固定移植牙

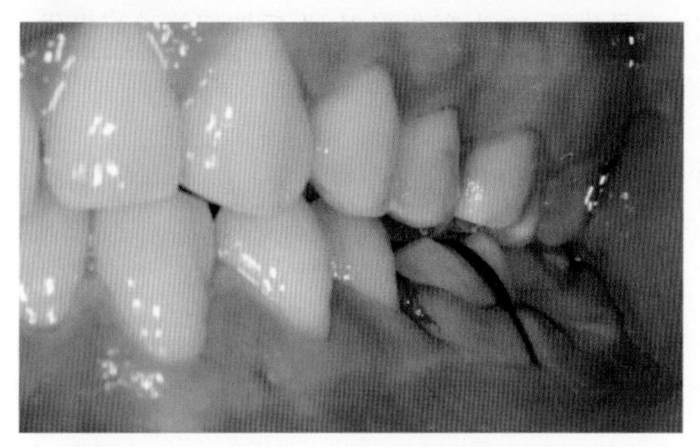

Z. 咬合侧面观，移植牙与对殆牙稍有间隙，以避免咬合创伤

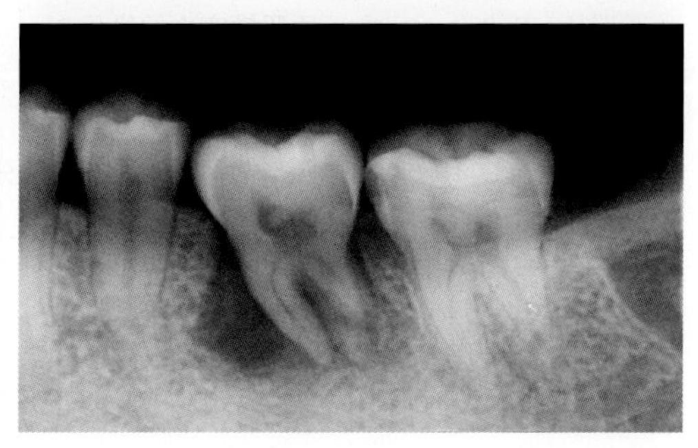

a. 术后即刻 X 线片，见移植牙远中密合，近中牙根间隙较大，复查时要仔细检查移植牙位置情况，谨防移植牙移位

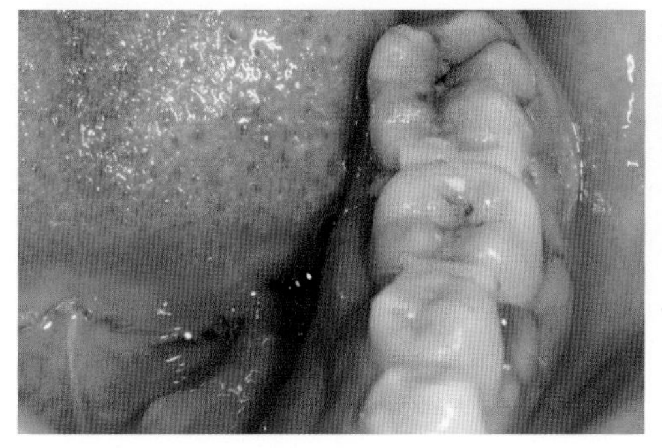

b. 术后 1 周口内像，移植牙叩(–)，松动度 I°，牙龈稍红肿

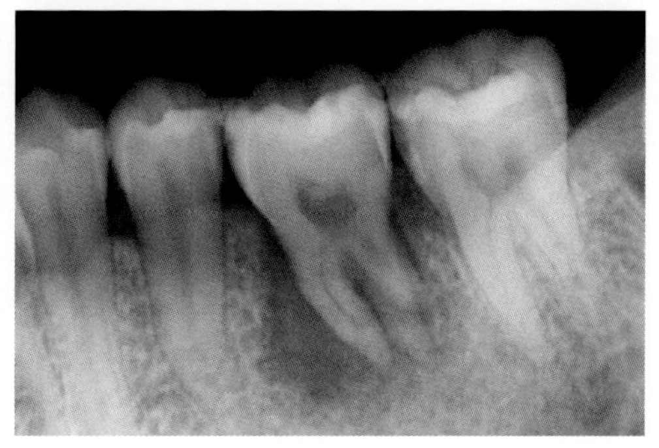

c. 术后 1 周 X 线片，根尖区未见明显异常，牙根无移位

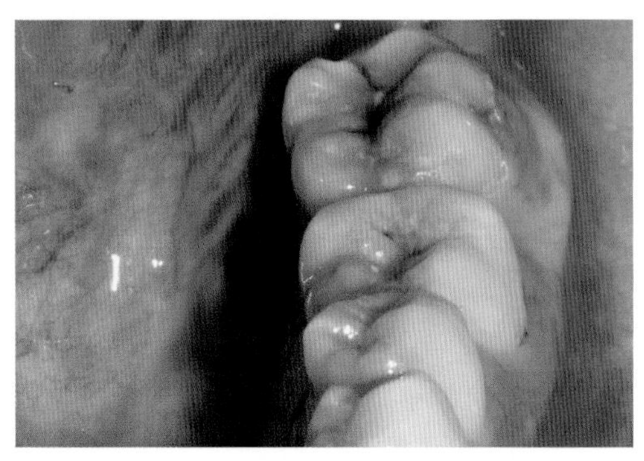

d. 术后 1 个月口内像，移植牙叩(-)，松动度Ⅰ°，牙龈色形质正常

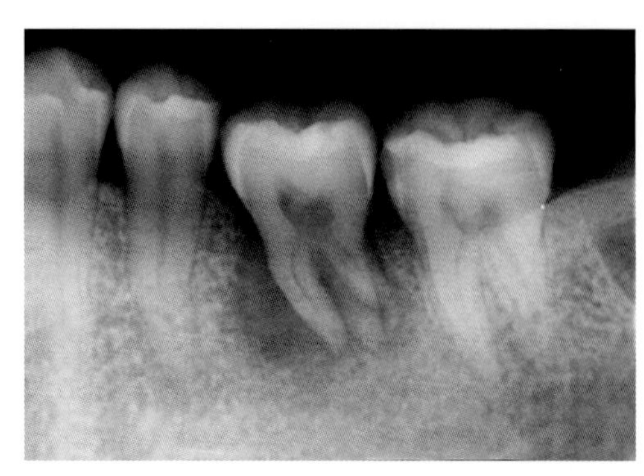

e. 术后 1 个月 X 线片，移植牙牙根近中骨密度较之前有所增高，提示有新骨形成

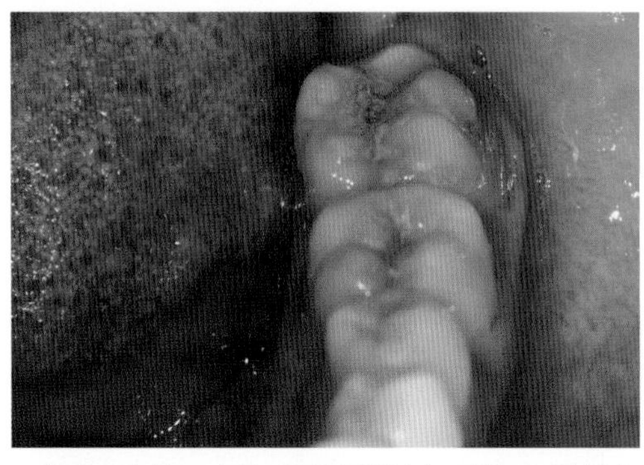

f. 术后 3 个月口内像，移植牙叩(-)，不松动，牙龈色形质正常

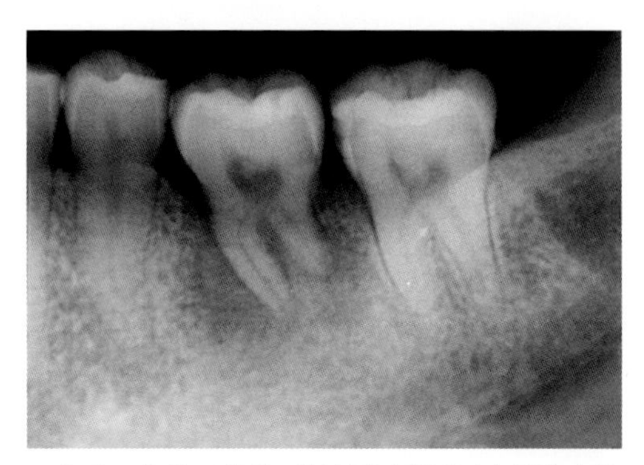

g. 术后 3 个月 X 线片，移植牙牙根近远中骨密度较之前明显增高，提示有新骨形成，牙根长度未见变化

图 4-2-11 自体牙移植术操作步骤

第五章 自体牙移植术的并发症及术后临床观察

第一节　自体牙移植术的并发症

自体牙移植术是牙槽外科基本手术的综合体，包含麻醉，牙槽窝制备（患牙拔除），供牙拔出、、供牙植入、缝合、固定等多个步骤。自体牙移植术的并发症，应该从以下两个方面考虑：第一，医师应该具备熟练的牙槽外科手术操作能力；第二，医师对术中可能出现的并发症具有预防和处理能力。

术前应认真、仔细检查，准确评估。拔牙前利用根尖片、全口牙位曲面体层片、CBCT等充分评估牙根形态及阻力情况，尽量减少因技术原因造成的不必要断根，使得手术无法继续进行。

在拔除受植区患牙时，应准确精细操作，尽量减少对牙槽窝周围软硬组织的损伤。如牙龈缘过多损伤，会影响术后移植牙牙龈的一期愈合；上颌牙距上颌窦较近，下颌牙距下颌管较近时，若拔除患牙出现创伤较大，则供牙植入时有可能造成上颌窦瘘或下牙槽神经损伤。

于患者而言，移植术后遵守医嘱，也是避免并发症的重要原因。如移植后患者口腔卫生维护不佳或移植牙过早承担咀嚼力，都会造成移植牙术后感染或移植牙愈合不佳而松动。

总之，移植牙手术是一个集破坏和重建于一体的手术，既需要医师具备娴熟牙槽外科操作技术、强烈的责任心，做到术前认真检查、仔细评估、术中精细操作，也需要患者在术后尽力按医嘱进行配合，才能最大限度地减少并发症的发生。

一、自体牙移植术中并发症

自体牙移植术中局部麻醉和牙拔除术并发症在各版《口腔颌面外科学》教材中均有详细叙述，在此不再赘述。本节主要总结临床中自体牙移植术中常见的几种并发症及处理方法。

（一）供牙根折

根折是拔牙过程中最常见的并发症，牙根折的原因主要有以下几个方面：

1. 牙根本身的因素　如牙根形态变异，根端粗大、细小多根、根分叉较大，弯曲根弯向近中，与用力挺出脱位的方向不一致容易折断（图5-1-1）。

2. 拔牙方式不当　未先挺松、拔牙用力过大、脱位方向错误，或挺出方向与牙根弯曲方向相反，错误使用旋转力等。

如果供牙拔出时发生根折，应视情况判断是否能够继续移植。如断根不超过根长的1/3，冠根比大于1∶1者可继续移植，术后3~4周进行根管治疗，按时复诊观察，亦可获得较好的临床效果。多根牙中只要有一粗大根完整，理论上都可以继续移植，对于发生根折的牙根，可采取截根术，磨除断根，断端用MTA等材料充填后继续移植（详见第八章）。

（二）下颌管损伤

在行下颌自体牙移植时，患牙拔除，供牙拔出和植入，受植区牙槽窝制备均有可能损伤下牙槽神经。下牙槽神经损伤后，会出现下唇及颏部皮肤不完全麻木或兼有烧灼、刺痛、蚁走等异常感觉。为了尽量避免损伤下牙槽神经，术前应对供牙及受植区进行影像学检查，了解供牙牙根与下颌管关系，CBCT测量受植区牙槽骨高度；供牙拔出时尽量避免向根尖方向施力；向深部制备牙槽窝时，可在钻针上标明刻度，保证制备的牙槽窝底距下颌管至少2mm。

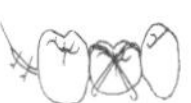

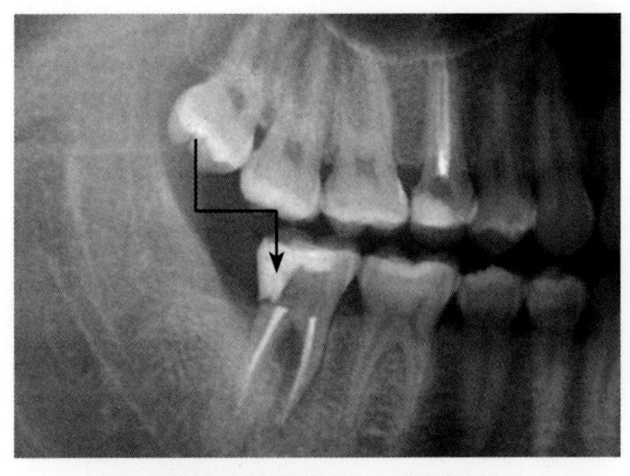

A. 术前 X 线片显示 18 牙根聚拢

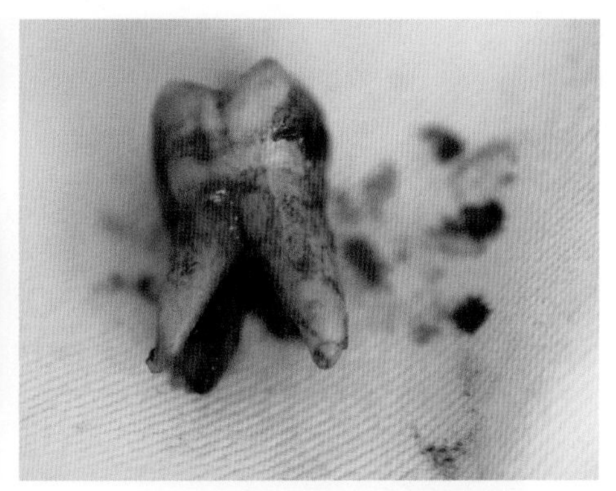

B. 18 拔出后因多根且分叉过大无法植入而放弃

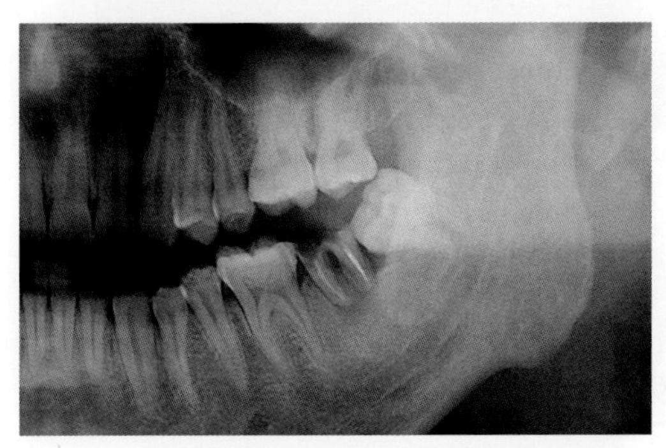

C. 术前 X 线片显示 38 弯根且弯向近中

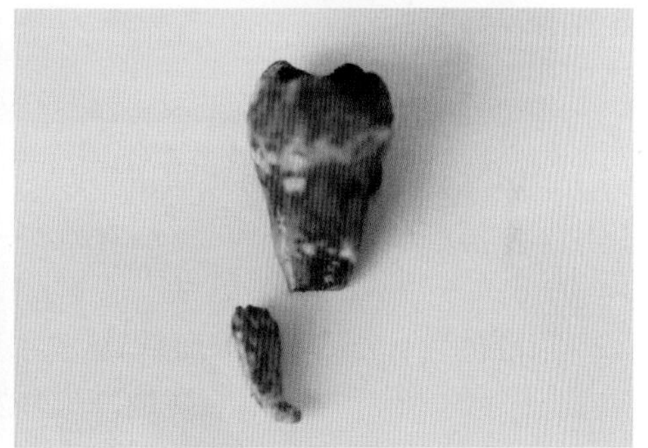

D. 尽管拔牙时格外小心，但仍发生根折而放弃

图 5-1-1　术中发现牙根分叉较大或折断，导致移植牙手术无法进行

下颌管损伤时，术中可出现明显疼痛和窝内涌血，此时可用复方去甲肾上腺素棉球或纱球填塞牙槽窝 3~5 分钟，如出血明显止住可视情况继续手术；如出血难以止住则应放弃手术，采用碘仿纱条紧密填塞牙槽窝，可达到止血目的。1 周后更换碘仿纱条，松散填塞，直至骨面有肉芽组织形成，停止换药待自行愈合，以后视情况采取相应的修复方式。

如果术中未发现损伤，术后出现下唇及颏部皮肤不完全麻木等症状，应考虑神经损伤。下唇麻木的原因与阻生智齿拔除术所致的麻木相同，可能是手术直接损伤到下颌管，也可能是手术创伤性水肿压迫所致的暂时性反应，亦可能是炎性刺激所致的麻木，还有可能是牙槽窝底距下颌管较近，供牙植入咬合就位后，下颌管骨壁受压发生改变而出现麻木。症状较轻者，可抗炎观察，分析其原因采取相应措施给予处理。

（三）上颌窦底穿孔

在上颌自体牙移植术中，患牙拔除或供牙拔出、受植区牙槽窝制备、供牙植入均可能造成上颌窦底穿孔。患者为 39 岁女性，26 严重龋损要求拔除。临床检查 26 残冠，38 正位萌出，拟将 38 移植到 26 区。当时我科还未普及 CBCT，仅凭全景片片难以准确判断上颌窦的位置范围，术中在放入供牙嘱患者咬合就位时造成上颌窦底穿孔，术后引起上颌窦感染，患者放弃继续治疗，要求拔除移植牙。这是因上颌窦的感染导致移植牙治疗失败的病例（图 5-1-2）。

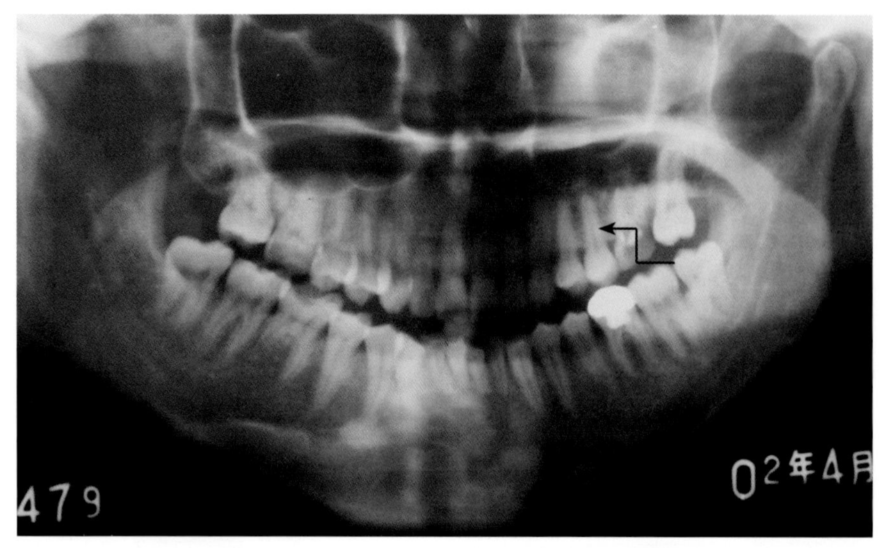

A. 术前全景片，38 牙根形态好，可行 38→26 区移植

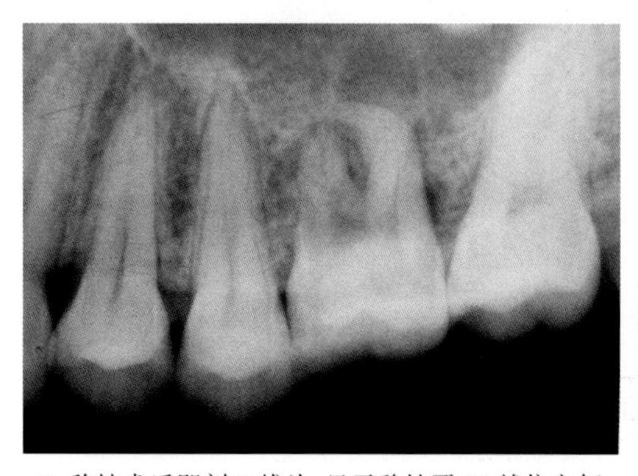

B. 移植术后即刻 X 线片，显示移植牙 26 就位良好

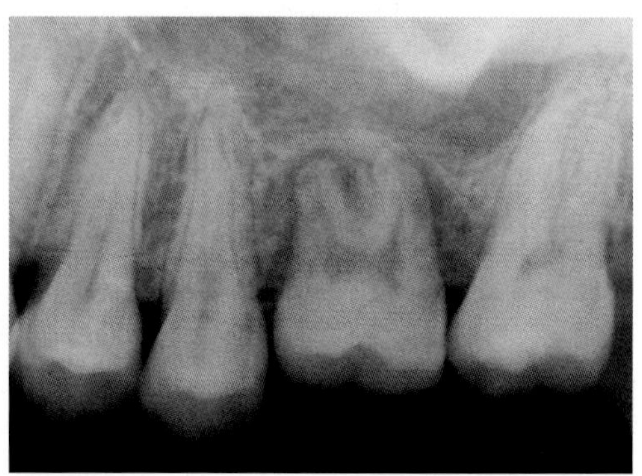

C. 移植术后 3 个月 X 线片，显示移植牙 26 根尖周低密度影

图 5-1-2　因上颌窦底穿孔，造成移植牙术后感染，最终导致移植失败

上颌后牙，尤其是根管治疗后的上颌后牙，牙体组织较脆、根周骨质因炎症造成弹性降低或牙根固连、根尖病变致上颌窦底骨质缺如等，在拔牙过程中容易出现断根，取根有可能致牙根移入上颌窦，造成上颌窦穿孔；拔牙后搔刮病变肉芽组织时可能刮破窦底；上颌牙槽窝制备时，根尖方向制备过深可能穿破窦底；移植牙植入时压入力量过大，可能刺破窦底。以上情况造成的上颌窦底穿孔，一般较小，或上颌窦底黏膜未穿破，可术后抗炎观察，术后 2~3 周尽早开髓行根管治疗，术后应嘱患者勿鼻腔鼓气、吸食饮料、抽烟，并使用抗生素预防感染，同时使用滴鼻剂，窦底穿孔均有可能自愈。

二、自体牙移植术后并发症

自体牙移植术后与拔牙术后一样，由于手术对组织造成创伤，引起疼痛和肿胀均为组织正常的应激反应。同时，疼痛和肿胀也是多种并发症的早期或主要症状，若未及时发现并处理，将导致症状加重而引发不良后果。所以对术后反应和术后并发症应认真加以鉴别。

（一）移植术后持续疼痛

自体牙移植术使骨组织和软组织受到不同程度的损伤，均会引起疼痛，局麻药代谢后即可出现，疼痛大多可忍受，3~5 天内逐渐减轻消失。根据每位患者对疼痛的敏感耐受程度不同，可适当给予布洛芬、洛索洛芬钠等。如牙植入后 1 周仍有疼痛，且疼痛剧烈，应积极寻找病因。笔者多年临床中曾遇到过两位患者，术后 1 周因难以忍受的疼痛不得不拔除移植牙。分析原因其均为早期采用结扎丝固定，可能由于结扎丝与邻牙 8 字栓丝拧紧后，结扎丝朝着根尖方向滑动，对邻牙牙间乳头、牙周膜的刺激导致的持续性疼痛；也可能是受植区间隙略小于供牙牙冠近远中径，植入时使用较大力使供牙就位，对邻牙造成较大挤压，引起的疼痛（图 5-1-3）。

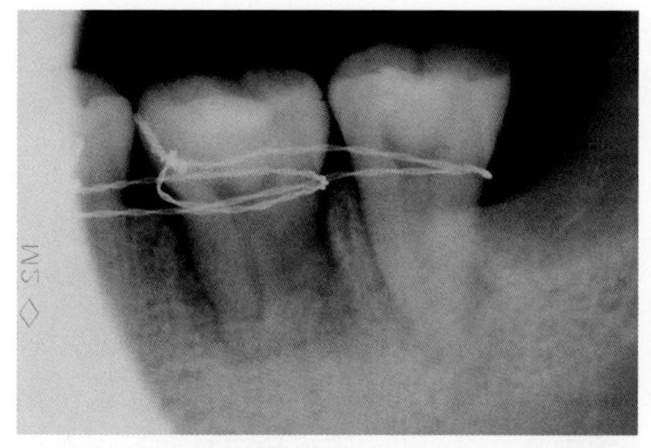

A. 结扎丝与邻牙 8 字栓丝拧紧后，结扎丝朝着根尖方向滑动刺激牙间乳头和牙周膜造成术后疼痛

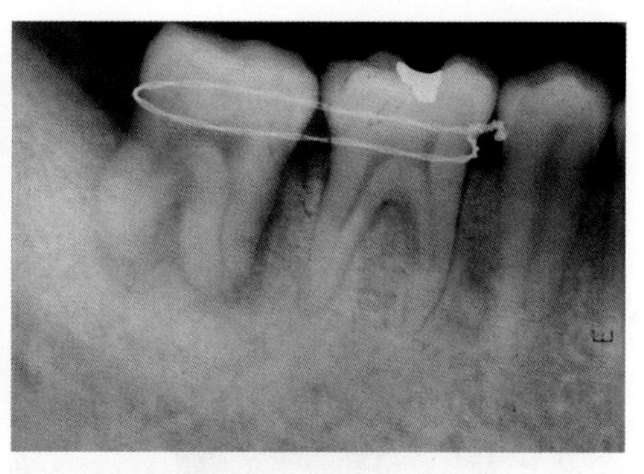

B. 移植牙 47 远中结扎丝向根尖方向滑动，46 近中结扎丝交汇处刺激或损伤牙间乳头

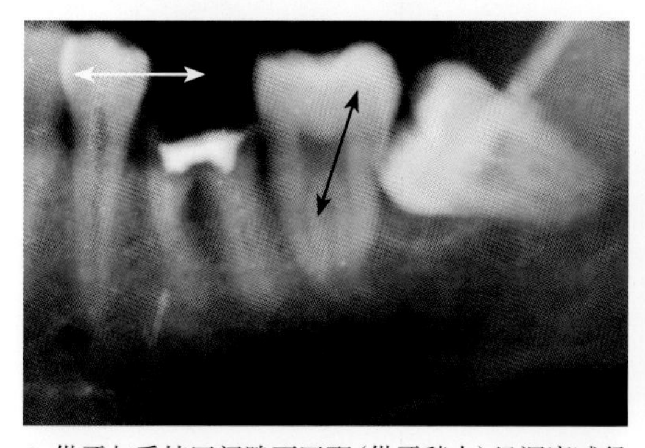

C. 供牙与受植区间隙不匹配（供牙稍大）经调磨减径后植入

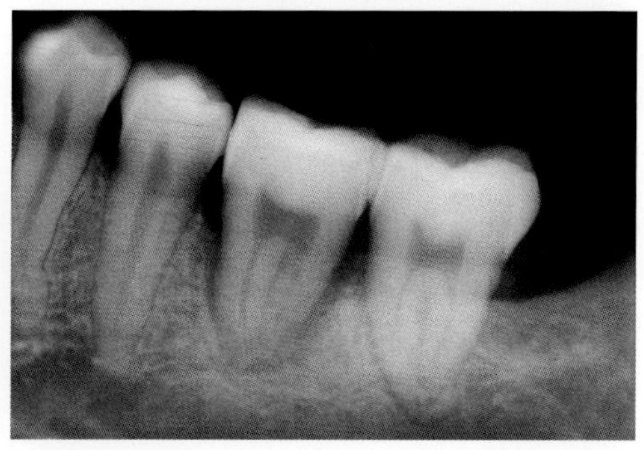

D. 移植牙 36 植入后对邻牙产生挤压，可见 37 近中牙周膜间隙增宽

图 5-1-3　不同原因导致的移植牙术后疼痛

（二）移植牙术后感染

移植牙术后常规使用抗生素，很少出现感染情况。但少数患者，在术后 1 周可出现移植牙周围脓肿，应尽快用大量 3% 过氧化氢溶液和生理盐水交替冲洗移植牙周，牙周袋内置放碘甘油、盐酸米诺环素等，多数患者能够好转，移植牙成活。少数患者，脓肿迁延不愈，X 线片显示移植牙牙周阴影面积逐渐加大，牙根出现吸收，预示移植牙预后不良，可酌情拔除。

第二节　自体牙移植术后的临床观察

自进行牙移植手术之日起即进入临床观察期。为了保证移植牙的远期效果，移植术后应即刻拍摄一张 X 线片，为后期观察移植牙牙周骨组织及牙周膜的愈合情况提供对照。

临床上要求患者在移植术后 1 周、1 个月、3 个月、6 个月定期复查，以后每隔 0.5 年进行复查，待移植牙稳定后，可适当延长复查时间。自体牙移植术后观察的内容包括：

1. 患者的主观感受。
2. 移植牙在牙列中的位置、咬合、叩诊情况。
3. 移植牙的牙龈组织有无色、形、质的改变。
4. 牙周探诊　使用牙周探针对移植牙进行探诊，记录牙龈出血指数、6 个位点牙周袋深度、牙周膜附着情况、根分叉病变情况。切记在移植后 1 个月内禁用探针探查牙周袋。
5. 拍摄 X 线片查看根尖周情况及牙根的变化。

一、术后 1 周复诊

术后 1 周牙龈已基本愈合，此时复诊主要为拆除缝线，其次应注意检查以下几个方面：

1. 观察移植牙是否有异常的动度、移位，有无咬合创伤存在。尤其第二磨牙区游离端移植，供牙为前倾位和水平位阻生智齿时，由于远中缺少牙槽骨，移植牙容易向远中移位或倾倒（图 5-2-1）。如发现供牙有移位，可能有咬合创伤存在，需要调整咬合高点，重新复位固定（图 5-2-2）。

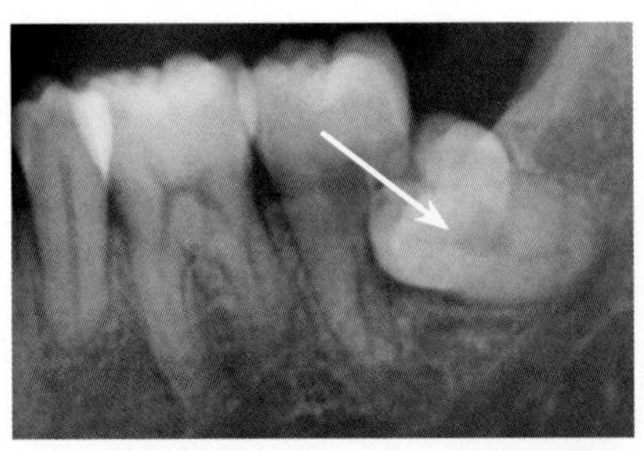

A. 水平位阻生智齿占据了牙槽骨的位置

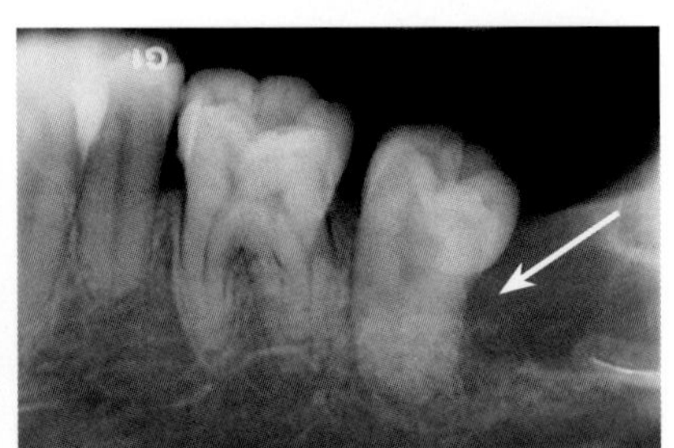

B. 术后即刻 X 线片，远中缺少牙槽骨

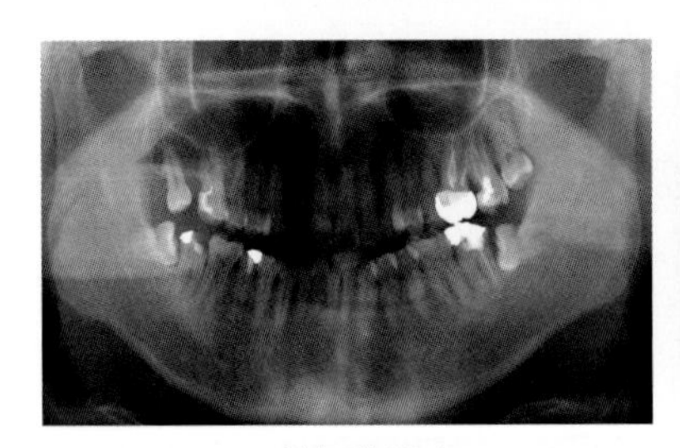

C. 前倾位阻生

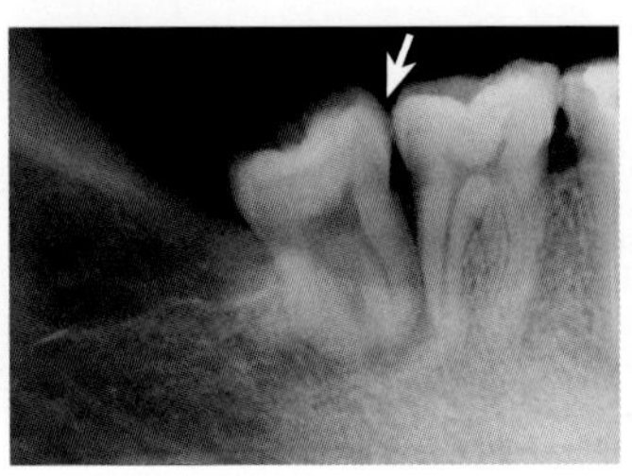

D. 术后即刻 X 线片

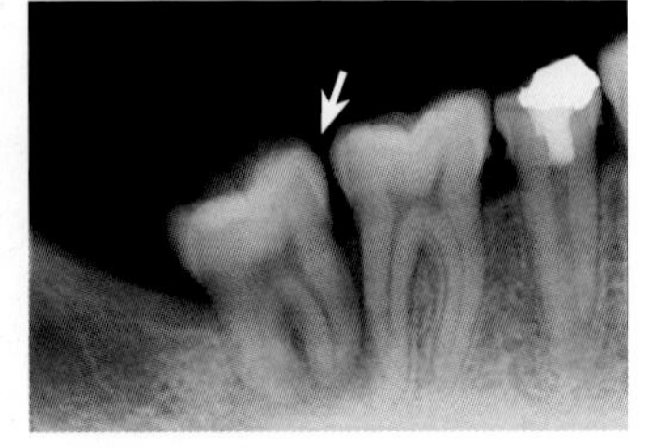

E. 术后 1 周，移植牙稍向远中移位与邻牙之间间隙增大

图 5-2-1　第二磨牙区游离端移植，供牙为前倾位和水平位阻生智齿时，移植后远中常缺少牙槽骨，移植牙容易向远中移位或倾倒

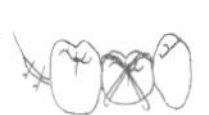

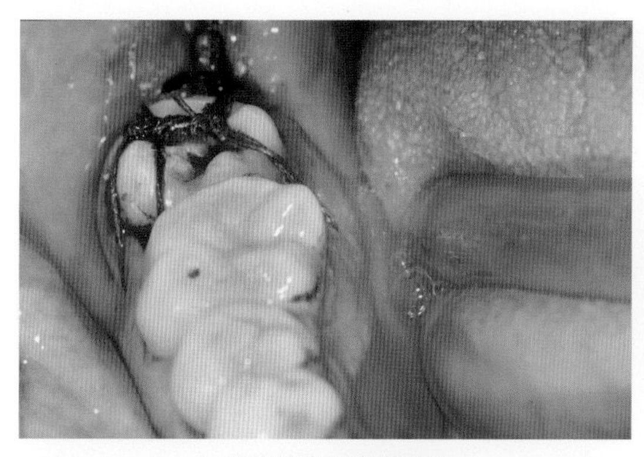

A. 缝线缝合固定移植牙

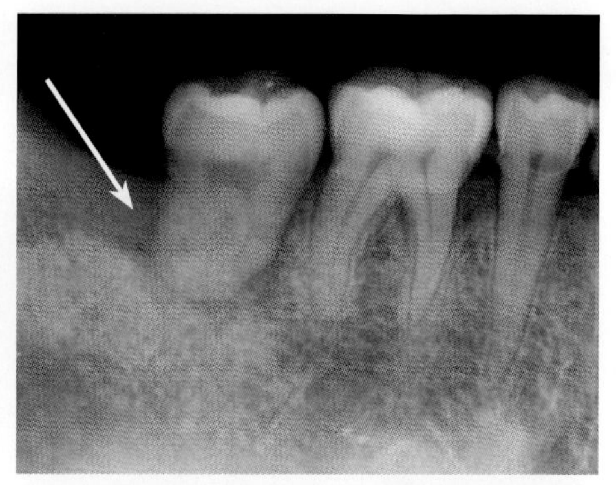

B. 术后即刻 X 线片，显示远中骨质缺损

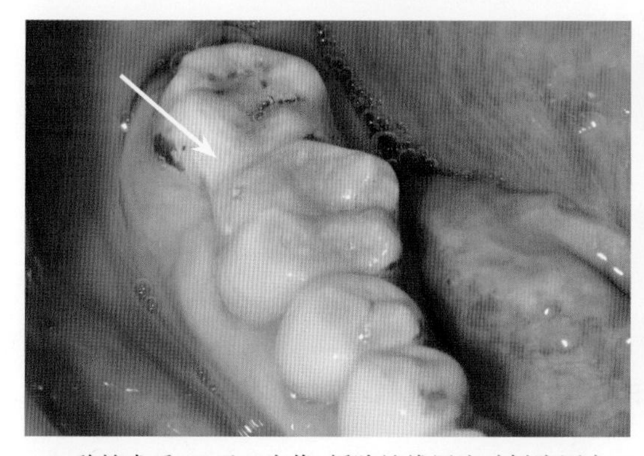

C. 移植术后 10 天口内像，拆除缝线用流动树脂固定

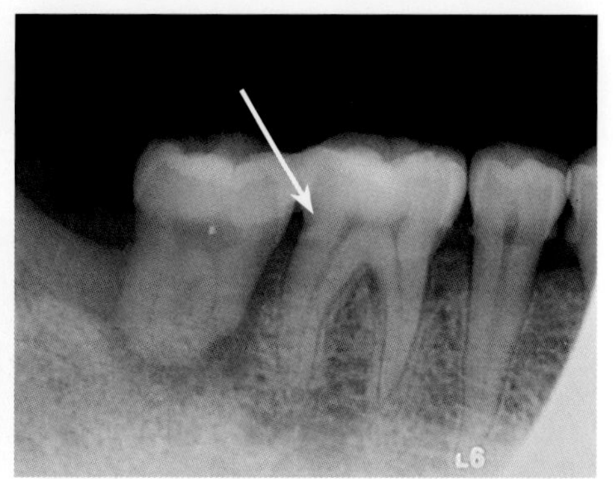

D. 移植术后 10 天 X 线片，显示固定后的影像

图 5-2-2　48→47 区移植，患者术中拔出供牙时因舌侧骨板粘连，移植后远中骨缺损，拆除固定缝线后为防止移植牙向远中倾倒或脱落，重新用流动树脂固定

2. 观察牙龈组织的外形和颜色、牙龈与移植牙牙颈部的贴合情况、牙龈有无肿胀感染，牙周围有无食物残渣附着等表现（图 5-2-3）。复诊时首先用 3% 过氧化氢溶液轻轻擦拭移植牙周围，以清除牙龈缘周围附着物，保证牙周清洁。但 1 周内忌用过氧化氢溶液冲洗，尤其是牙周袋内，因为过氧化氢溶液产生的大量气泡会干扰处于愈合初期的附着。切忌用探针去探查牙周袋，以免破坏牙周组织的附着。

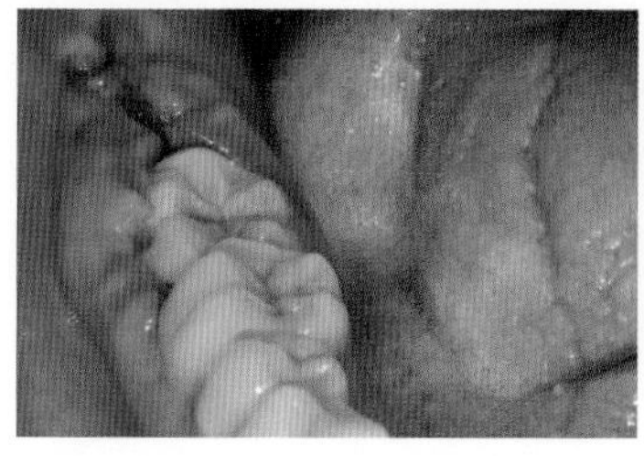

A. 术后 1 周拆线时牙龈明显肿胀，牙龈贴合在牙颈部以上

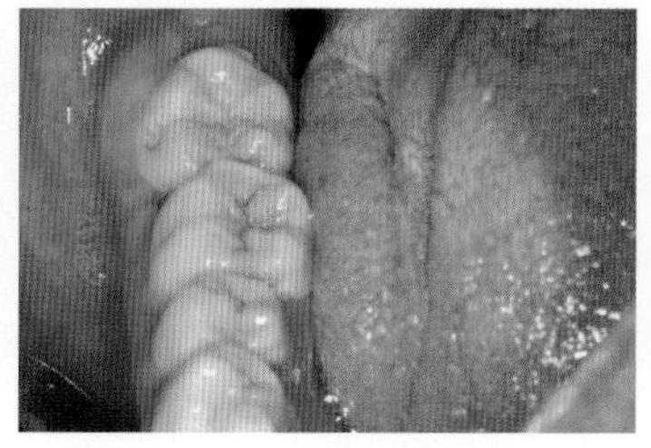

B. 术后 1 个月牙龈肿胀消退，龈缘已退缩到牙颈部，紧密贴合

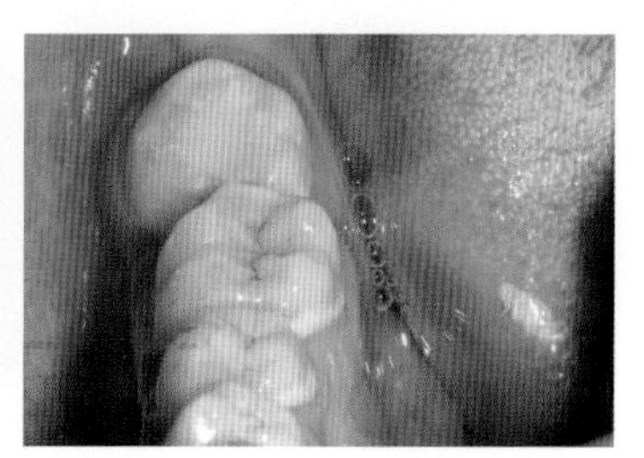

C. 术后 2 个月牙龈愈合良好

图 5-2-3　移植牙术后牙龈色、形、质的观察

3. 拍摄根尖片，与术后即刻根尖片比较，观察牙齿有无位置改变、移植牙牙根情况及牙周膜、牙槽骨情况（图 5-2-4）。

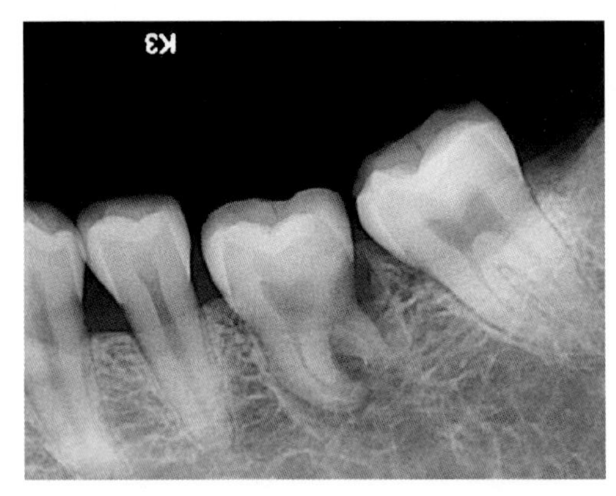
A. 移植术后即刻 X 线片见供牙就位良好

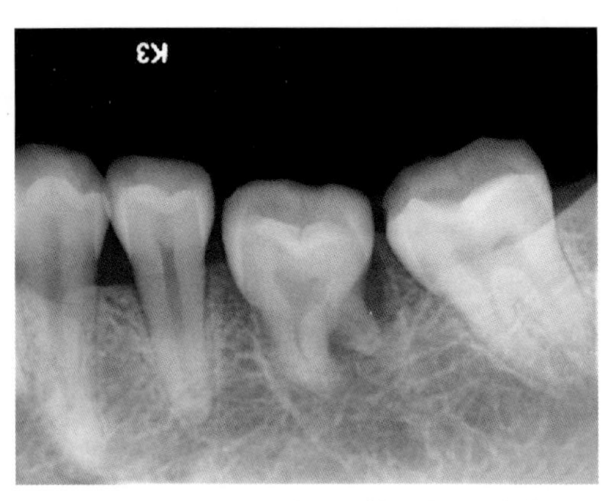
B. 移植术后 1 周 X 线片见供牙位置无变化

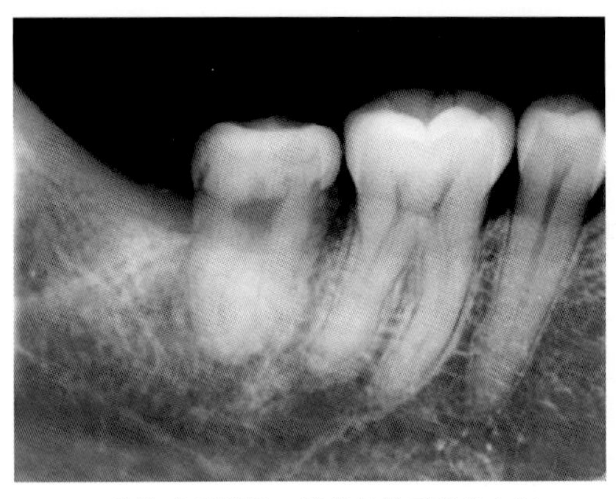
C. 移植术后即刻 X 线片见供牙就位良好

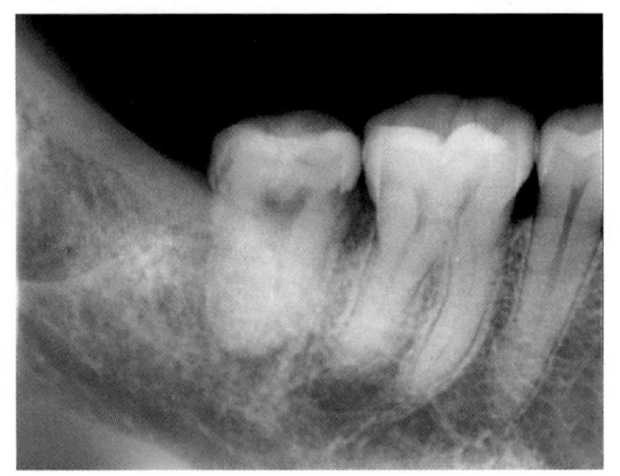
D. 移植术后 1 周 X 线片见供牙位置无变化

图 5-2-4　术后即刻 X 线片与术后 1 周 X 线片对比观察移植牙位置的变化

4. 移植牙术后 1 周内出现咬合痛多为移植牙存在咬合高点，可根据实际情况进行调𬌗，降低咬合。如果调𬌗后咬合痛不缓解，应考虑为根尖感染，可拍摄 X 线片，观察根尖区情况，如果出现根尖区阴影或阴影面积扩大，则需考虑行根管治疗。一般经过根管治疗后，咬合痛症状均可得到缓解。

二、术后 1 个月复诊

移植术后 1 个月，移植牙周围软组织已基本愈合，牙根周围有部分新骨形成，移植牙已基本稳固，此时复诊可拆除固定装置。此外，还应注意以下几个方面：

1. 询问患者的主观症状，是否存在不适。

2. 应用牙周探针对移植牙轻轻进行探查，了解牙龈愈合情况，注意牙周探诊有无牙龈出血。一般术后 6~8 周，可以用牙周探针探查并记录 6 个位点牙周袋深度、牙周膜附着情况、根分叉情况并注意观察根尖周有无瘘管形成。

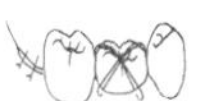

3. 检查移植牙的松动度，应使用镊子检查，夹持前牙的切端或镊子尖端顶住后牙牙窝，进行近远中向、颊舌向轻轻摇动，记录移植牙的松动程度。如果移植牙松动度超过Ⅱ度，有叩痛，并有牙周袋溢脓或牙周袋探诊较深等症状，则应拔除移植牙，彻底搔刮拔牙窝，后续再选择其他修复方法来进行缺牙的修复；若口腔内还存在其他合适的供牙，待拔牙窝炎症消除后，可选择二期移植。若牙齿松动不超过Ⅱ度，仅有牙龈红肿，即使有深牙周袋，亦可用3%过氧化氢溶液局部反复冲洗，龈袋内局部涂布碘甘油，临床观察。

4. 拍摄根尖片了解根尖情况，与之前术后根尖片进行对比观察。正常情况下根尖阴影面积略有缩小或无明显变化。如根尖阴影面积较之前明显扩大则考虑移植牙有根尖周炎，应及时行根管治疗。

三、移植术3个月及6个月复诊

自体牙移植3个月后，移植牙根尖周有大量新骨形成，逐渐充满牙槽窝，移植牙趋于稳定。随着移植术后时间的延长，复查时应注意以下几个方面：

1. 移植牙周围黏膜有无瘘管形成，牙冠的颜色、形态和质地的变化，对龋病进行早期诊断、早期充填。对于牙齿外形与邻牙不协调、咬合关系和邻接关系不理想、影响美观的移植牙，可考虑行冠修复。

2. 通过X线片检查观察移植后牙槽骨的愈合情况及移植牙牙根的变化情况。理想的移植牙愈合方式为牙周膜愈合，X线片可显示牙周膜间隙为0.15~0.38mm，牙根表面光滑，固有牙槽骨致密连续。

牙根的变化表现为牙根形态及牙根长度的改变。X线片上可观察到牙根外吸收（图5-2-5，图5-2-6）。牙根外吸收有三种形式：表浅性吸收、炎症性吸收和替代性吸收（图5-2-7，图5-2-8）。

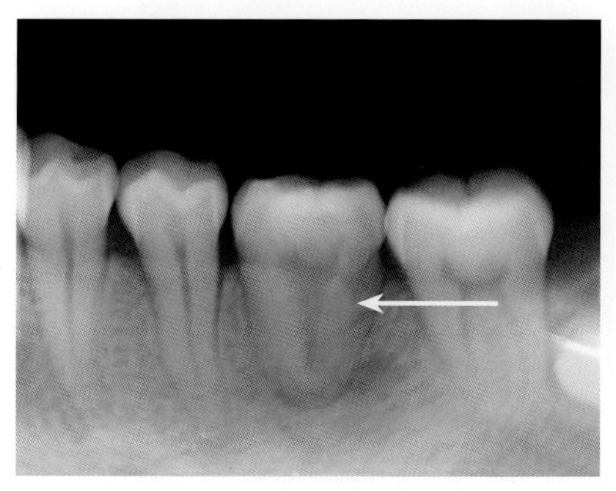

A. 移植术后2年X线片，移植牙远中低密度影

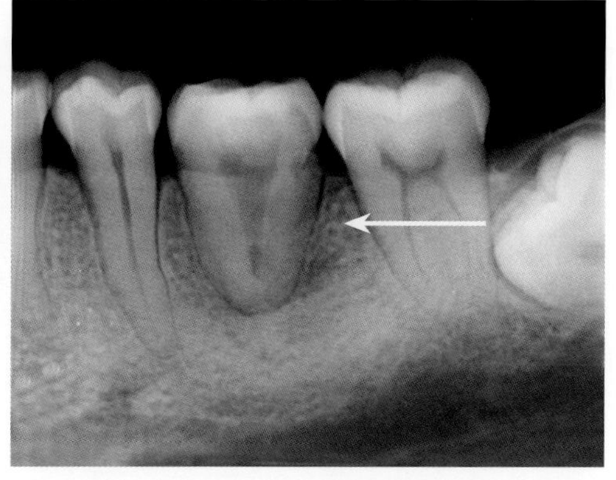

B. 移植术后4.5年X线片，移植牙远中低密度影进一步扩大

图5-2-5 牙根外吸收

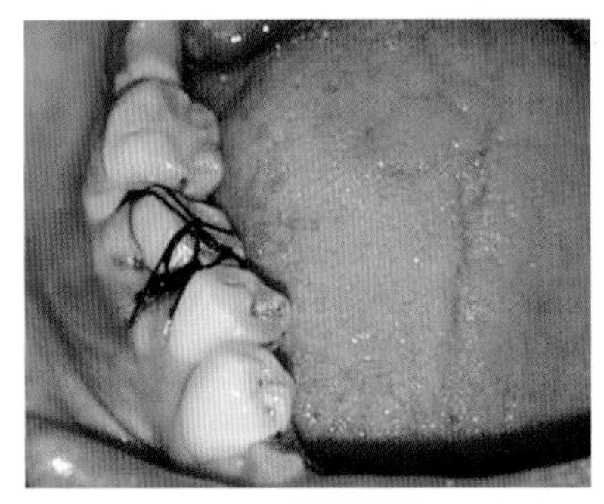
A. 移植后缝线固定

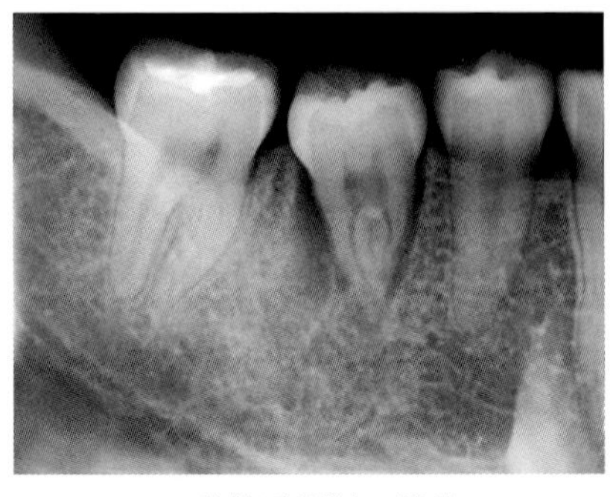
B. 移植后即刻 X 线片

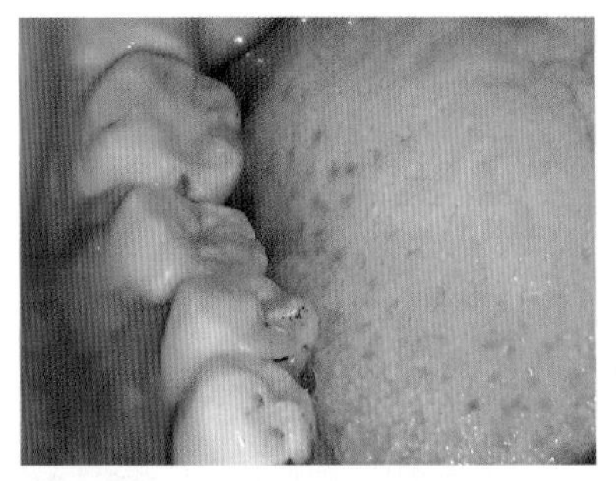
C. 移植术后 3 个月口内像

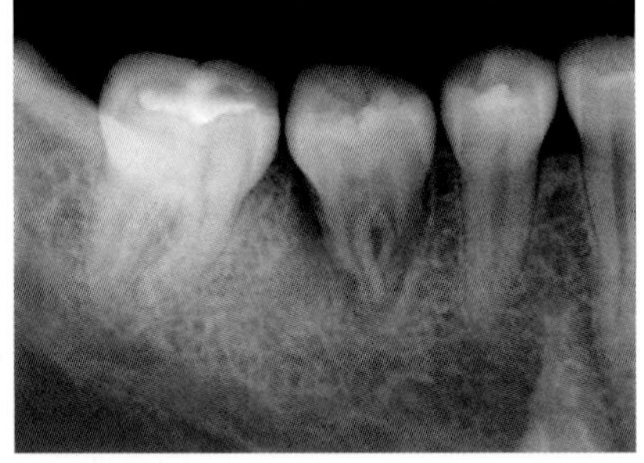
D. 移植术后 3 个月 X 线片，移植牙远中根尖侧面吸收

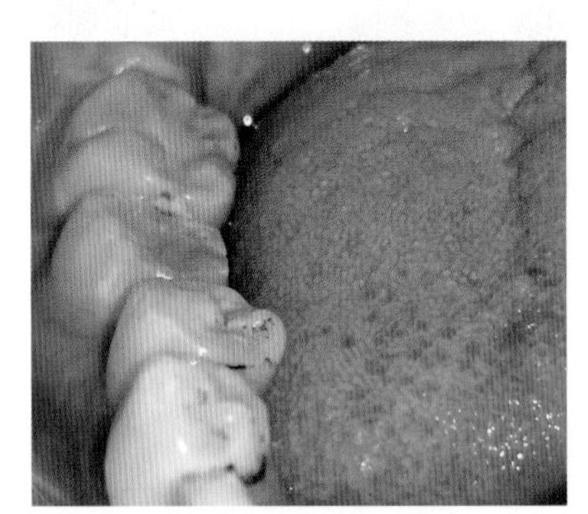
E. 移植术后 9 个月口内像

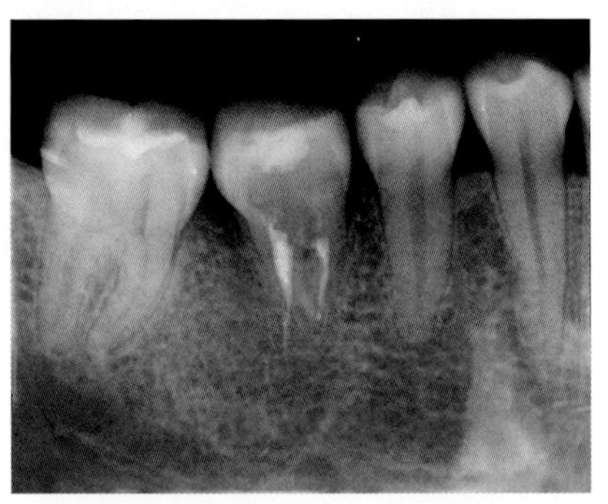
F. 移植术后 9 个月 X 线片，行根管治疗后，牙周膜影像不清

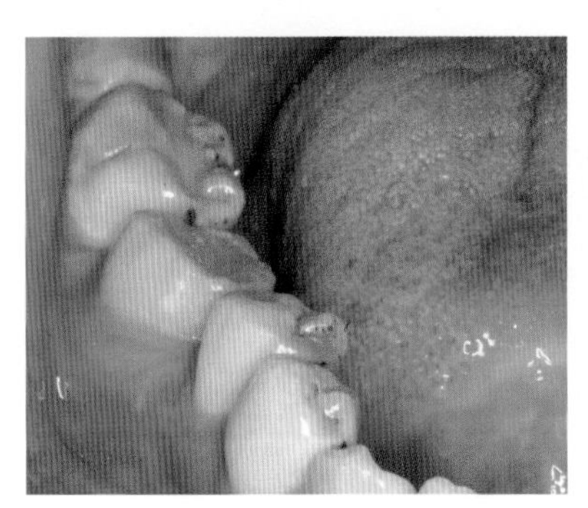
G. 移植术后 1.5 年口内像

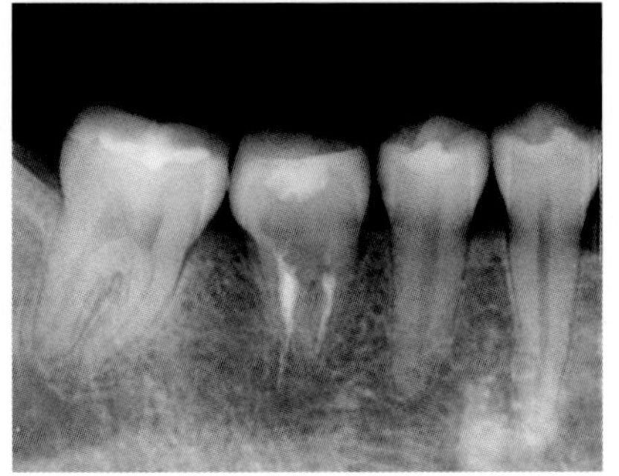
H. 移植术后 1.5 年 X 线片，根尖区有替代性吸收

图 5-2-6 牙根外吸收

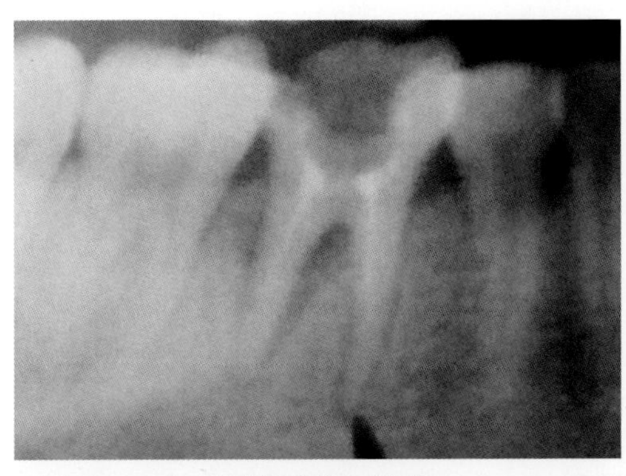

A. 移植术前 X 线片

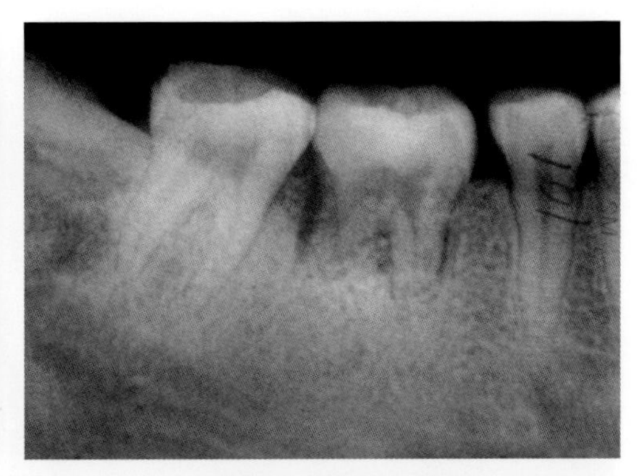

B. 移植术后即刻 X 线片

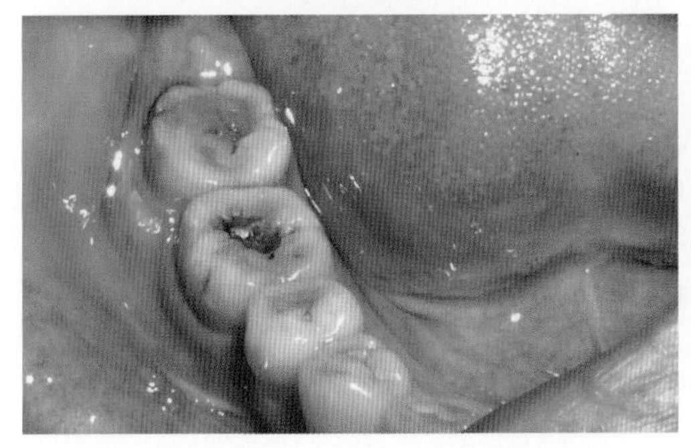

C. 移植术后 5 年口内像，牙不松动，无牙周袋，叩(-)

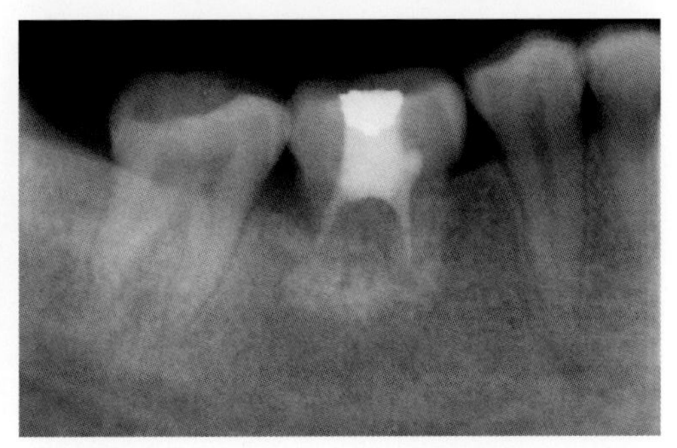

D. 移植术后 5 年 X 线片，显示替代性吸收，牙根被骨替代，即骨性愈合

图 5-2-7 替代性吸收

对于炎症性吸收和牙根内吸收，应及早发现，行根管治疗，终止病变，可有效保存移植牙。牙根未发育完成的年轻恒牙作为供牙进行移植，X 线片可显示牙根较之前变长，根尖孔逐渐闭合。如有牙髓感染，可行根尖诱导成形术，保留移植牙。

长期临床实践发现，提高牙移植术后患者的依从性，保证其定期复查，及早发现问题并进行处理，可提高移植牙的预后。

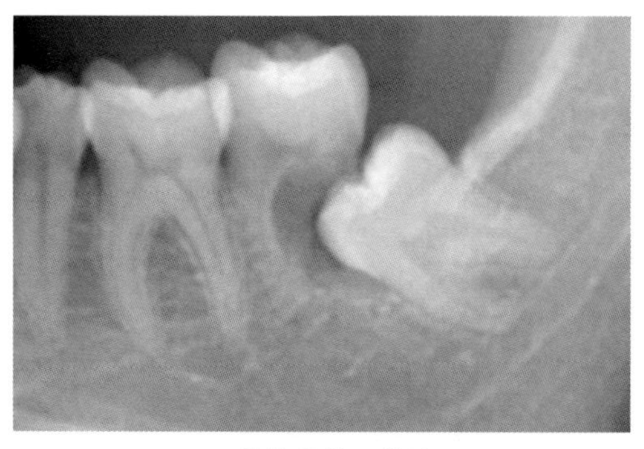

A. 移植术前 X 线片

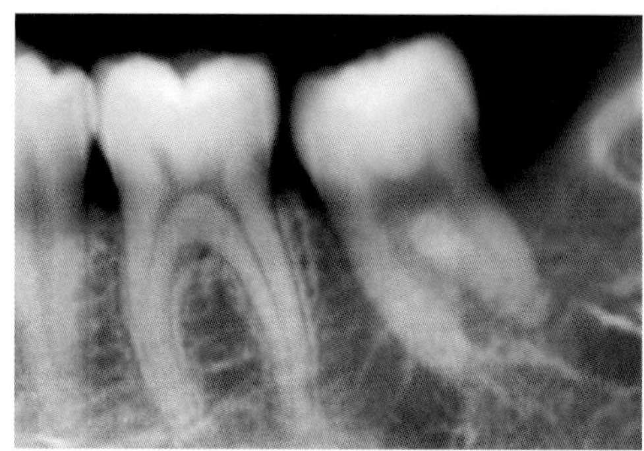

B. 移植术后即刻 X 线片

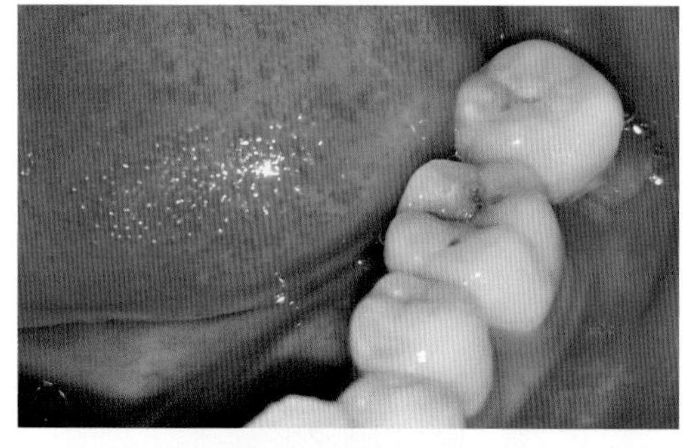

C. 移植术后因怀孕生子，直至 2 年复诊，牙齿Ⅲ°松动

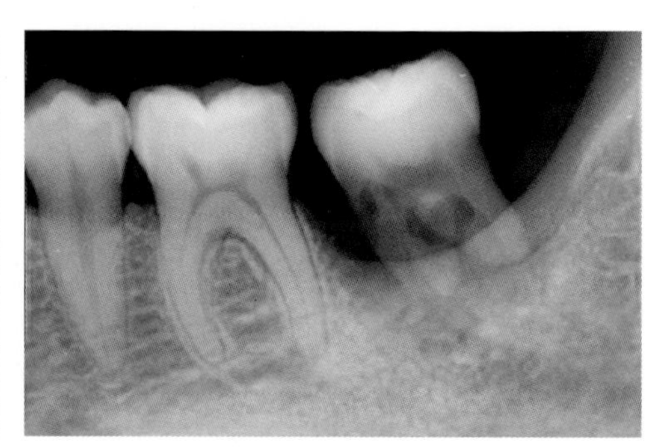

D. 移植术后 2 年 X 线片，近远中牙槽骨吸收，牙根严重吸收，无法保留

图 5-2-8 炎症性吸收

第六章 磨牙区移植

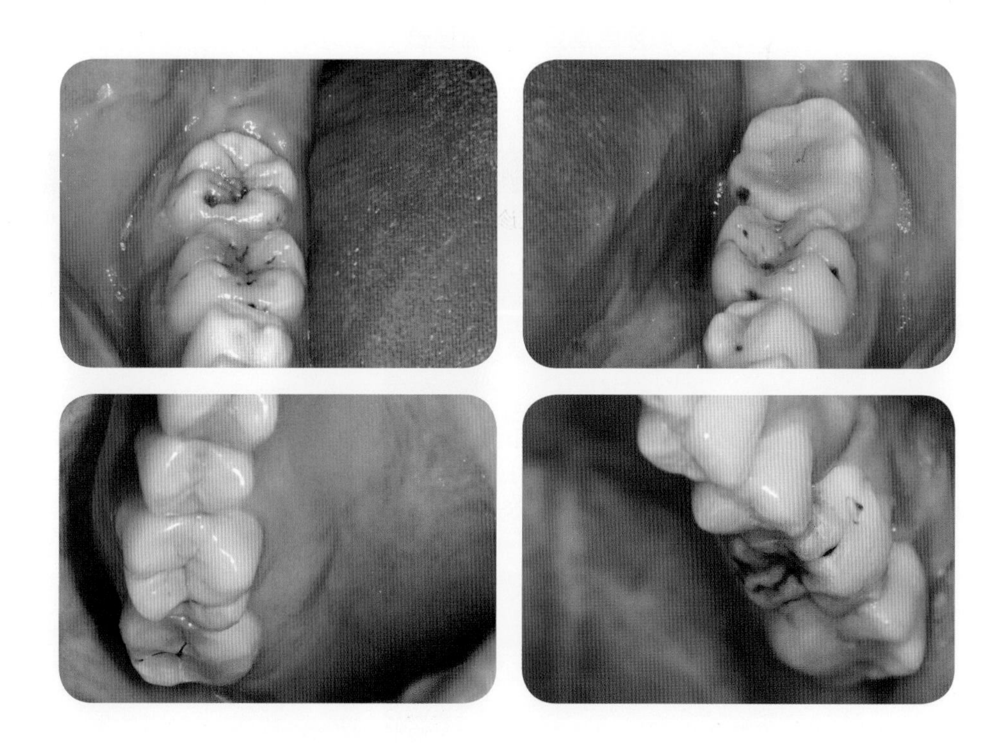

第一节　下颌磨牙区移植的特点

一、下颌第一磨牙区移植的特点

下颌第一磨牙是最早萌出于口腔中的恒牙，其特殊的解剖结构使其成为口腔内最容易发生龋损的牙齿。临床上常见该牙牙体缺损严重而不能修复，如果第一磨牙与邻牙间有足够间隙、对殆牙无明显伸长，且有合适的供牙，便可行自体牙移植术。

下颌第一磨牙移植的特点：供牙可以是同侧或对侧下颌垂直位智齿，亦可以是牙体形态良好、适合于移植的上颌智齿；前倾位智齿充分去除骨质能完整拔出者也可进行移植。受第一磨牙区间隙大小的限制，术前应仔细评估第三磨牙近远中牙冠与受植区的匹配程度。

（一）下颌第一磨牙区垂直位智齿移植

下颌第一磨牙区垂直位智齿移植见图 6-1-1 和图 6-1-2。

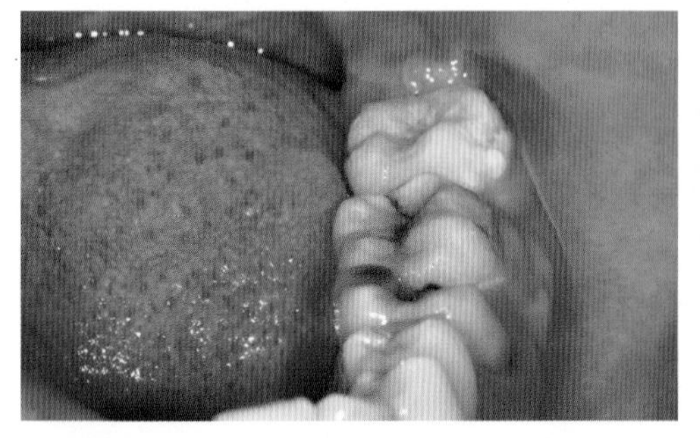

A. 移植术前口内像，36 残冠，已不能行牙体修复治疗，同颌同侧智齿垂直高位萌出，与 36 牙冠形态相似，因而拟行 38→36 区移植

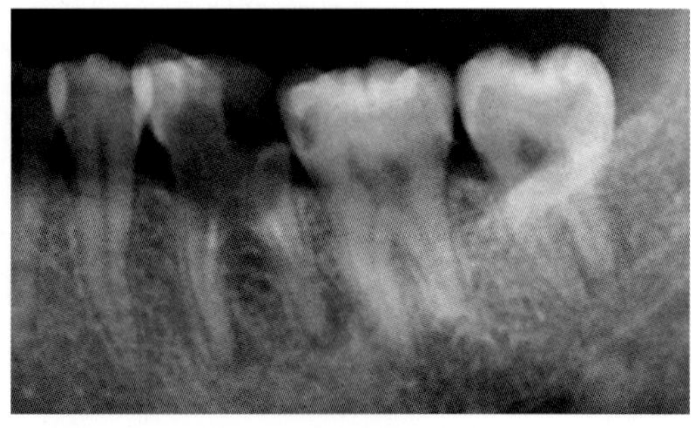

B. 移植术前 X 线片，36 牙冠大部分缺损，深及根分叉处，根管可见不完善根充影像，根尖区低密度阴影。38 牙根形态好，双根聚拢

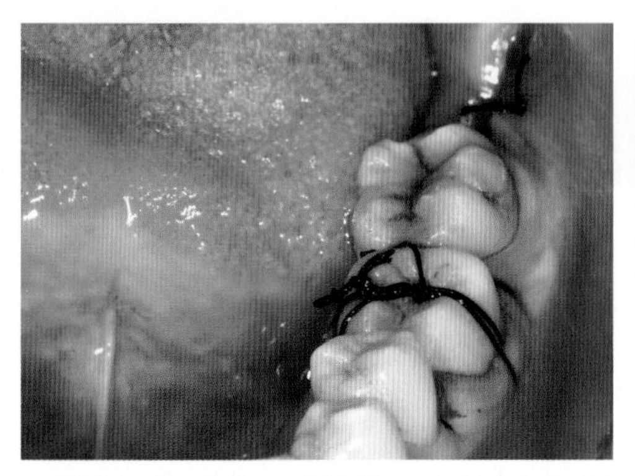

C. 移植术后口内像，38 移植到 36 区，就位良好，牙冠部略低于殆平面，缝合供牙区牙槽窝及固定移植牙 36

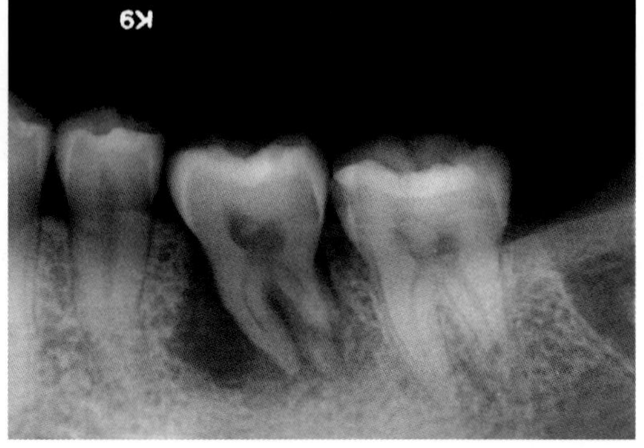

D. 移植术后 X 线片，移植牙 36 就位较好，冠部与近远中牙冠接触较好；由于牙根形态差异，近中牙槽窝稍空虚，远中牙根与牙槽窝贴合

图 6-1-1　下颌第一磨牙区同颌同侧垂直高位智齿移植（38→36 区）

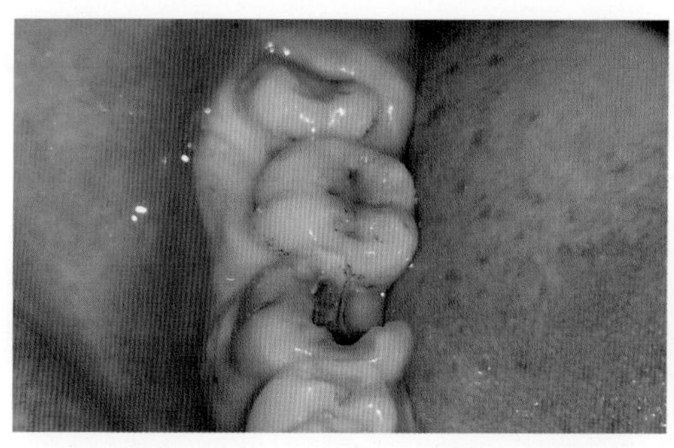

A. 移植术前口内像，46 残冠，已不能行牙体修复治疗，同侧智齿垂直高位阻生，远中龈瓣覆盖，因而拟行 48→46 区移植

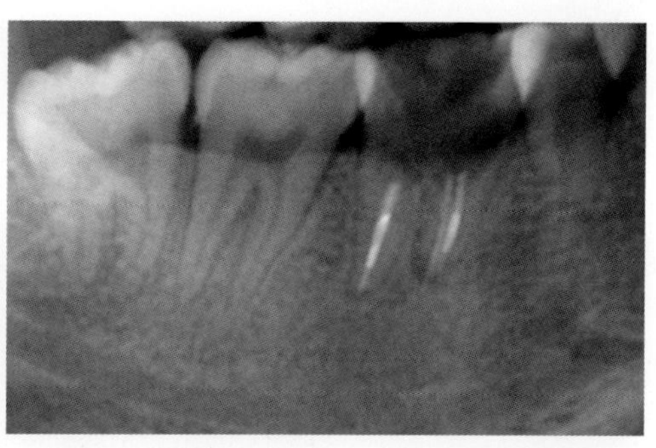

B. 移植术前 X 线片，46 牙冠大部分低密度影，深及根分叉处，根管根充影像，根尖区低密度阴影；48 牙冠形态良好，牙根形态与 46 较为相近，牙根已发育完成

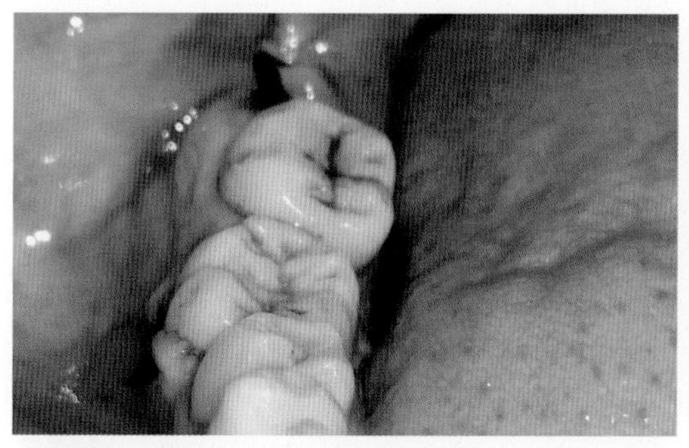

C. 移植术后口内像，48 移植到 46 区，与近远中邻牙有较好的邻接关系，牙冠部略低于𬌗平面，就位后稳固，无需𬌗面十字缝合固定，仅需缝合供牙区牙槽窝及移植牙 46 颊侧牙龈

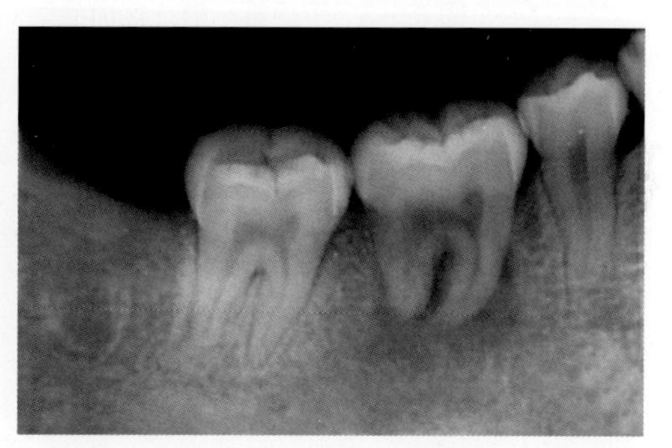

D. 移植术后 X 线片，移植牙 46 就位良好，近远中牙根与牙槽窝贴合

图 6-1-2　下颌第一磨牙区同颌同侧垂直中位龈阻生智齿移植（48→46 区）

（二）下颌第一磨牙区前倾位阻生智齿移植

下颌第一磨牙区前倾位阻生智齿移植见图 6-1-3 和图 6-1-4。

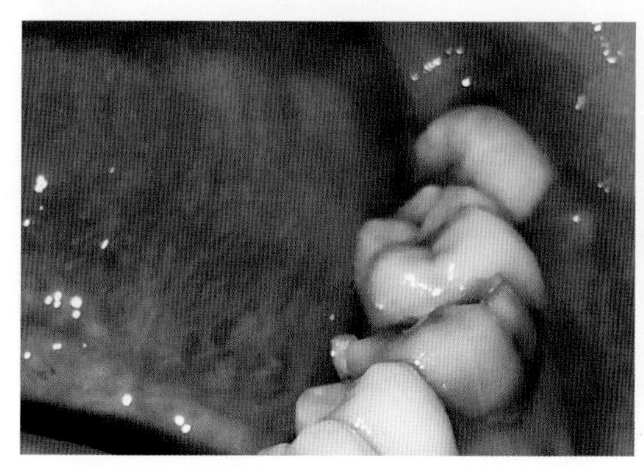

A. 移植术前口内像，36 残冠，不能行牙体修复治疗，同颌同侧 38 为前倾高位阻生智齿

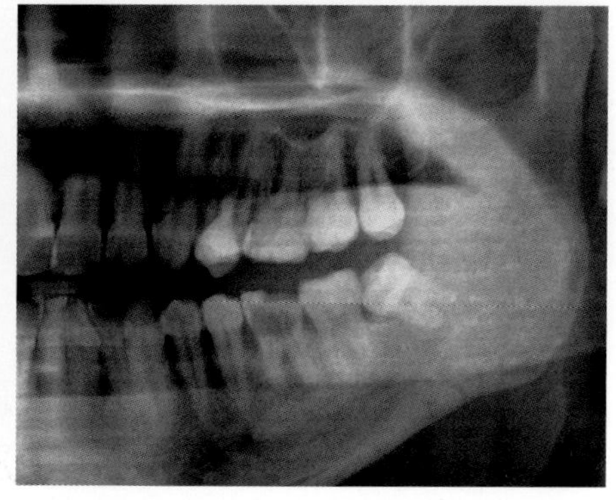

B. 移植术前全景片，36 牙冠大面积低密度影，深达根分叉处，38 前倾高位阻生，牙冠形态与 36 差异不大

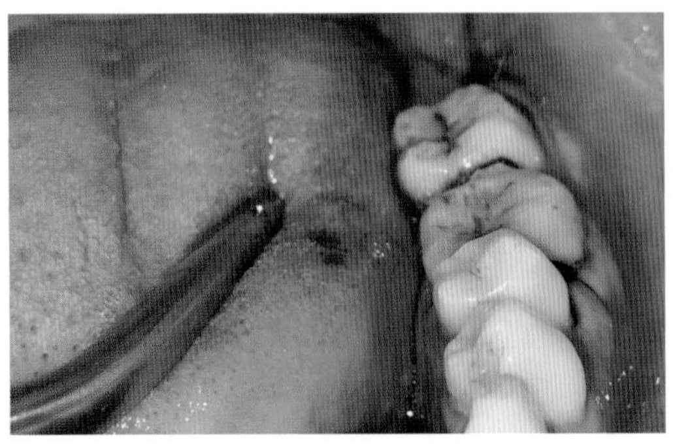

C. 移植术后口内像，将供牙 38 植入预备好的牙槽窝，缝合近远中牙间乳头，移植牙 36 就位良好，稳固，未行十字缝合固定

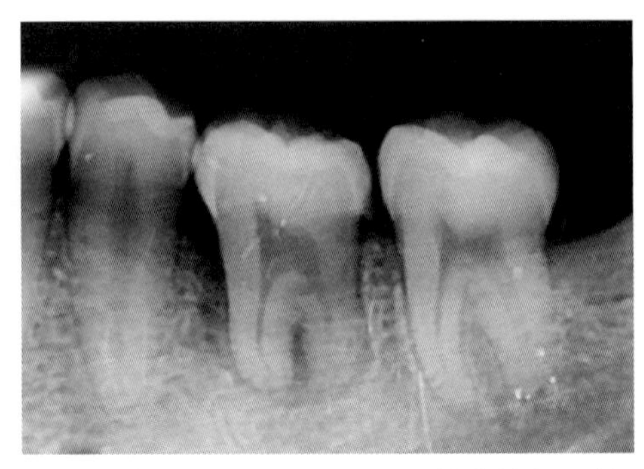

D. 移植术后 X 线片，移植牙 36 就位较好，牙根近中牙槽窝稍空虚，远中与牙槽窝骨壁较贴合

图 6-1-3 下颌第一磨牙区同颌同侧前倾高位阻生智齿移植（38→36 区）

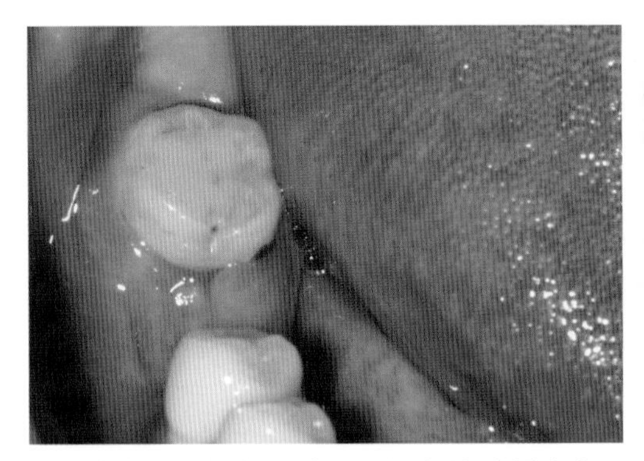

A. 该病例为延期移植，受植区患牙因根尖周病变于 4 周前拔除

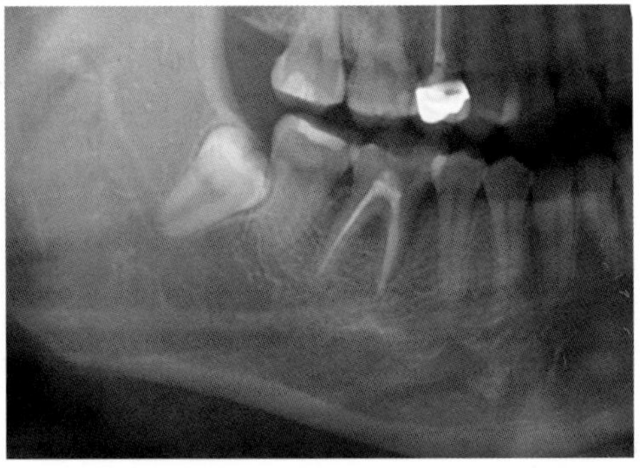

B. 移植术前全景片，46 残根，根分叉大，48 前倾低位阻生，牙根呈锥形，术前评估可通过去除冠部骨质完整拔除，故拟行 48→46 区移植

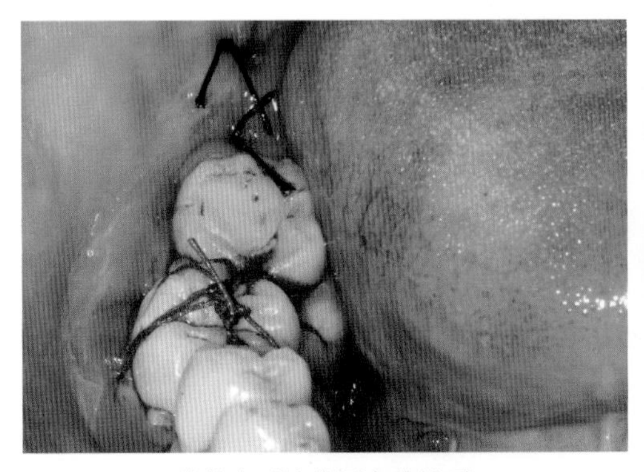

C. 移植术后缝线固定移植牙 46

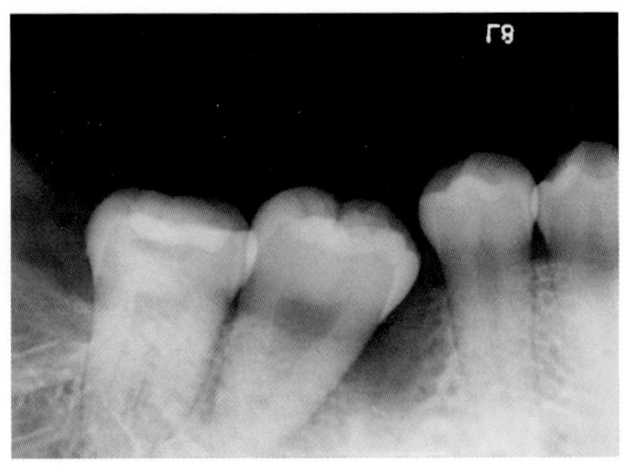

D. 移植术后 X 线片，移植牙 46 牙根向远中倾斜，近中间隙较大

图 6-1-4 下颌第一磨牙区同颌同侧前倾低位阻生智齿移植（48→46 区）

前倾位阻生智齿拔除过程中存在邻牙阻力，但通过去骨未严重损坏智齿牙冠且能够完整拔出者，亦可作为第一磨牙区移植的供牙。

二、下颌第二磨牙区移植的特点

下颌第二磨牙移植的特点是不受近远中间隙大小的限制，因受植区位于牙列最远端，一般都有足够的空间容纳第三磨牙牙冠，通常情况下同颌同侧第三磨牙移植到第二磨牙区为最佳选择，因两者牙冠的大小和形态高度相似，只要智齿能完整顺利拔出，且受植区咬合间隙足够即可进行移植。

下颌第二磨牙移植不仅可选择同侧的垂直位、前倾位智齿，亦可选择同侧的水平位智齿以及其他智齿作为供牙。

(一) 下颌第二磨牙区垂直位智齿移植

下颌第二磨牙区垂直位智齿移见图 6-1-5 和图 6-1-6。

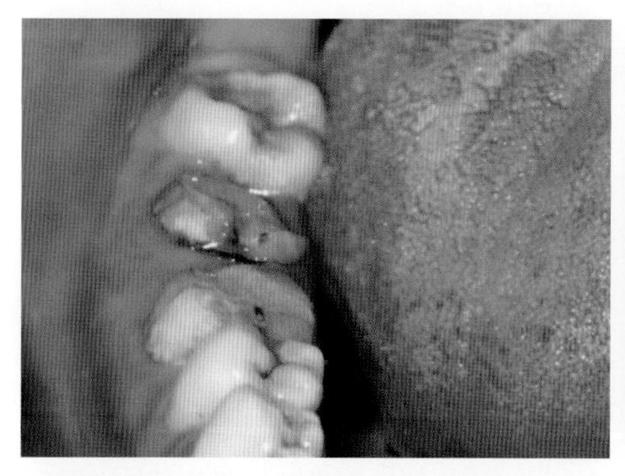

A. 移植术前口内像，47 残根已劈裂不能保留，要求拔除，48 垂直高位萌出，适合行 48→47 区移植

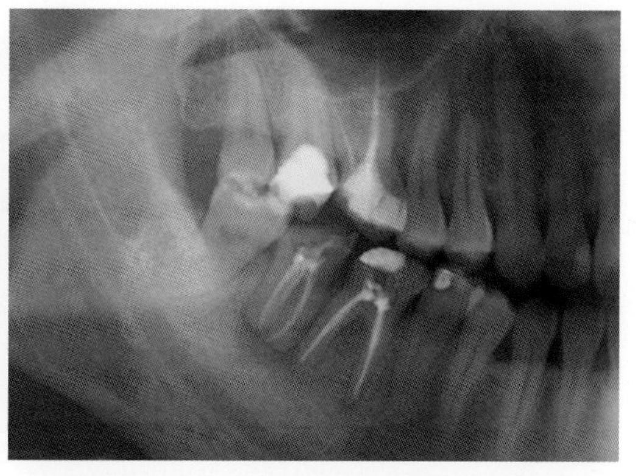

B. 移植术前 X 线片，47 根尖周低密度影，48 牙根形态好，适合行 48→47 区移植

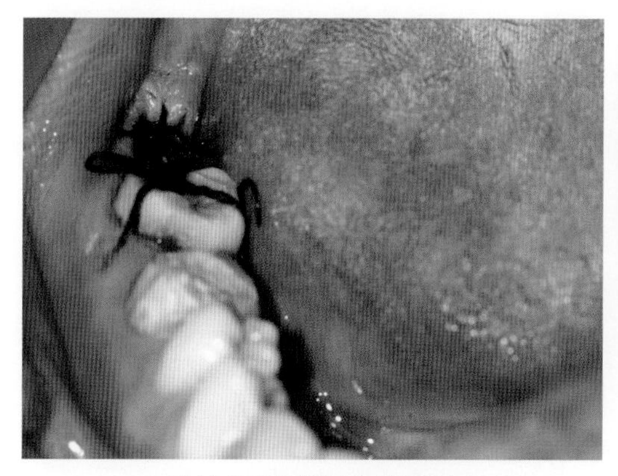

C. 移植术后缝线固定移植牙 47

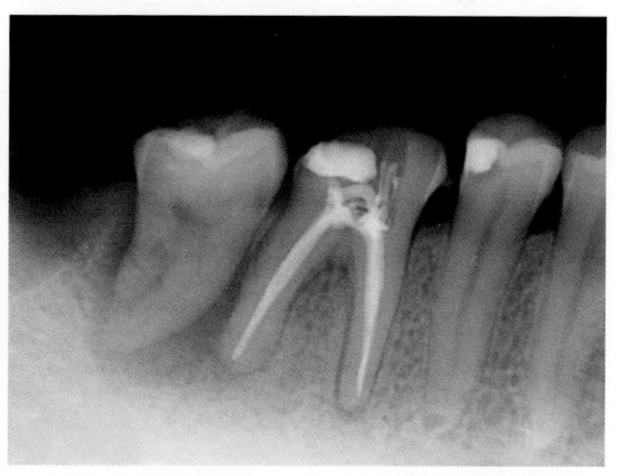

D. 移植术后 X 线片，移植牙 47 就位较好，牙根近中及根尖区牙槽窝稍空虚，远中与牙槽窝骨壁较贴合

图 6-1-5　下颌第二磨牙区同颌同侧垂直高位智齿移植(48→47 区)

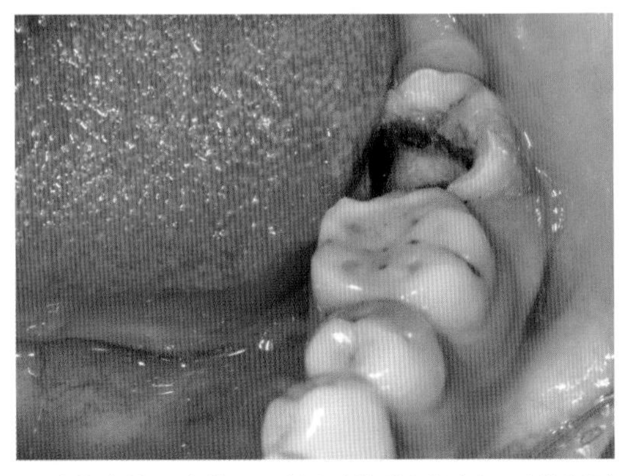

A. 移植术前口内像,37 残冠,龋损深及髓底,不能行牙体修复治疗

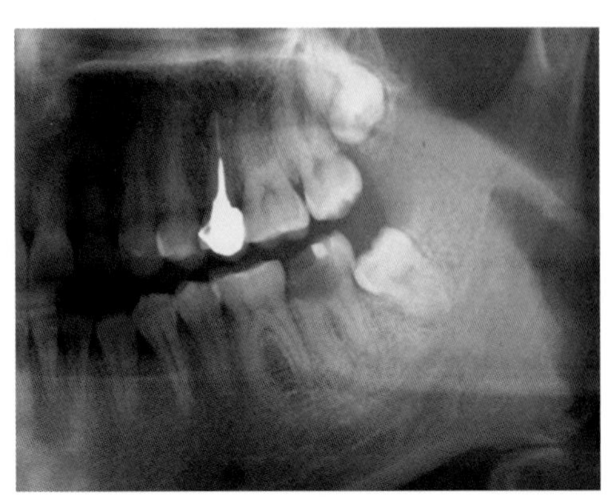

B. 移植术前全景片,37 牙冠低密度影,根分叉及根尖区低密度阴影;38 为垂直中位阻生智齿,可行 38→37 区移植

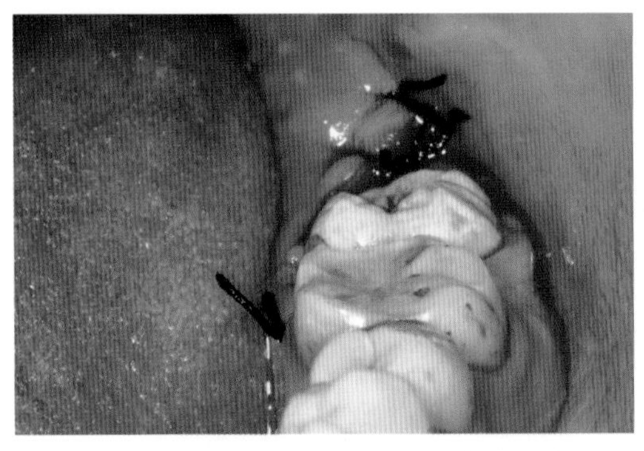

C. 移植术后缝合供牙区牙槽窝及固定移植牙 37

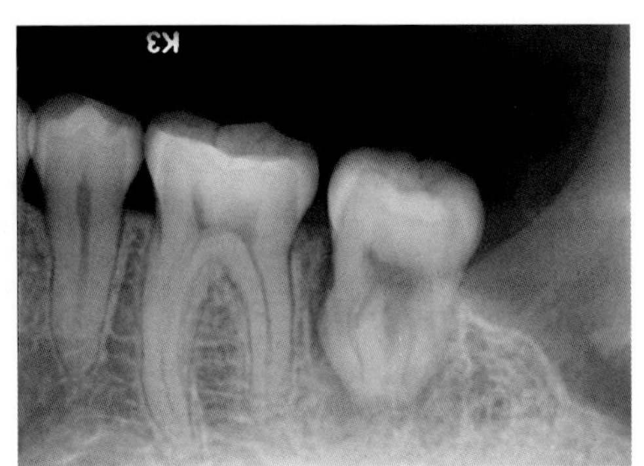

D. 移植术后 X 线片,移植牙 37 就位良好,近远中及根尖区均与牙槽窝较为贴合

图 6-1-6　下颌第二磨牙区同颌同侧垂直中位智齿移植(38→37 区)

(二) 下颌第二磨牙区前倾位(或垂直位)智齿"带蒂"移植

如果阻生智齿为垂直位或前倾位时,常可行不分离智齿舌侧牙龈的"带蒂"移植,可提高移植成功率(图 6-1-7,图 6-1-8)。

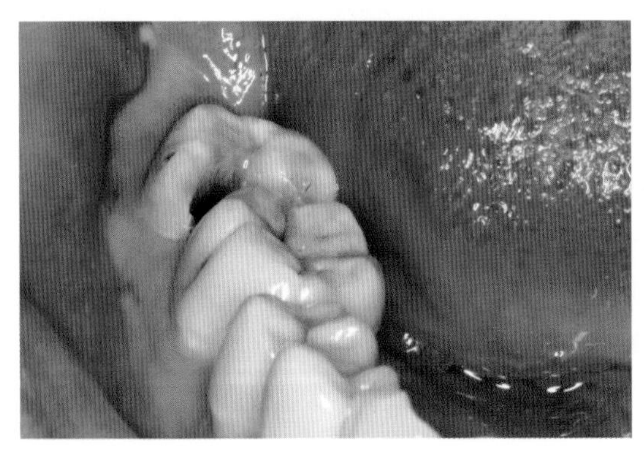

A. 移植术前口内像,47 残冠,近中龋损深及龈下,已不能行牙体修复治疗

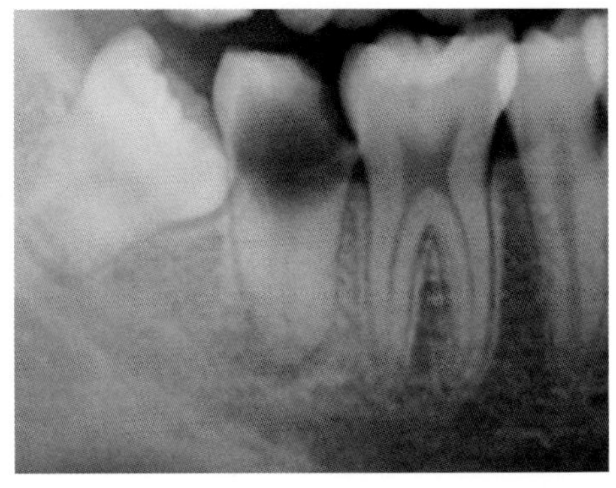

B. 移植术前 X 线片,47 残冠,牙冠大面积低密度影,深及髓室底,根尖区低密度阴影;48 为前倾中位阻生智齿,牙根未发育完全

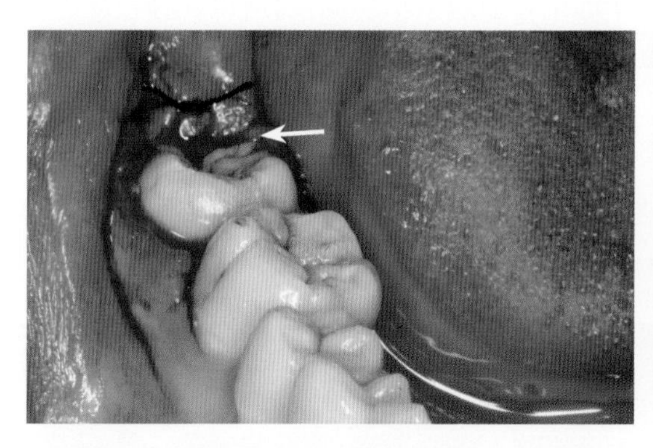

C. 移植术后口内像，移植牙 47 就位后稳固，牙冠𬌗面略低于𬌗平面，移植时，舌侧牙龈未断裂，为带蒂移植，仅缝合供牙区牙槽窝

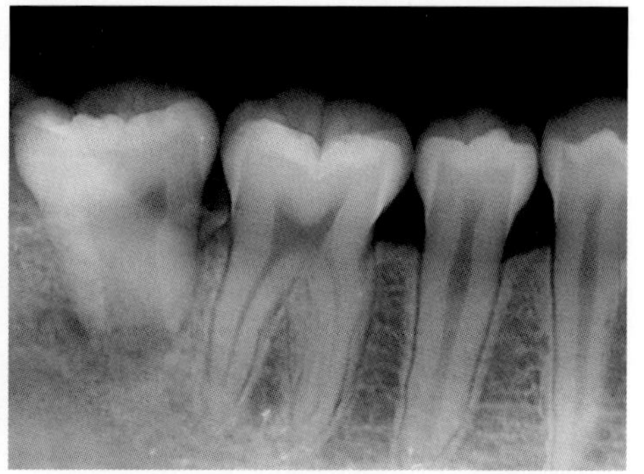

D. 移植术后 X 线片，移植牙 47 就位良好

图 6-1-7　下颌第二磨牙区同颌同侧前倾高位智齿“带蒂”移植(48→47 区)

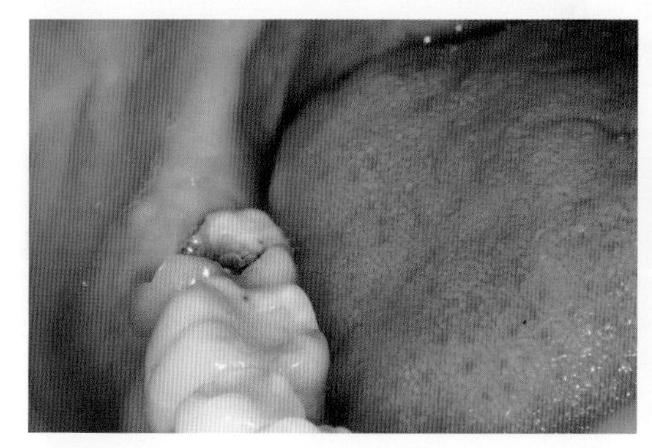

A. 移植术前口内像，47 残冠，远中龋损较大，深及髓室底，已不能行牙体修复治疗

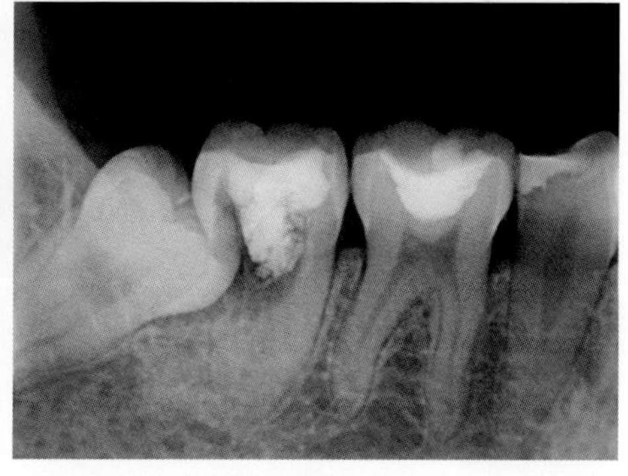

B. 移植术前 X 线片，47 残冠，牙冠大面积低密度影，深及髓室底；48 为前倾中位阻生智齿，牙根形态与 47 相似

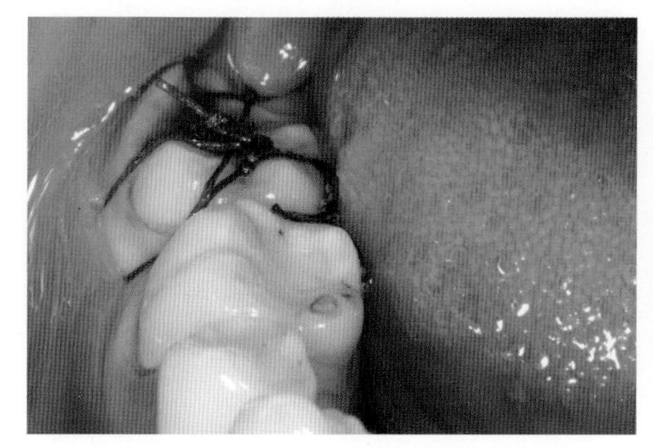

C. 移植术后口内像，缝线缝合固定移植牙 47

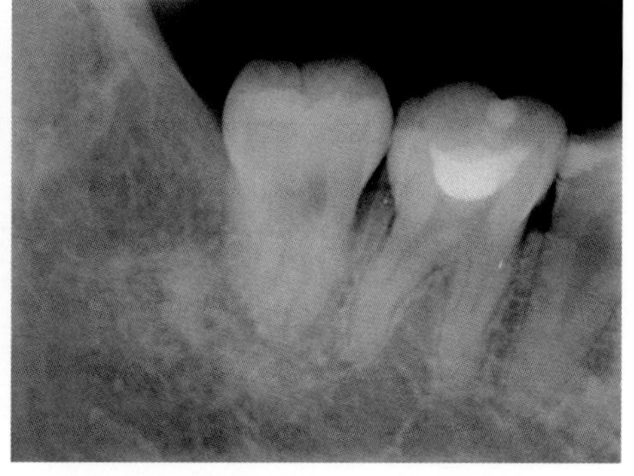

D. 移植术后 X 线片，移植牙 47 就位良好，近中与邻牙邻面接触好；根尖区牙槽窝稍空虚，远中牙根与牙槽窝骨壁较贴合

图 6-1-8　下颌第二磨牙区同颌同侧前倾中位智齿“带蒂”移植(48→47 区)

下颌第二磨牙区进行移植的缺点：移植牙远中骨质缺损不易固位，所以在移植牙固定后要仔细调整移植牙及其对殆牙咬合，使移植牙咬合为轻咬合或暂时性无咬合，以减轻移植牙受力。

水平位阻生智齿由于有邻牙阻挡，完整拔出难度较大，一般只能作为同侧第二磨牙区移植的供牙（图 6-1-9，图 6-1-10）。

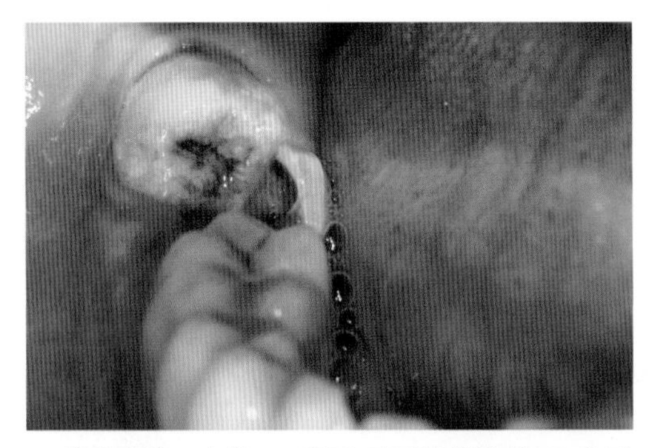

A. 移植术前口内像，47 残冠，已不能行修复，48 水平高位智齿，殆面浅龋

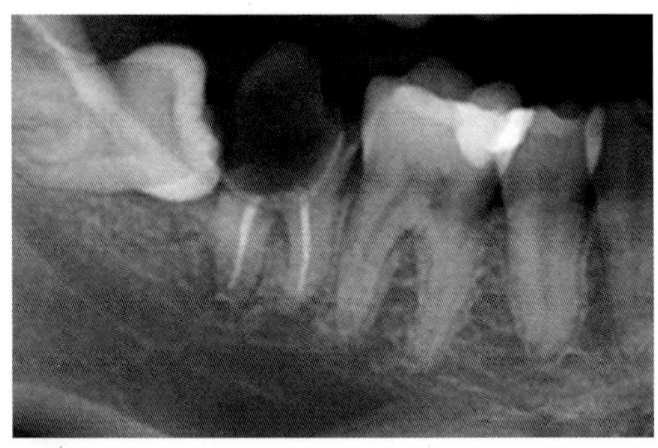

B. 移植术前 X 线片，48 为双根牙，评估可完整拔出 48，故拟行 48→47 区移植

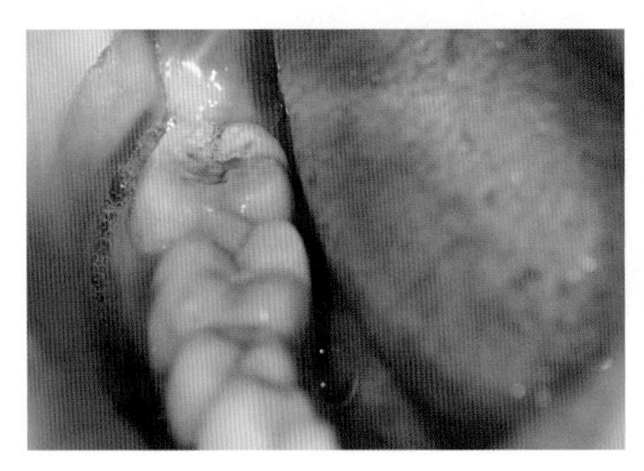

C. 移植术后 1 个月口内像，移植牙 47 周围牙龈愈合良好

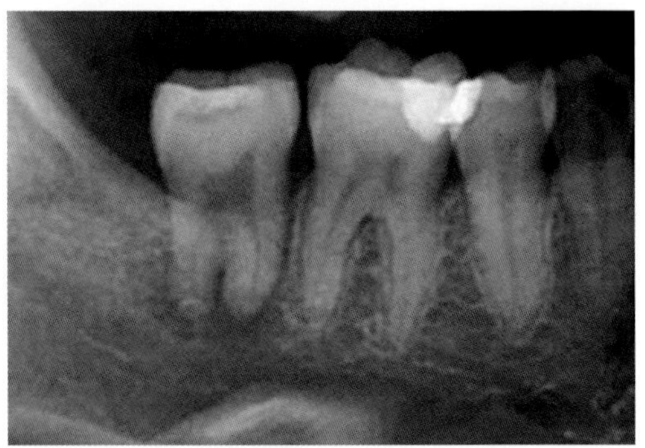

D. 移植术后 1 个月 X 线片，移植牙 47 根尖区牙槽窝稍空虚，近远中根与牙槽窝骨壁较为贴合

图 6-1-9　下颌第二磨牙区同颌同侧水平位阻生智齿移植（48→47 区）

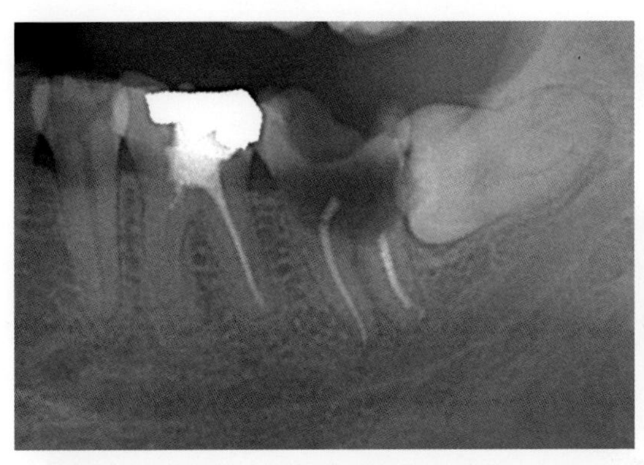

A. 移植术前 X 线片，37 冠部低密度影深及根分叉；38 为水平位阻生智齿，评估可完整拔出，拟行 38→37 区移植

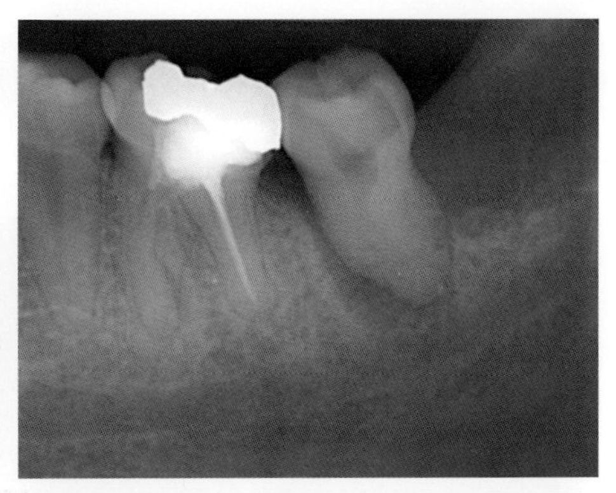

B. 移植术后 X 线片，移植牙 37 就位良好，远中根与牙槽窝较贴合，且远中牙槽窝有骨壁支持

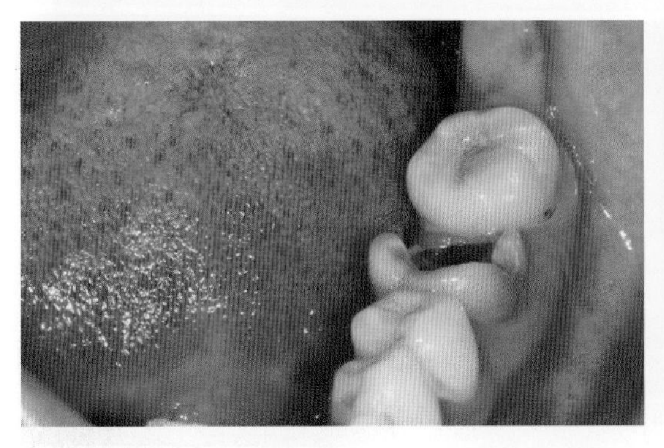

C. 移植术后 3 年口内像，移植牙 37 未见明显龋损，叩(–)，不松动，牙龈色形质正常

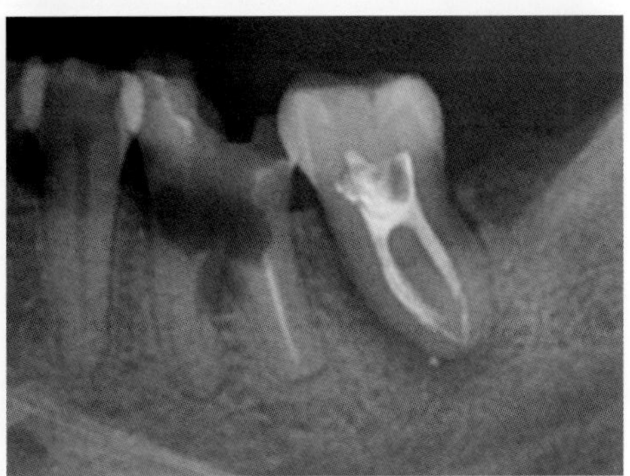

D. 移植术后 3 年 X 线片，移植牙 37 愈合较好，远中牙槽骨高度基本恢复正常，根尖区有低密度影像，故行根管治疗

图 6-1-10　下颌第二磨牙区同颌同侧水平位阻生智齿移植（38→37 区）

第二节　下颌磨牙区同颌同侧智齿移植的临床病例

一、下颌第一磨牙区同颌同侧智齿移植病例

（一）下颌第一磨牙区同颌同侧垂直高位智齿移植

视频1
①扫描二维码
②下载 APP
③注册登录
④观看视频

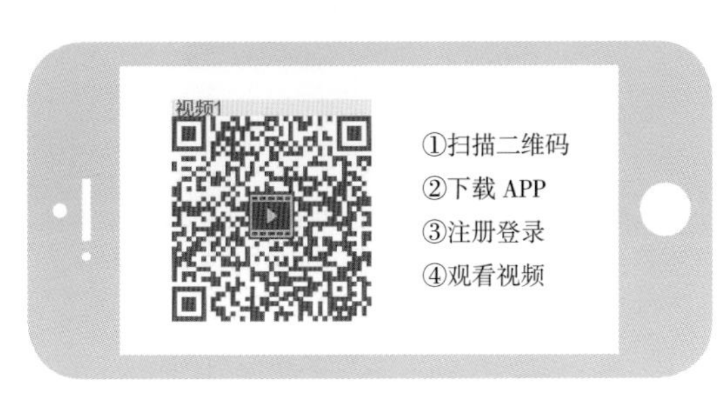

视频 1　第一磨牙区自体牙移植术

1. 病例 1:48→46 区移植(图 6-2-1)

患者,女,25 岁,术前口内检查可见 46 残根,48 正位萌出,拟行 48→46 区移植。

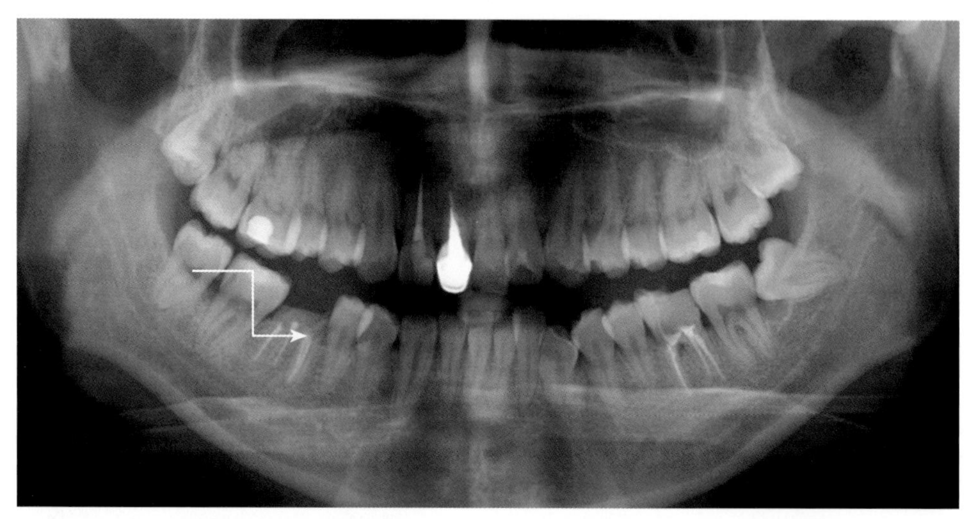

A. 术前全景片,48 牙根形态虽与 46 有差异,但较聚拢,易植入 46 牙槽窝

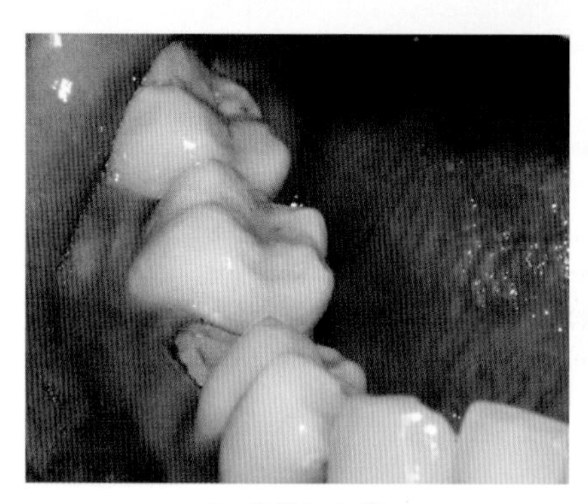

B. 术前口内像

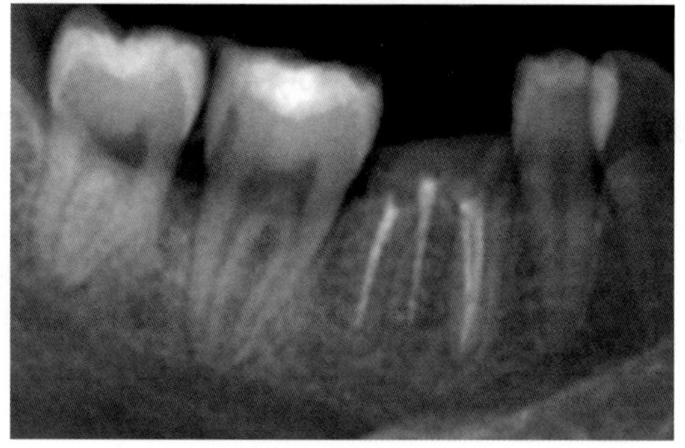

C. 术前 X 线片

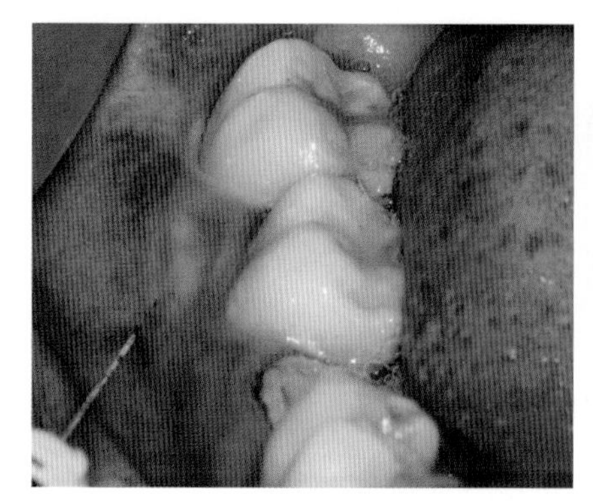

D. 麻醉:颊侧近中点注射

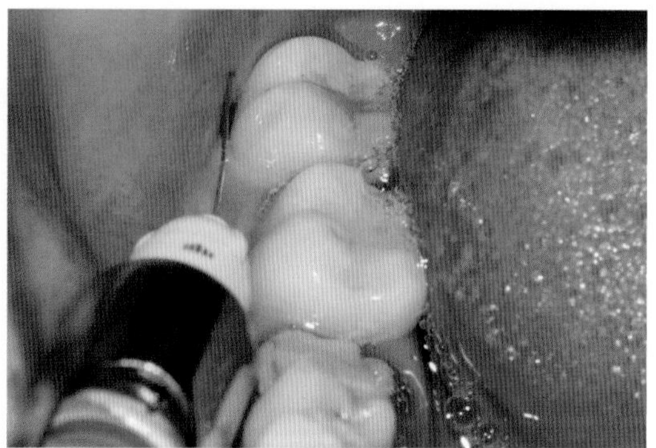

E. 麻醉:颊侧远中点注射

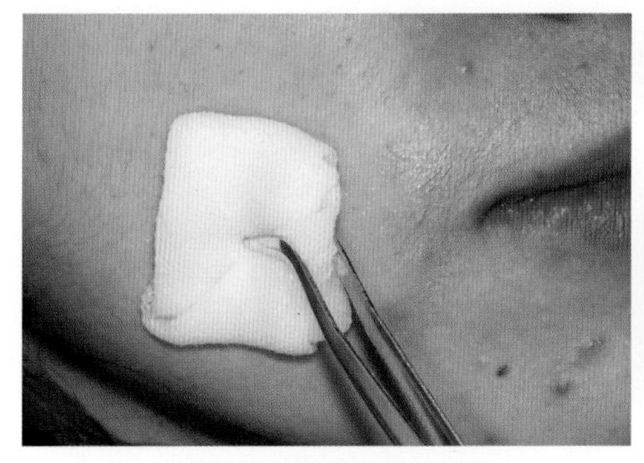
F. 消毒:颌周消毒范围达右颊部

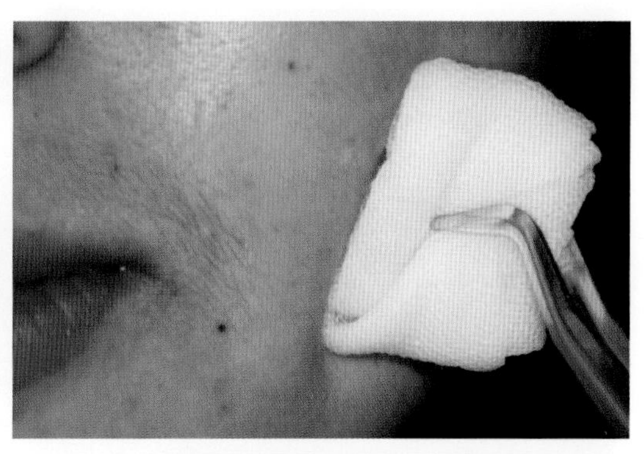
G. 消毒:颌周消毒范围达左颊部

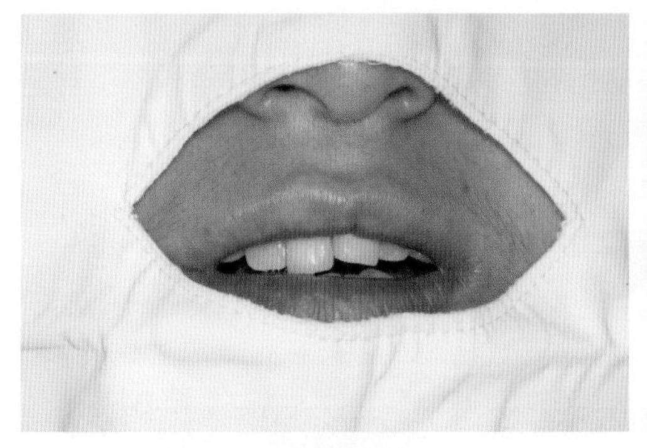
H. 铺巾

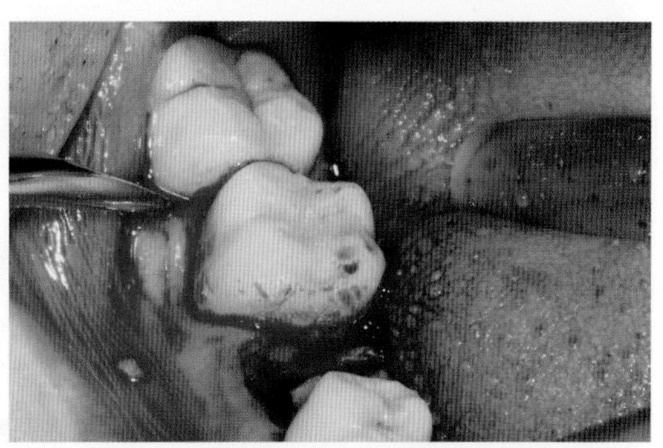
I. 先挺松供牙 48 置于原拔牙窝

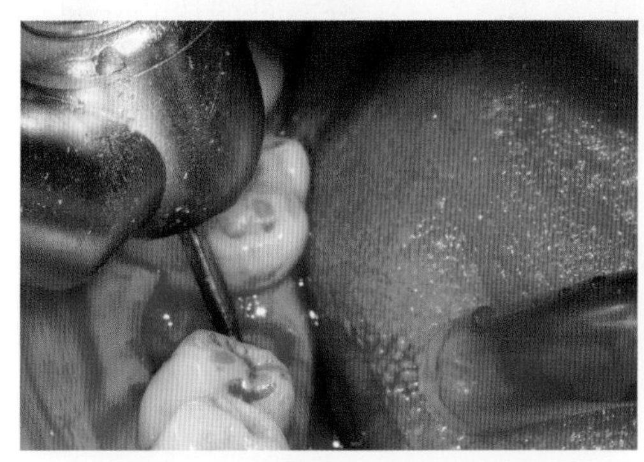
J. 拔除受植区患牙 46 并修整牙槽窝

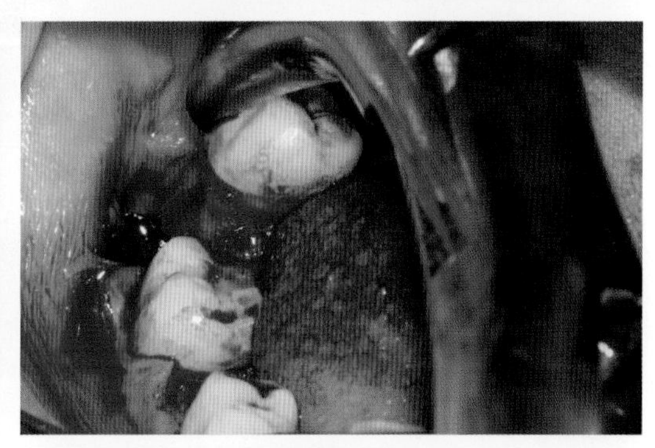
K. 用牙钳拔出供牙 48

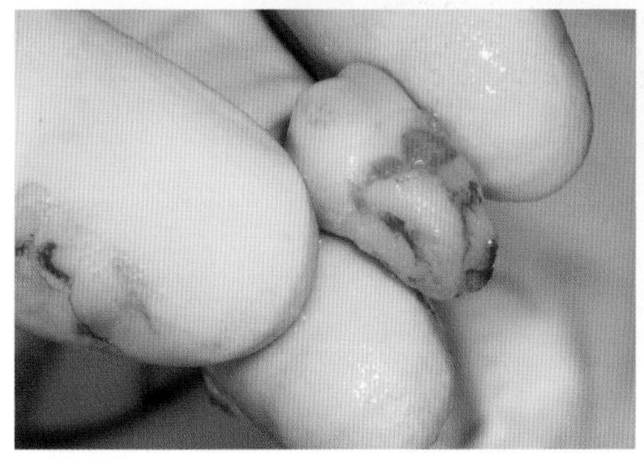
L. 观察供牙 48 牙根情况,以备移植后根管治疗时作为参考

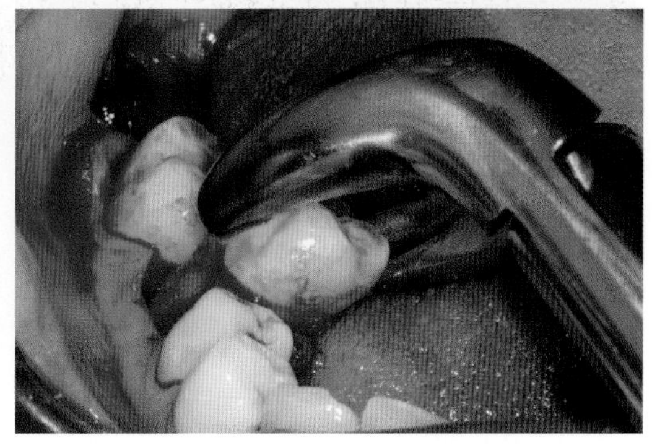
M. 将供牙 48 植入新制备好的牙槽窝

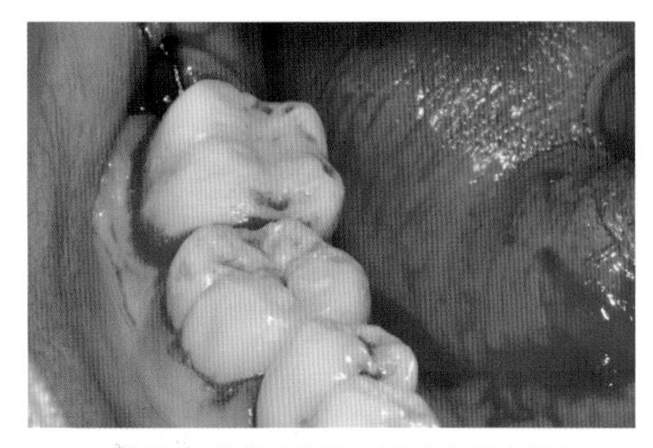

N. 供牙 48 就位后稳固，无需十字缝合固定

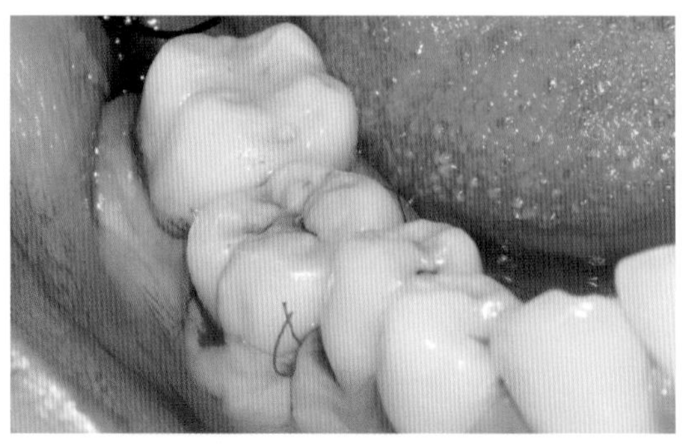

O. 缝合移植牙 46 近远中牙间乳头，使牙龈结缔组织紧贴移植牙牙颈部

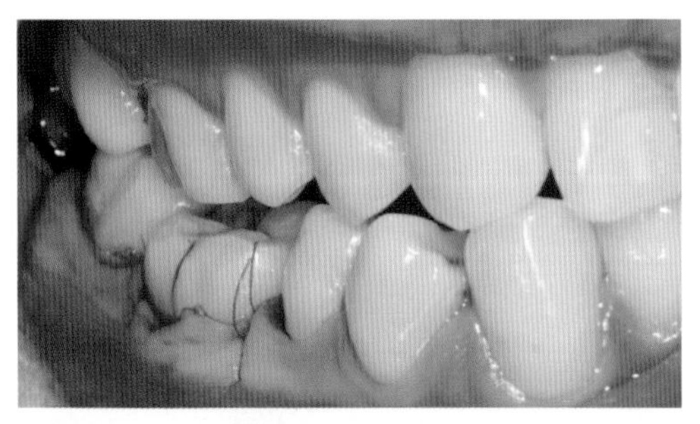

P. 移植术后侧面观，移植牙 46 与对殆牙 15、16 无咬合接触

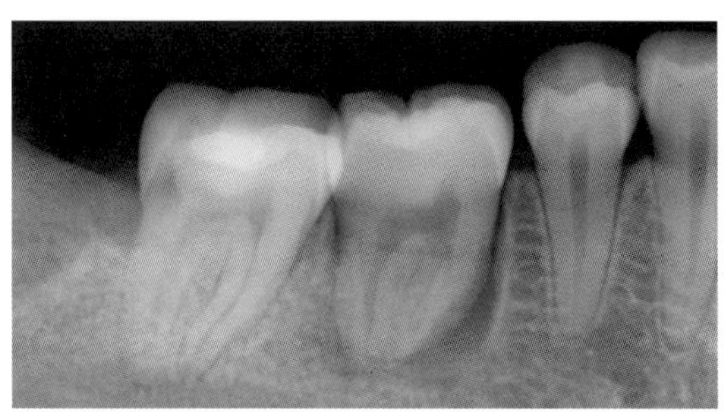

Q. 移植术后即刻 X 线片，显示移植牙 46 就位良好

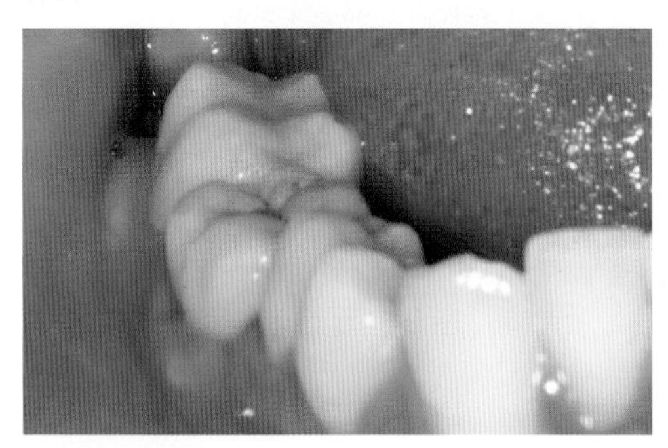

R. 移植术后 2 周口内像，叩(-)，松动度Ⅰ°，移植牙 46 牙龈稍肿胀

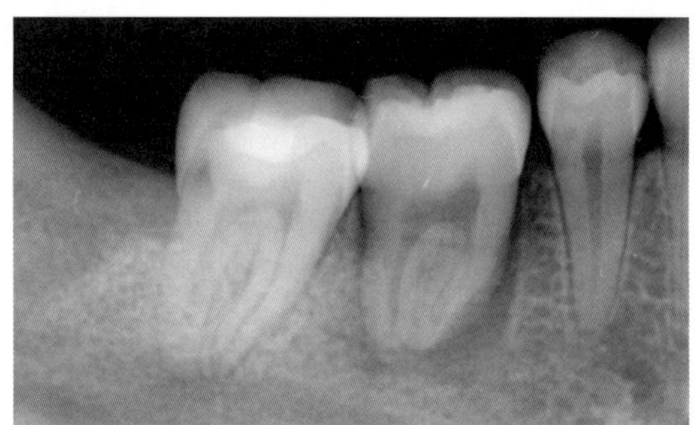

S. 移植牙 46 术后 2 周 X 线片

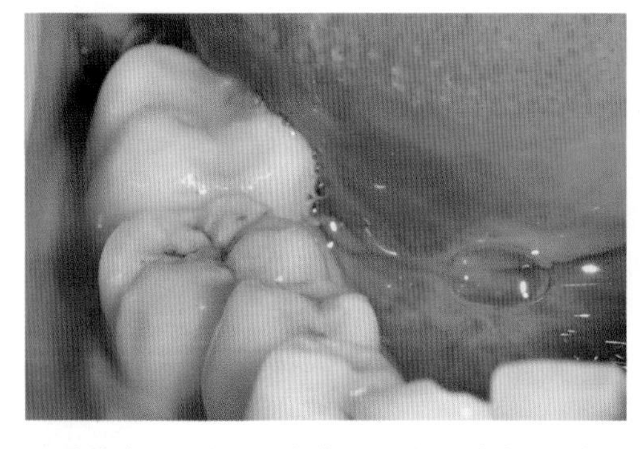

T. 移植术后 1 个月口内像，叩(-)，松动度Ⅰ°，移植牙 46 牙龈色形质正常

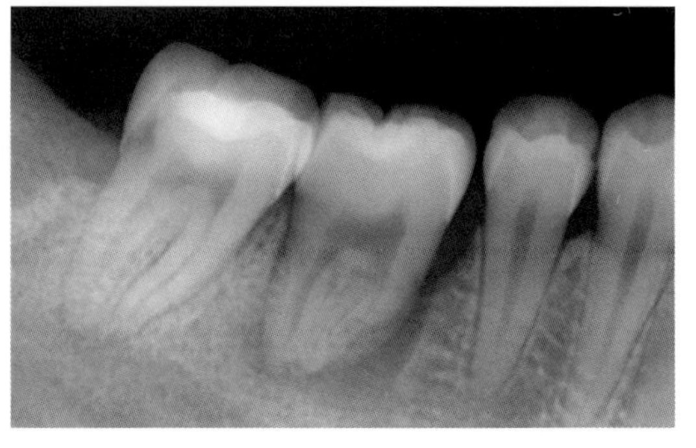

U. 移植术后 1 个月 X 线片，移植牙 46 骨间隙加宽，近中牙槽嵴顶骨质吸收，根尖阴影面积较之前扩大，拟行根管治疗

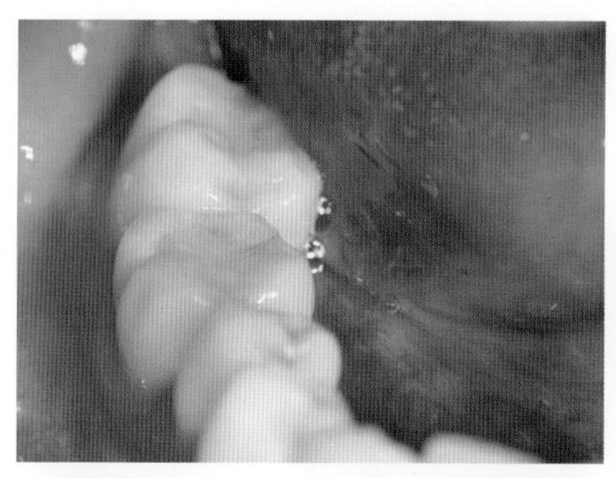

V. 移植术后 0.5 年口内像，移植牙 46 牙周愈合好，不松动

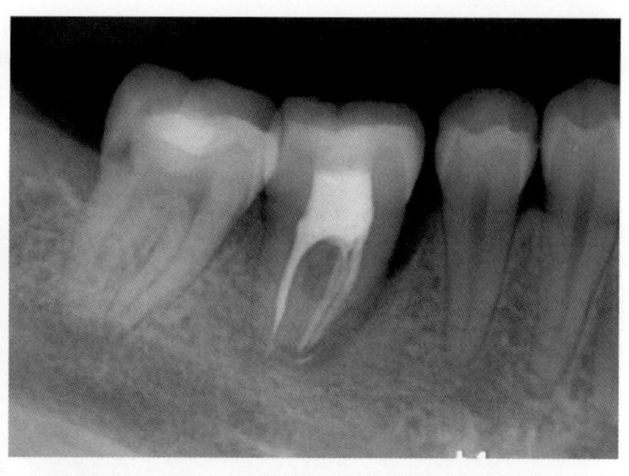

W. 移植牙 46 近中牙槽嵴顶食物嵌塞所致吸收，根尖处阴影较之前缩小

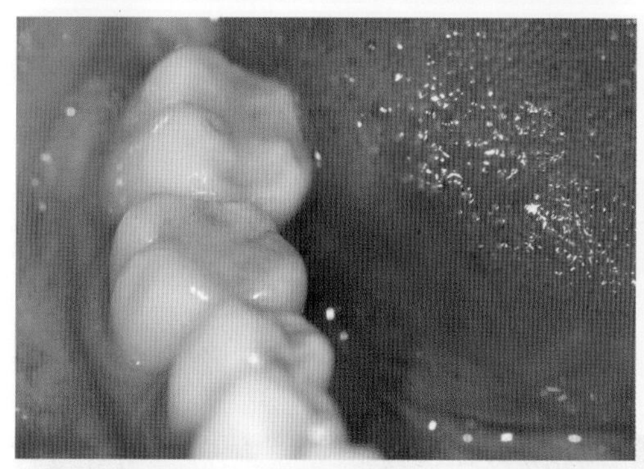

X. 移植术后 8 个月口内像，移植牙 46 不松动，牙周袋不深

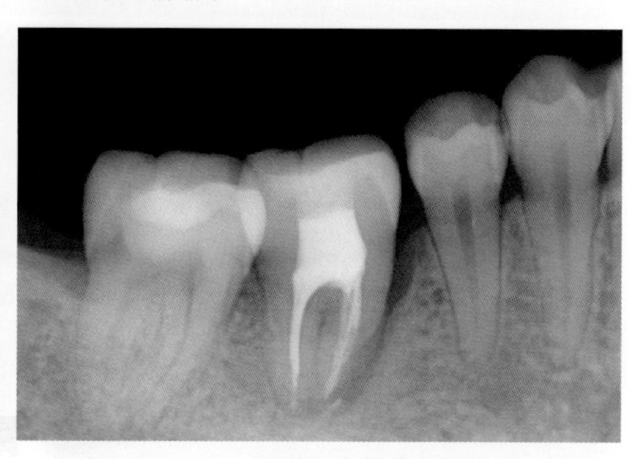

Y. 移植术后 8 个月，移植牙 46 根尖处阴影进一步缩小

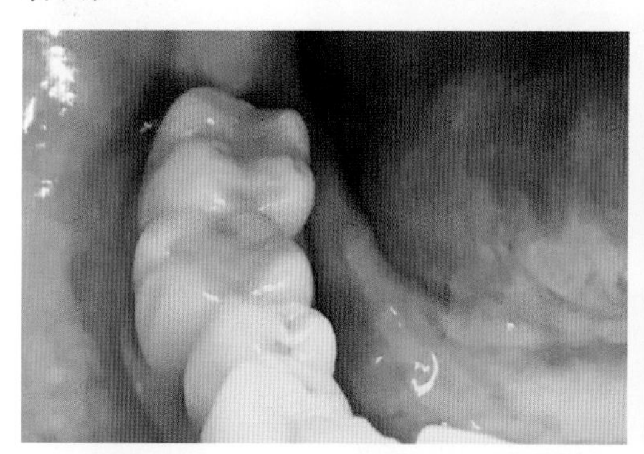

Z. 移植术后 1 年口内像，移植牙 46 不松动，无牙周袋

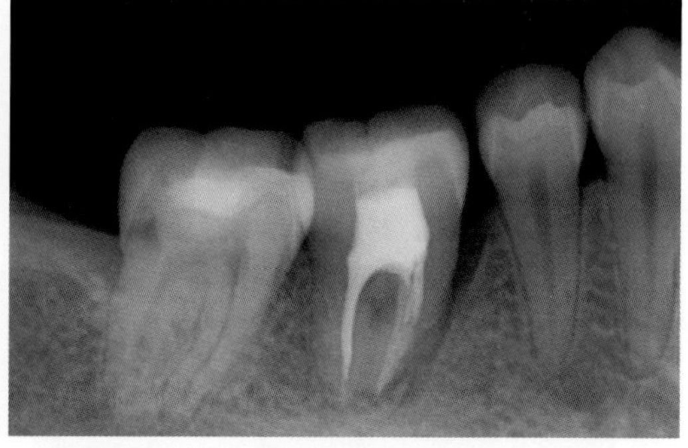

a. 移植术后 1 年 X 线片，移植牙 46 根尖处间隙进一步缩小

图 6-2-1　下颌第一磨牙区同颌同侧垂直高位智齿移植（48→46 区）

2. 病例 2:38→36 区移植(图 6-2-2)

患者,女,29 岁,36 残冠,38 垂直高位智齿,无咬合功能。

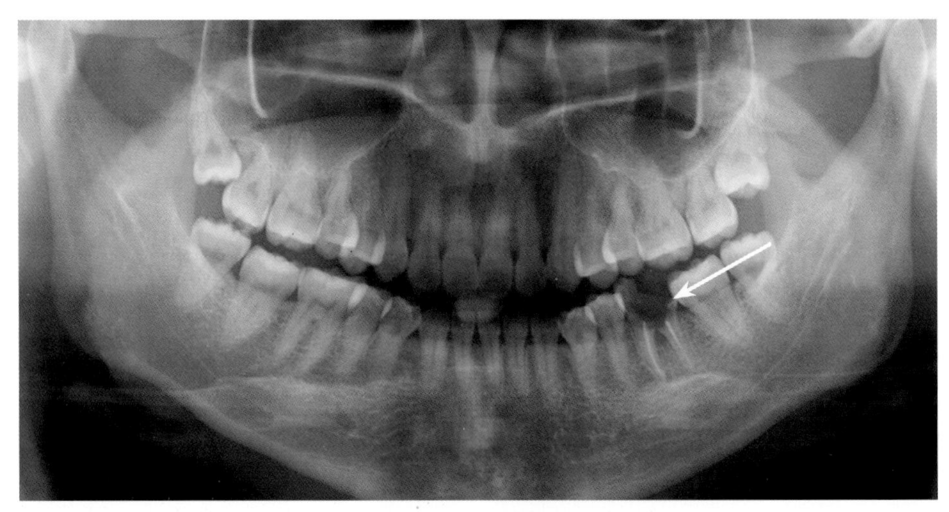

A. 术前全景片,38 牙冠、牙根形态好,拟行 38→36 区移植

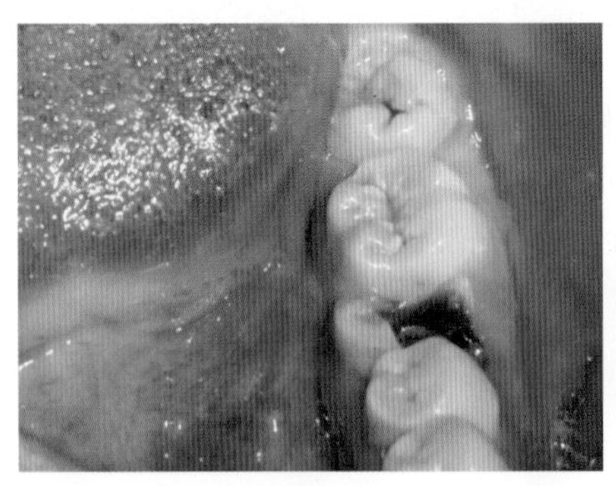

B. 移植术前口内像

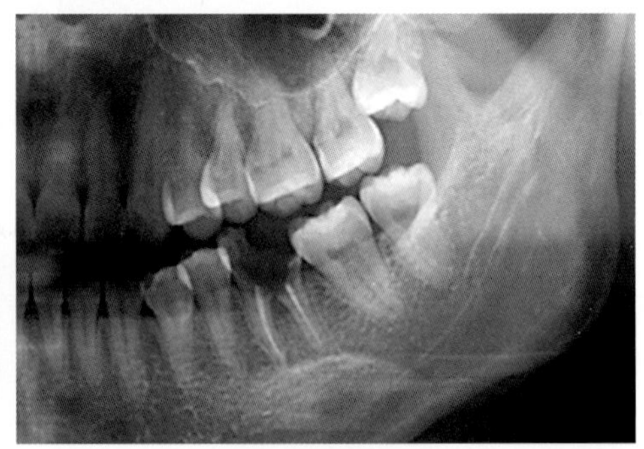

C. 移植术前全景片

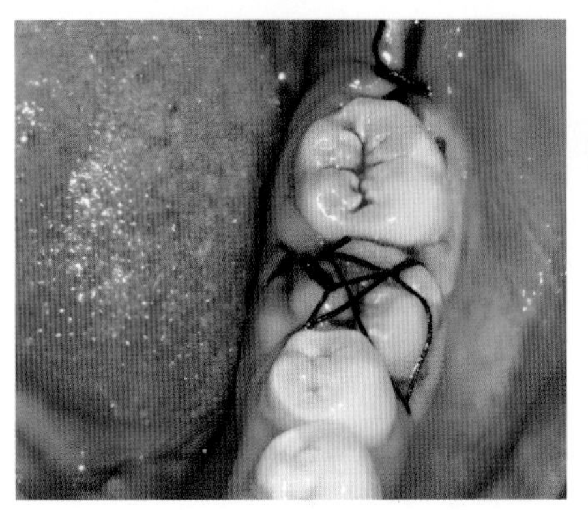

D. 移植术后缝合拔牙创及固定移植牙 36

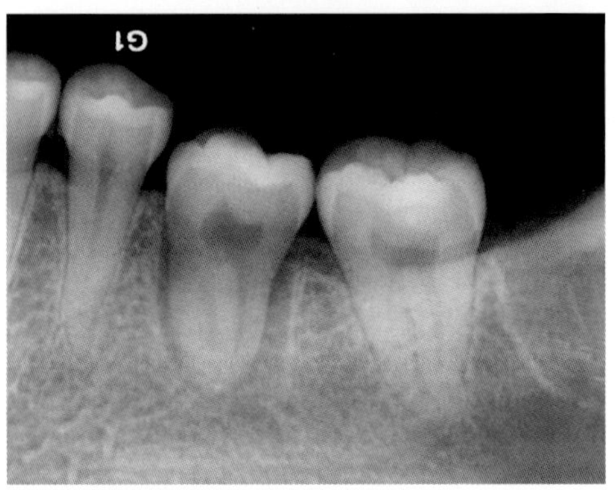

E. 移植术后即刻 X 线片,移植牙 36 就位良好

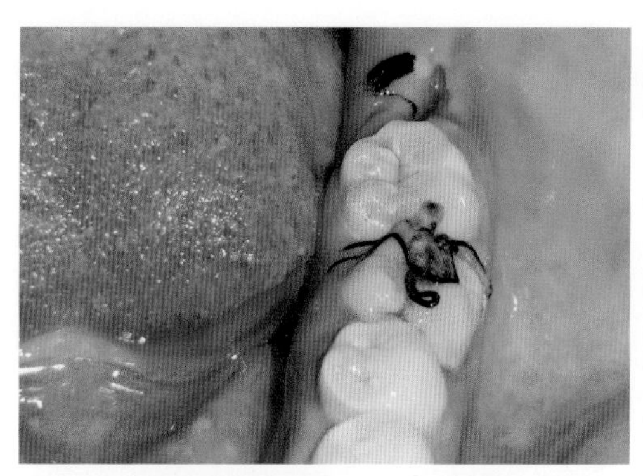

F. 移植牙 36 术后 1 周口内像

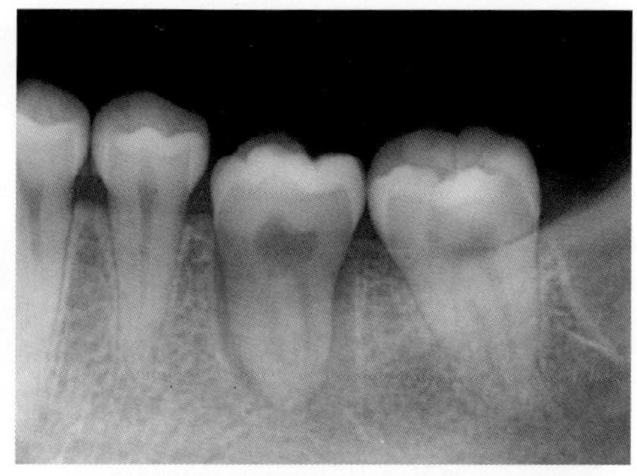

G. 移植术后 1 周 X 线片，移植牙 36 无移位

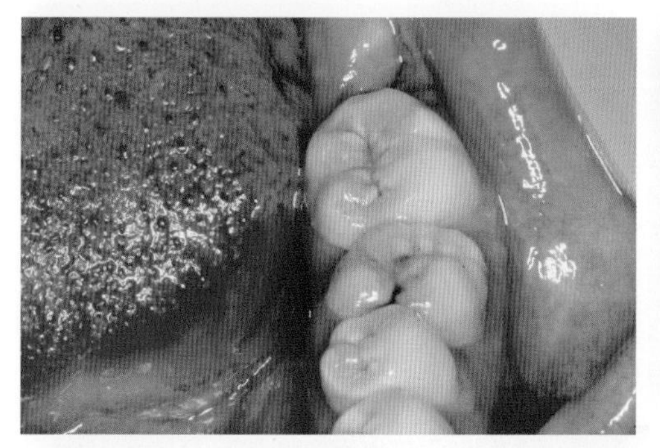

H. 移植术后 1 个月，移植牙 36 叩(-)，不松动，牙龈色形质正常

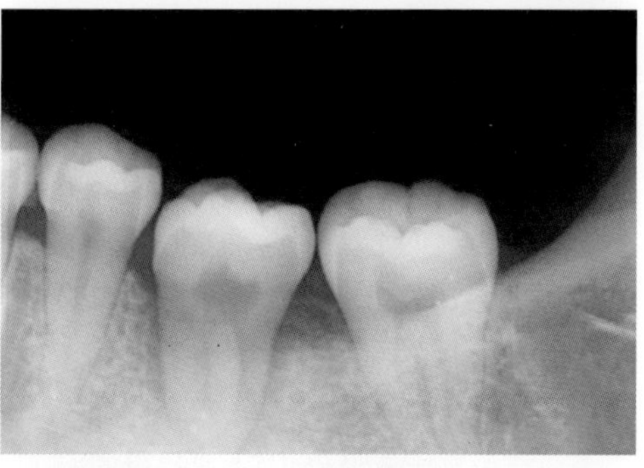

I. 移植术后 1 个月 X 线片，移植牙 36 较之前无明显变化

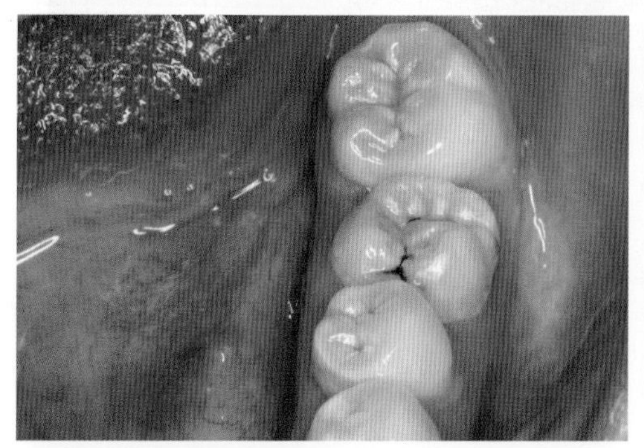

J. 移植术后 3 个月，患者无不适主诉，移植牙 36 叩诊(-)，不松动，牙龈色形质正常

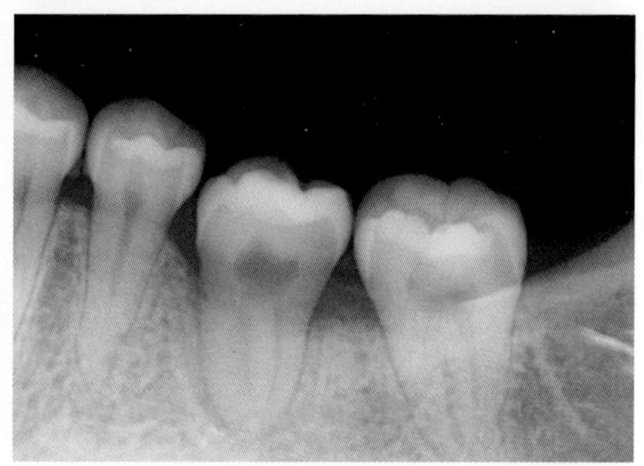

K. 移植术后 3 个月 X 线片，移植牙 36 根周牙槽骨密度较之前增高

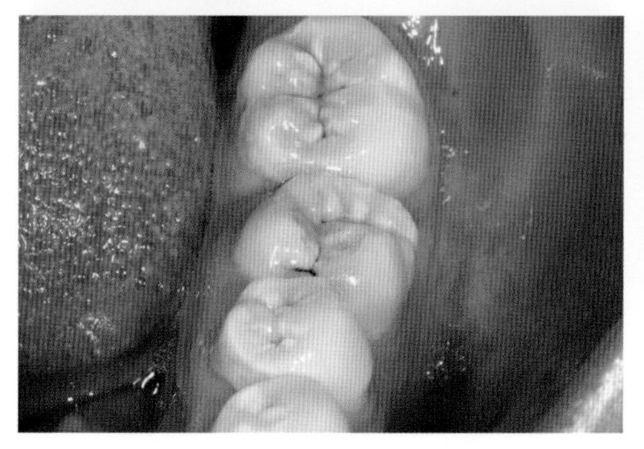

L. 移植牙 36 术后 0.5 年口内像

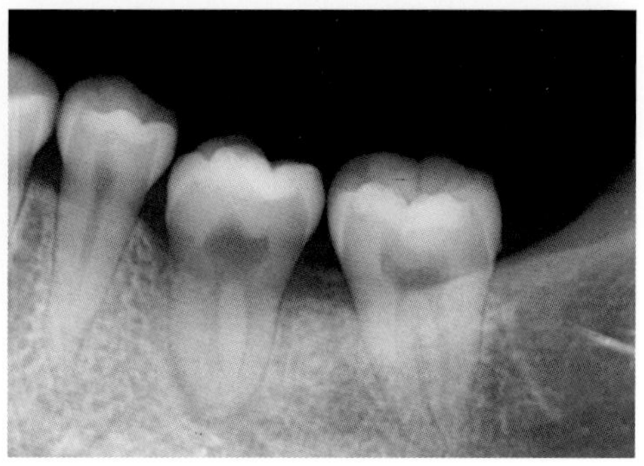

M. 移植牙 36 术后 0.5 年 X 线片

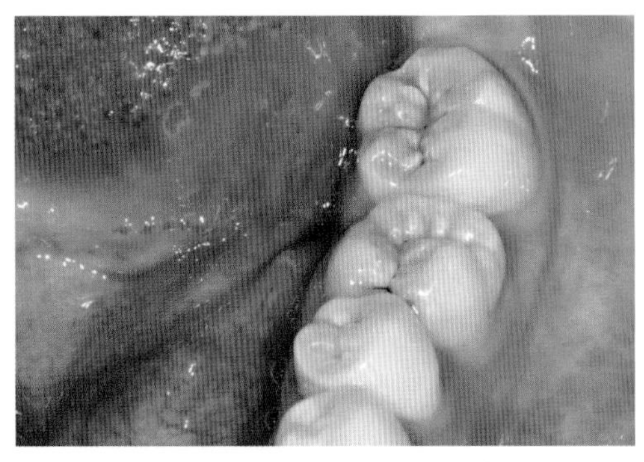

N. 移植牙 36 术后 1 年口内像

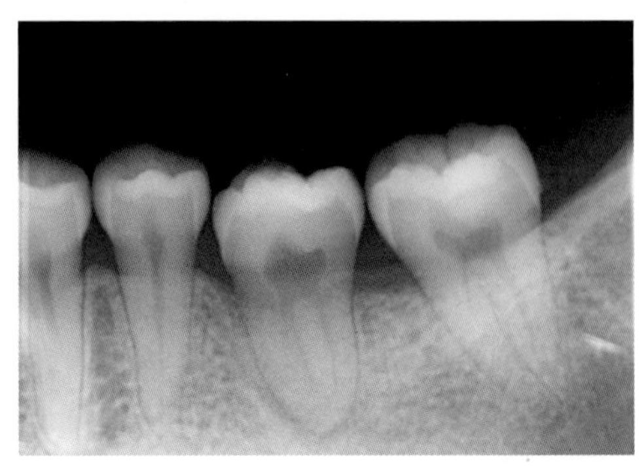

O. 移植牙 36 术后 1 年 X 线片

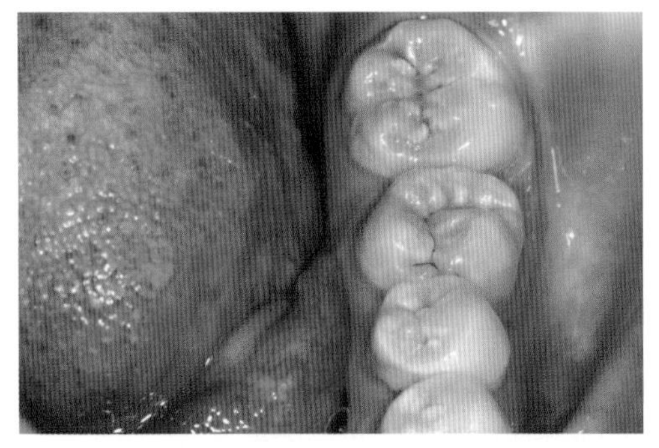

P. 移植牙 36 术后 2 年口内像

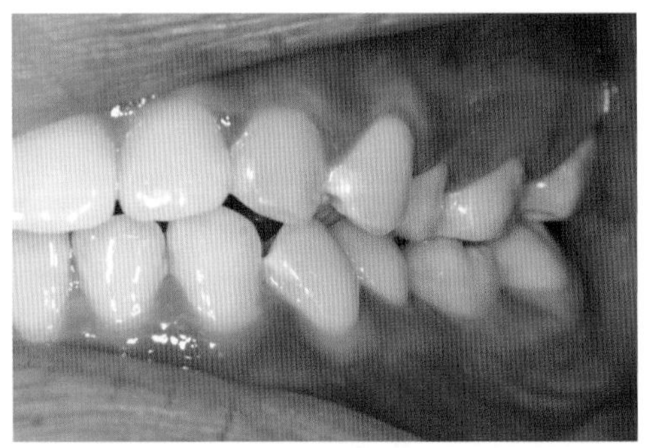

Q. 移植术后 2 年口内咬合侧面像，移植牙 36 与对殆牙 25、26 建立咬合关系

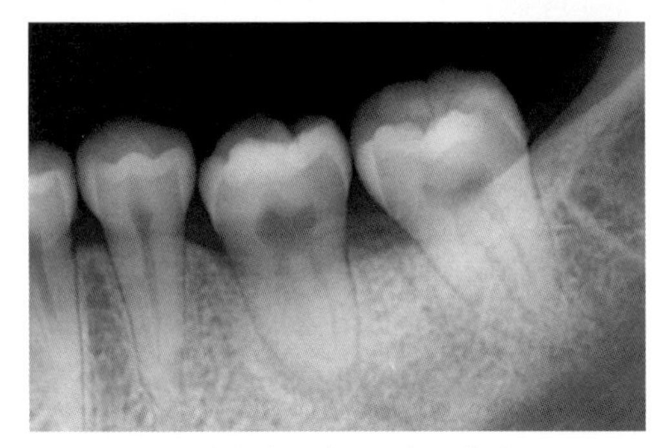

R. 移植牙 36 术后 2 年 X 线片

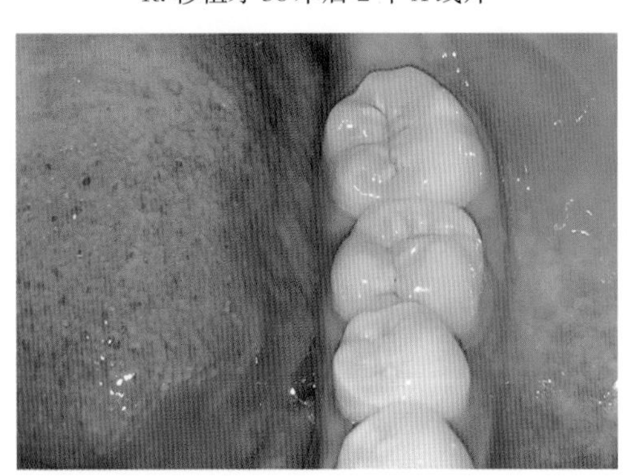

S. 移植牙 36 术后 3 年口内像

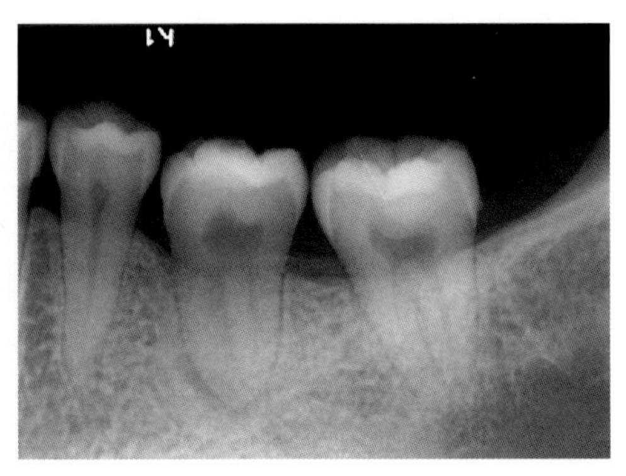

T. 移植牙 36 术后 3 年 X 线片

图 6-2-2　下颌第一磨牙区同颌同侧垂直高位智齿移植（38→36 区）

(二)下颌第一磨牙区同颌同侧垂直中位智齿移植

1. 病例 1:48→46 区移植(图 6-2-3)

患者,女,25 岁,就诊要求拔除右下颌后牙。口内检查:46 残冠。

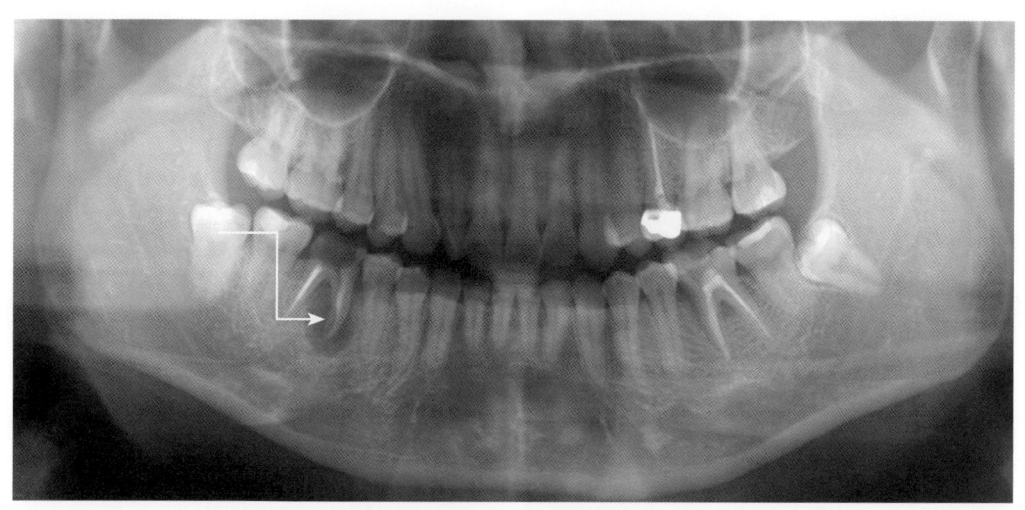

A. 移植术前全景片,48 垂直位阻生,牙根聚拢,拟行 48→46 区移植

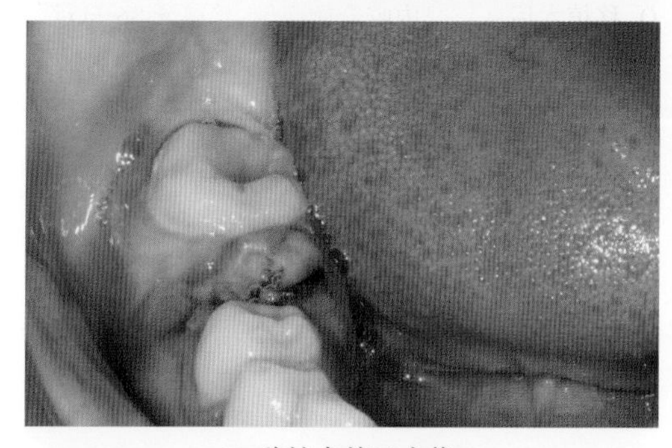

B. 移植术前口内像

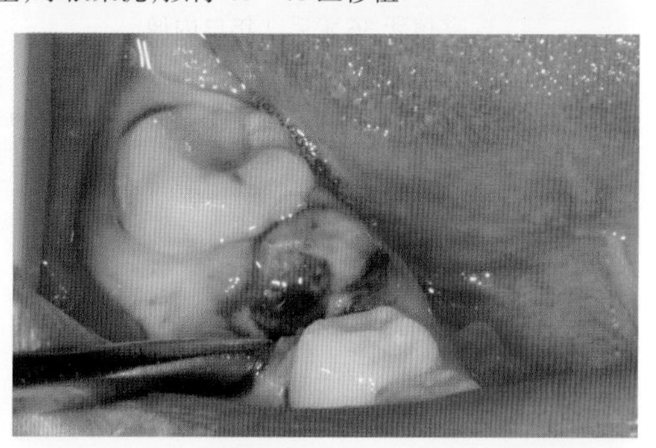

C. 挺松 46 残根

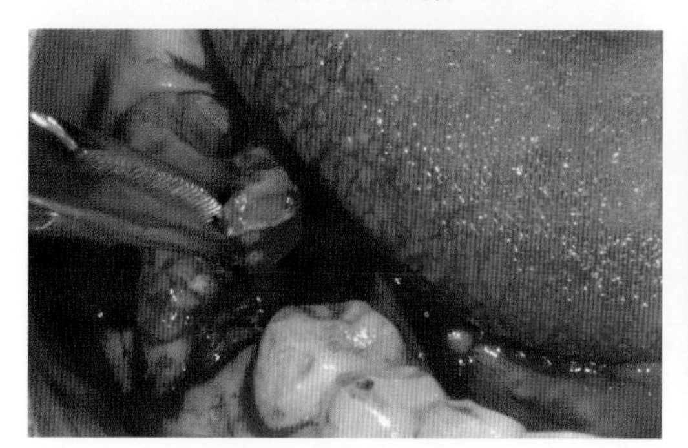

D. 拔除 46 残根,骚刮牙槽窝

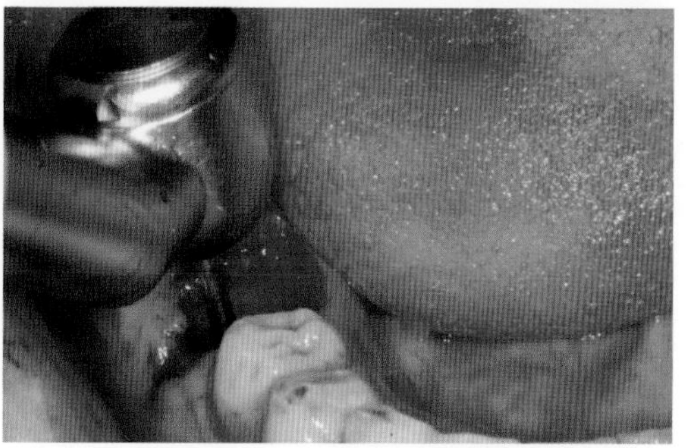

E. 修整牙槽间隔,制备新的牙槽窝

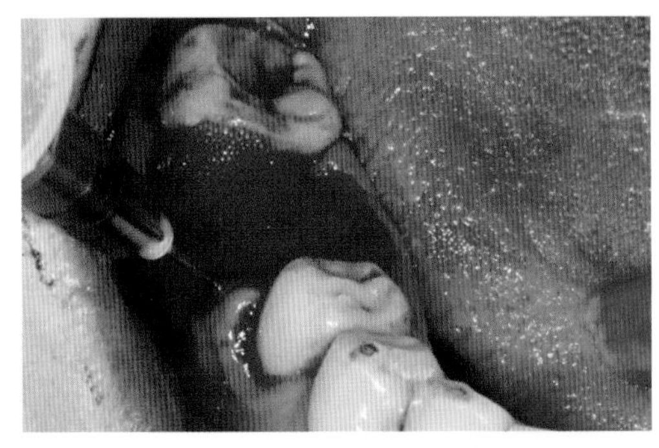

F. 过氧化氢溶液、生理盐水交替冲洗牙槽窝

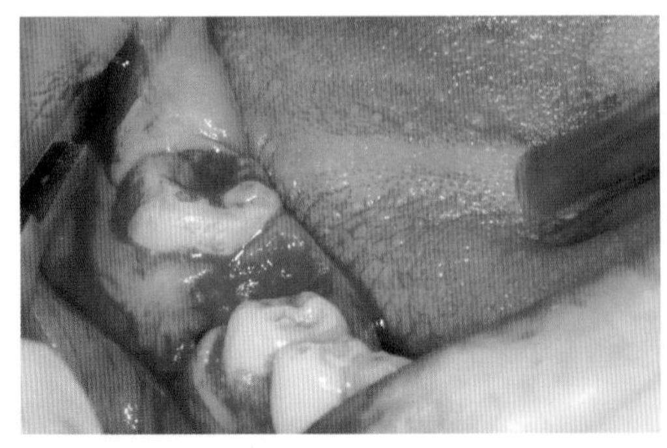

G. 三角形切龈暴露智齿牙冠

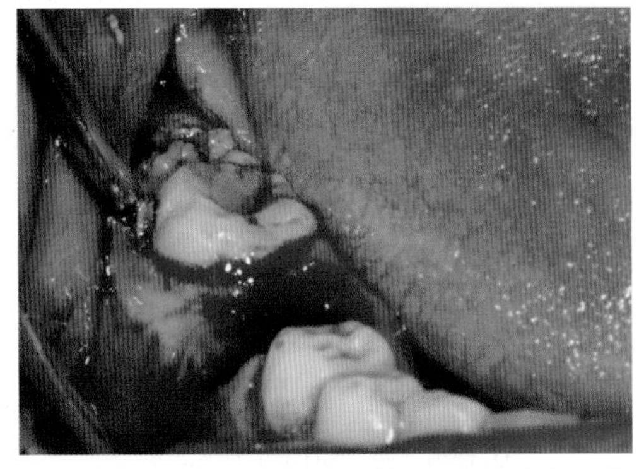

H. 颊侧近中插挺，小心挺松供牙 48，注意勿挺断牙根

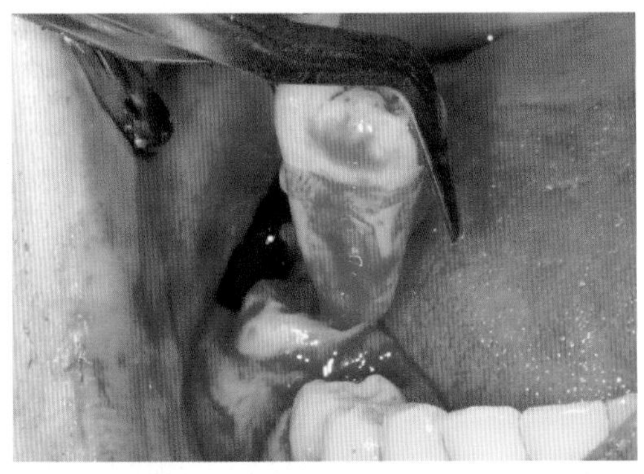

I. 器械应尽量避免夹持供牙 48 牙颈部以下部位，以免对牙周膜造成损伤

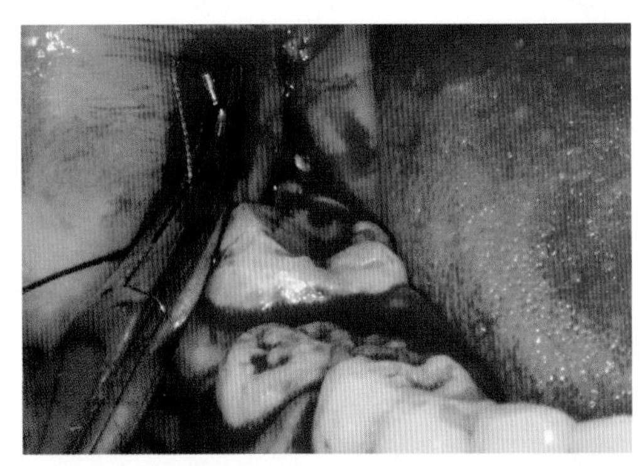

J. 缝合供牙拔牙创

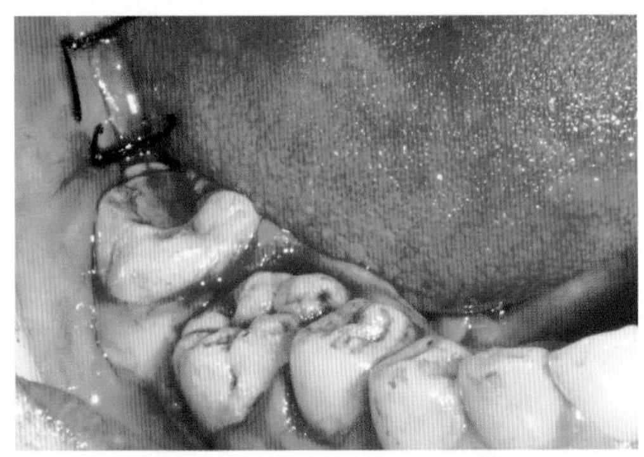

K. 移植牙 46 就位，殆面低于咬合平面，与对殆牙无接触

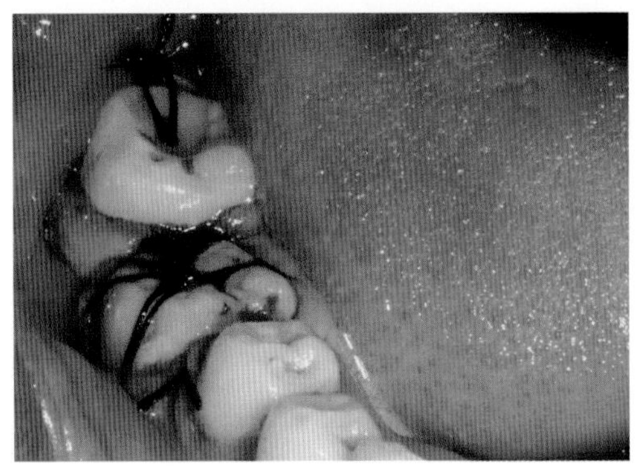

L. 缝合供牙区牙槽窝及十字缝合固定移植牙 46

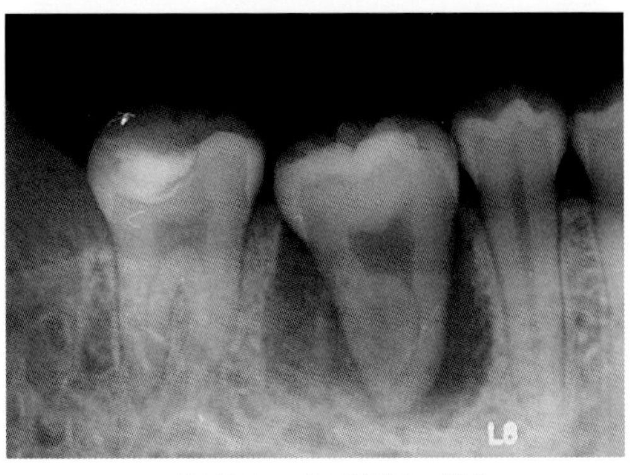

M. 移植牙 46 术后即刻 X 线片

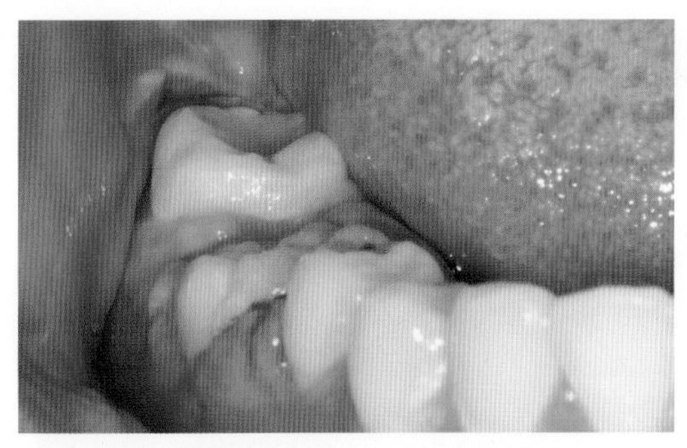

N. 移植牙 46 术后 1 周拆除缝线

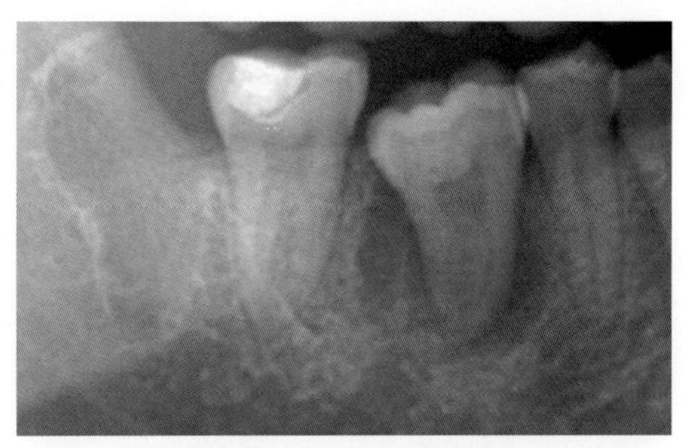

O. 移植牙 46 术后 1 周 X 线片

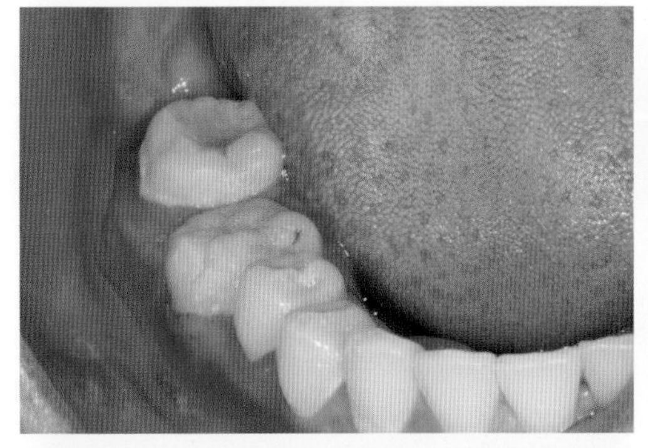

P. 移植术后 1 个月口内像，移植牙 46 牙龈色形质正常

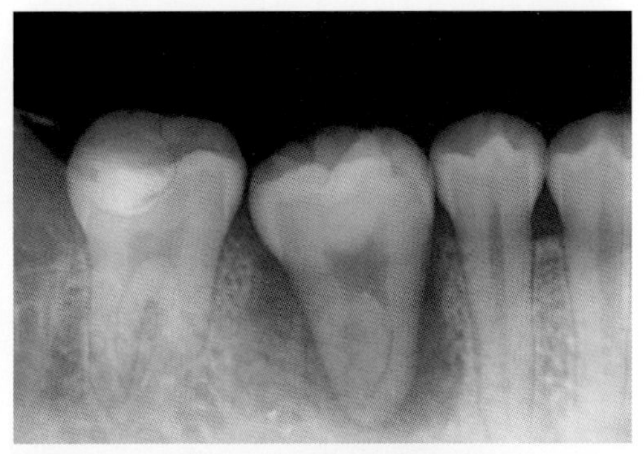

Q. 移植牙 46 术后 1 个月 X 线片

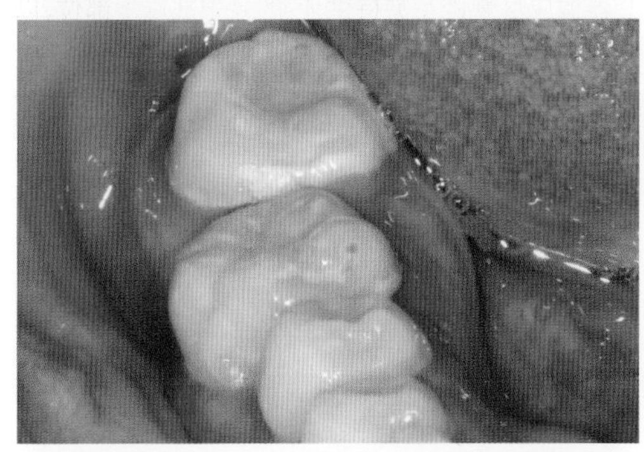

R. 移植术后 4 个月，患者口腔卫生欠佳，软垢较多，牙龈缘色泽鲜红，移植牙 46 不松动，未及深牙周袋

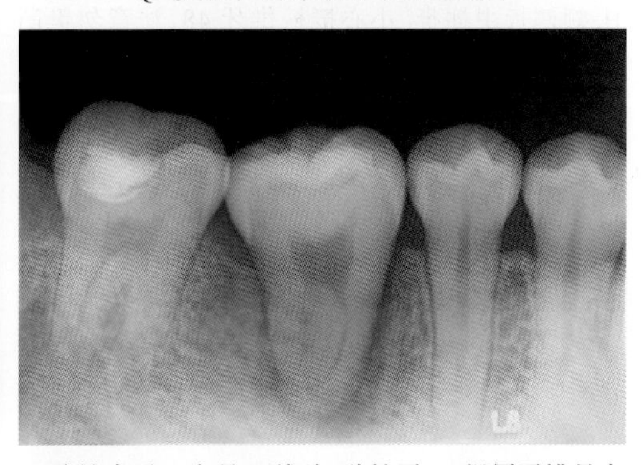

S. 移植术后 4 个月 X 线片，移植牙 46 根周牙槽骨密度较之前明显增高

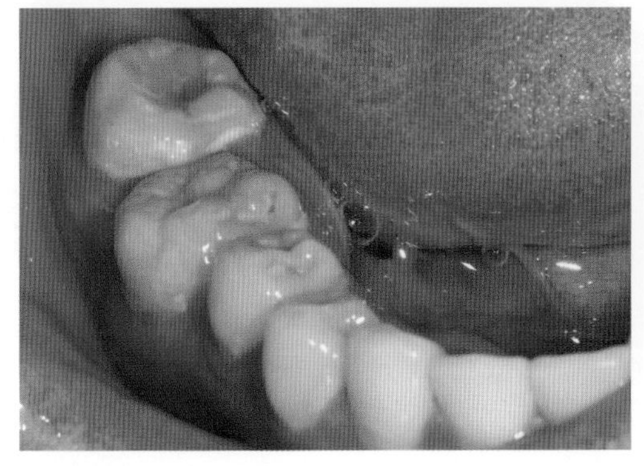

T. 移植术后 0.5 年口内像，患者无不适主诉，移植牙 46 叩诊(-)，不松动

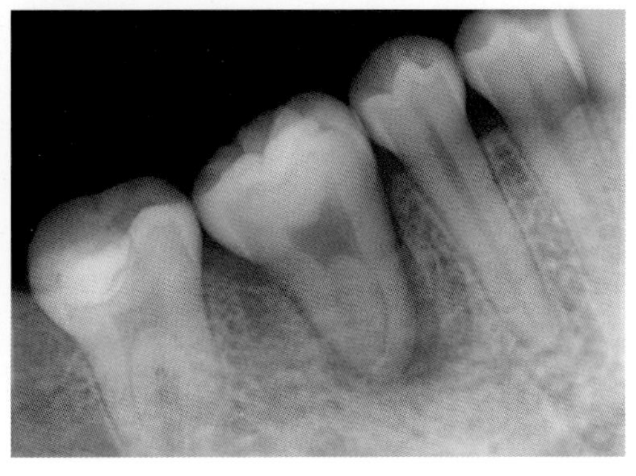

U. 移植牙 46 术后 0.5 年 X 线片，较之前无明显改变

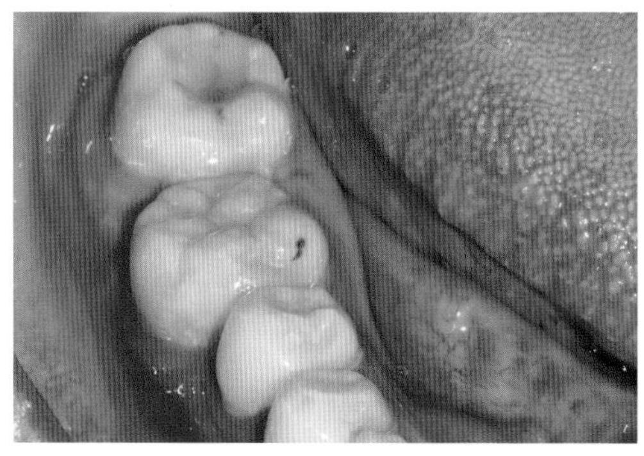

V. 移植术后10个月口内像，患者诉移植牙46出现咬合不适，叩(+)，不松动

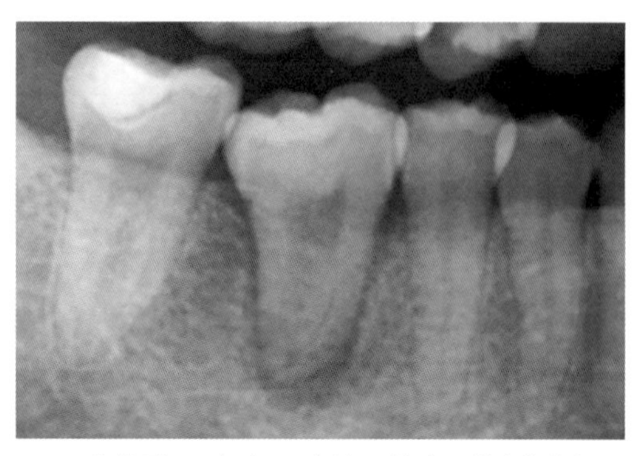

W. 移植牙46术后10个月X线片，牙周膜增宽

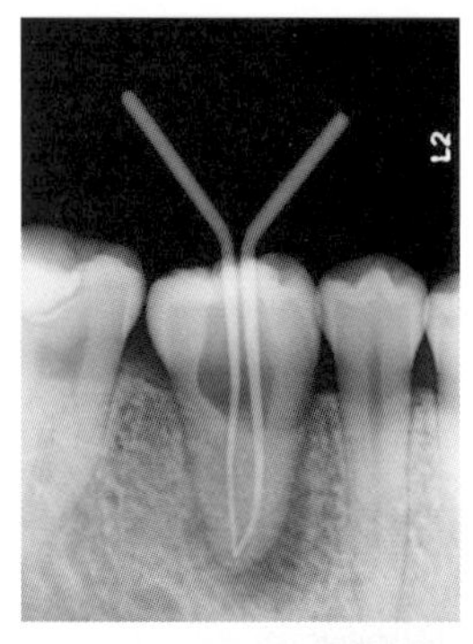

X. 移植牙46术后10个月根管治疗时根尖片

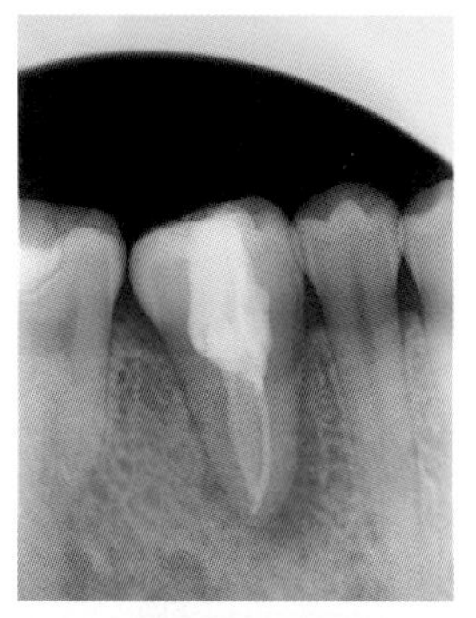

Y. 移植牙46术后10个月根充后X线片

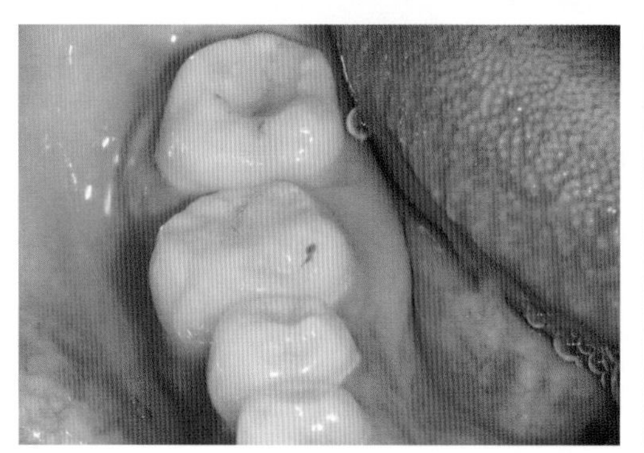

Z. 移植术后1年口内像，患者无不适主诉，移植牙46叩(-)，不松动，牙龈色形质正常

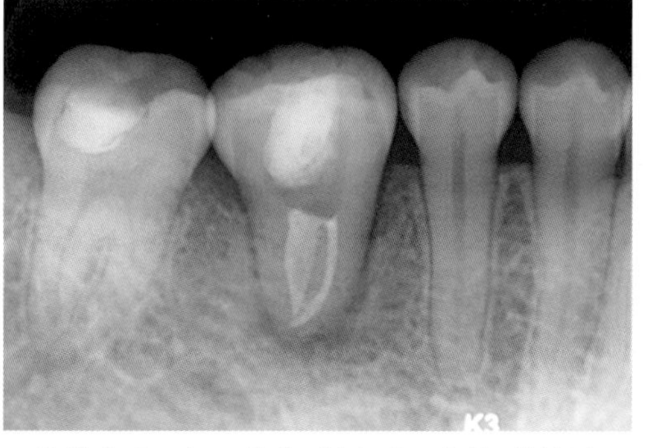

a. 移植术后1年X线片，根充后2个月，移植牙46根尖区低密度影较之前缩小

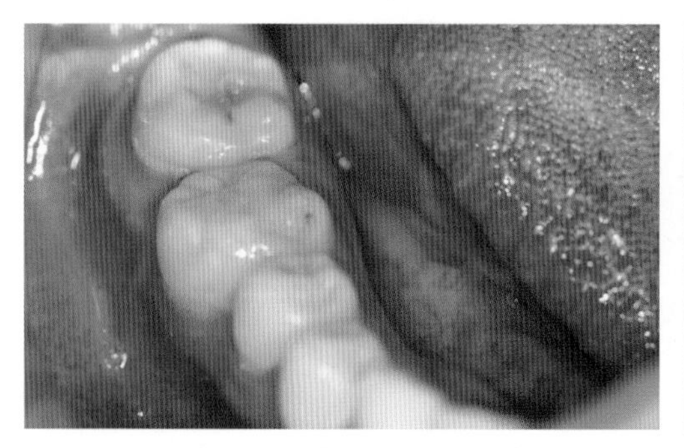

b. 移植牙46术后1.5年口内像

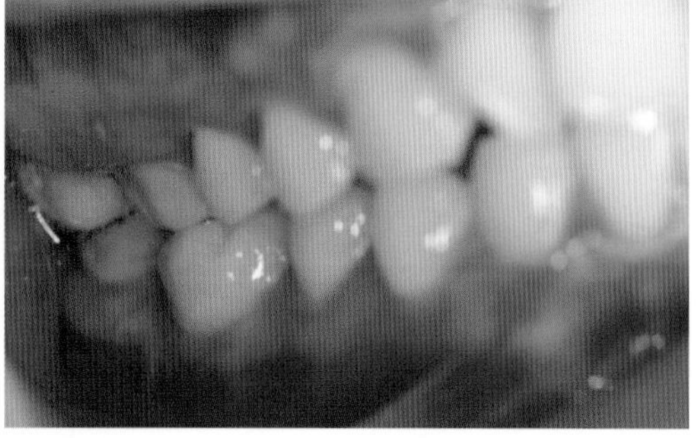

c. 移植术后1.5年口内咬合侧面像，移植牙46与对殆牙15、16已建立咬合

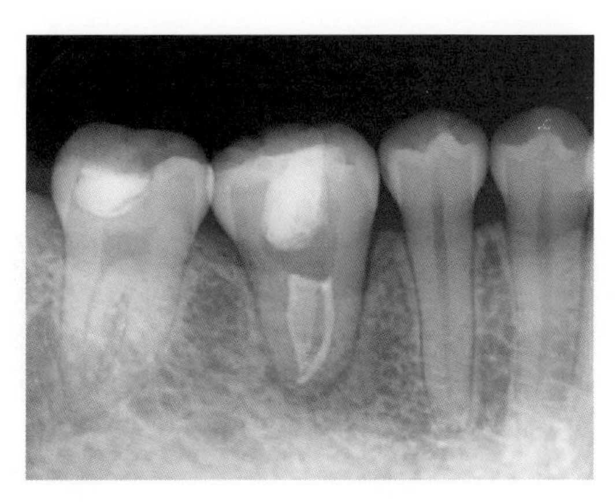

d. 移植牙 46 术后 1.5 年 X 线片

图 6-2-3 下颌第一磨牙区同颌同侧垂直中位智齿移植(48→46 区)

2. 病例 2:38→36 区移植(图 6-2-4)

患者,女,24 岁,36 殆面可见旧充填体,叩(+),松动度Ⅱ°,牙龈肿胀;38 垂直中位阻生。

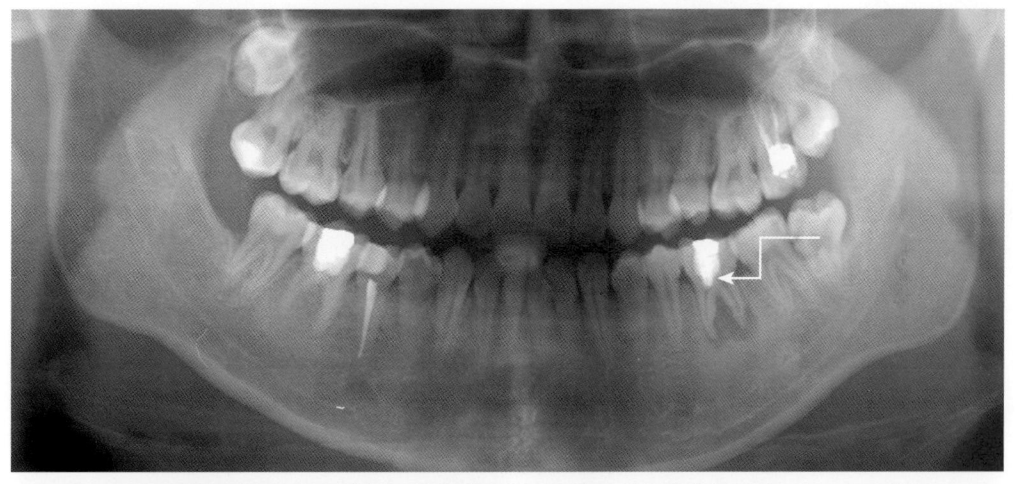

A. 移植术前全景片,36 根尖周大面积低密度影,38 牙冠、牙根形态好,拟行 38→36 区移植

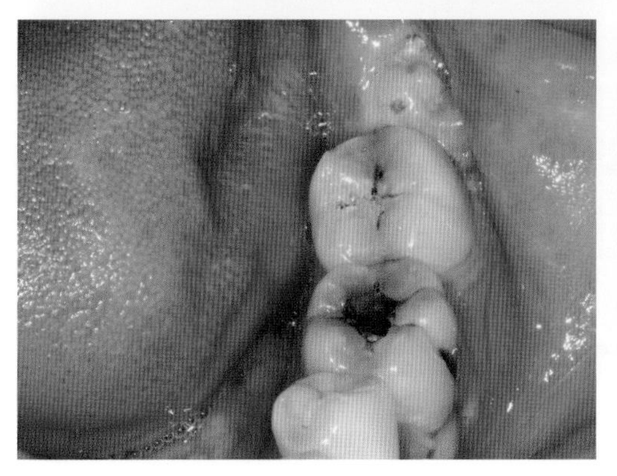

B. 患牙拔除术前口内像

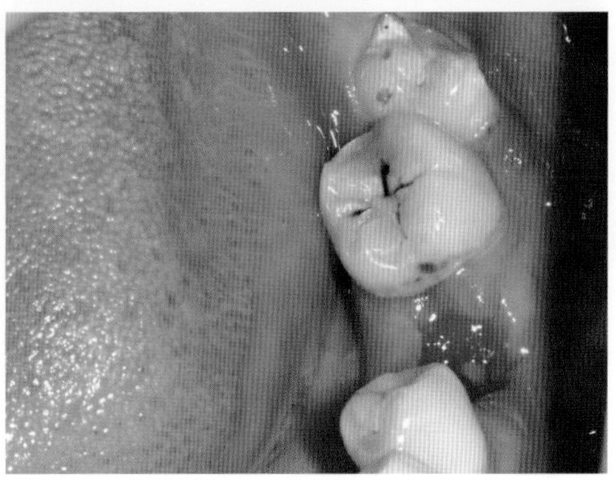

C. 患牙拔除 3 周后牙槽窝愈合情况

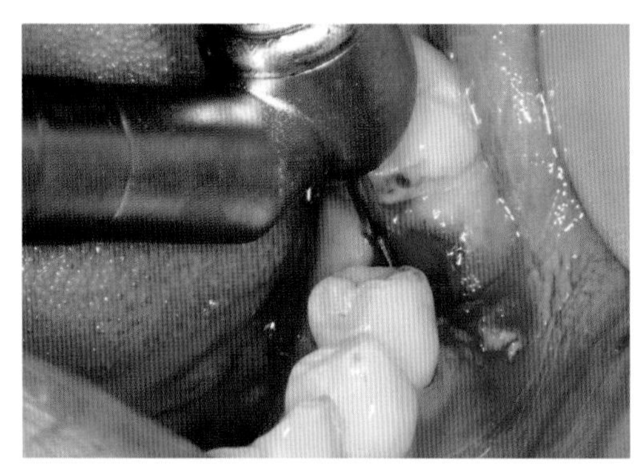

D. 制备新牙槽窝

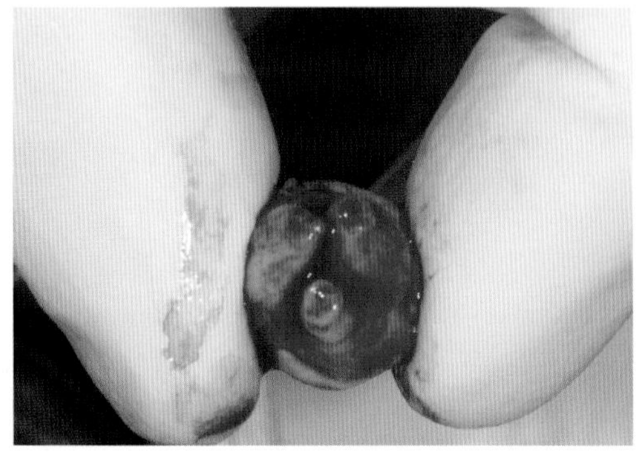

E. 拔出供牙，并记录供牙为多根牙，根尖孔宽大，以便为术后根管治疗提供参考

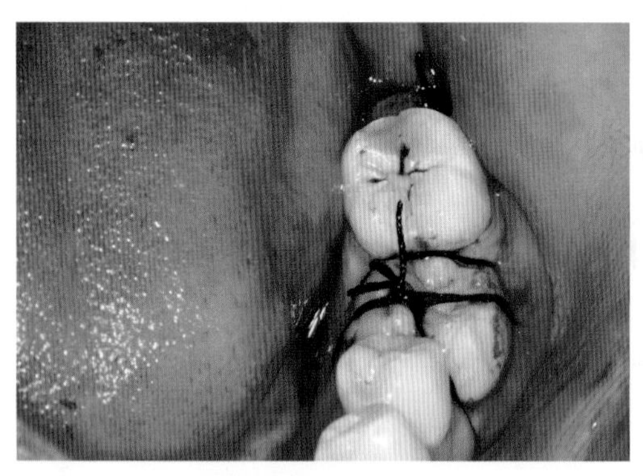

F. 移植牙 36 就位、缝合

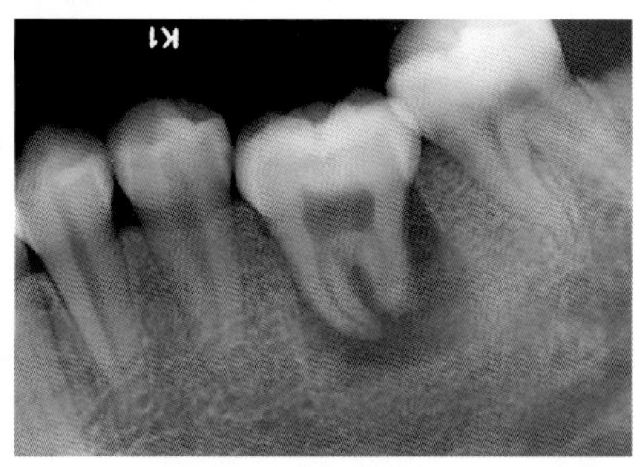

G. 移植牙 36 术后即刻 X 线片

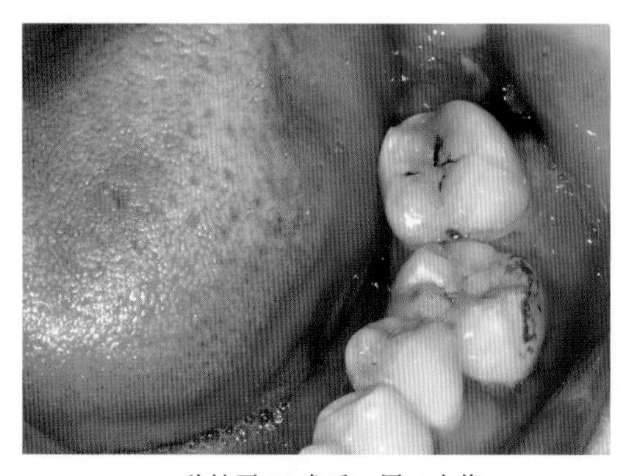

H. 移植牙 36 术后 1 周口内像

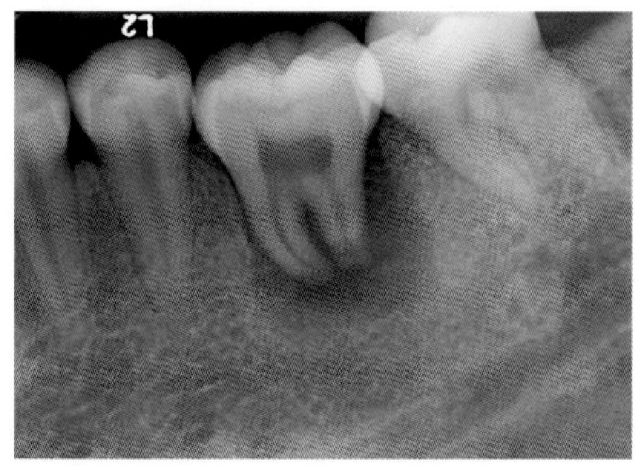

I. 移植牙 36 术后 1 周 X 线片

图 6-2-4　下颌第一磨牙区同颌同侧垂直中位智齿移植（38→36 区）

（三）下颌第一磨牙区同颌同侧前倾高位阻生智齿移植

1. 病例 1:48→46 区移植（图 6-2-5）

患者，女，34 岁，46 殆面可见旧充填体劈裂，48 前倾中位阻生。

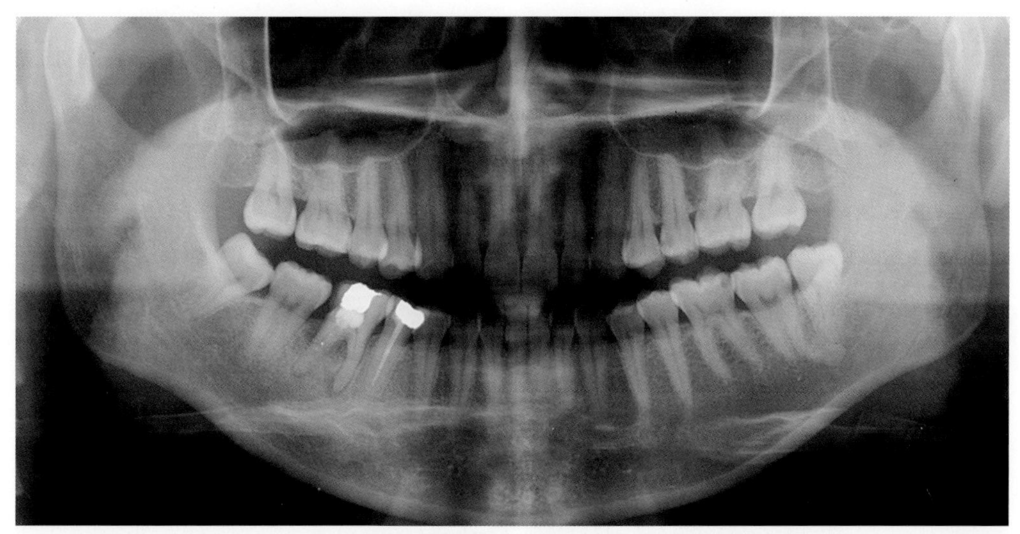

A. 移植术前全景片，拟行 48→46 区移植

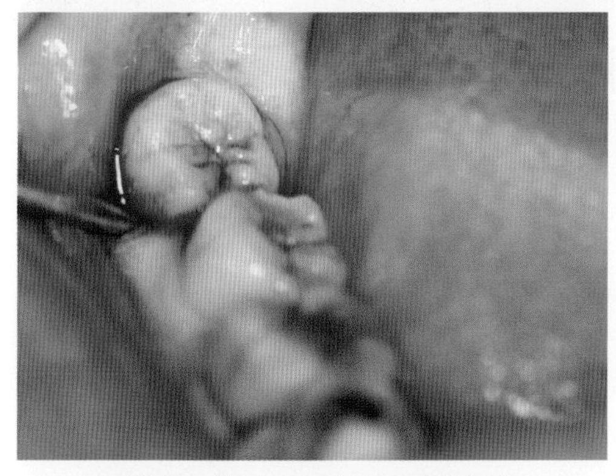

B. 先挺松供牙 48 后仍置于原位保存

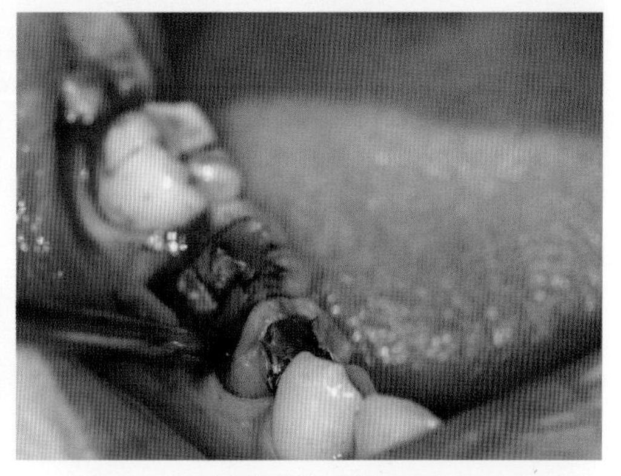

C. 拔除受植区患牙 46

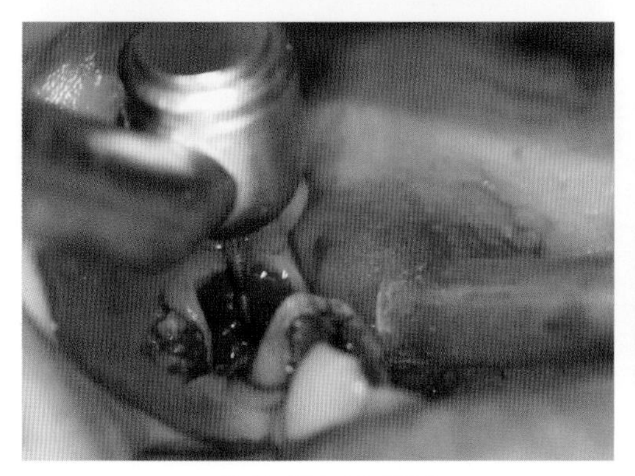

D. 修整、制备新牙槽窝

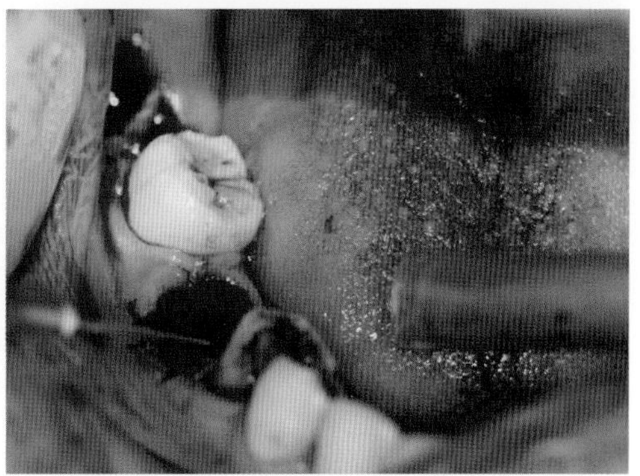

E. 过氧化氢溶液、生理盐水交替冲洗

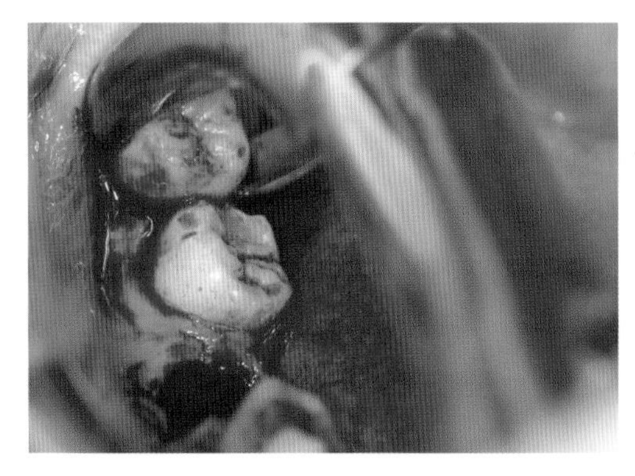

F. 拔出供牙 48

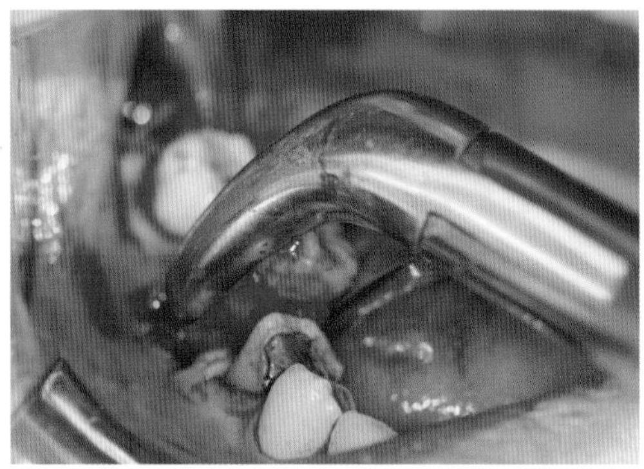

G. 植入新牙槽窝

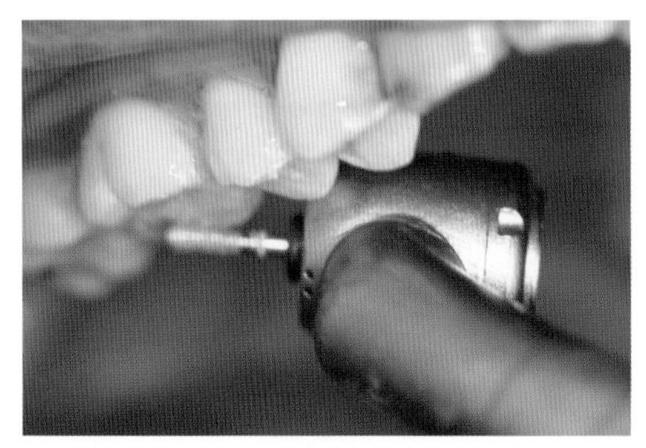

H. 调整 16 咬合高点

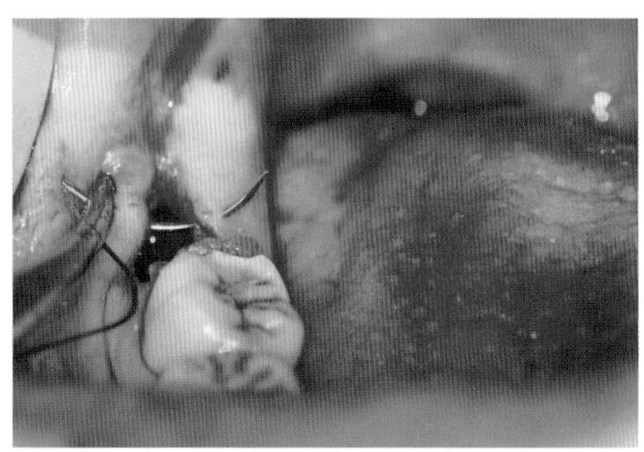

I. 缝合拔牙窝

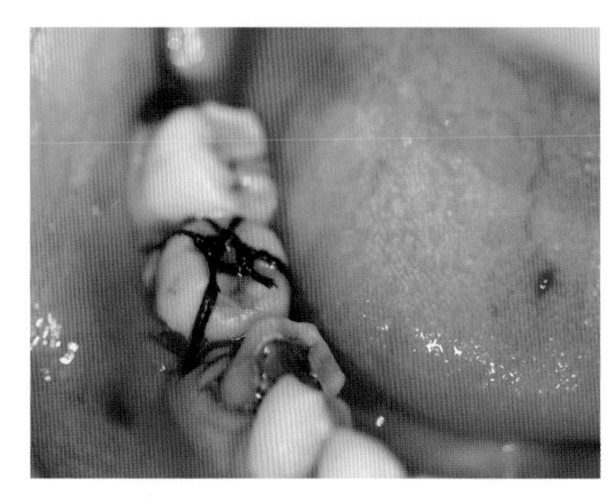

J. 缝合固定移植牙 46

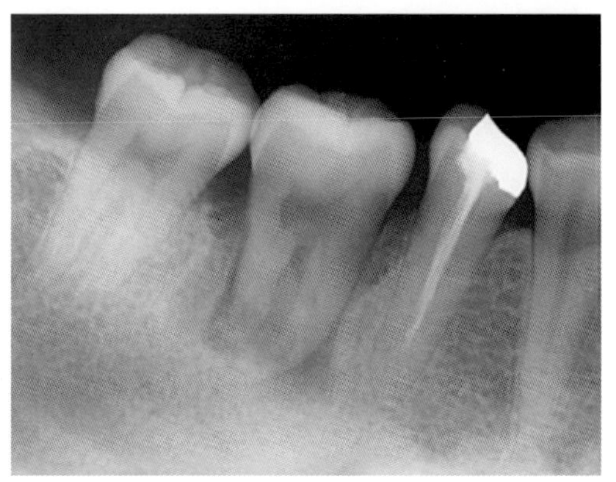

K. 移植牙 46 术后即刻 X 线片

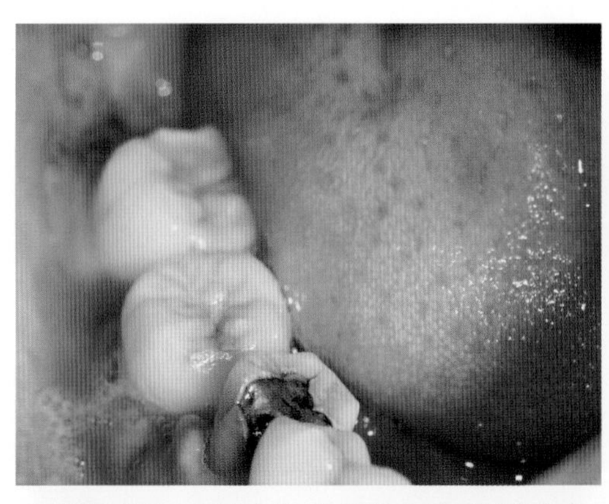

L. 移植术后 1 周口内像，移植牙 46 牙龈基本愈合

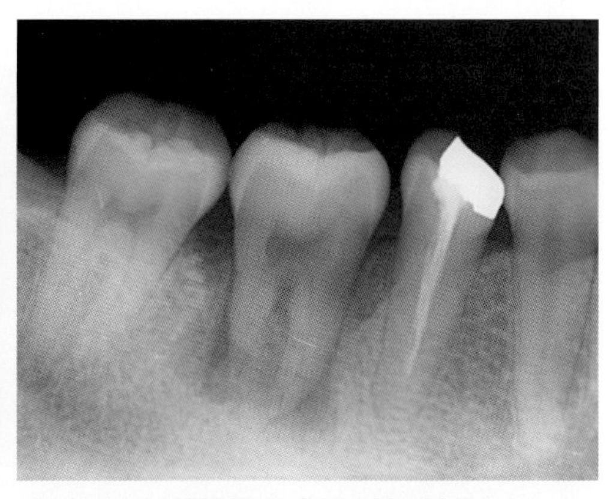

M. 移植牙 46 术后 1 周 X 线片

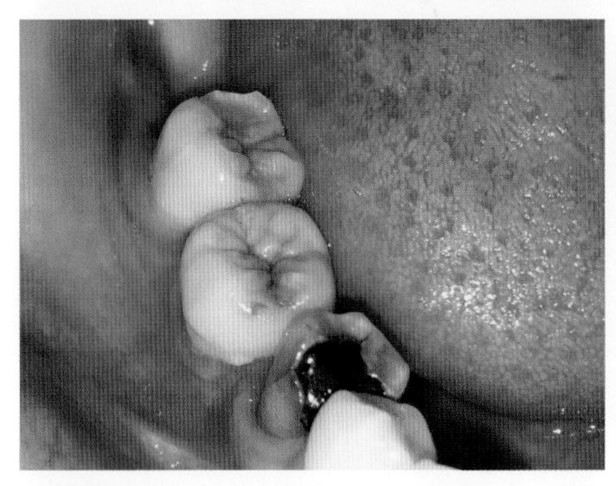

N. 移植术后 1 个月口内像，移植牙 46 叩(-)，不松动，牙龈正常

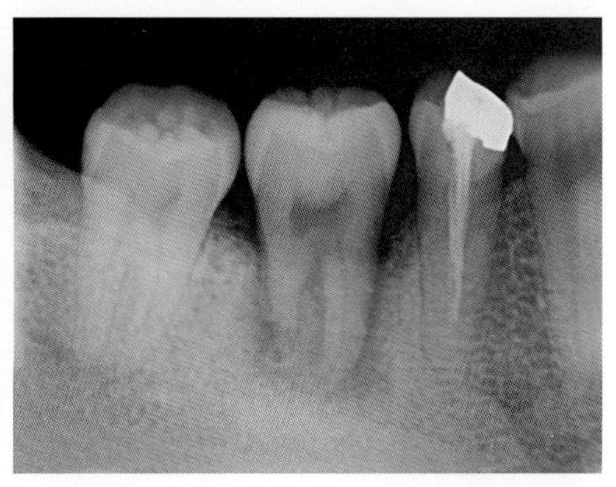

O. 移植术后 1 个月 X 线片，移植牙 46 根尖阴影较之前缩小

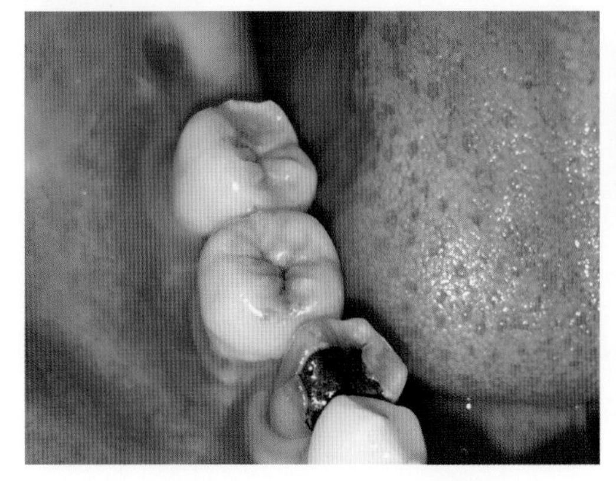

P. 移植牙 46 术后 3 个月口内像

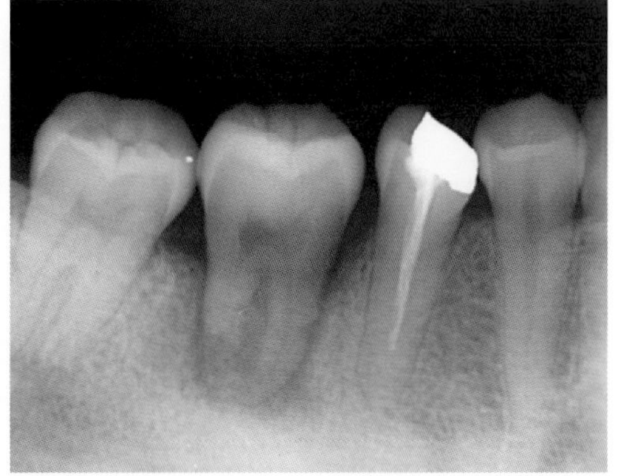

Q. 移植术后 3 个月 X 线片，移植牙 46 根尖周愈合欠佳，拟行根管治疗

图 6-2-5　下颌第一磨牙区同颌同侧前倾高位阻生智齿移植(48→46 区)

2. 病例 2:38→36 区移植(图 6-2-6)

患者,男,25 岁,因拔牙就诊,口内检查 38 前倾高位阻生智齿。

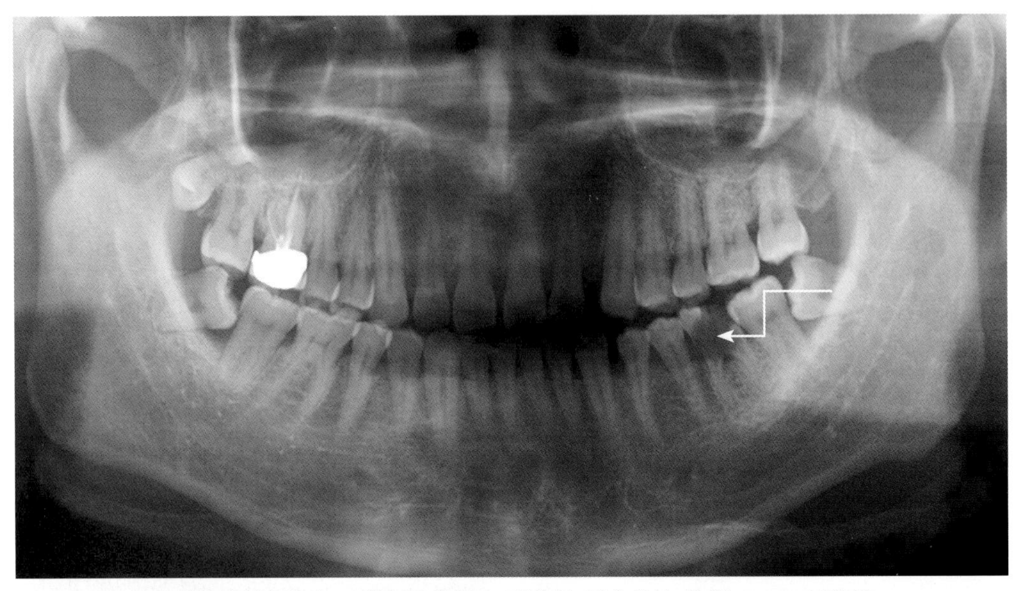

A. 移植术前全景片,38 前倾高位阻生,形状好,适合移植,故拟 38→36 区移植

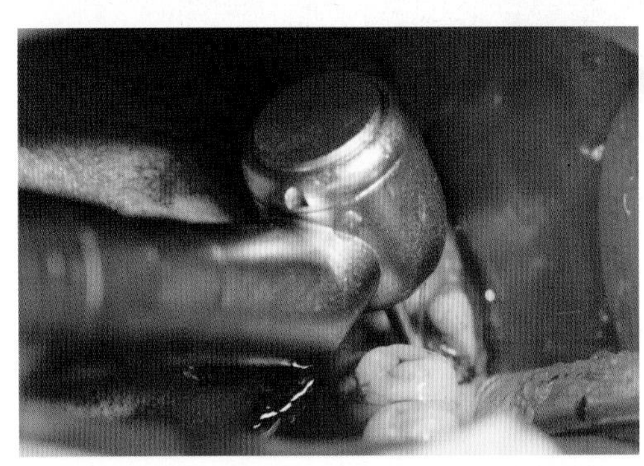

B. 拔除受植区患牙 36 并制备牙槽窝

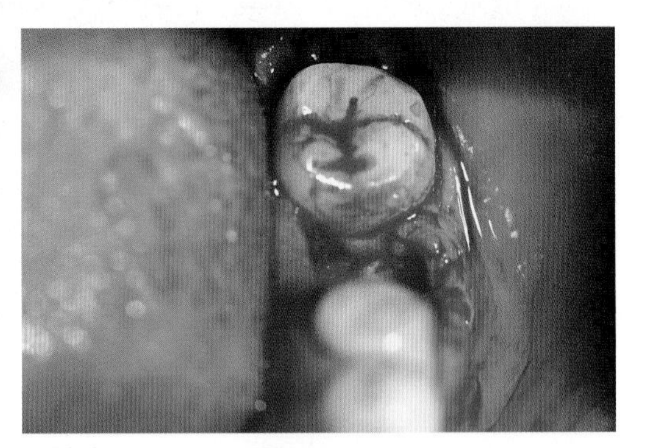

C. 制备好的牙槽窝

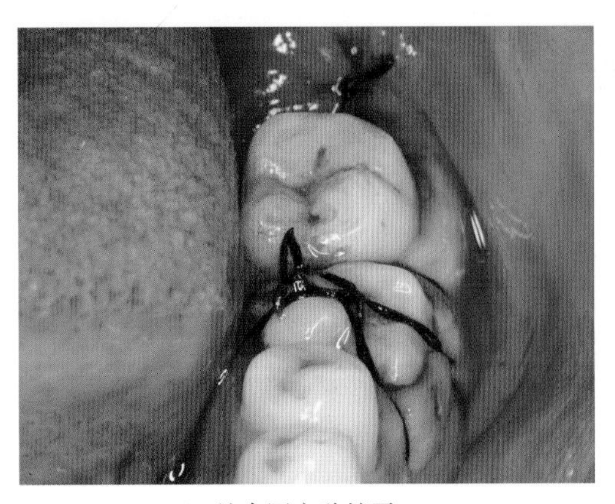

D. 缝合固定移植牙 36

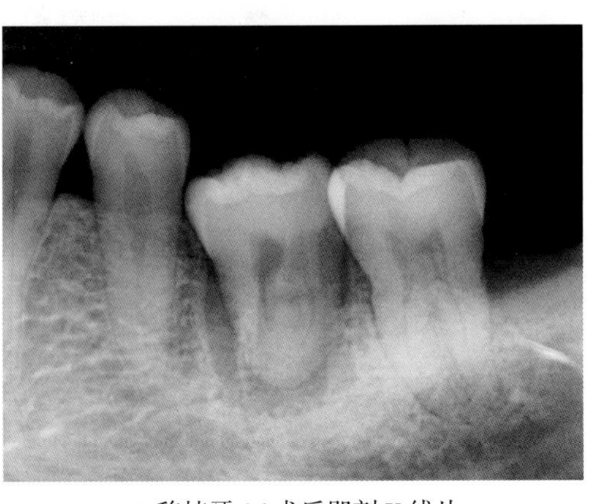

E. 移植牙 36 术后即刻 X 线片

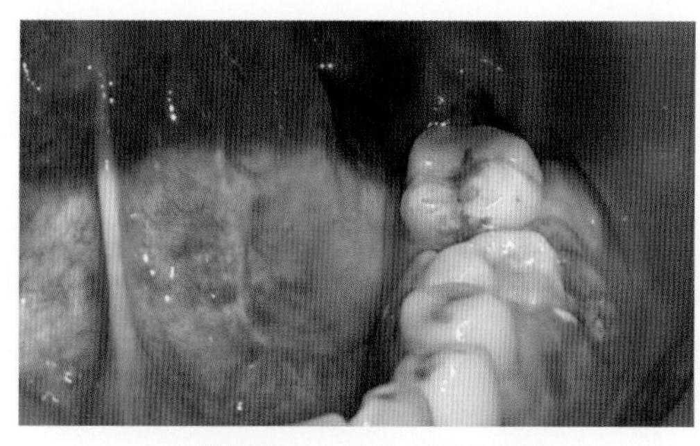

F. 移植牙 36 术后 1 周口内像

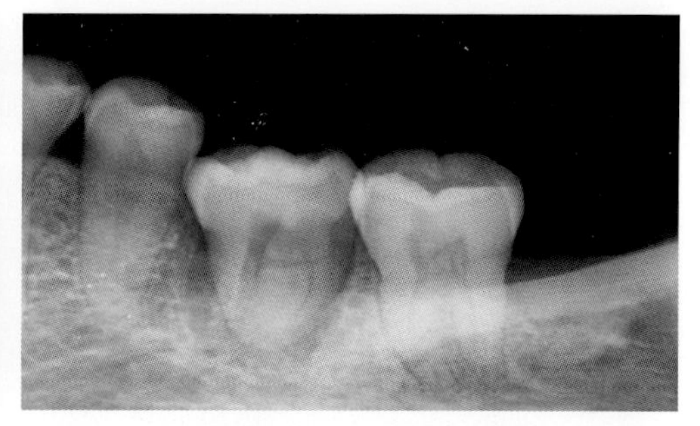

G. 移植牙 36 术后 1 周 X 线片

图 6-2-6　下颌第一磨牙区同颌同侧前倾高位阻生智齿移植(38→36 区)

(四) 下颌第一磨牙区同颌同侧前倾中位阻生智齿移植

病例:38→36 区移植(图 6-2-7)

患者,女,25 岁,因拔牙就诊,口内检查时见同侧智齿位于龈下埋伏阻生。

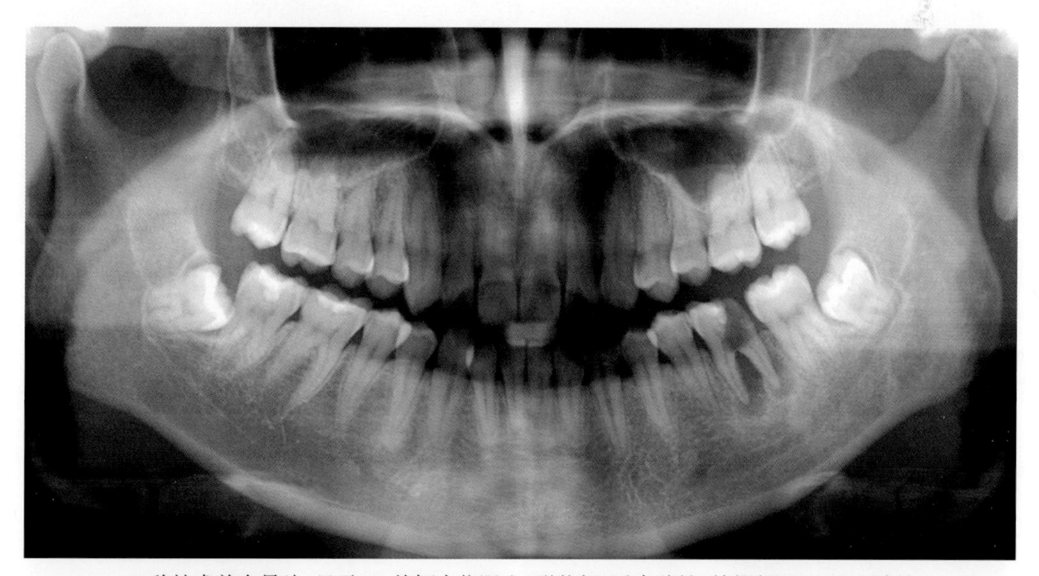

A. 移植术前全景片,显示 38 前倾中位阻生,形状好,适合移植,故拟行 38→36 区移植

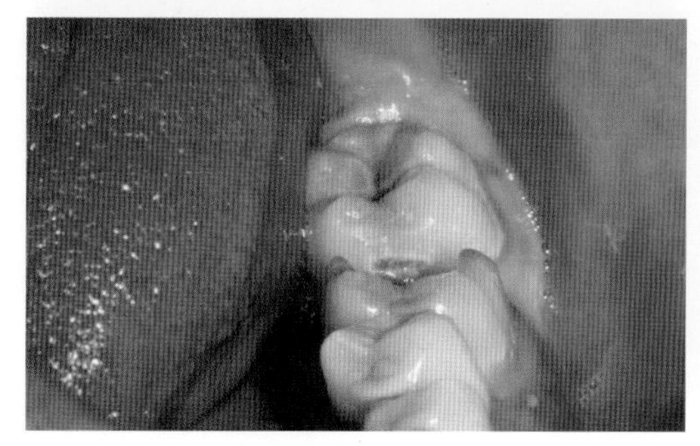

B. 移植术前口内像

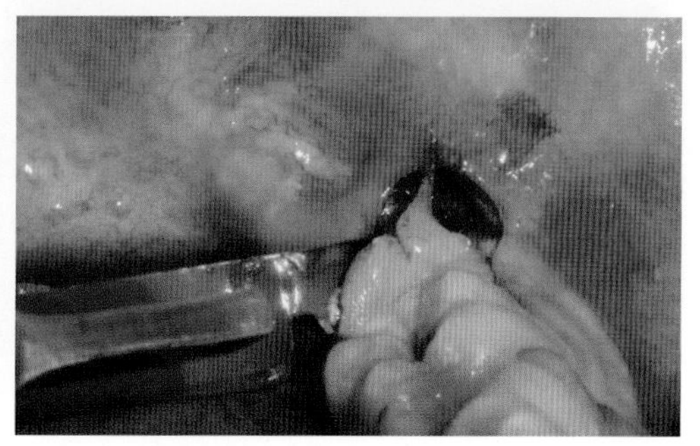

C. 供牙 38 的获取:按拔智齿的方法三角切龈,颊侧切口

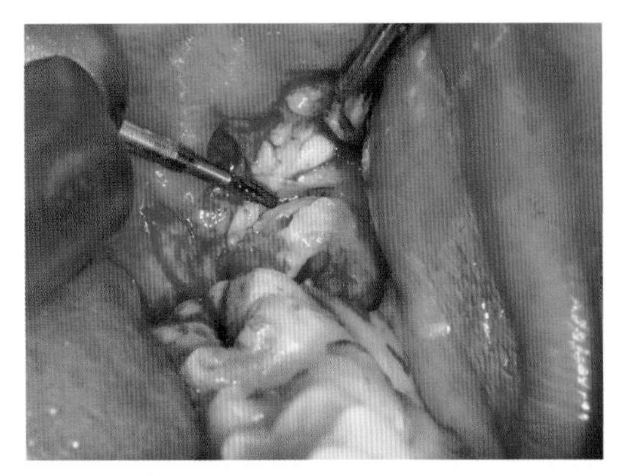

D. 用钻去除供牙 38 冠部上方及远中骨质

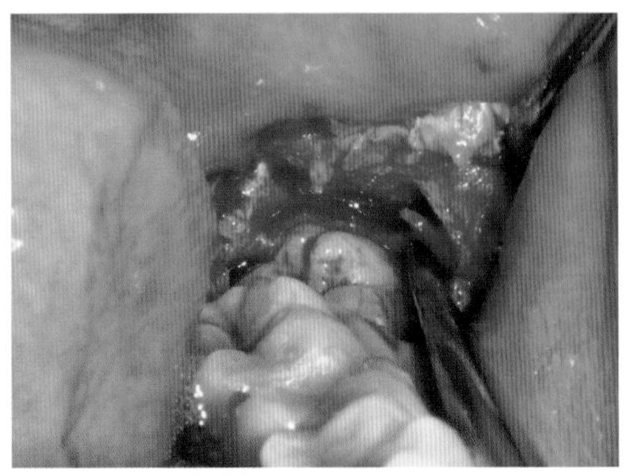

E. 挺松供牙 38 后置于原位

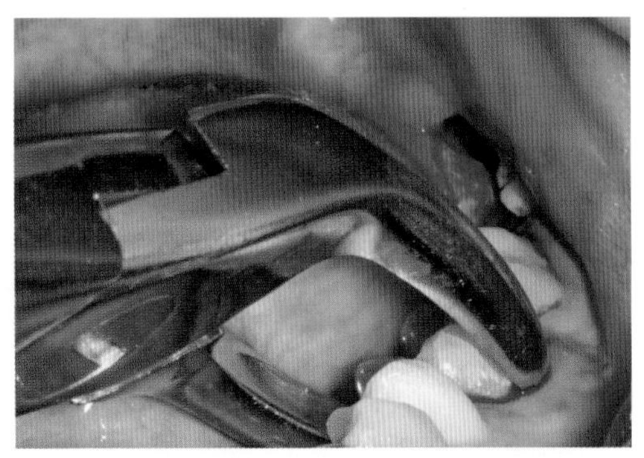

F. 拔除移植区患牙并制备新牙槽窝

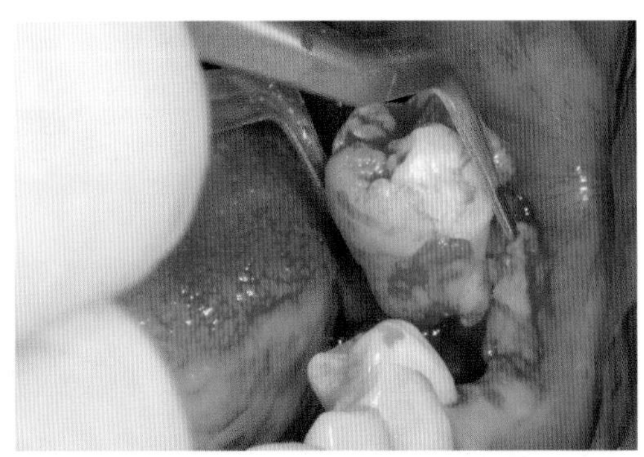

G. 将供牙 38 植入新制备的牙槽窝

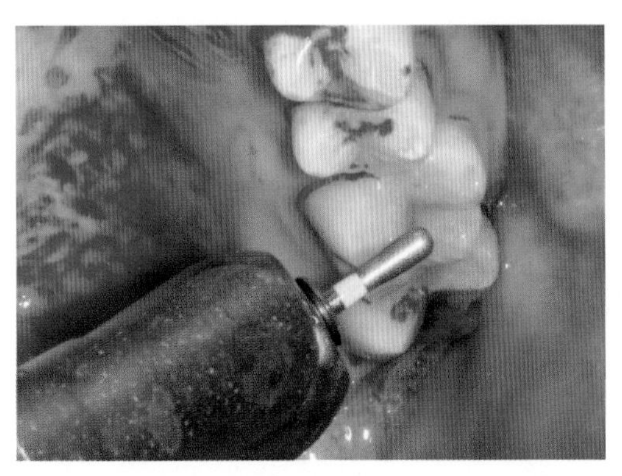

H. 供牙就位后调𬌗,使移植牙 36 无咬合接触

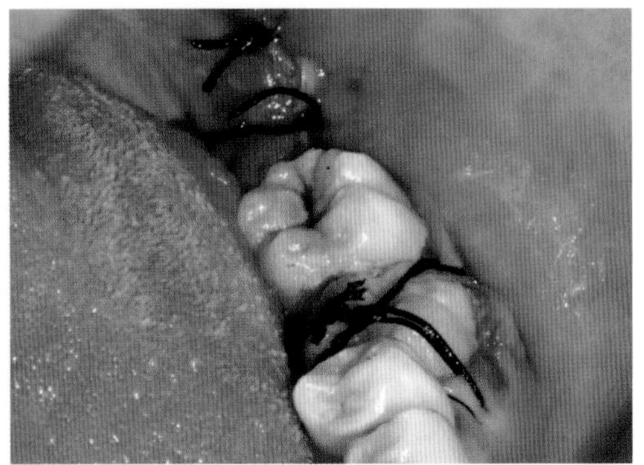

I. 缝合移植牙 36 近远中牙间乳头并十字缝合固定移植牙 36

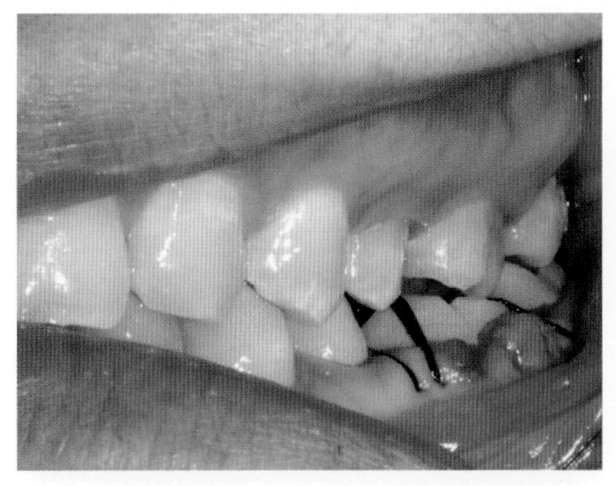

J. 口内咬合侧面观，移植牙 36 略低于𬌗平面

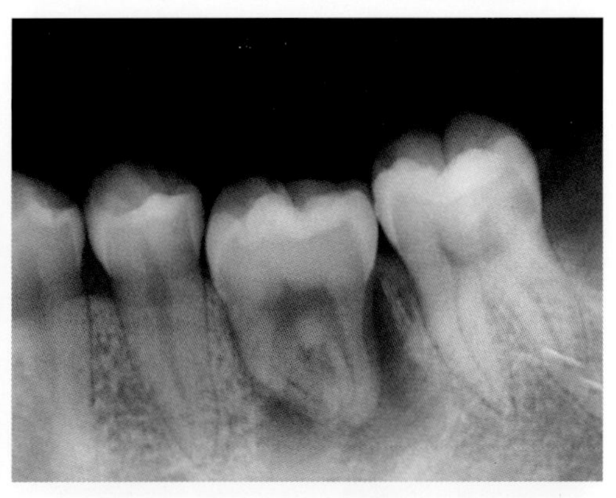

K. 移植术后即刻 X 线片，移植牙 36 就位良好

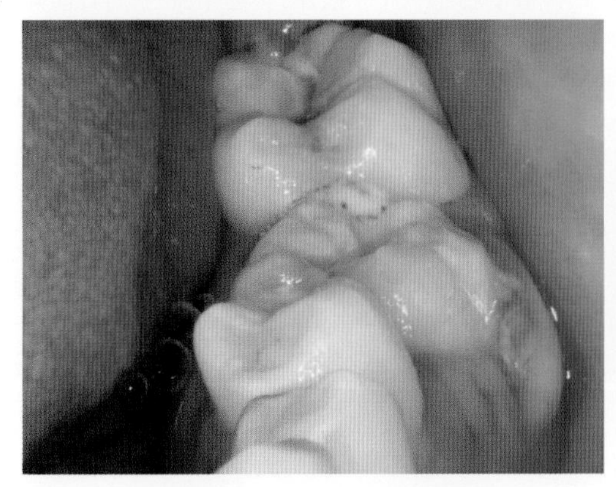

L. 移植牙 36 术后 1 周拆除缝线

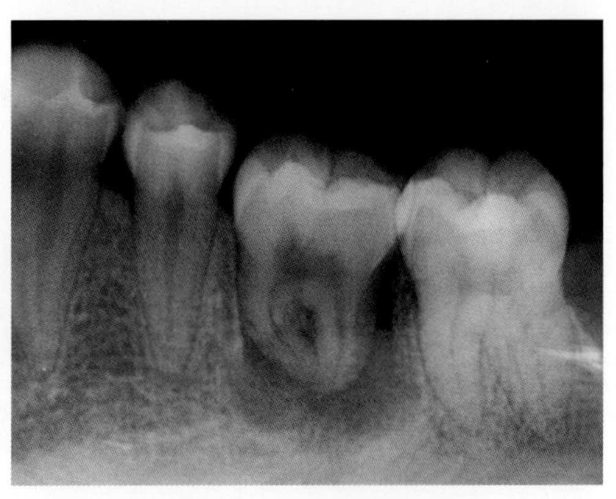

M. 移植牙 36 术后 1 周 X 线片

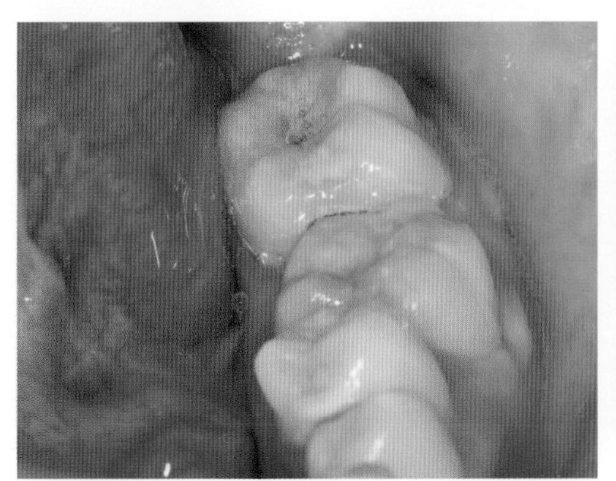

N. 移植术后 1 个月口内像，移植牙 36 叩（-），不松动，牙龈愈合佳

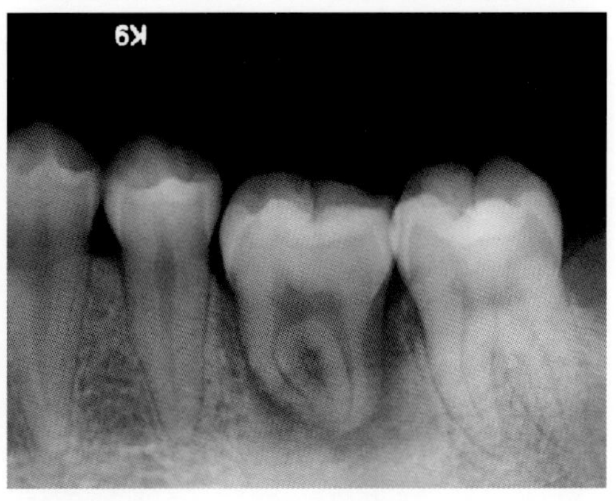

O. 移植术后 1 个月 X 线片，可见移植牙 36 根尖周骨间隙内有新生骨形成

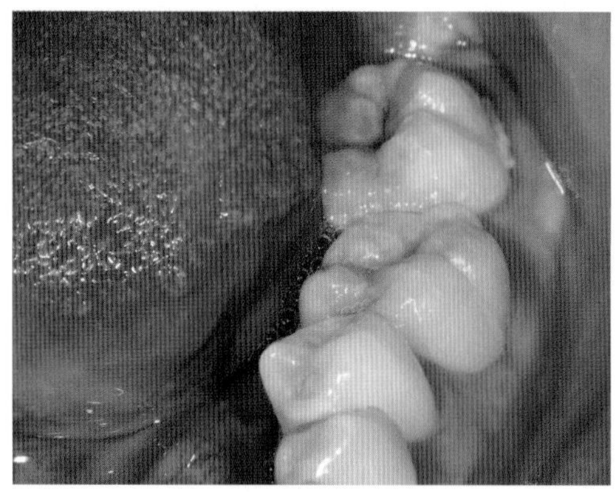

P. 移植术后 4 个月口内像，患者无不适主诉，移植牙 36 不松动，牙龈无红肿、牙周袋、瘘管

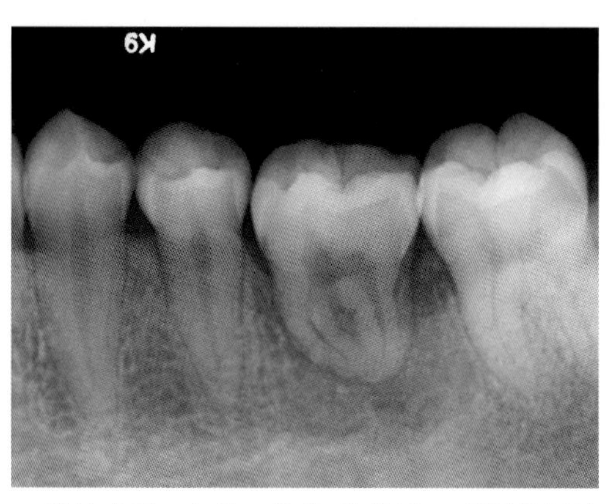

Q. 移植术后 4 个月 X 线片，移植牙 36 牙周骨间隙缩小，牙周膜间隙形成

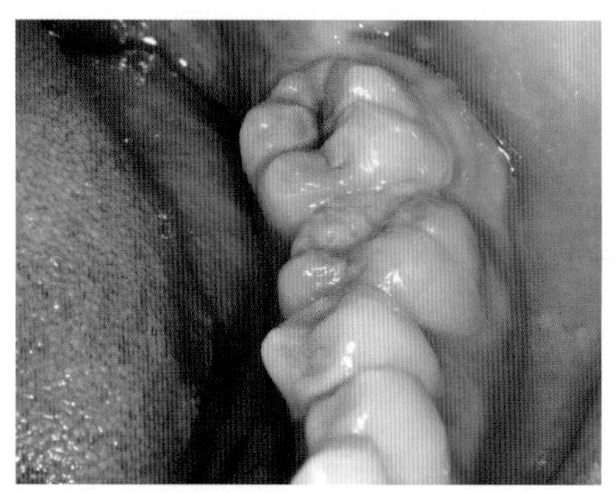

R. 移植牙 36 术后 15 个月口内像

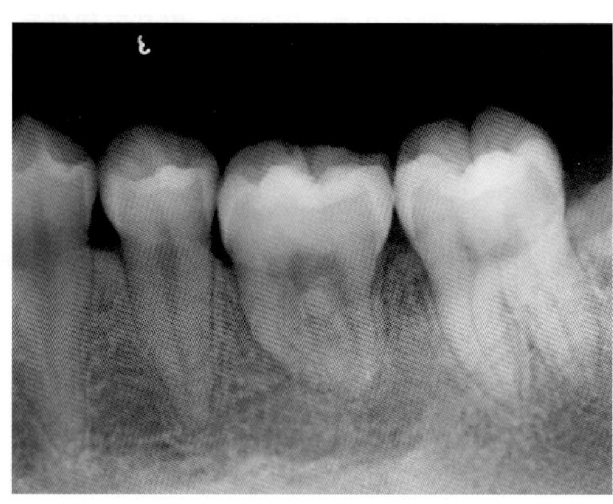

S. 移植术后 15 个月 X 线片，移植牙 36 根尖区未见明显异常

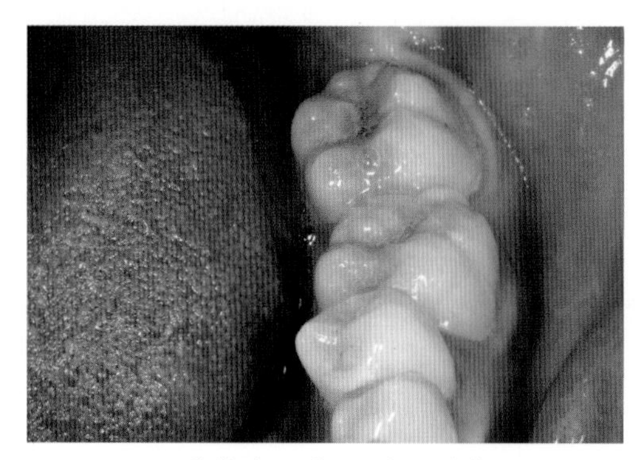

T. 移植牙 36 术后 3 年口内像

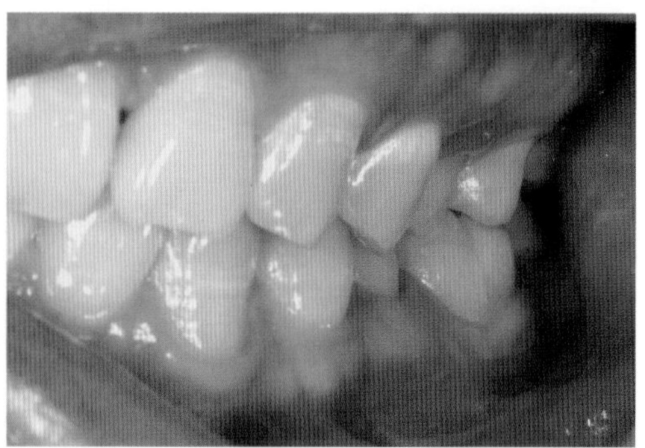

U. 移植牙 36 术后 3 年咬合情况

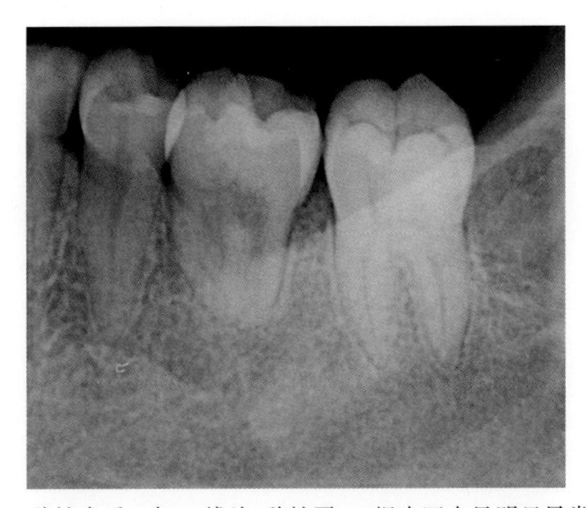

V. 移植术后 3 年 X 线片,移植牙 36 根尖区未见明显异常

图 6-2-7　下颌第一磨牙区同颌同侧前倾低位阻生智齿移植(38→36 区)

二、下颌第二磨牙区同颌同侧智齿移植病例

(一) 下颌第二磨牙区同颌同侧垂直高位阻生智齿移植

1. 病例 1:38→37 区移植(图 6-2-8)

患者,女,27 岁,要求拔除左下颌后牙。口内检查:37 残根,38 垂直高位智齿,无功能。

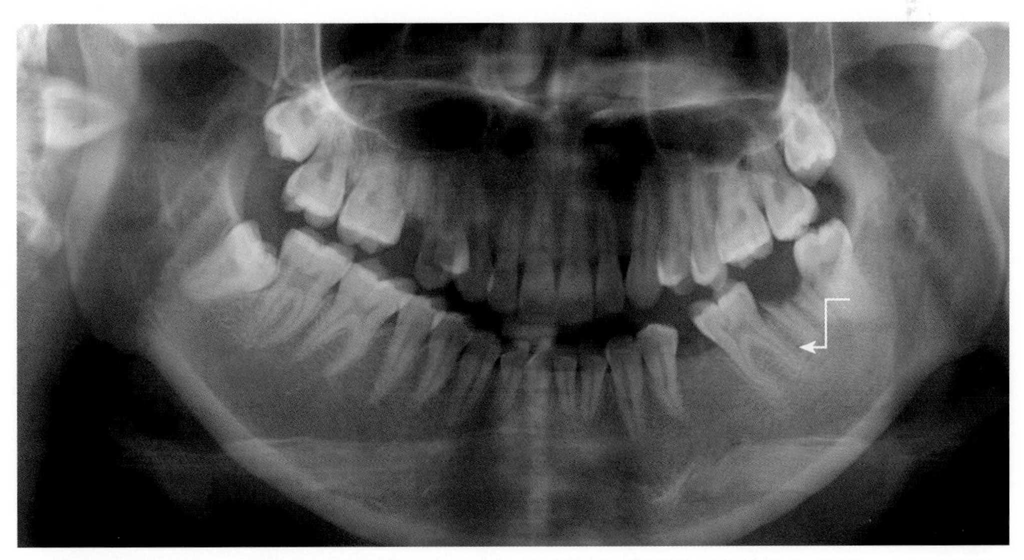

A. 移植术前全景片,38 牙根为融合粗根且弯向远中,估计拔牙时断根的可能性较小,拟行 38→37 区移植

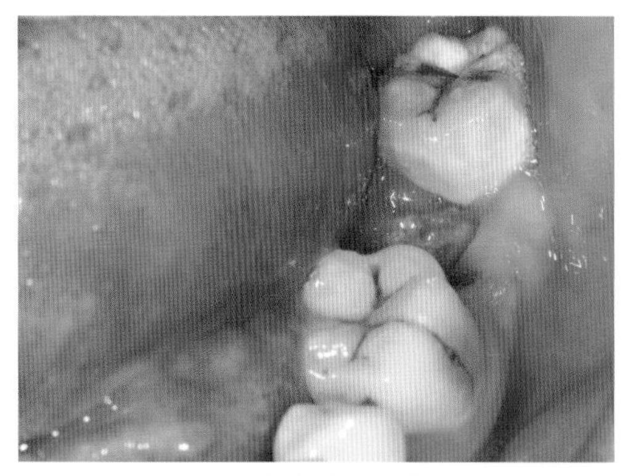

B. 移植术前口内像

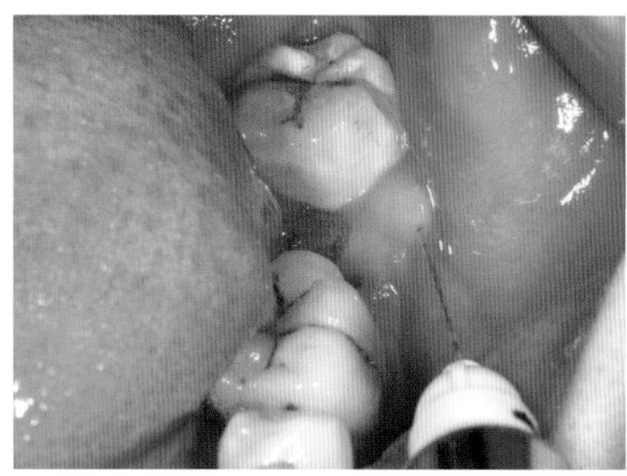

C. 麻醉：颊侧近中注射点

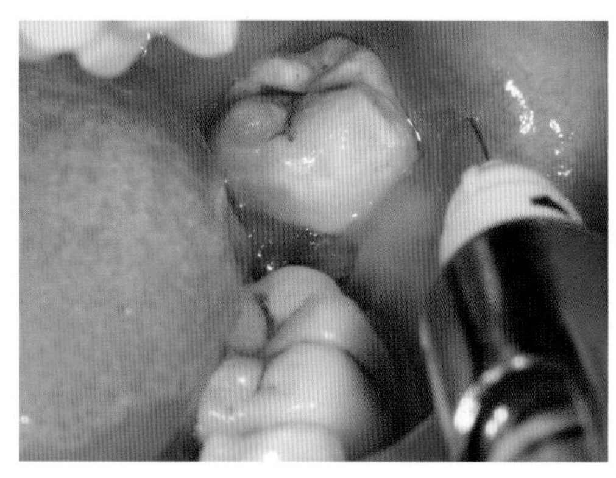

D. 麻醉：颊侧远中注射点

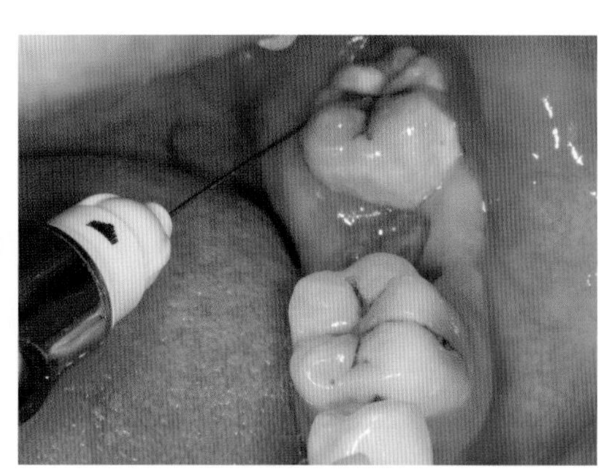

E. 麻醉：舌侧注射点

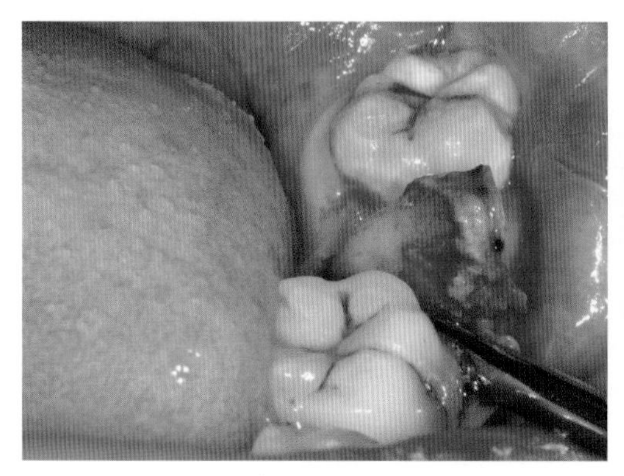

F. 挺出 37 患牙

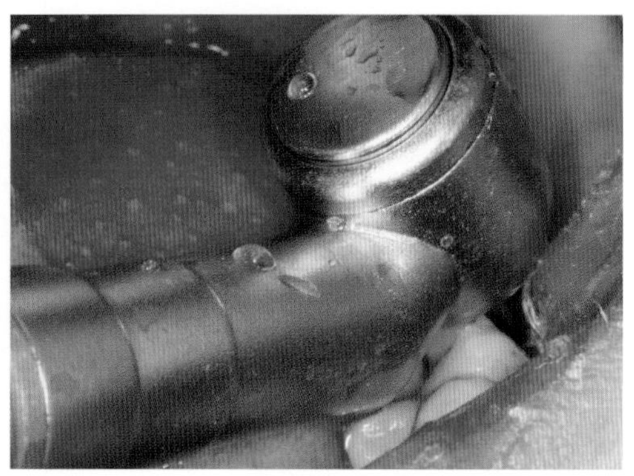

G. 修整牙槽窝

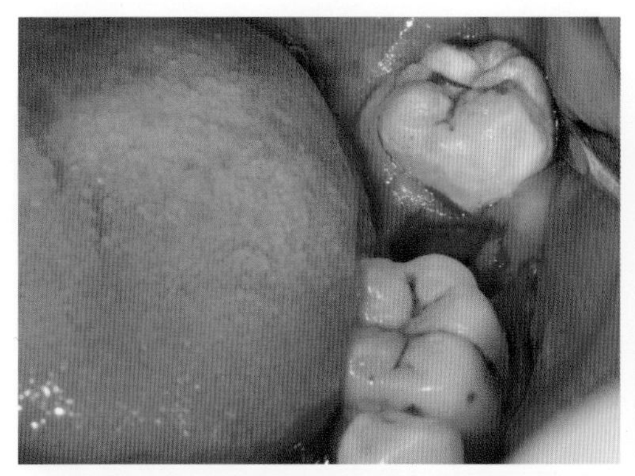
H. 挺松 38 供牙

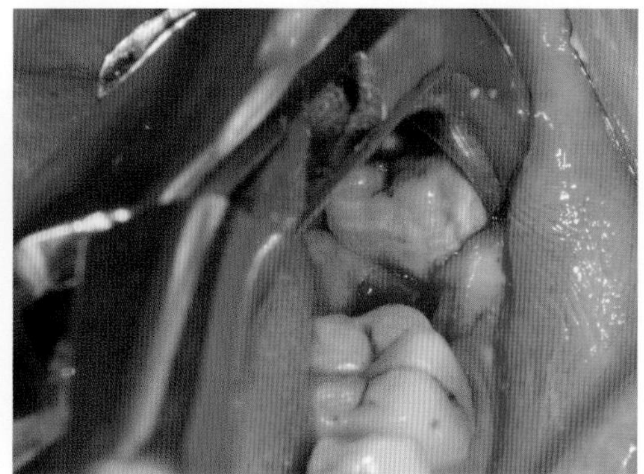
I. 牙钳拔出 38

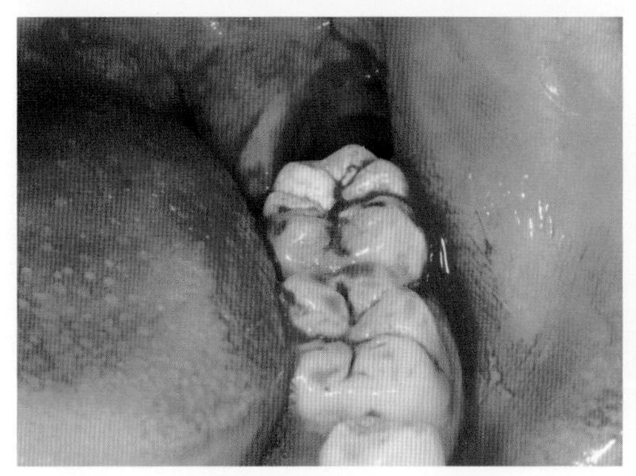
J. 将 38 植入新制备的牙槽窝

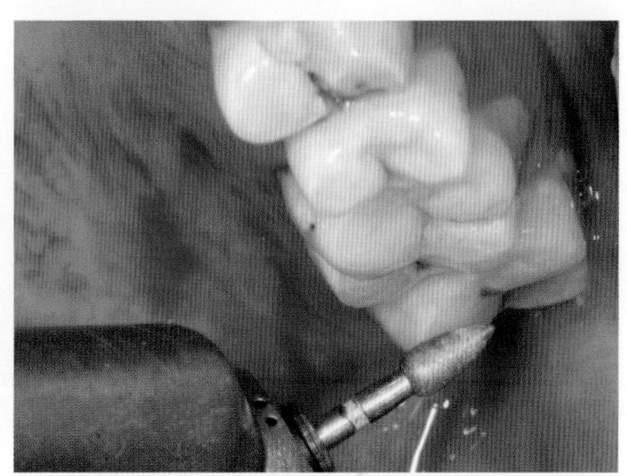
K. 调整咬合，磨除对殆牙下垂的过长牙尖

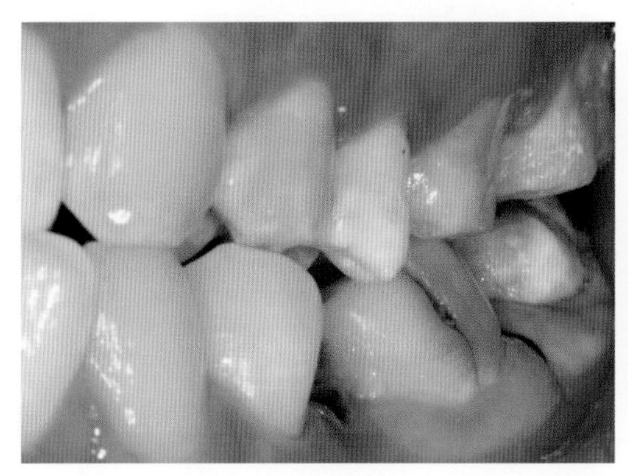
L. 口内咬合侧面观，确保移植牙 37 与对殆牙无咬合创伤

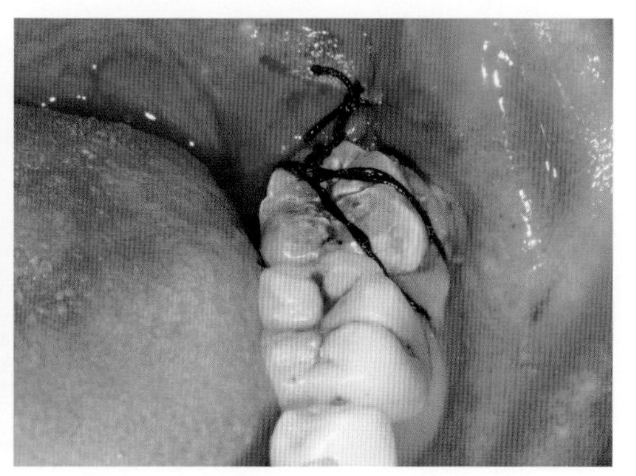
M. 缝合固定移植牙 37

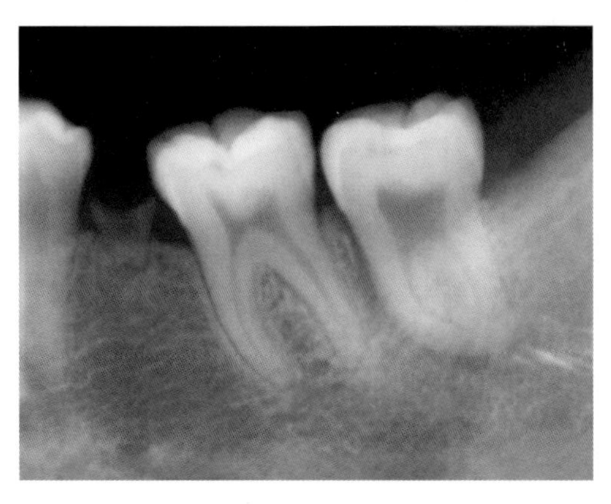

N. 移植术后即刻 X 线片，移植牙 37 就位良好

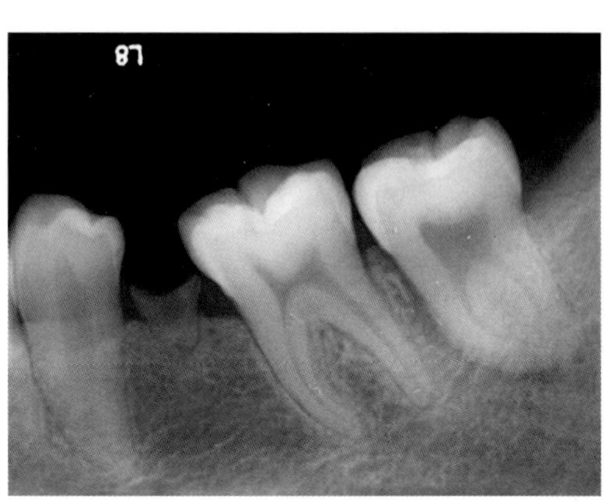

O. 移植牙 37 术后 1 周 X 线片

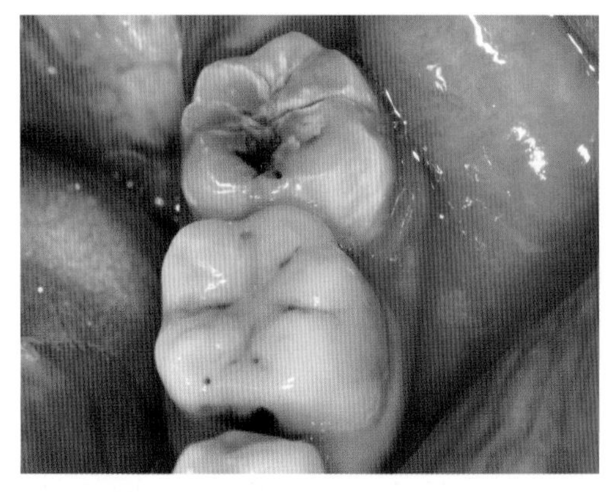

P. 移植术后 10 个月口内像，患者无不适主诉，移植牙 37 不松动，牙龈无红肿、牙周袋、瘘管

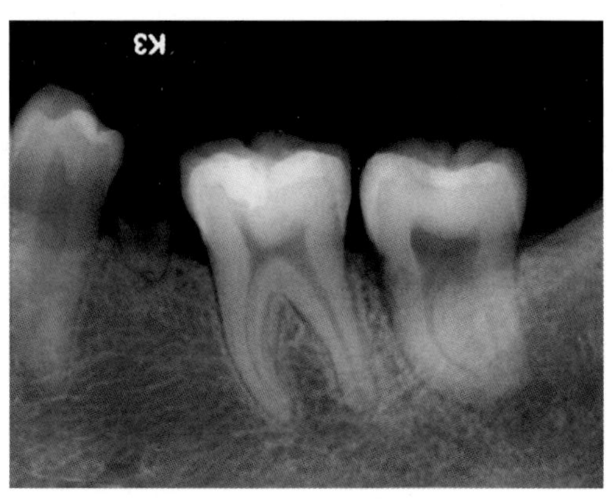

Q. 移植术后 10 个月 X 线片，移植牙 37 根尖周牙槽骨密度较之前增高

图 6-2-8　下颌第二磨牙区同颌同侧垂直高位阻生智齿移植（38→37 区）

2. 病例 2：48→47 区移植（图 6-2-9）

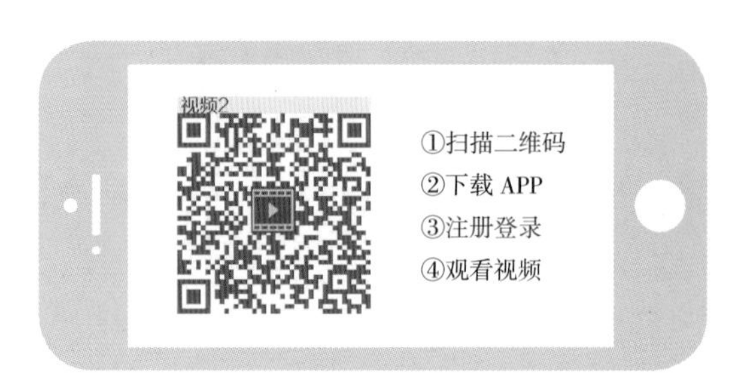

视频 2　第二磨牙区自体牙移植术

患者，女，38 岁，因拔牙就诊。口内检查：47 龋损呈残冠，48 垂直高位阻生，远中部分牙龈阻挡，与对殆无接触。

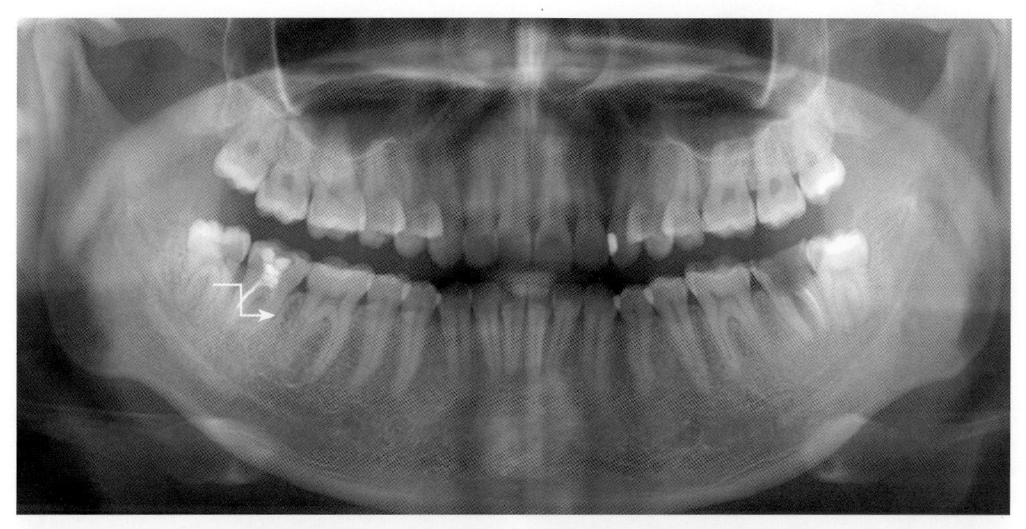

A. 移植术前全景片，48 牙根形态好，适合移植，拟行 48→47 区移植

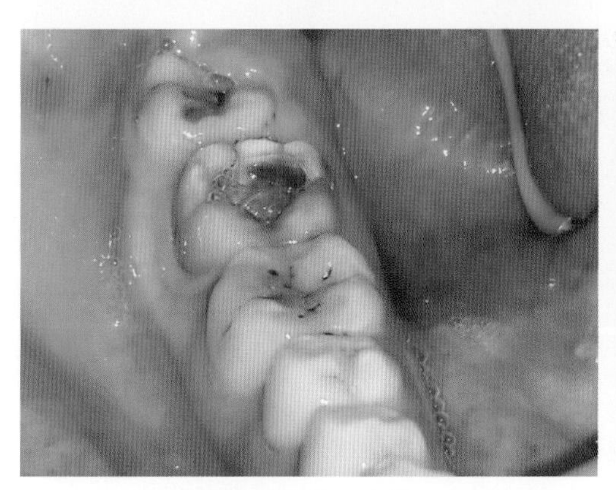

B. 移植术前口内像

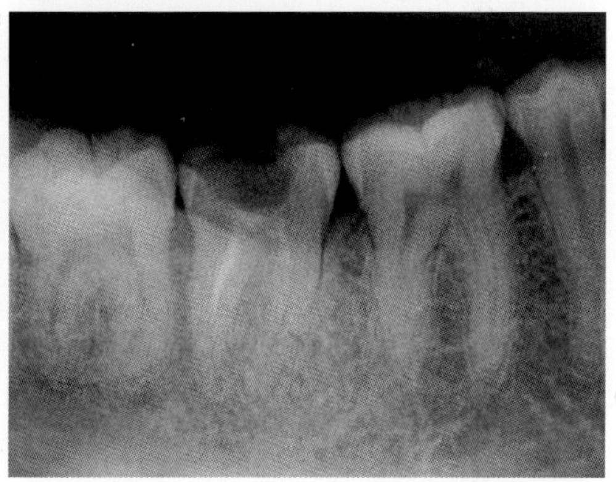

C. 移植术前 X 线片，47 残冠仅余薄壁

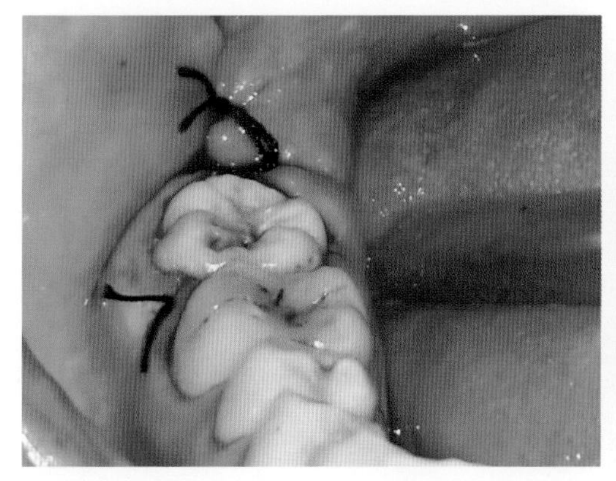

D. 舌侧黏膜带蒂移植，术后仅缝合近远中牙龈固定移植牙 47

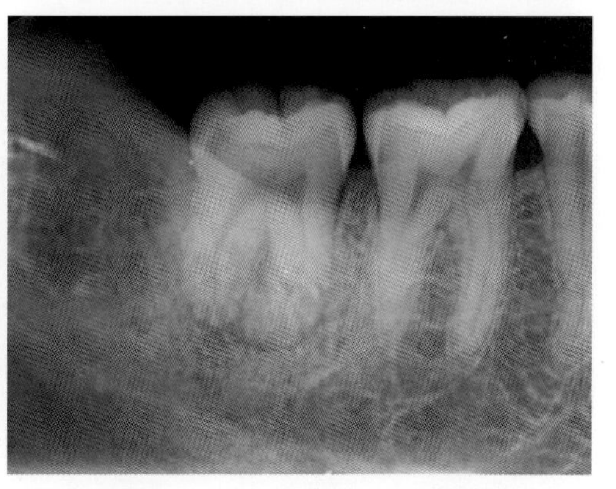

E. 移植术后 X 线片，移植牙 47 就位良好

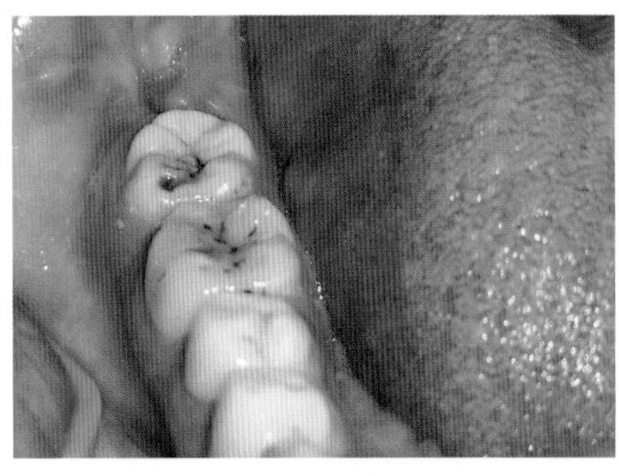

F. 移植术后 1 个月口内像，患者无不适主诉，移植牙 47 叩(-)，不松动，牙龈正常

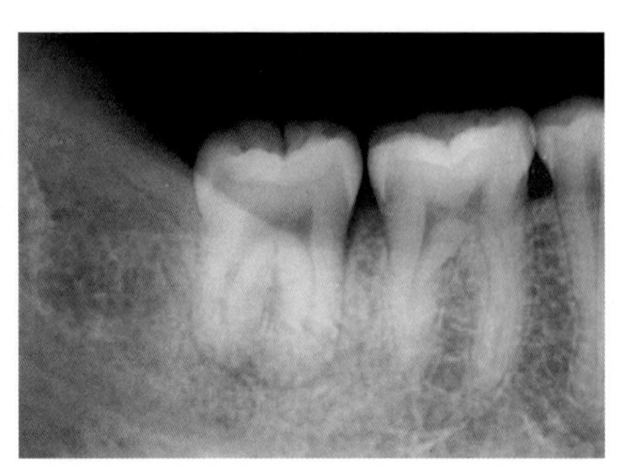

G. 移植牙 47 术后 1 个月 X 线片

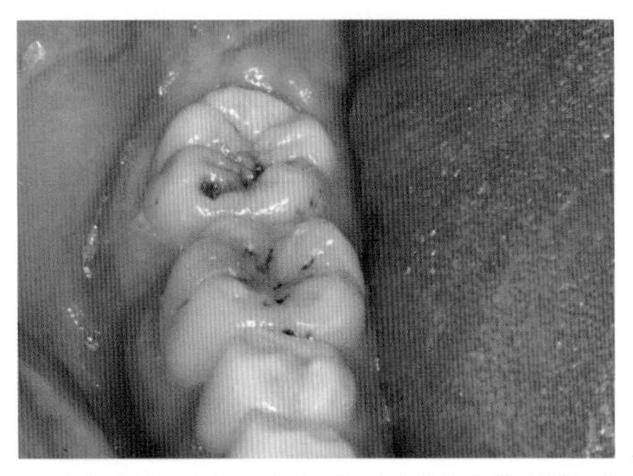

H. 移植术后 0.5 年口内像，患者无不适主诉，移植牙 47 叩(-)，不松动，牙龈正常

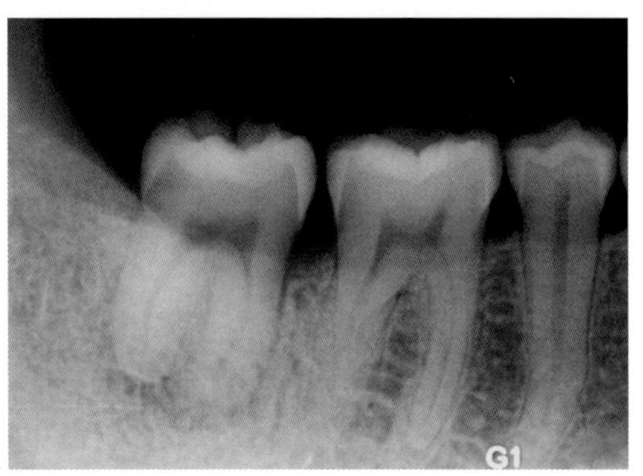

I. 移植牙 47 术后 0.5 年 X 线片

图 6-2-9　下颌第二磨牙区同颌同侧垂直高位阻生智齿移植(48→47 区)

(二) 下颌第二磨牙区同颌同侧垂直中位阻生智齿移植

1. 病例 1:48→47 区移植(图 6-2-10)

患者，女，20 岁，因 47 龋齿，牙冠损坏大且达龈下，要求拔除。

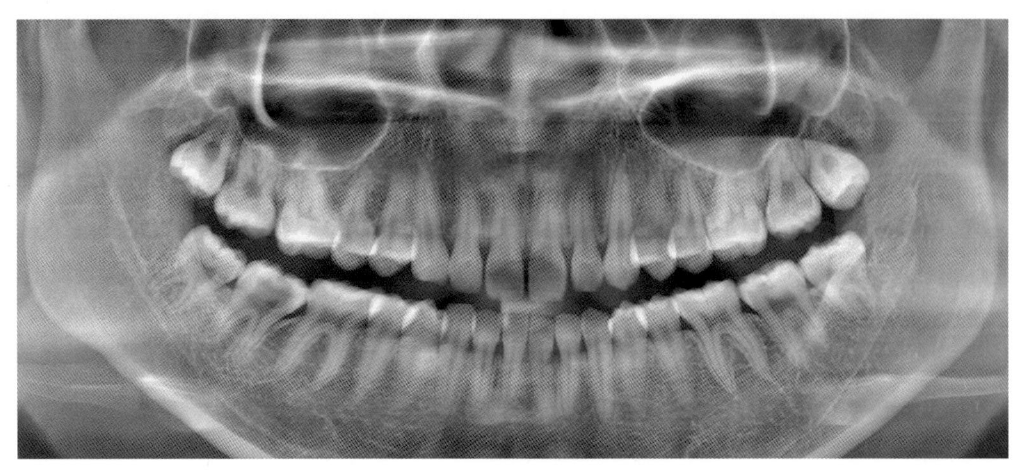

A. 移植术前全景片，48 垂直中位萌出，牙冠、牙根形态好，拟行 48→47 区移植

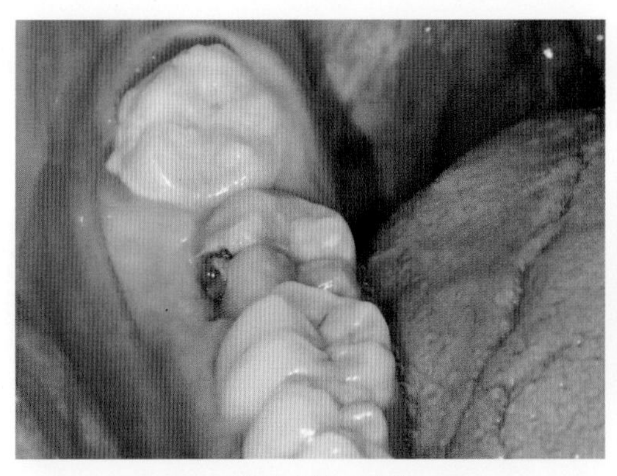

B. 移植术前口内像

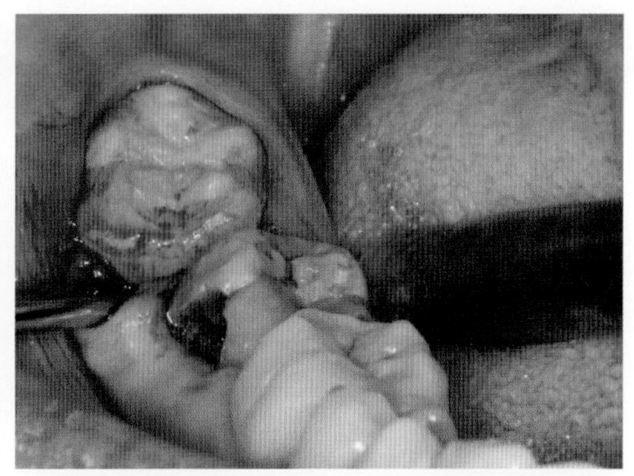

C. 先挺松智齿，能完整拔出后，仍置于原位

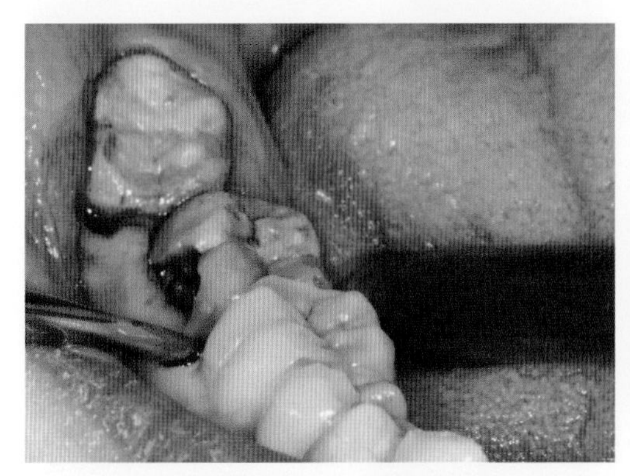

D. 挺出受植区患牙

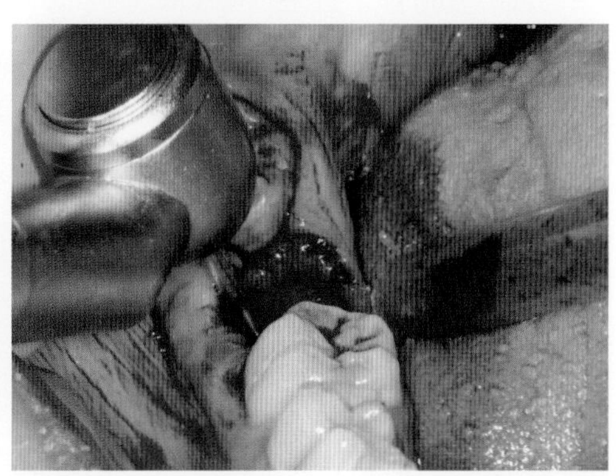

E. 根据供牙牙根的形状、大小，用钻修整（去除牙槽间隔或扩大）牙槽窝

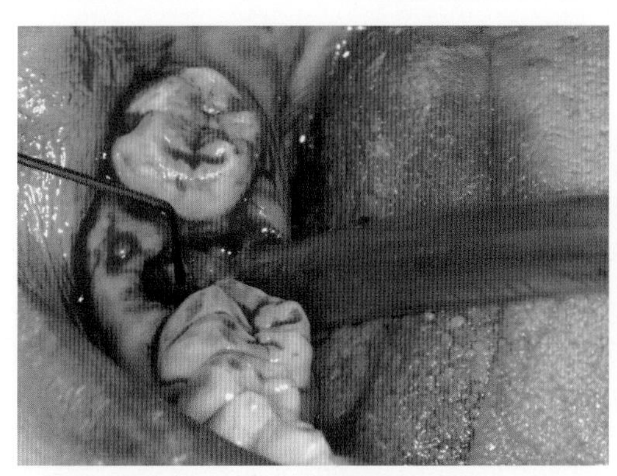

F. 冲洗牙槽窝

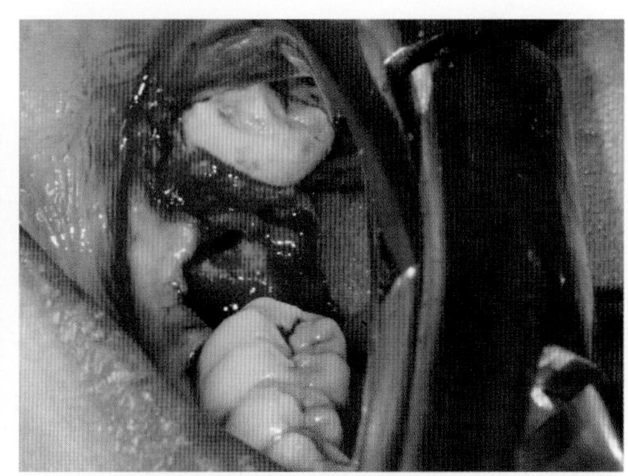

G. 用牙钳拔出已挺松的供牙 48

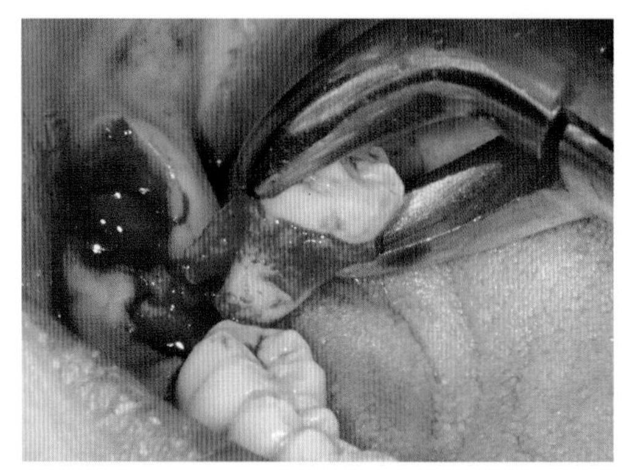

H. 将供牙 48 植入新预备的牙槽窝

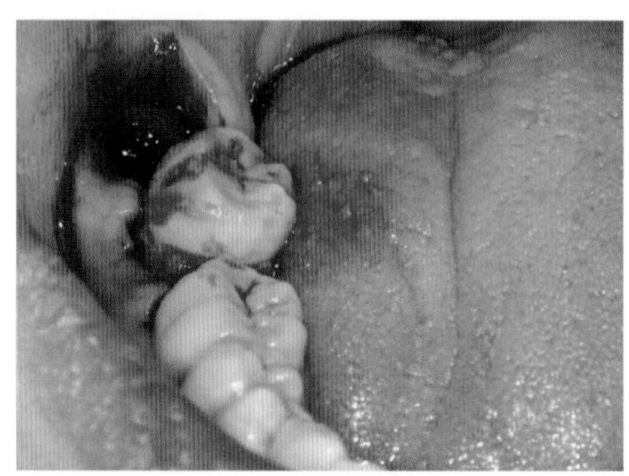

I. 供牙 48 放入新牙槽窝，嘱患者轻轻咬

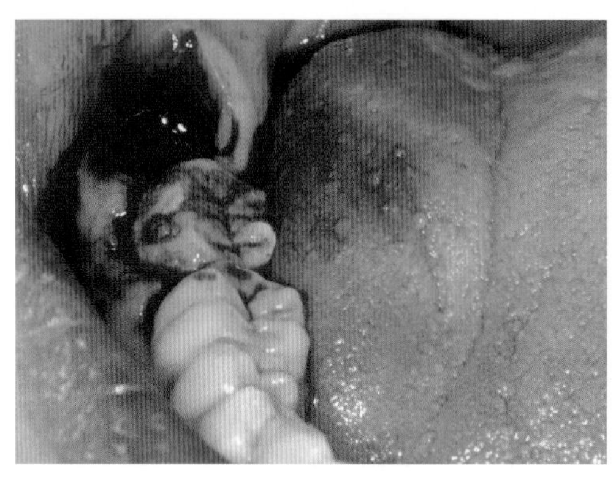

J. 供牙 48 已咬合就位

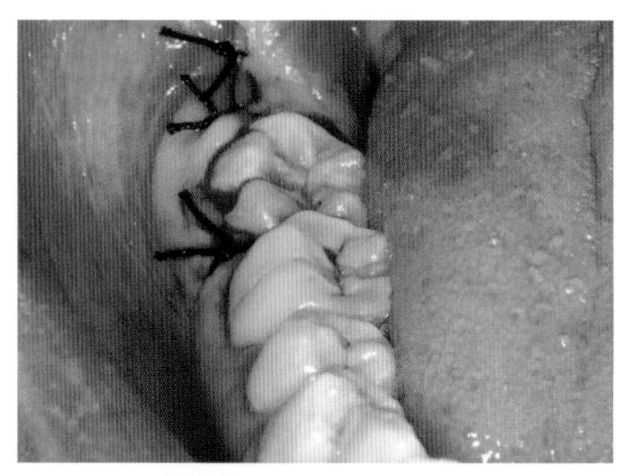

K. 就位、缝合、固定移植牙 47

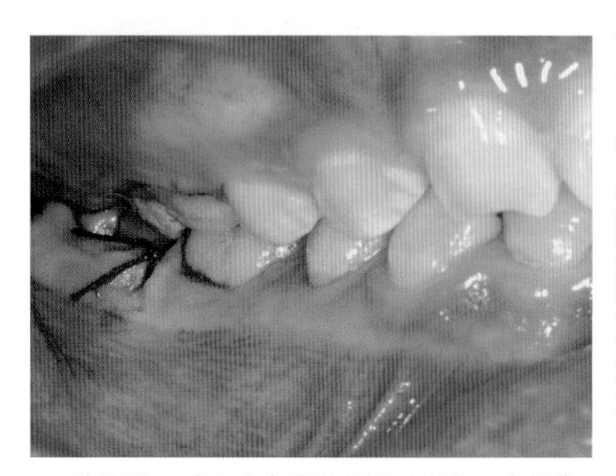

L. 移植牙 47 术后咬合关系良好，应避免咬合创伤

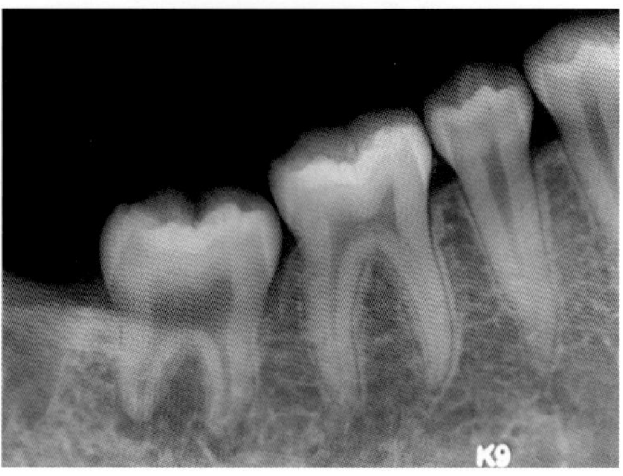

M. 移植术后即刻 X 线片，移植牙 47 就位良好

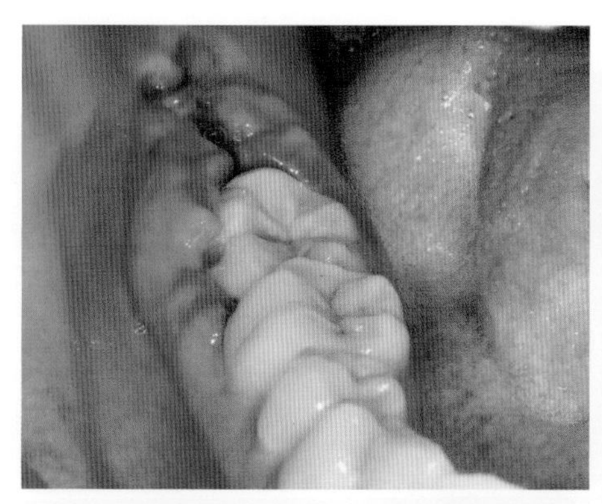

N. 移植牙 47 术后 1 周口内像

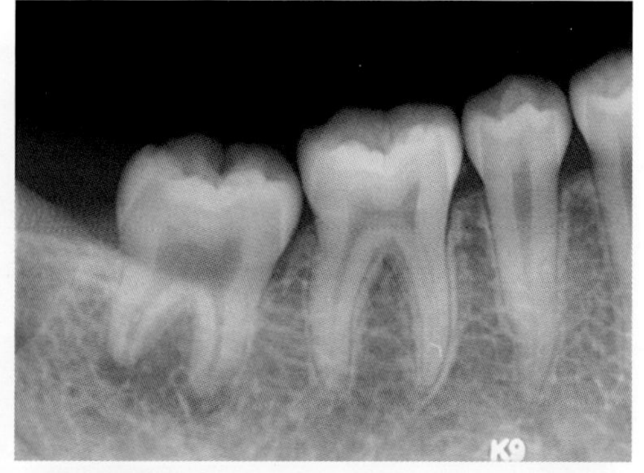

O. 移植术后 1 周 X 线片，移植牙 47 位置无变化

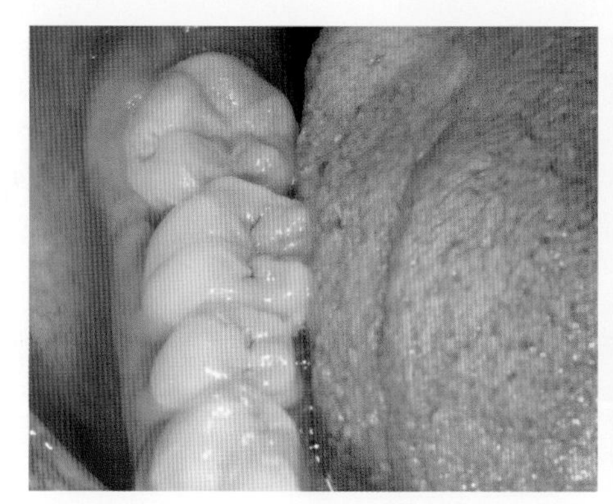

P. 移植牙 47 术后 1 个月口内像

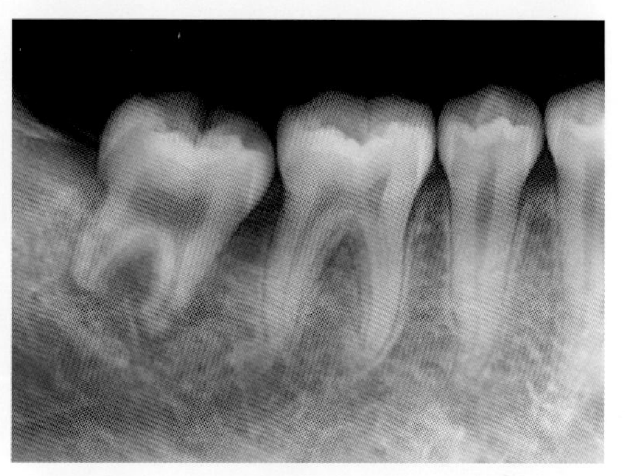

Q. 移植术后 1 个月 X 线片，移植牙 47 近中牙槽嵴高度减低，根尖周密度影较之前加重，拟行根管治疗

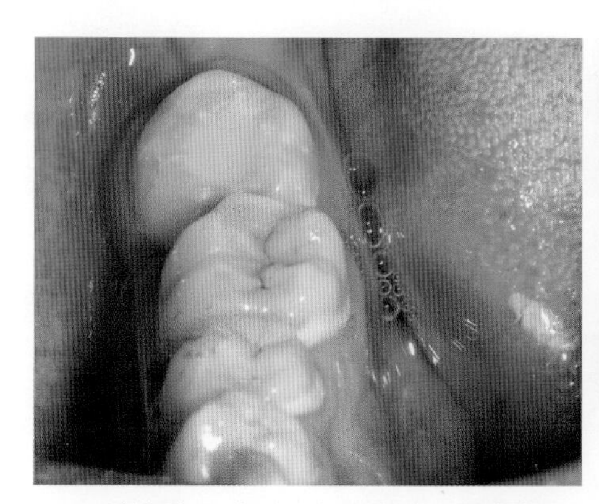

R. 移植牙 47 术后 2 个月，根充后口内像

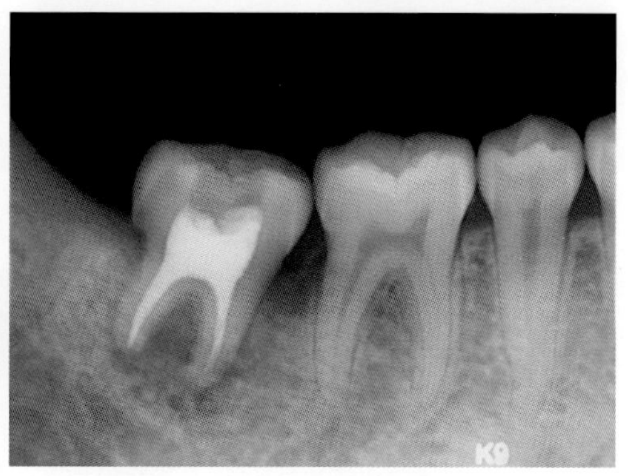

S. 移植牙 47 术后 1 个月，根充后 X 线片

图 6-2-10　下颌第二磨牙区同颌同侧垂直中位阻生智齿移植(48→47 区)

2. 病例 2:38→37 区移植(图 6-2-11)

患者,女,29 岁,左下颌第二磨牙残冠,因拔牙就诊。

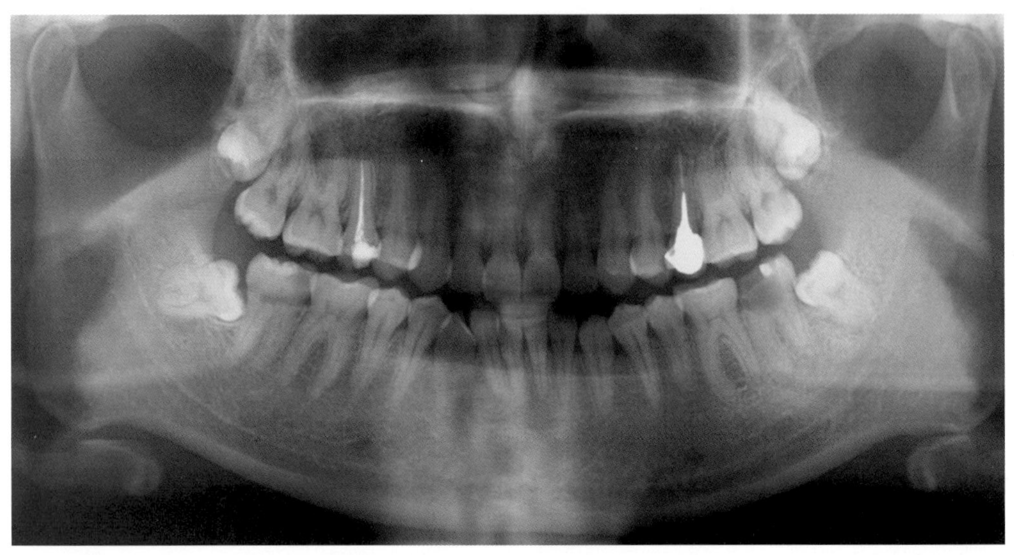

A. 移植术前全景片,显示患者四颗智齿均存在,但同颌同侧智齿 38 垂直中位阻生,牙根形态好,拟行 38→37 区移植

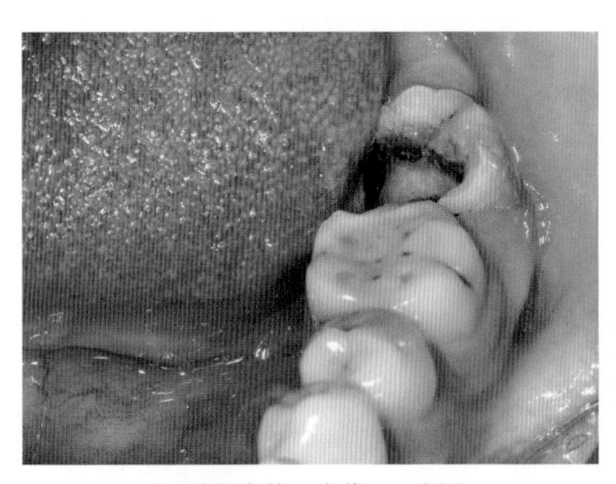

B. 移植术前口内像,37 残冠

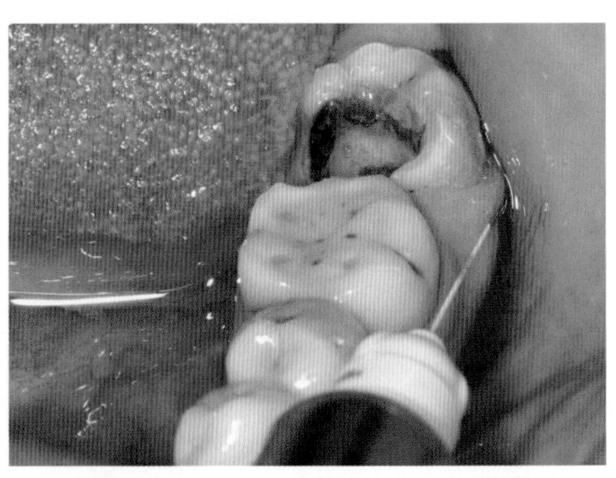

C. 麻醉:颊侧近中注射点

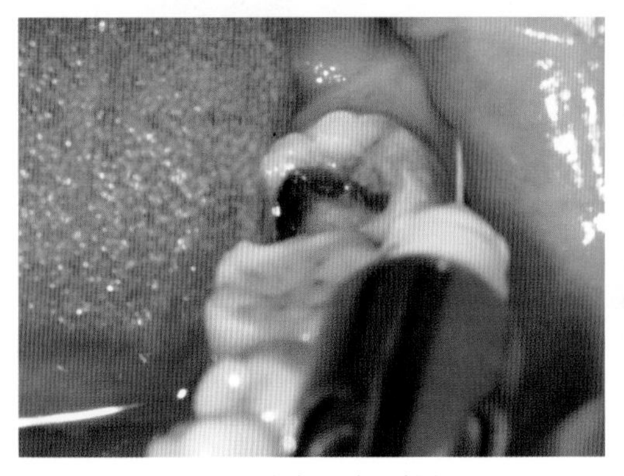

D. 麻醉:颊侧远中注射点

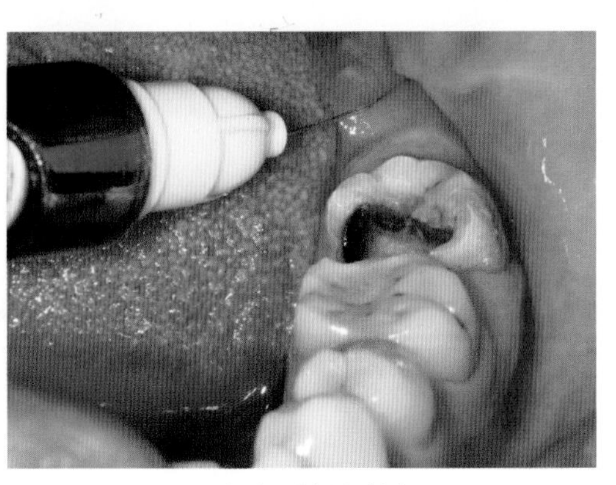

E. 麻醉:舌侧注射点

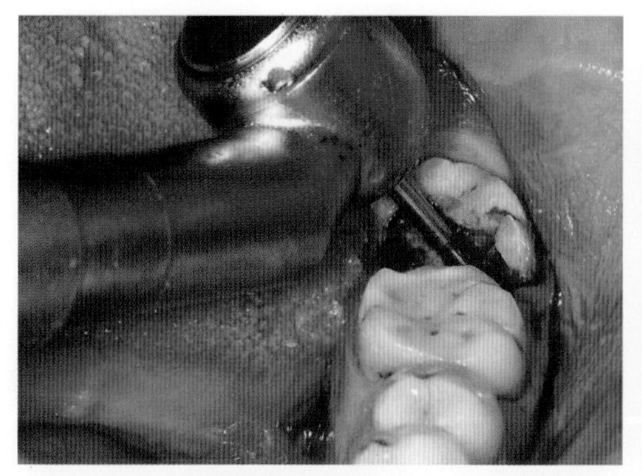
F. 用钻分根

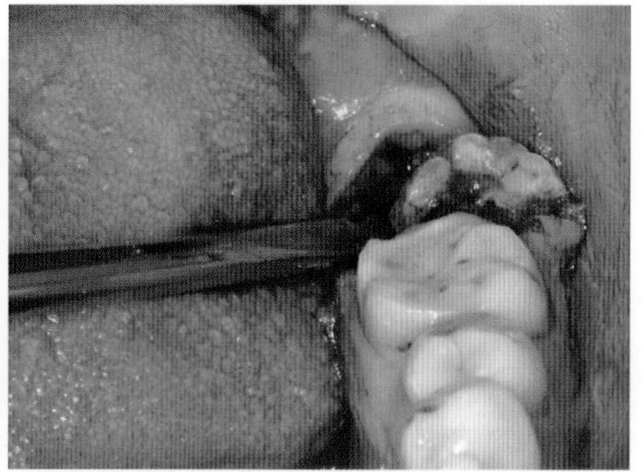
G. 拔除患牙 37

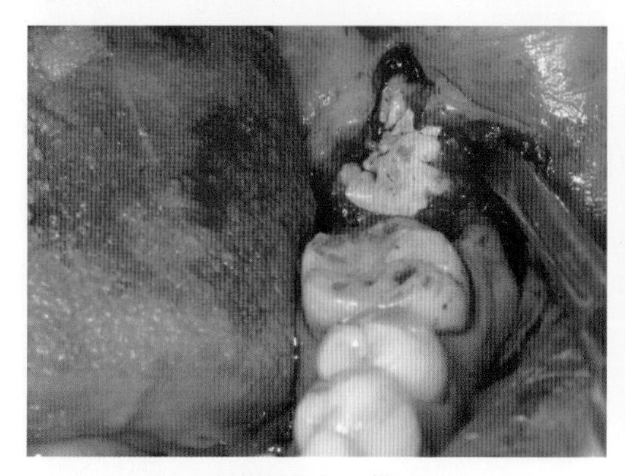
H. 颊侧插挺挺松供牙 38

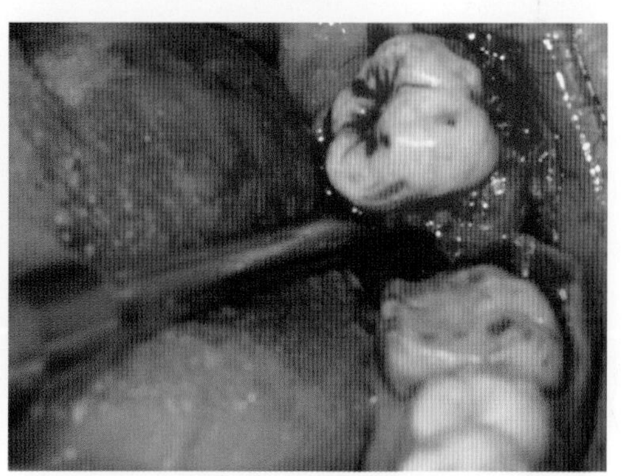
I. 多方位插挺小心挺出，以免挺断牙根

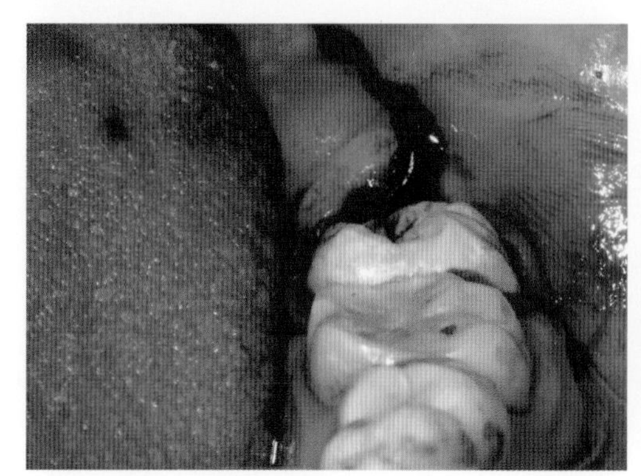
J. 供牙 38 植入就位

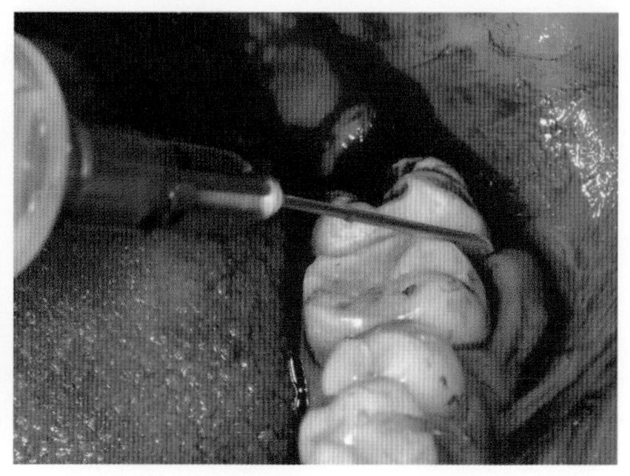
K. 盐水冲洗缝合近中牙间乳头

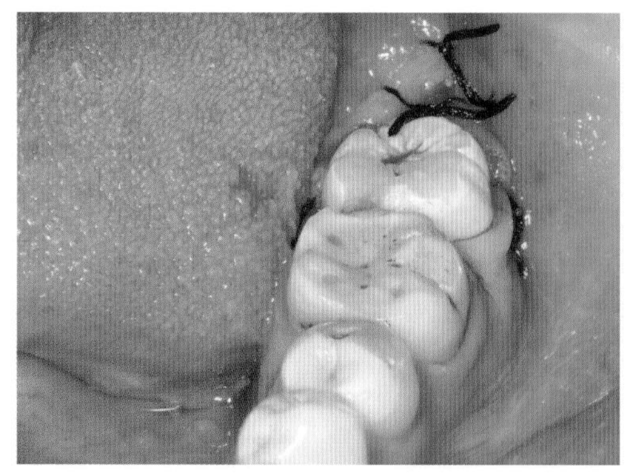

L. 缝合智齿拔牙窝,固定移植 37

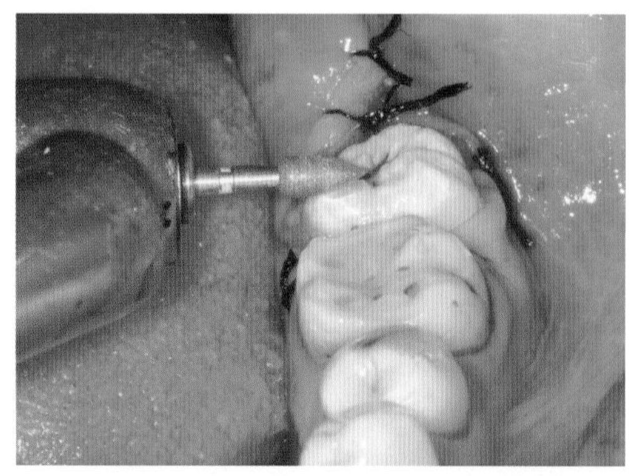

M. 调磨移植牙 37 过高的牙尖以确保无𬌗创伤

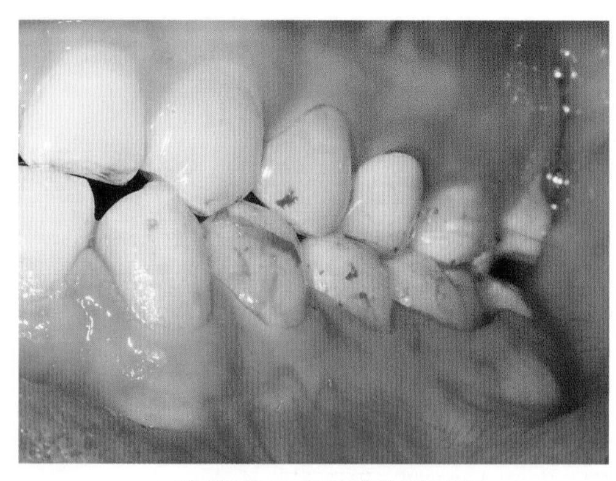

N. 移植牙 37 术后咬合侧面观

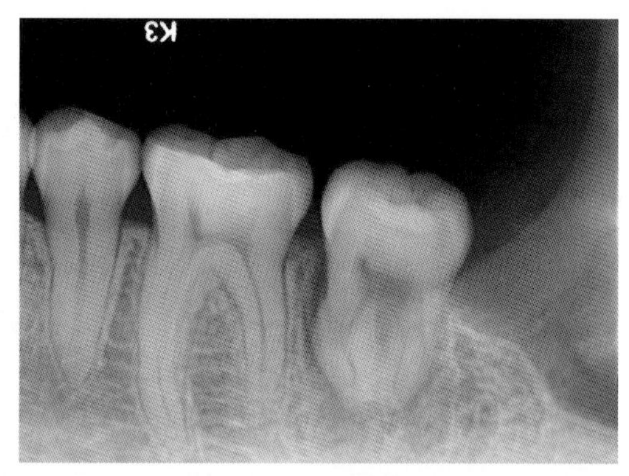

O. 移植牙 37 术后即刻 X 线片

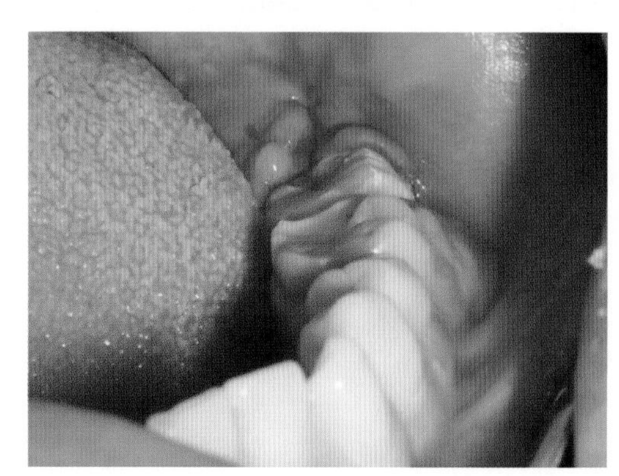

P. 移植牙 37 术后 1 周口内像

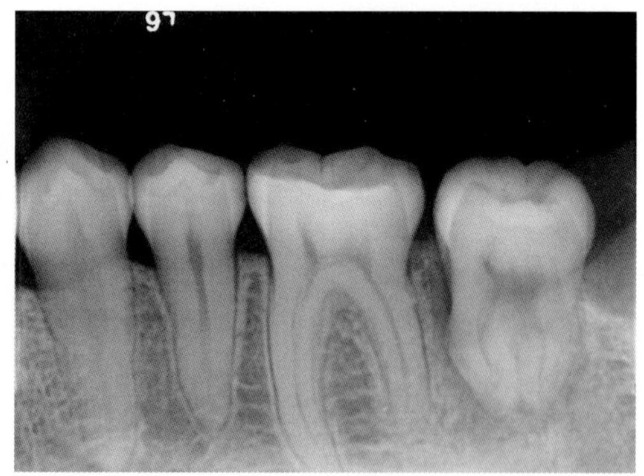

Q. 移植术后 1 周 X 线片,移植牙 37 无移位

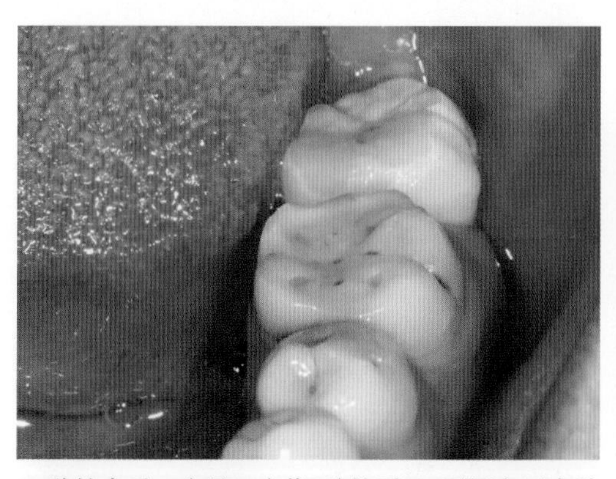

R. 移植术后 1 个月口内像，移植牙 37 牙冠向远中稍倾斜，叩(±)，松动度Ⅰ°，牙龈正常

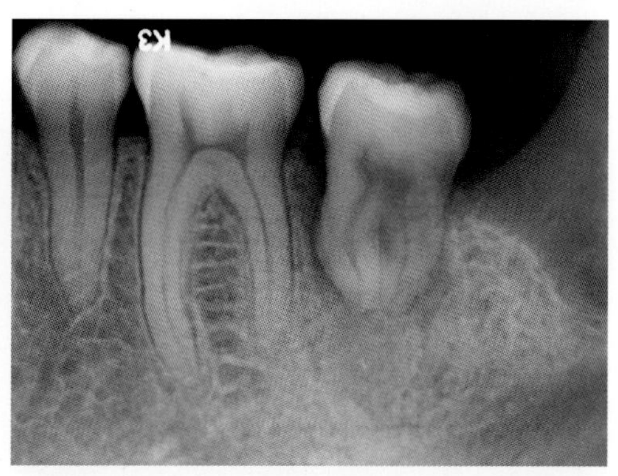

S. 移植术后 1 个月 X 线片，移植牙 37 近中牙槽嵴高度减低，根尖阴影增大，拟行根管治疗

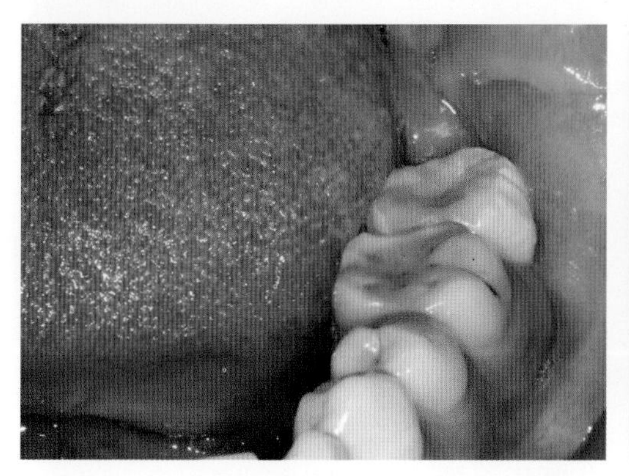

T. 移植术后 2 个月口内像，移植牙 37 叩(-)，不松动，牙龈正常

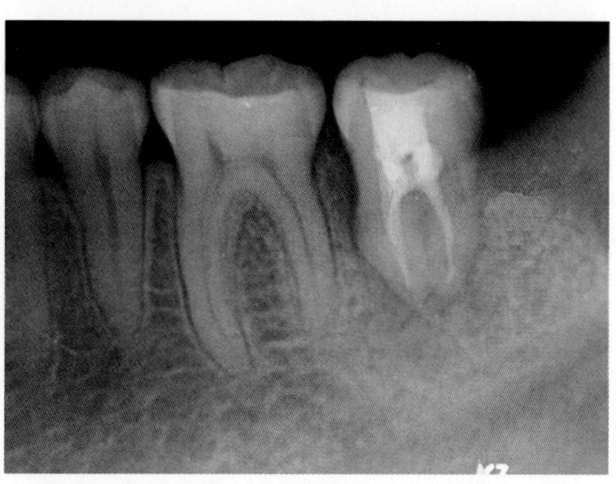

U. 移植术后 2 个月 X 线片，移植牙 37 根尖周阴影较之前缩小

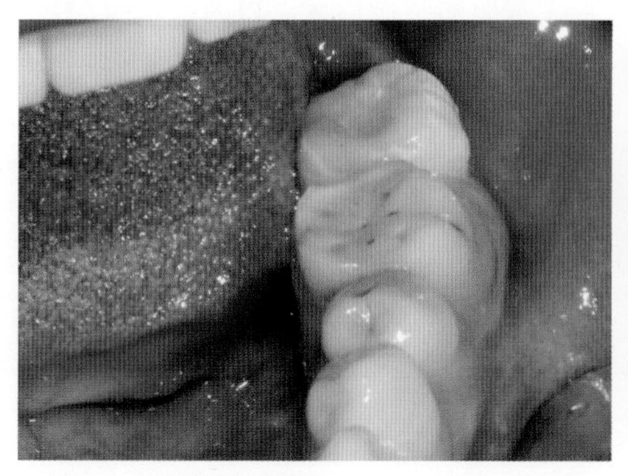

V. 移植牙 37 术后 3 个月口内像

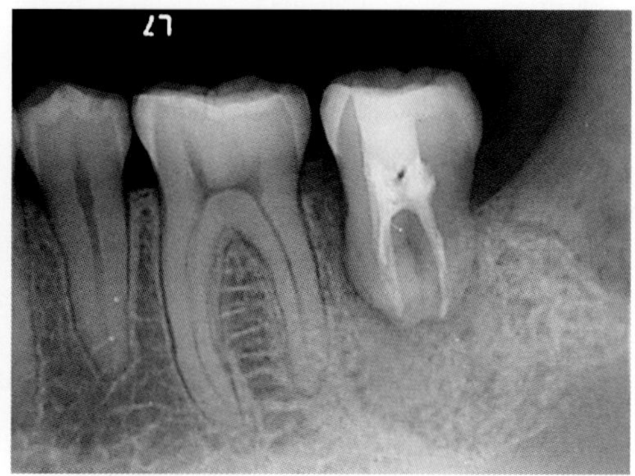

W. 移植牙 37 术后 3 个月 X 线片

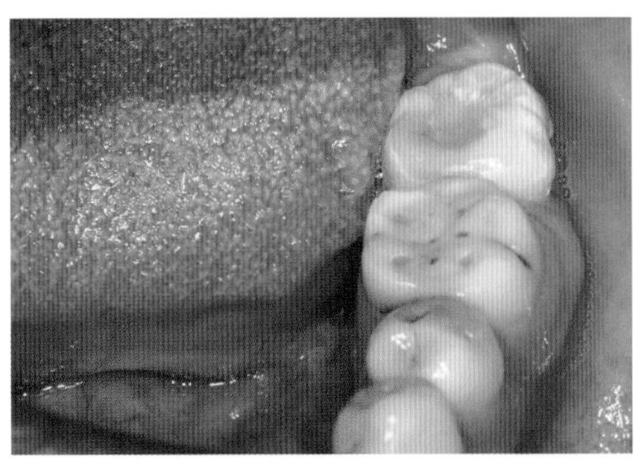

X. 移植牙 37 术后 0.5 年口内像

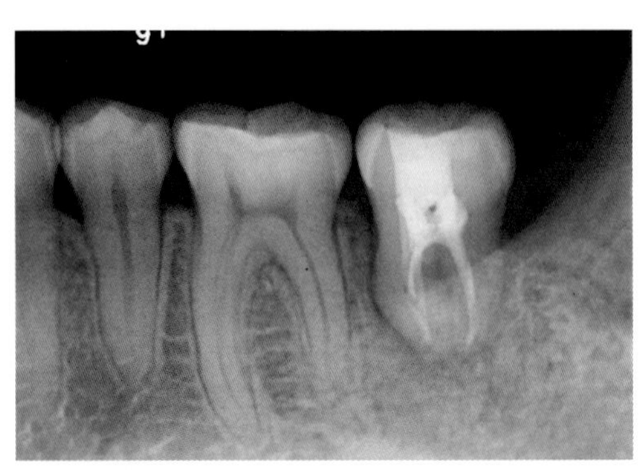

Y. 移植牙 37 术后 0.5 年 X 线片

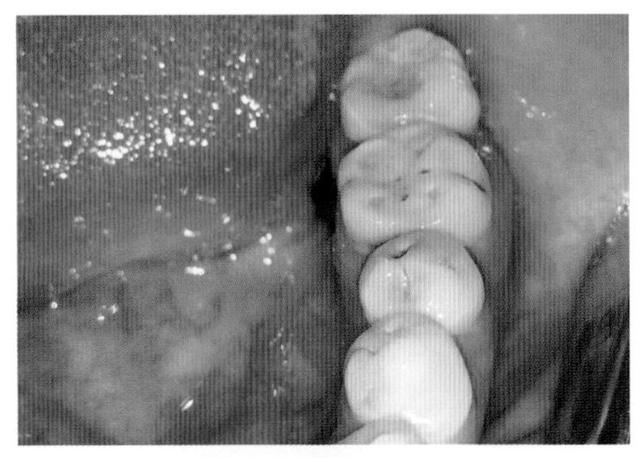

Z. 移植牙 37 术后 10 个月口内像

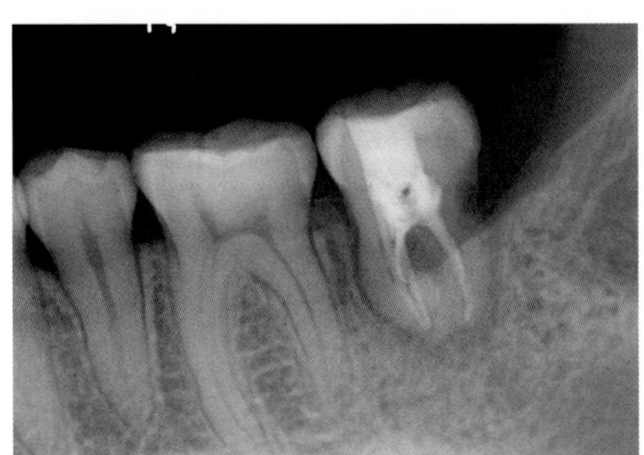

a. 移植牙 37 术后 10 个月 X 线片

图 6-2-11　下颌第二磨牙区同颌同侧垂直中位阻生智齿移植(38→37 区)

(三) 下颌第二磨牙区同颌同侧垂直低位阻生智齿移植

病例:48→47 区移植(图 6-2-12)

患者,女,39 岁,口腔内科转诊至口腔外科,要求拔除右下颌后牙。口内检查:47 殆面可见充填材料。

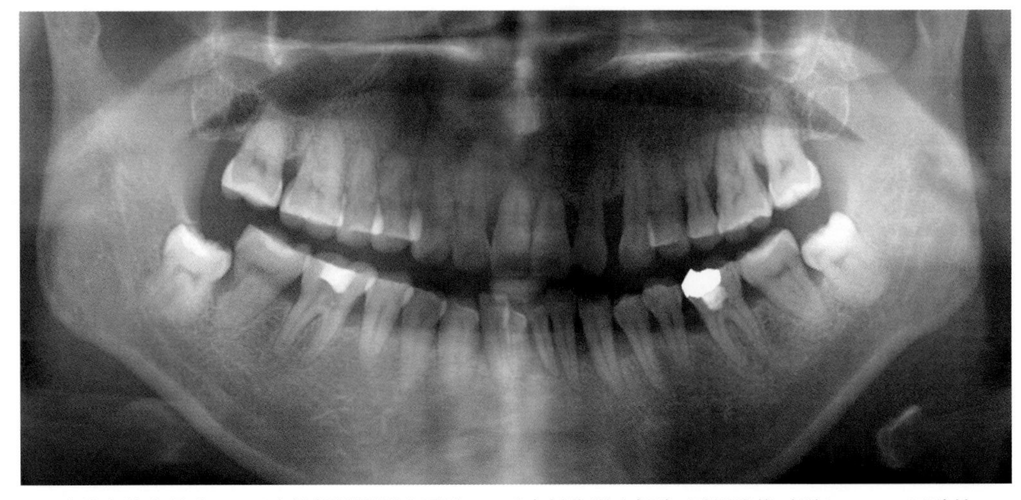

A. 移植术前全景片,47 远中根部龋损深达牙髓,48 垂直低位阻生智齿,牙根聚拢,拟行 48→47 区移植

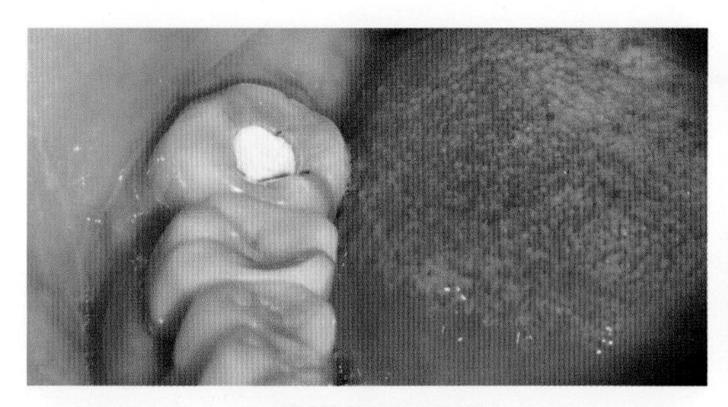
B. 移植术前口内像

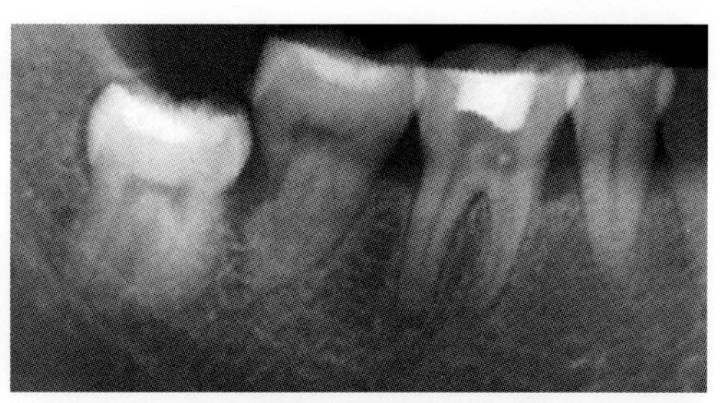
C. 移植术前 X 线片

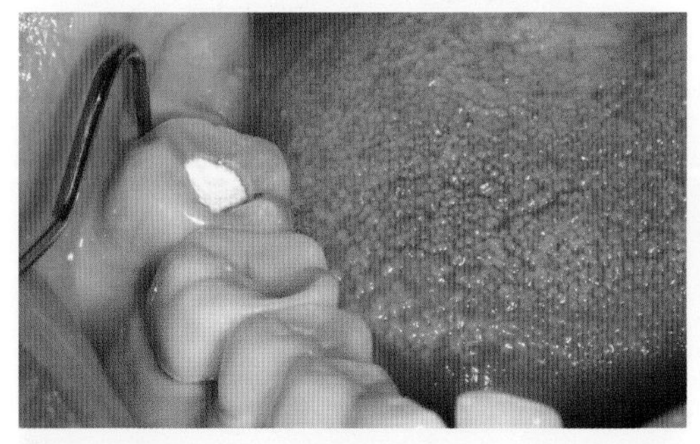
D. 分离牙龈

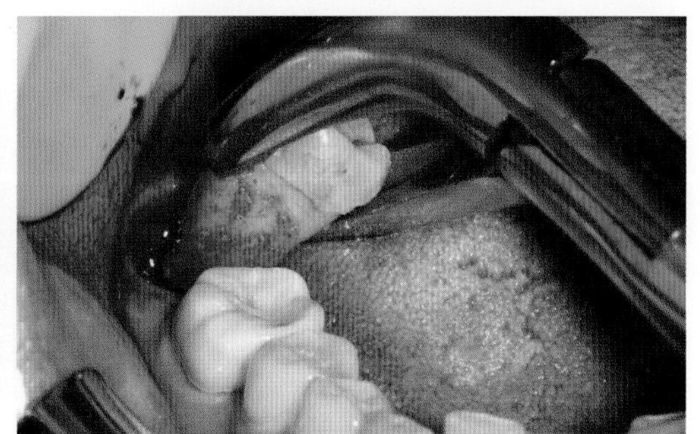
E. 拔除患牙 47

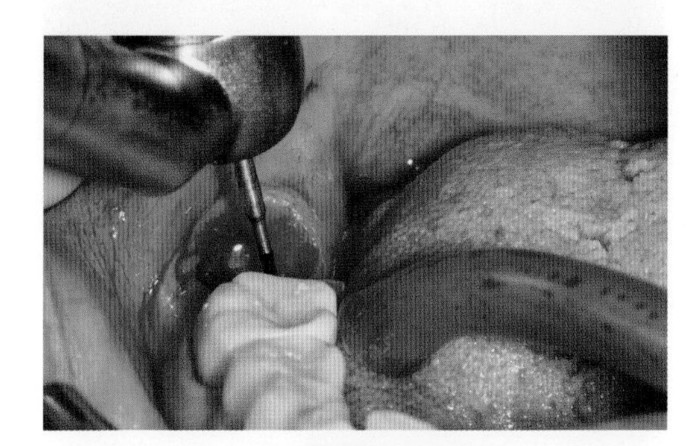
F. 修整制备新牙槽窝

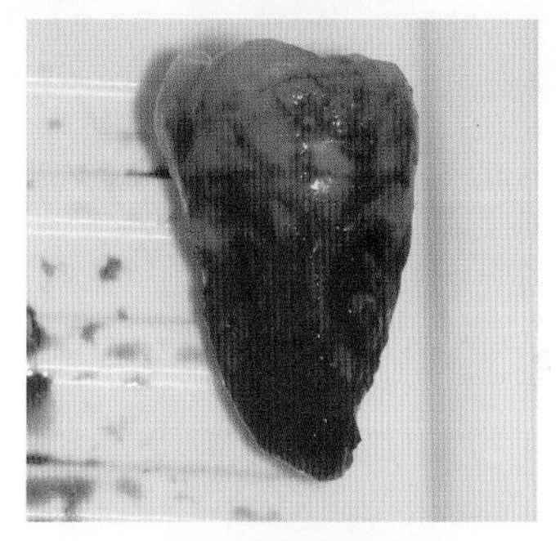
G. 离体牙 47，牙根部龋损

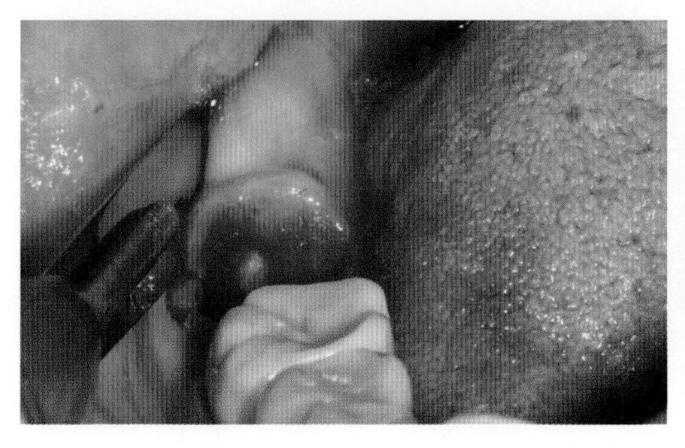
H. 三角切龈法切除供牙 48 冠部上方牙龈

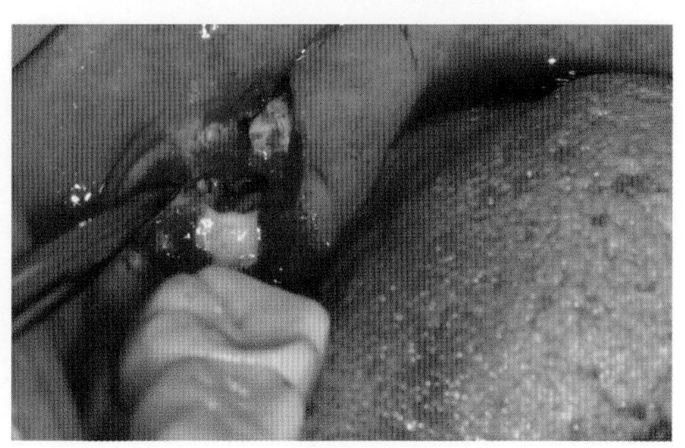
I. 颊侧插挺挺松供牙 48

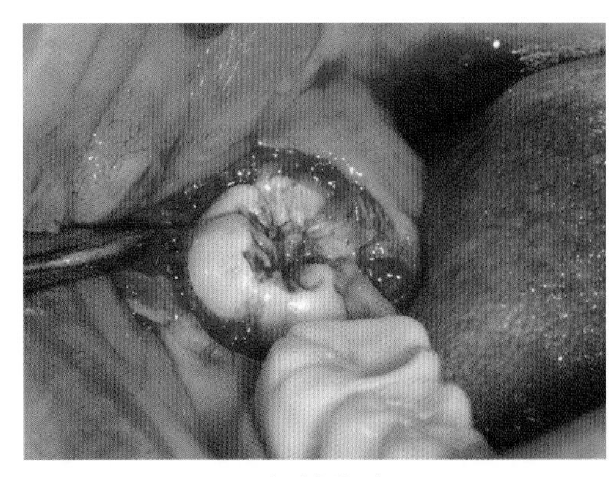

J. 向舌侧挺出

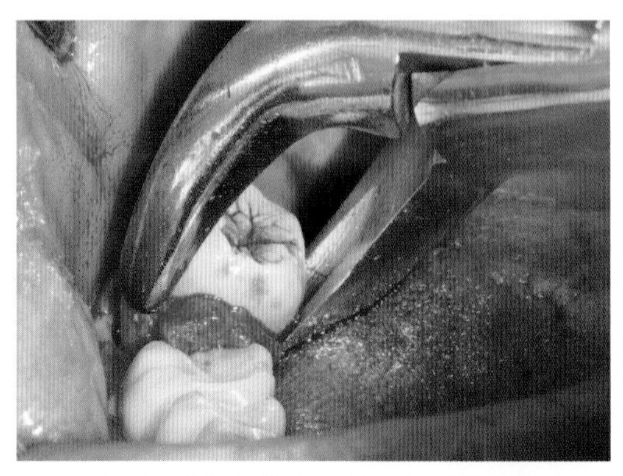

K. 用牙钳拔出供牙 48 植于新牙槽窝内

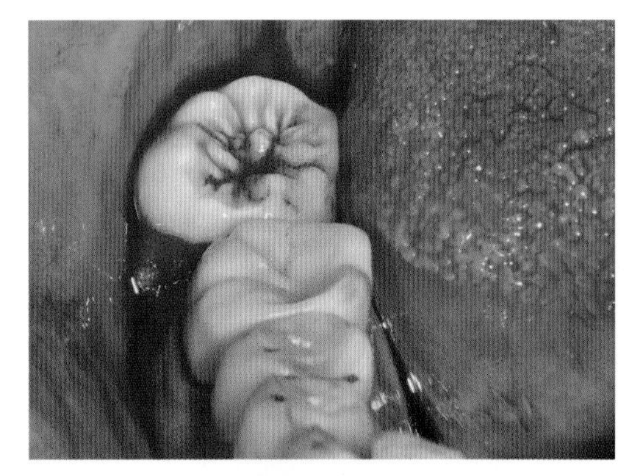

L. 移植牙 47 就位

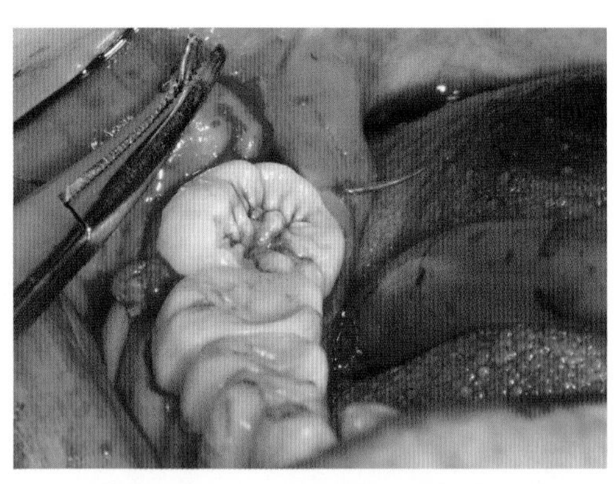

M. 缝合供牙远中牙龈，使其紧贴供牙牙颈部

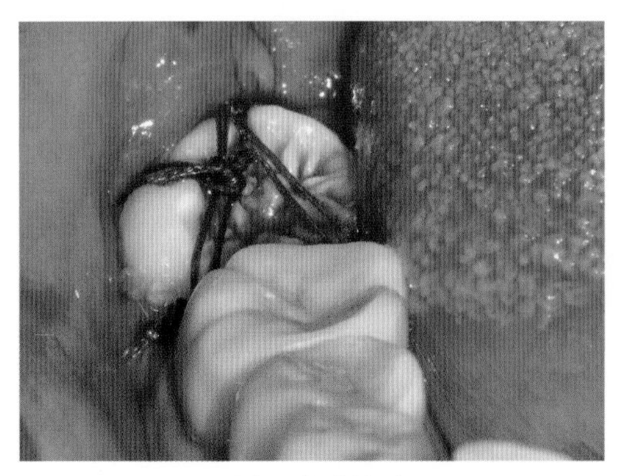

N. 缝合固定移植牙 47

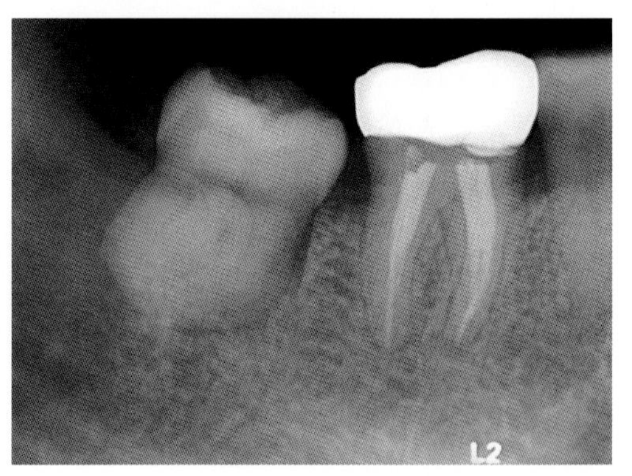

O. 移植术后即刻 X 线片

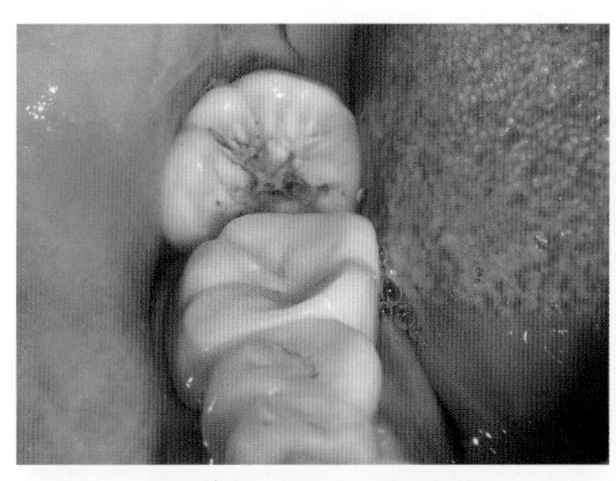

P. 移植牙 47 术后 1 周口内像

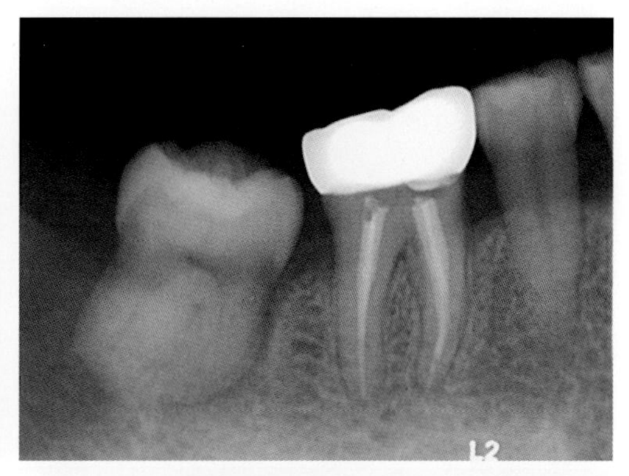

Q. 移植牙 47 术后 1 周 X 线片

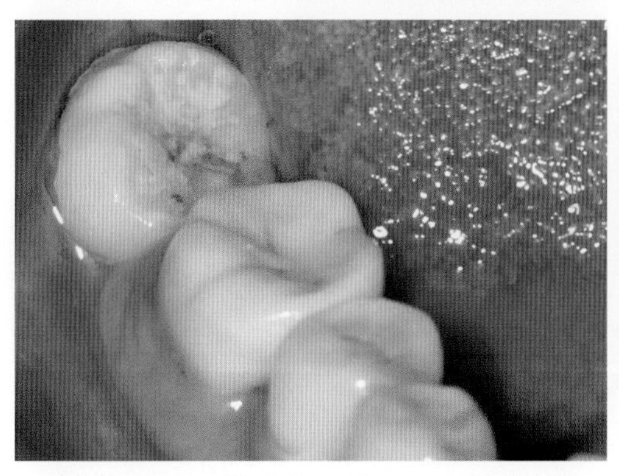

R. 移植术后 1 个月口内像，患者无不适主诉，移植牙 47 叩(-)，不松动，牙龈基本正常

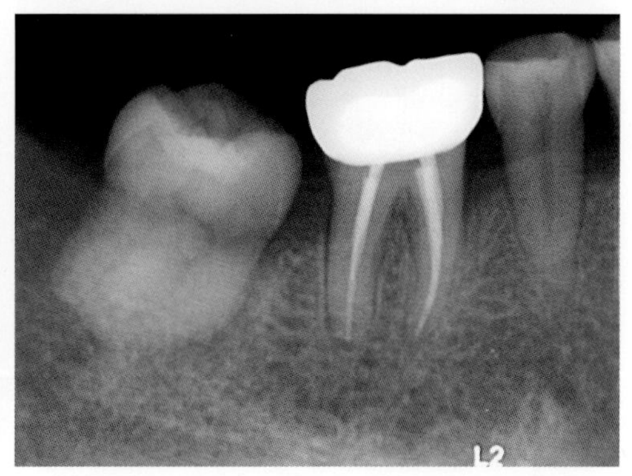

S. 移植术后 1 个月 X 线片，较之前无明显改变

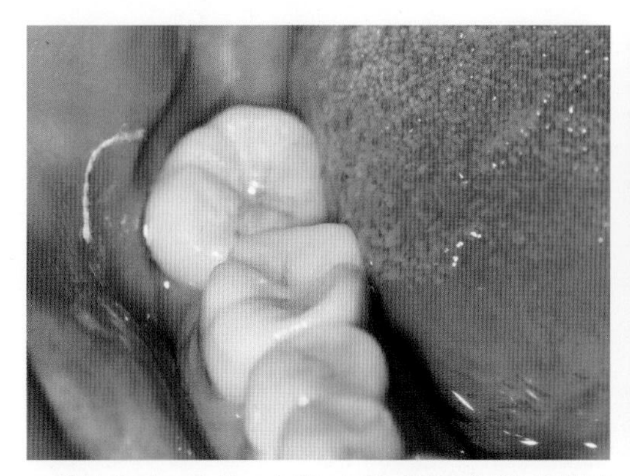

T. 移植术后 3 个月口内像，患者无不适主诉，移植牙 47 不松动，无牙龈红肿、牙周袋、瘘管

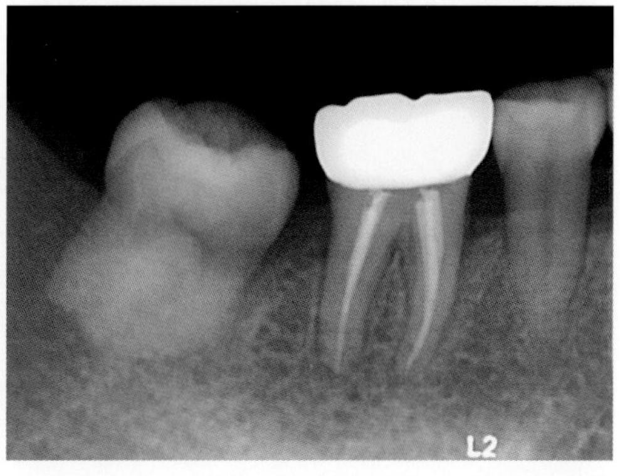

U. 移植术后 3 个月 X 线片，移植牙 47 近中牙槽骨密度较之前增高

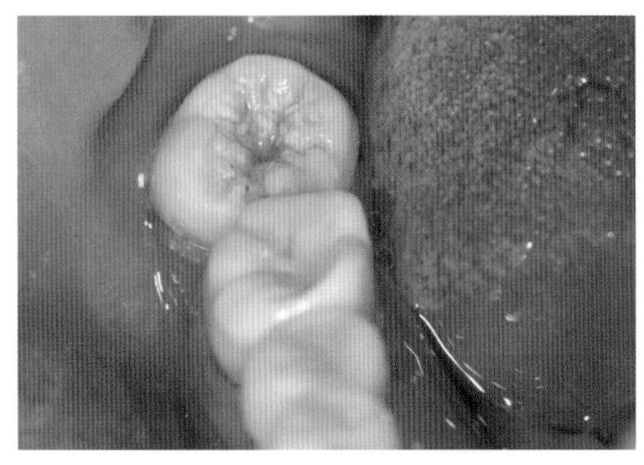

V. 移植牙 47 术后 0.5 年口内像

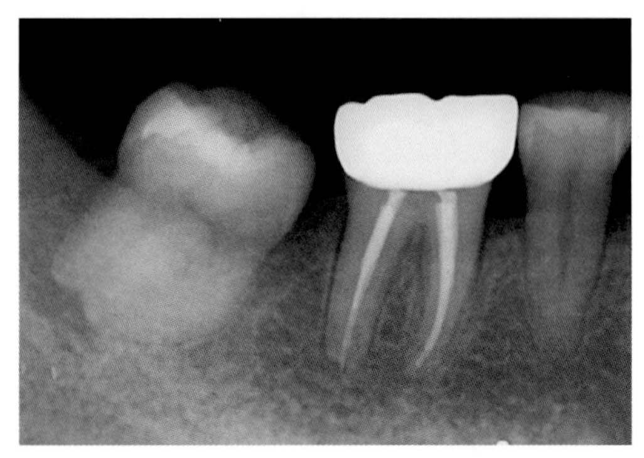

W. 移植牙 47 术后 0.5 年 X 线片

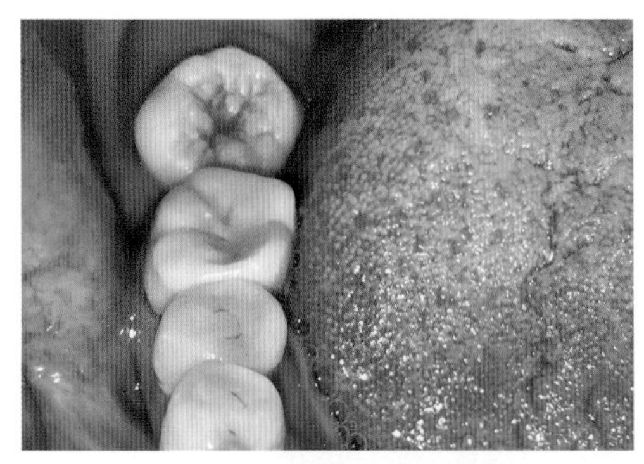

X. 移植牙 47 术后 1 年口内像

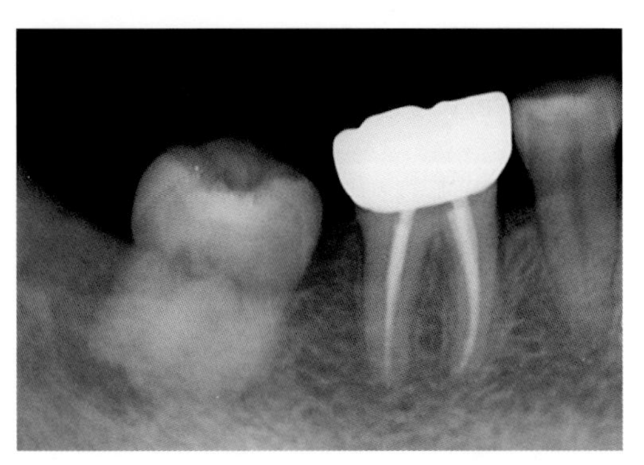

Y. 移植牙 47 术后 1 年 X 线片

图 6-2-12　下颌第二磨牙区同颌同侧垂直低位阻生智齿移植(48→47 区)

(四) 下颌第二磨牙区同颌同侧前倾高位阻生智齿移植

1. 病例 1:48→47 区移植(图 6-2-13)

患者,男,27 岁,因拔牙而就诊。口腔检查 47 残冠,48 前倾高位萌出,咬合面窝沟龋。

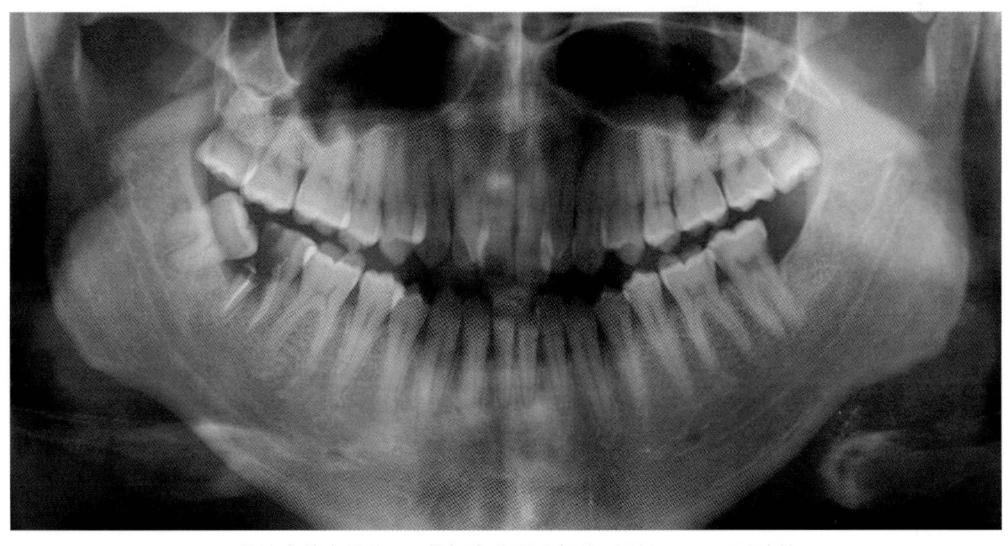

A. 移植术前全景片,48 前倾高位阻生智齿,拟行 48→47 区移植

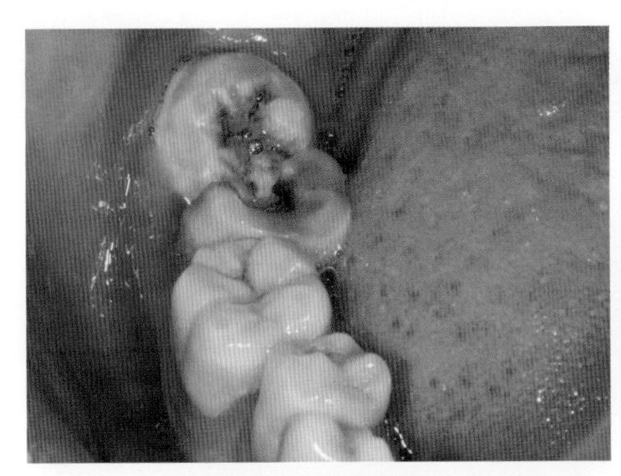

B. 移植术前口内像

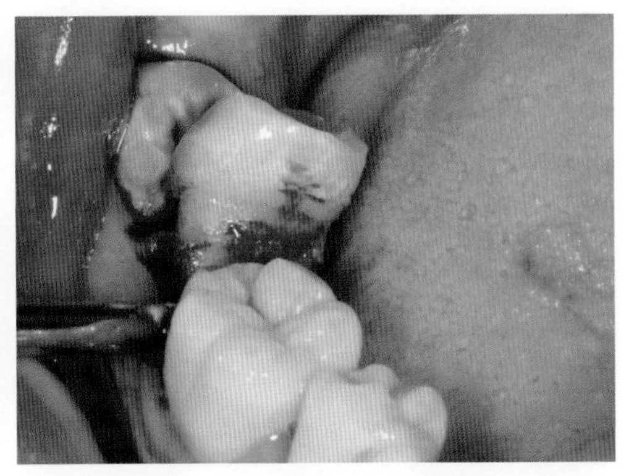

C. 挺出患牙 47

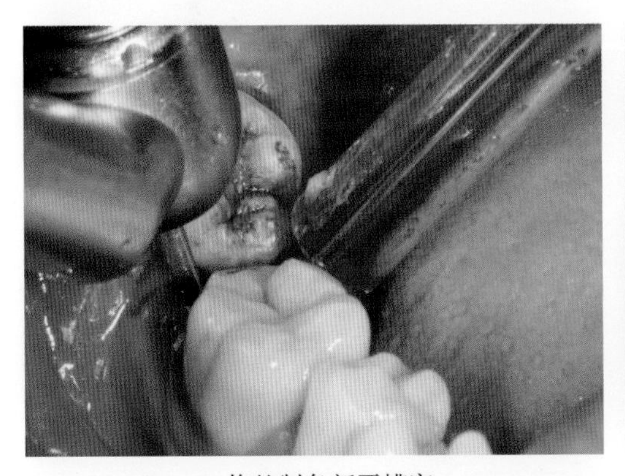

D. 修整制备新牙槽窝

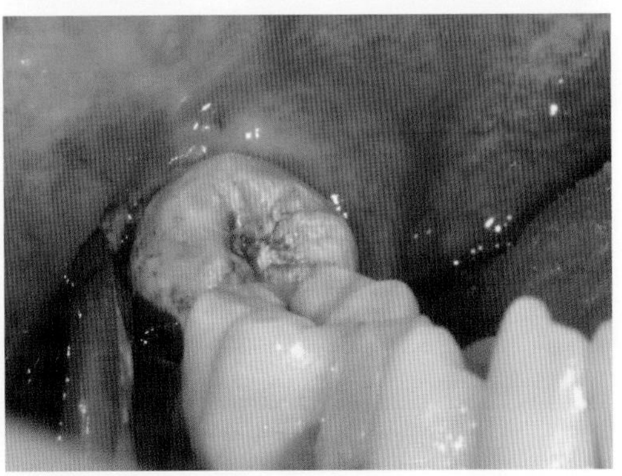

E. 挺松供牙 48

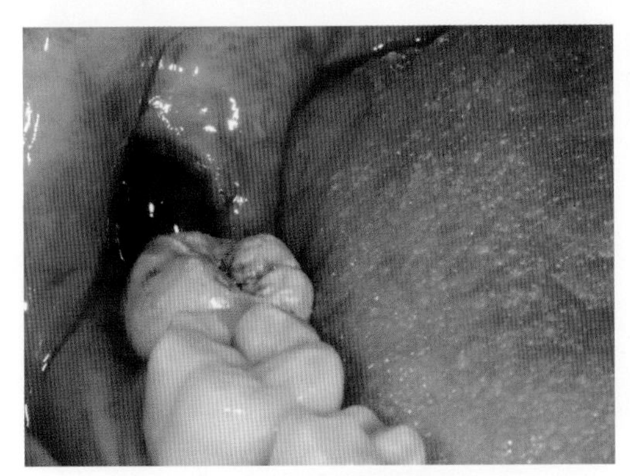

F. 将供牙植入新牙槽窝

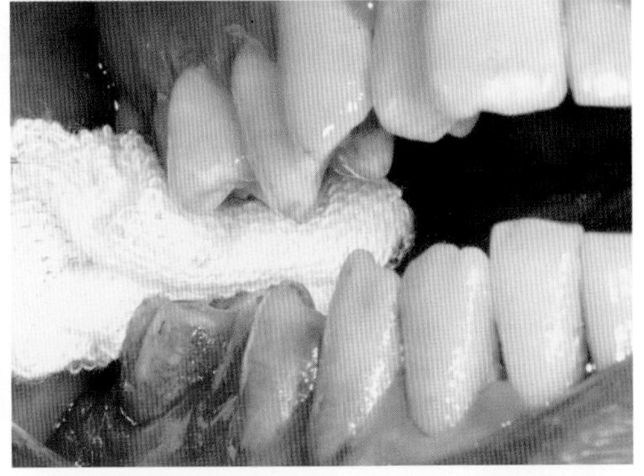

G. 垫上纱球嘱患者轻轻咬合使其就位，使移植牙 47 稍低于殆平面，避免咬合过紧或创伤殆

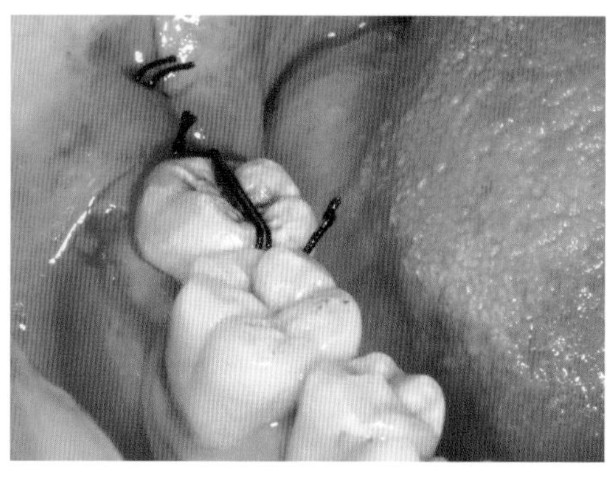

H. 移植牙 47 就位，缝合拔牙创及移植牙远中牙龈，使牙龈结缔组织与移植牙颈部紧密贴合并缝合固定移植牙 47

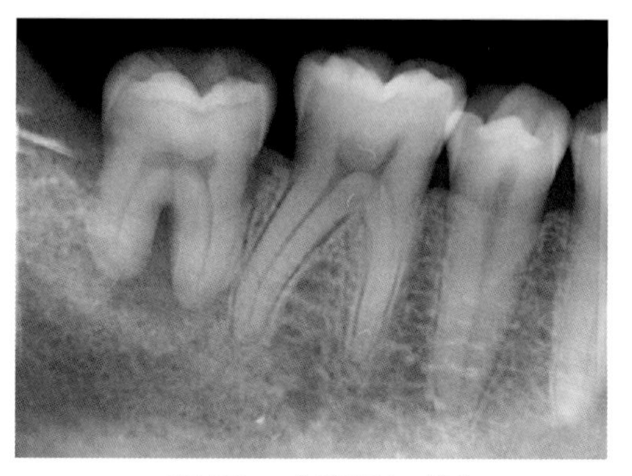

I. 移植牙 47 术后即刻 X 线片

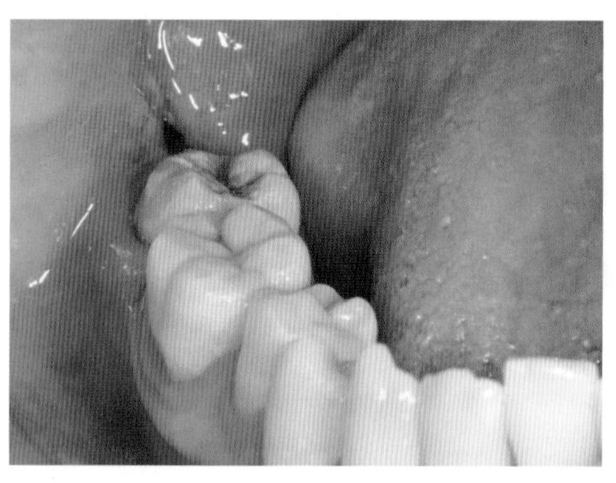

J. 移植牙 47 术后 1 周口内像

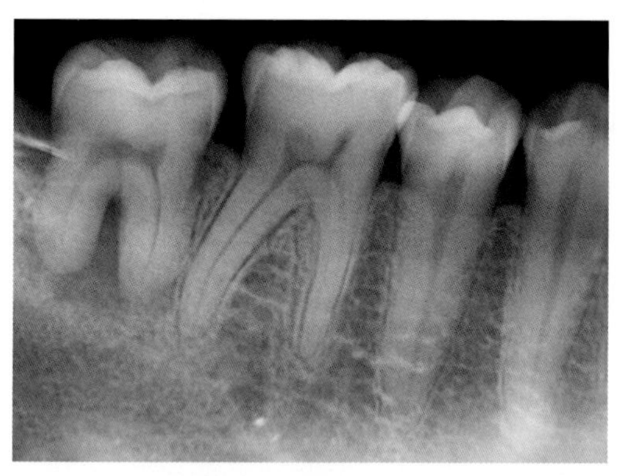

K. 移植牙 47 术后 1 周 X 线片

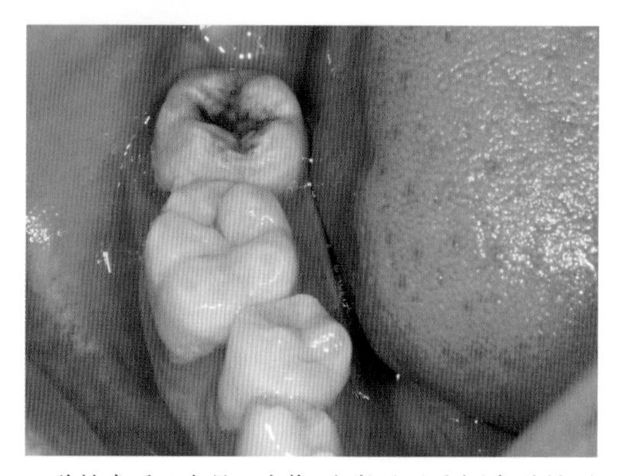

L. 移植术后 2 个月口内像，患者无不适主诉，移植牙 47 叩诊(-)，不松动，牙龈色形质正常

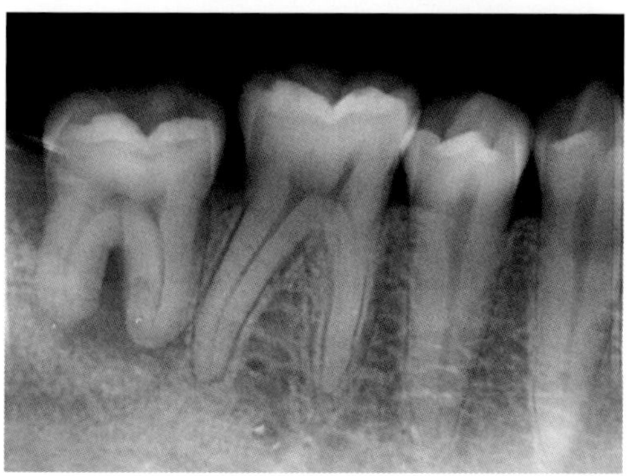

M. 移植牙 47 术后 2 个月 X 线片

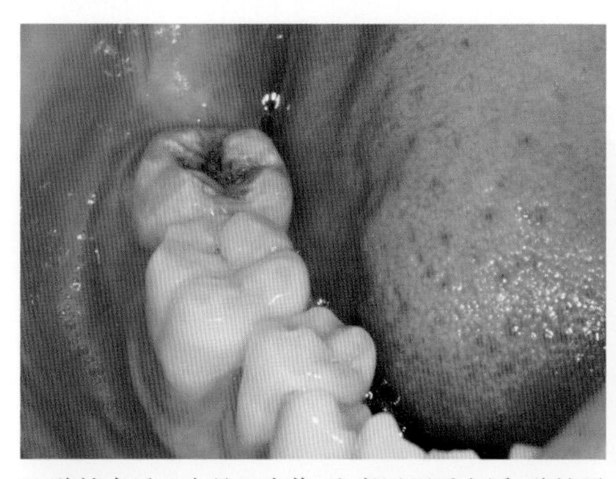

N. 移植术后 8 个月口内像，患者无不适主诉，移植牙 47 叩诊（±），不松动，牙龈正常

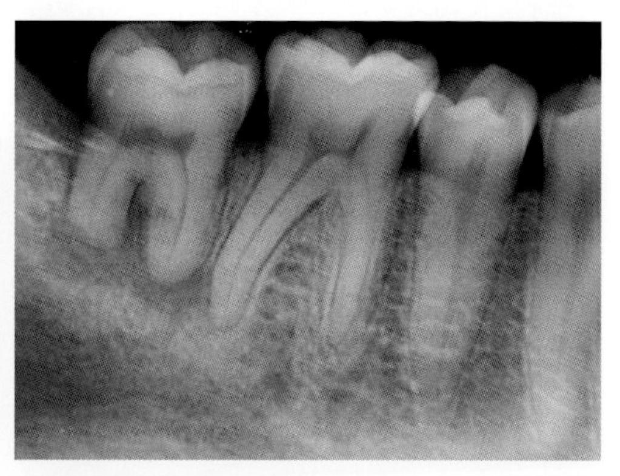

O. 移植术后 8 个月 X 线片，移植牙 47 根尖阴影较之前扩大，远中根尖有吸收，拟行根管治疗

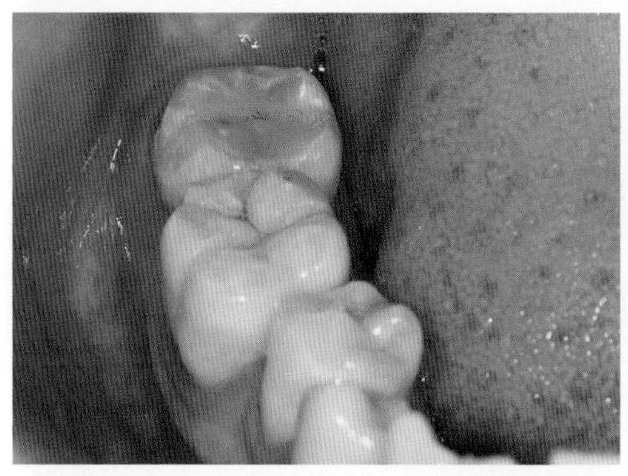

P. 移植术后 10 个月口内像，患者无不适主诉，移植牙 47 叩诊（-），不松动，牙龈正常

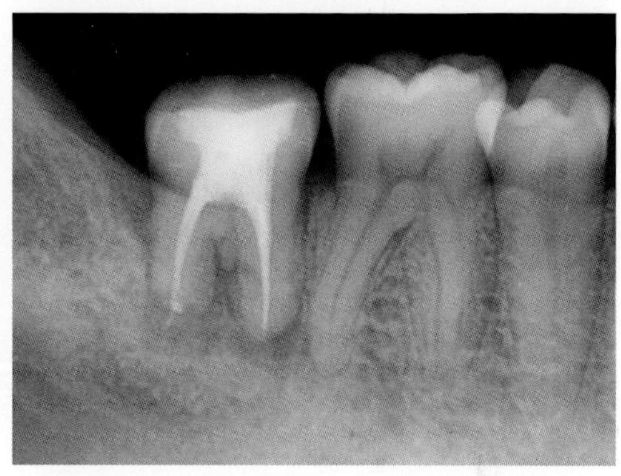

Q. 移植术后 10 个月 X 线片，根管治疗术后，移植牙 47 根尖阴影较之前缩小

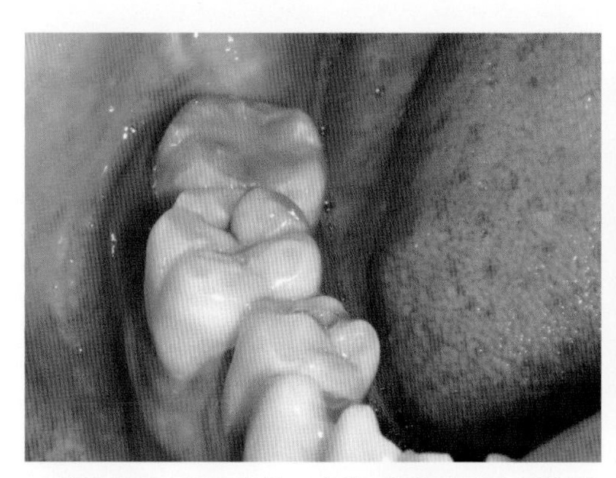

R. 移植术后 1 年 2 个月口内像，患者无不适主诉，移植牙 47 叩诊（-），不松动，牙龈色形质正常

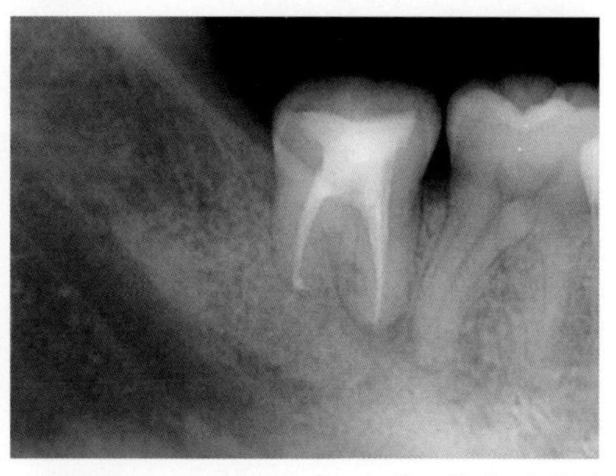

S. 移植术后 1 年、根管治疗 2 个月 X 线片，移植牙 47 根尖阴影基本消失

图 6-2-13　下颌第二磨牙区同颌同侧前倾高位阻生智齿移植（48→47 区）

2. 病例 2:38→37 区移植(图 6-2-14)

患者,女,49 岁,因 37 牙周牙髓联合病变,口腔内科转诊来要求牙移植。口内检查见 37 残冠,牙周探针及根尖区,38 前倾高位。

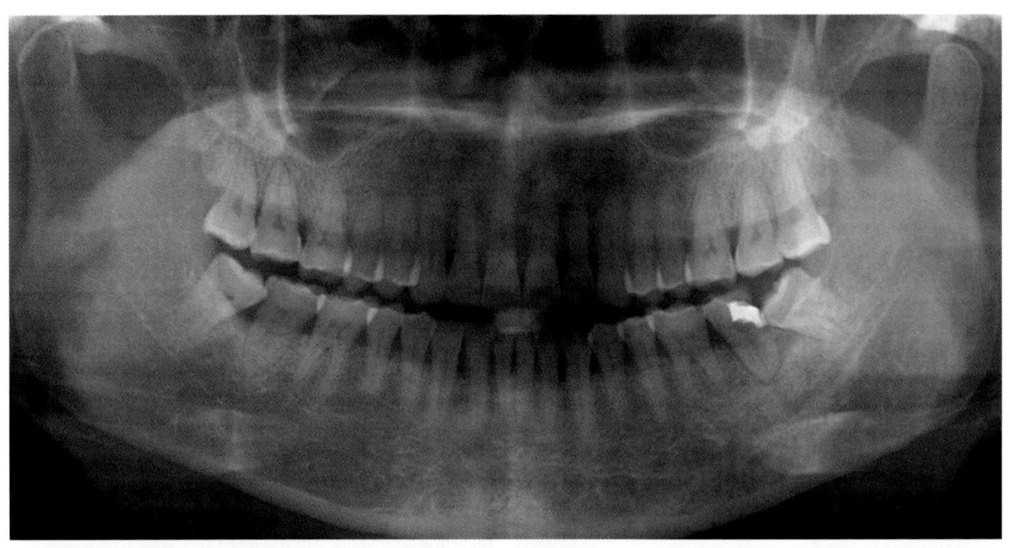

A. 移植术前全景片,37 牙根远中大面积低密度影,38 双根较聚拢,拟先拔除龋损残冠并搔刮肉芽组织,待炎症消除后行 38→37 区移植

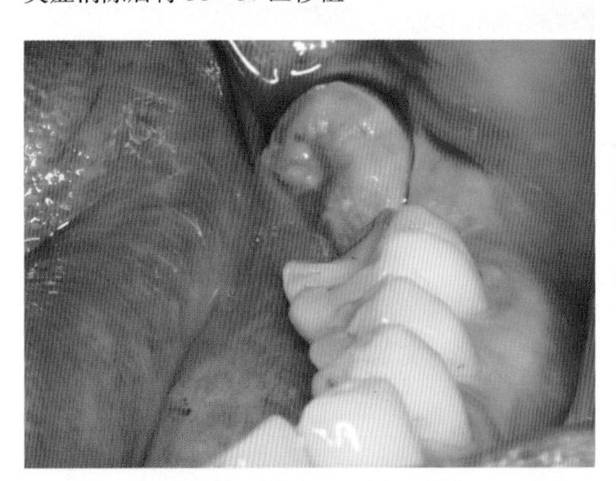

B. 37 残冠拔除后 3 周口内像

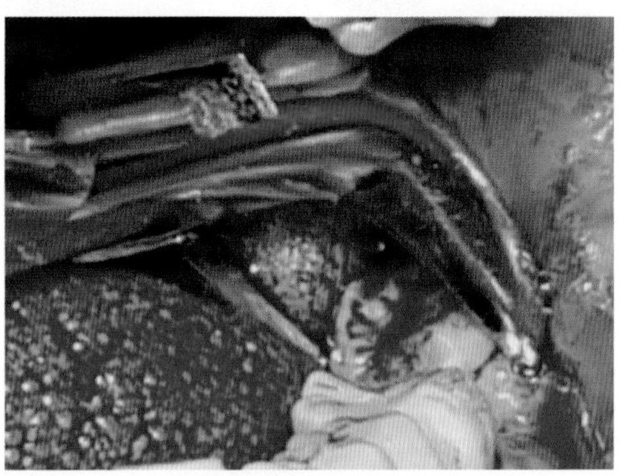

C. 用牙钳拔出供牙 38

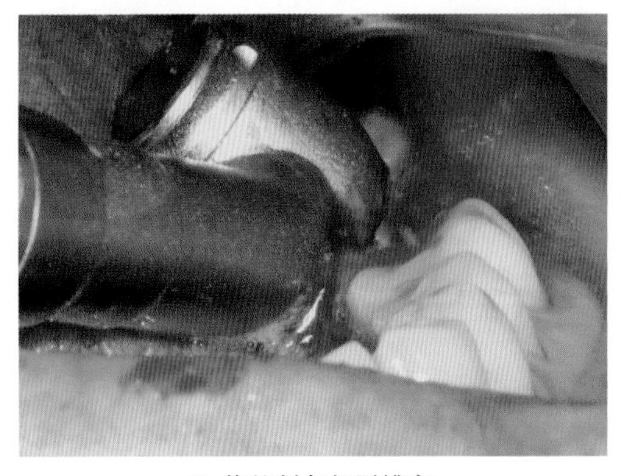

D. 修整制备新牙槽窝

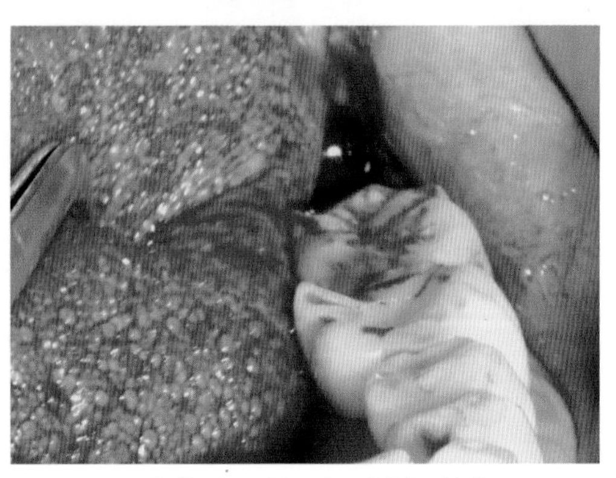

E. 将供牙 38 植入新牙槽窝、就位

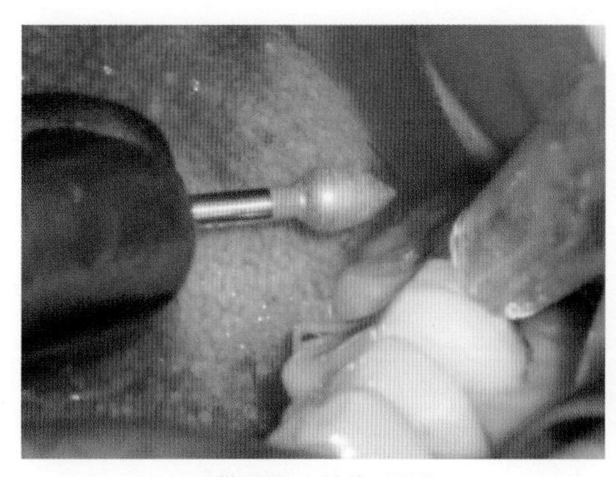

F. 供牙植入就位，调𬌗

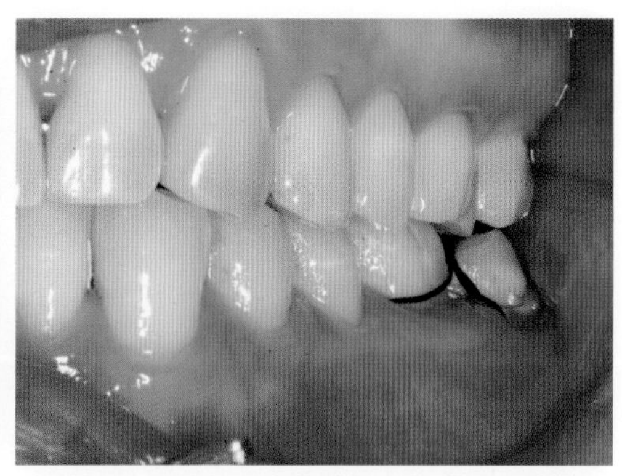

G. 口内咬合侧面观，使移植牙 37 无咬合或轻咬合

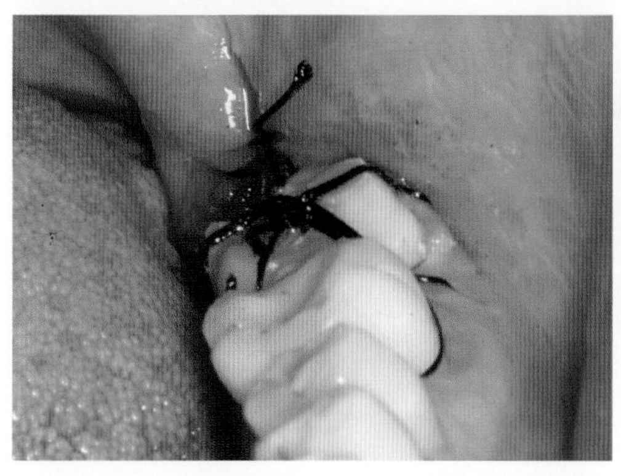

H. 缝合供牙远中牙龈，使牙龈结缔组织与供牙牙颈部紧密贴合，缝合固定移植牙 37

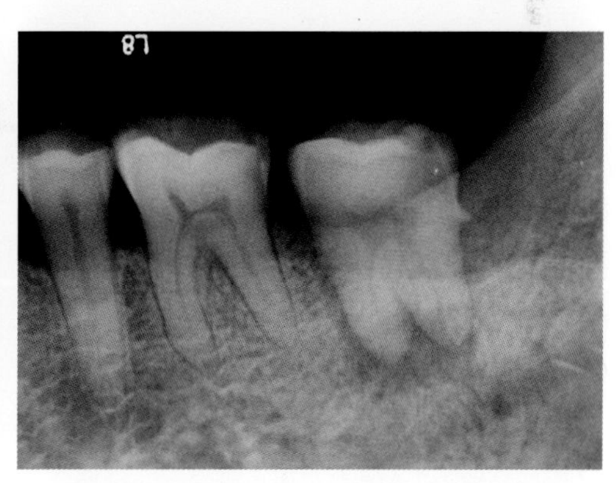

I. 移植术后即刻 X 线片，移植牙 37 就位良好

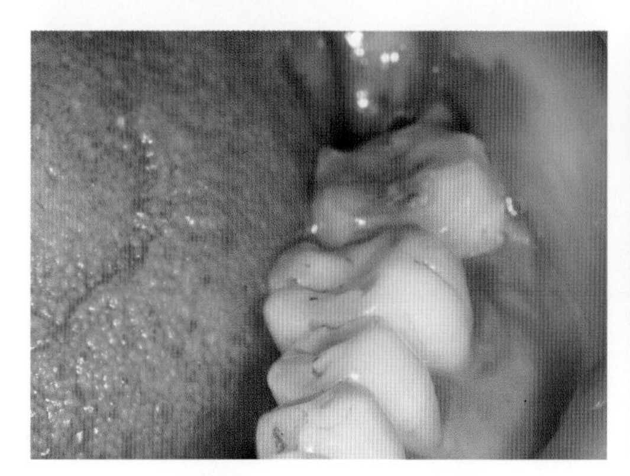

J. 移植牙 37 术后 1 周口内像

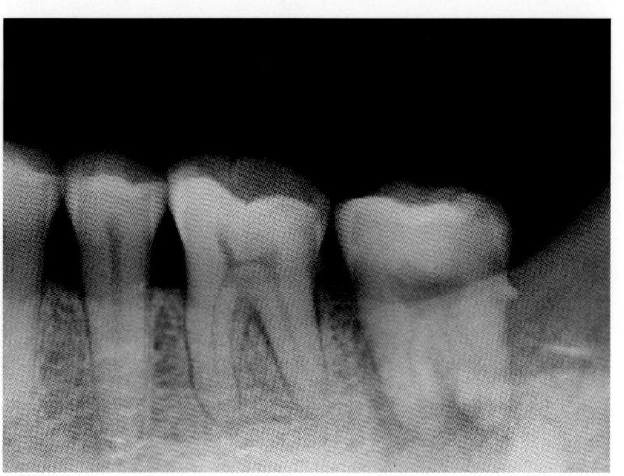

K. 移植术后 1 周 X 线片，移植牙 37 无移位

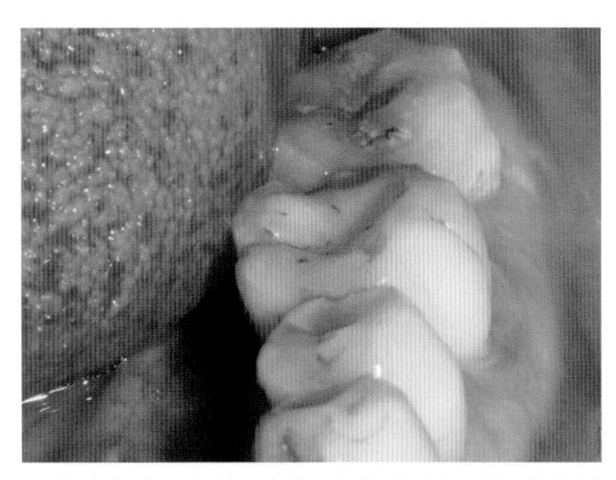

L. 移植术后 1 个月口内像，患者无不适主诉，移植牙 37 叩(-)，不松动，牙龈色形质正常

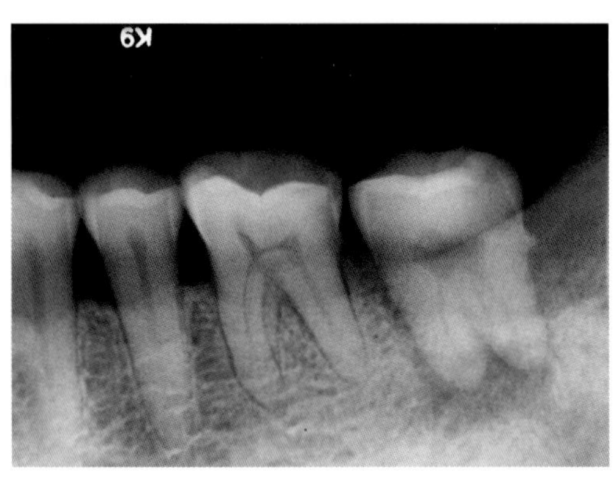

M. 移植术后 1 个月 X 线片，移植牙 37 根尖区暗影无明显变化

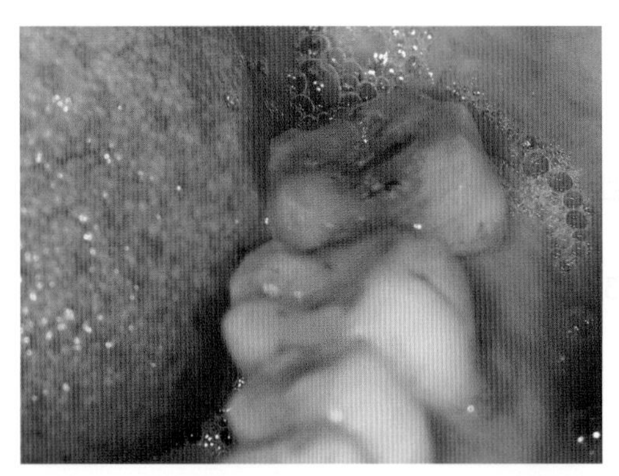

N. 移植术后 4 个月口内像，患者无不适主诉，移植牙 37 叩(-)，不松动，牙龈色形质正常

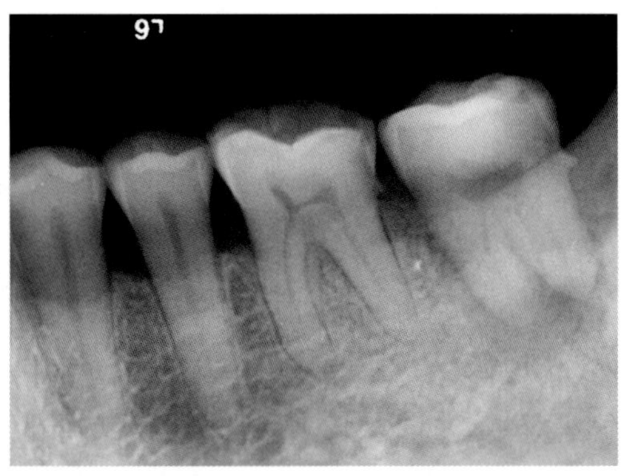

O. 移植术后 4 个月 X 线片，移植牙 37 根尖区低密度影较之前明显缩小

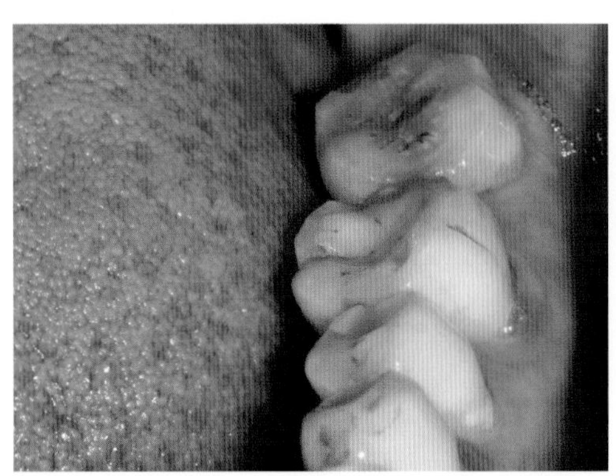

P. 移植术后 0.5 年口内像，患者有咬合不适，叩(+)，移植牙 37 不松动，无牙龈红肿、牙周袋、瘘管

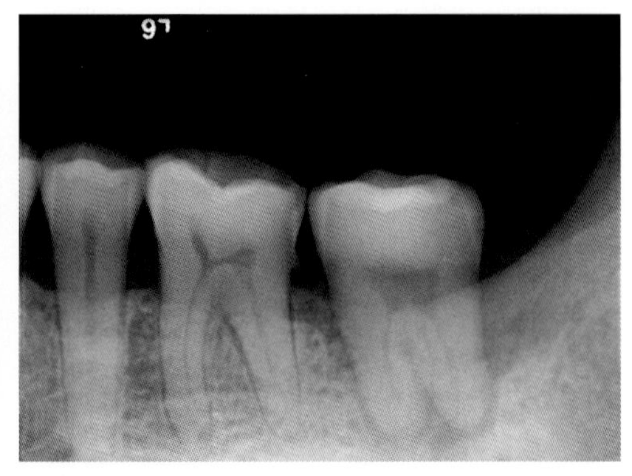

Q. 移植术后 0.5 年 X 线片，移植牙 37 根尖区低密度影未改善，拟行根管治疗

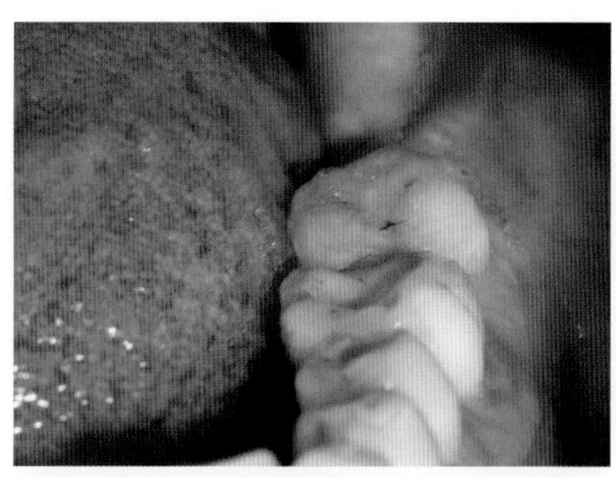

R. 移植术后 1 年口内像，患者无不适主诉，移植牙 37 叩（-），不松动

S. 移植牙 37 术后 1 年 X 线片

图 6-2-14　下颌第二磨牙区同颌同侧前倾高位阻生智齿移植（38→37 区）

（五）下颌第二磨牙区同颌同侧前倾中位阻生智齿移植

1. 病例 1：38→37 区移植（图 6-2-15）

患者，女，27 岁，要求拔除 37。口内检查：37 远中颈部龋损近髓。

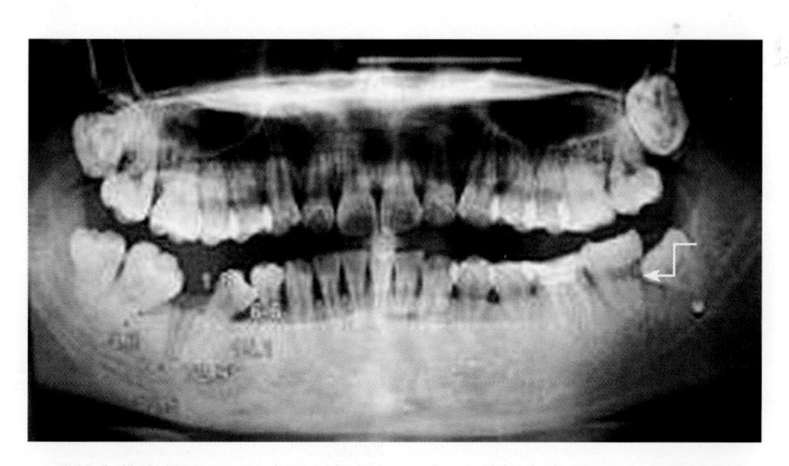

A. 移植术前全景片，37 远中牙颈部龋损近髓，38 前倾中位龈阻生，牙根较聚拢，拟行 38→37 区移植

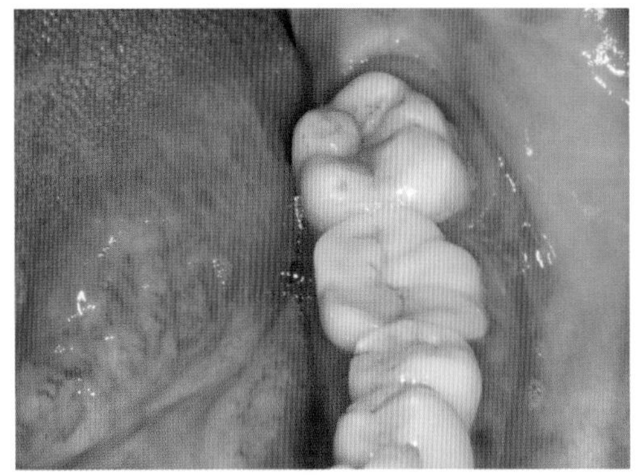
B. 移植术前口内像

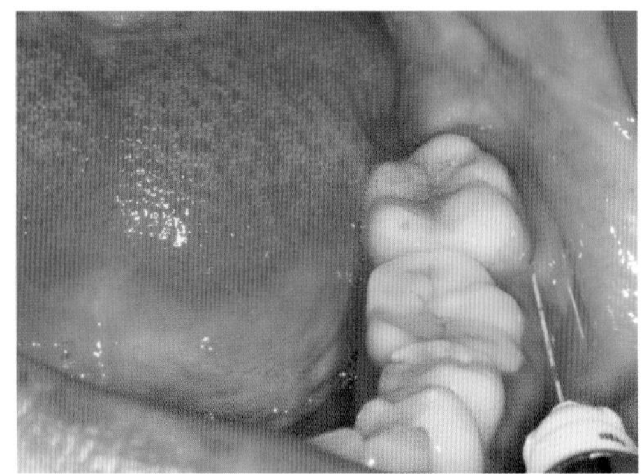
C. 麻醉:颊侧近中注射

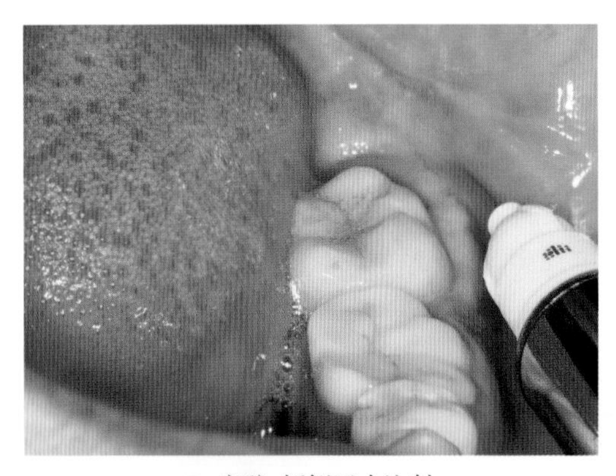
D. 麻醉:颊侧远中注射

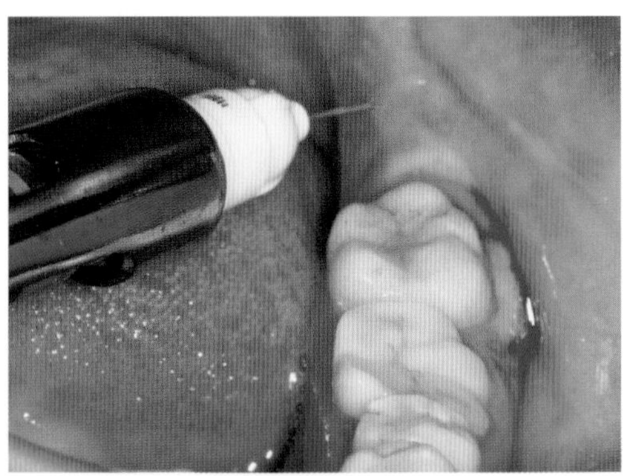
E. 麻醉:舌侧注射

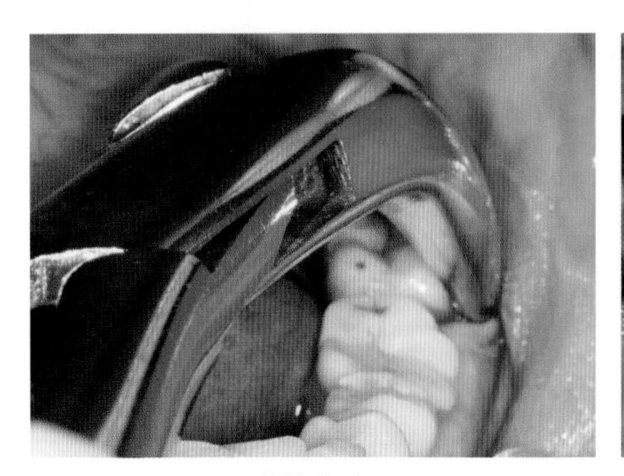
F. 拔除患牙 37

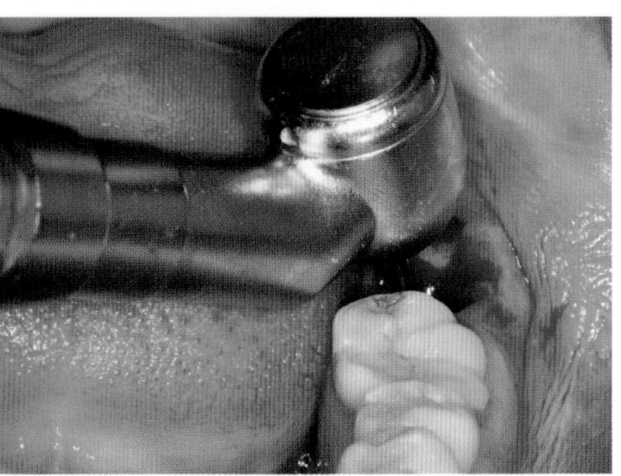
G. 修整制备新牙槽窝

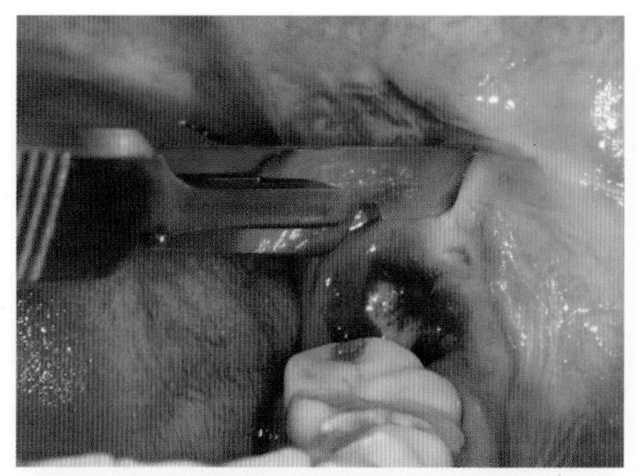

H. 切开供牙 38 上方覆盖牙龈

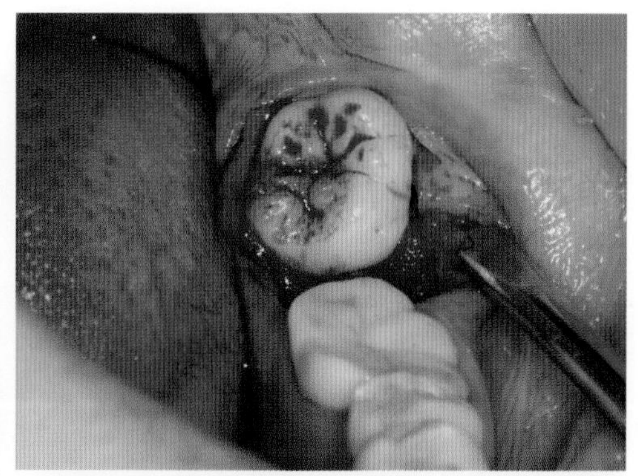

I. 分离牙龈，挺出供牙 38

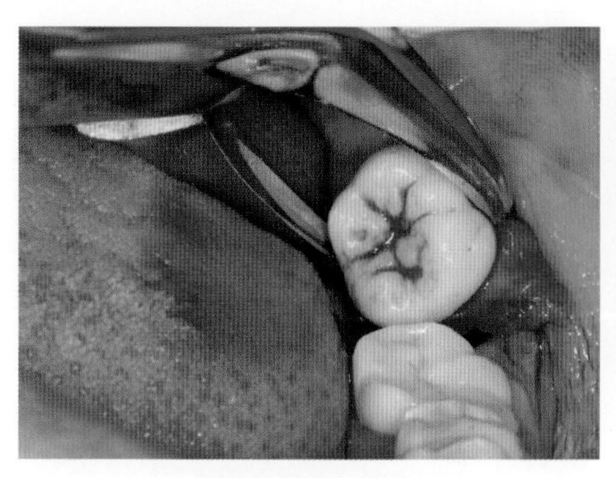

J. 用拔牙钳取出供牙 38

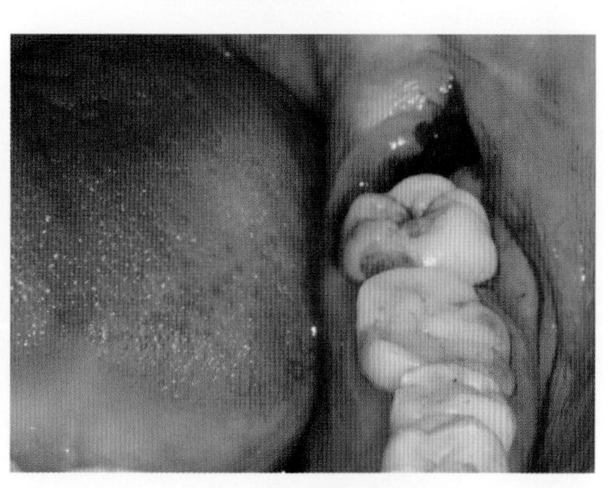

K. 植入新预备的牙槽窝

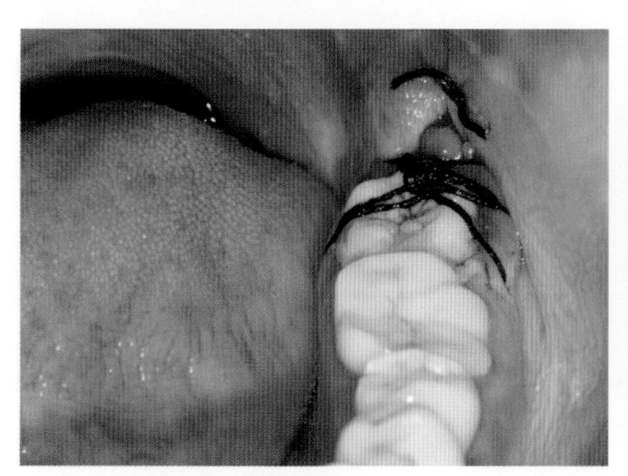

L. 缝合 38 拔牙窝，固定移植牙 37

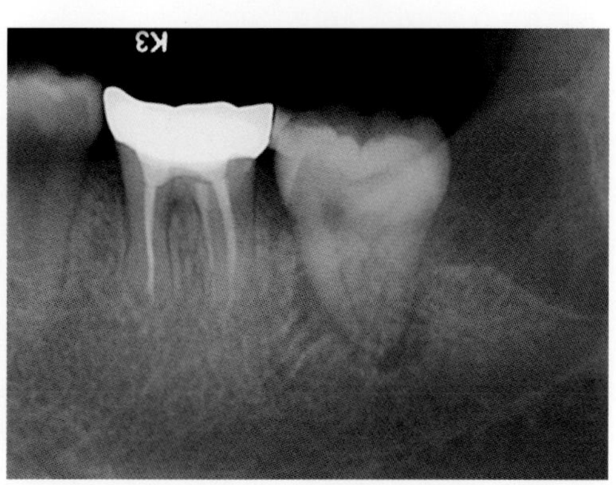

M. 移植牙 37 术后即刻 X 线片

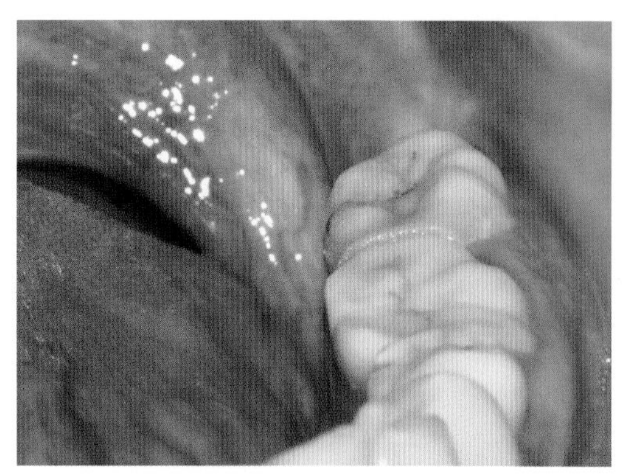

N. 移植牙 37 术后 1 周口内像

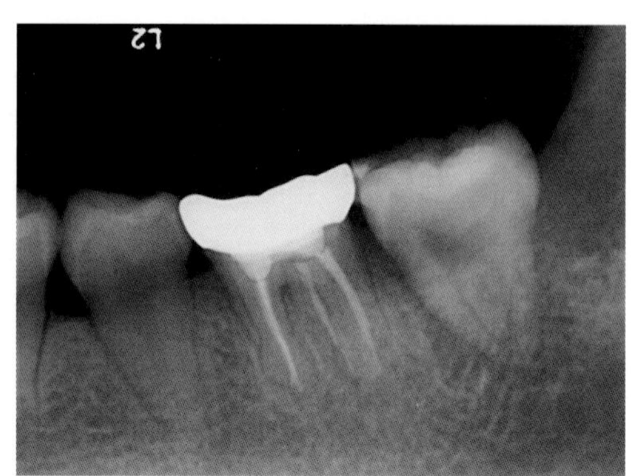

O. 移植牙 37 术后 1 周 X 线片

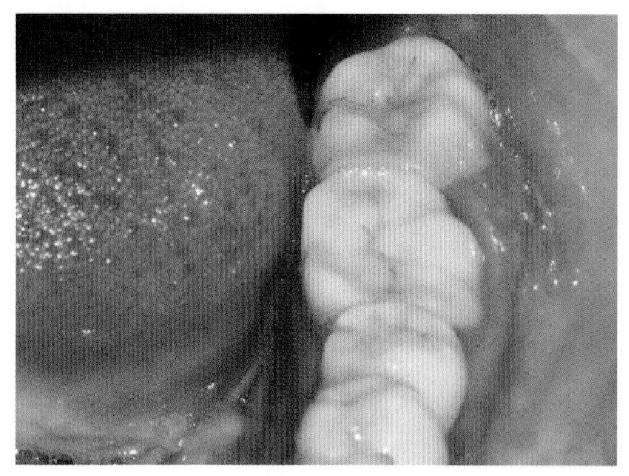

P. 移植术后 1 个半月口内像，患者无不适主诉，移植牙 37 叩(−)，不松动，牙龈色形质正常

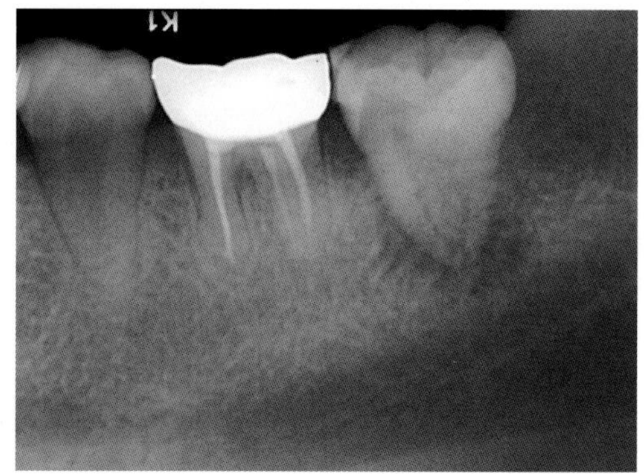

Q. 移植牙 37 术后 1 个半月 X 线片，较之前无明显改变

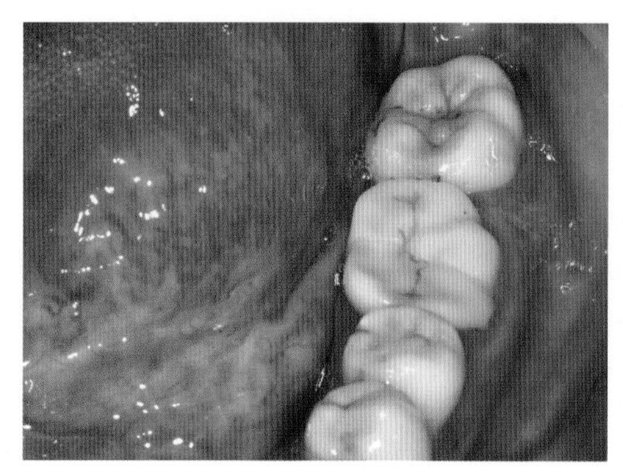

R. 移植牙 37 术后 3 个月口内像

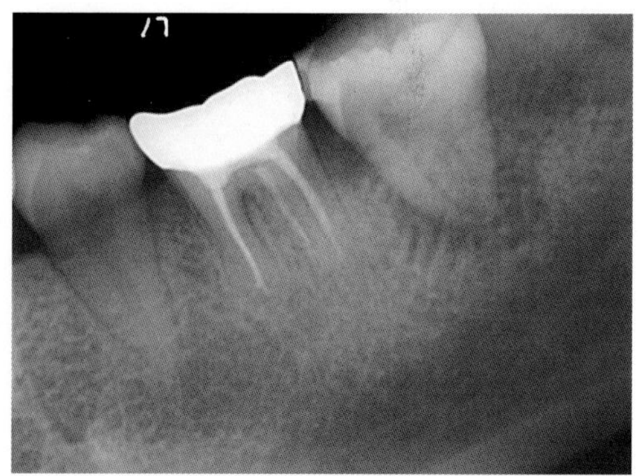

S. 移植牙 37 术后 3 个月 X 线片

图 6-2-15　下颌第二磨牙区同颌同侧前倾中位阻生智齿移植（38→37 区）

2. 病例 2:48→47 区移植(图 6-2-16)

患者女,32 岁,因拔牙就诊。口内检查:47 残冠。

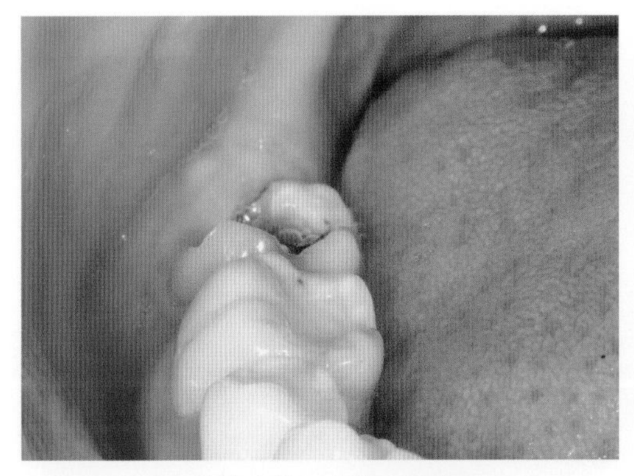

A. 移植术前口内像,47 残冠

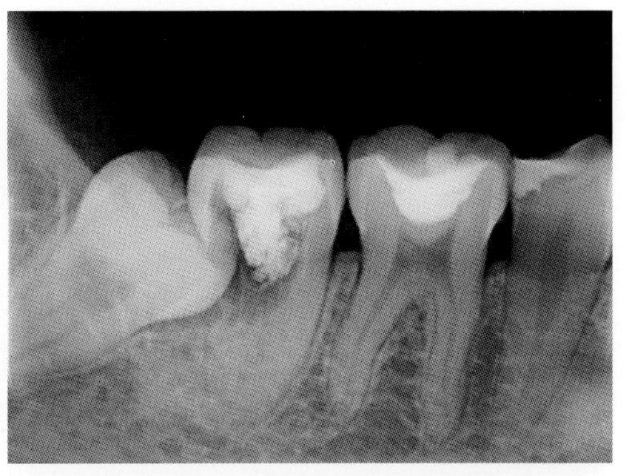

B. 移植术前 X 线片,48 前倾中位阻生

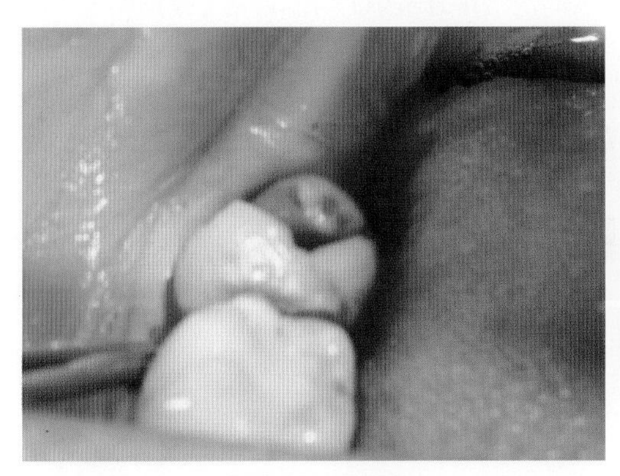

C. 拔除受植区残冠 47

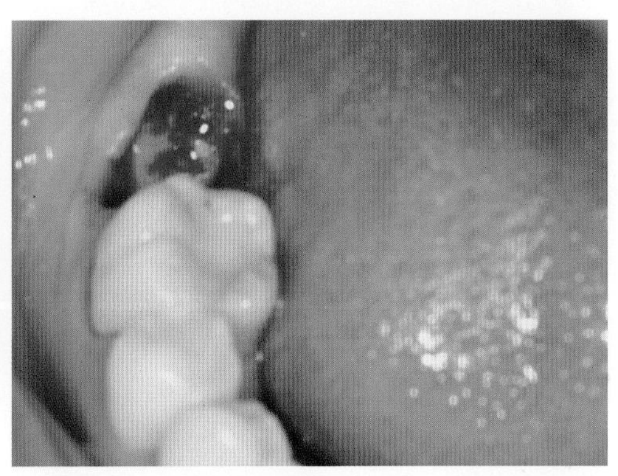

D. 拔除残冠见供牙 48 位于牙龈下

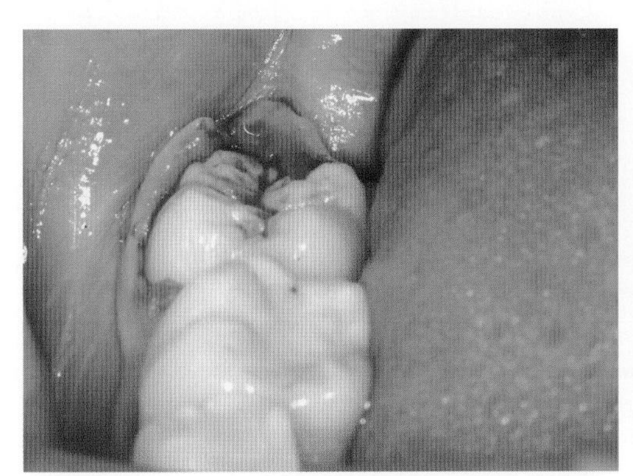

E. 移植牙 47 就位

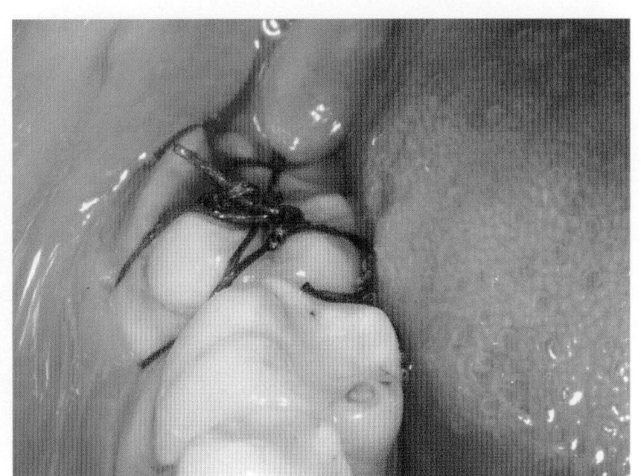

F. 缝线缝合固定移植牙 47

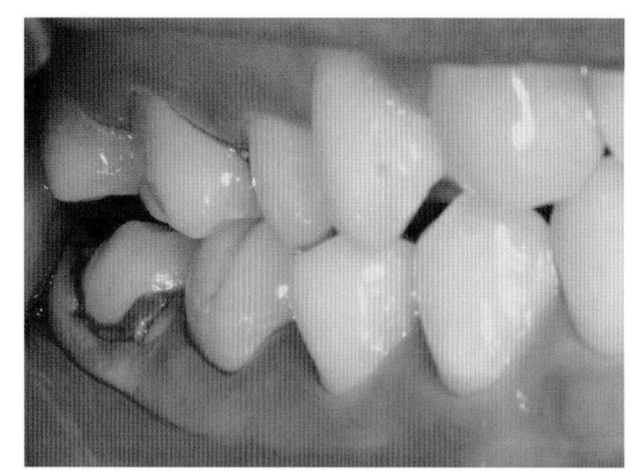

G. 移植牙 47 术后即刻口内咬合侧面观

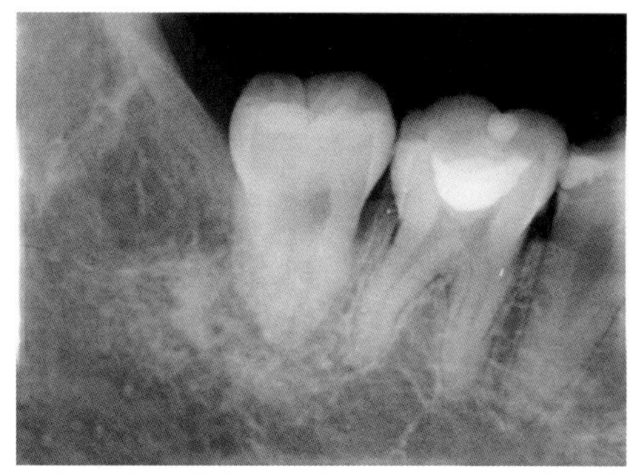

H. 移植牙 47 术后即刻 X 线片

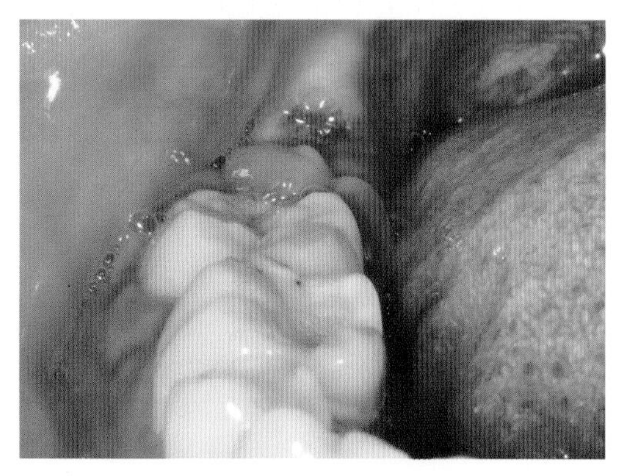

I. 移植牙 47 术后 1 周口内像

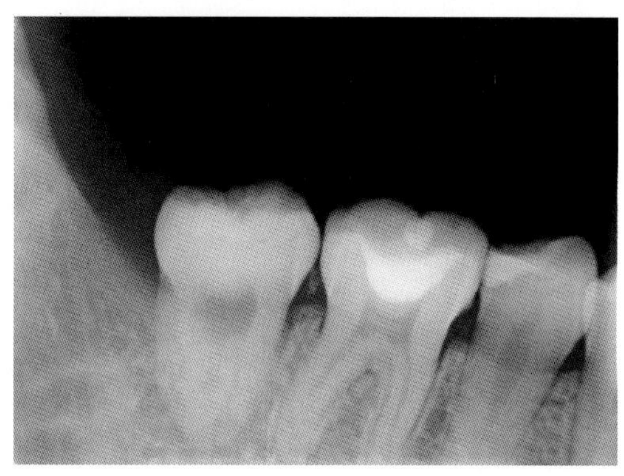

J. 移植牙 47 术后 1 周 X 线片

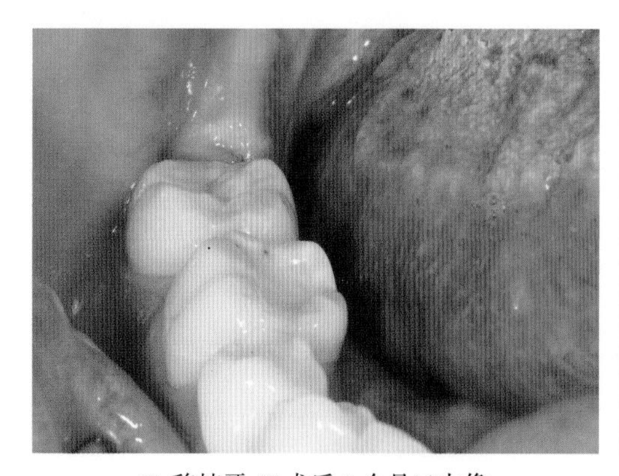

K. 移植牙 47 术后 1 个月口内像

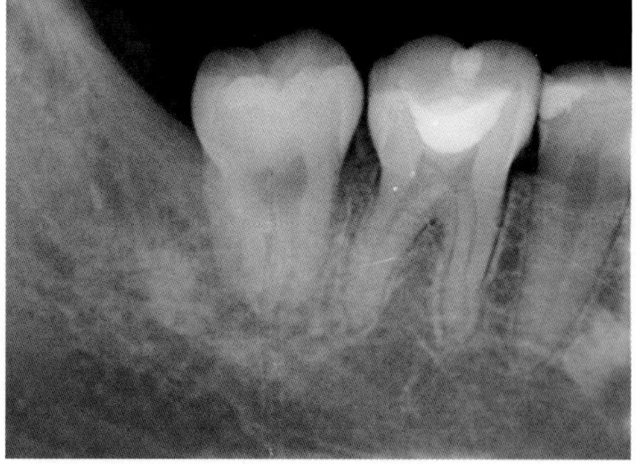

L. 移植术后 1 个月 X 线片，移植牙 47 近中牙槽骨增高

图 6-2-16　下颌第二磨牙区同颌同侧前倾中位阻生智齿移植（48→47 区）

(六)下颌第二磨牙区同颌同侧水平高位阻生智齿移植

1. 病例 1:48→47 区移植(图 6-2-17)

患者,女,38 岁,要求拔除右下颌后牙。口内检查见 47 残冠,48 智齿水平高位阻生。

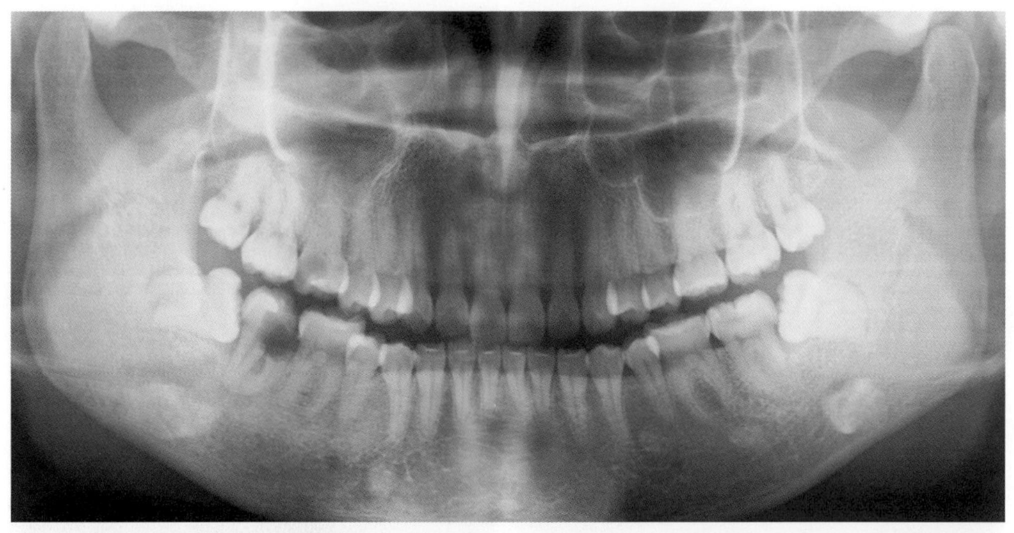

A. 移植术前全景片,48 双根形态好,略向近中弯曲,拟行 48→47 区移植,拔牙时需尽量避免断根

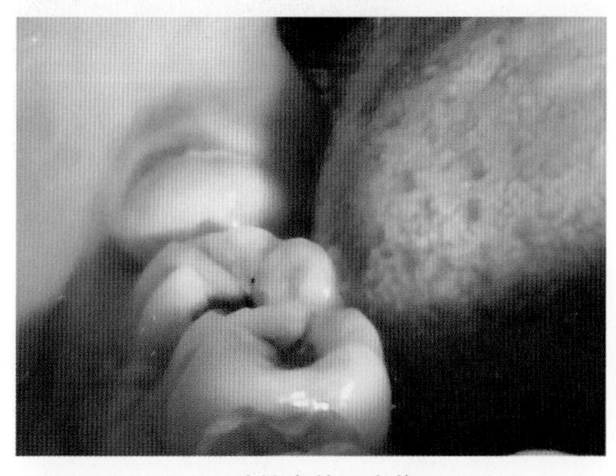

B. 移植术前口内像

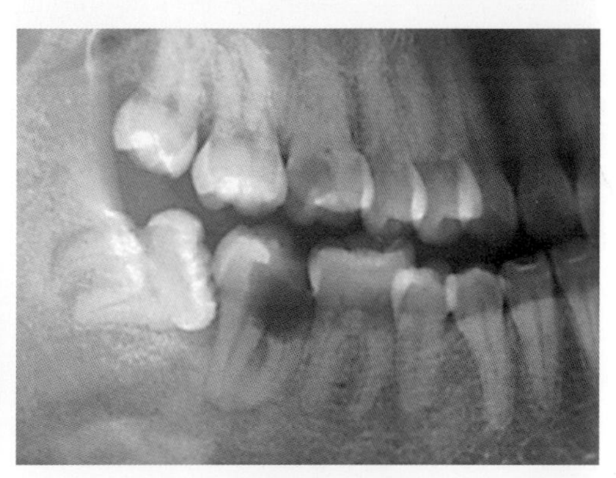

C. 移植术前全景片

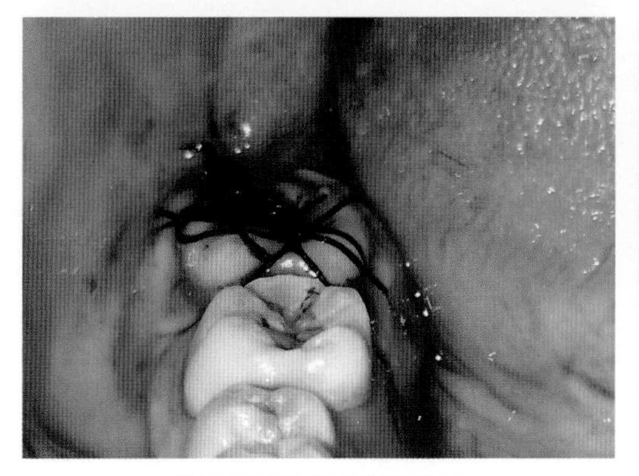

D. 移植术后缝线固定移植牙 47

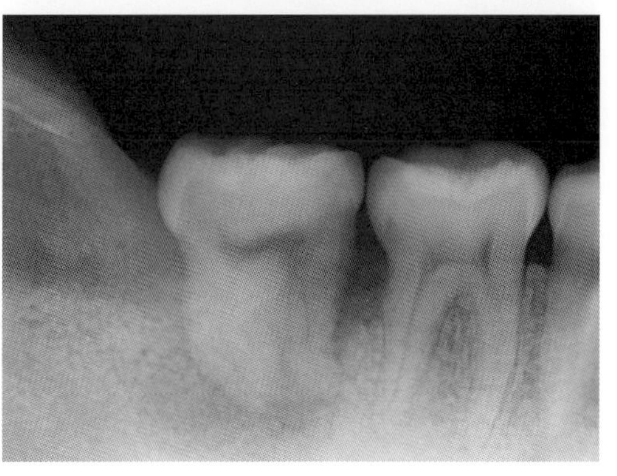

E. 术后即刻 X 线片,移植牙 47 就位良好,但稍转位

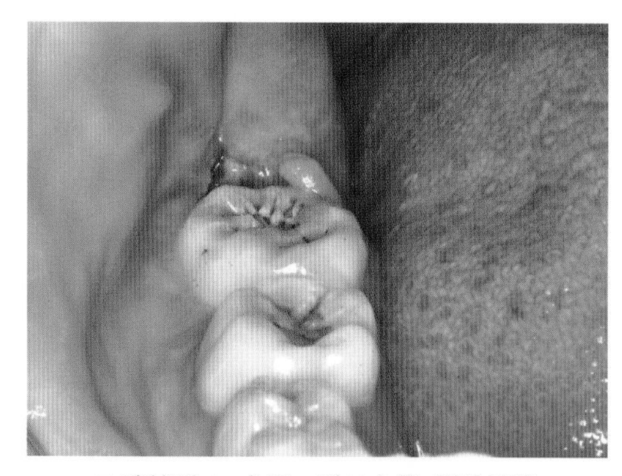

F. 移植牙 47 术后 1 周口内像，拆除缝线

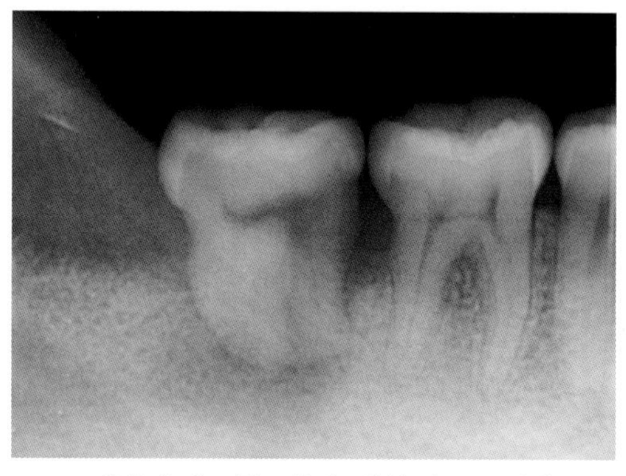

G. 移植术后 1 周 X 线片，移植牙 47 无移位

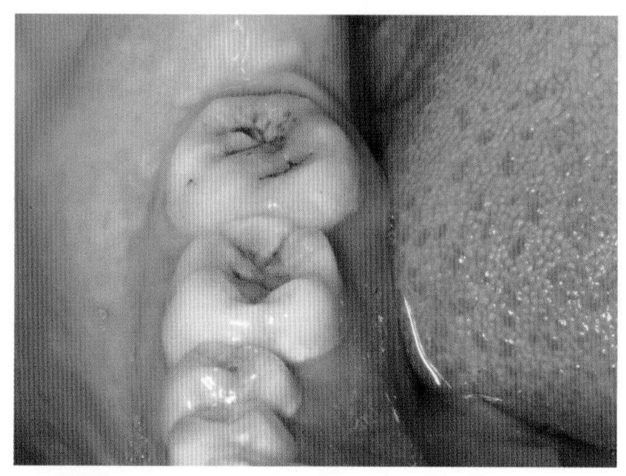

H. 移植术后 0.5 年口内像，患者无不适主诉，移植牙 47 不松动，牙周袋不深，无叩疼

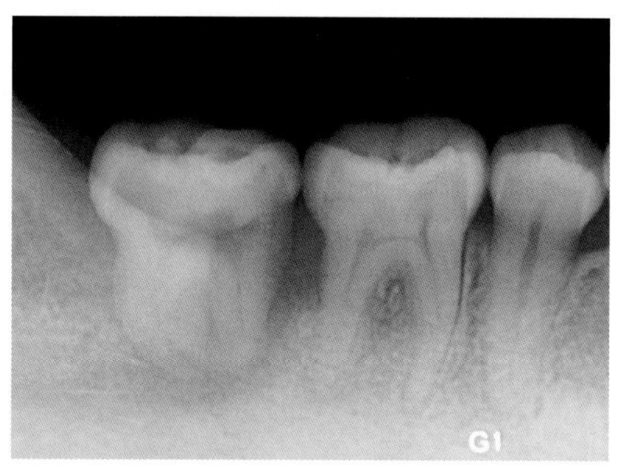

I. 移植术后 0.5 年 X 线片，移植牙 47 根尖区低密度影较之前减小

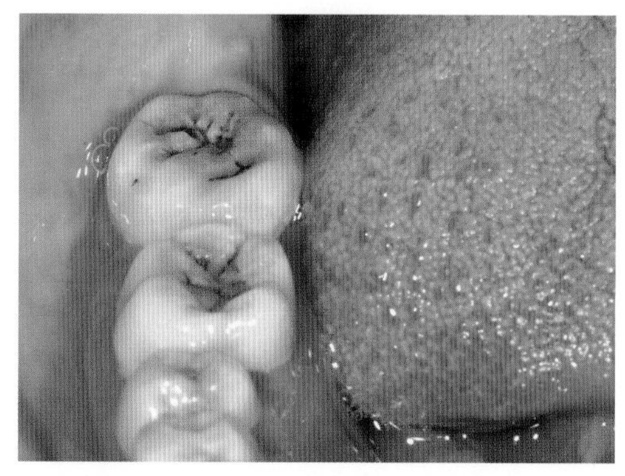

J. 移植术后 1.5 年，患者无不适主诉，叩（–），移植牙 47 不松动，无牙龈红肿、牙周袋、瘘管

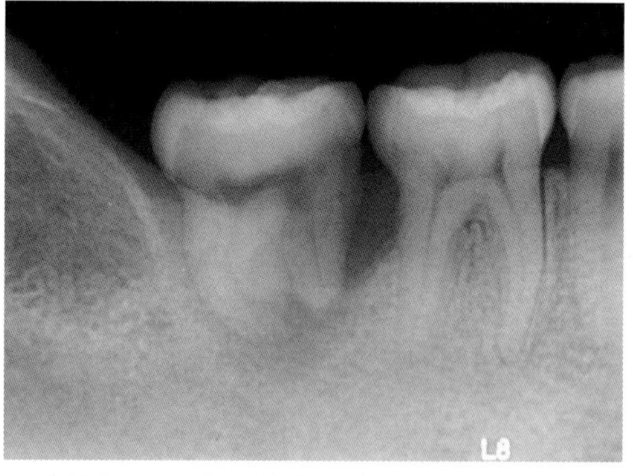

K. 移植术后 1.5 年 X 线片，移植牙 47 根尖区低密度影较之前增大，拟行根管治疗

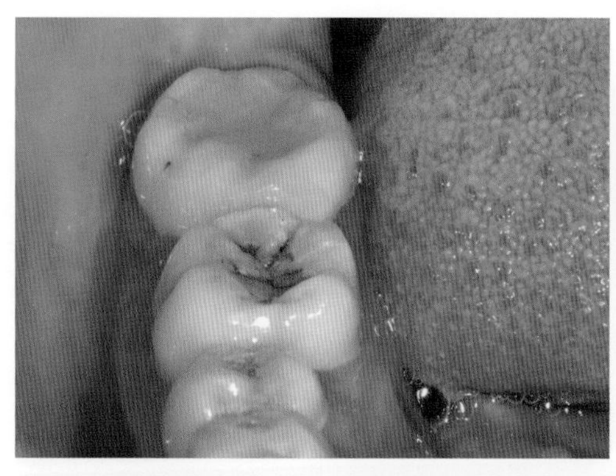

L. 移植牙 47 术后 1.5 年根充后口内像

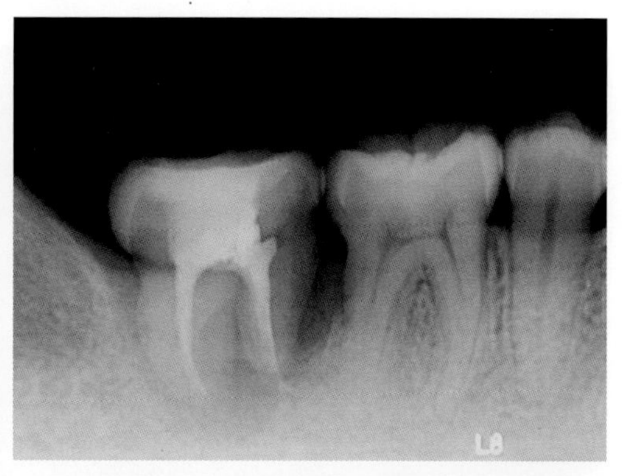

M. 移植牙 47 术后 1.5 年 X 线片，根充术后

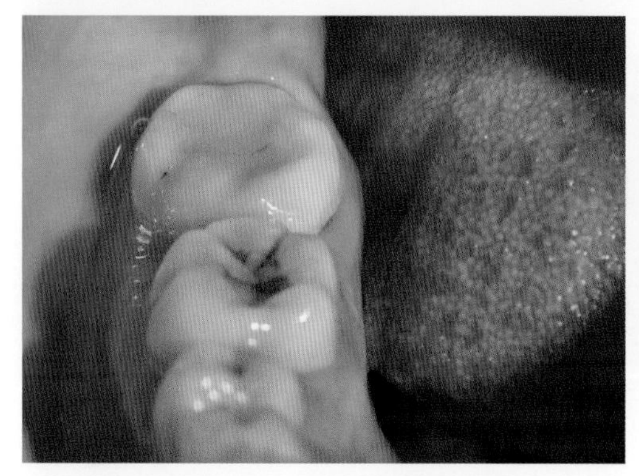

N. 移植牙 47 术后 2.5 年口内像

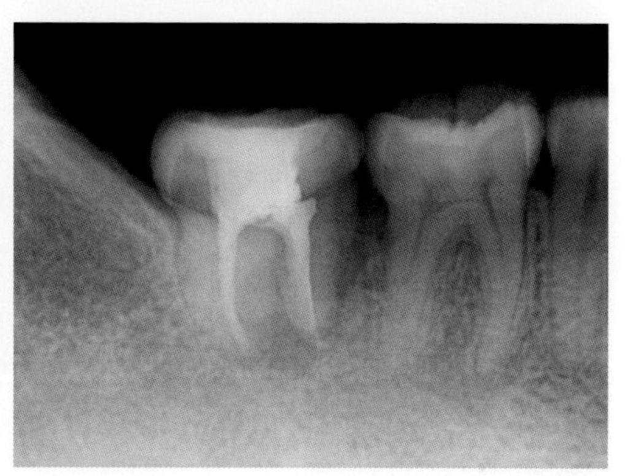

O. 移植术后 2.5 年 X 线片显示移植牙 47 近中骨质恢复

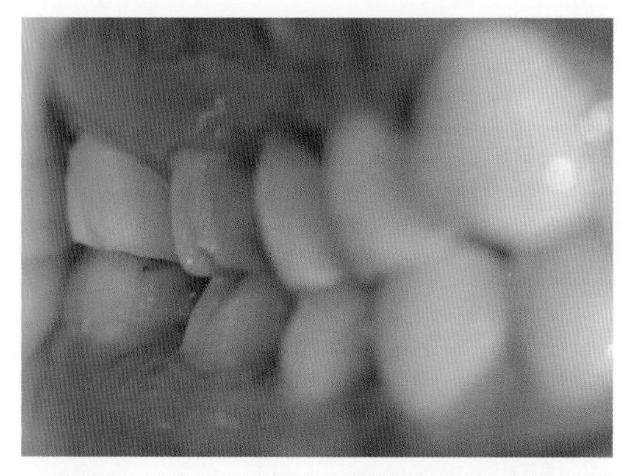

P. 移植牙 47 术后 2.5 年口内侧面观，咬合、覆盖良好

图 6-2-17　下颌第二磨牙区同颌同侧水平高位阻生智齿移植（48→47 区）

2. 病例 2：38→37 区移植（图 6-2-18）

患者，38 岁，男性，37 龋损，牙冠缺损面积大，无法修复。

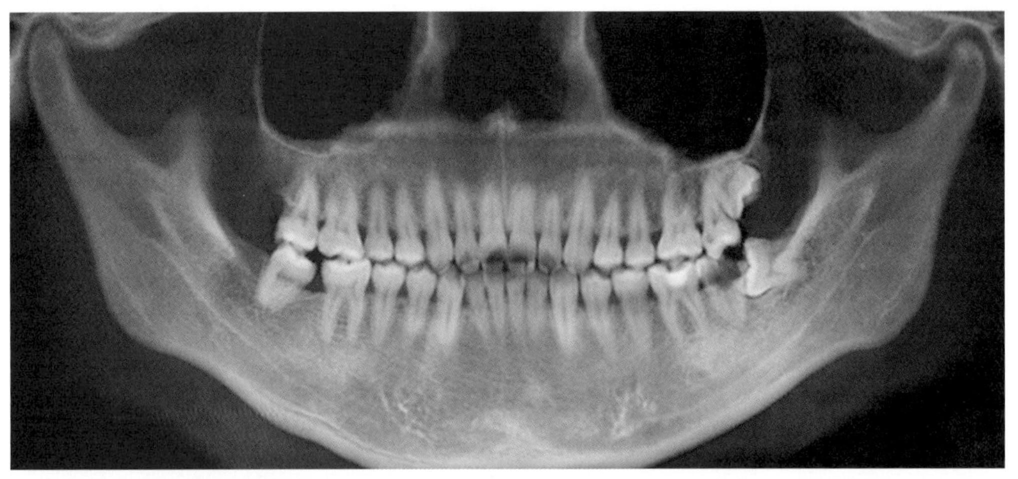

A. 移植术前全景片，38 水平高位阻生，牙体形状好，适合移植，拟将 38 移植到 37 区

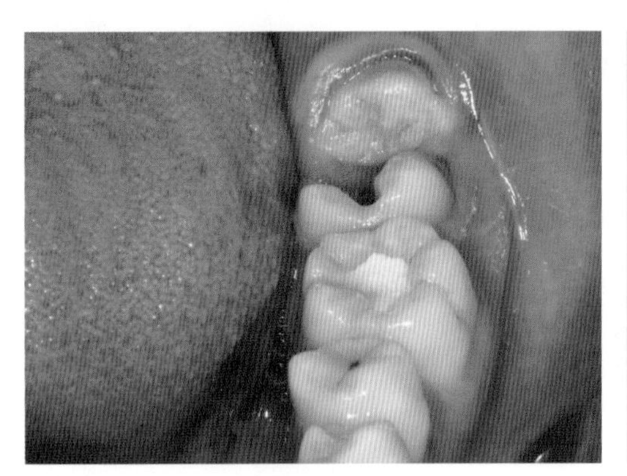

B. 移植术前口内像

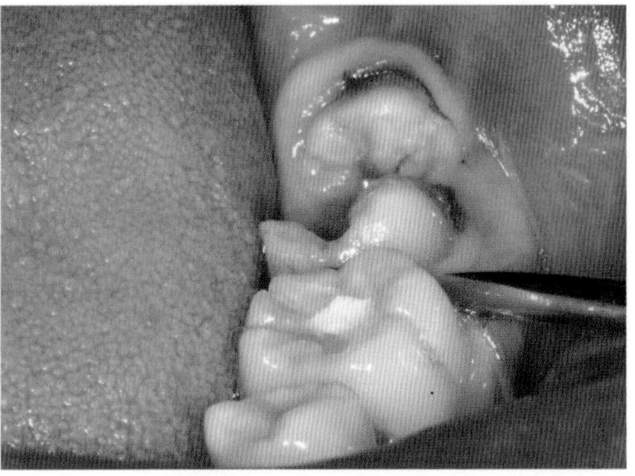

C. 挺松受植区患牙 37

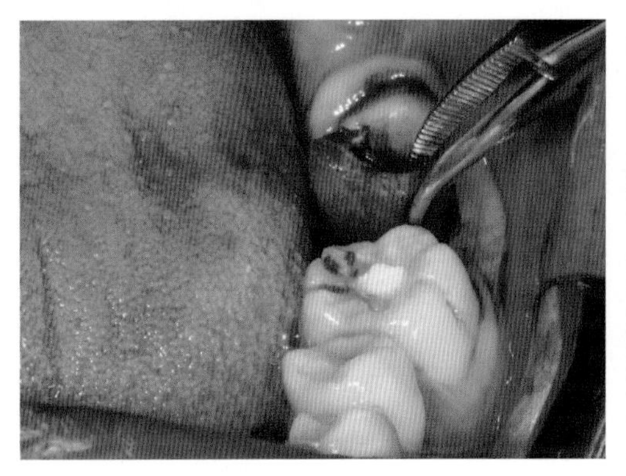

D. 拔除患牙 37

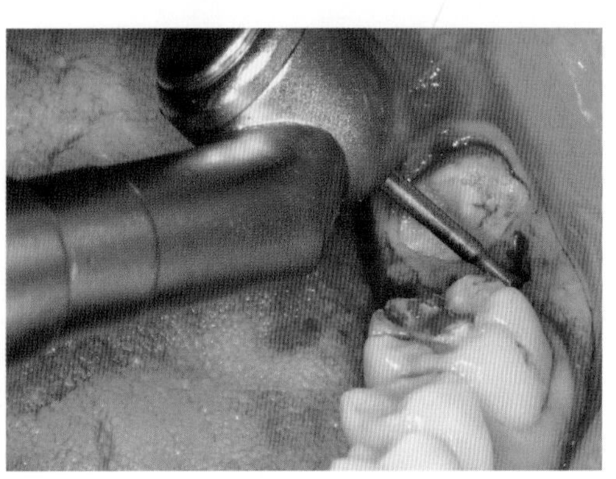

E. 用钻修整牙槽窝

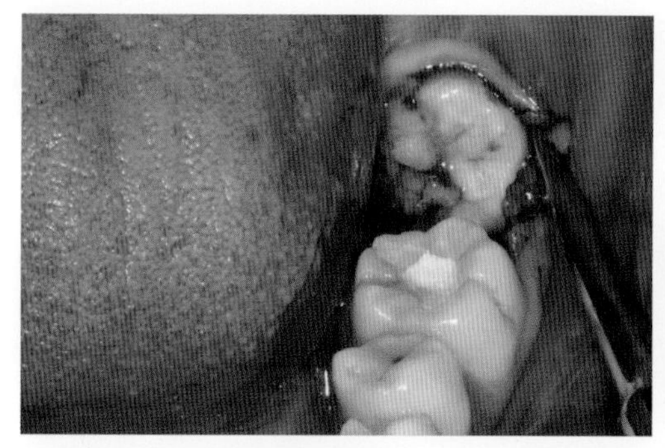

F. 挺松供牙 38

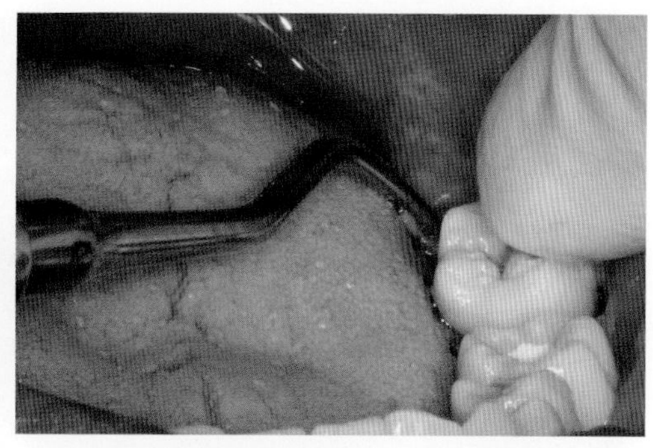

G. 将智齿根部迁移到移植区牙槽窝内

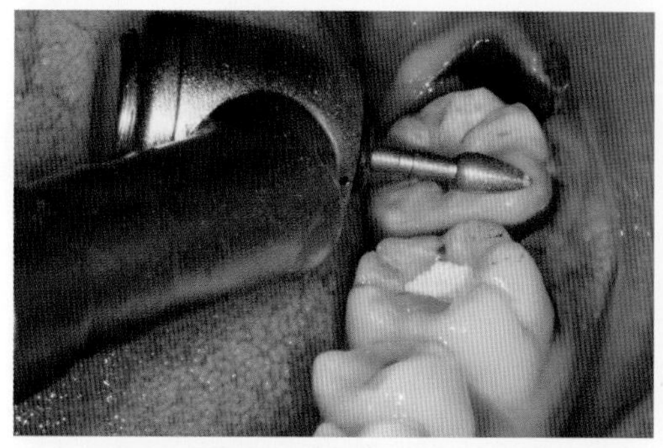

H. 就位后调磨移植牙 37 过高的牙尖

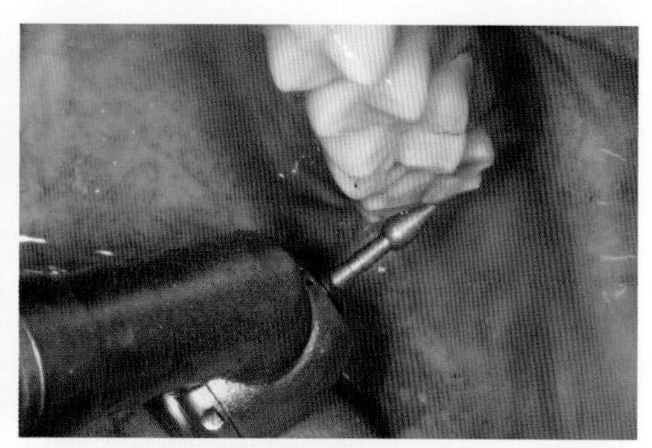

I. 调磨对殆牙 27 过高牙尖

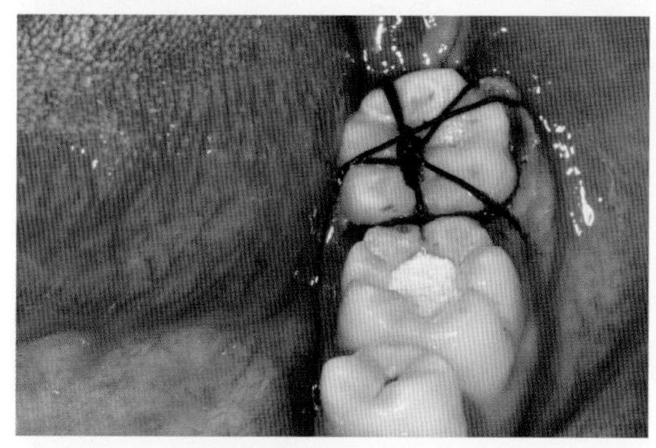

J. 用缝线固定移植牙 37

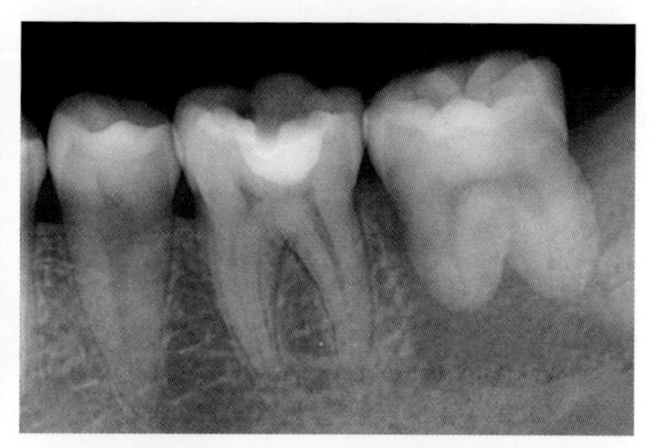

K. 移植牙 37 术后即刻拍摄 X 线片

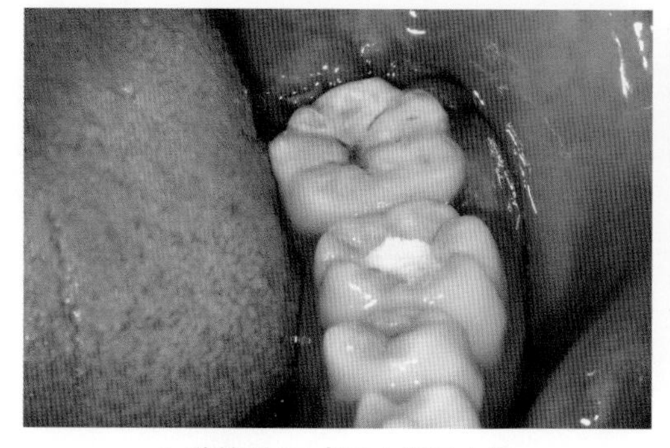

L. 移植牙 37 术后 1 周口内像

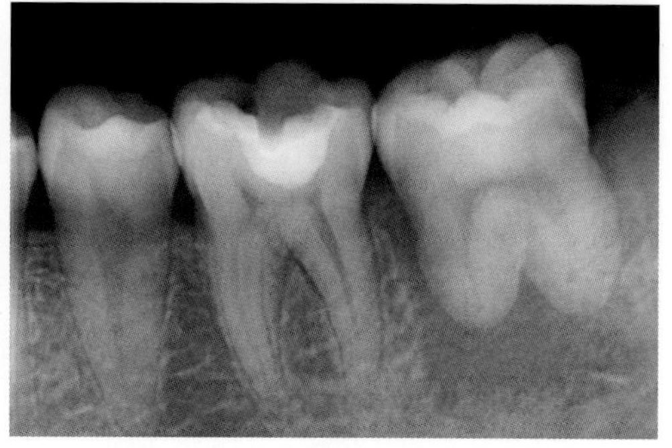

M. 移植牙 37 术后 1 周 X 线片

图 6-2-18 下颌第二磨牙区同颌同侧水平高位阻生智齿移植(38→37 区)

（七）下颌第二磨牙区同颌同侧水平中位阻生智齿移植

1. 病例 1：38→37 区移植（图 6-2-19）

患者，女，27 岁，要求拔除左下颌后牙。口内检查：37 残冠。

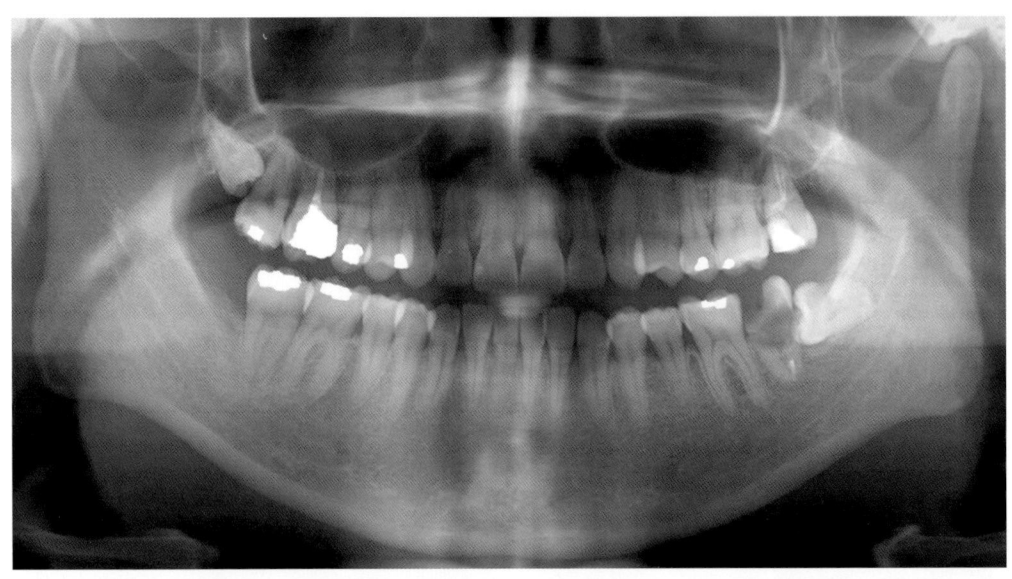

A. 移植术前全景片，38 水平中位阻生智齿，牙体形态好，拟行 38→37 区移植

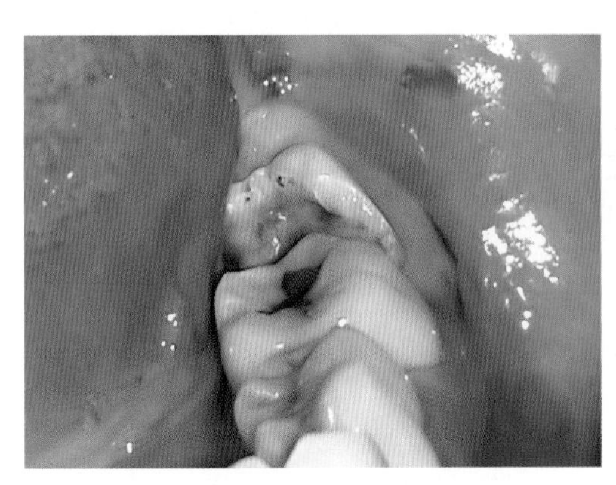

B. 移植术前口内像

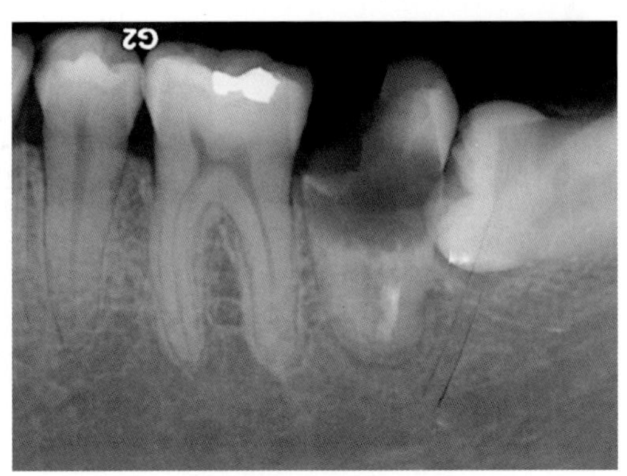

C. 移植术前 X 线片

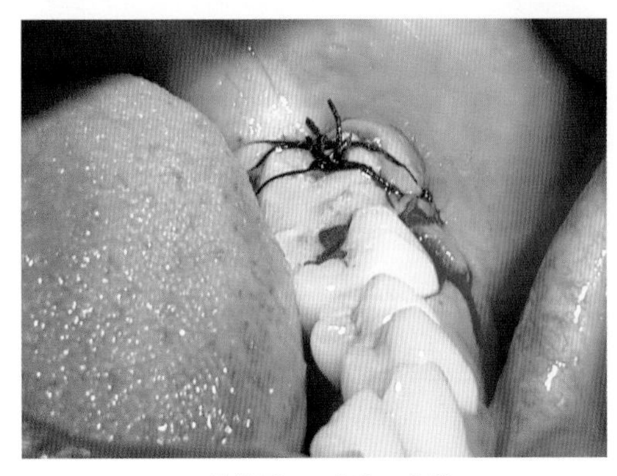

D. 移植牙 37 术后口内像

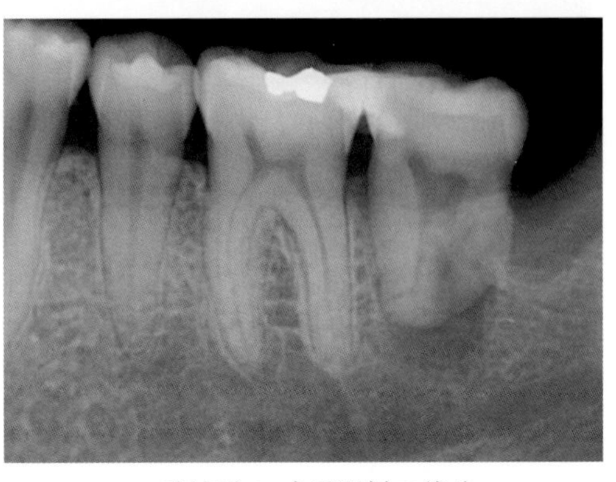

E. 移植牙 37 术后即刻 X 线片

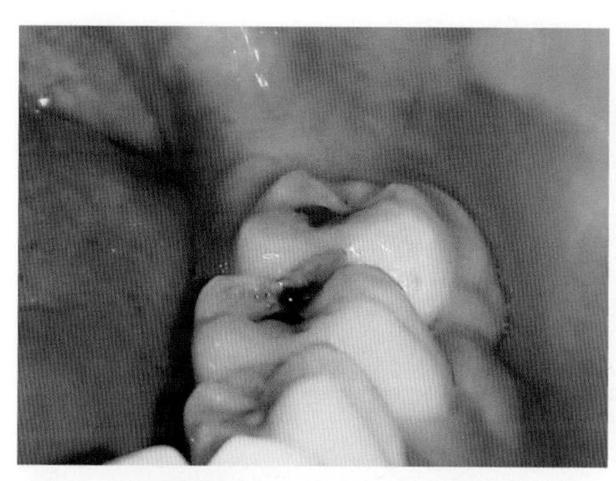

F. 移植牙 37 术后 1 周口内像

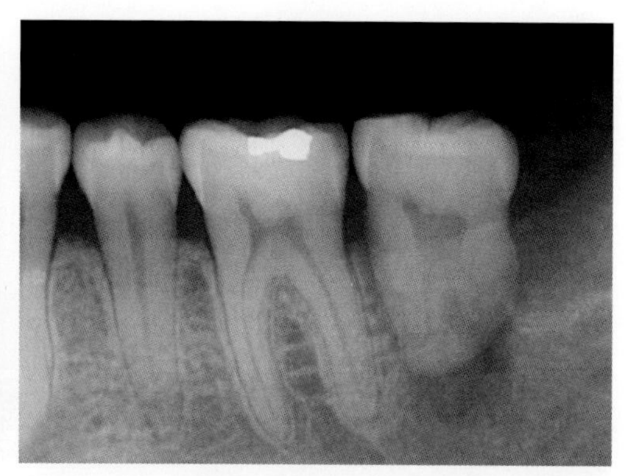

G. 移植牙 37 术后 1 周 X 线片

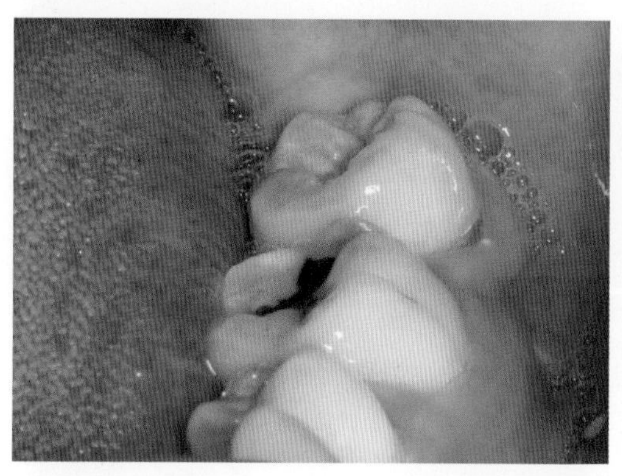

H. 移植术后 1 年 8 个月口内像，患者无不适主诉，叩(-)，移植牙 37 不松动，无牙龈红肿、牙周袋、瘘管

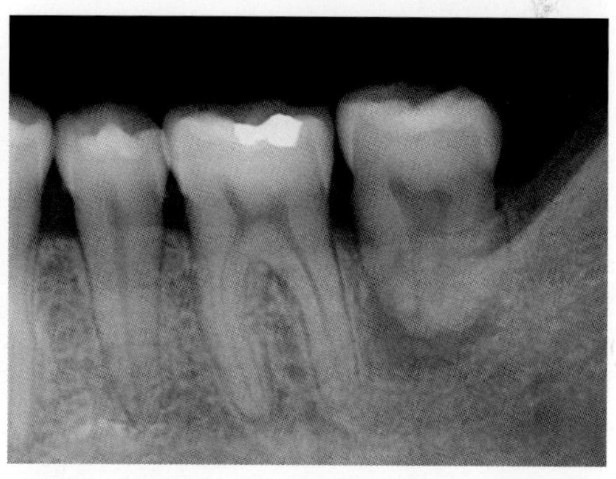

I. 移植术后 1 年 8 个月 X 线片，移植牙 37 根尖区低密度影较之前缩小

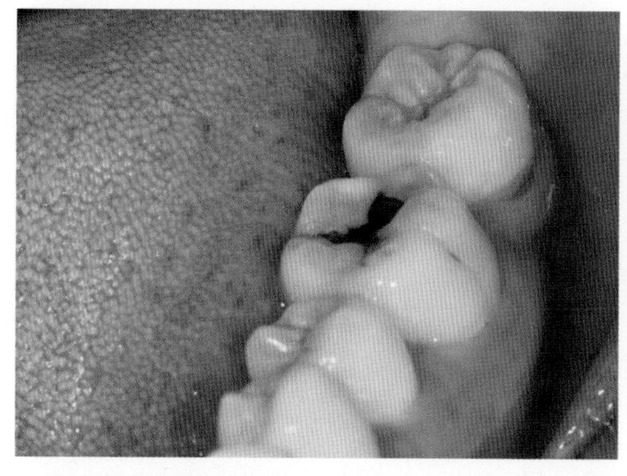

J. 移植术后 2 年口内像，患者无不适主诉，叩(-)，移植牙 37 不松动，无牙龈红肿、牙周袋、瘘管

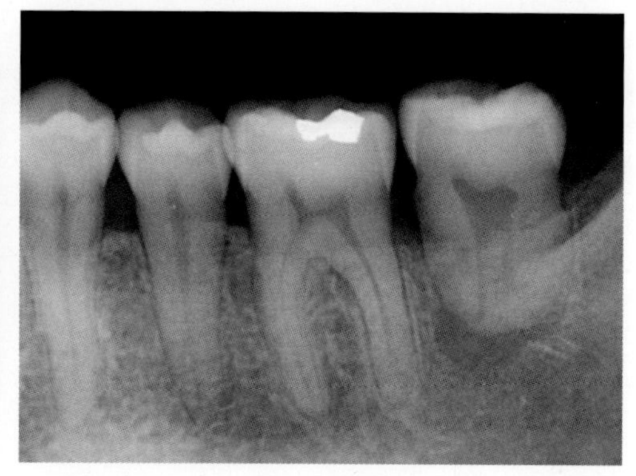

K. 移植术后 2 年 X 线片，移植牙 37 根尖区低密度影无明显改变

图 6-2-19　下颌第二磨牙区同颌同侧水平中位阻生智齿移植(38→37 区)

2. 病例 2:48→47 区移植(图 6-2-20)

患者,女,26 岁,因 47 残冠要求拔除。

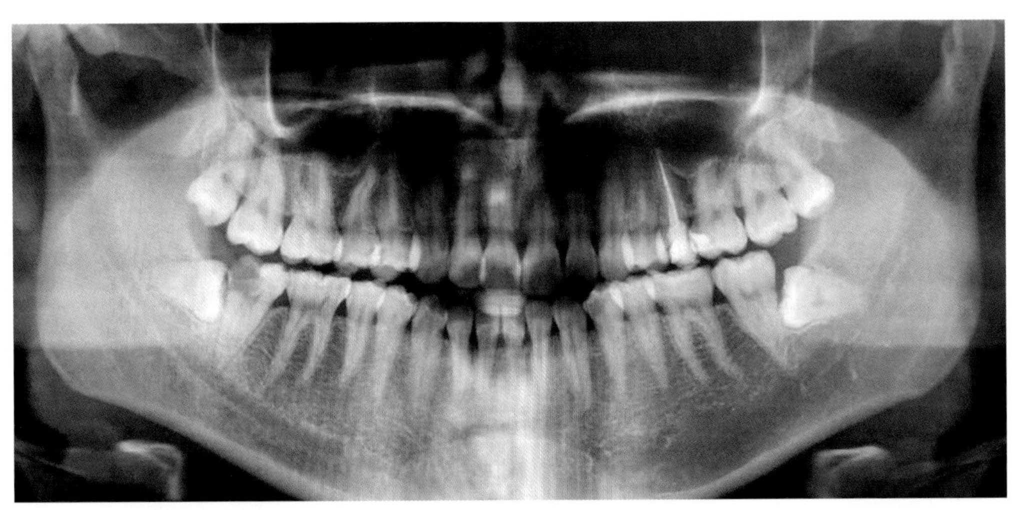

A. 移植术前全景片,48 水平中位埋伏阻生,牙体形态好,锥形根,适合行 48→47 区移植

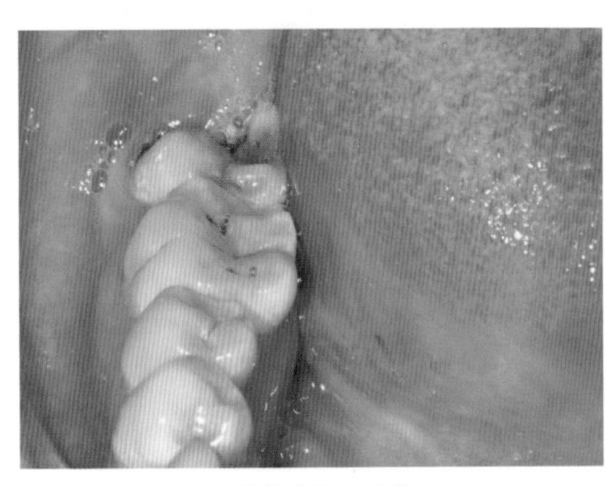

B. 移植术前口内像

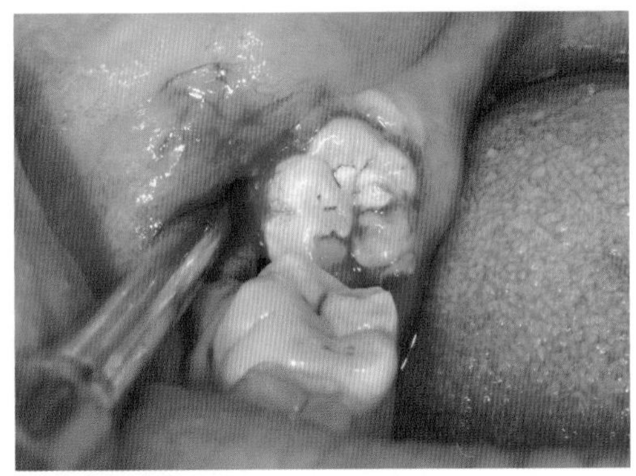

C. 拔除 47 残冠,牙槽窝修整后,挺出 48 埋伏智齿,舌侧未做牙龈分离

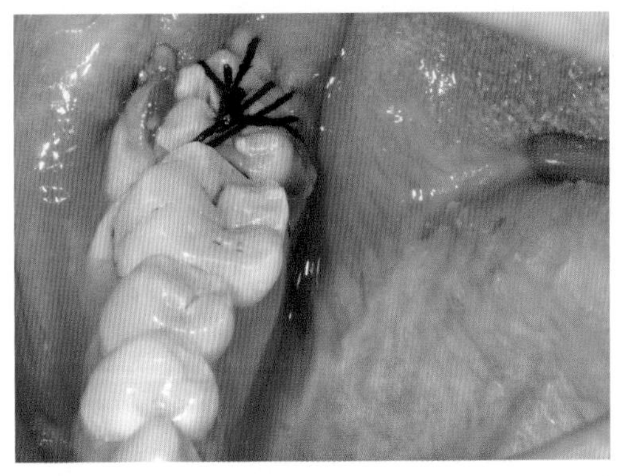

D. 将舌侧远中未分离牙龈的智齿牙根向前至 47 牙槽窝内稍加压力,使其就位后,缝合牙龈并缝合固定移植牙 47

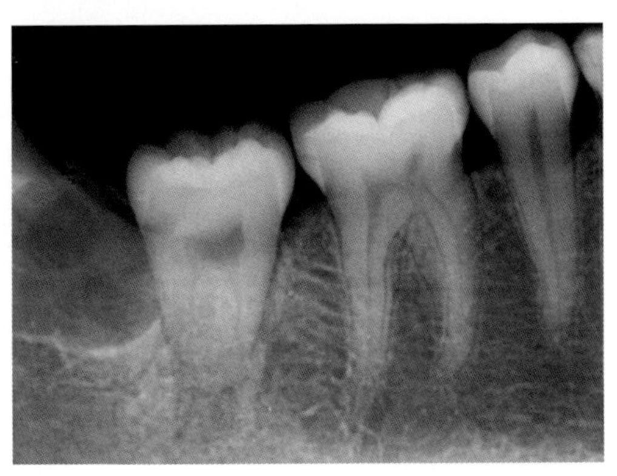

E. 移植牙 47 术后即刻 X 线片显示就位良好

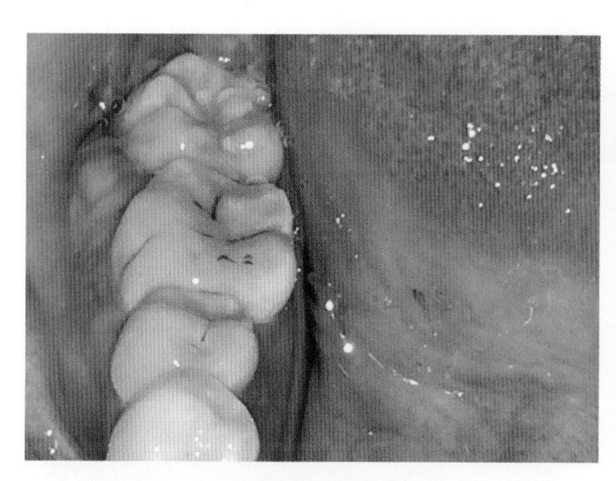

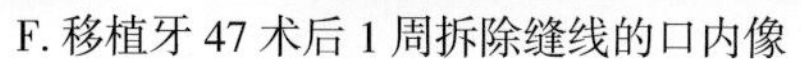

F. 移植牙 47 术后 1 周拆除缝线的口内像

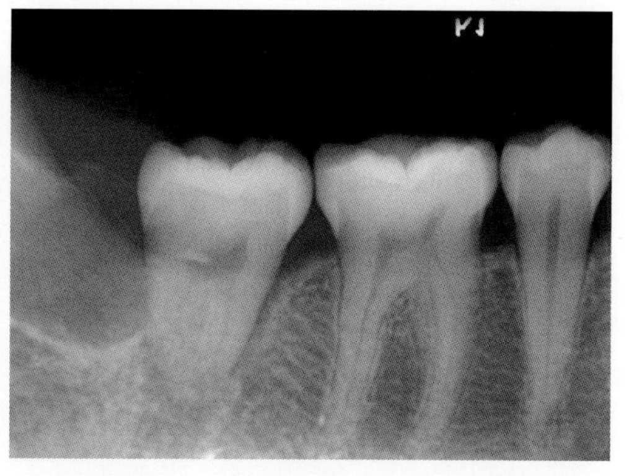

G. 移植牙 47 术后 1 周 X 线片，与术后即刻 X 线片无明显变化

图 6-2-20　下颌第二磨牙区同颌同侧水平中位阻生智齿移植(48→47 区)

(八) 下颌第二磨牙区同颌同侧水平低位阻生智齿移植

1. 病例 1：38→37 区移植(图 6-2-21)

患者，女，38 岁，左下颌第二磨牙牙髓炎口腔内科就诊建议拔除。口内检查：37 远中根吸收，拟行 38→37 区移植。

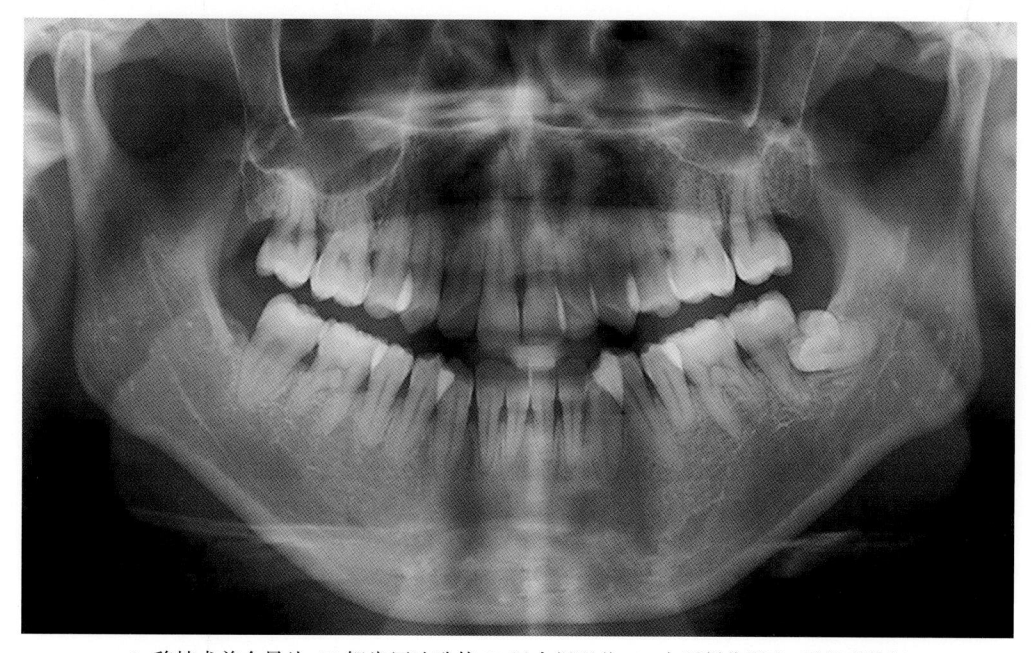

A. 移植术前全景片，38 智齿压迫致使 37 远中根吸收，38 水平低位阻生，牙根形状好

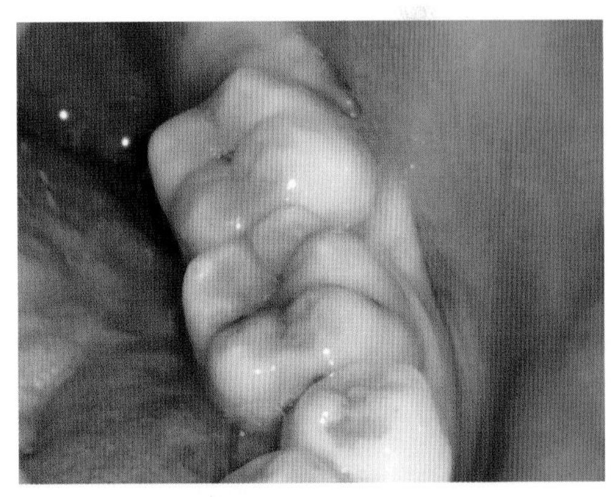
B. 移植术前口内像

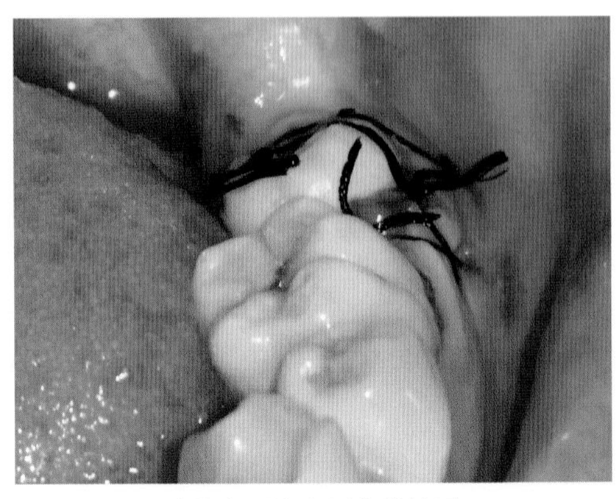
C. 移植术后缝合固定移植牙 37

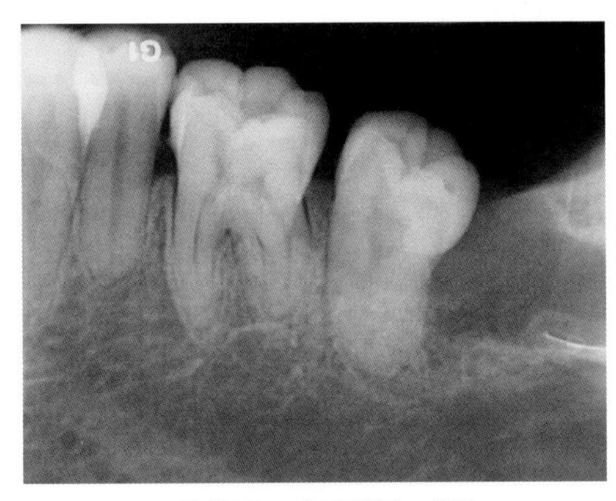
D. 移植牙 37 术后即刻 X 线片

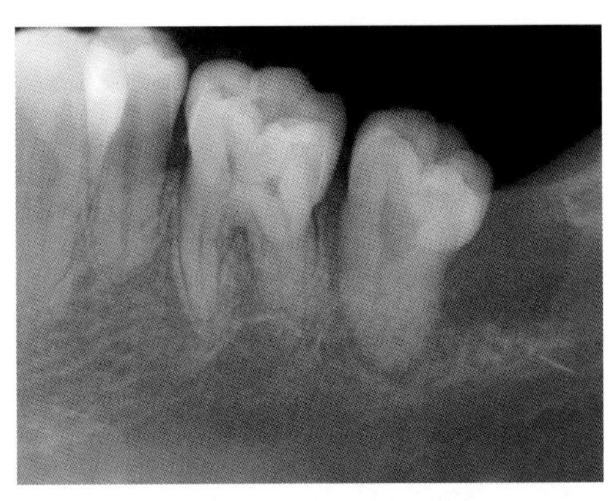
E. 移植牙 37 术后 1 周 X 线片

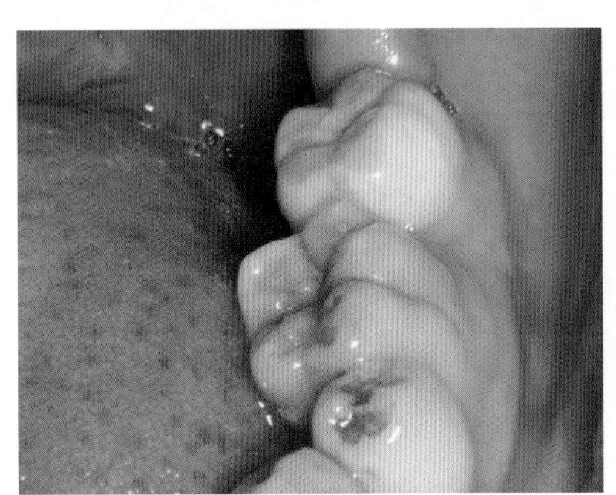
F. 移植牙 37 术后 4 个月根管治疗前口内像

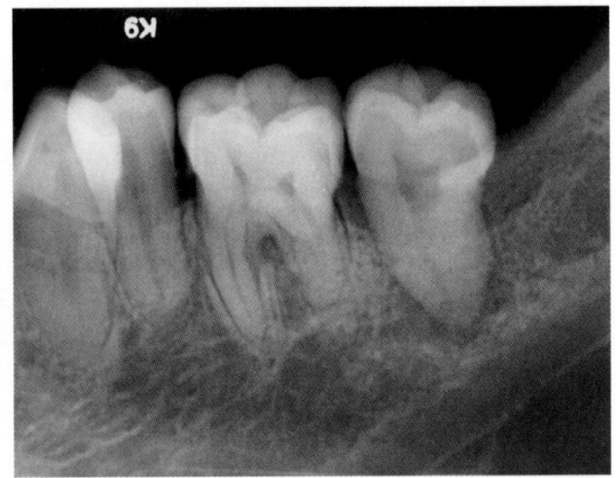
G. 移植术后 4 个月 X 线片，移植牙 37 根尖阴影较之前明显且出现叩痛，拟行根管治疗

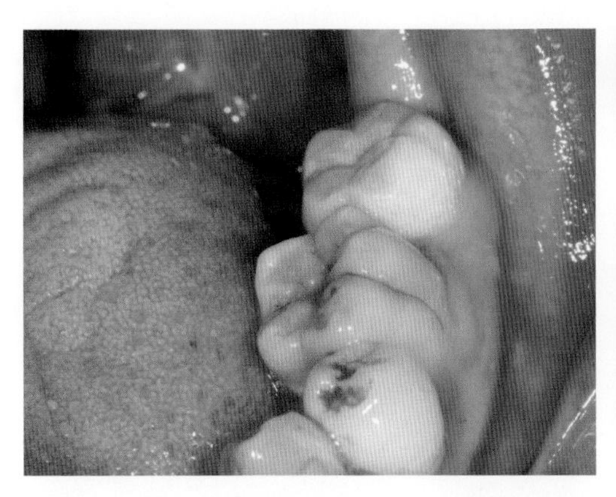

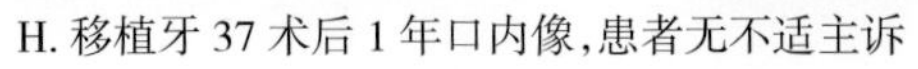

H. 移植牙 37 术后 1 年口内像，患者无不适主诉

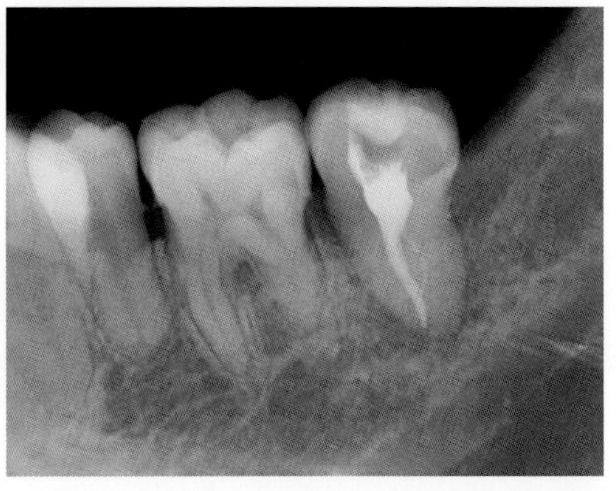

I. 移植牙 37 术后 1 年 X 线片，移植牙 37 远中牙槽嵴高度较之前增高

图 6-2-21　下颌第二磨牙区同颌同侧水平低位阻生智齿移植(38→37 区)

2. 病例 2：48→47 区移植(图 6-2-22)

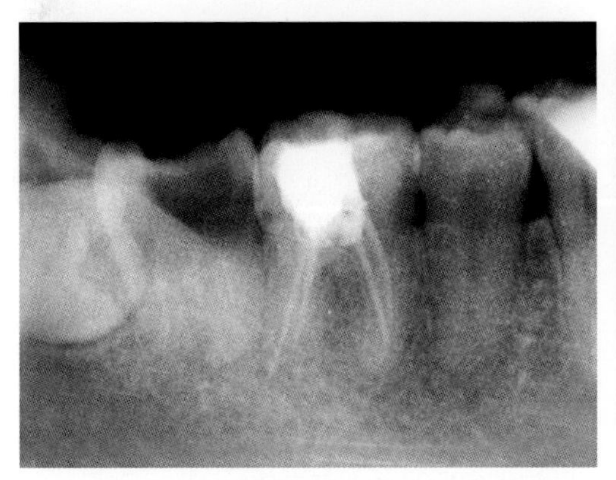

A. 移植术前 X 线片

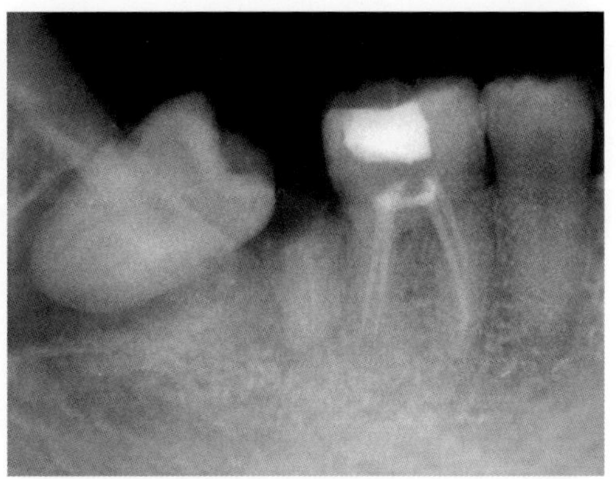

B. 移植术中，因近中根掏取困难，恐伤及 36 远中根，术中拍摄 X 线片显示近中根与 36 远中根关系密切(较近)

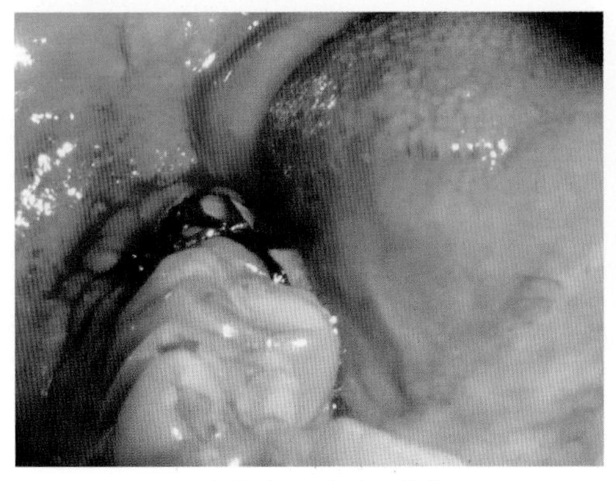

C. 移植牙 47 术后口内像

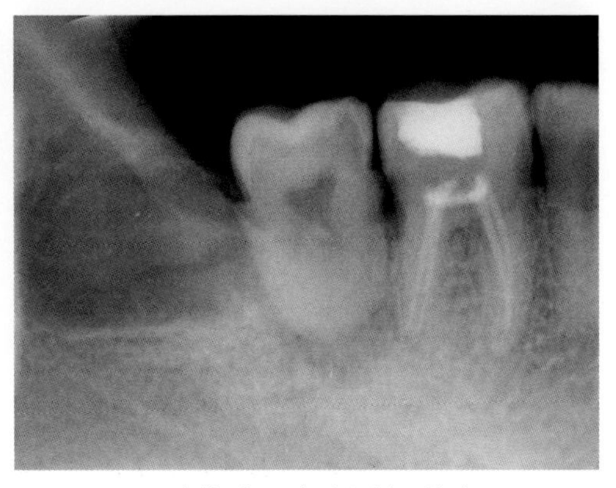

D. 移植牙 47 术后即刻 X 线片

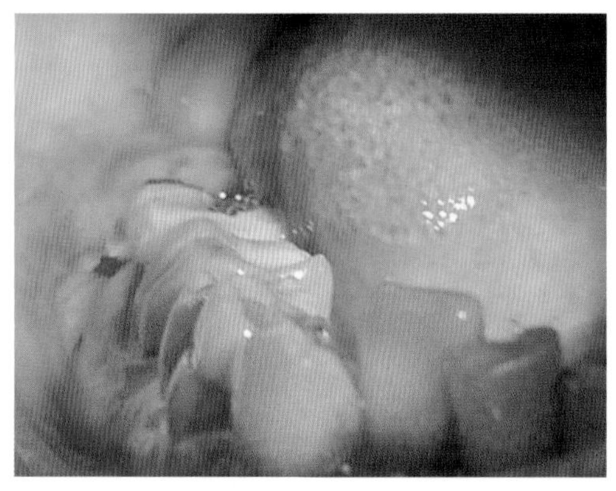
E. 移植牙 47 术后 1 周口内像

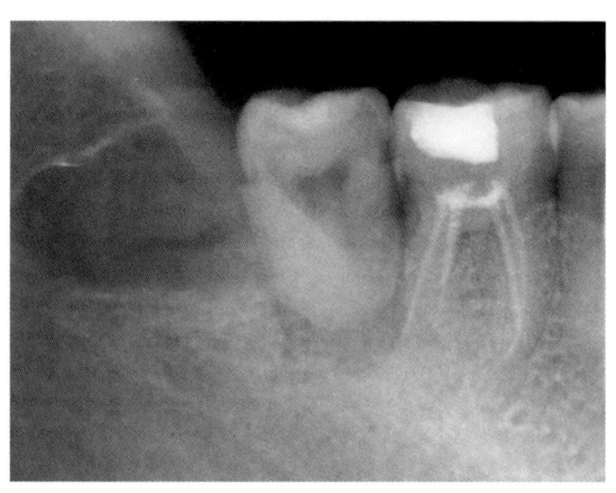
F. 移植牙 47 术后 1 周 X 线片

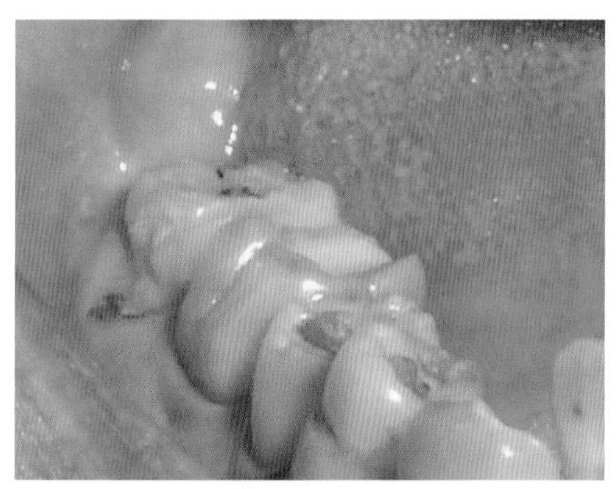
G. 术后 0.5 年口内像，患者无不适主诉，叩(-)，移植牙 47 不松动，无牙龈红肿、牙周袋、瘘管

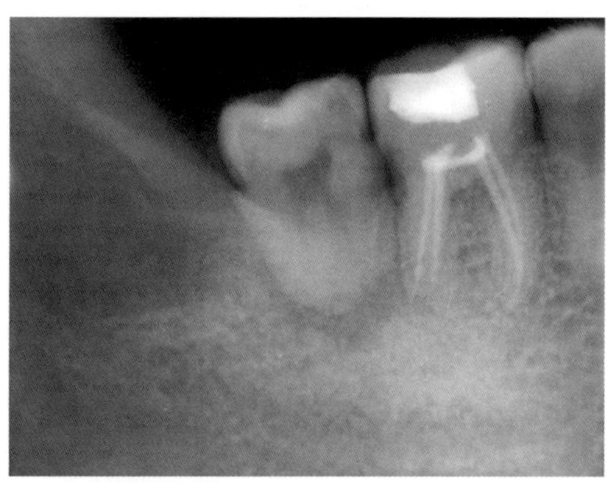
H. 移植牙 47 术后 0.5 年 X 线片，根尖区新骨形成

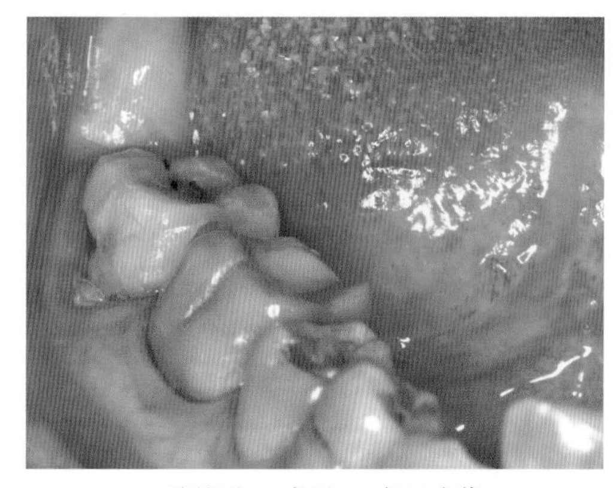
I. 移植牙 47 术后 1.5 年口内像

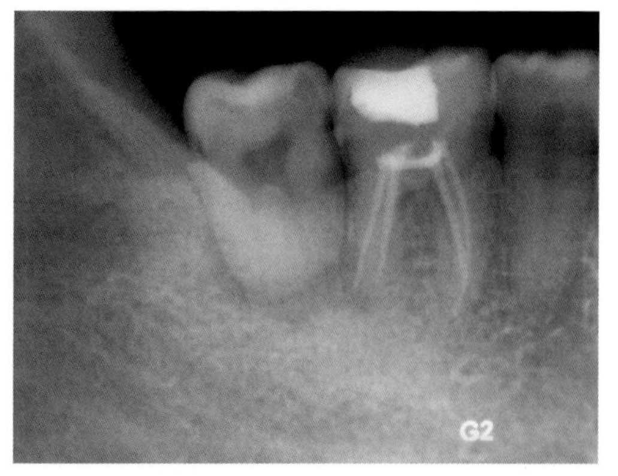

J. 移植牙 47 术后 1.5 年 X 线片

图 6-2-22　下颌第二磨牙区同颌同侧水平低位阻生智齿移植(48→47 区)

(九) 下颌第二磨牙区同颌同侧舌向位阻生智齿移植

病例:48→47 区移植(图 6-2-23)

患者,男性,37 岁,右下颌第二磨牙残冠,因拔牙就诊。

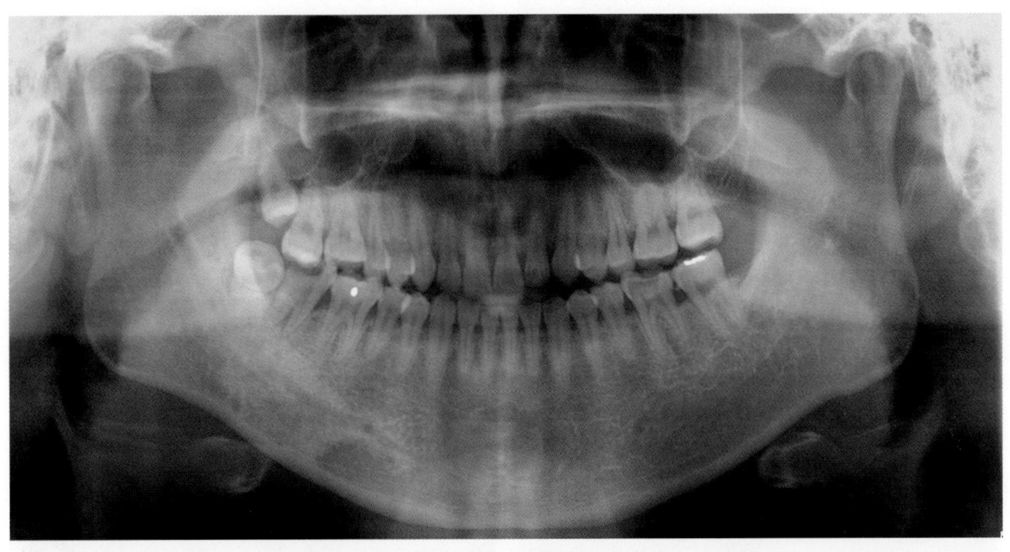

A. 移植术前全景片,48 舌向错位,拟行 48→47 区移植

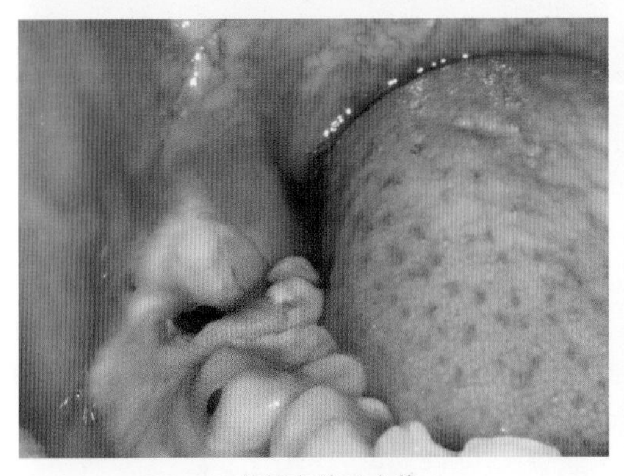

B. 移植术前口内像

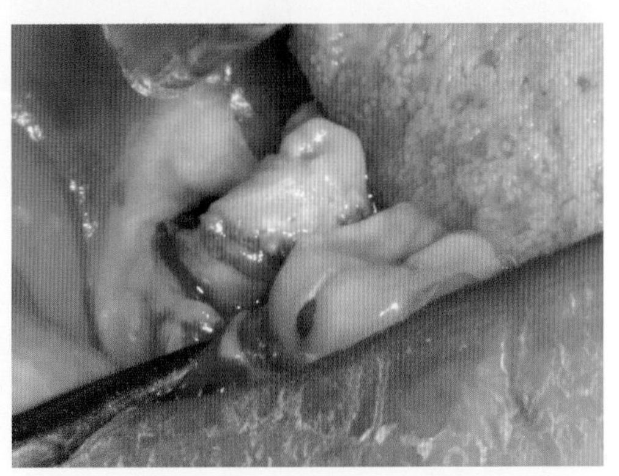

C. 手术过程包括,消毒、铺巾、麻醉后,先挺出第二磨牙残冠

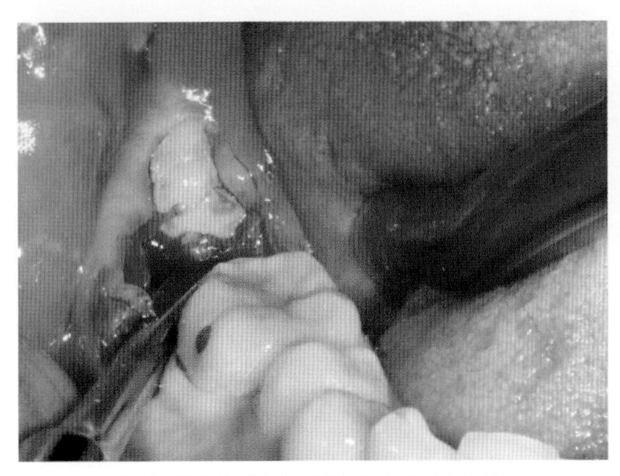

D. 从拔牙窝插挺向舌侧方向挺松智齿 48

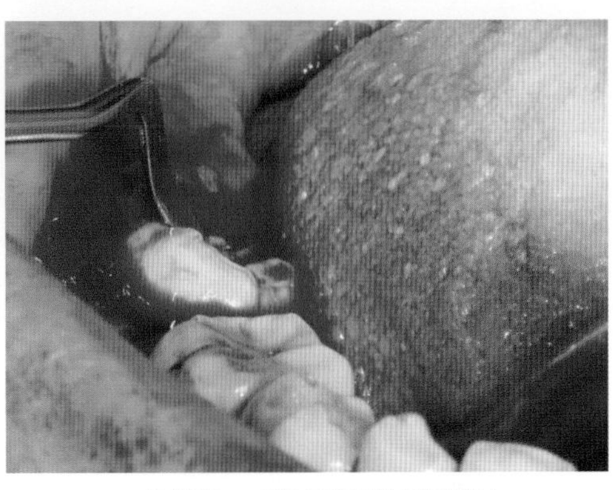

E. 将智齿 48 移植到新的牙槽窝内

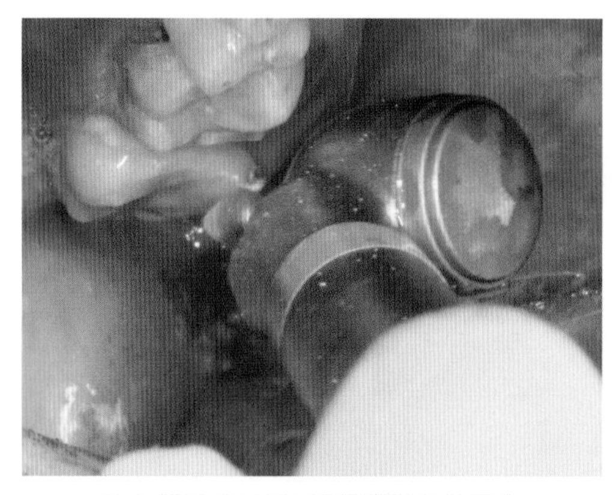

F. 上颌牙 17 下垂，需调磨过长的牙尖

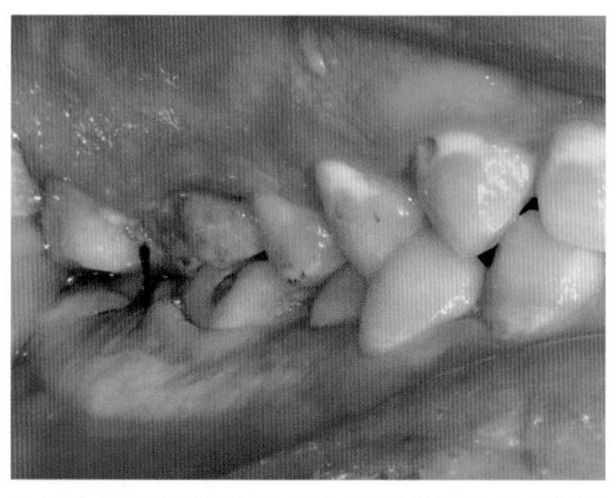

G. 口内侧面观牙齿完全咬合，确保移植牙 47 无创伤

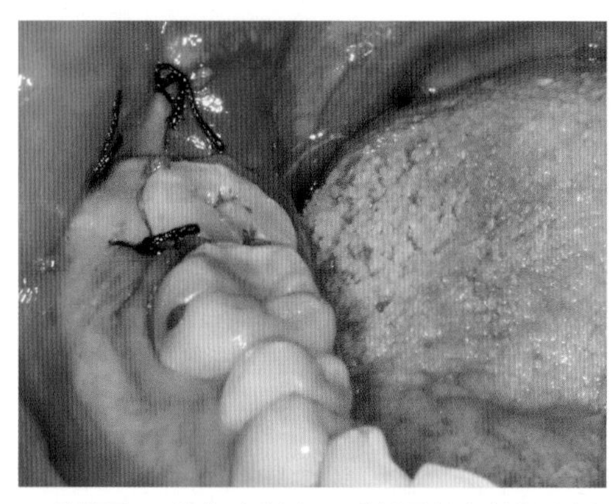

H. 移植牙 47 就位后稳固，且舌侧牙龈未断离，因此未予固定

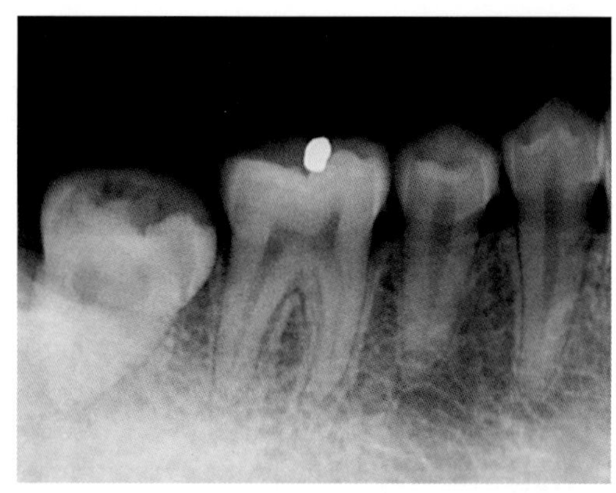

I. 移植牙 47 术后即刻 X 线片

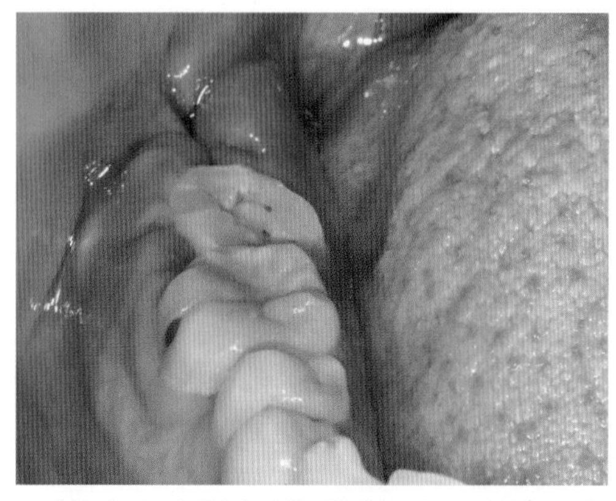

J. 移植术后 1 周拆除缝线时，移植牙 47 牙龈仍肿胀

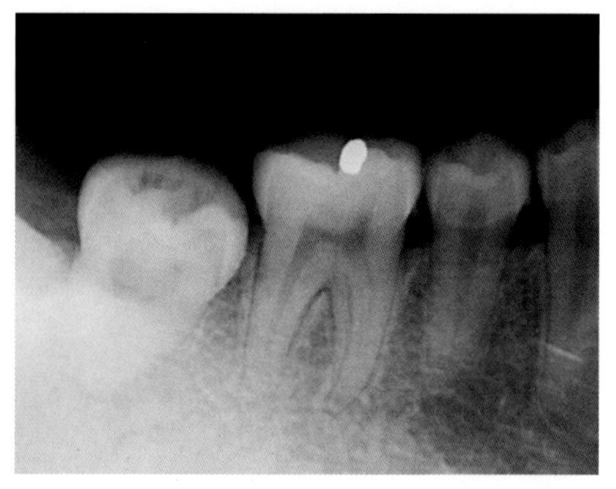

K. 移植牙 47 术后 1 周 X 线片

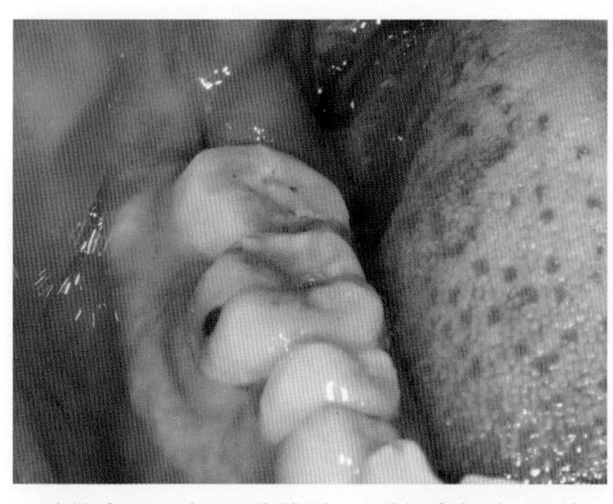

L. 移植术后 1 个月，移植牙 47 牙龈缘紧贴牙颈部，牙龈色泽正常

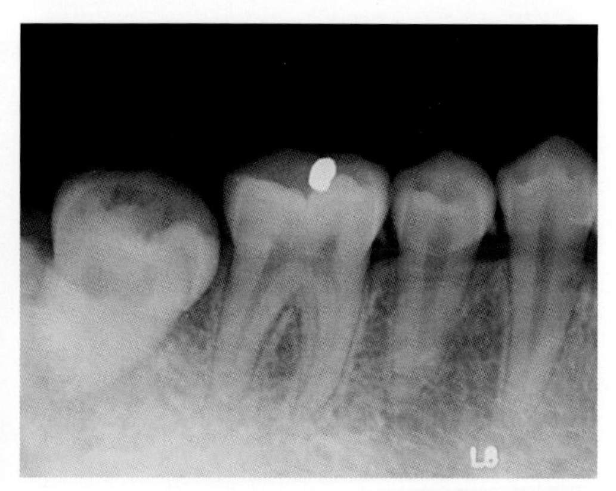

M. 移植牙 47 术后 1 个月 X 线片

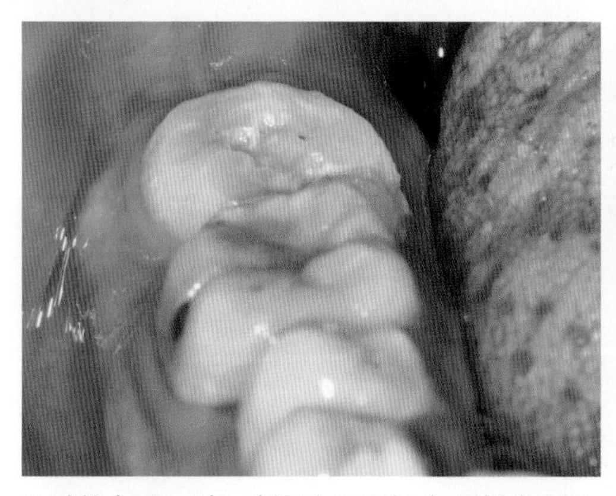

N. 移植术后 0.5 年，移植牙 47 不松动，牙周袋不深，无叩疼

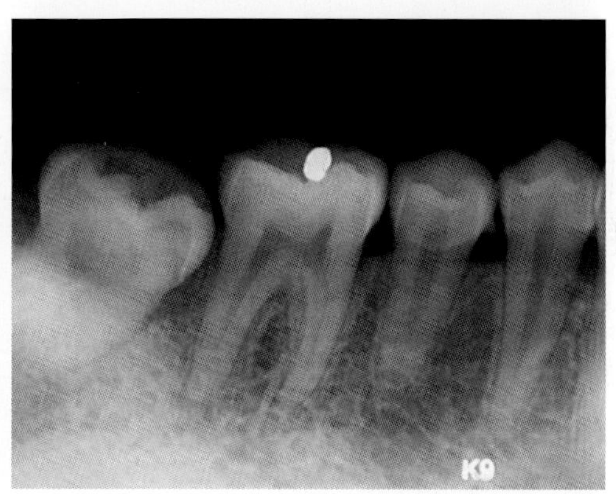

O. 移植牙 47 术后 0.5 年 X 线片

图 6-2-23　下颌第二磨牙区同颌同侧舌向位阻生智齿移植（48→47 区）

第三节　下颌磨牙区同颌对侧智齿移植的临床病例

一、下颌第一磨牙区同颌对侧智齿移植病例

（一）下颌第一磨牙区同颌对侧垂直高位智齿移植

1. 病例 1：38→46 区移植（图 6-3-1）

患者，女，29 岁，因拔牙就诊。口内检查：46 残冠，牙龈红肿，48 口内未见，38 垂直高位智齿。

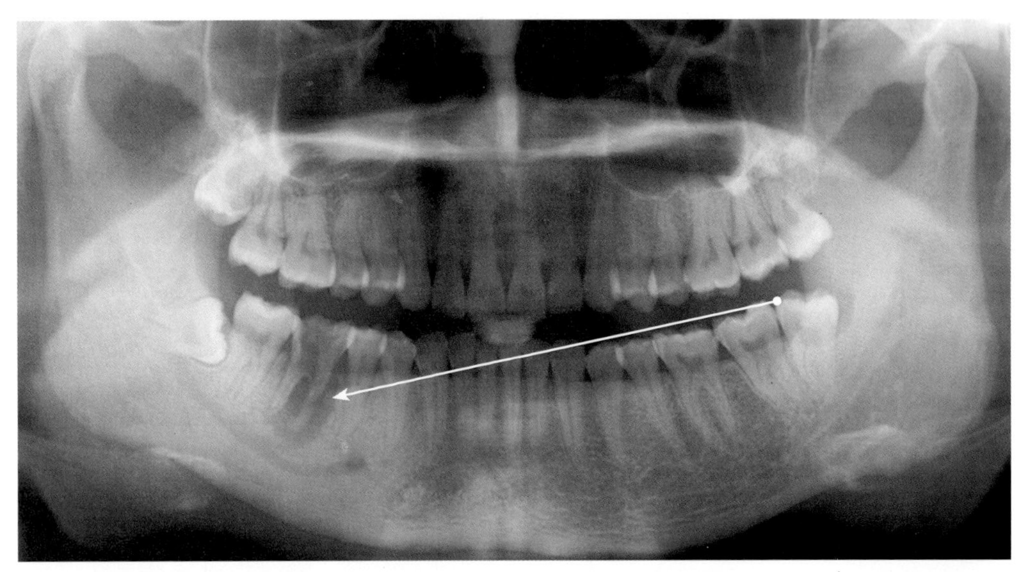

A. 移植术前全景片，46 根尖大面积低密度影像，48 水平中位阻生，38 形态好，拟行 38→46 区移植

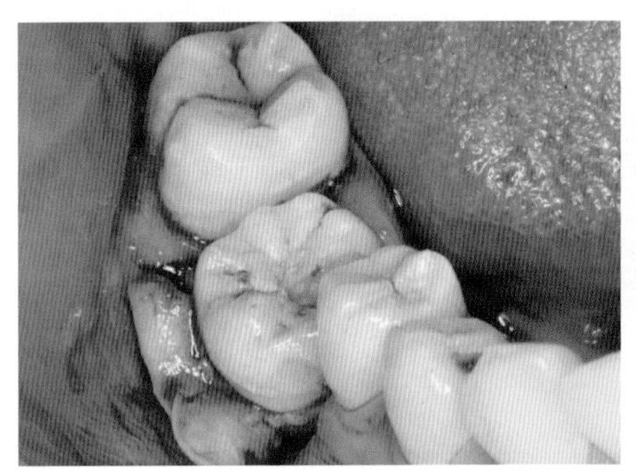

B. 移植牙 46 术中口内像

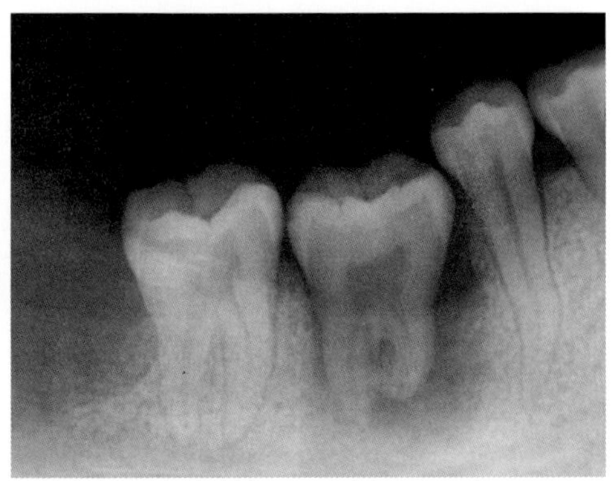

C. 移植牙 46 术后即刻 X 线片

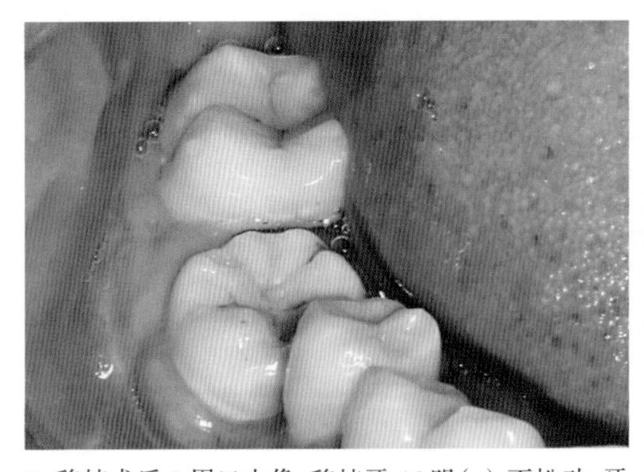

D. 移植术后 3 周口内像，移植牙 46 叩（-），不松动，牙龈正常

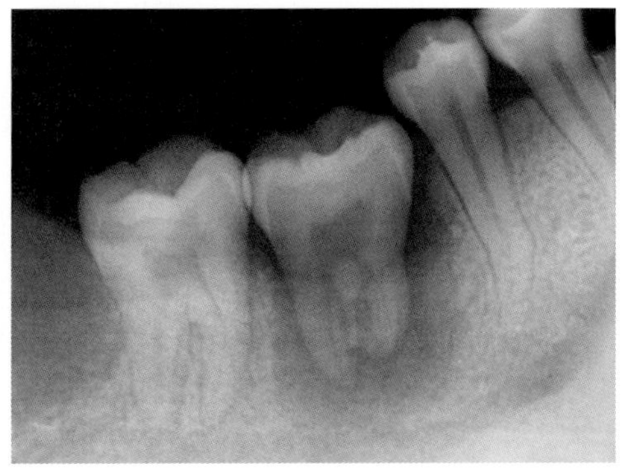

E. 移植术后 3 周 X 线片，移植牙 46 低密度暗影降低

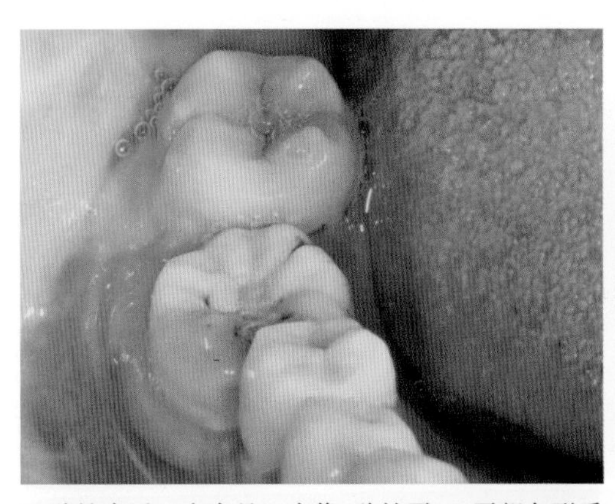

F. 移植术后 2 个半月口内像，移植牙 46 牙龈色形质正常

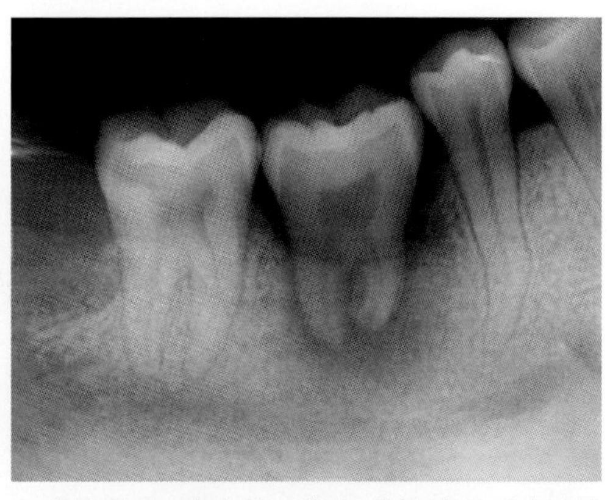

G. 移植术后 2 个半月 X 线片，移植牙 46 近中牙槽骨垂直吸收，拟行根管治疗

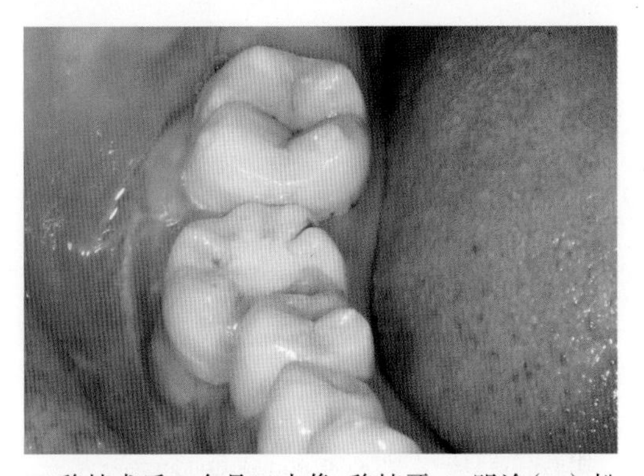

H. 移植术后 3 个月口内像，移植牙 46 叩诊（±），松动度 I°，牙龈色形质正常

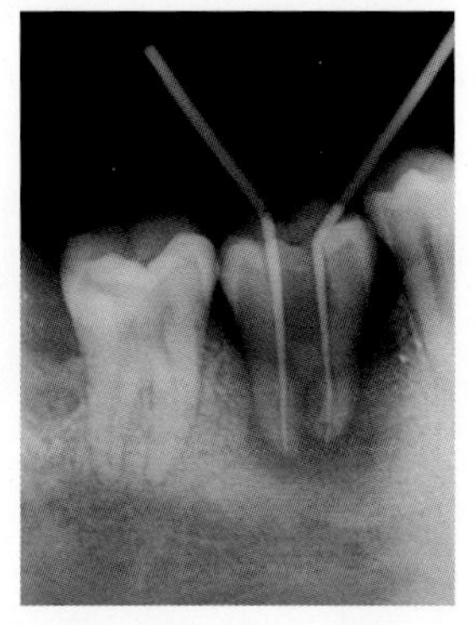

I. 移植牙 46 术后 3 个月根管治疗中

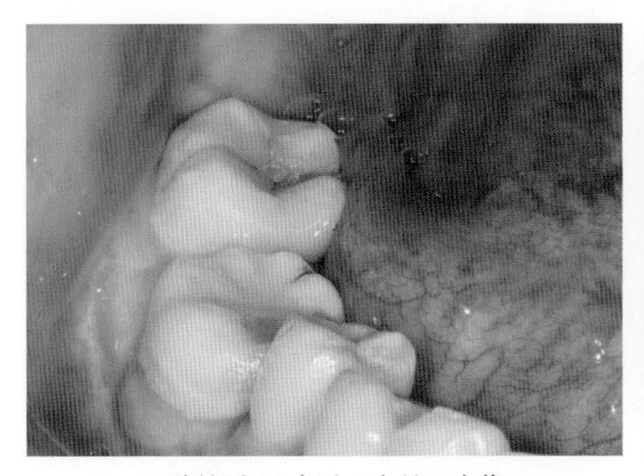

J. 移植牙 46 术后 4 个月口内像

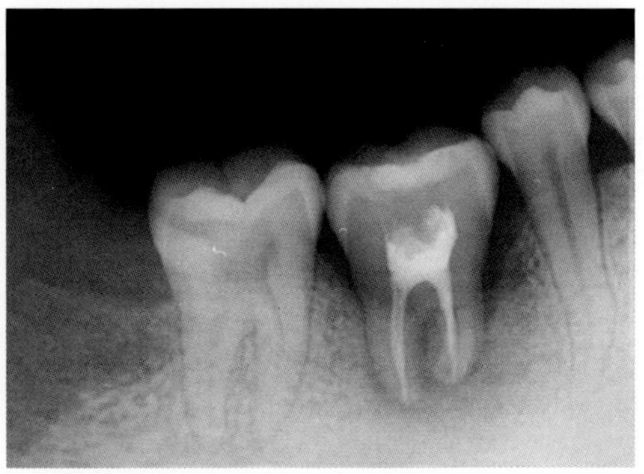

K. 移植术后 4 个月 X 线片，移植牙 46 根充良好，根周低密度影缩小

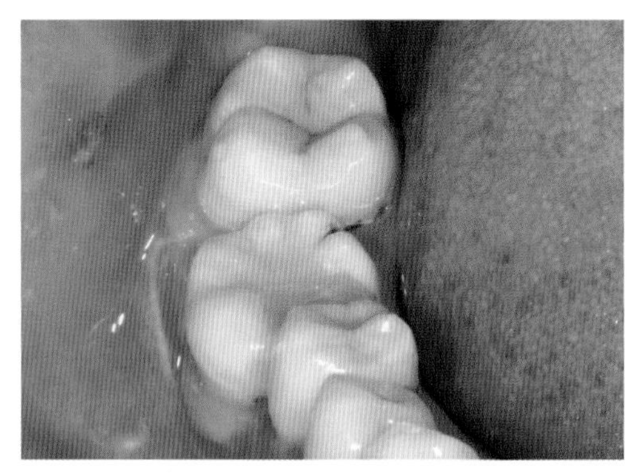

L. 移植牙 46 术后 8 个月口内像

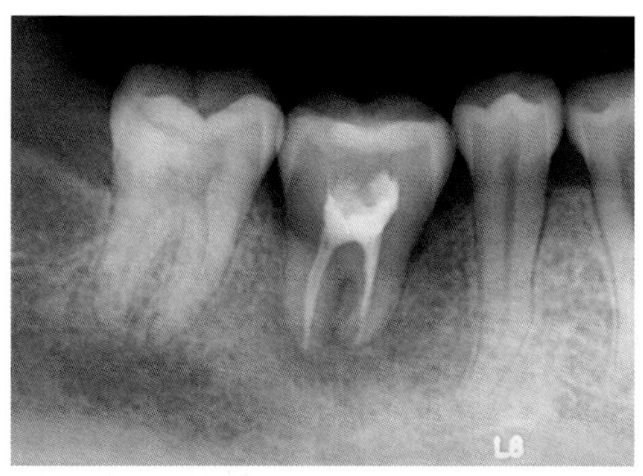

M. 移植术后 8 个月 X 线片，移植牙 46 近中牙槽嵴高度增加

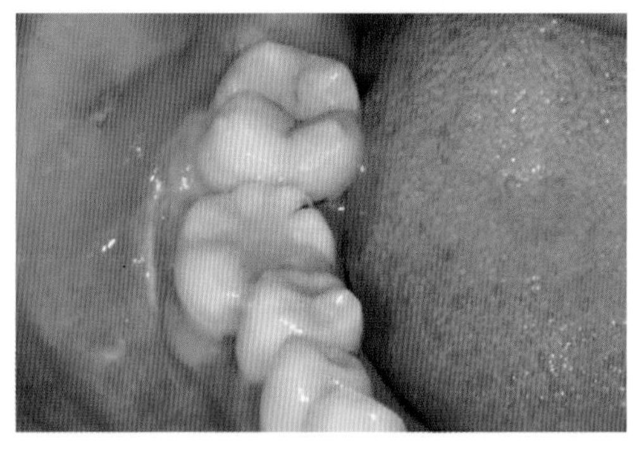

N. 移植术后 1 年口内像，患者无不适主诉，叩(-)，移植牙 46 不松动，无牙龈红肿、牙周袋、瘘管

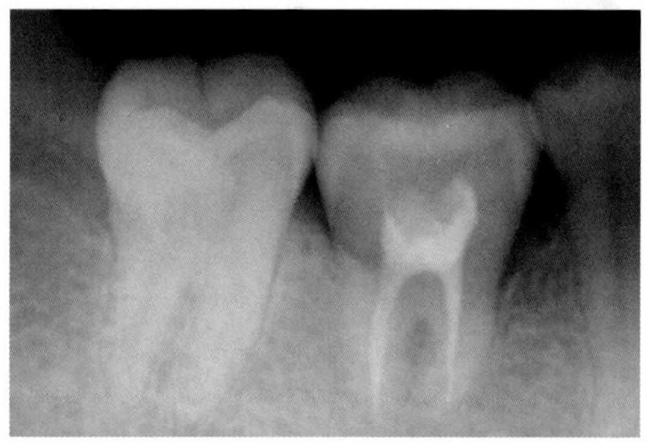

O. 移植牙 46 术后 1 年 X 线片

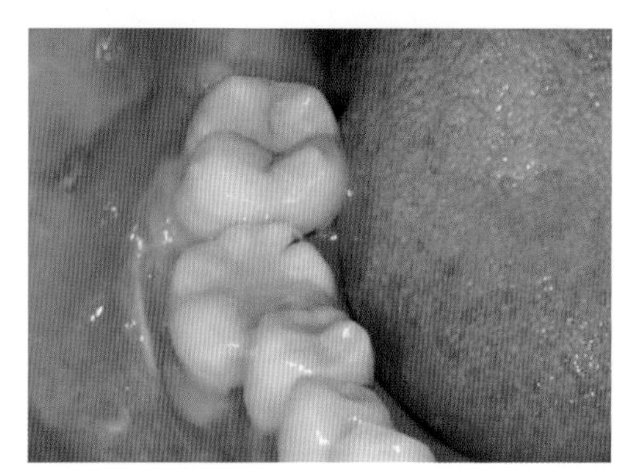

P. 移植牙 46 术后 2 年零 1 个月口内像

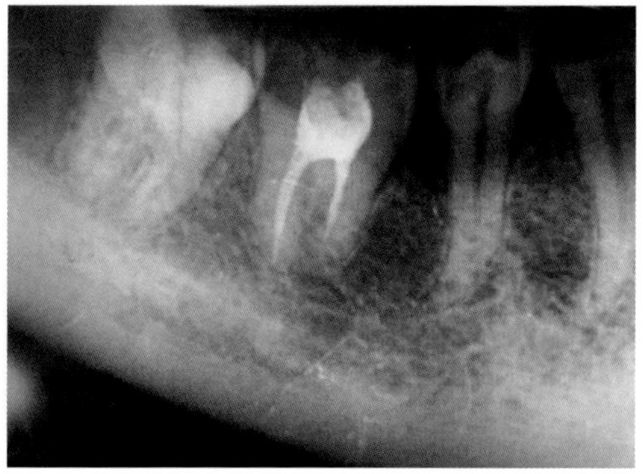

Q. 移植牙 46 术后 2 年零 1 个月 X 线片

图 6-3-1　下颌第一磨牙区同颌对侧垂直高位阻生智齿移植(38→46 区)

2. 病例 2:48→36 区移植(图 6-3-2)

患者,男,56 岁,因拔牙就诊。口内检查:36 残根,38 口内未见,48 垂直高位智齿,无对𬌗牙。该病例特点:①患者年龄较大;②同颌异侧移植;③牙槽窝基本上是重新制备,移植牙与牙槽窝骨壁之间间隙较宽,即人工手术预备的牙槽窝骨壁上无牙周膜。

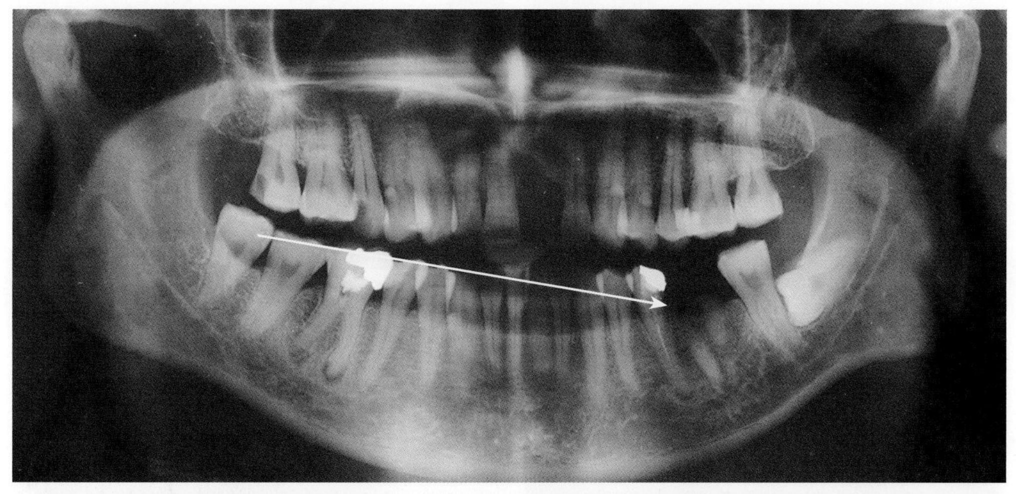

A. 移植术前全景片,38 水平低位阻生,48 牙根形态好,适合移植,拟行 48→36 区移植

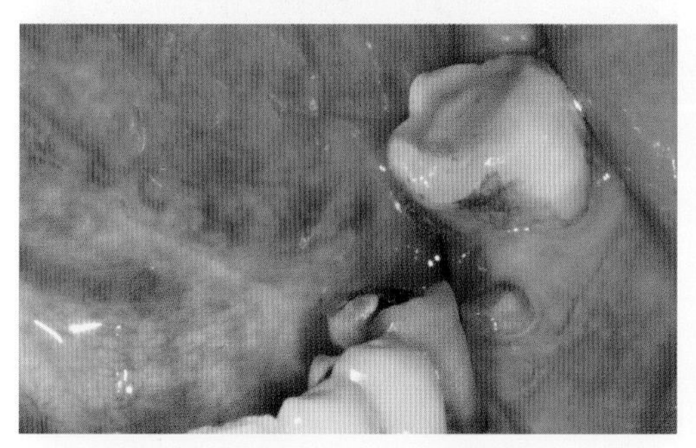

B. 移植术前口内像(受植区)

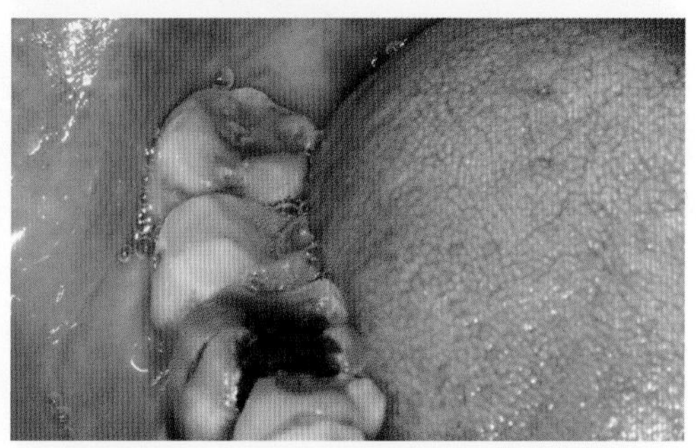

C. 移植术前口内像(供牙区)

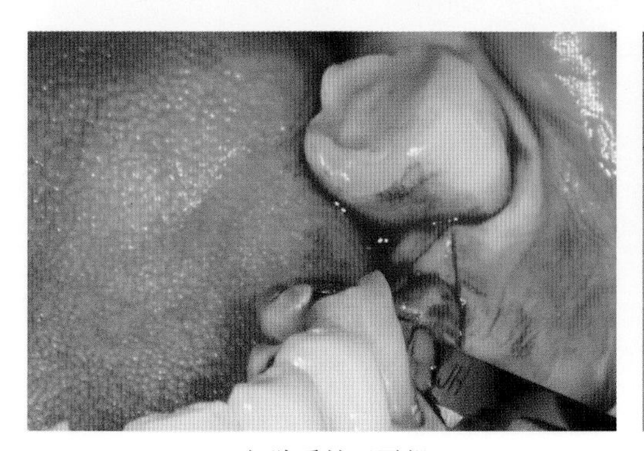

D. 切除受植区牙龈

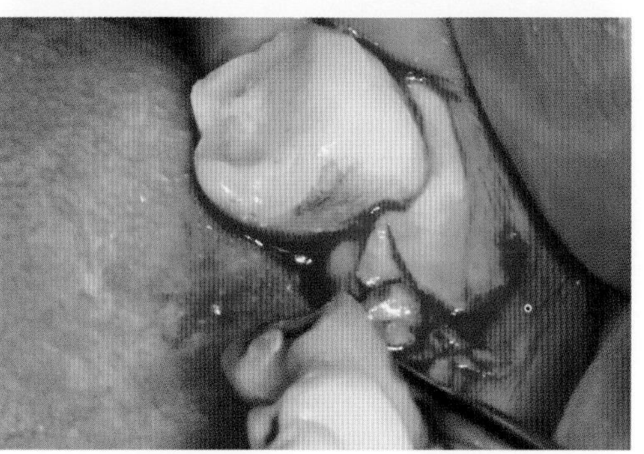

E. 拔除 36 残根并制备出新牙槽窝

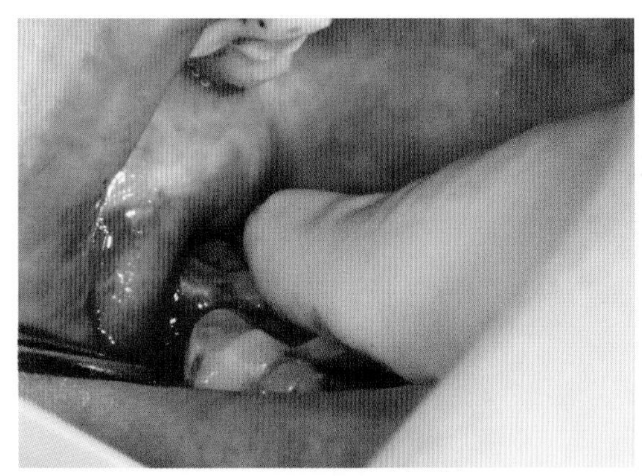

F. 挺松供牙

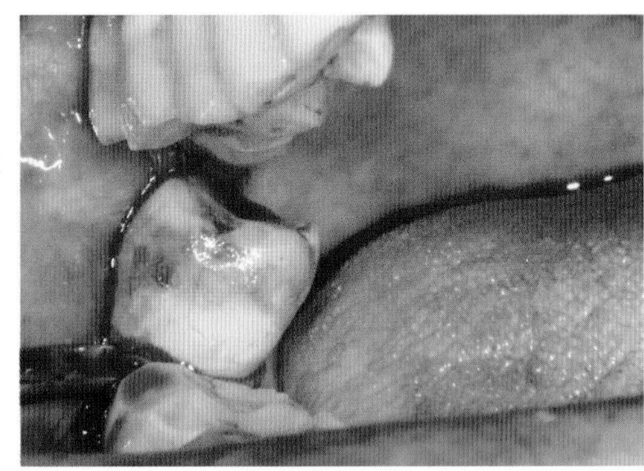

G. 挺出供牙

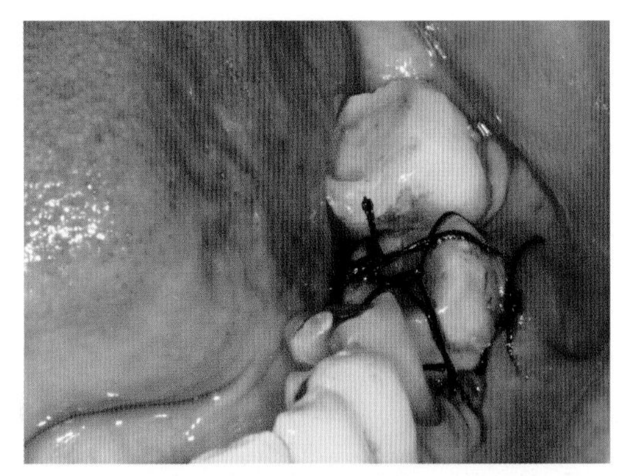

H. 移植术后口内像，移植牙 36 缝线固定

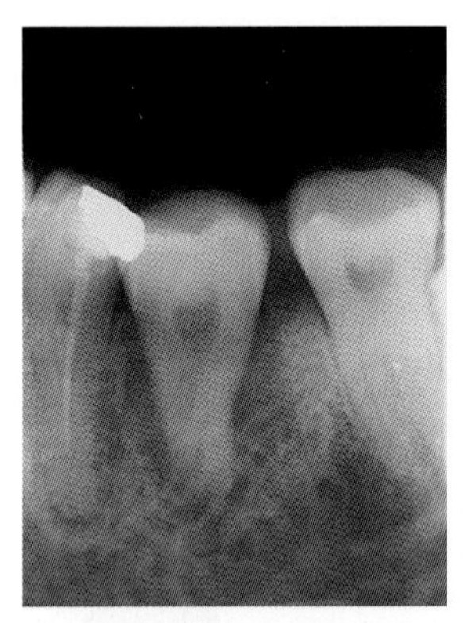

I. 移植牙 36 术后即刻 X 线片

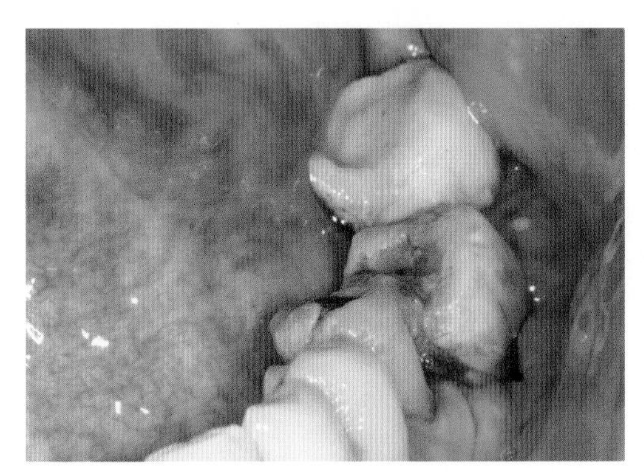

J. 移植牙 36 术后 1 周口内像

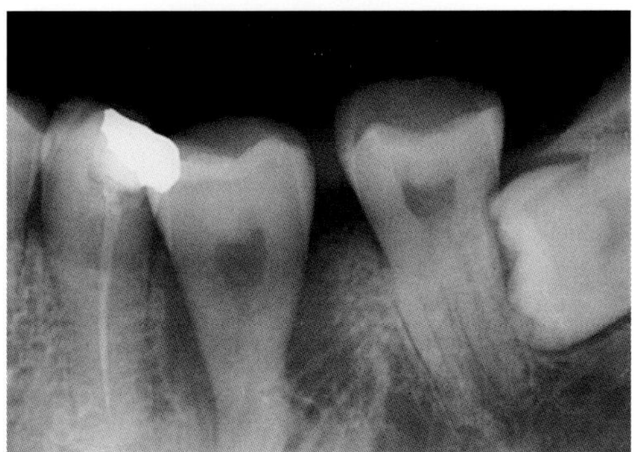

K. 移植牙 36 术后 1 周 X 线片

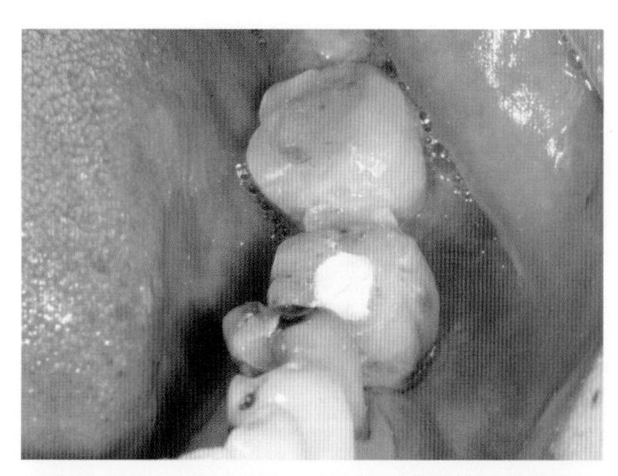

L. 移植术后 35 天，患者因移植牙 36 咬合疼痛而复诊口内像

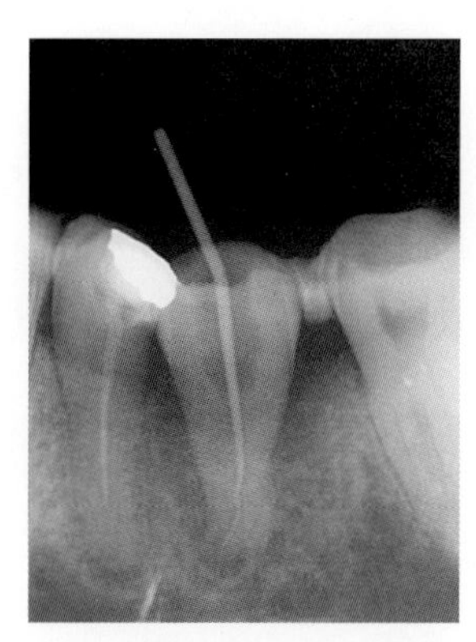

M. 移植术后 35 天 X 线片，移植牙 36 根尖区阴影，行根管治疗

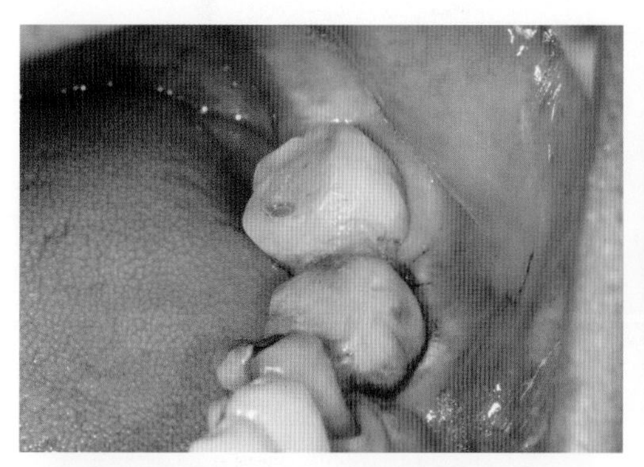

N. 移植牙 36 术后 3 个月口内像，患者无不适主诉

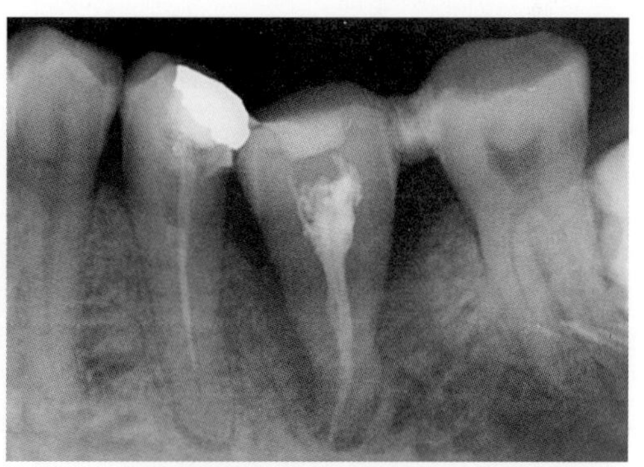

O. 移植牙 36 术后 3 个月 X 线片

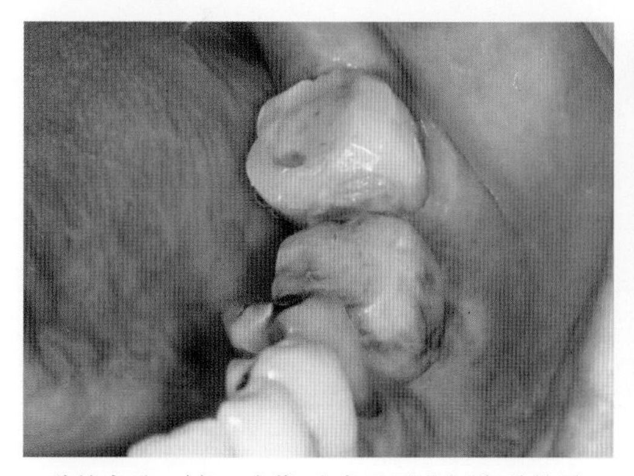

P. 移植术后 0.5 年口内像，患者无不适主诉，移植牙 36 叩(–)，不松动，牙龈正常

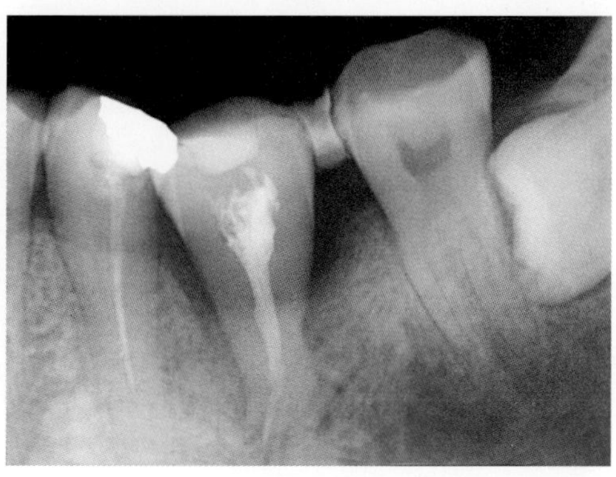

Q. 移植术后 0.5 年 X 线片，移植牙 36 根周低密度影较之前缩小

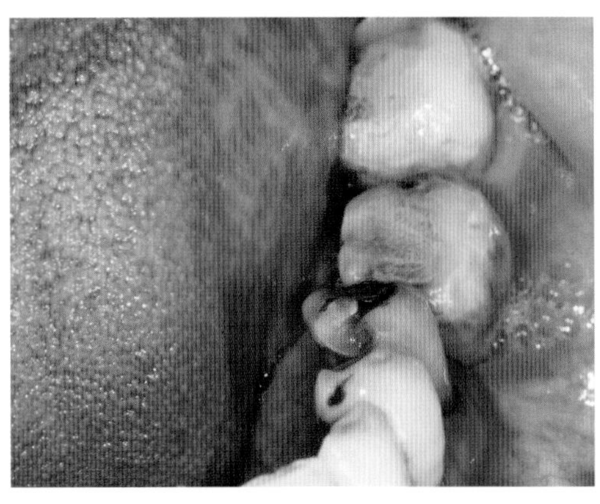

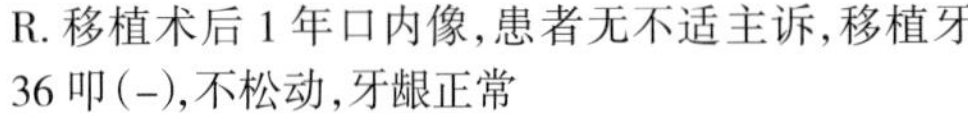

R. 移植术后 1 年口内像，患者无不适主诉，移植牙 36 叩(-)，不松动，牙龈正常

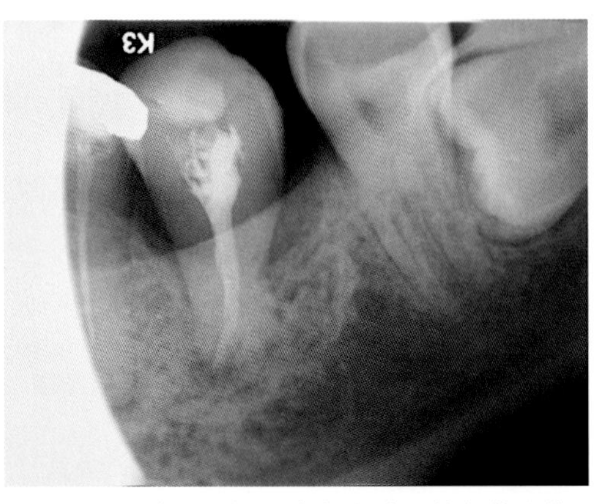

S. 移植牙 36 术后 1 年 X 线片，根尖区较之前无明显改变

图 6-3-2 下颌第一磨牙区同颌对侧垂直高位阻生智齿移植(48→36 区)

(二) 下颌第一磨牙区同颌对侧垂直中位阻生智齿移植

1. 病例 1:48→36 区移植(图 6-3-3)

患者，男，30 岁，因拔牙而就诊。口腔检查:36 残冠。

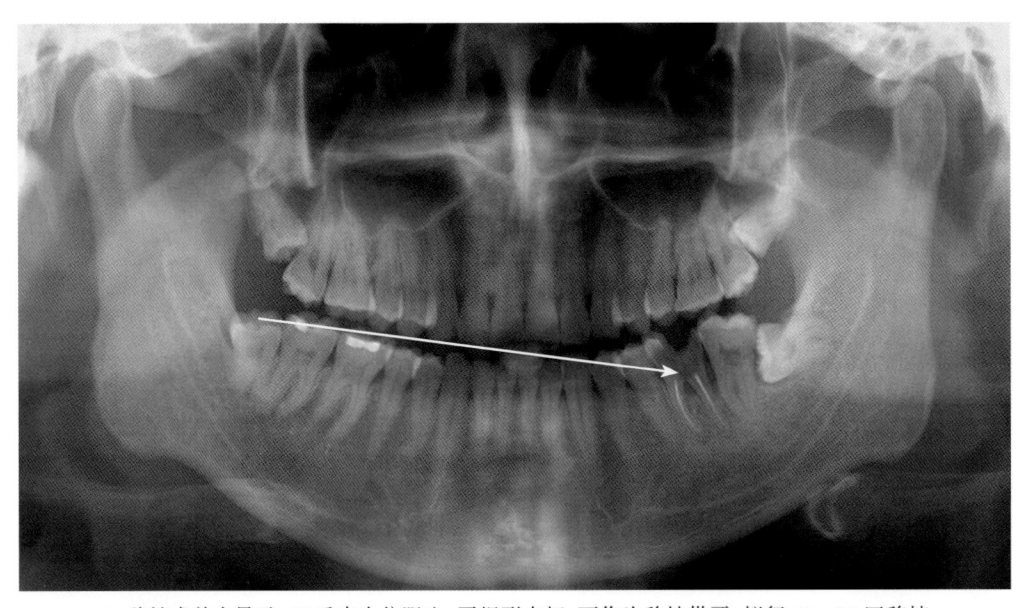

A. 移植术前全景示，48 垂直中位阻生，牙根形态好，可作为移植供牙，拟行 48→36 区移植

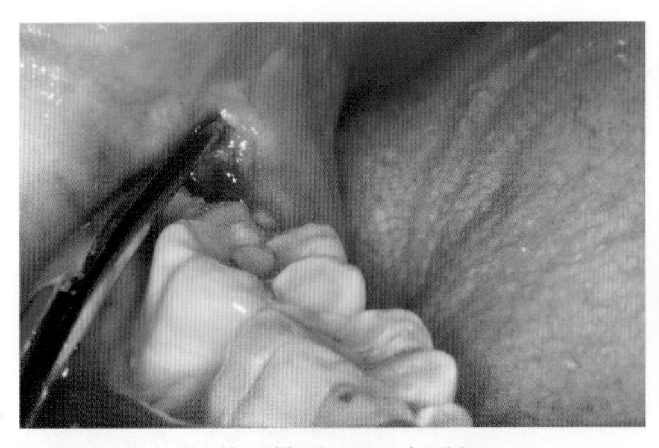
B. 剪开供牙 48 远中牙龈

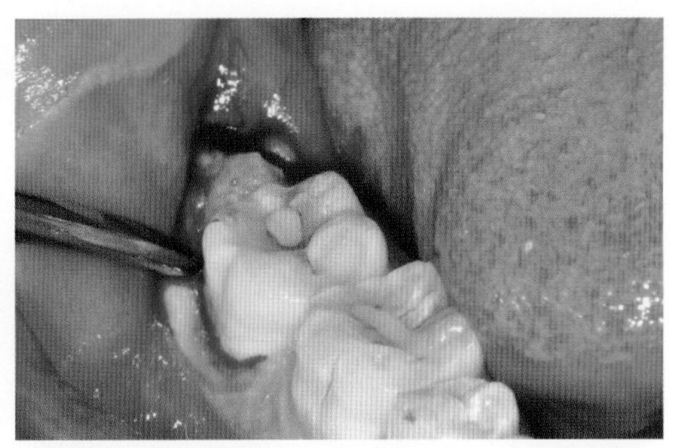
C. 挺松供牙

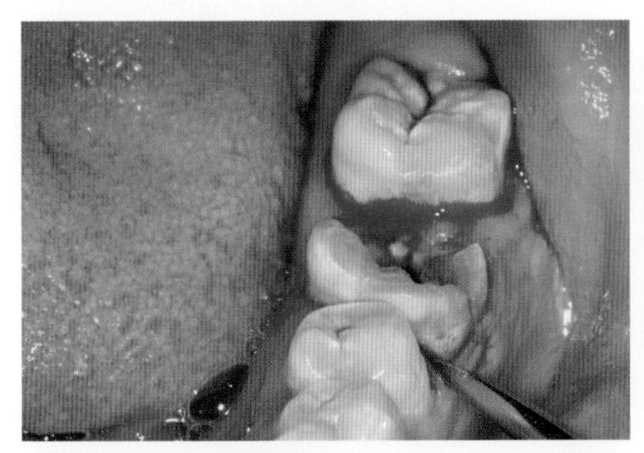
D. 拔除受植区患牙 36

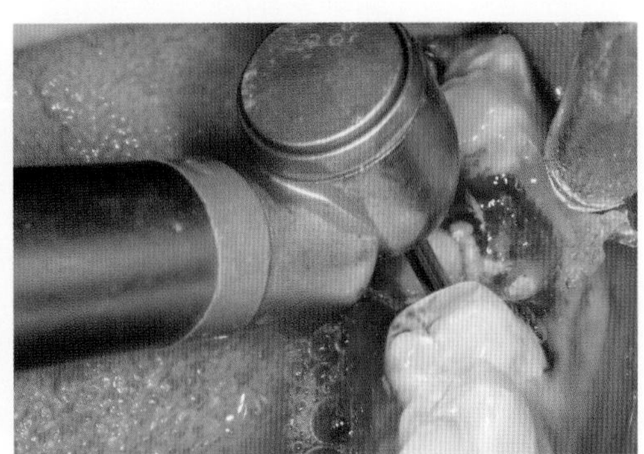
E. 修整制备新牙槽窝

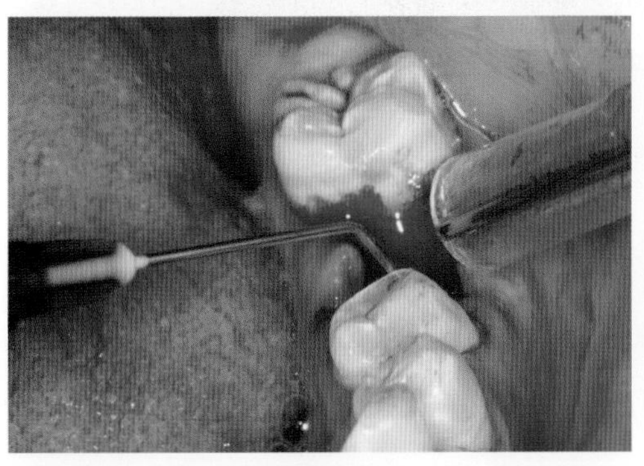
F. 冲洗牙槽窝

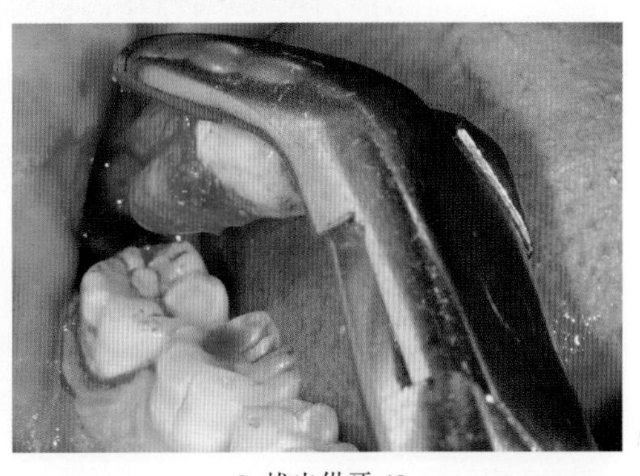
G. 拔出供牙 48

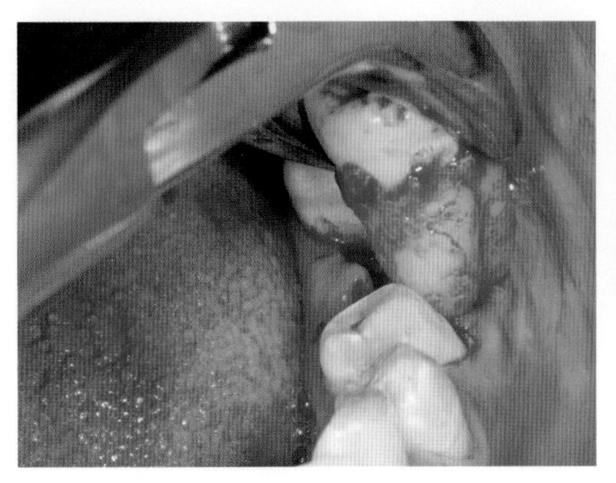
H. 植入供牙

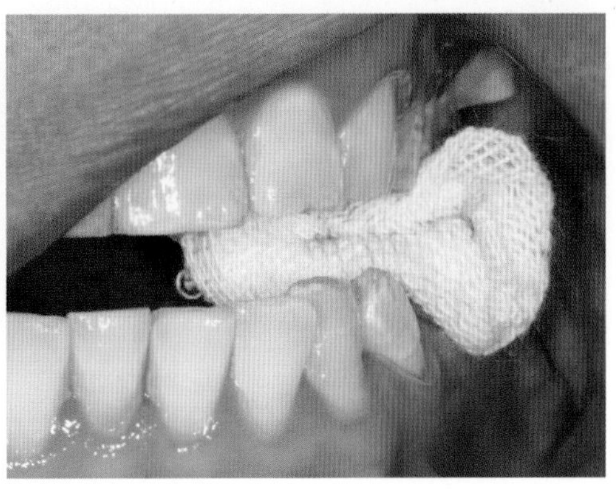
I. 垫纱布球嘱轻轻咬合使其就位

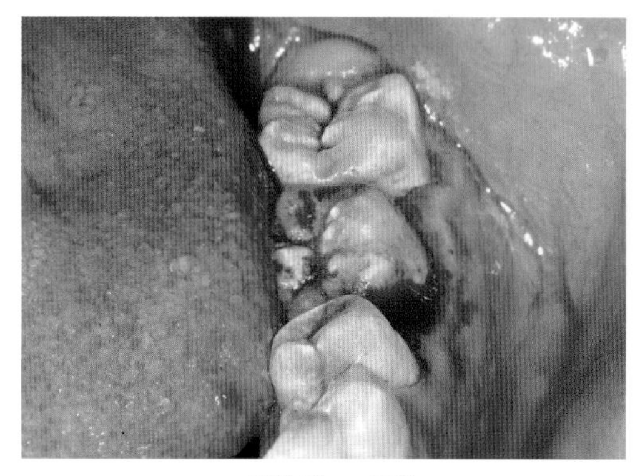

J. 移植牙 36 就位

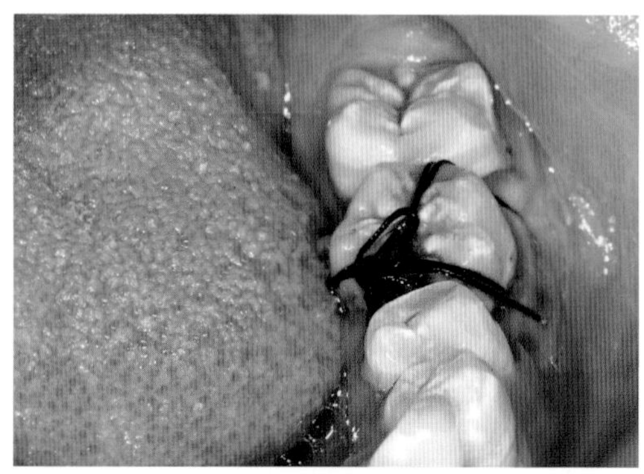

K. 缝合固定移植牙 36

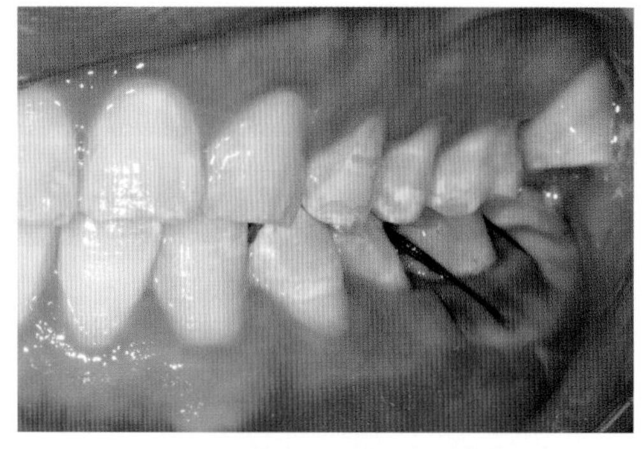

L. 口内侧面观，无咬合高点

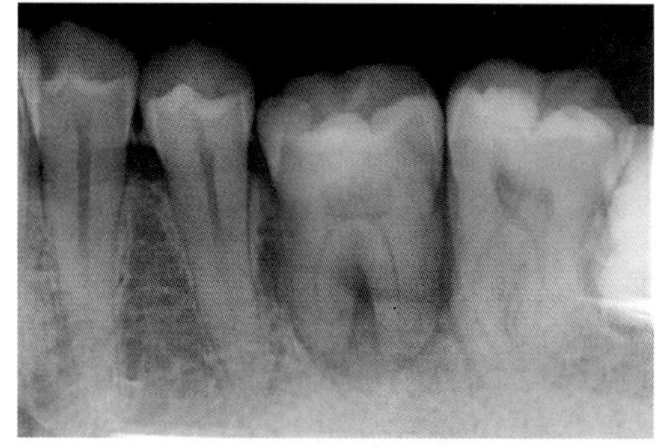

M. 移植牙 36 术后即刻 X 线片，就位良好

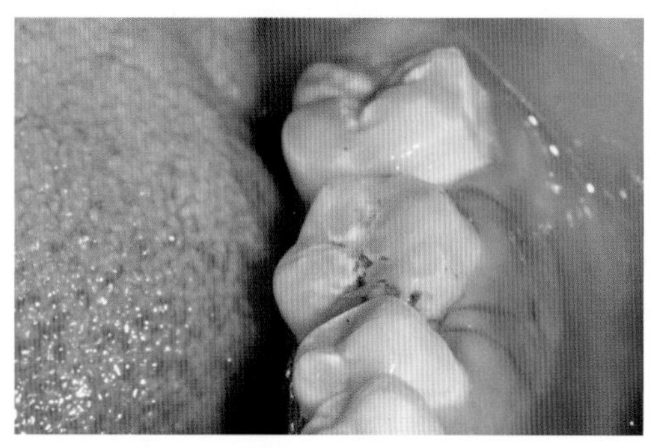

N. 移植牙 36 术后 1 周口内像，拆除缝线

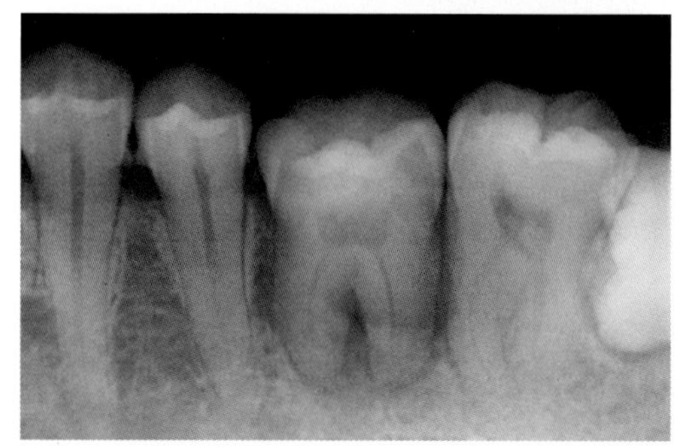

O. 移植牙 36 术后 1 周 X 线片

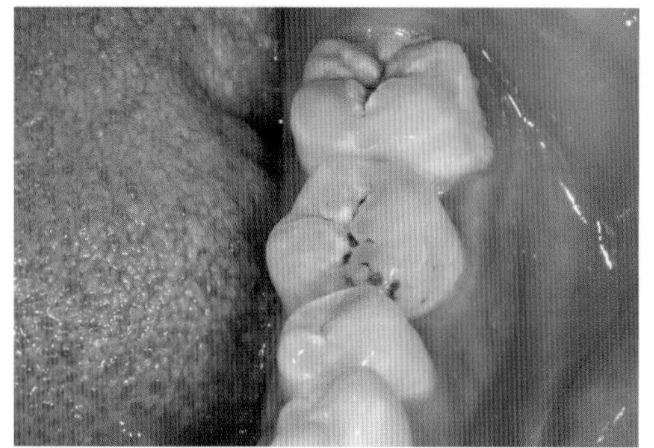

P. 移植术后 1 个月口内像，患者无不适主诉，移植牙 36 叩(-)，不松动，牙龈色形质基本正常

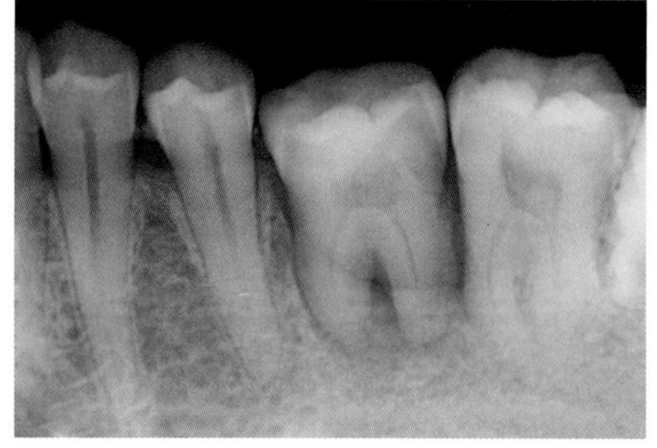

Q. 移植术后 1 个月 X 线片，移植牙 36 近中牙槽骨高度增加

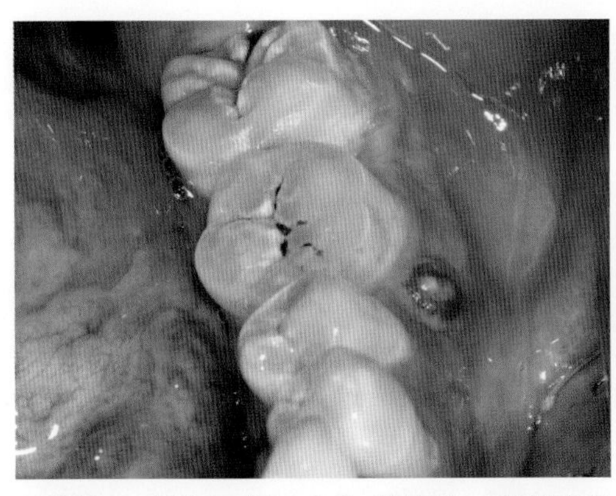

R. 移植 36 术后 0.5 年口内像，移植牙 36 颊侧出现瘘管

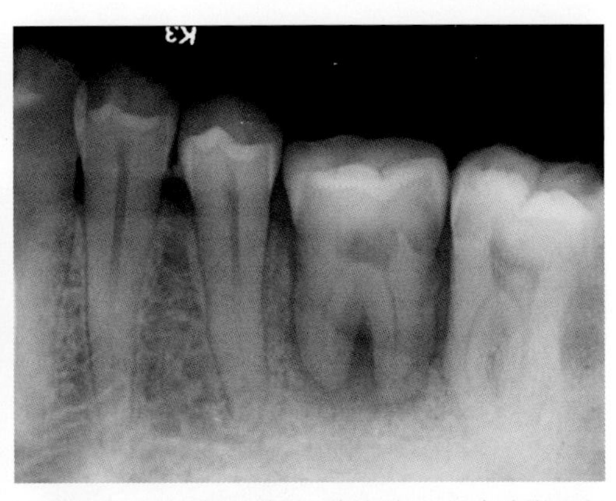

S. 移植术后 0.5 年 X 线片，移植牙 36 根尖暗影面积增大，拟行根管治疗

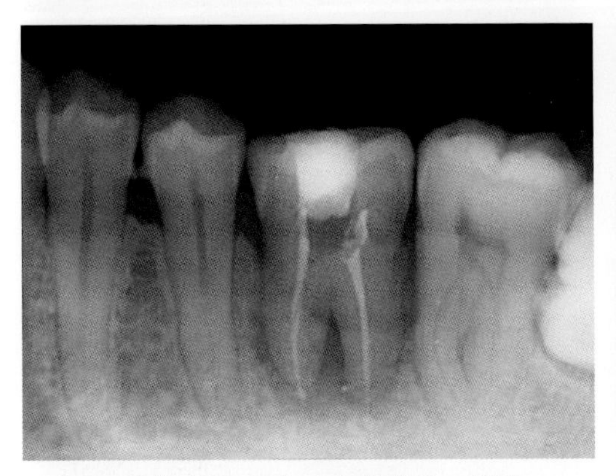

T. 移植牙 36 术后 0.5 年根充后 X 线片

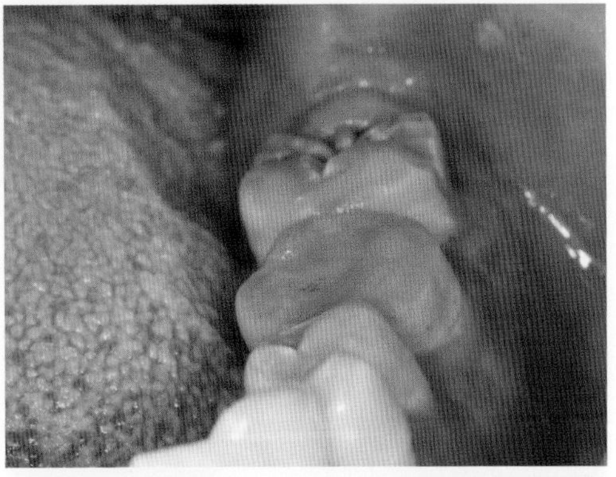

U. 移植术后 1 年口内像，移植牙 36 颊侧瘘管已愈合

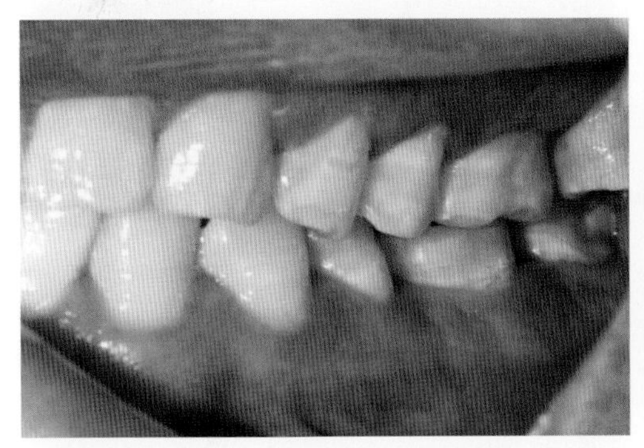

V. 移植牙 36 术后 1 年口内像，咬合侧面观，建立咬合关系

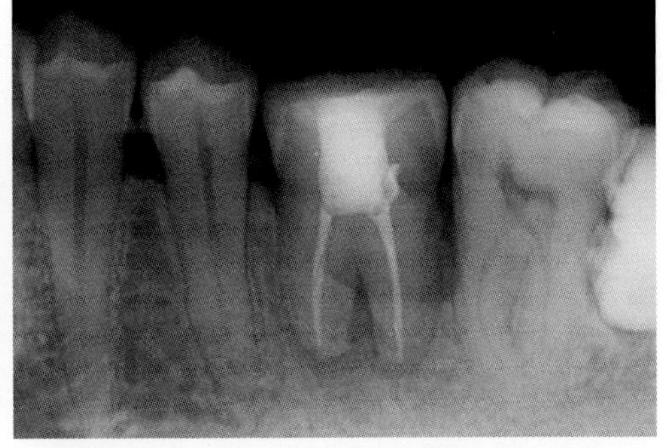

W. 移植术后 1 年 X 线片，移植牙 36 根周阴影明显减小

图 6-3-3 下颌第一磨牙区同颌对侧垂直中位阻生智齿移植（48→36 区）

2. 病例 2:38→46 区移植(图 6-3-4)

患者,女,33 岁,46 残冠,因拔牙就诊。

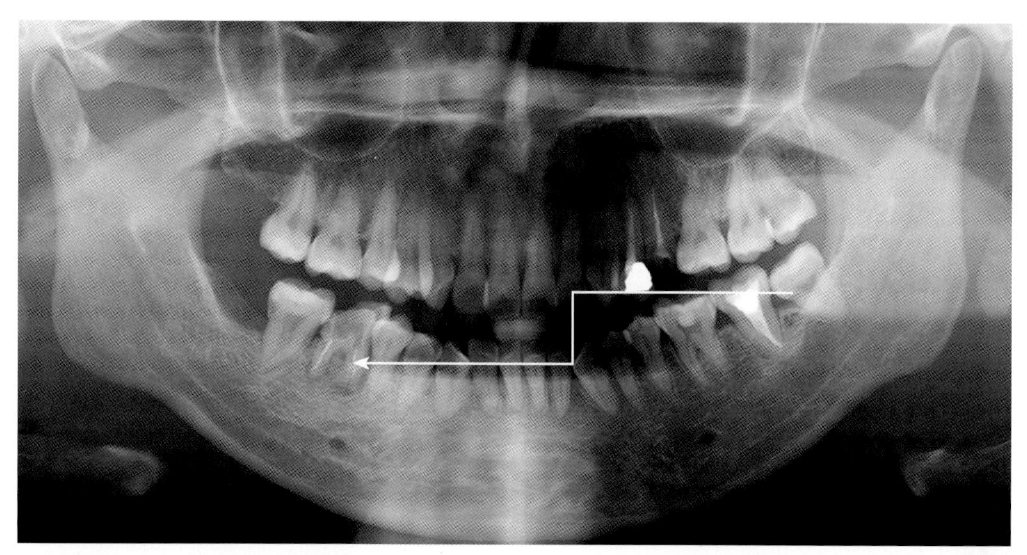

A. 移植术前全景片,46 残冠,38 为垂直中位智齿,拟将 38 移植到 46 区

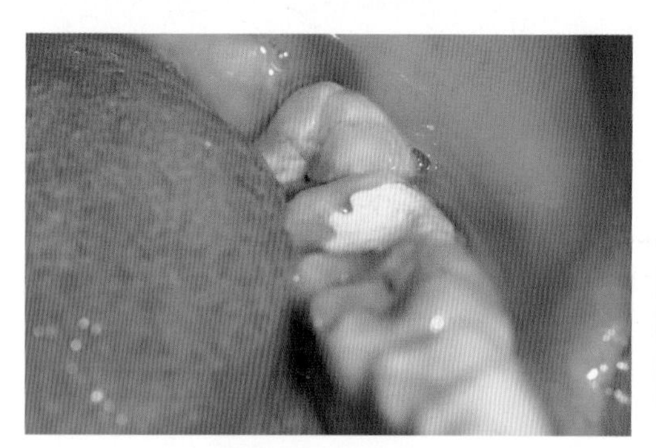

B. 移植术前口内像(供牙区)

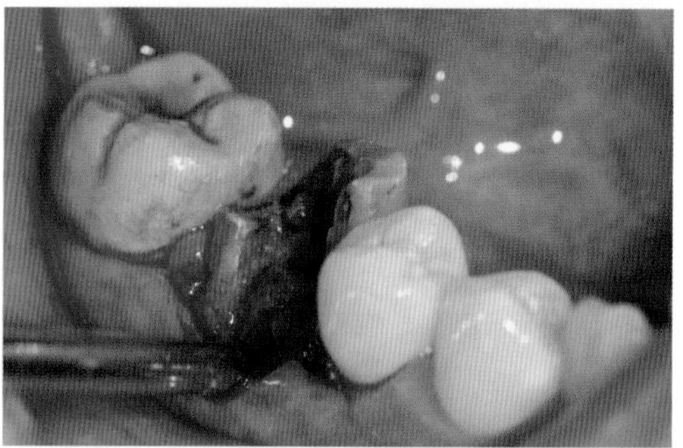

C. 拔除受植区残冠

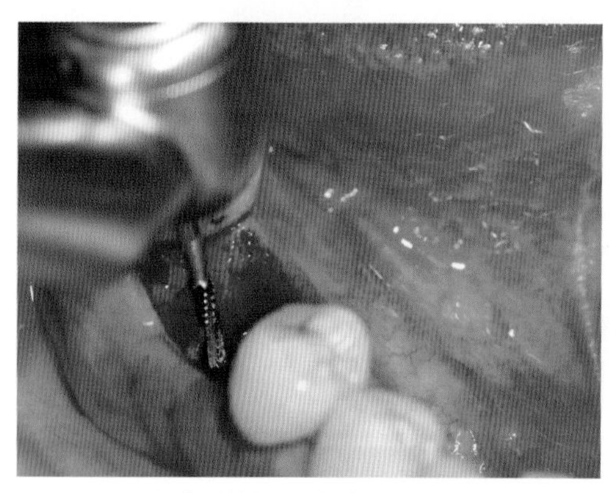

D. 去除牙槽间隔,制备新的牙槽窝

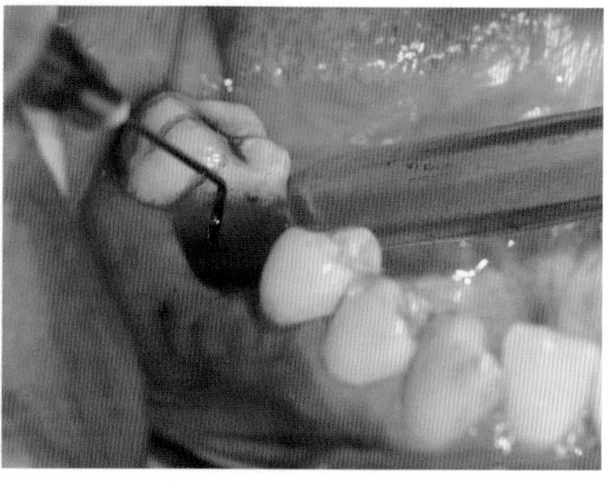

E. 生理盐水冲洗牙槽窝

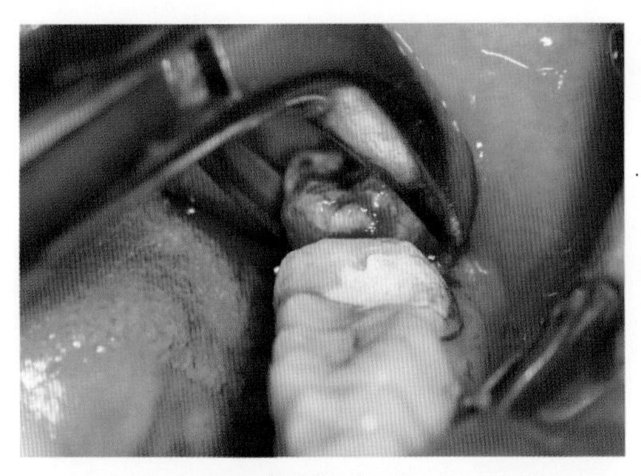

F. 拔出智齿 38

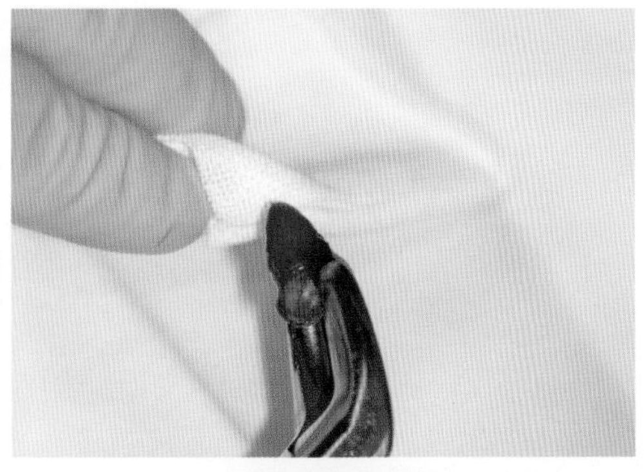

G. 观察供牙为融合根

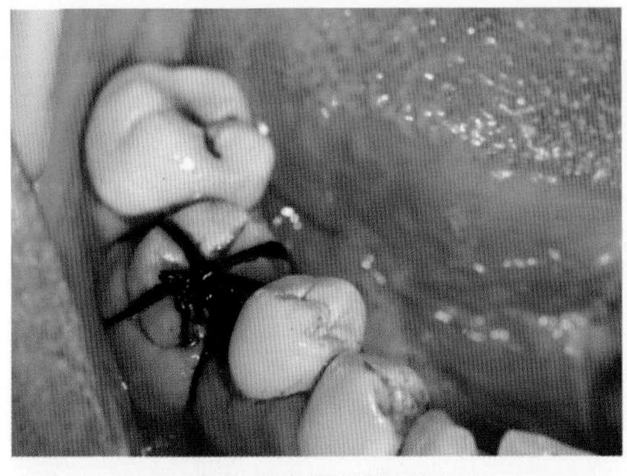

H. 就位、缝合固定移植牙 46

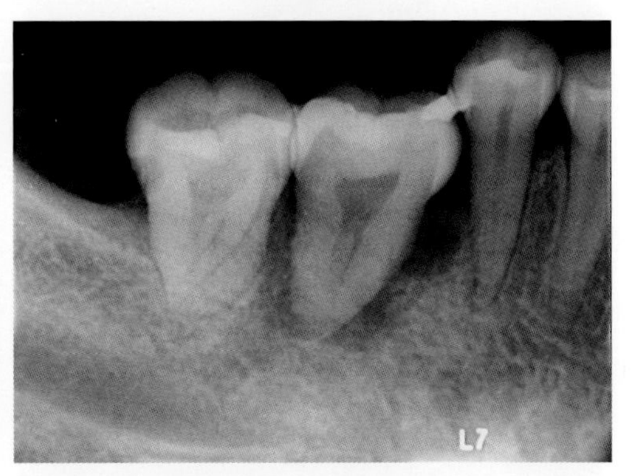

I. 移植牙 46 术后即刻 X 线片

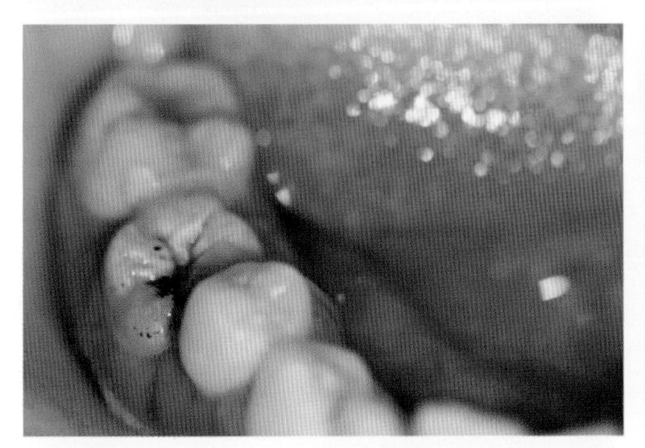

J. 移植牙 46 术后 1 周口内像

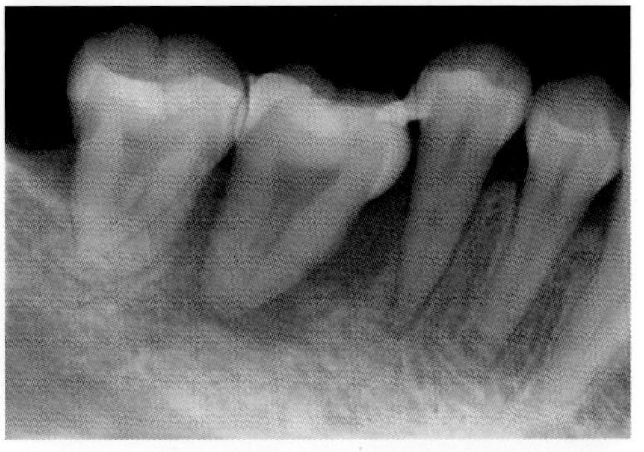

K. 移植牙 46 术后 1 周 X 线片

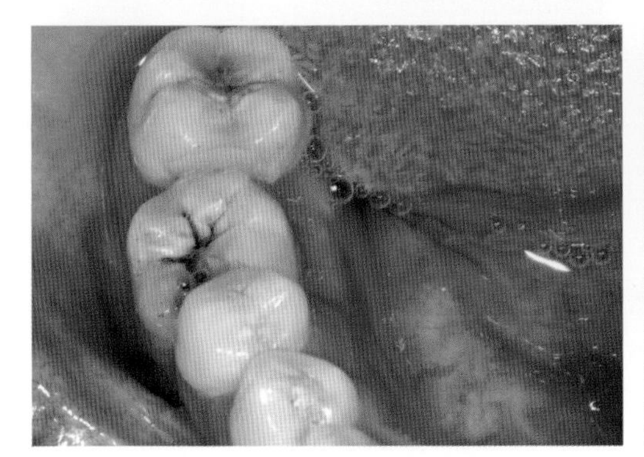

L. 移植牙 46 术后 1 个月口内像

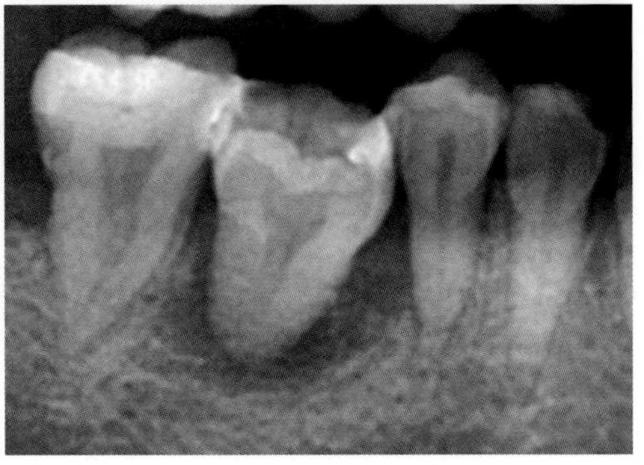

M. 移植牙 46 术后 1 个月 X 线片

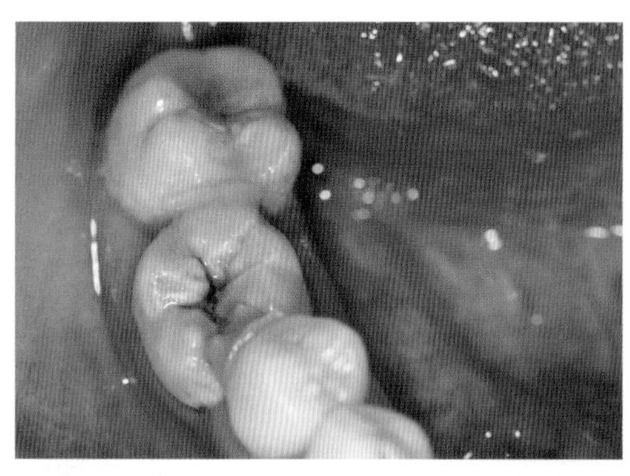

N. 移植术后 3 个月口内像，移植牙 46 近中牙周袋可探及根尖区

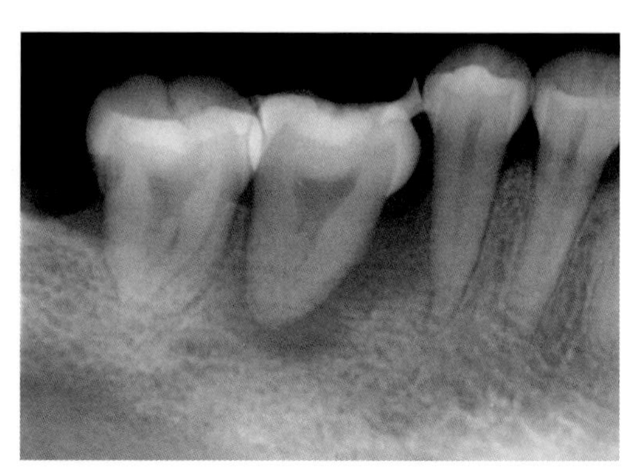

O. 移植术后 3 个月 X 线片，发现移植牙 46 根尖暗影范围增宽，拟行牙髓治疗

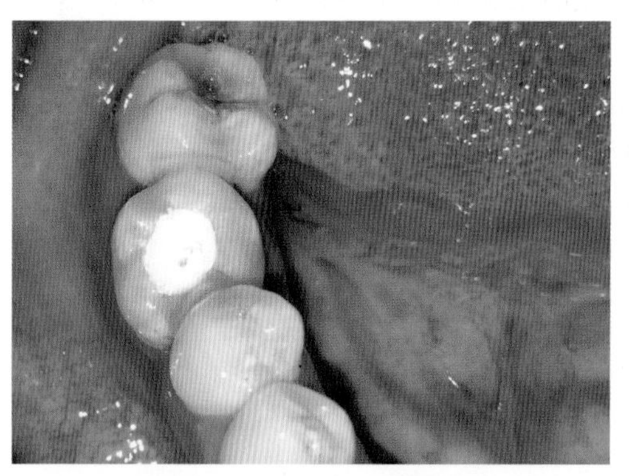

P. 移植牙 46 术后 0.5 年，根管治疗中

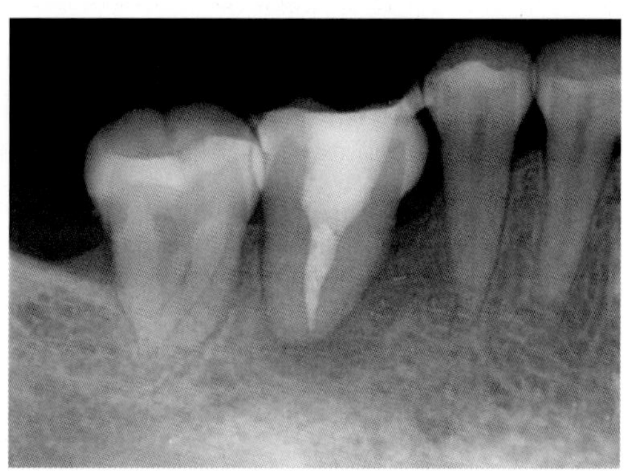

Q. 移植牙 46 术后 0.5 年，完成根管治疗 X 线片

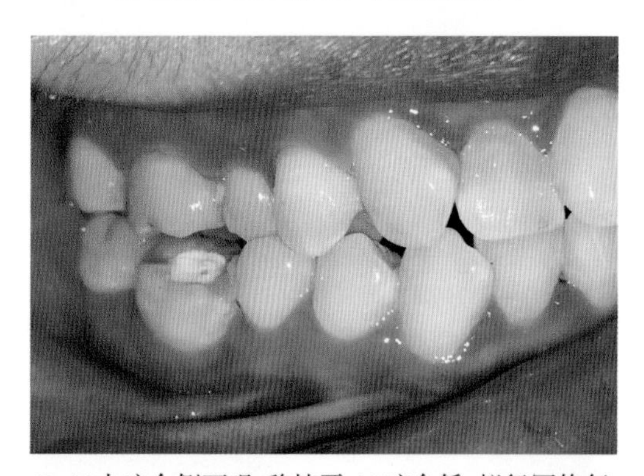

R. 口内咬合侧面观，移植牙 46 咬合低，拟行冠修复

图 6-3-4　下颌第一磨牙区同颌对侧垂直中位阻生智齿移植(38→46 区)

（三）下颌第一磨牙区同颌对侧前倾中位阻生智齿移植

病例：38→46 区移植（图 6-3-5）

患者，女，35 岁，46 龋损，牙冠缺损面积大，因拔牙就诊。

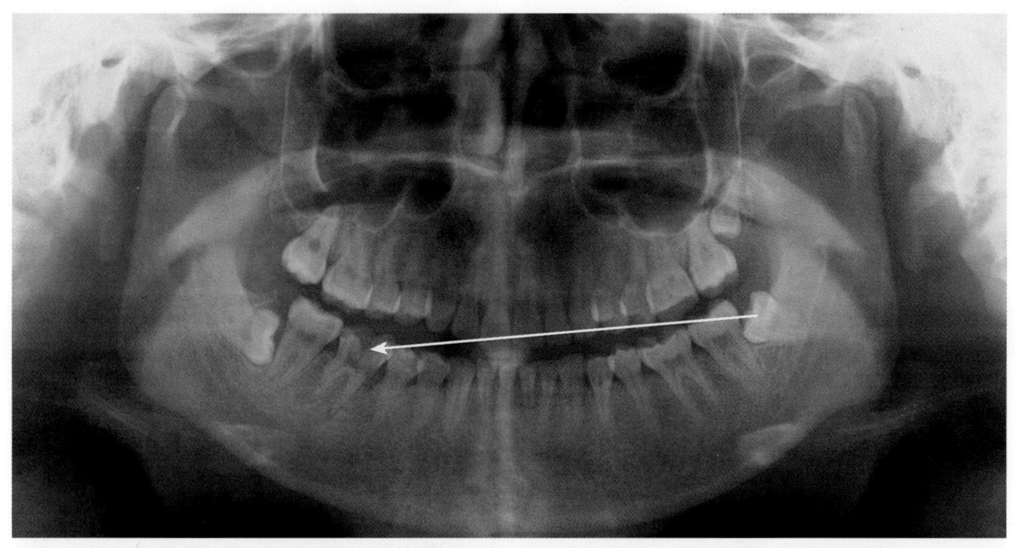

A. 移植术前全景片，38 前倾中位阻生，牙体形状好，适合于移植，拟将 38 移植到 46 区

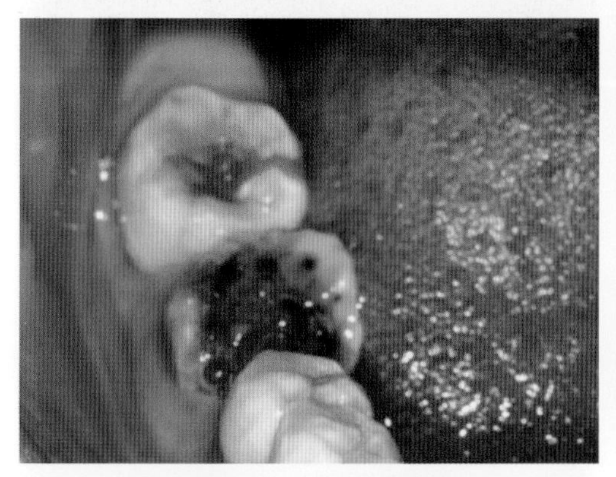

B. 移植术前口内像（受植区）

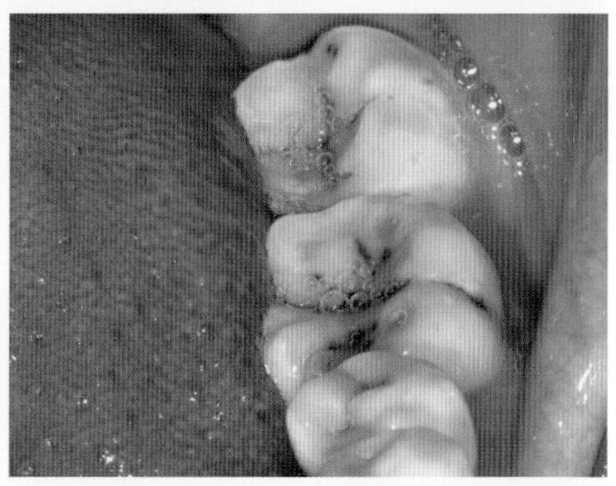

C. 供牙区智齿埋伏阻生

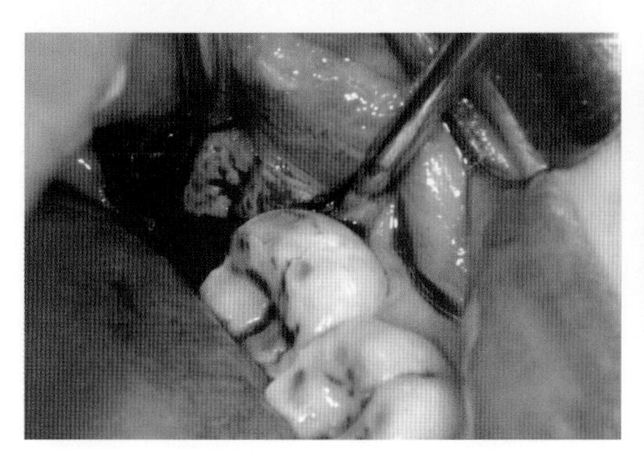

D. 挺松智齿，确定智齿能完整拔除后，仍留置于原位牙槽窝

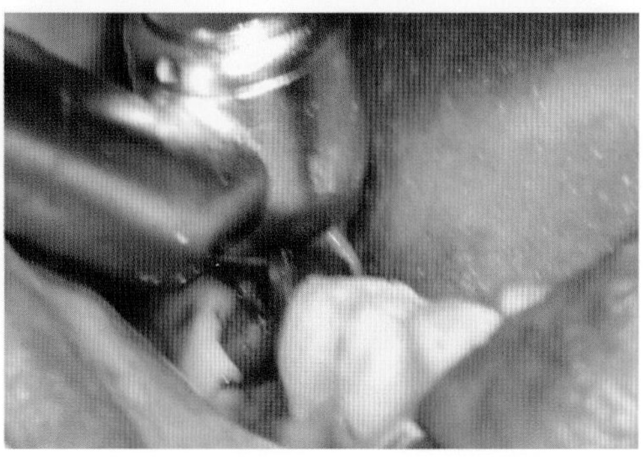

E. 钻修整牙槽间隔，制备新牙槽窝

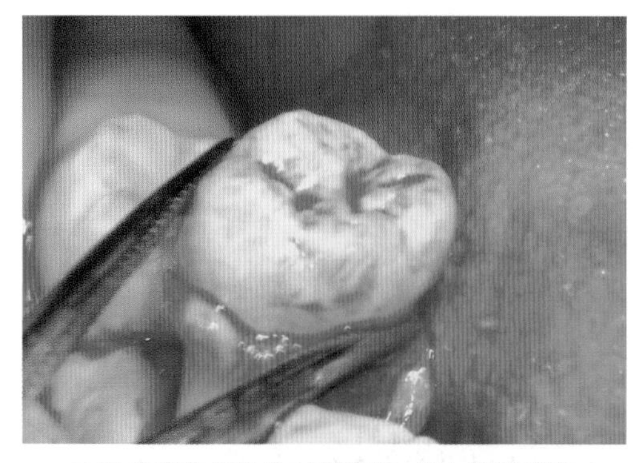

F. 取出预先挺松的对侧智齿，植入新牙槽窝

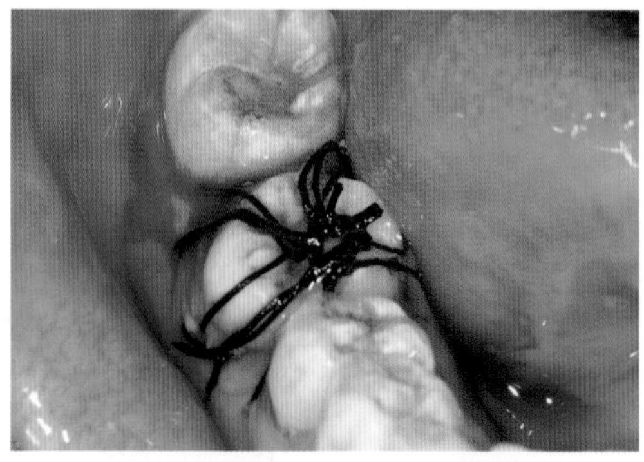

G. 就位、冲洗、缝合固定移植牙 46

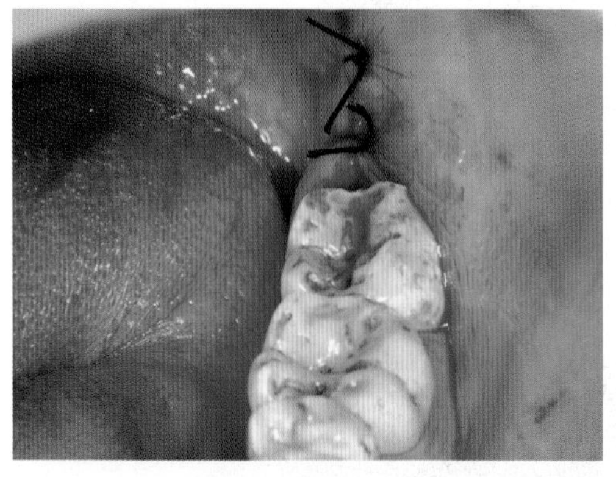

H. 缝合供牙区拔牙创

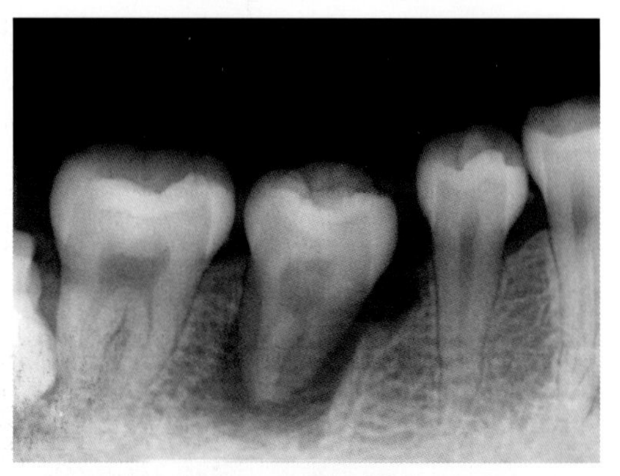

I. 移植牙 46 术后即刻 X 线片

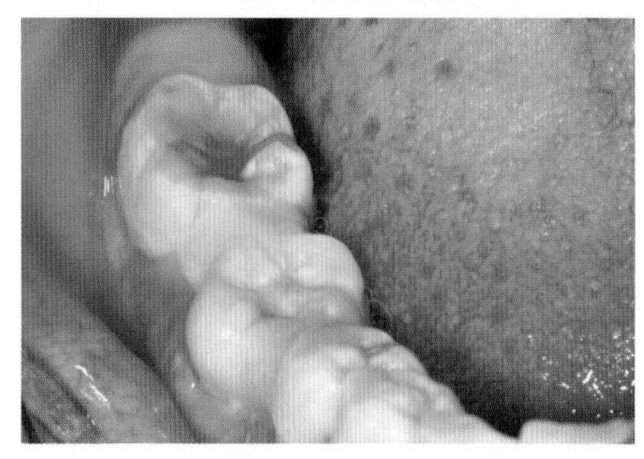

J. 移植牙 46 术后 10 天口内像

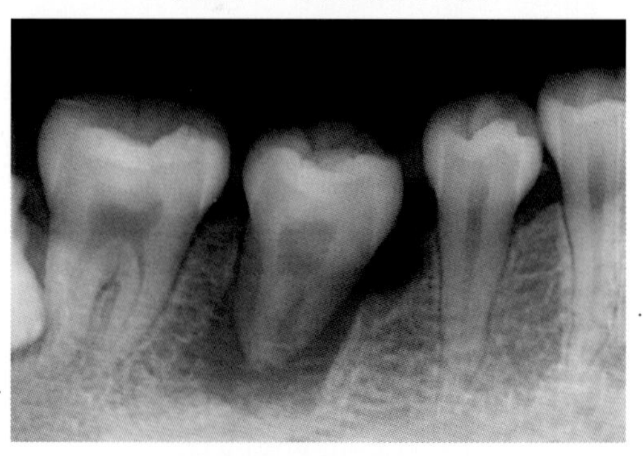

K. 移植牙 46 术后 10 天 X 线片

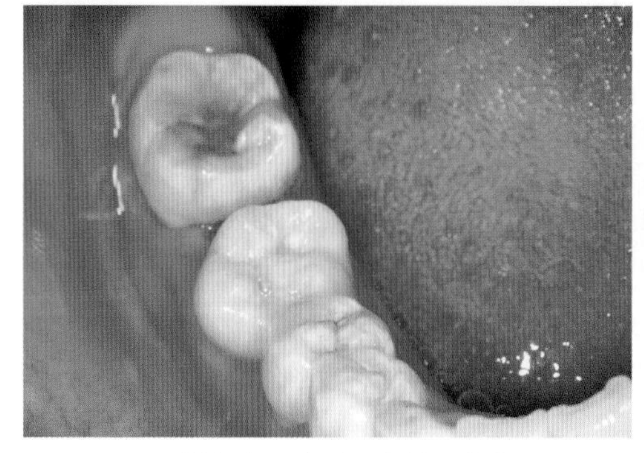

L. 移植牙 46 术后 3 个月口内像

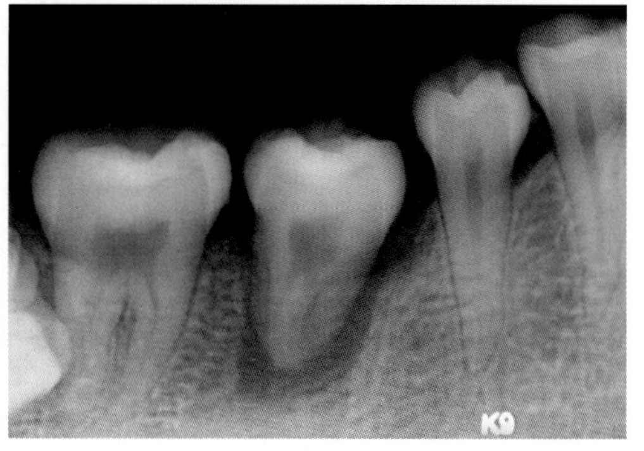

M. 移植术后 3 个月 X 线片，移植牙 46 根尖低密度影较之前缩小

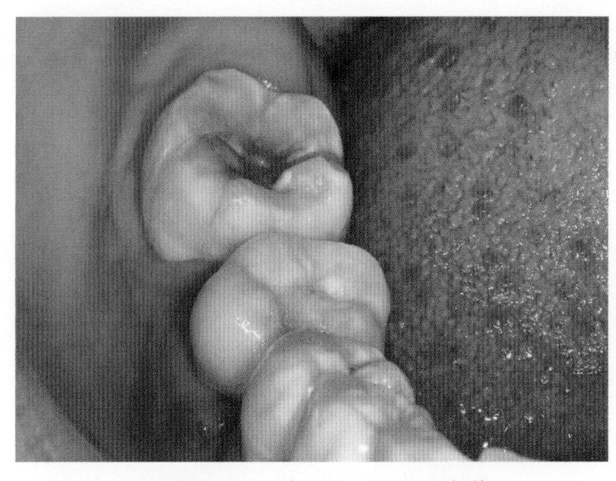

N. 移植牙 46 术后 8 个月口内像

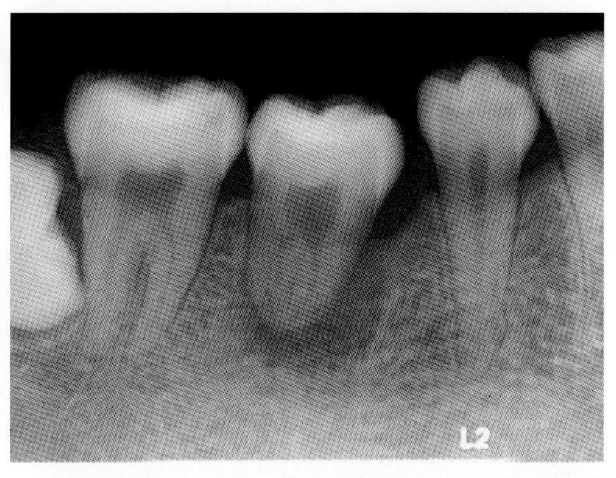

O. 移植术后 8 个月 X 线片，移植牙 46 远中牙槽嵴高度增加，近中根尖周阴影面积增大，拟行根管治疗

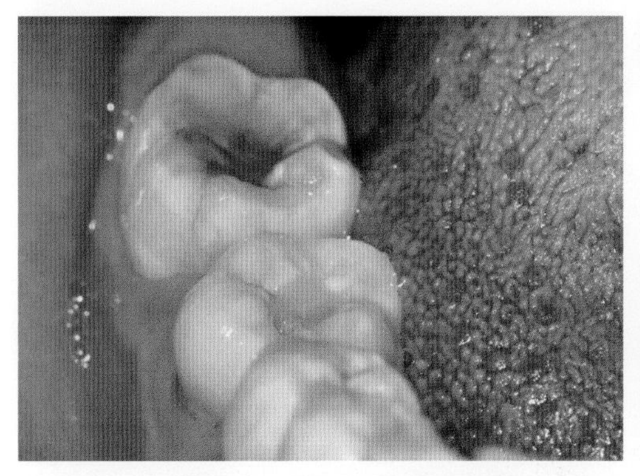

P. 移植牙 46 术后 11 个月口内像

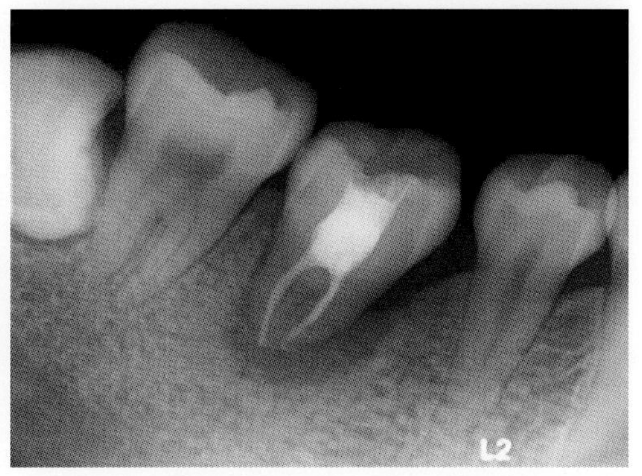

Q. 移植牙 46 术后 11 个月 X 线片

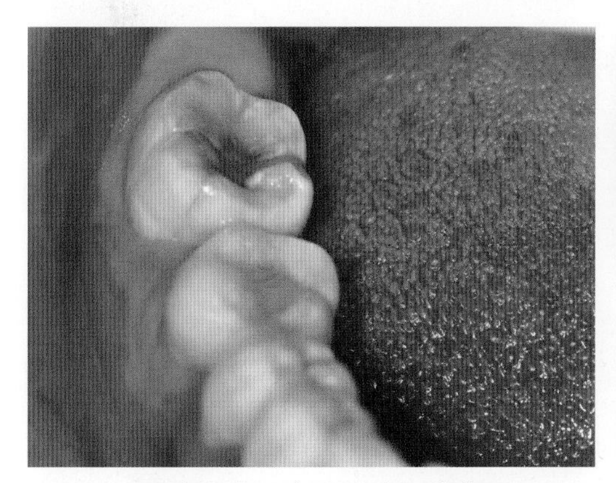

R. 移植牙 46 术后 1.5 年口内像

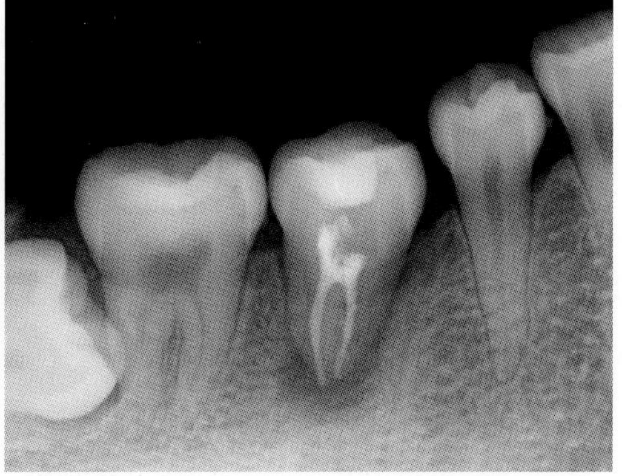

S. 移植术后 1.5 年 X 线片，移植牙 46 近中牙槽嵴高度增加，根尖区低密度影减小

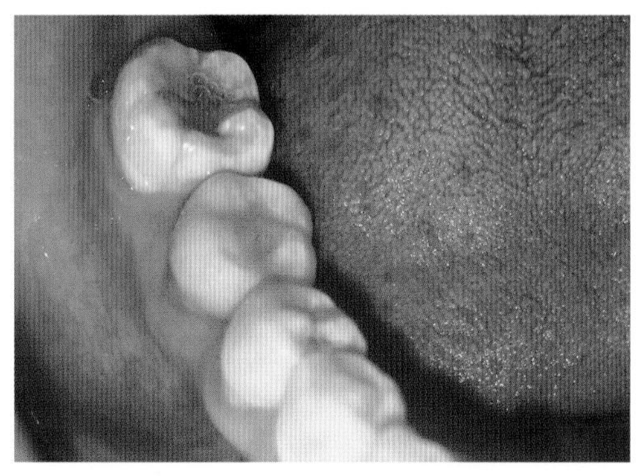

T. 移植牙 46 术后 2 年口内像

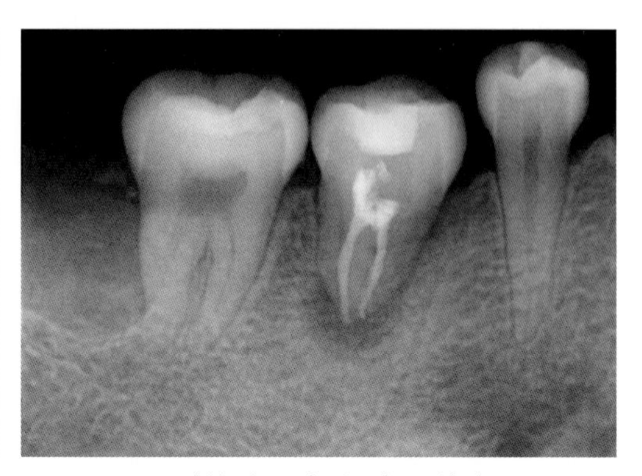

U. 移植牙 46 术后 2 年 X 线片

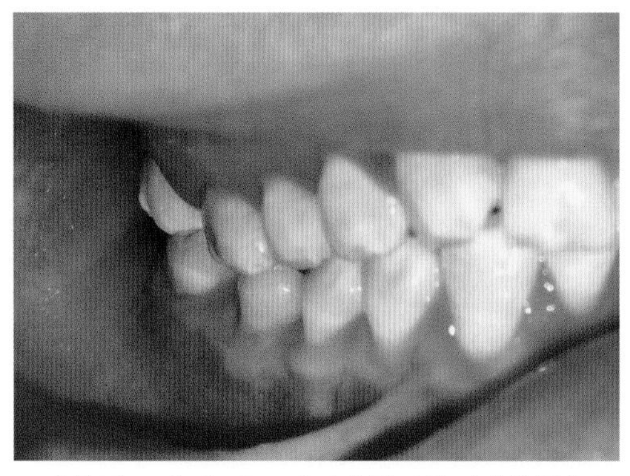

V. 移植牙 46 术后 2 年口内咬合侧面观,咬合接触良好

图 6-3-5　下颌第一磨牙区同颌对侧前倾中位阻生智齿移植(38→46 区)

二、下颌第二磨牙区同颌对侧智齿移植病例

(一) 下颌第二磨牙区同颌对侧垂直高位智齿移植

病例:38→47 区移植(图 6-3-6)

患者,女,30 岁,因 47 龋损劈裂,牙体牙髓科建议拔除。

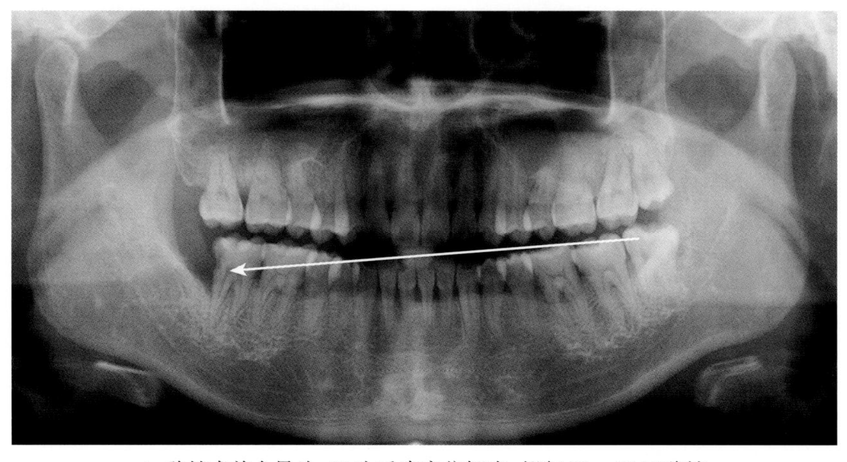

A. 移植术前全景片,38 为垂直高位智齿,拟行 38→47 区移植

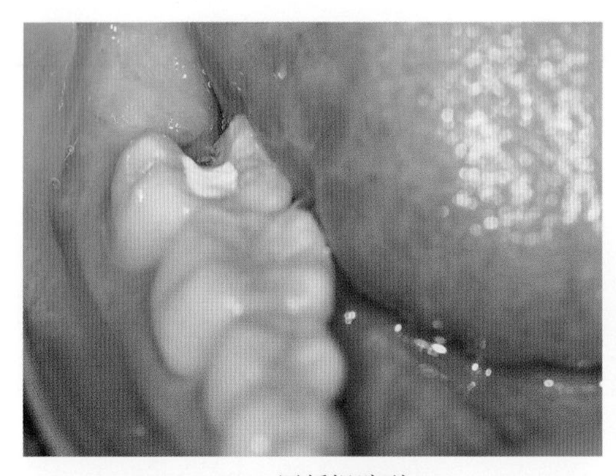

B. 47 因龋损劈裂

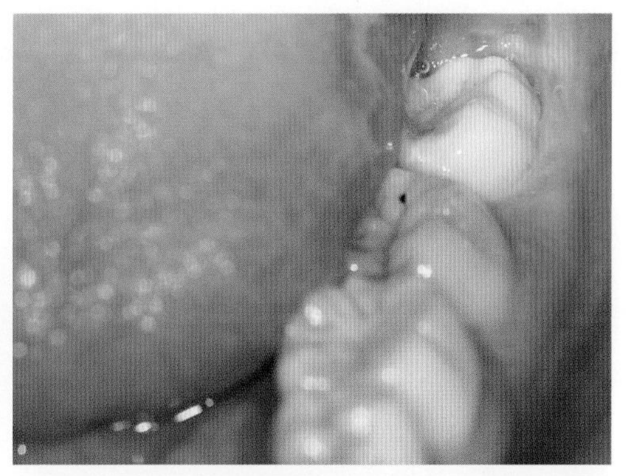

C. 38 垂直高位萌出

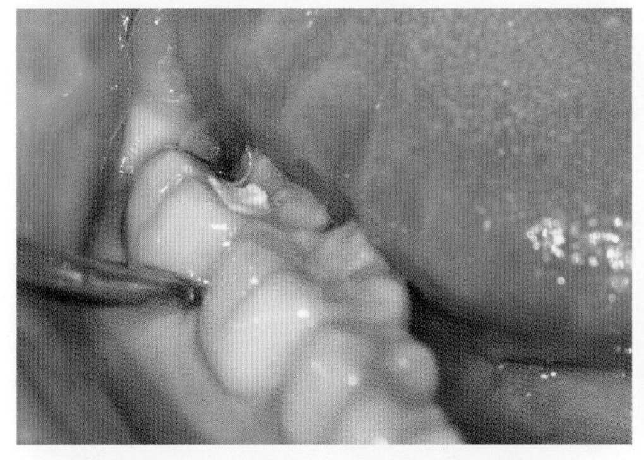

D. 挺松、拔除移植区患牙并制备牙槽窝

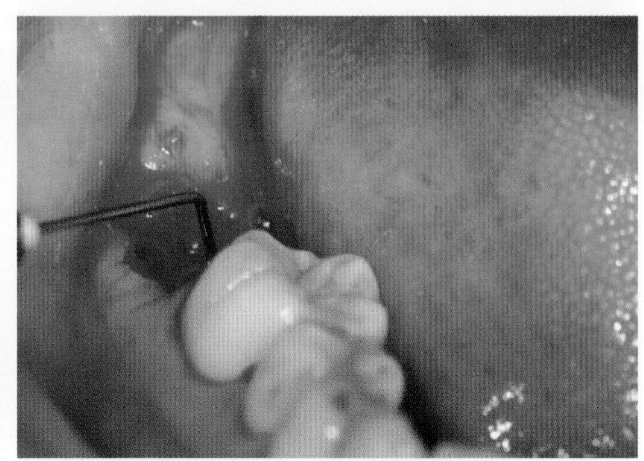

E. 制备、冲洗牙槽窝

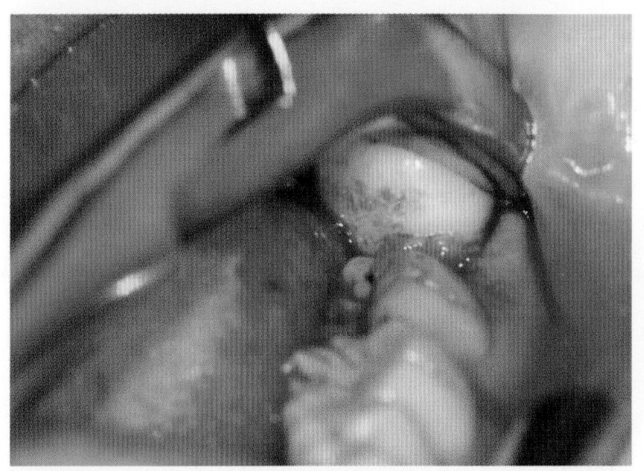

F. 拔出供牙 38

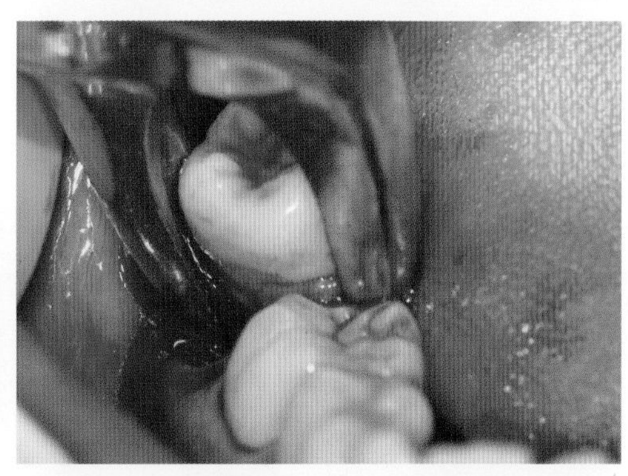

G. 供牙植入到新牙槽窝

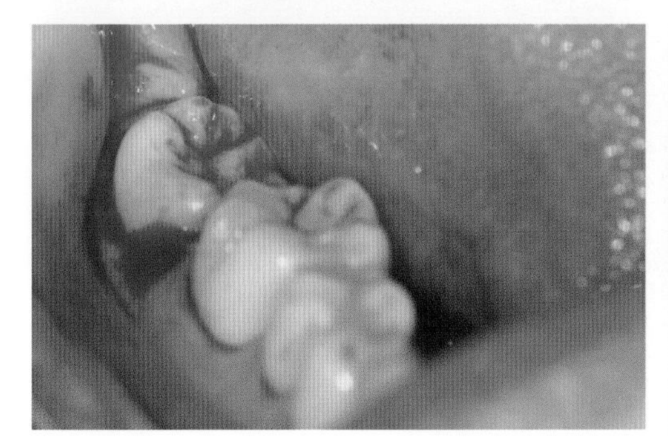

H. 供牙 38 已植入就位

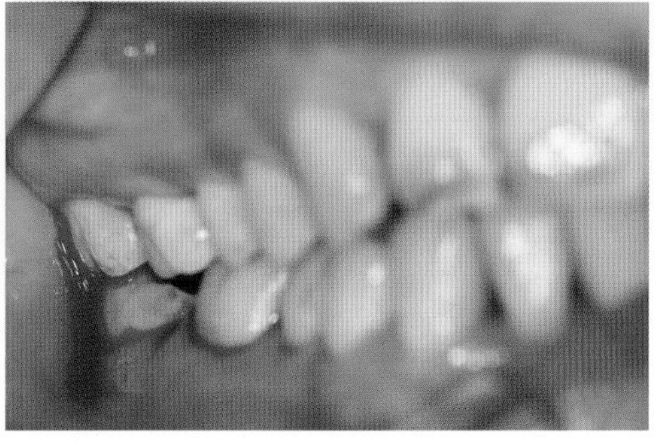

I. 口内咬合侧面观

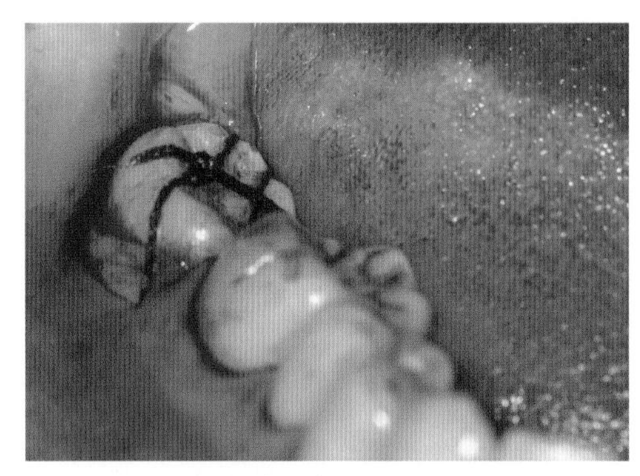

J. 缝合固定移植牙 47

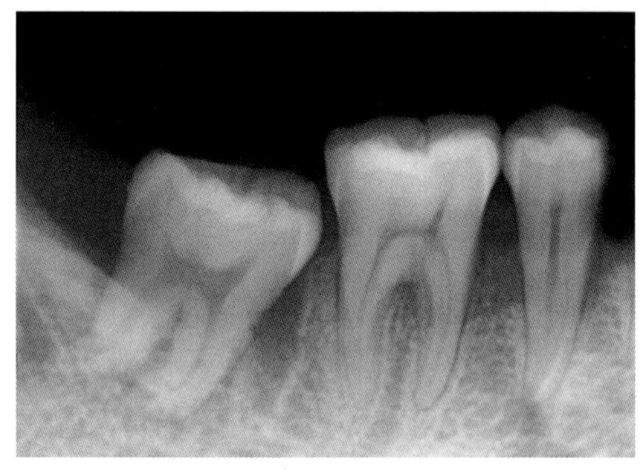

K. 移植牙 47 术后即刻 X 线片

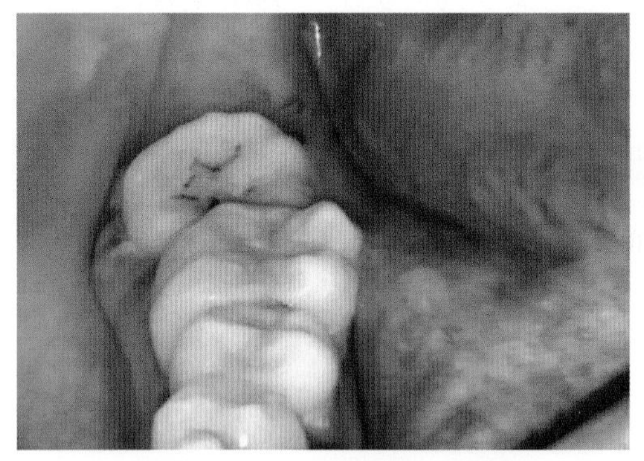

L. 移植牙 47 术后 1 周拆除缝线

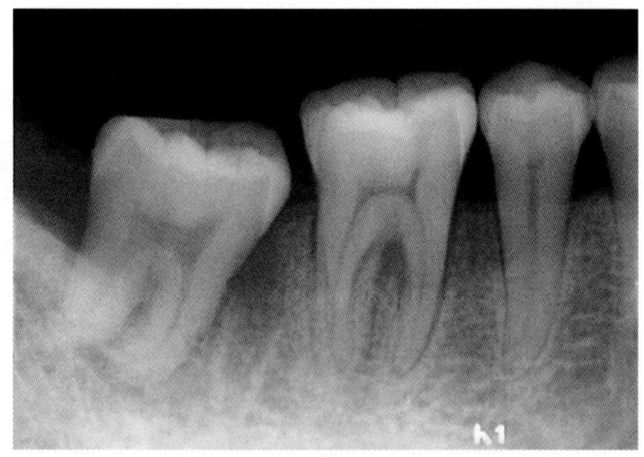

M. 移植牙 47 术后 1 周 X 线片

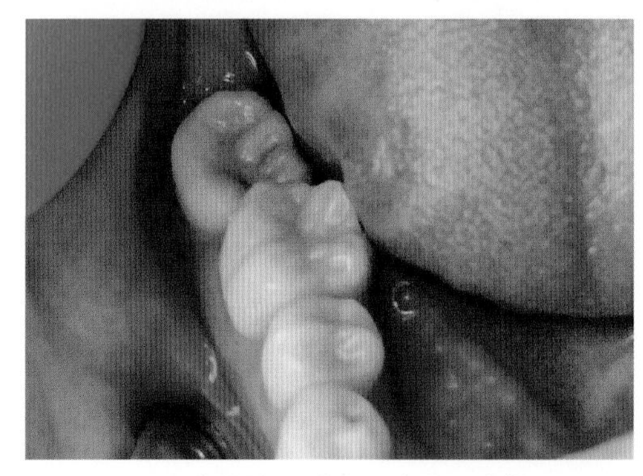

N. 移植牙 47 术后 1 个月口内像

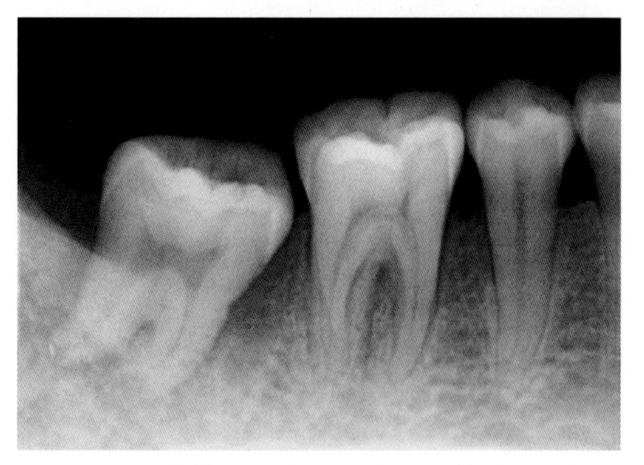

O. 移植牙 47 术后 1 个月 X 线片

图 6-3-6 下颌第二磨牙区同颌对侧垂直高位阻生智齿移植(38→47 区)

（二）下颌第二磨牙区同颌对侧前倾位智齿移植

病例：48→37 区移植（图 6-3-7）

患者，男，33 岁，因 37 残冠，牙体牙髓科建议拔除。

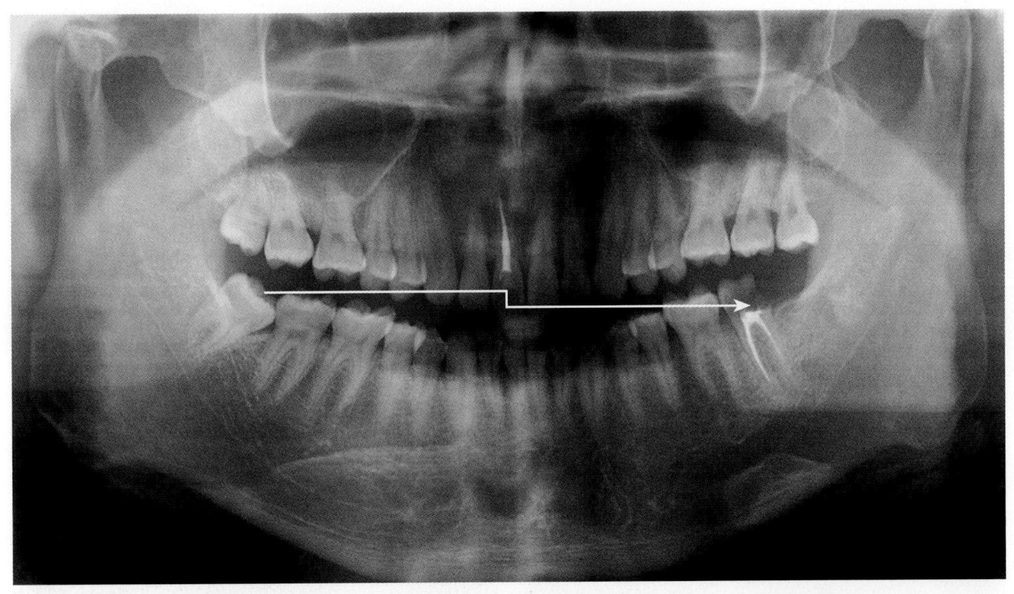

A. 移植术前全景片，37 残冠，48 为前倾高位智齿，拟行 48→37 区移植

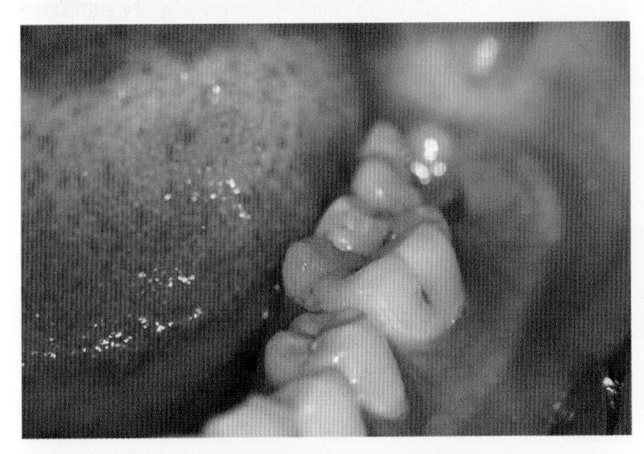

B. 移植术前受植区口内像

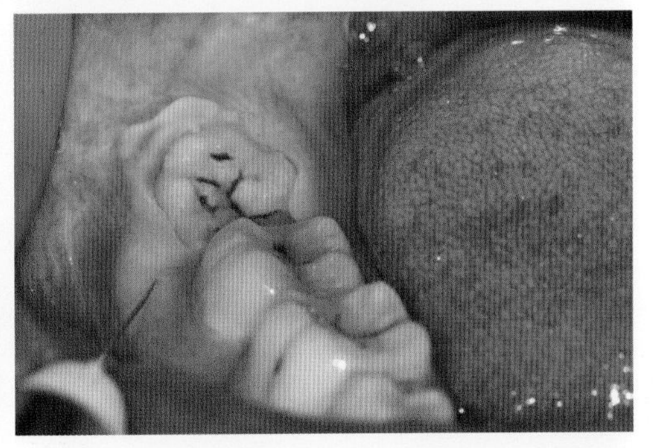

C. 移植术前供区麻醉

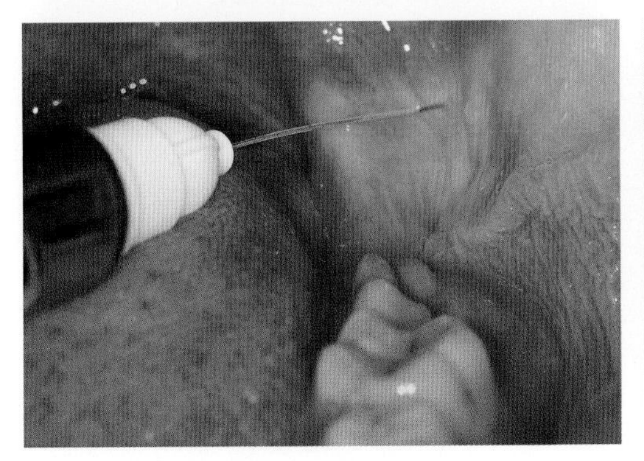

D. 移植术前受植区麻醉

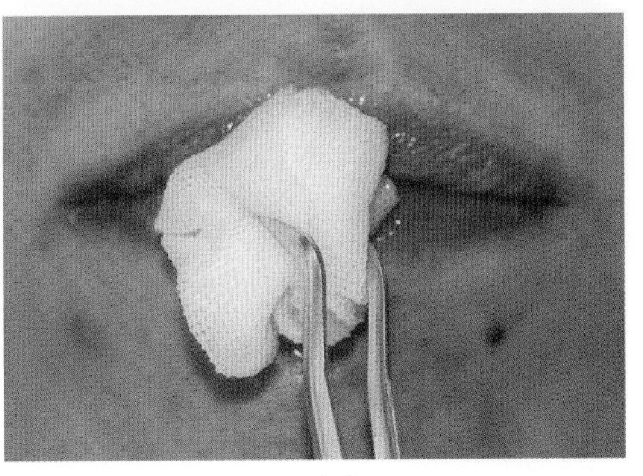

E. 消毒

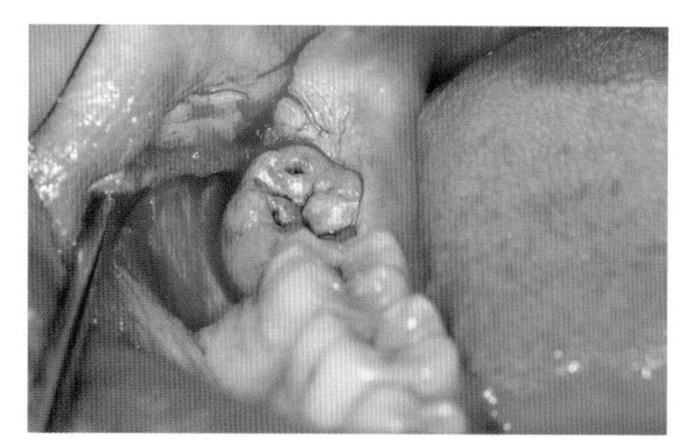

F. 供牙区切龈、翻瓣

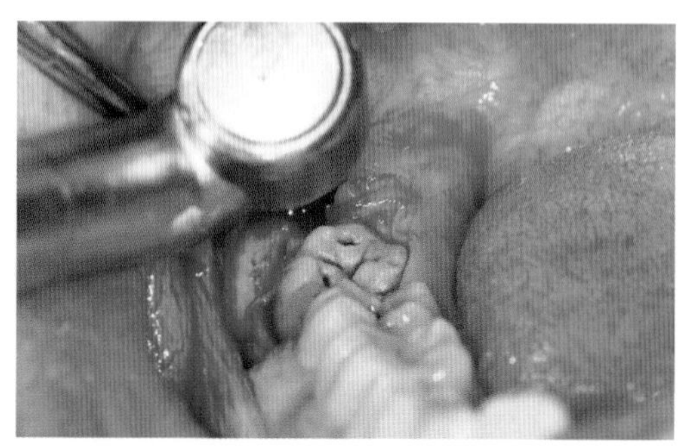

G. 涡轮钻去除远中骨阻力

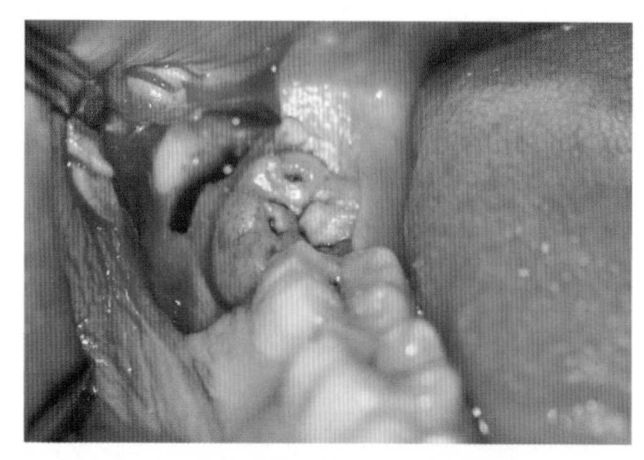

H. 去骨以保证供牙 48 能挺出

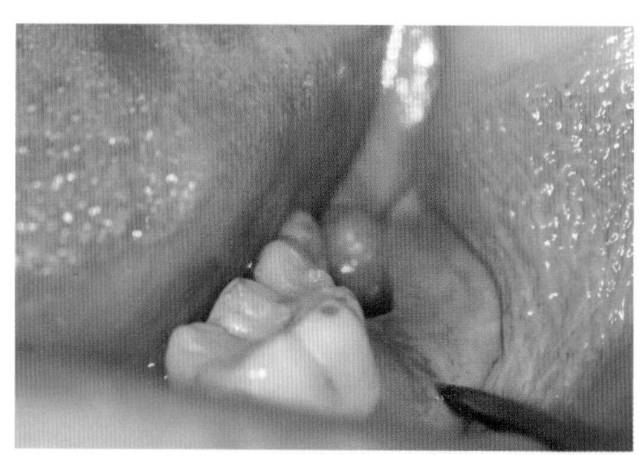

I. 挺松受植区患牙 37

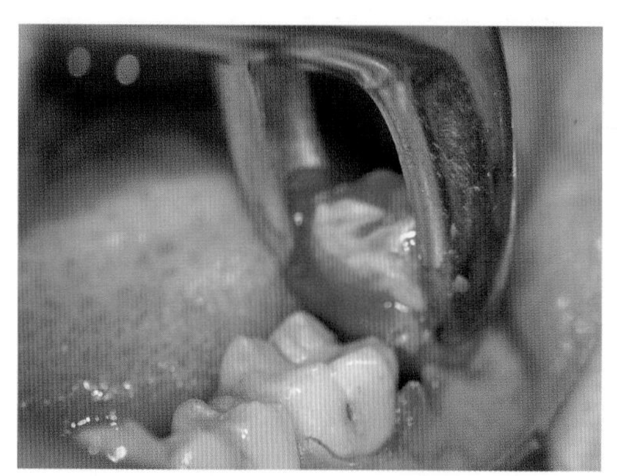

J. 拔除供牙植入新牙槽窝

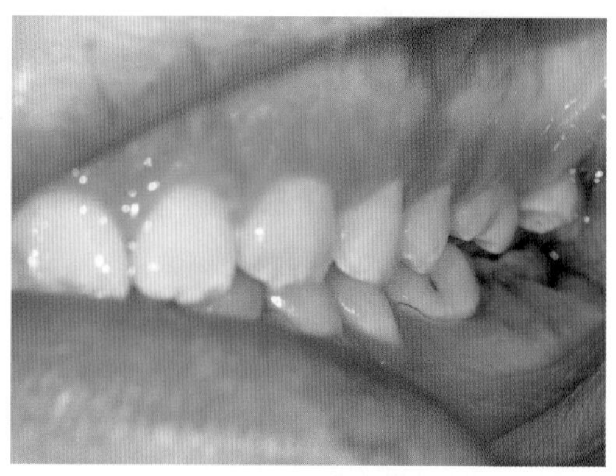

K. 咬合使供牙就位

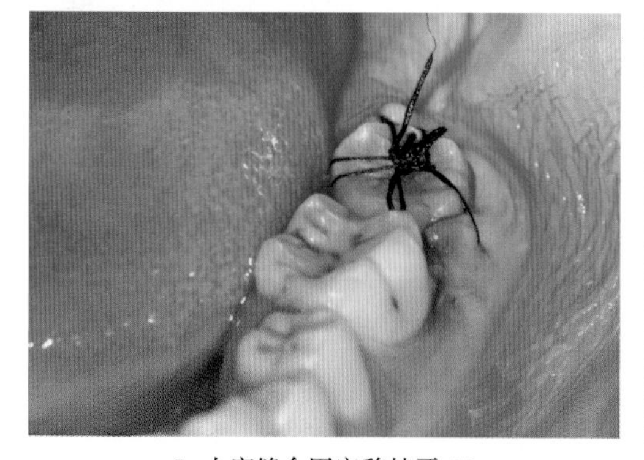

L. 十字缝合固定移植牙 37

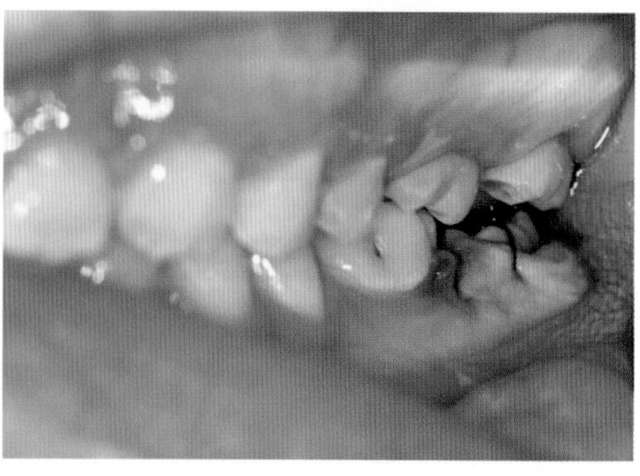

M. 口内咬合侧面观，移植牙 37 低于殆平面

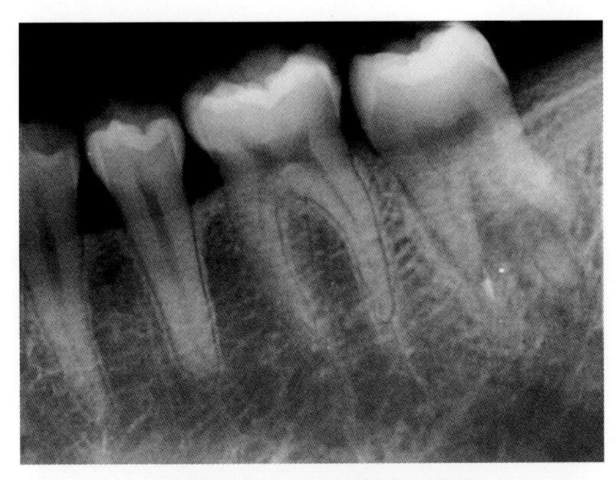

N. 移植牙 37 术后即刻 X 线片

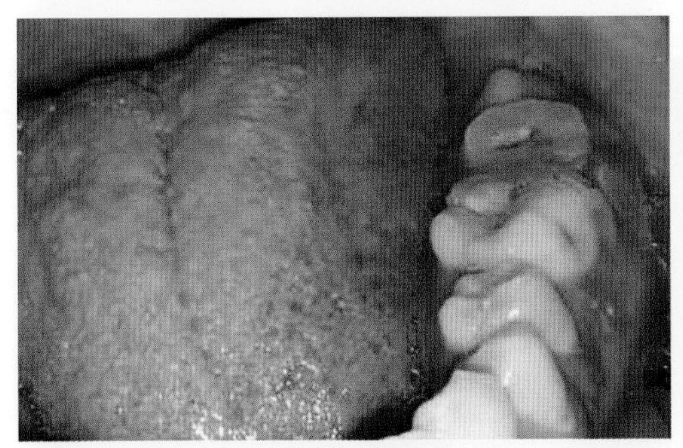

O. 移植牙 37 术后 1 周口内像

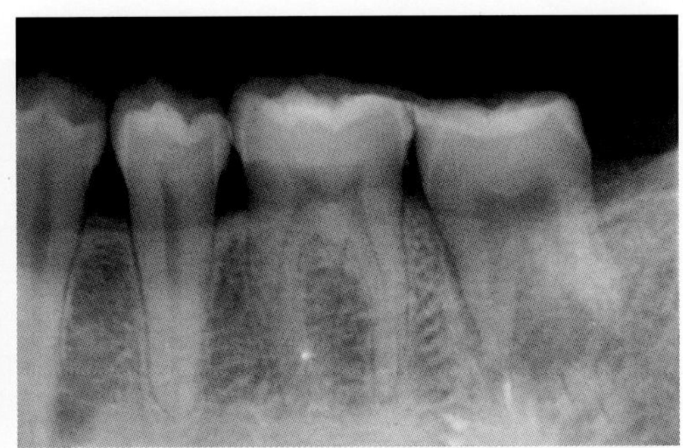

P. 移植牙 37 术后 1 周 X 线片

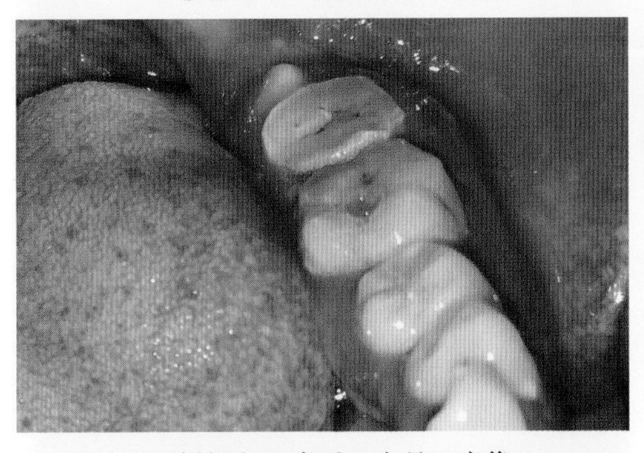

Q. 移植牙 37 术后 1 个月口内像

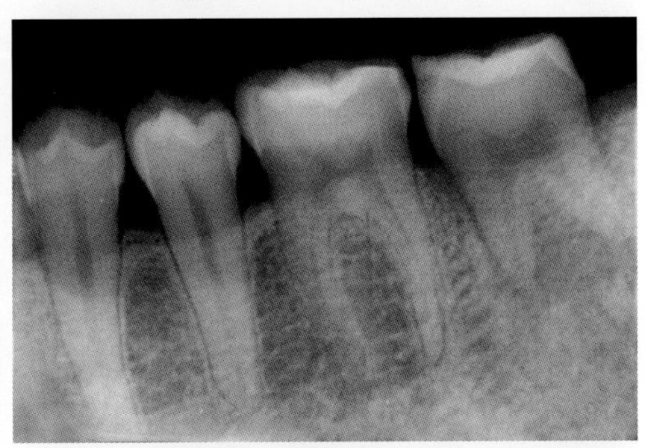

R. 移植牙 37 术后 1 个月 X 线片

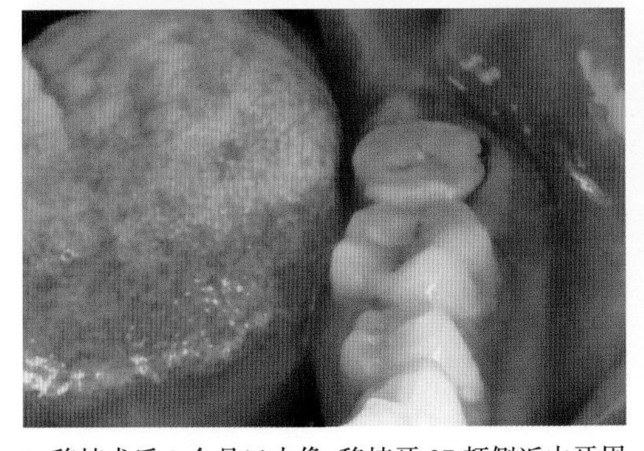

S. 移植术后 3 个月口内像，移植牙 37 颊侧近中牙周袋深，拟行根管治疗

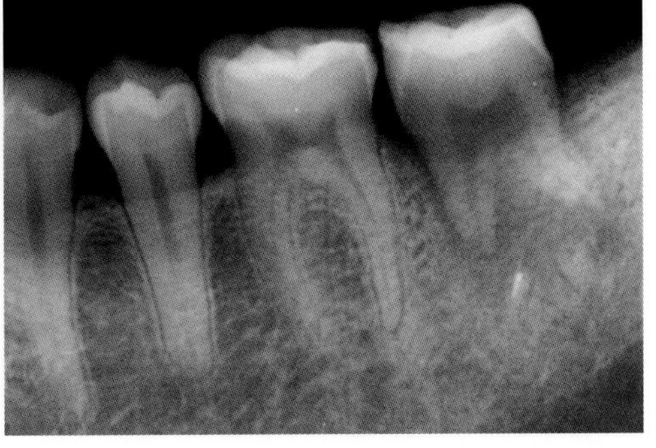

T. 移植术后 3 个月 X 线片，移植牙 37 近中牙槽骨有吸收

图 6-3-7　下颌第二磨牙区同颌对侧前倾位阻生智齿移植（48→37 区）

第四节　下颌磨牙区对颌同侧智齿移植的临床病例

一、下颌第一磨牙区对颌同侧智齿移植病例

1. 病例 1：18→46 区移植（图 6-4-1）

患者，女，31 岁，要求拔除右下颌后牙。口内检查：46 殆面大面积充填体，18 为垂直高位智齿，稍下垂。

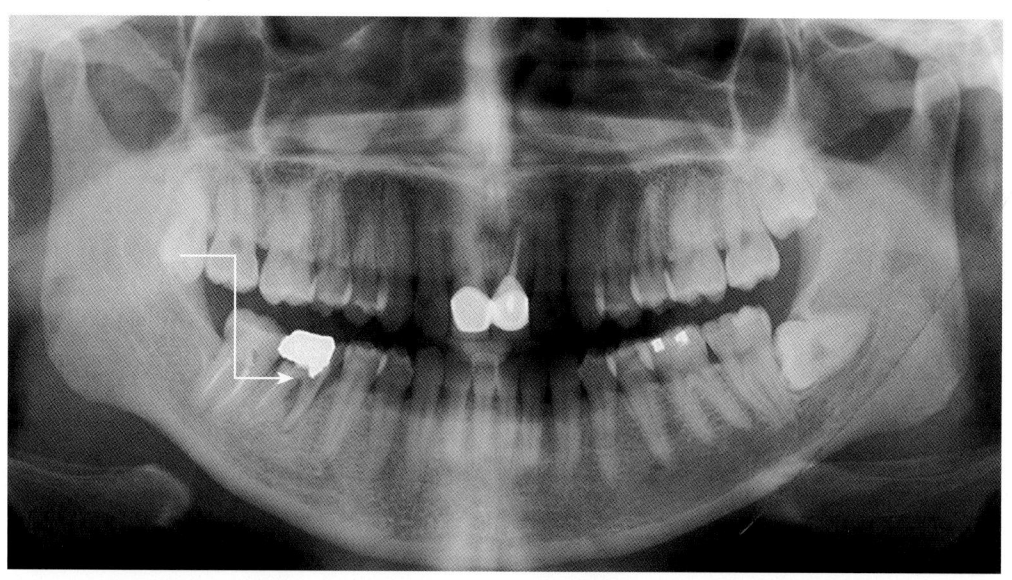

A. 移植术前全景片，46 根尖周及根分叉病变，18 牙根较聚拢，拟行 18→46 区移植

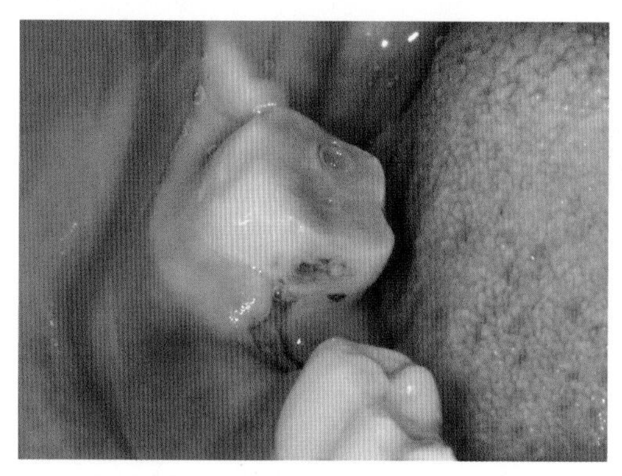

B. 患牙 46 拔除 2 周后牙槽窝愈合情况

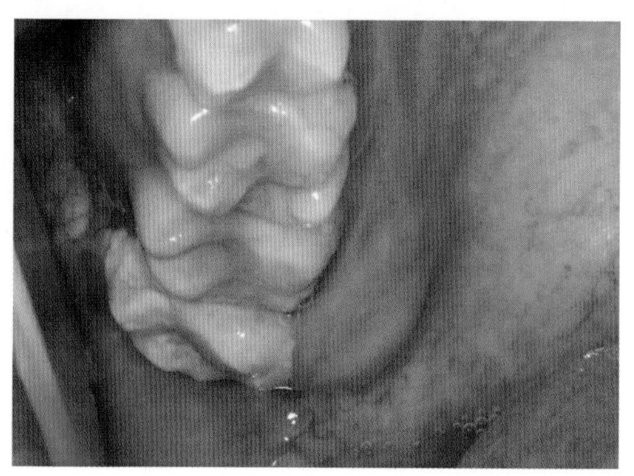

C. 术前供牙 18 口内像

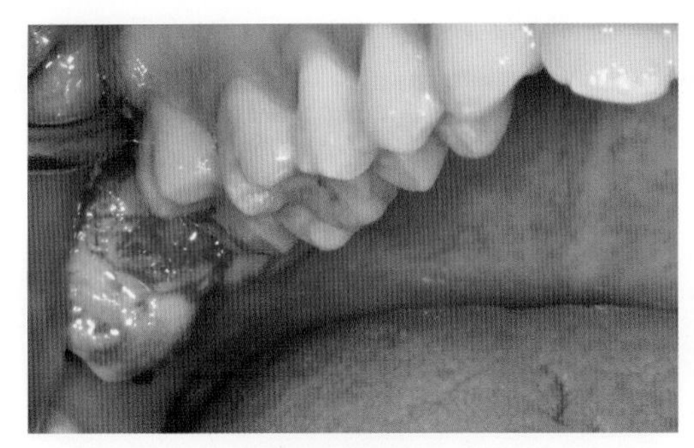

D. 挺出供牙 18

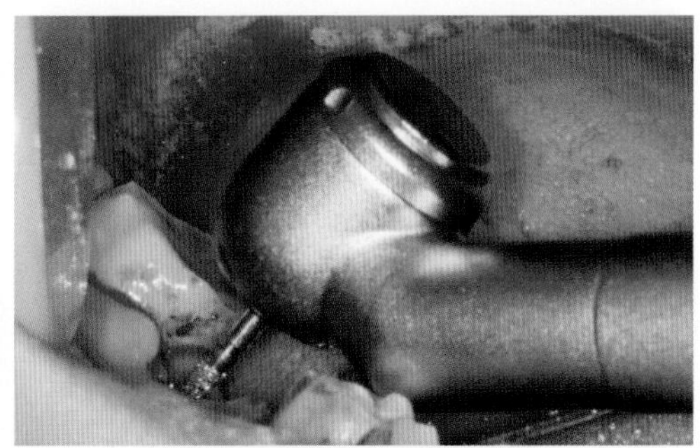

E. 修整制备新牙槽窝

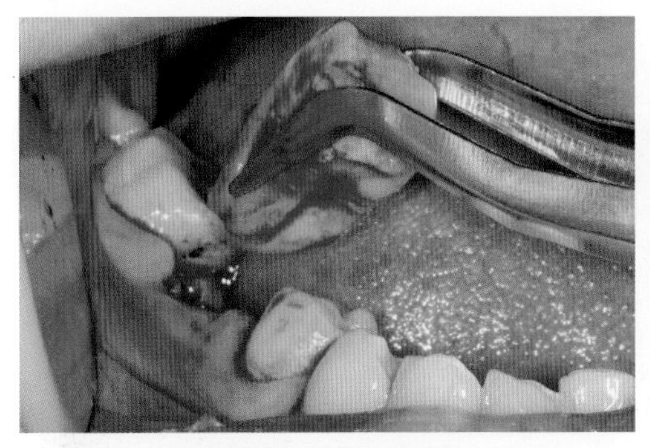

F. 供牙植入新的牙槽窝

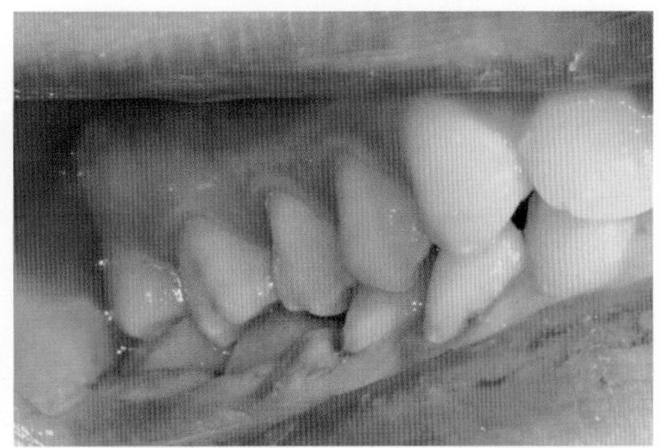

G. 移植牙 46 就位后调𬌗,使其与对颌牙 15、16 无接触

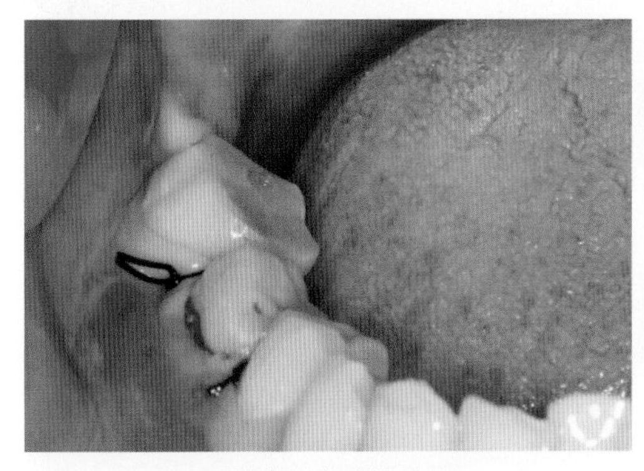

H. 缝合固定移植牙 46

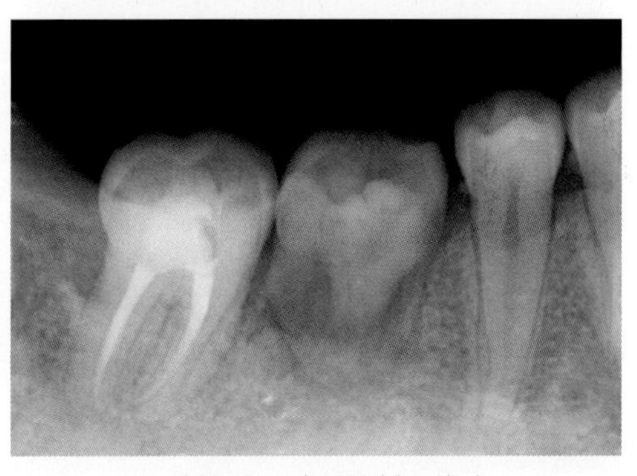

I. 移植牙 46 术后即刻 X 线片

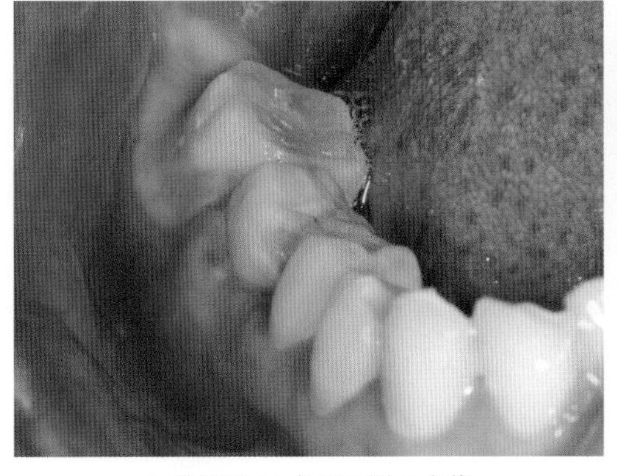

J. 移植牙 46 术后 1 周口内像

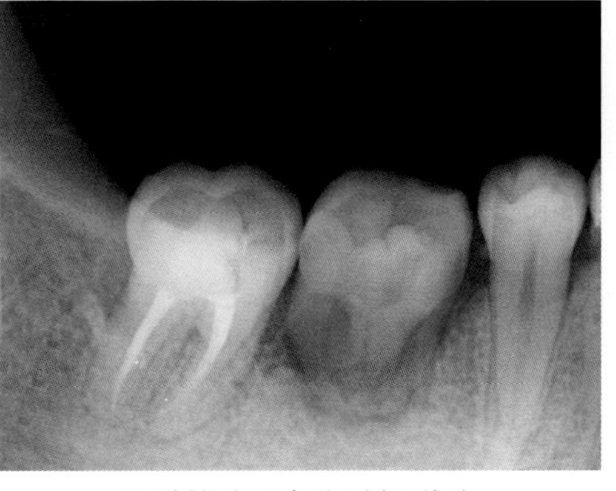

K. 移植牙 46 术后 1 周 X 线片

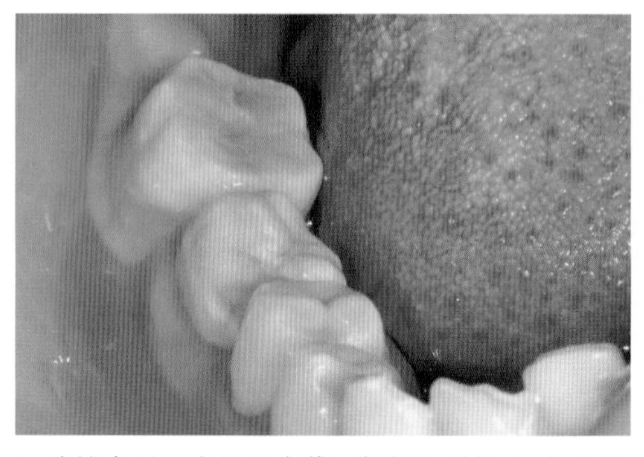

L. 移植术后 1 个月口内像，移植牙 46 叩（±），不松动，牙龈愈合佳

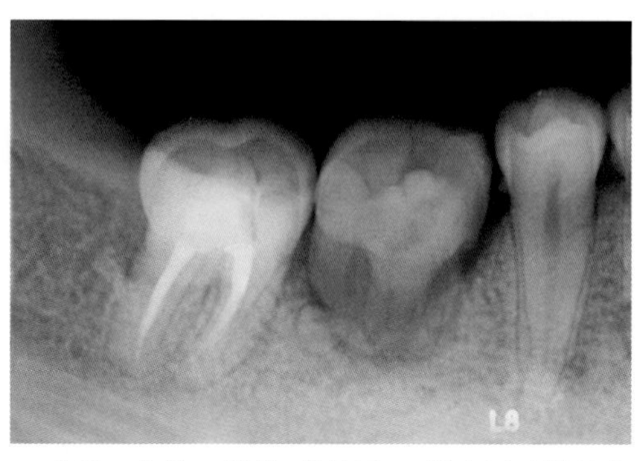

M. 术后 1 个月 X 线片，移植牙 46 根尖区暗影较之前增大，拟行根管治疗

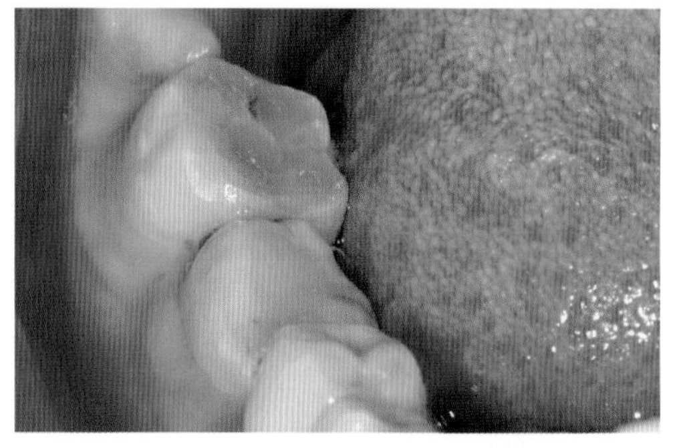

N. 移植牙 46 术后 3 个月口内像

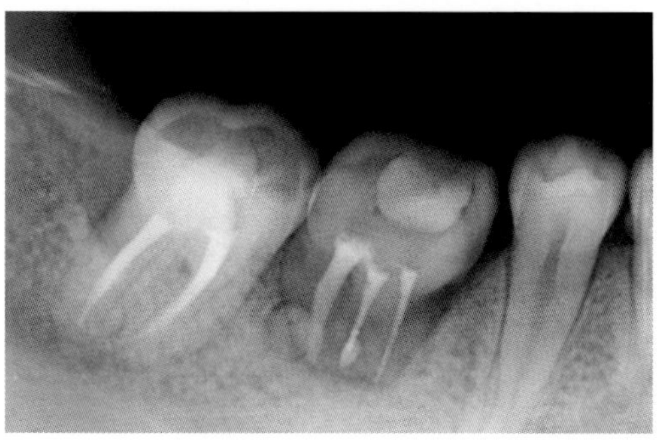

O. 移植术后 3 个月 X 线片，移植牙 46 根管治疗后根尖低密度影明显好转

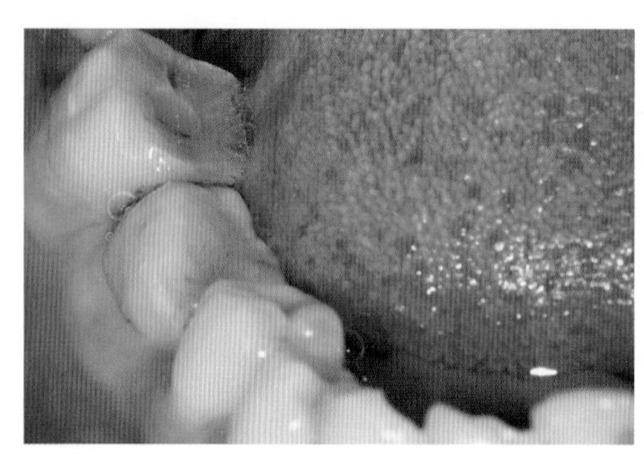

P. 移植术后 0.5 年口内像，移植牙 46 不松动，无牙周袋

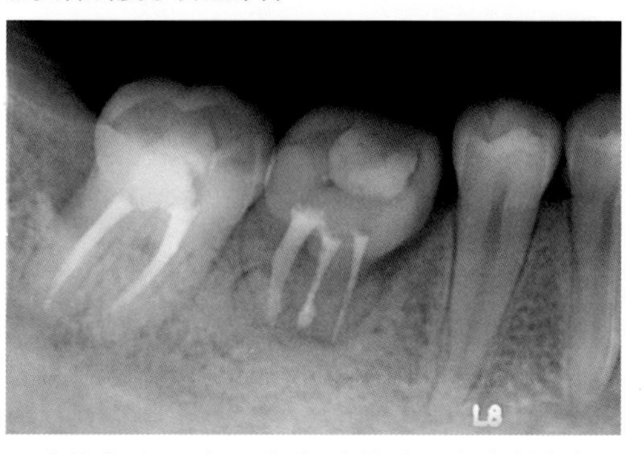

Q. 移植术后 0.5 年 X 线片，移植牙 46 根尖低密度影基本消失

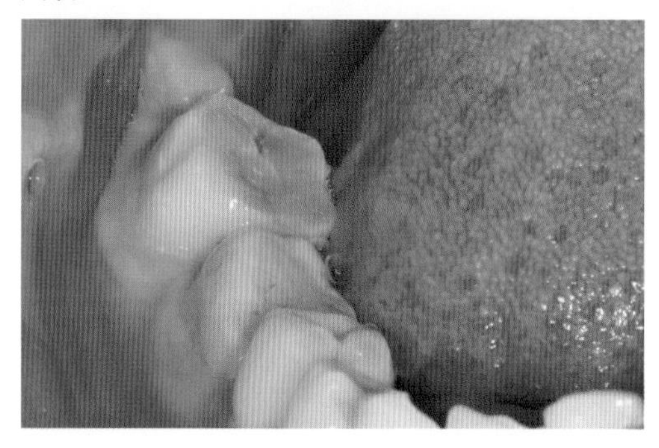

R. 移植术后 9 个月口内像，移植牙 46 不松动

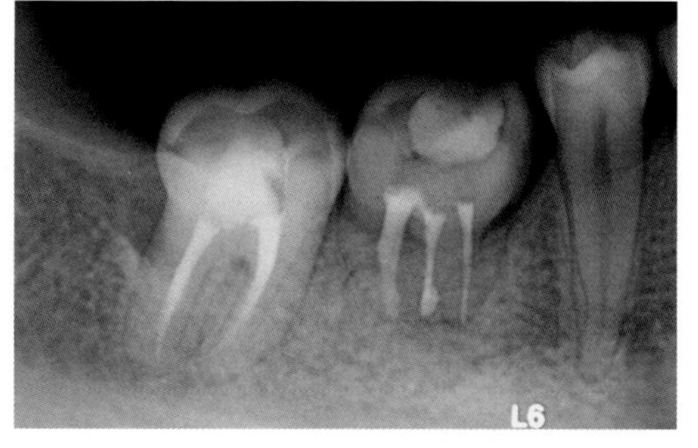

S. 移植牙 46 术后 9 个月 X 线片

图 6-4-1　下颌第一磨牙区对颌同侧智齿移植（18→46 区）

2. 病例 2:28→36 区移植(图 6-4-2)

患者,男,29 岁,因左下颌后牙不能修复而要求拔除。口内检查:36 残冠,18、28、38、48 均为垂直高位智齿。

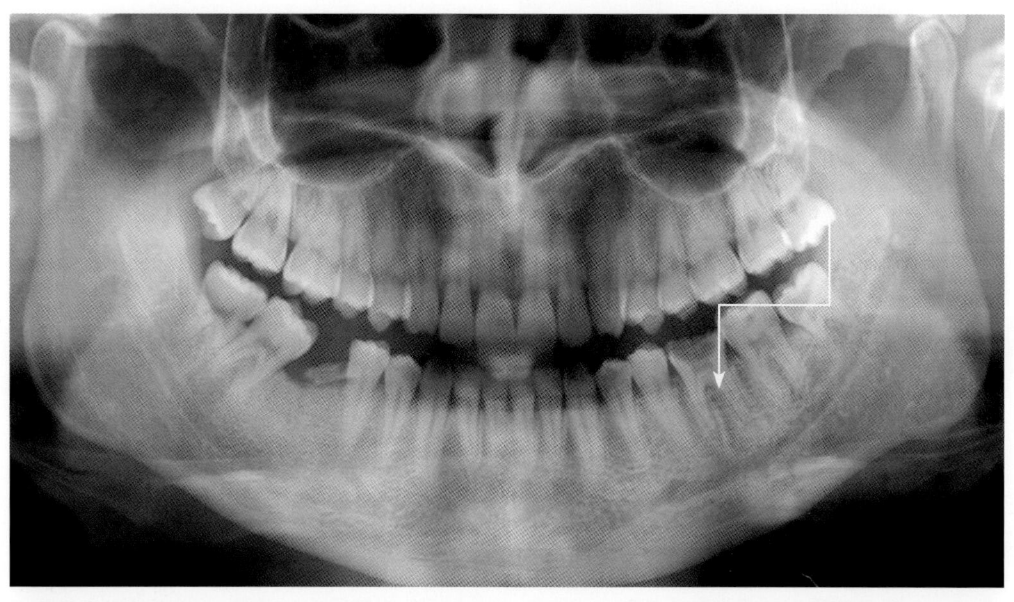

A. 移植术前全景片,36 根尖区未见明显异常;38、48 根分叉较大,拔出时易断根,28 根形态好,拟行 28→36 区移植

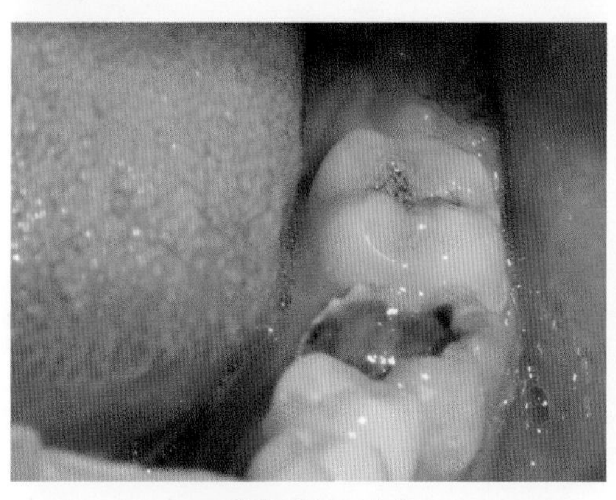

B. 移植术前口内像

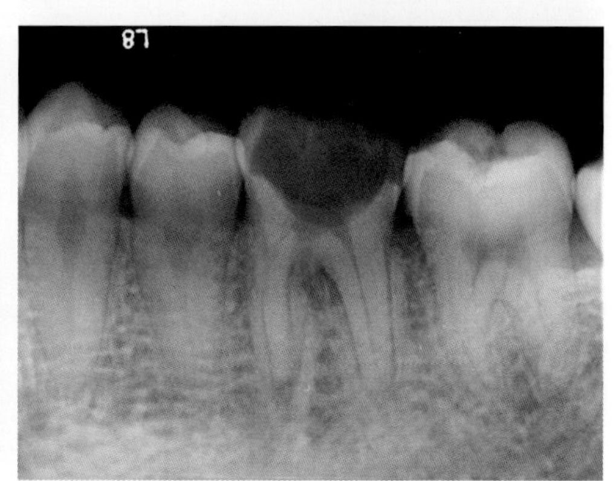

C. 移植术前 X 线片

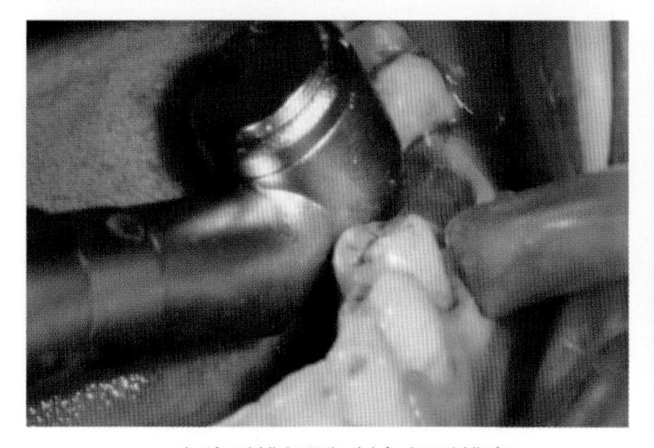

D. 去除牙槽间隔,制备新牙槽窝

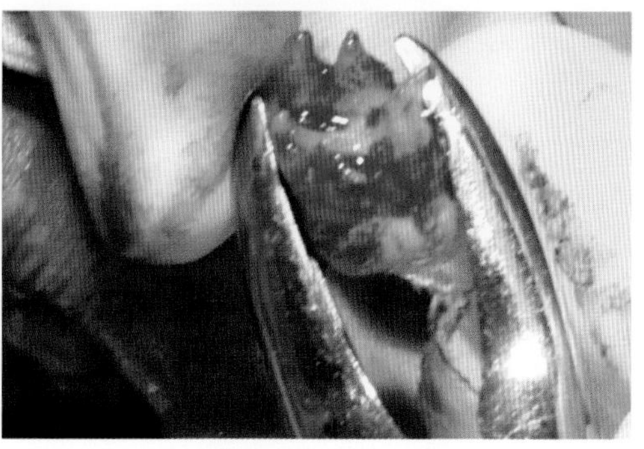

E. 拔出供牙 28,为多根牙

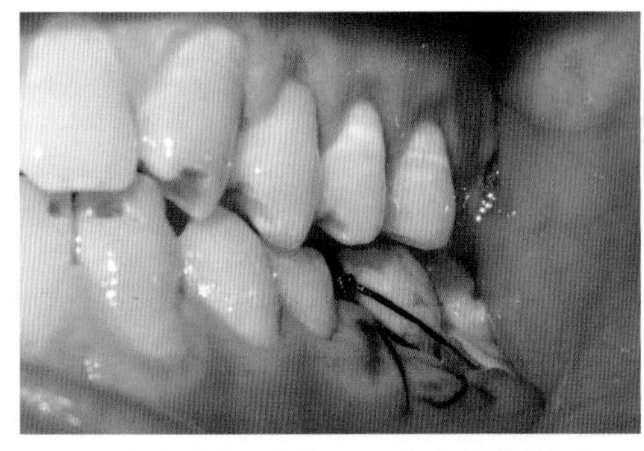

F. 缝合固定移植牙 36，口内咬合侧面观

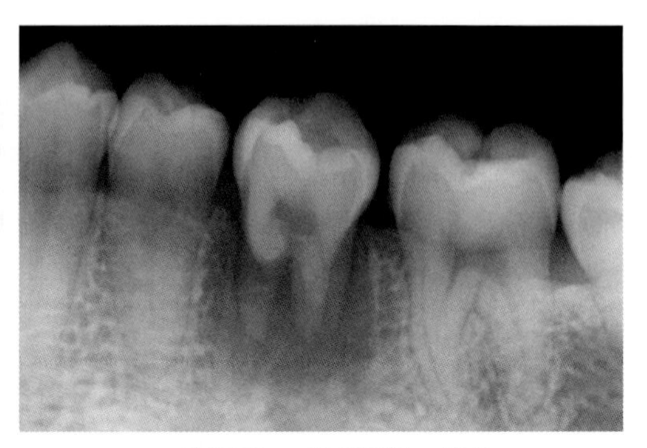

G. 移植牙 36 术后即刻 X 线片

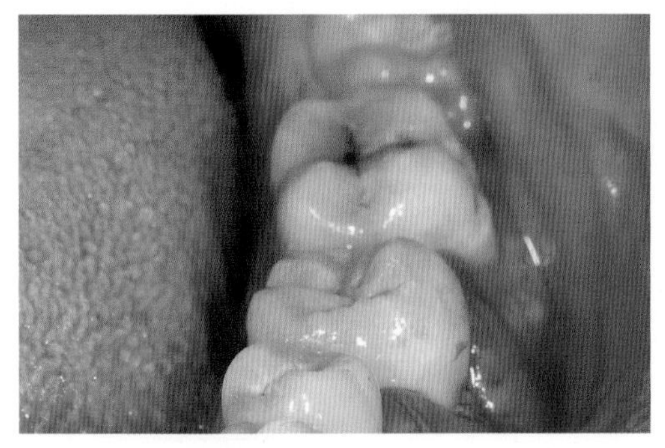

H. 移植牙 36 术后 1 周口内像

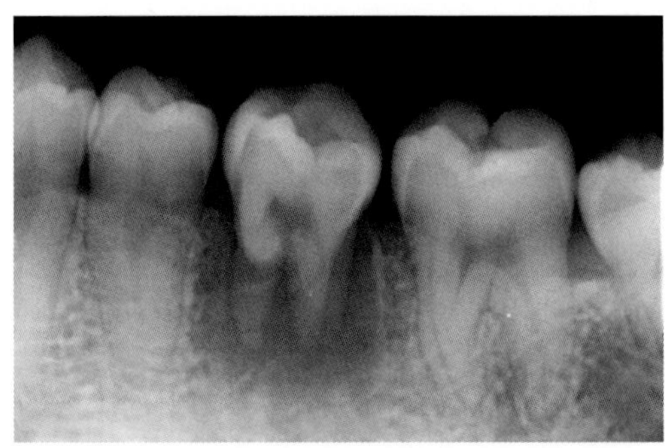

I. 移植牙 36 术后 1 周 X 线片

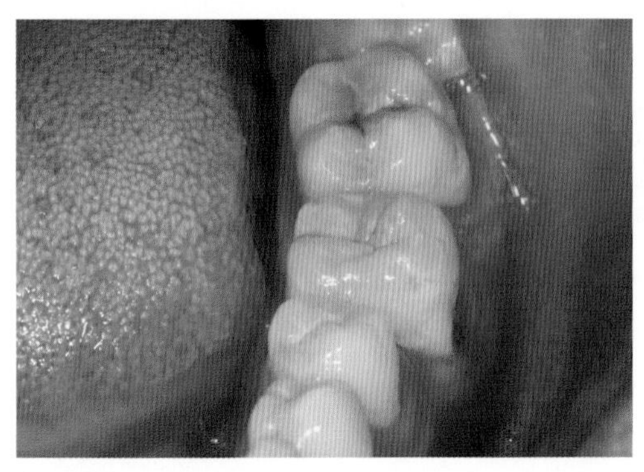

J. 移植术后 3 个月口内像，患者无不适主诉，移植牙 36 叩（-），不松，颊侧近中牙龈退缩 1mm，未探及深牙周袋

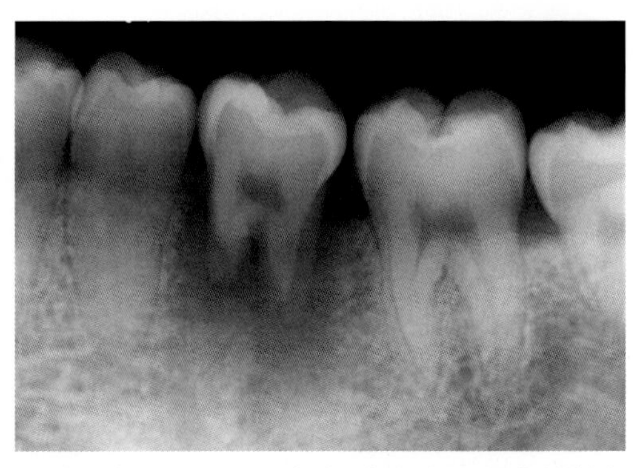

K. 移植术后 3 个月 X 线片，移植牙 36 根尖周低密度影较之前明显缩小

图 6-4-2　下颌第一磨牙区对颌同侧智齿移植（28→36 区）

二、下颌第二磨牙区对颌同侧智齿移植病例

1. 病例 1：18→47 区移植（图 6-4-3）

患者，女，38 岁，要求拔除右下颌松动牙。口内检查：47 叩（+），松动度Ⅱ°，18 垂直低位智齿，稍下垂。

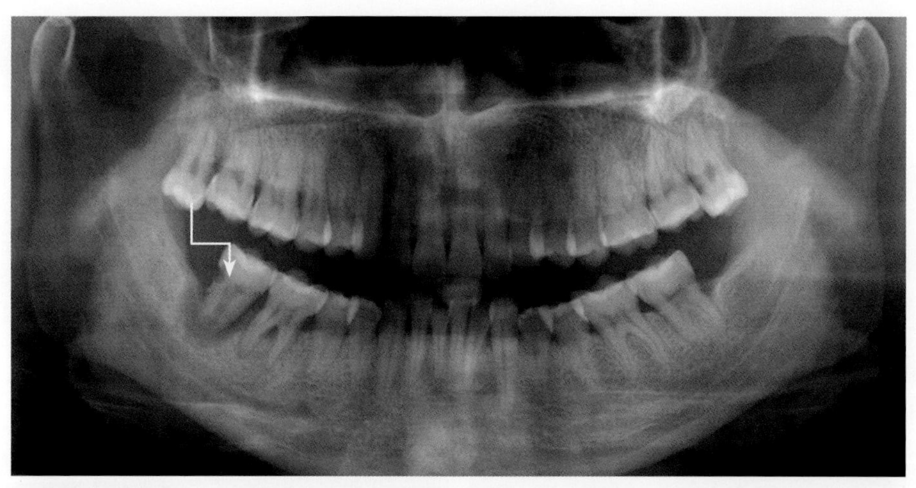

A. 移植术前全景片,47 根尖周病变严重,需要二期移植,拟先拔除 47,待牙槽窝炎症消除后再行 18→47 区移植

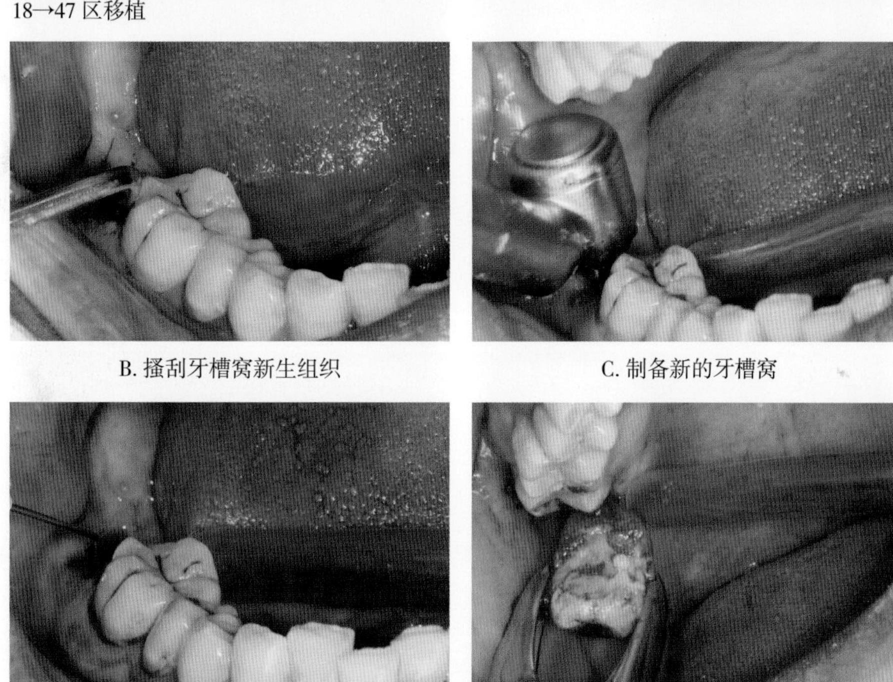

B. 搔刮牙槽窝新生组织

C. 制备新的牙槽窝

D. 冲洗

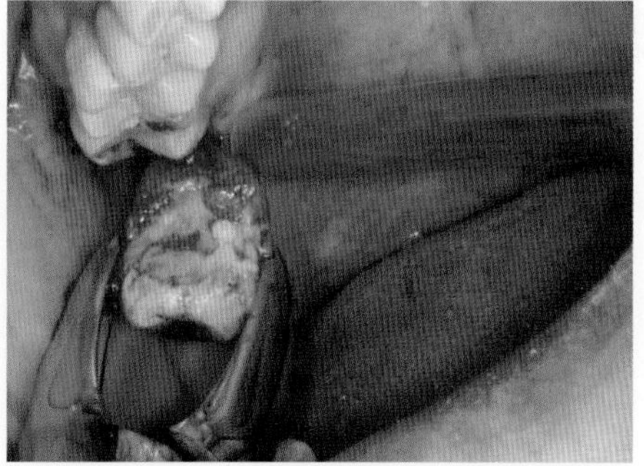

E. 拔出供牙 18

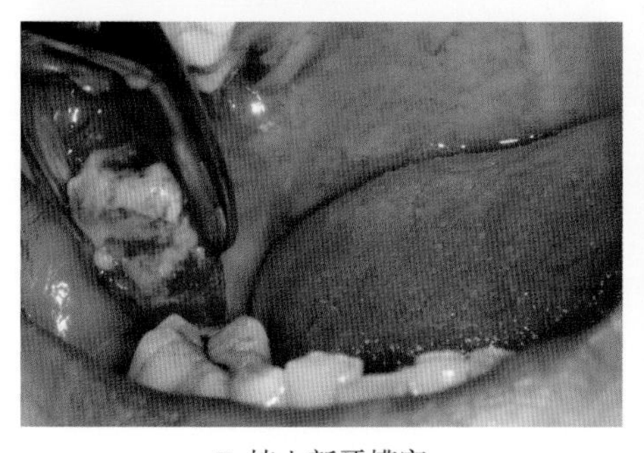

F. 植入新牙槽窝

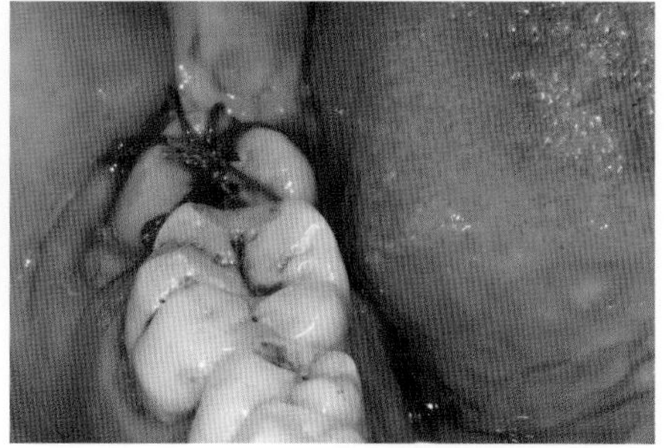

G. 就位、缝合固定移植牙 47

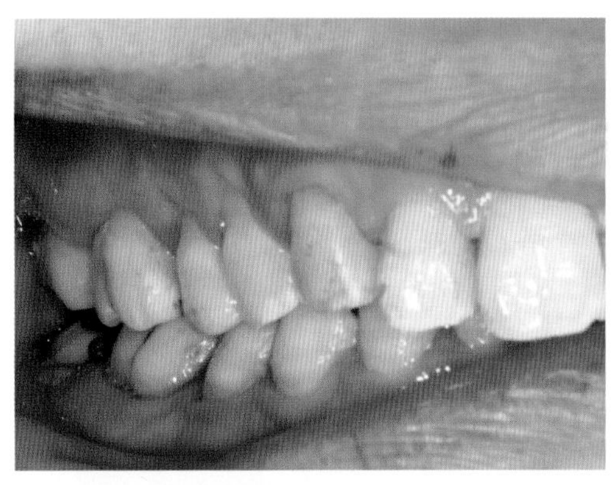

H. 口内咬合侧面观，移植牙 47 略低于𬌗平面

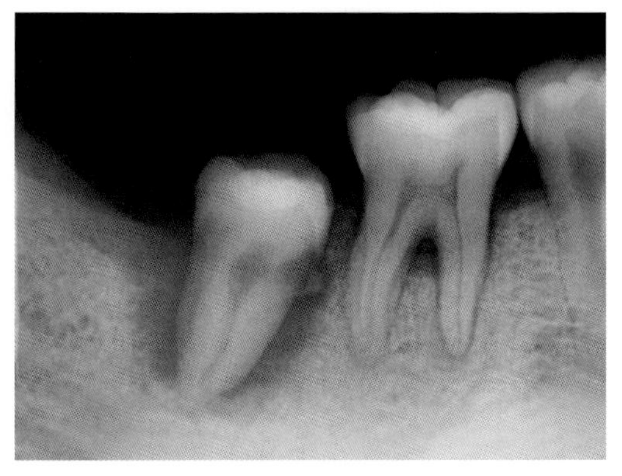

I. 移植牙 47 术后即刻 X 线片

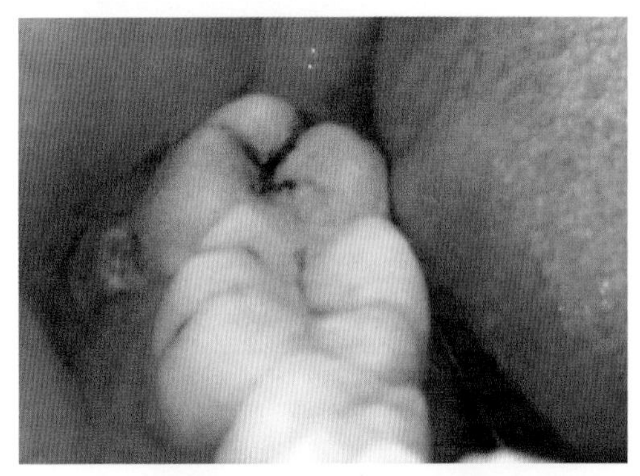

J. 移植牙 47 术后 1 周口内像

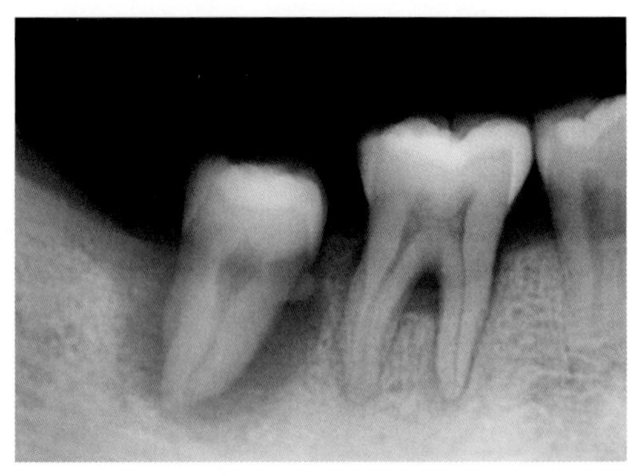

K. 移植牙 47 术后 1 周 X 线片

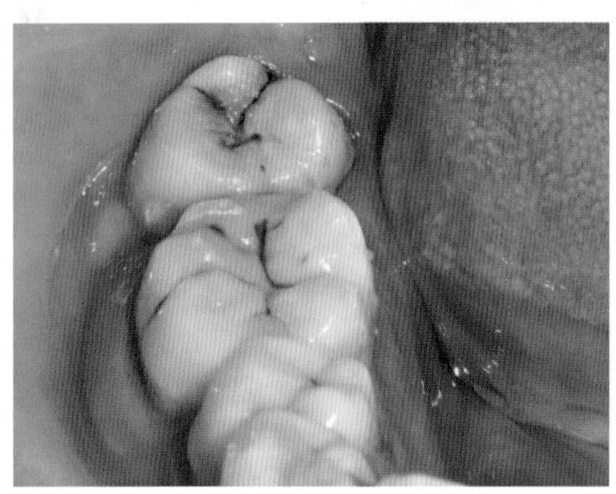

L. 移植术后 1 个月口内像，患者无不适主诉，移植牙 47 叩(-)，松动度Ⅰ°，牙龈愈合佳

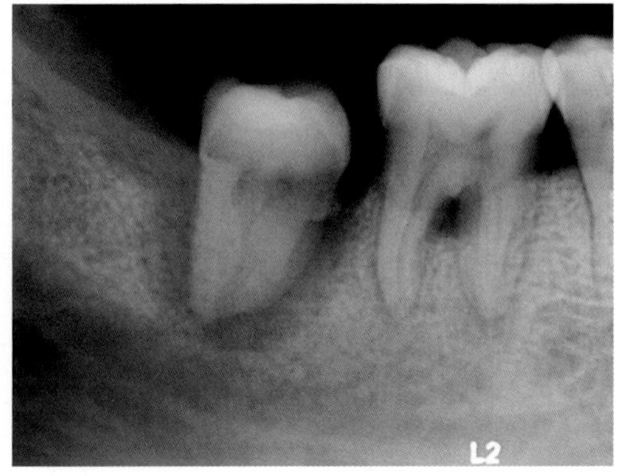

M. 移植术后 1 个月 X 线片，移植牙 47 根尖周低密度影较之前缩小

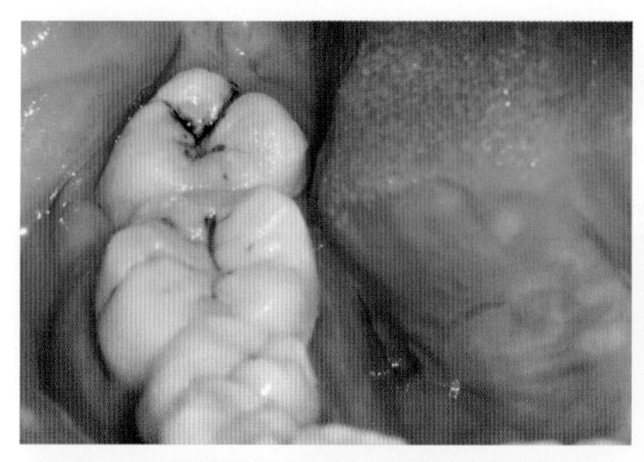

N. 移植牙 47 术后 2 个月口内像

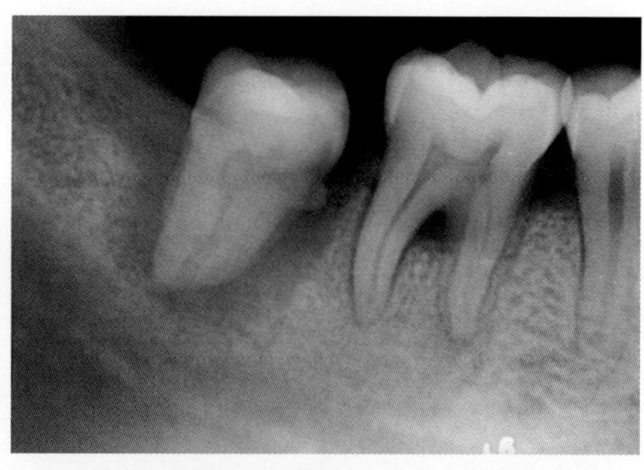

O. 移植牙 47 术后 2 个月 X 线片

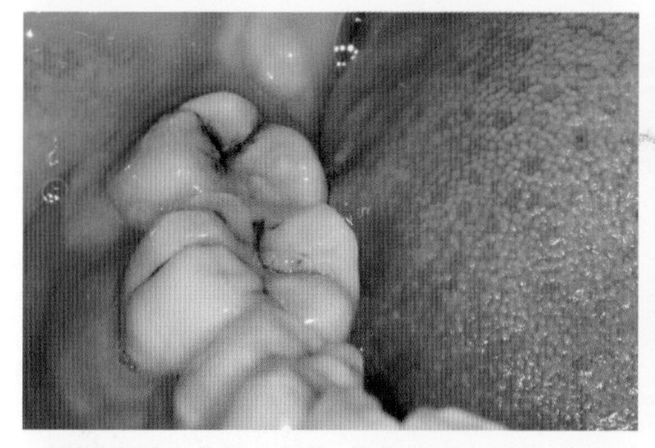

P. 移植术后 5 个月口内像，患者出现咬合痛，移植牙 47 叩(+)，松动度Ⅰ°

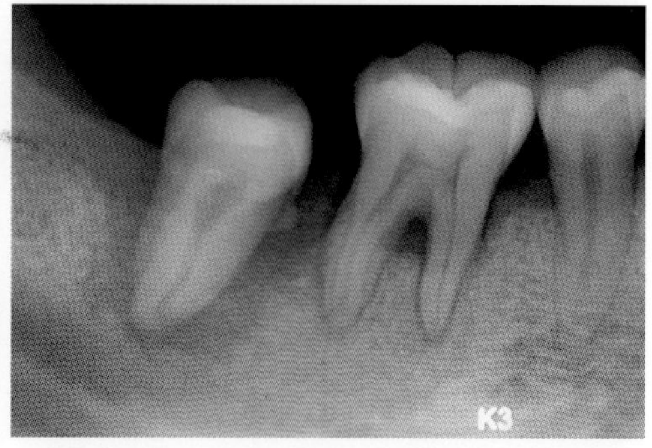

Q. 移植术后 5 个月 X 线片，移植牙 47 根尖周低密度影较之前无明显变化，建议行根管治疗

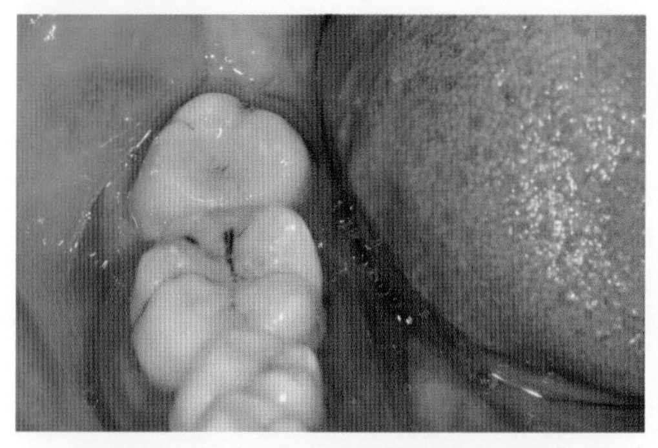

R. 移植牙 47 术后 5 个月根充后口内像

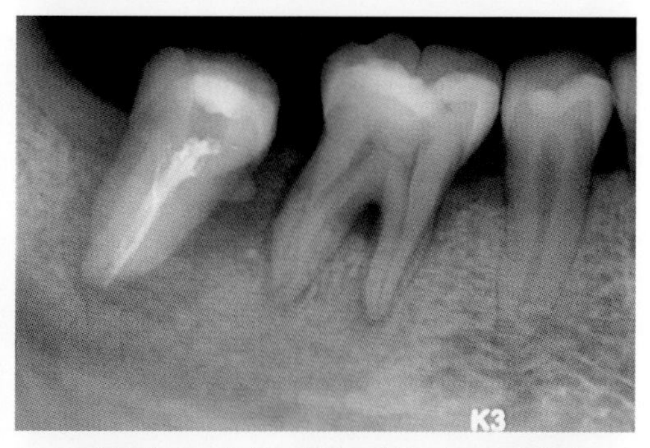

S. 移植术后 5 个月 X 线片，移植牙 47 已行根充

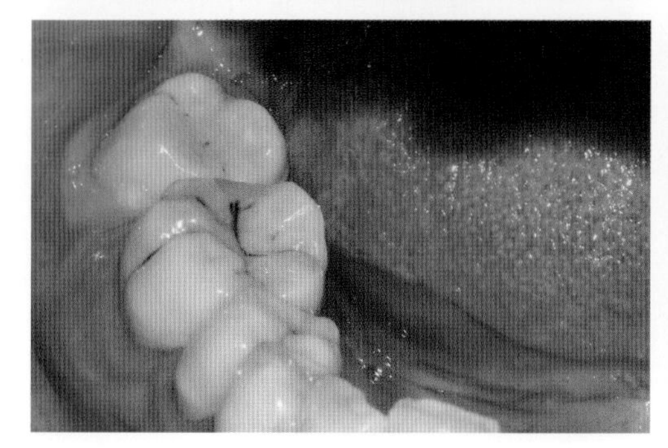

T. 移植牙 47 术后 0.5 年，根充后 1 个月口内像，患者无不适主诉

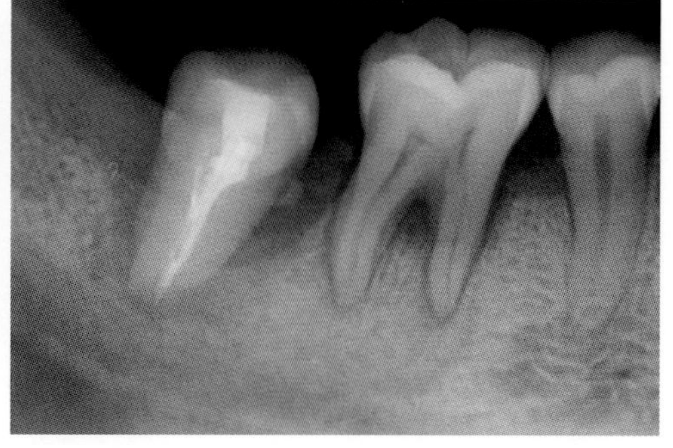

U. 移植术后 0.5 年、根充后 1 个月 X 线片，移植牙 47 根尖周低密度影较之前明显缩小

图 6-4-3　下颌第二磨牙区对颌同侧智齿移植(18→47 区)

2. 病例 2:28→37 区移植(图 6-4-4)

患者,女,38 岁,因拔牙而就诊。口内检查:37 残根,18、28 为垂直低位智齿,48 为垂直高位智齿,18、48 咬合关系佳。

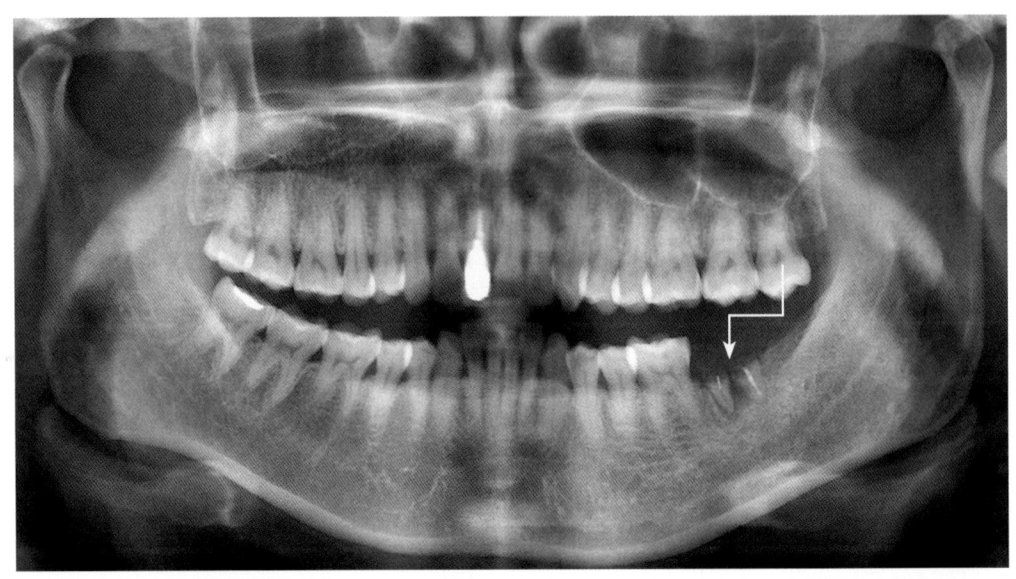

A. 移植术前全景片,37 根尖周病变;28 牙根形态好,拟行 28→37 区移植

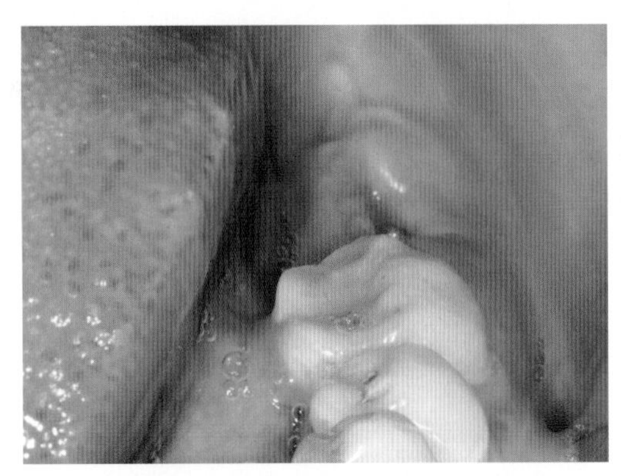

B. 移植术前受植区口内像,37 残根

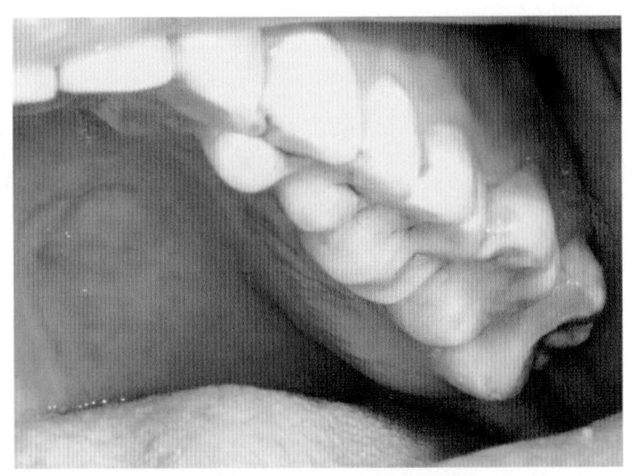

C. 移植术前供牙 28 口内像

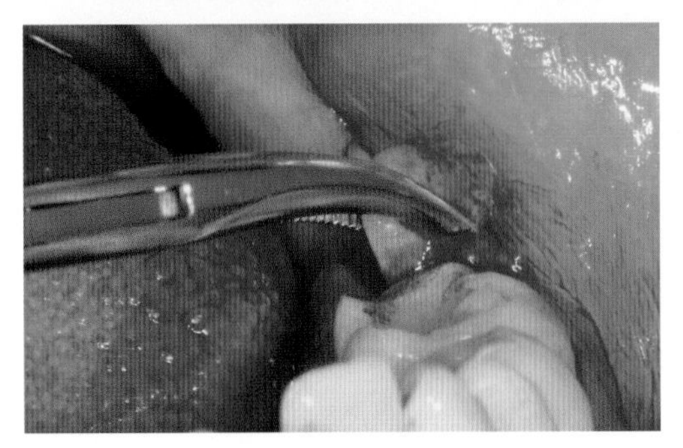

D. 挺松并拔除受植区残根

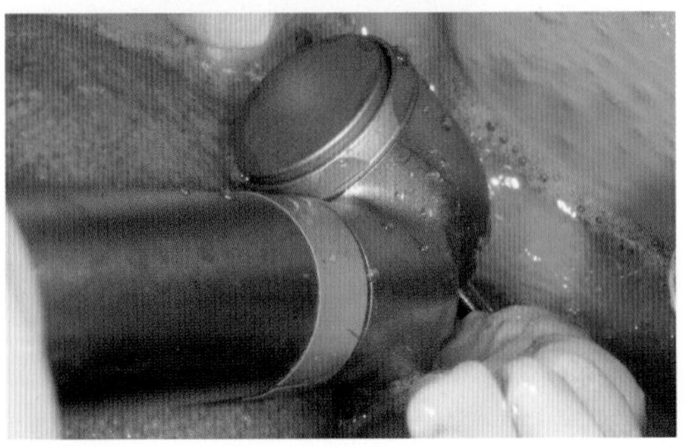

E. 修整制备牙槽窝

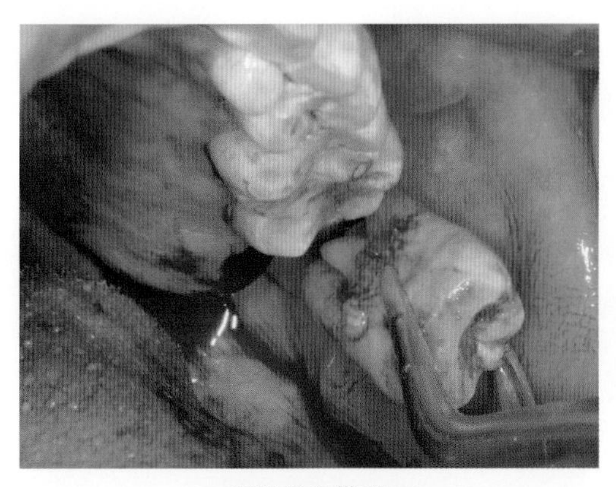

F. 挺松拔出供牙 28

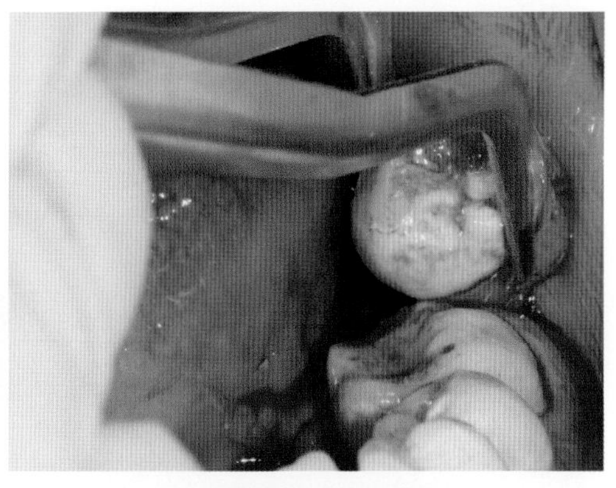

G. 将供牙植入新牙槽窝

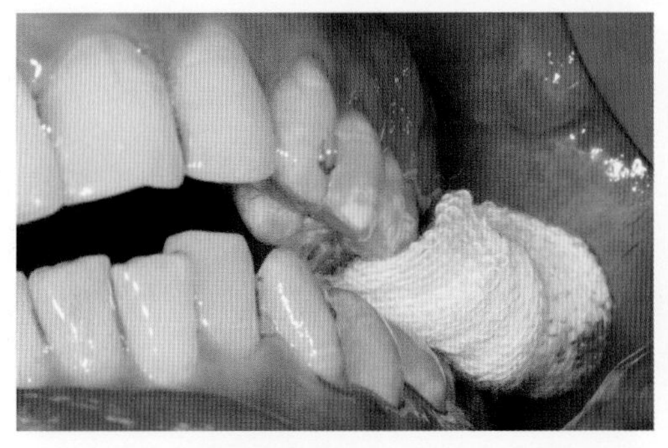

H. 垫上纱布垫嘱患者咬合使供牙就位

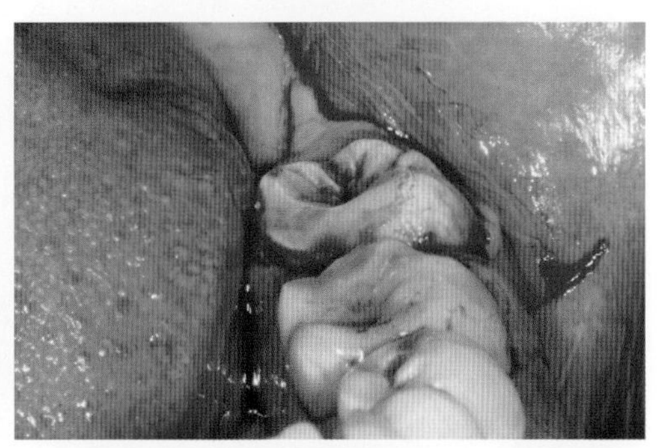

I. 供牙就位后

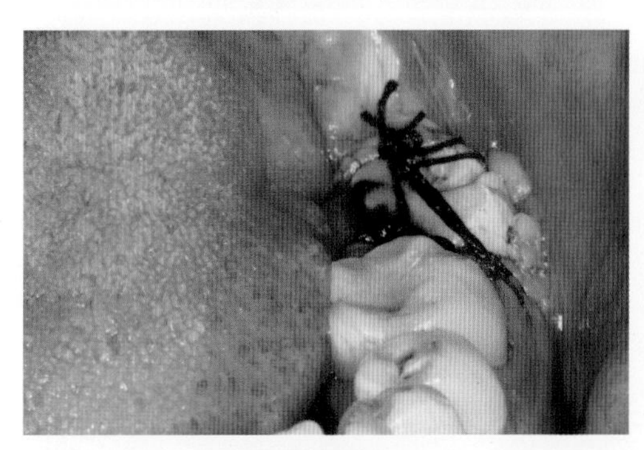

J. 缝合固定移植牙 37

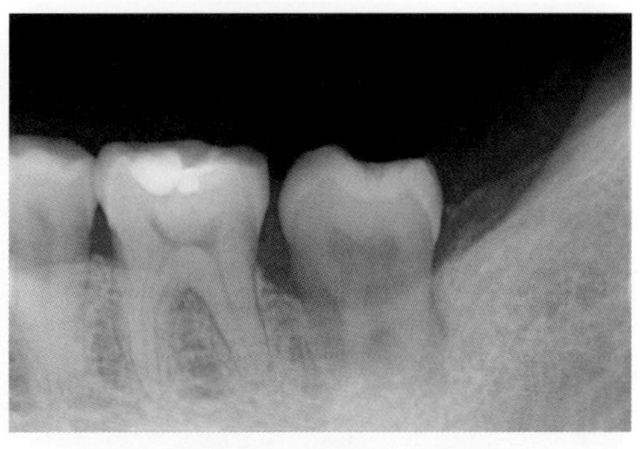

K. 移植牙 37 术后即刻 X 线片

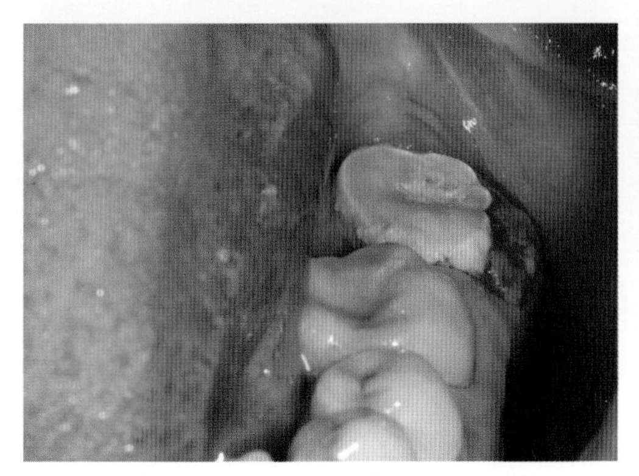

L. 移植牙 37 术后 1 周拆除缝线口内像

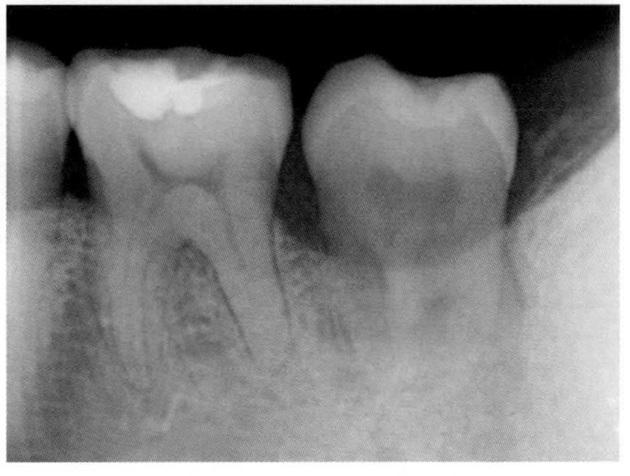

M. 移植牙 37 术后 1 周 X 线片

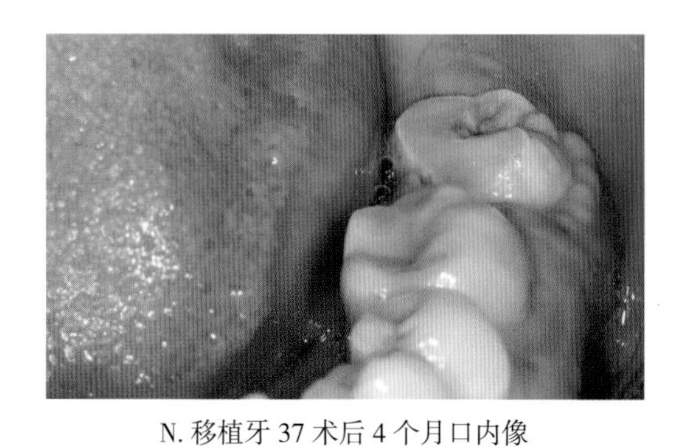

N. 移植牙 37 术后 4 个月口内像

图 6-4-4　下颌第二磨牙区对颌同侧智齿移植(28→37 区)

第五节　下颌磨牙区对颌异侧智齿移植的临床病例

一、下颌第一磨牙区对颌异侧智齿移植病例

1. 病例 1:18→36 区移植(图 6-5-1)

患者,女,23 岁,要求 36 区行移植术。

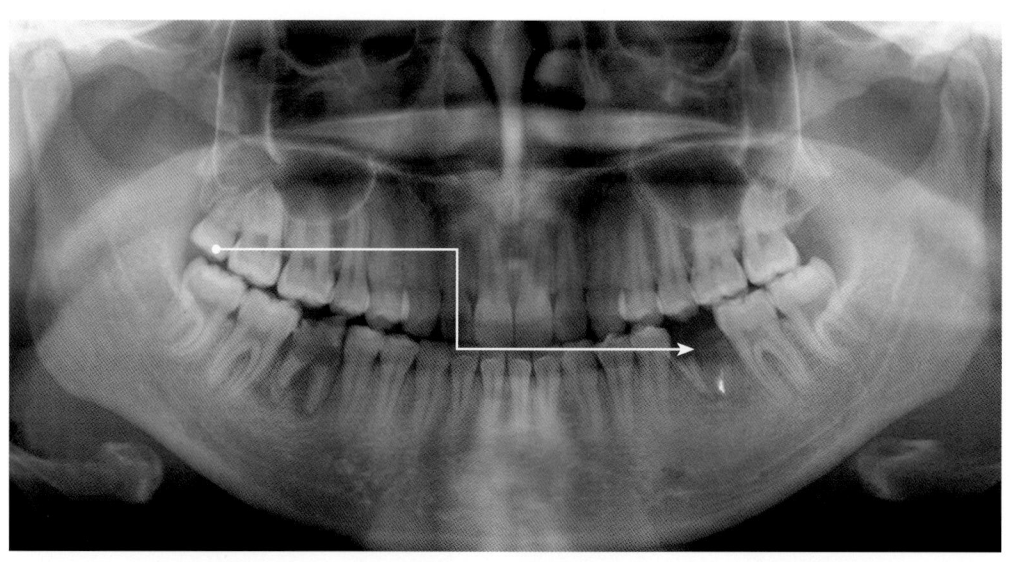

A. 移植术前全景片,因 38 牙冠较大,36 间隙变窄不易植入,拟将 18 移植到 36 区

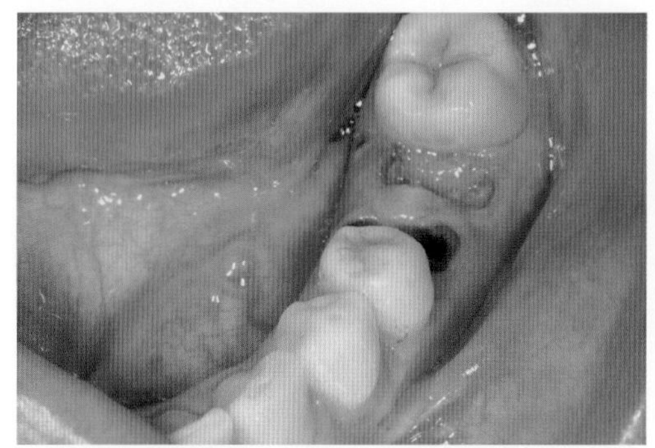
B. 口内检查 36 残根

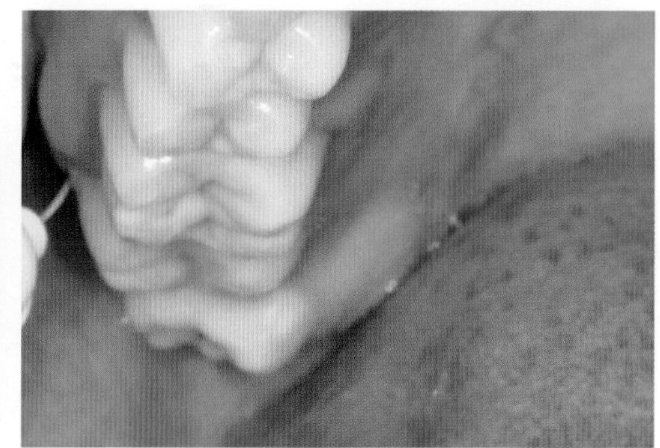
C. 移植术前供牙区 18

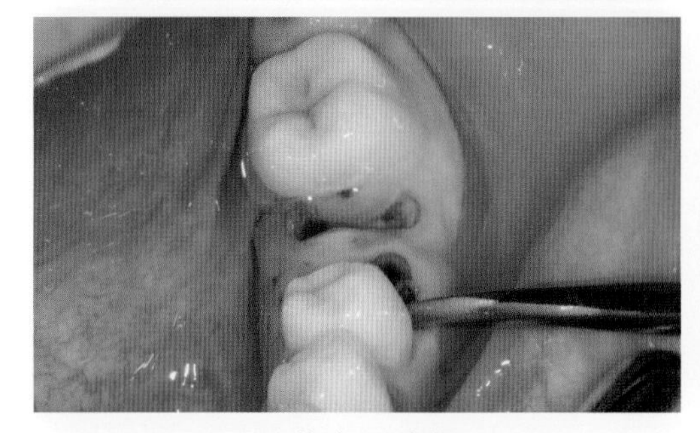
D. 拔除 36 残根

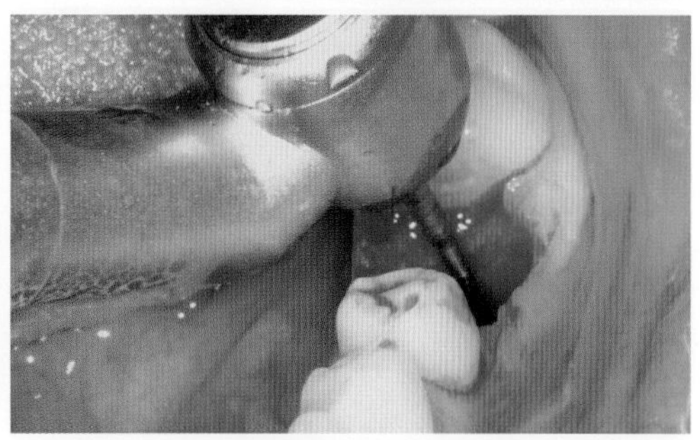
E. 用钻修整制备新的牙槽窝

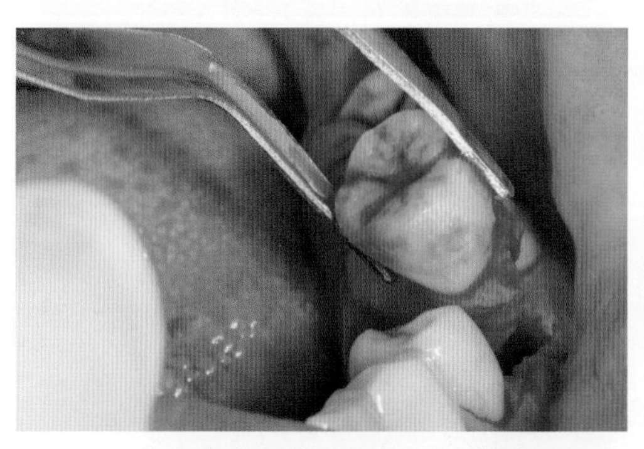
F. 拔出供牙 18 植入新制备的牙槽窝

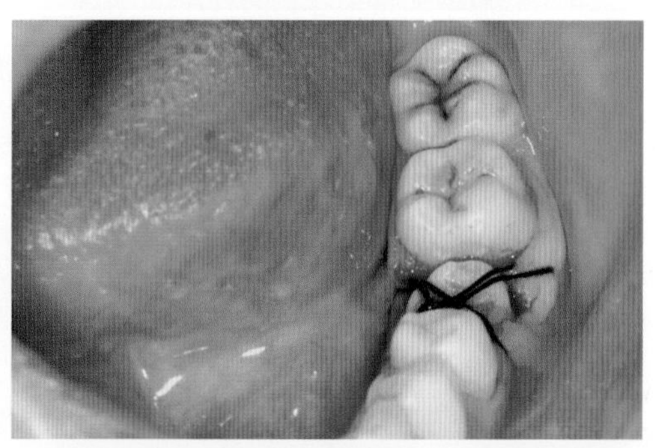
G. 缝合、固定移植牙 36(供牙牙体较小)

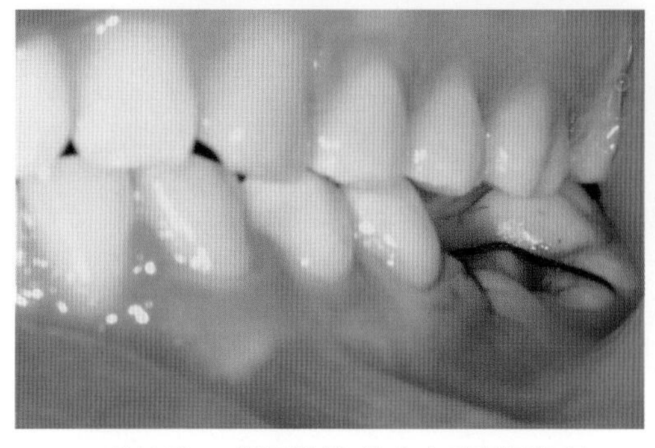
H. 移植牙 36 明显较低,待愈合后行冠修复

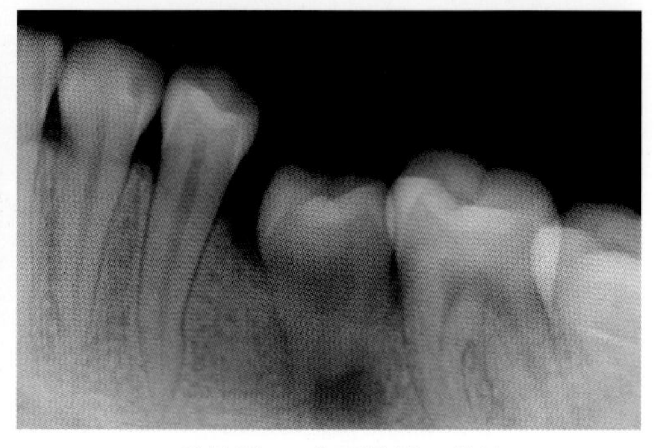
I. 移植牙 36 术后即刻 X 线片

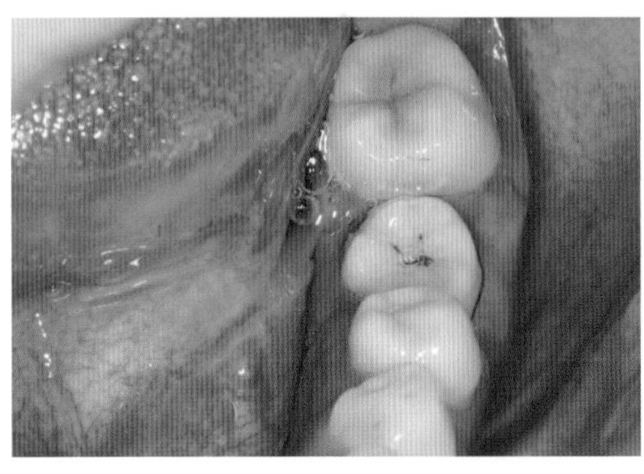

J. 移植牙 36 术后 1 周口内像

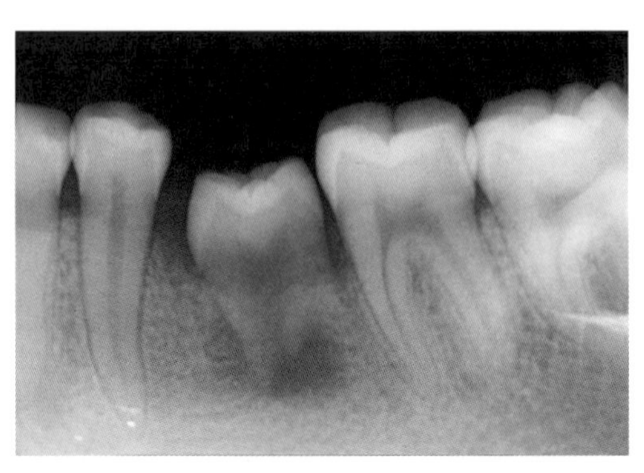

K. 移植牙 36 术后 1 周 X 线片

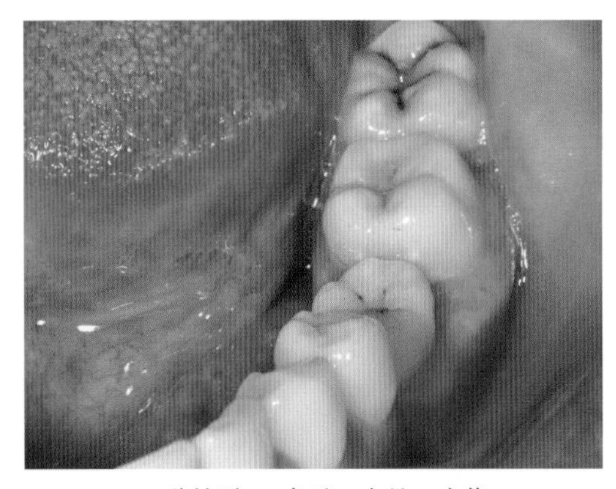

L. 移植牙 36 术后 1 个月口内像

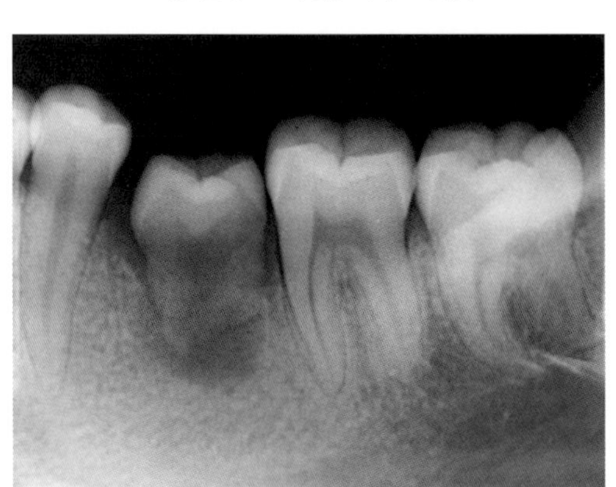

M. 移植牙 36 术后 1 个月 X 线片

图 6-5-1　下颌第一磨牙区异颌同侧智齿移植(18→36 区)

2. 病例 2:28→46 区移植(图 6-5-2)

患者,女,36 岁,46 残冠不能修复保留,牙体牙髓科建议将其拔除。口内检查:46 残冠,28 正位萌出过长。

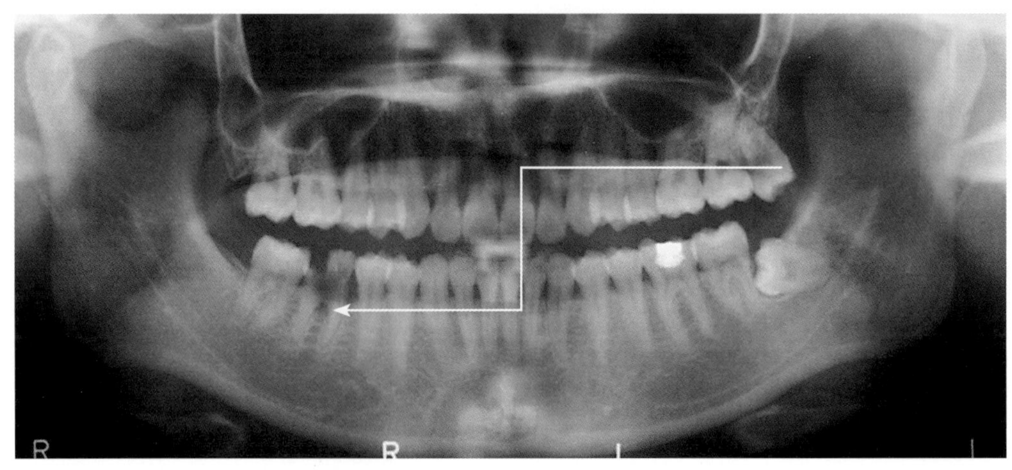

A. 对移植术前全景片评估后,拟将 28 移植到 46 区

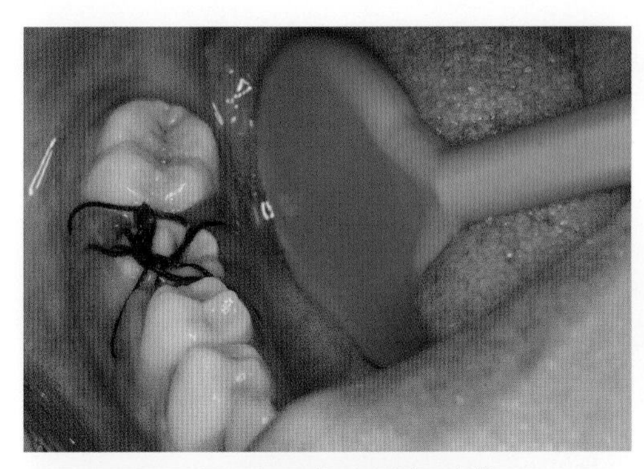

B. 移植牙 46 术后即刻口内像

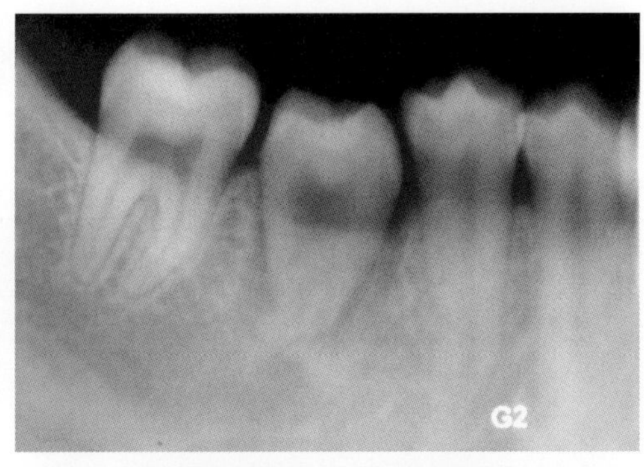

C. 移植牙 46 术后即刻 X 线片

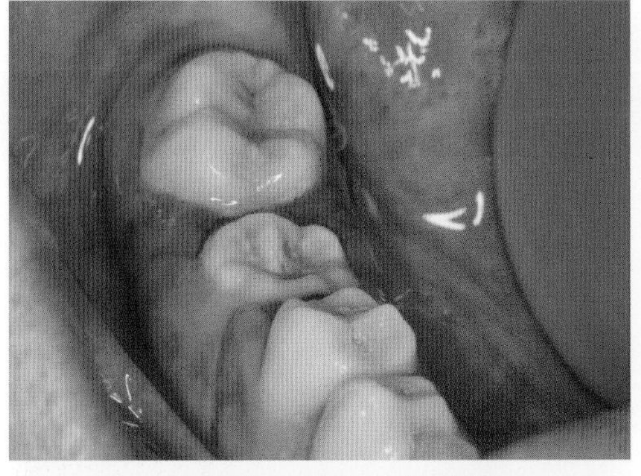

D. 移植牙 46 术后 1 周口内像

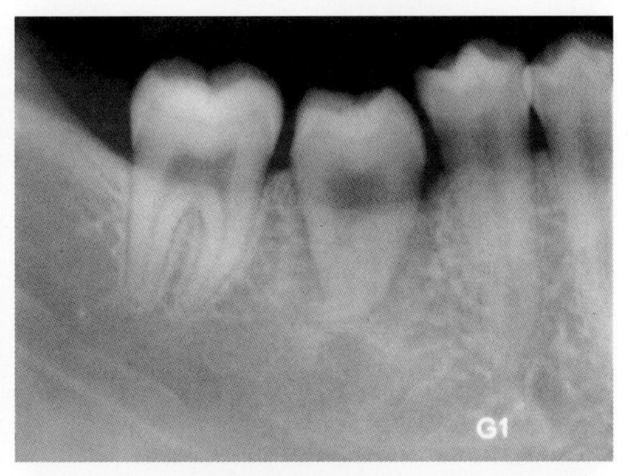

E. 移植牙 46 术后 1 周 X 线片

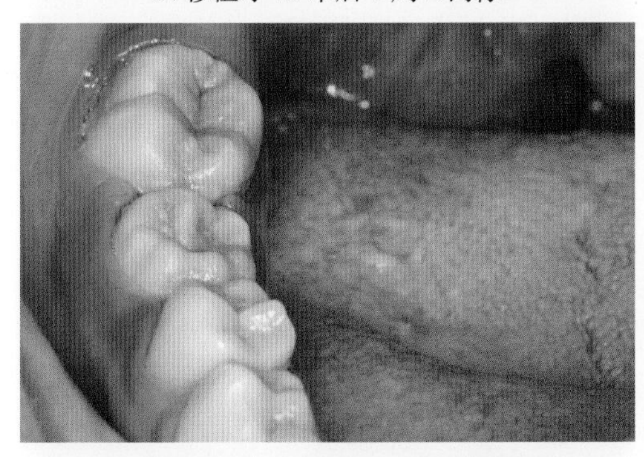

F. 移植牙 46 术后 1 个月口内像

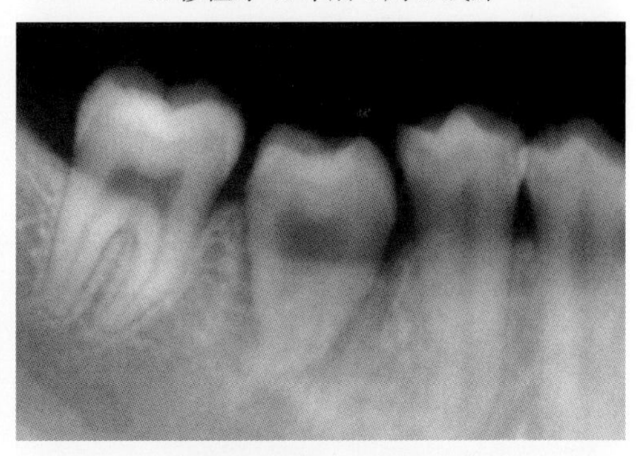

G. 移植牙 46 术后 1 个月 X 线片

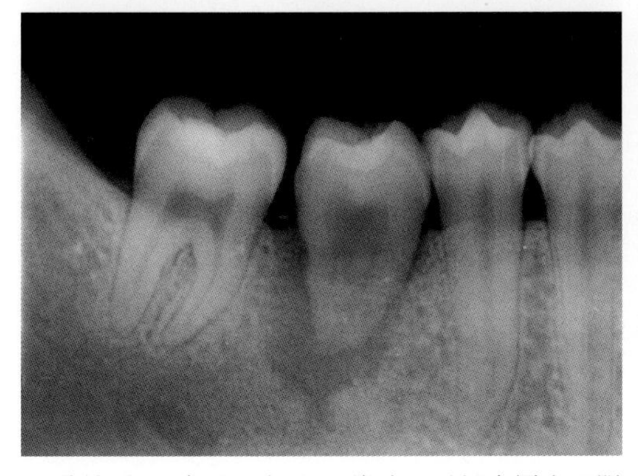

H. 移植牙 46 术后 3 个月，X 线片显示根尖周出现阴影，拟行根管治疗

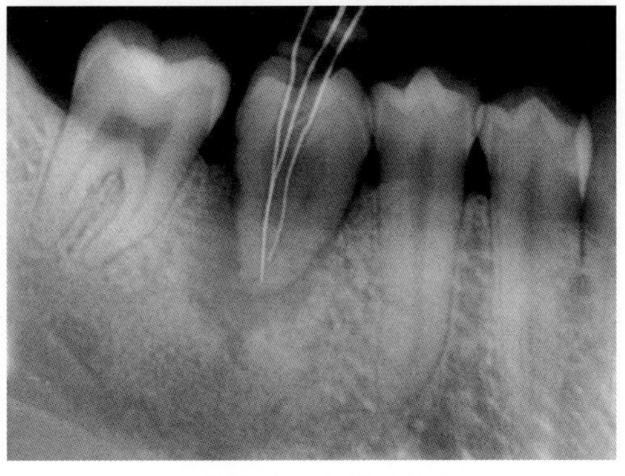

I. 移植牙 46 根管治疗中

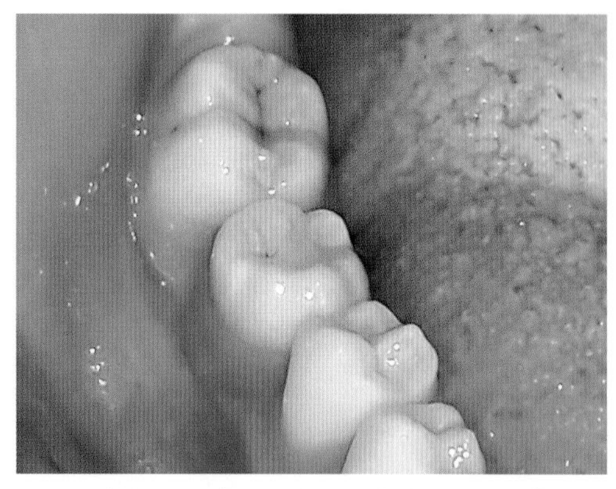

J. 移植牙 46 术后 3 个月根管治疗后口内像

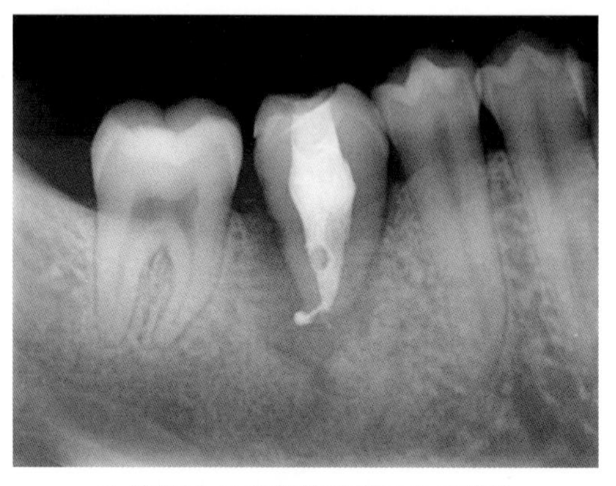

K. 移植牙 46 行根管治疗后的 X 线片

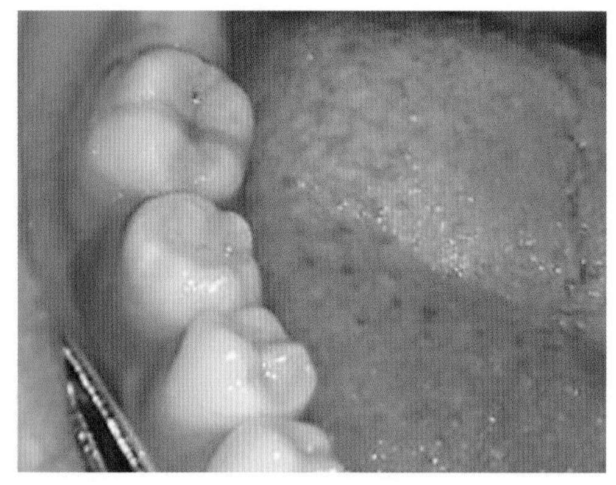

L. 移植牙 46 术后 1 年口内像，患者无不适主诉

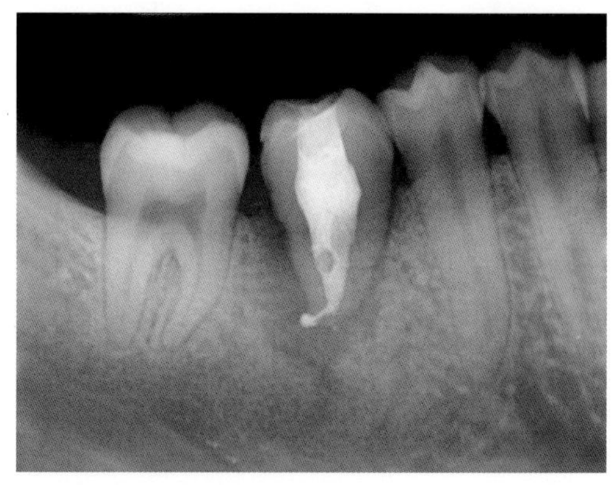

M. 移植牙 46 术后 1 年 X 线片，移植牙 46 根尖区低密度影较之前明显缩小

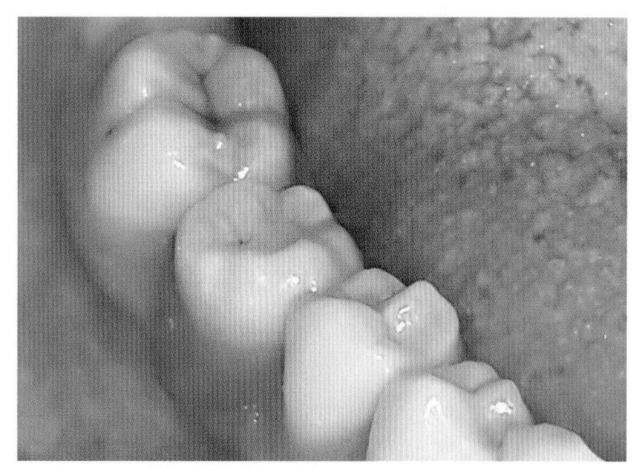

N. 移植牙 46 术后 1.5 年口内像

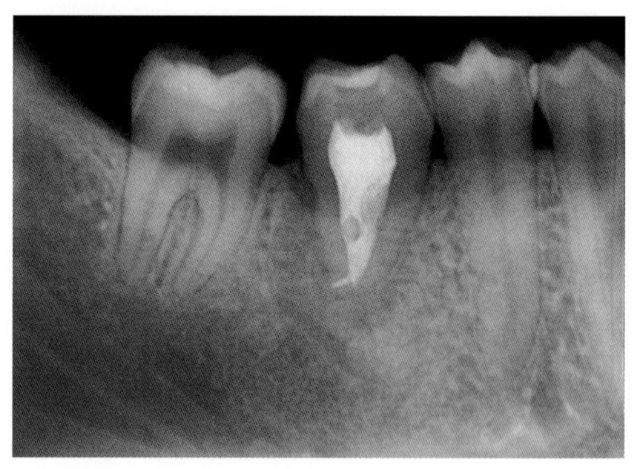

O. 移植牙 46 术后 1.5 年 X 线片，移植牙 46 远中牙槽嵴高度增加

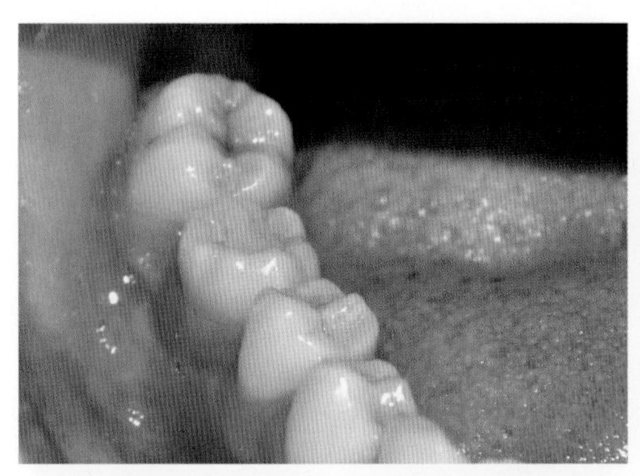

P. 移植牙 46 术后 2 年零 3 个月口内像

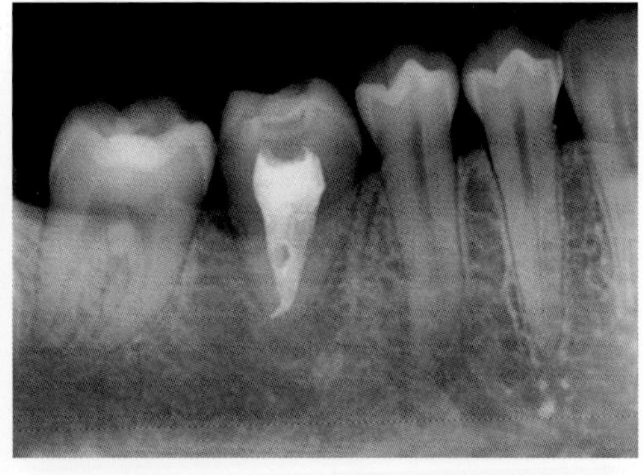

Q. 移植牙 46 术后 2 年零 3 个月 X 线片

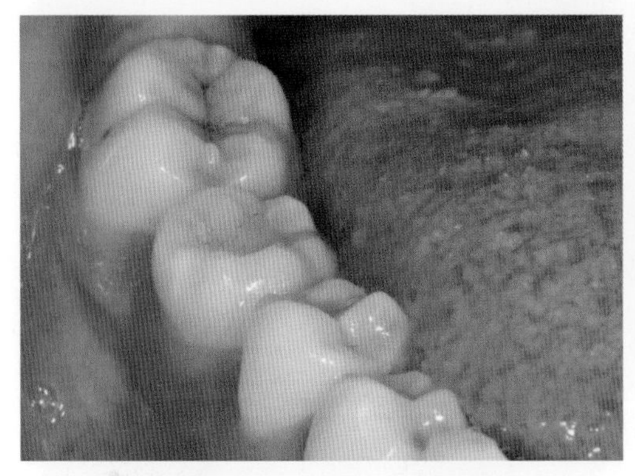

R. 移植牙 46 术后 3.5 年口内像

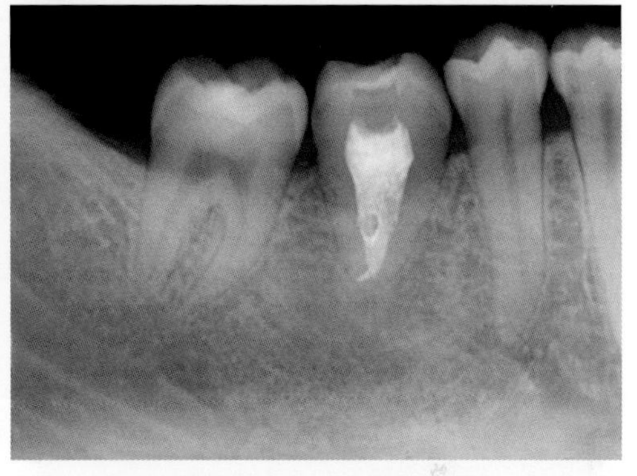

S. 移植牙 46 术后 3.5 年 X 线片

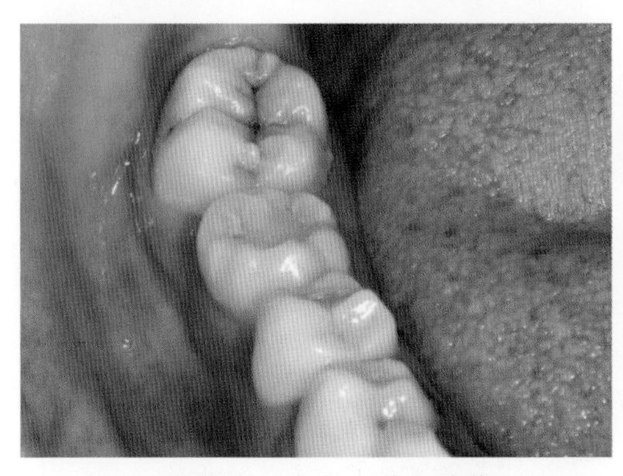

T. 移植牙 46 术后 4.5 年口内像

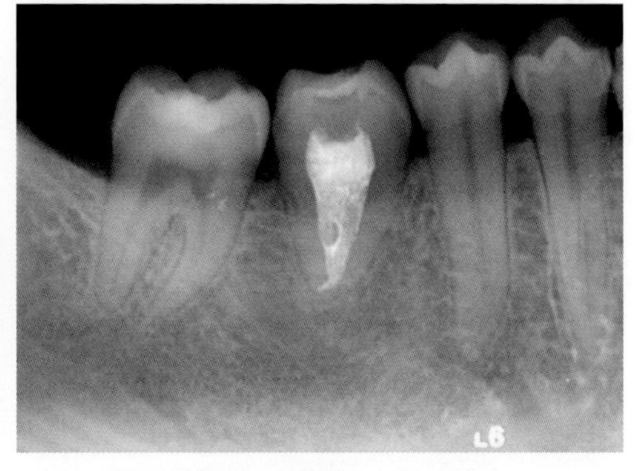

U. 移植牙 46 术后 4.5 年 X 线片

图 6-5-2　下颌第一磨牙区对颌异侧智齿移植（28→46 区）

二、下颌第二磨牙区对颌异侧智齿移植病例

病例:28→47 区移植(图 6-5-3)

患者,女,22 岁,因 47 劈裂需拔牙而就诊。口腔检查:47 大面积充填体,近中冠劈裂达龈下;28 颊向错位,无对𬌗牙。

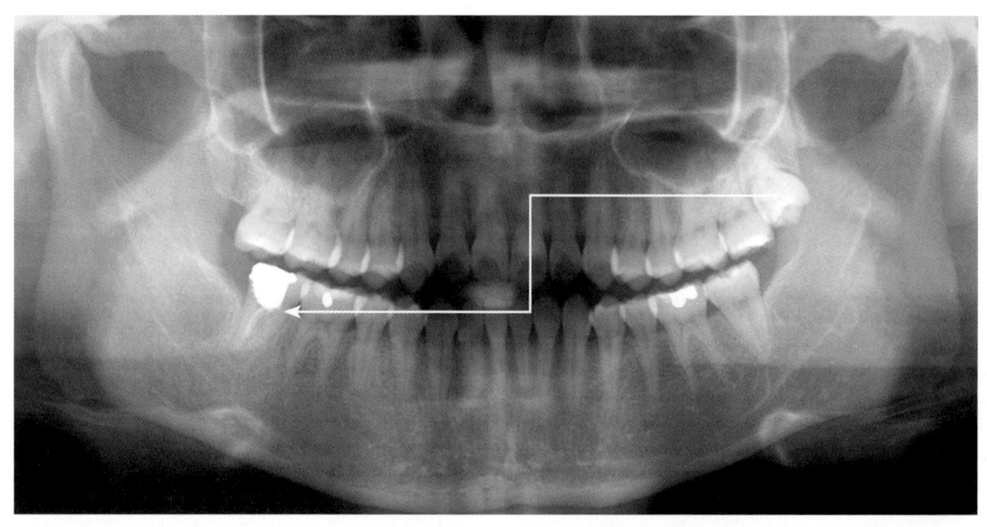

A. 移植术前全景片,拟行 28→47 区移植

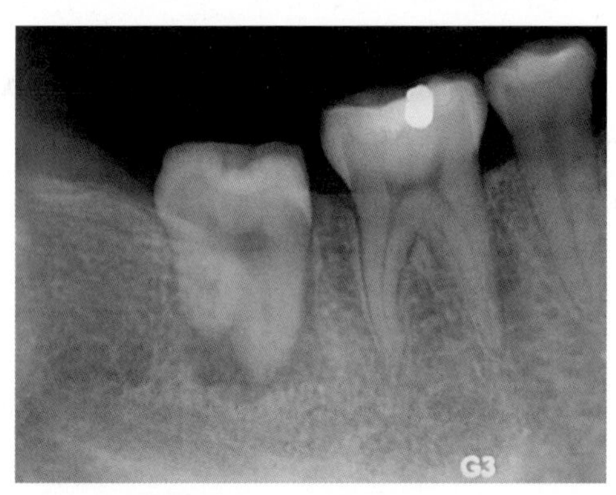

B. 移植牙 47 术后即刻 X 线片

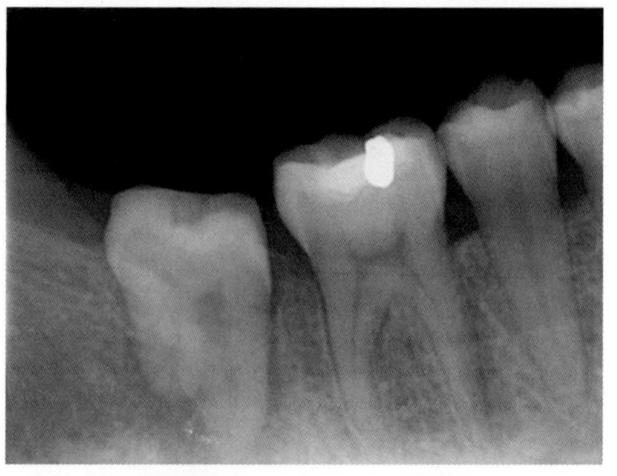

C. 移植牙 47 术后 2 周 X 线片

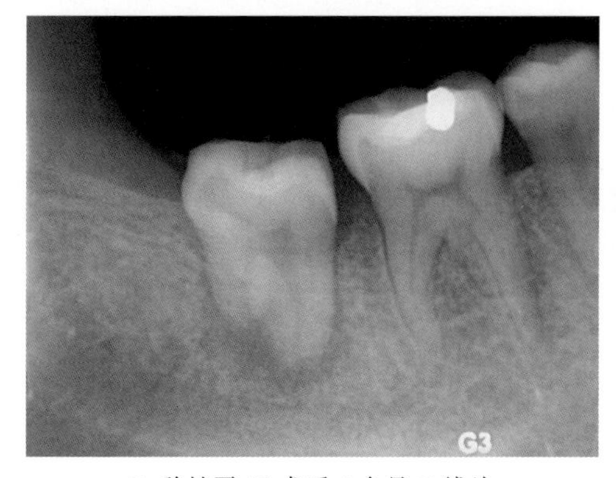

D. 移植牙 47 术后 2 个月 X 线片

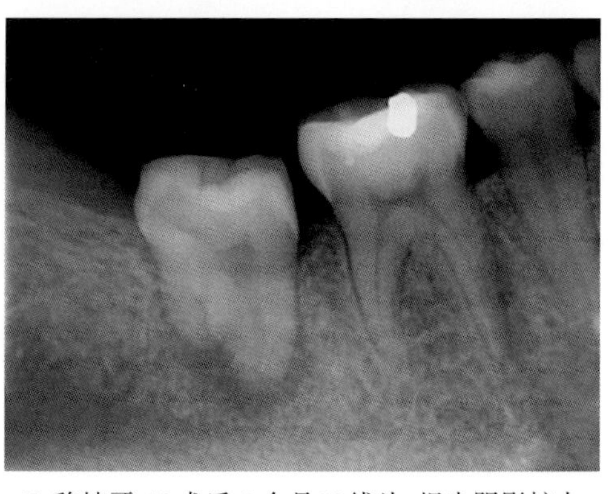

E. 移植牙 47 术后 3 个月 X 线片,根尖阴影扩大

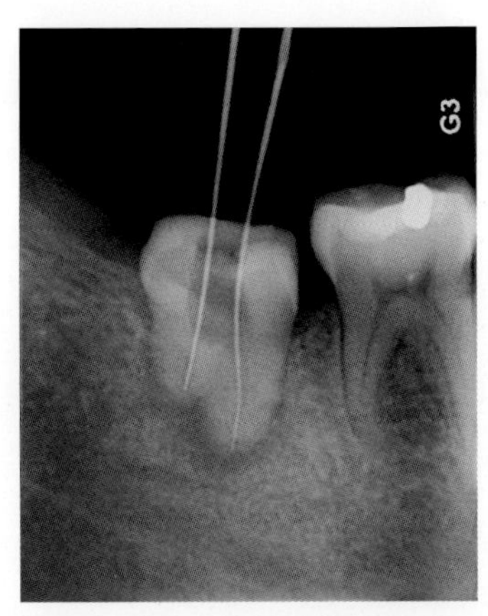

F. 移植牙 47 术后 3 个月根管治疗中 X 线片

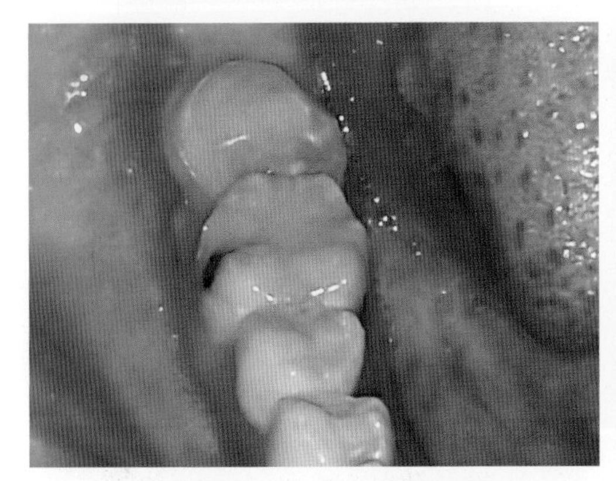

G. 移植牙 47 术后 0.5 年口内像

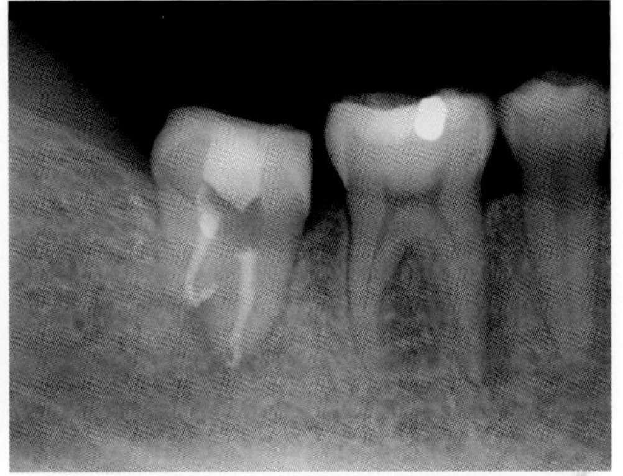

H. 移植牙 47 术后 0.5 年 X 线片

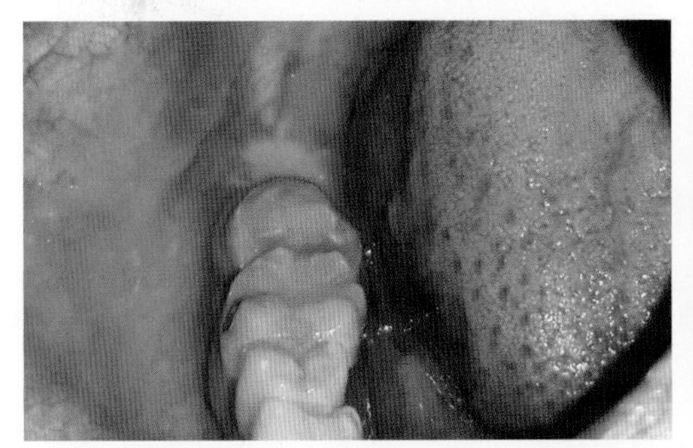

I. 移植牙 47 术后 1 年 2 个月口内像

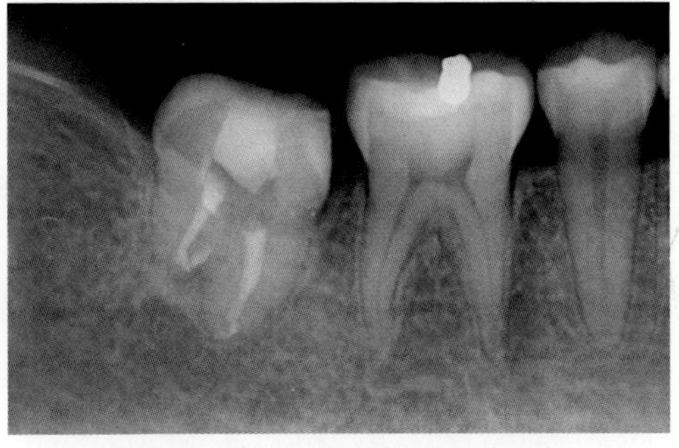

J. 移植牙 47 术后 1 年 2 个月 X 线片

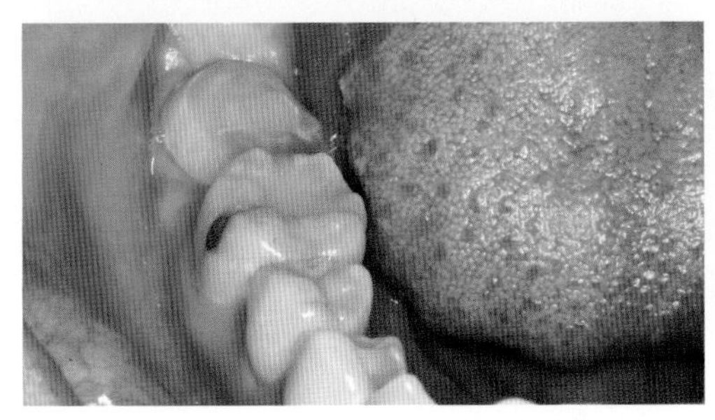

K. 移植牙 47 术后 2 年 4 个月口内像

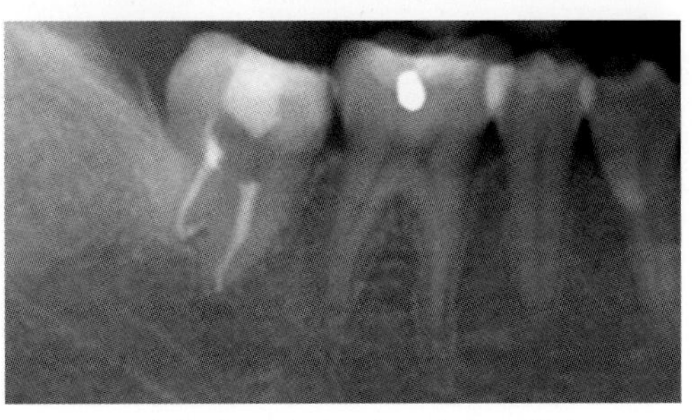

L. 移植牙 47 术后 2 年 4 个月 X 线片

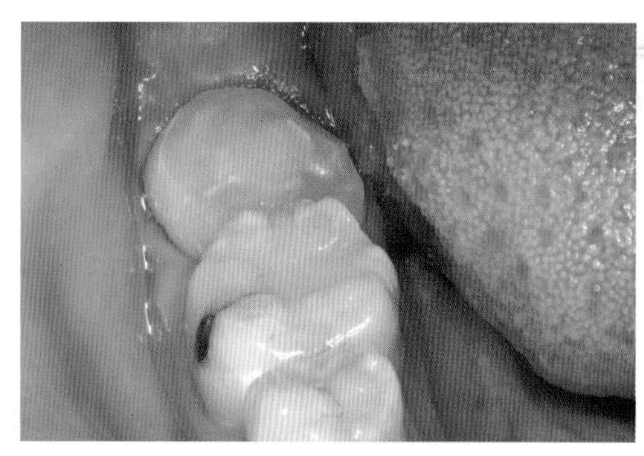

M. 移植牙 47 术后 2.5 年口内像

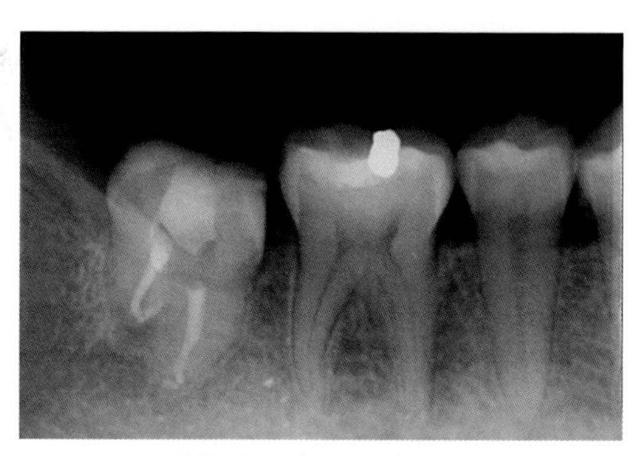

N. 移植牙 47 术后 2.5 年 X 线片

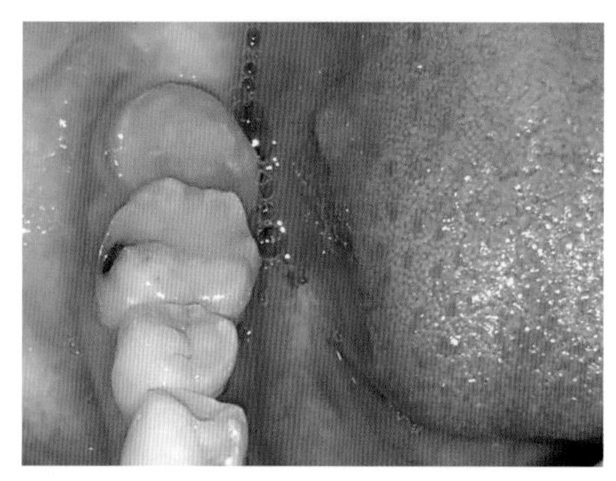

O. 移植牙 47 术后 4.5 年口内像

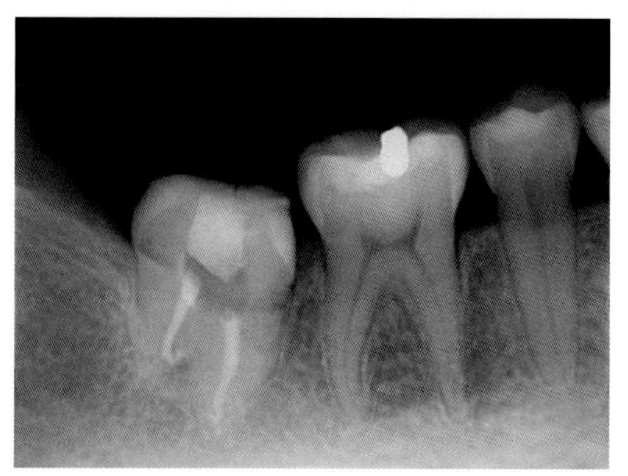

P. 移植牙 47 术后 4.5 年 X 线片

图 6-5-3 下颌第二磨牙区对颌异侧智齿移植(28→47 区)

第六节 上颌后磨牙区移植病例

常见的是下颌磨牙区移植,以下颌第一磨牙区移植最为常见,上颌后磨牙区移植较少,以下展示几例上颌磨牙区移植病例。

一、上颌第一磨牙区同颌同侧智齿移植病例

病例:28→26 区移植(图 6-6-1)

患者,男,37 岁,26 残冠不能修复保留。口内检查:26 残冠,28 为垂直低位智齿。

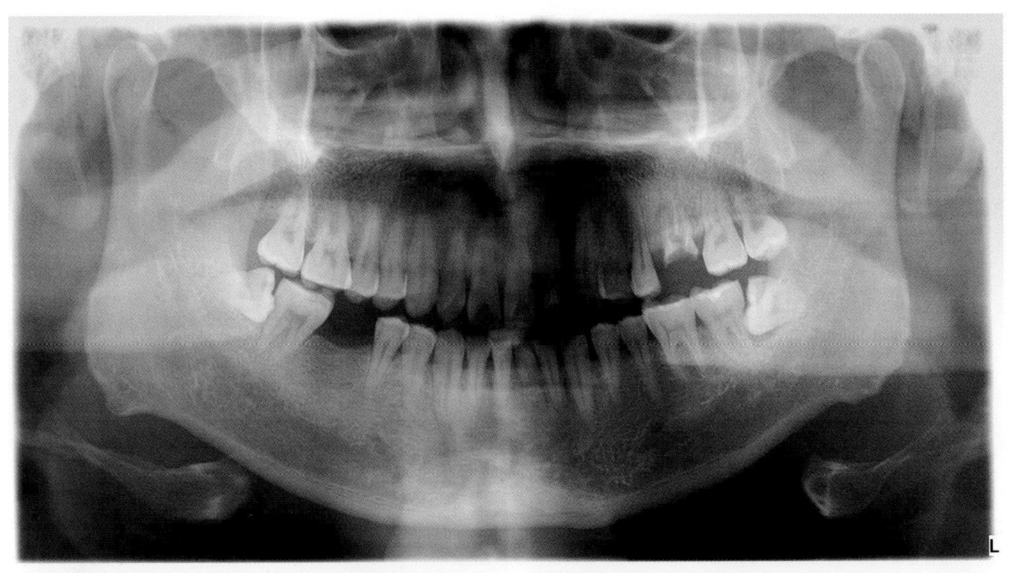

A. 移植术前全景片，拟将 28 移植到 26 区

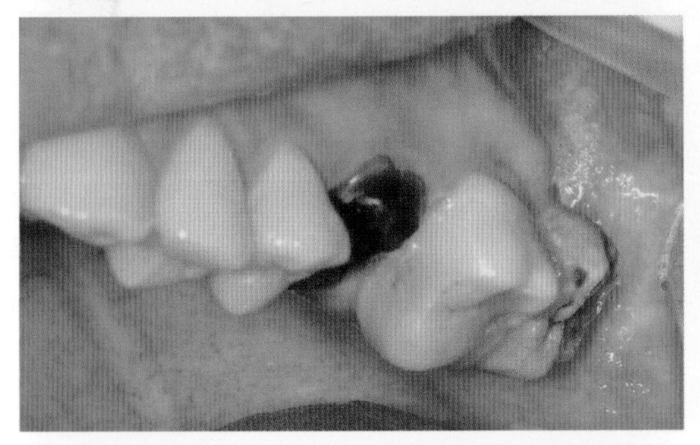

B. 移植术前口内像：26 残根，28 颊侧倾斜

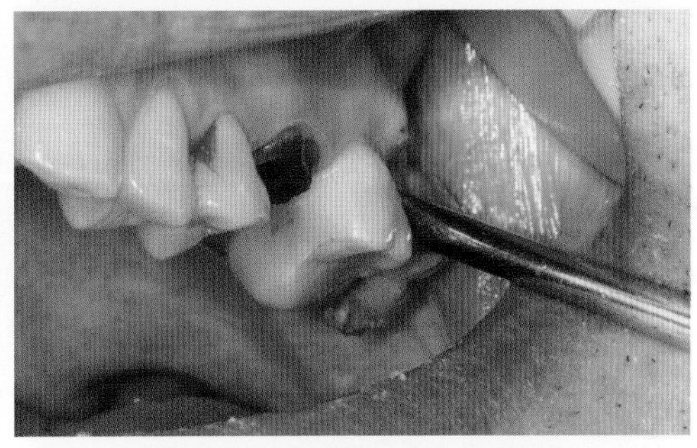

C. 麻醉后先挺松供牙 28 置于原位

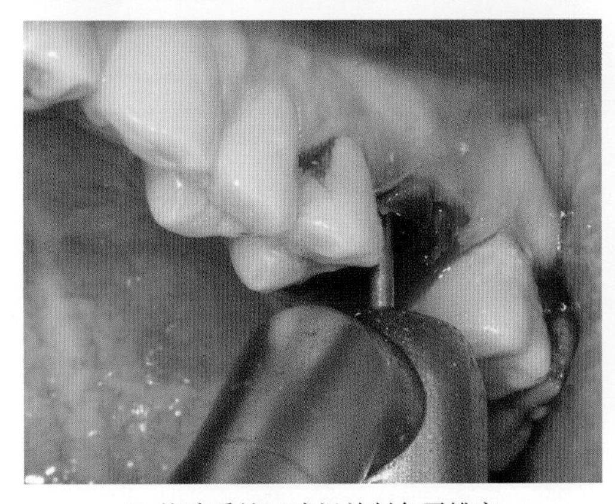

D. 拔除受植区残根并制备牙槽窝

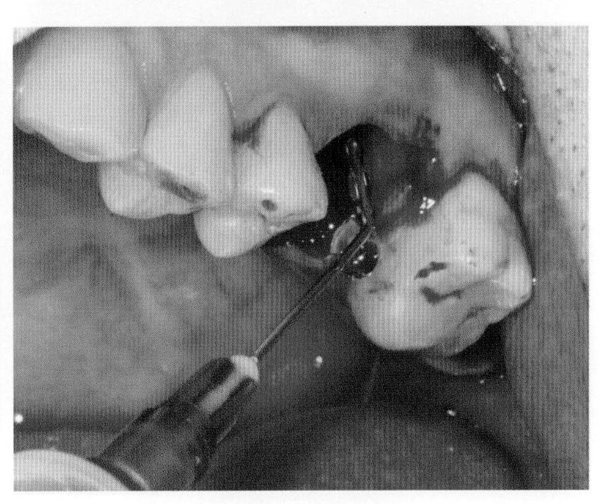

E. 生理盐水冲洗

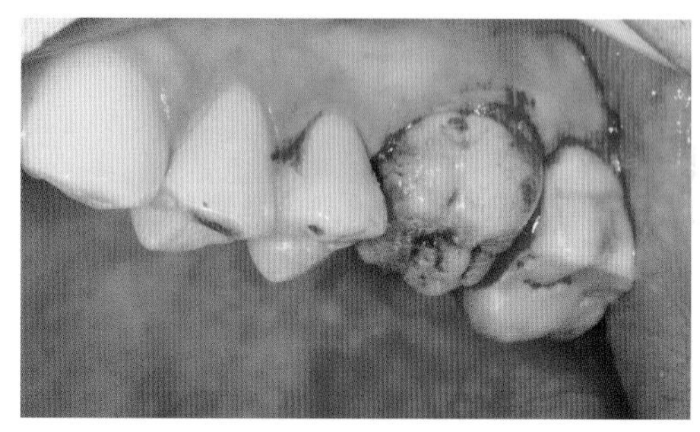
F. 供牙植入新制备的牙槽窝

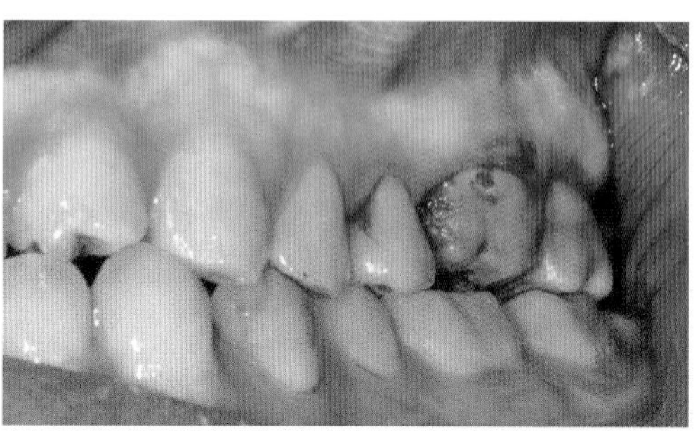
G. 试咬合无高点

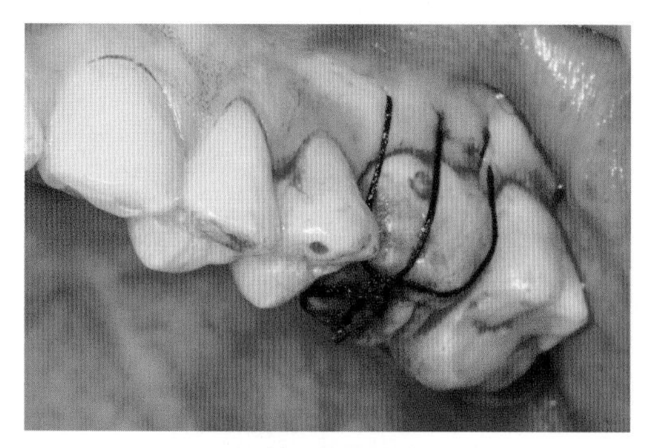
H. 缝合固定移植牙 26

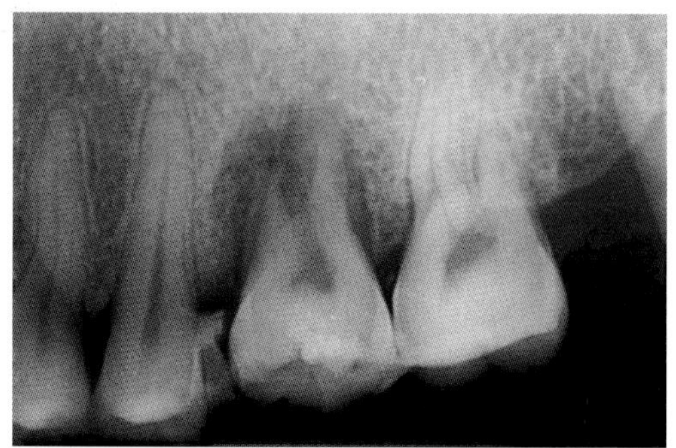
I. 移植牙 26 术后即刻 X 线片

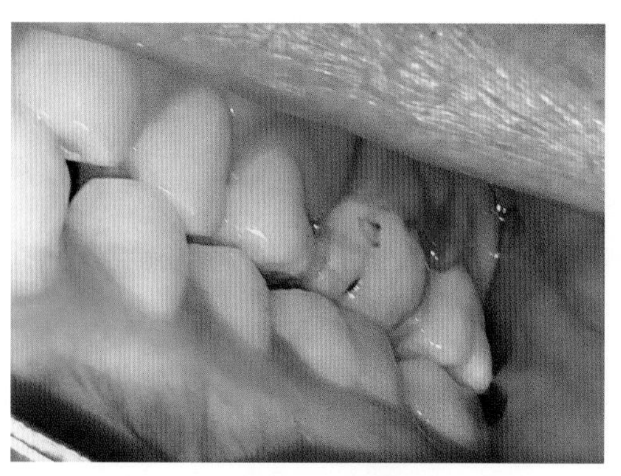
J. 移植牙 26 术后 1 周拆除缝线口内像

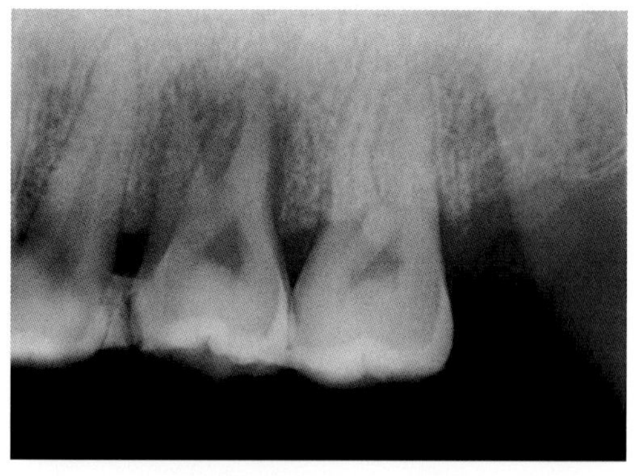
K. 移植牙 26 术后 1 周 X 线片

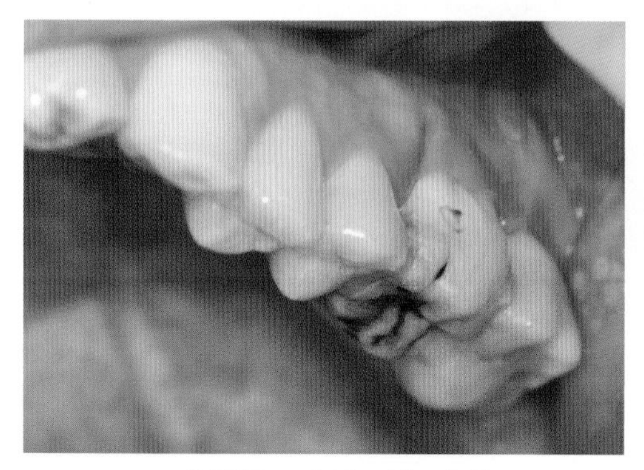
L. 移植牙 26 术后 3 周口内像

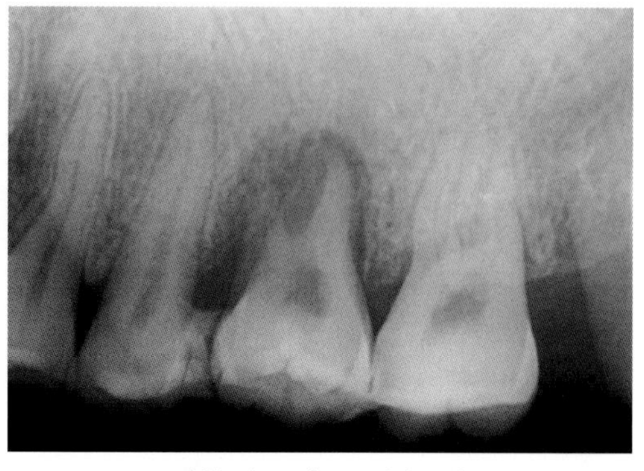
M. 移植牙 26 术后 3 周 X 线片

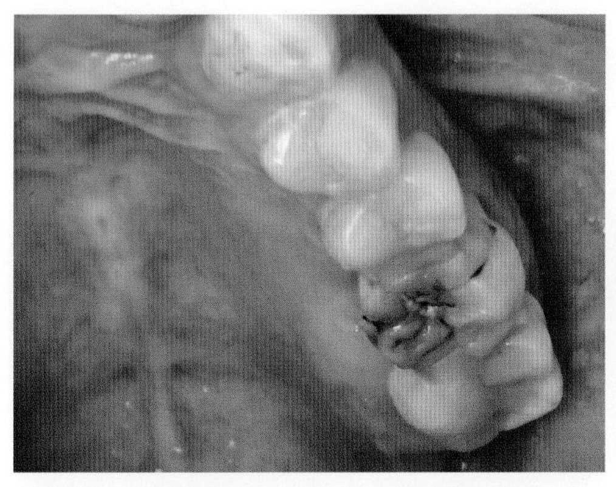

N. 移植牙 26 术后 3 个月口内像

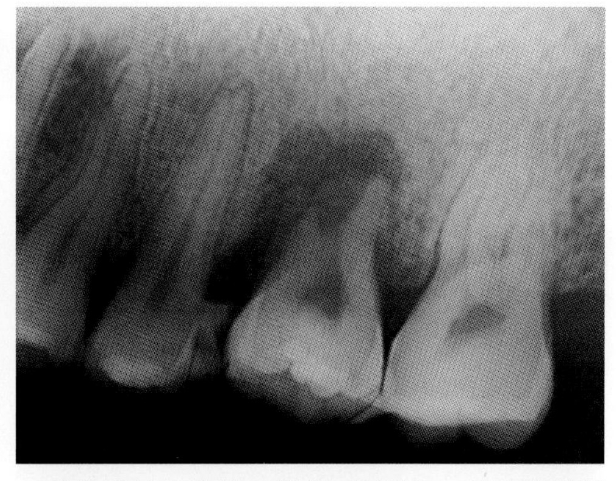

O. 移植术后 3 个月 X 线片，移植牙 26 根尖阴影范围增宽，拟行根管治疗

图 6-6-1　左上颌智齿移植到左上颌第一磨牙区（28→26 区）

二、上颌第二磨牙区同颌同侧智齿移植病例

病例：18→17 区移植（图 6-6-2）

患者因 17 残冠要求拔除而就诊，口内检查：17 残冠深及髓底，18 为正位智齿。

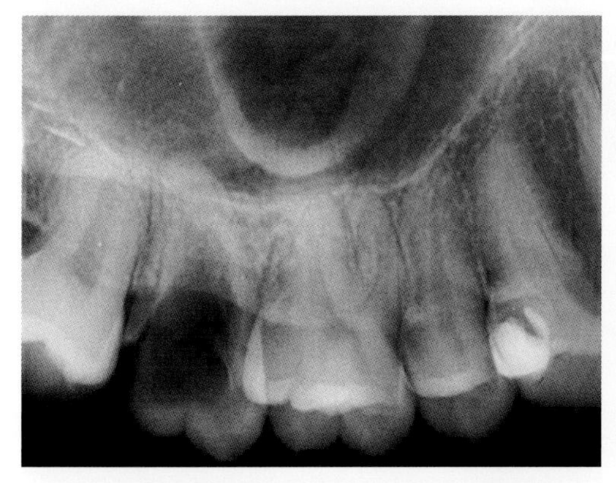

A. 移植术前 X 线片，拟行 18→17 区移植

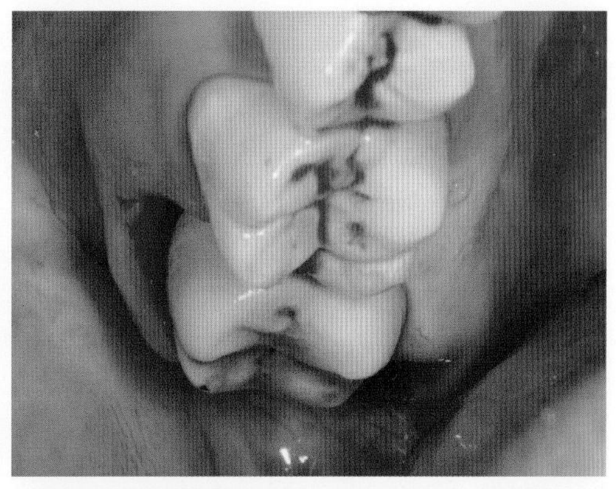

B. 拔除 17 残冠，重新制备牙槽窝，拔出 18 将其移植到新制备的 17 牙槽窝内

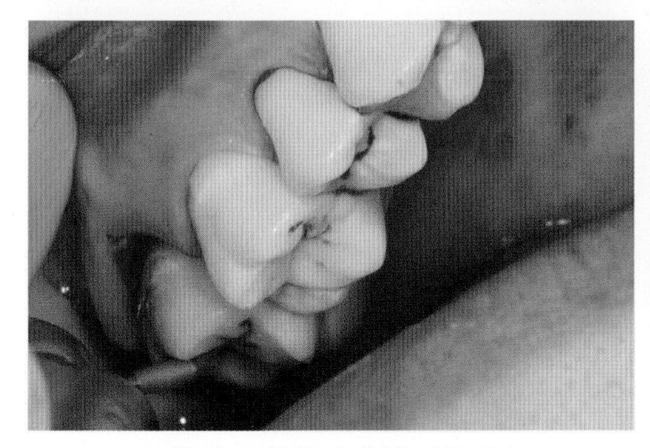

C. 供牙 18 就位后，调磨过长牙尖

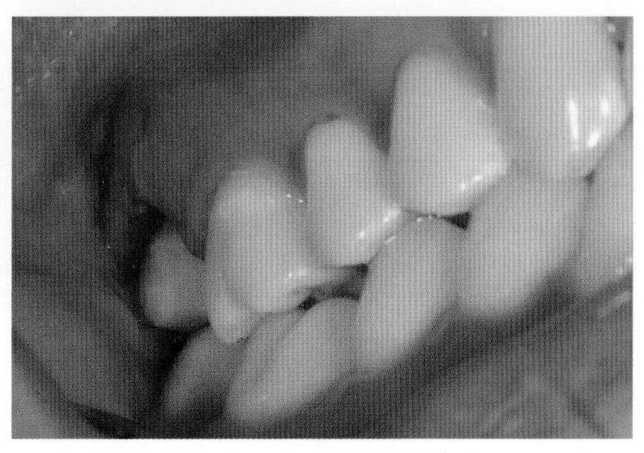

D. 咬合无高点

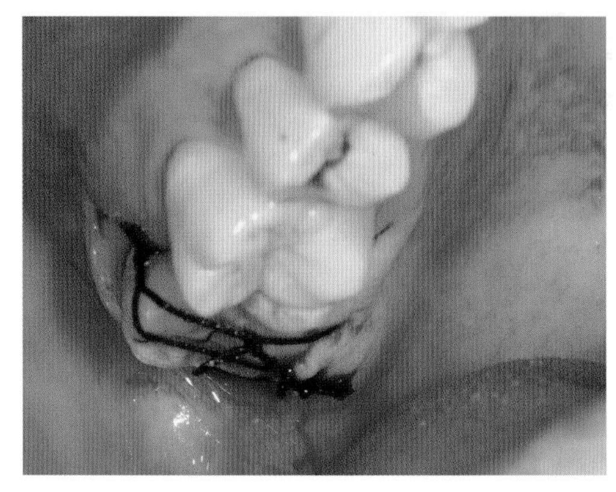

E. 缝合固定移植牙 17

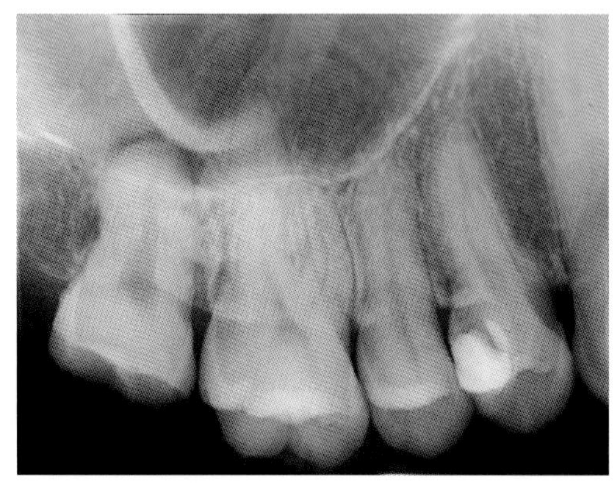

F. 移植牙 17 术后即刻 X 线片

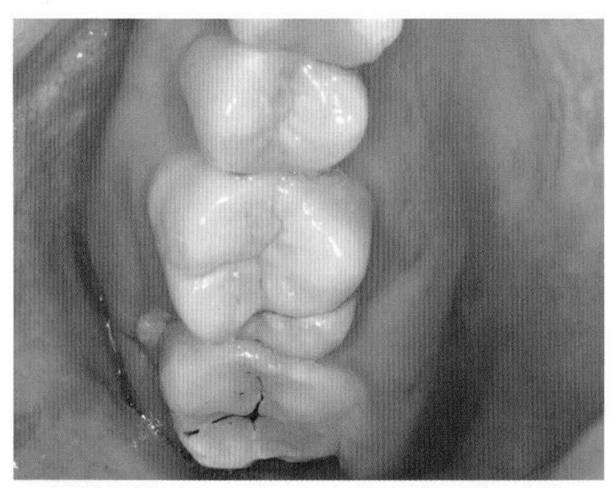

G. 移植牙 17 术后 1 周口内像

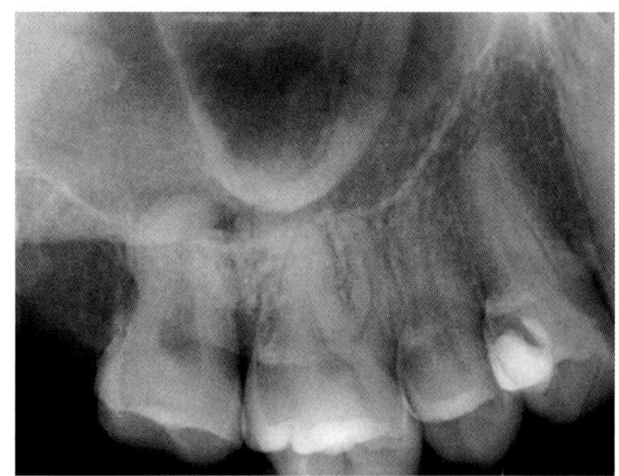

H. 移植牙 17 术后 1 周 X 线片

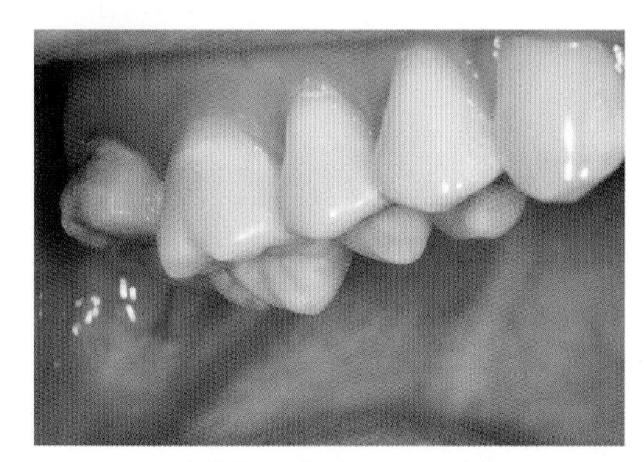

I. 移植牙 17 术后 2 个月口内像

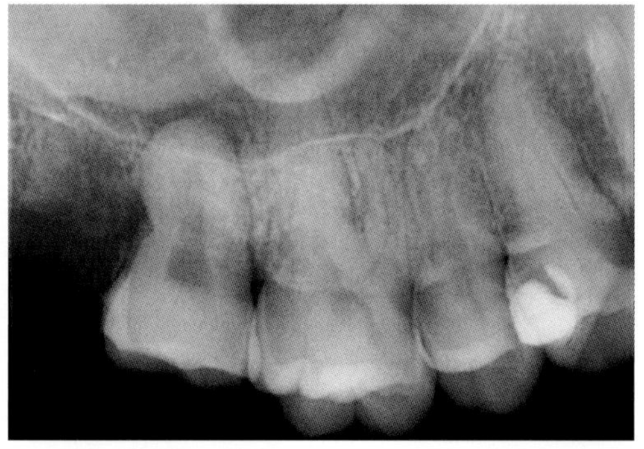

J. 移植术后 2 个月 X 线片，移植牙 17 根尖有一透影区

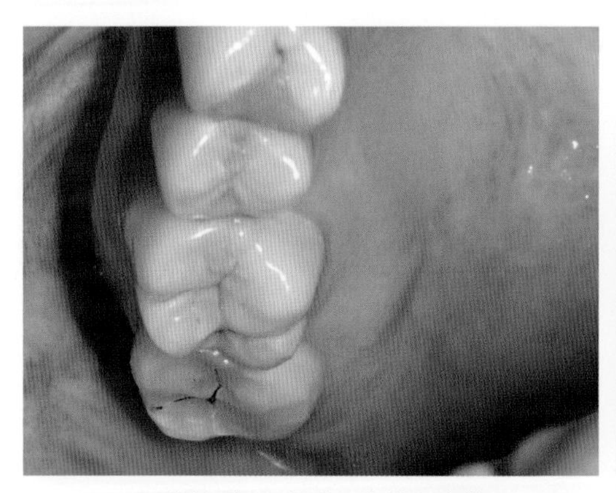

K. 移植牙 17 术后 5 个月口内像

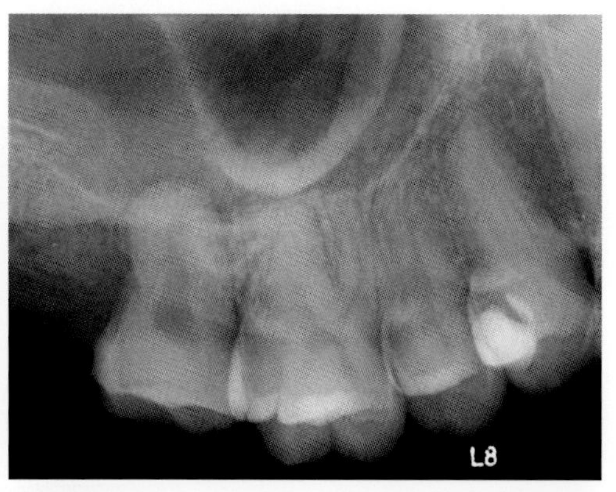

L. 移植术后 5 个月 X 线片，移植牙 17 根尖区阴影似有骨修复

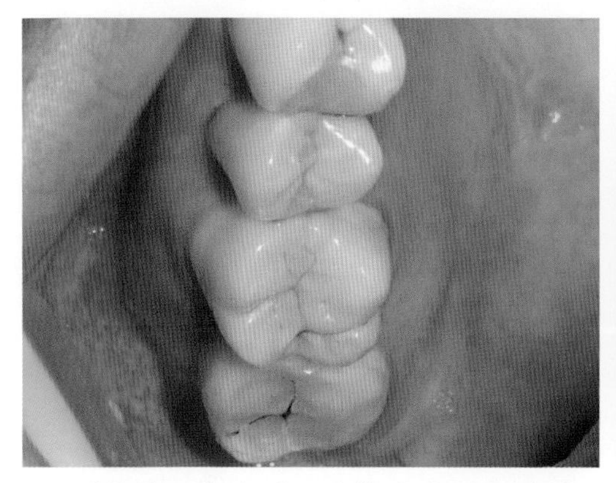

M. 移植牙 17 术后 1 年口内像，患者无不适主诉

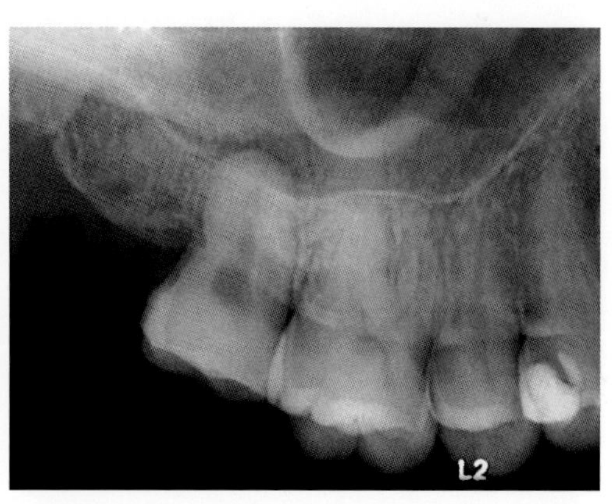

N. 移植术后 1 年 X 线片，移植牙 17 根尖区阴影无明显变化

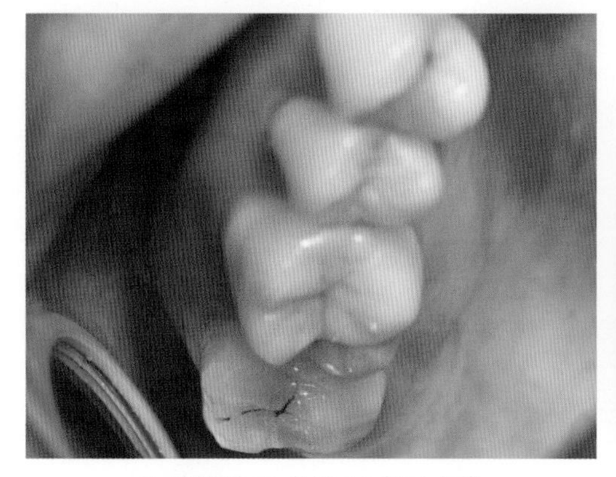

O. 移植牙 17 术后 1.5 年口内像

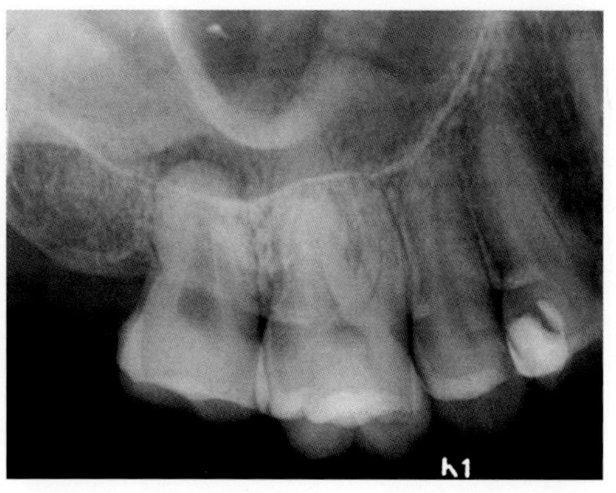

P. 术后 1.5 年 X 线片，移植牙 17 根尖区阴影无明显变化

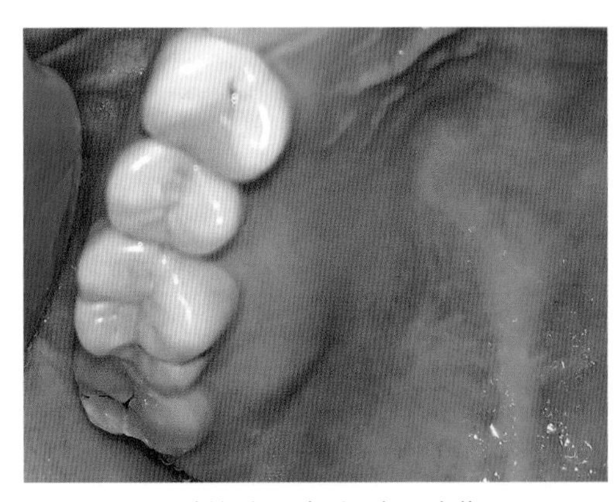

Q. 移植牙 17 术后 2 年口内像

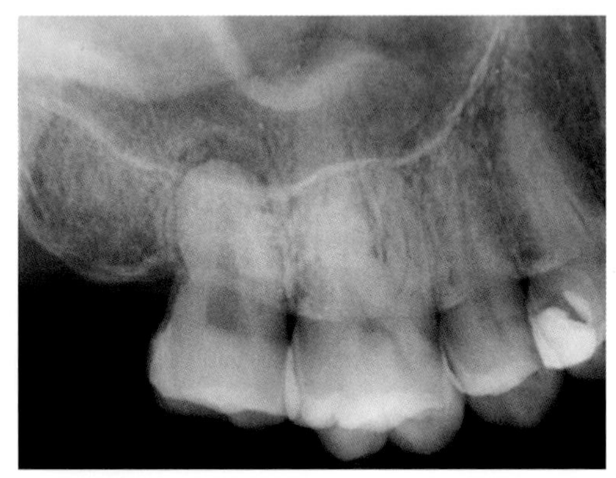

R. 移植术后 1.5 年 X 线片，移植牙 17 根尖区阴影明显，拟行根管治疗

图 6-6-2　右上颌智齿移植到右上颌第二磨牙区（18→17 区）

第七章 其他区段牙移植和再植

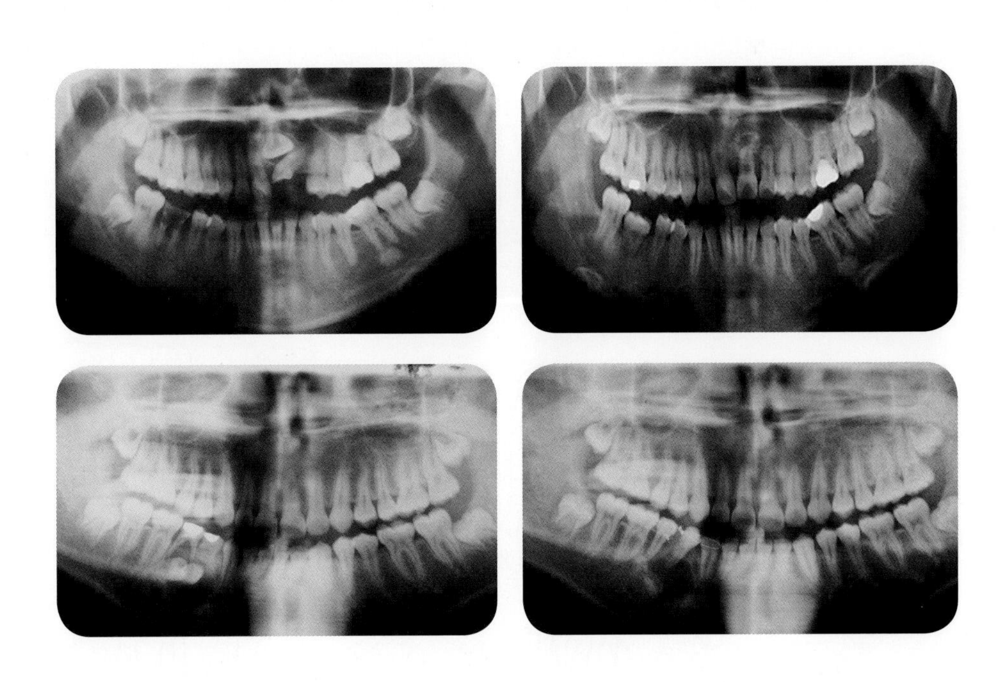

第一节 前磨牙区移植

前磨牙区移植较磨牙区移植少见，在适应证及临床操作上也略有不同。

一、适应证

(一) 受植区适应证

受植区适应证(图 7-1-1)包括：

1. 龋病、牙周病、外伤等造成前磨牙缺失的年轻患者或无条件接受其他修复方式的患者。

2. 前磨牙先天缺失不伴有乳牙滞留，或滞留乳牙无法良好行使功能的患者。

3. 前磨牙埋伏阻生或含牙囊肿等，无条件接受正畸牵引治疗的患者。

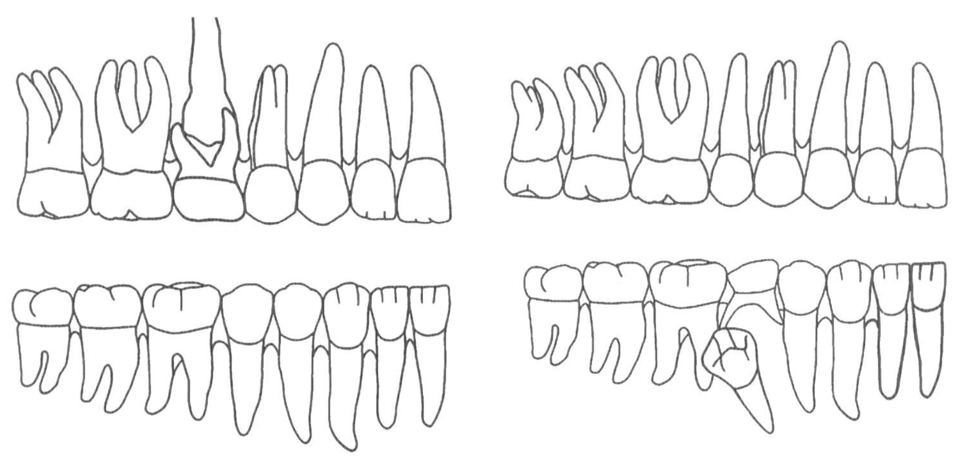

A. 右上颌第二乳磨牙滞留，第二前磨牙埋伏阻生

B. 右下颌第二乳磨牙滞留，第二前磨牙埋伏阻生

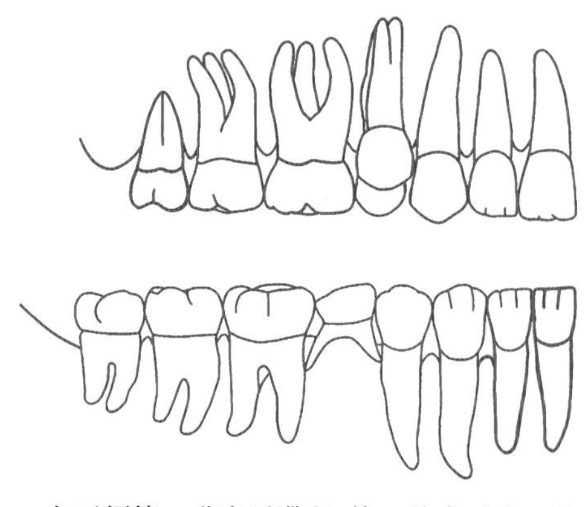

C. 右下颌第二乳磨牙滞留，第二前磨牙先天缺失，可用畸形过小的对殆智齿或对殆同名的错位牙进行移植

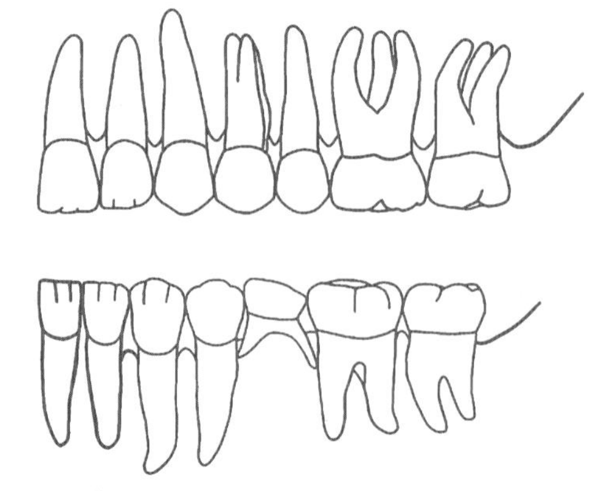

D. 左侧下颌第二乳磨牙滞留，第二前磨牙先天缺失

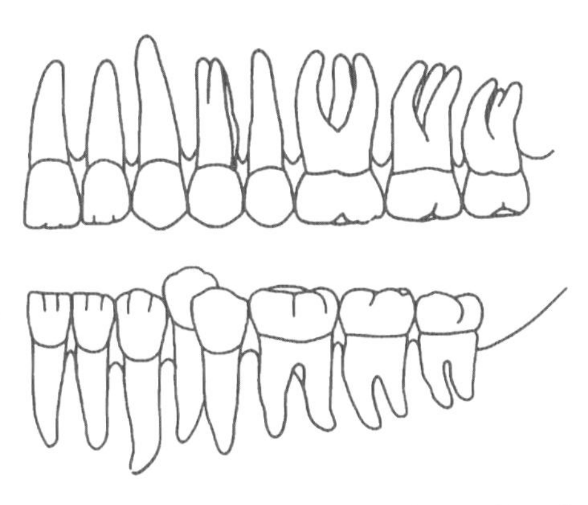

E. 左下颌前磨牙区牙列拥挤,第一前磨牙舌向错位

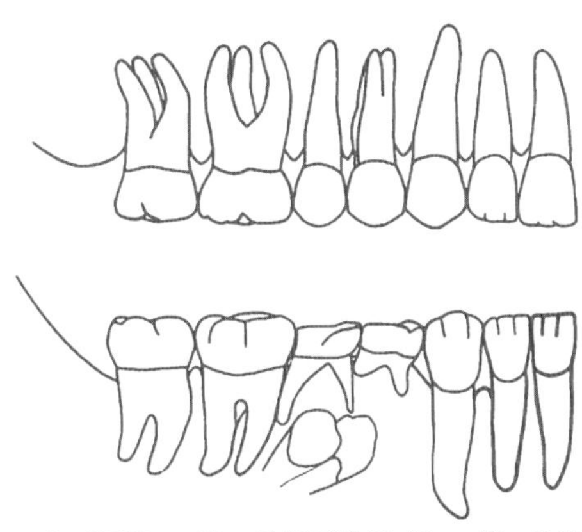

F. 右下颌第一、第二乳磨牙滞留,第一、第二前磨牙阻生,含牙囊肿

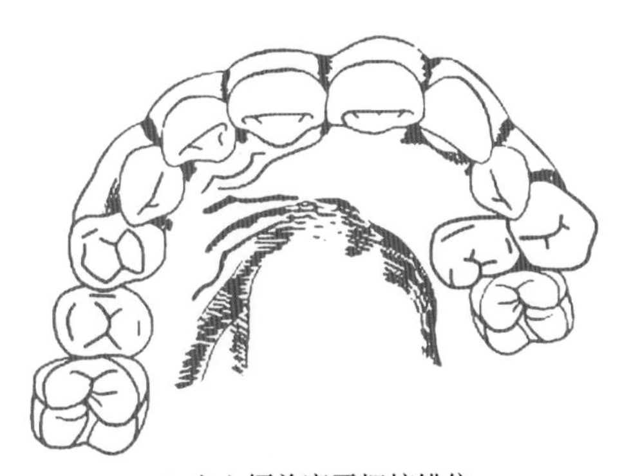

G. 左上颌前磨牙拥挤错位

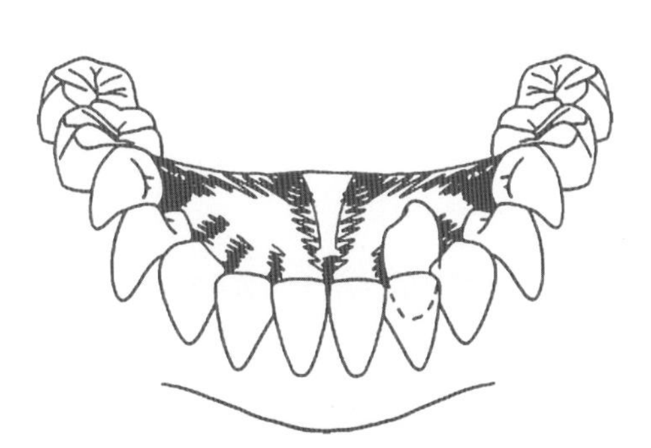

H. 左下颌前磨牙拥挤错位

图 7-1-1　最常见前磨牙区移植适应证示意图

4. 前磨牙拥挤、错位萌出,无条件接受正畸治疗的患者。

(二) 供牙适应证

1. 埋伏阻生前磨牙、前牙或额外牙。
2. 拥挤错位需拔除的前磨牙。
3. 正畸治疗需拔除的前磨牙。
4. 畸形较小的第三磨牙。

二、禁忌证及术前准备

禁忌证及术前准备详见第三章第一、第二节。

三、手术方法

前磨牙区自体牙移植的手术步骤应根据供牙的来源不同而灵活选择。如供牙为受植区的阻生牙可先行拔除供牙再制备受植区牙槽窝。供牙为萌出的前磨牙或第三磨牙可先制备受植区牙槽窝。基本方法详见第四章。

四、前磨牙区移植步骤

(一) 上颌前磨牙区移植

当上颌前磨牙区因拥挤错位、食物嵌塞导致一颗有功能的前磨牙龋损，如无法修复，可将其拔除，把另一颗错位无功能的前磨牙移植到该牙槽窝，恢复其功能；牙冠匹配的第三磨牙（上颌第三磨牙小牙畸形常见）亦可行前磨牙区移植。

1. 病例 1：15→14 前磨牙区异位移植（图 7-1-2）

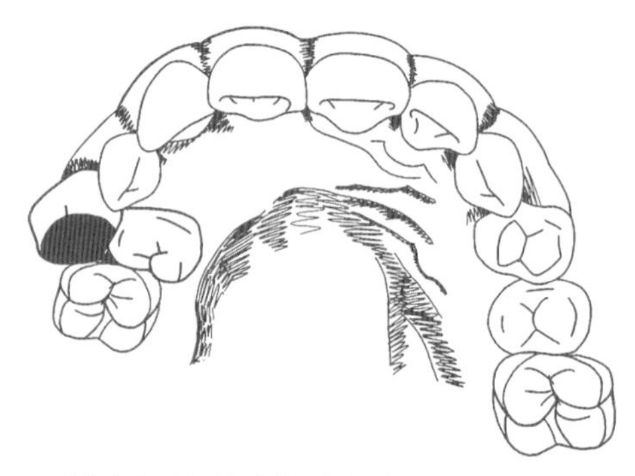

A. 上颌前磨牙拥挤错位，食物嵌塞导致功能前磨牙龋损

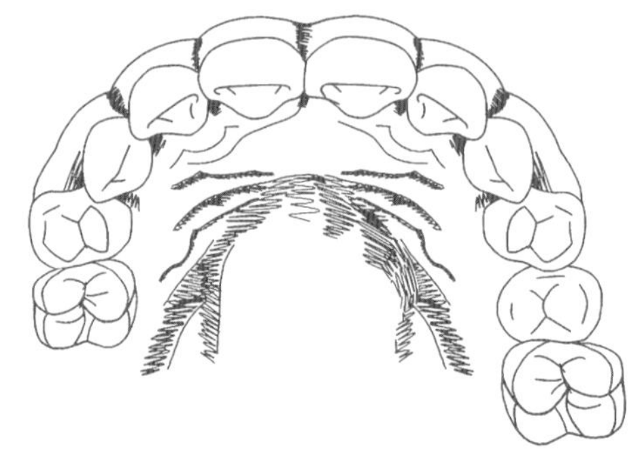

B. 拔除龋损的牙齿，将错位无功能的前磨牙移植到正常的牙列中

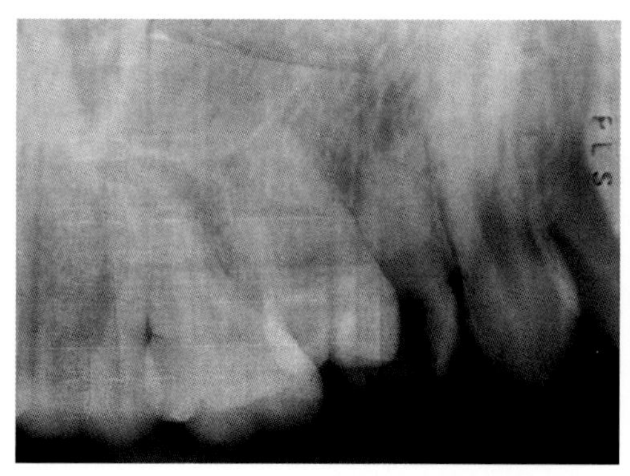

C. 移植术前 X 线片，14 为功能牙，因龋损呈残冠，15 腭侧错位与对殆牙无咬合功能，术前计划拔除残冠，将 15 移植到 14 牙槽窝内，以代替第一前磨牙

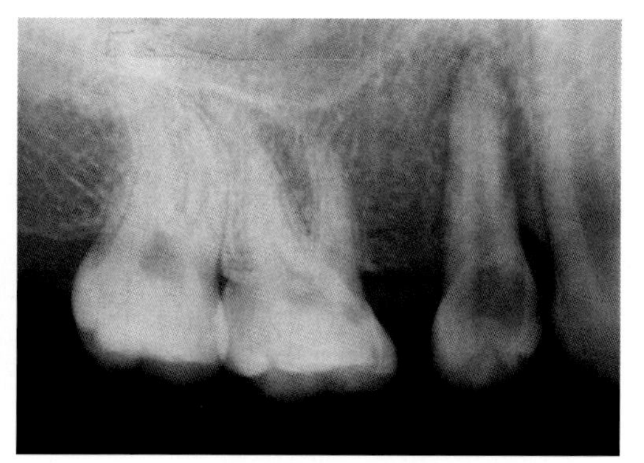

D. 移植术后 X 线片

图 7-1-2　前磨牙区异位移植（15→14 区）

2. 病例 2:乳牙滞留恒牙阻生的移植(图 7-1-3)

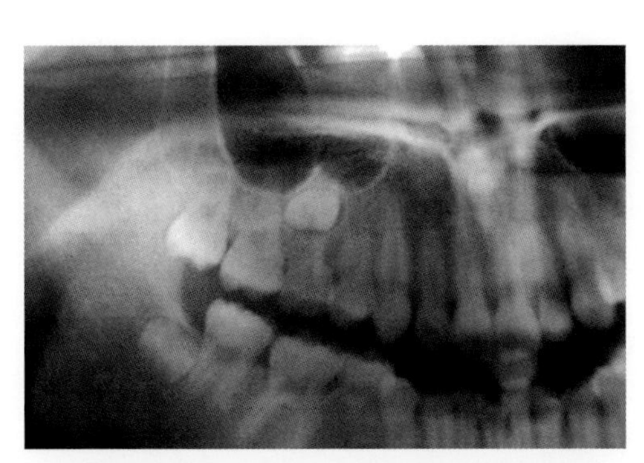

A. 移植术前全景片,55 乳牙滞留,15 埋伏阻生

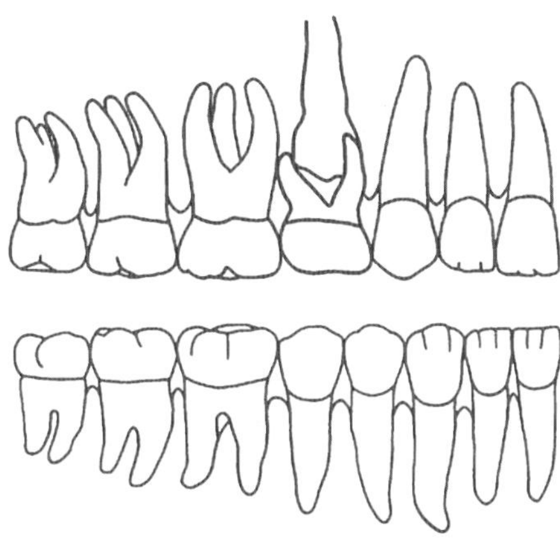

B. 拔除滞留乳牙(示意图)

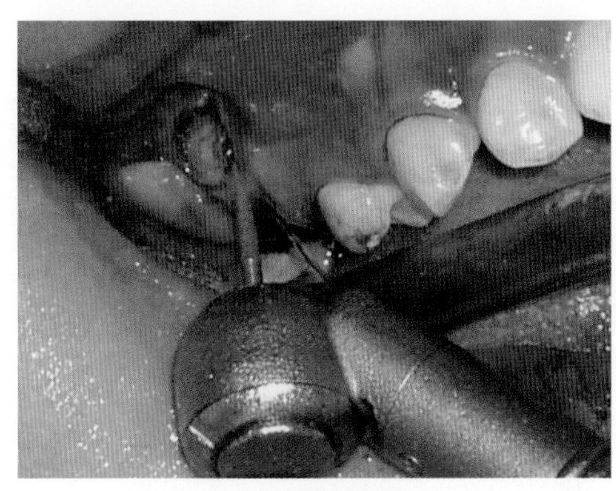

C. 修整牙槽窝

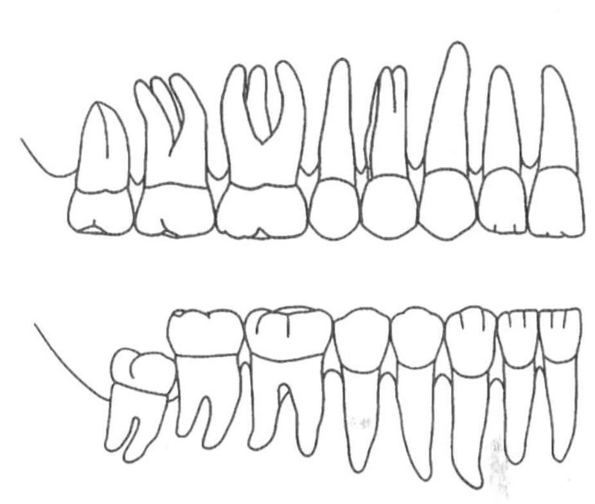

D. 15 移植到新制备的牙槽窝

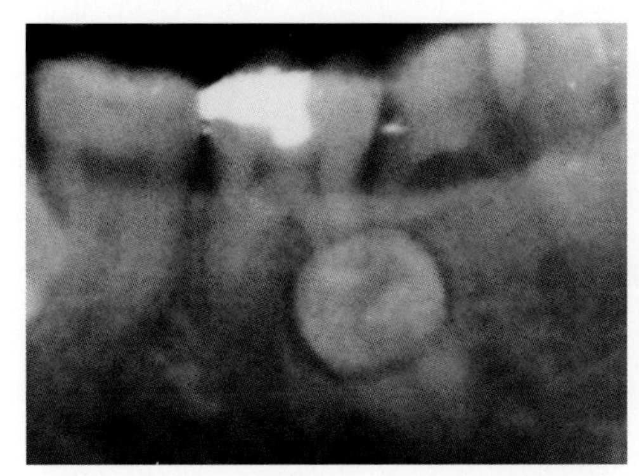

E. 术前右下颌第二乳磨牙滞留,第二前磨牙埋伏阻生

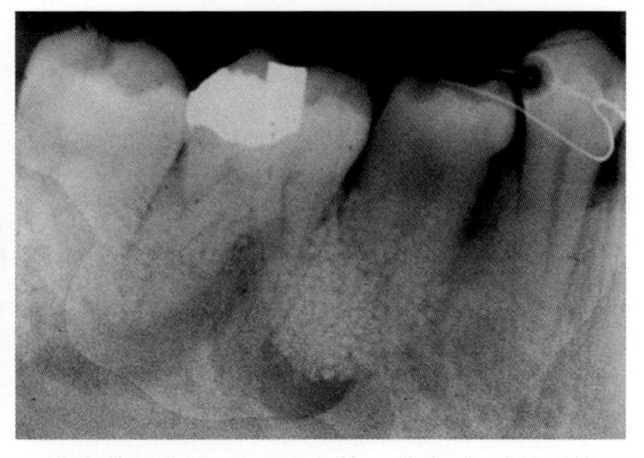

F. 拔除滞留乳牙,拔出阻生第二前磨牙,移植到第二前磨牙区,牙槽窝填充羟基磷灰石

图 7-1-3　乳牙滞留、恒牙阻生的移植

（二）下颌前磨牙区移植

下颌第二前磨牙先天缺失临床常见，下颌前磨牙先天缺失时，如果上颌前磨牙拥挤或前牙有明显深覆盖，并且正畸治疗计划拔除上颌前磨牙时，将上颌前磨牙移植到下颌第二前磨牙的位置是最理想的适应证（图 7-1-4）。

病例：前磨牙移植到先天缺牙区

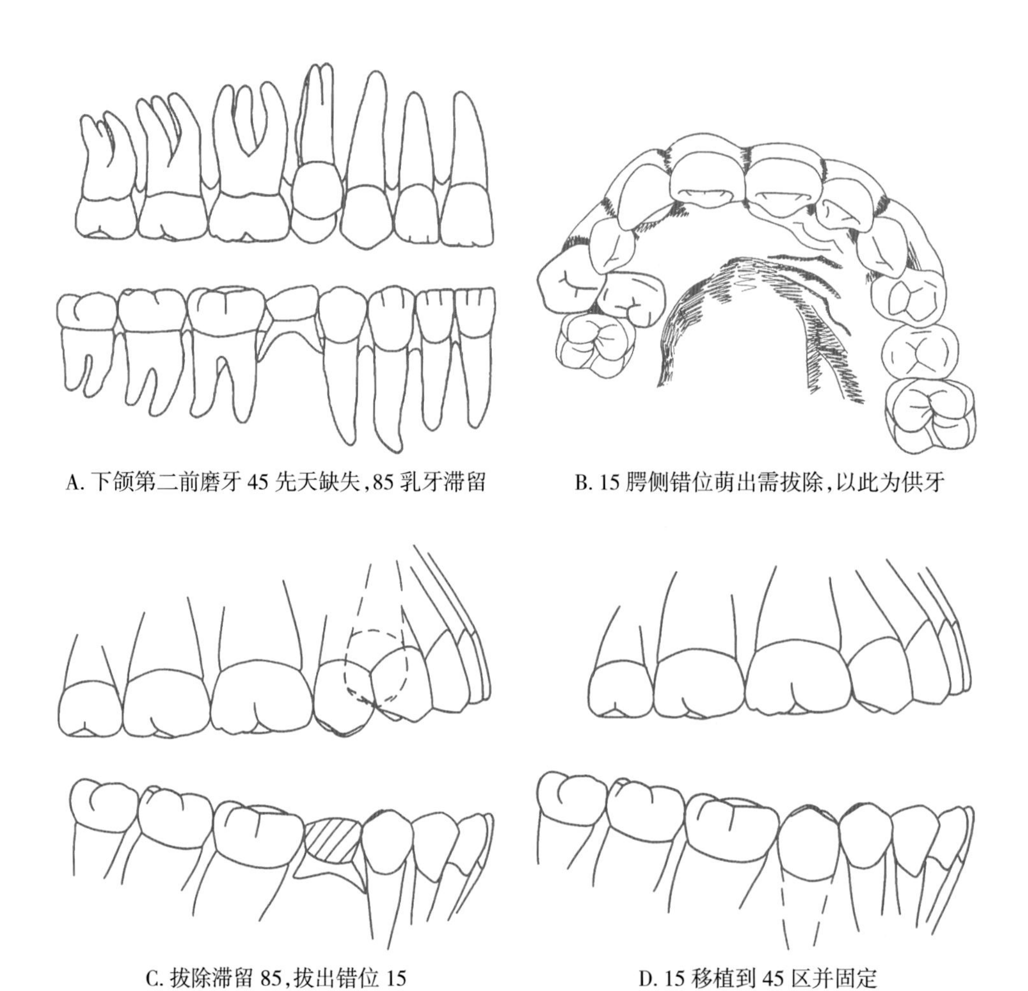

A. 下颌第二前磨牙 45 先天缺失，85 乳牙滞留　B. 15 腭侧错位萌出需拔除，以此为供牙

C. 拔除滞留 85，拔出错位 15　D. 15 移植到 45 区并固定

图 7-1-4　错位前磨牙移植到先天缺牙区示意图

（三）第三磨牙移植至前磨牙区

第三磨牙如果牙冠大小与移植区间隙匹配，也可以作为上、下颌前磨牙区的供牙进行移植。第三磨牙以上颌第三磨牙小牙畸形常见（图 7-1-5）。

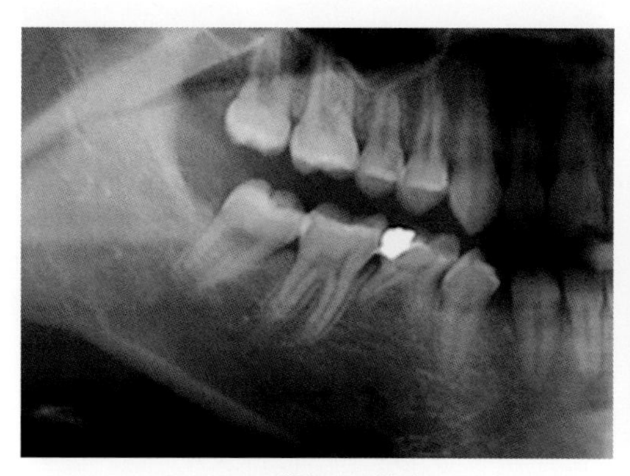

A. 85 滞留，45 缺失

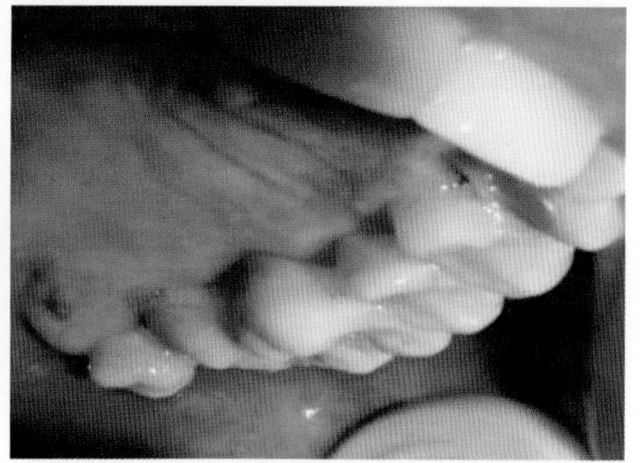

B. 28 萌出，为畸形过小牙，适合移植

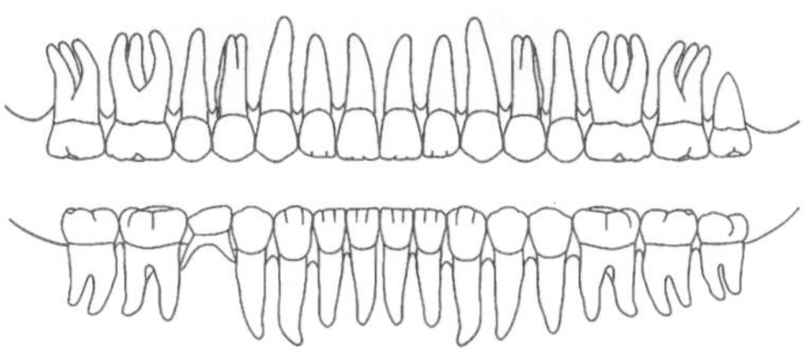

C. 乳牙滞留，恒牙缺失示意图

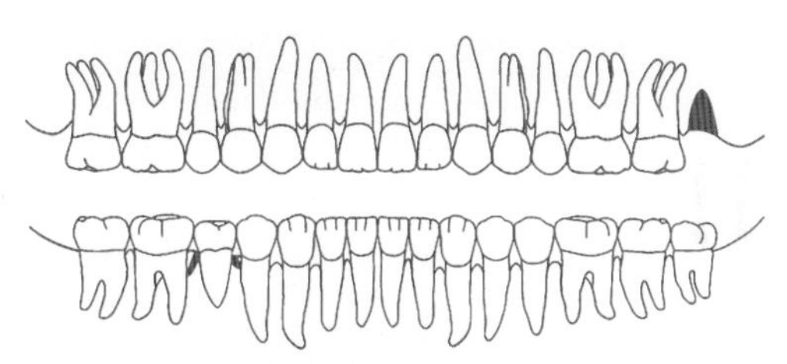

D. 将异侧对殆畸形智齿进行移植

图 7-1-5 第三磨牙移植到先天缺牙区

（四）下颌前磨牙含牙囊肿牙移植

病例：患者，男，15 岁，44、45 因乳牙滞留而埋伏阻生，形成含牙囊肿。拟行下颌前磨牙含牙囊肿移植（图 7-1-6）。

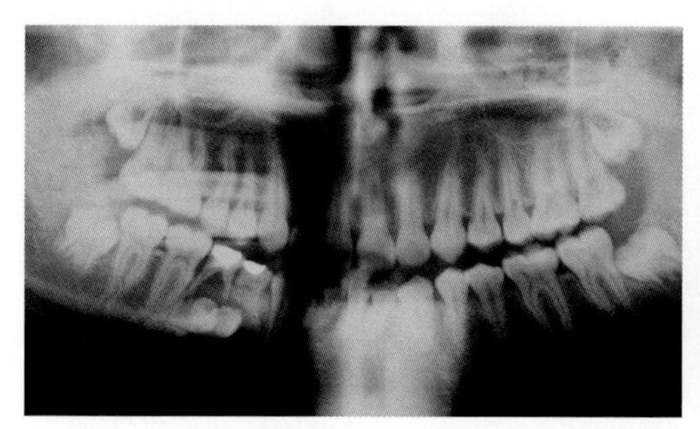

A. 移植术前全景片

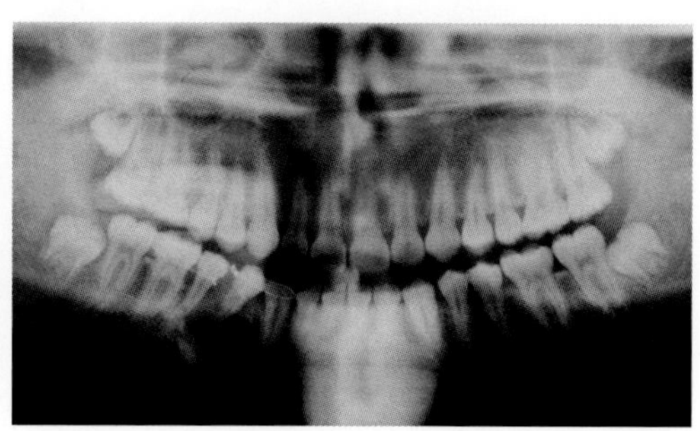

B. 移植术后即刻全景片

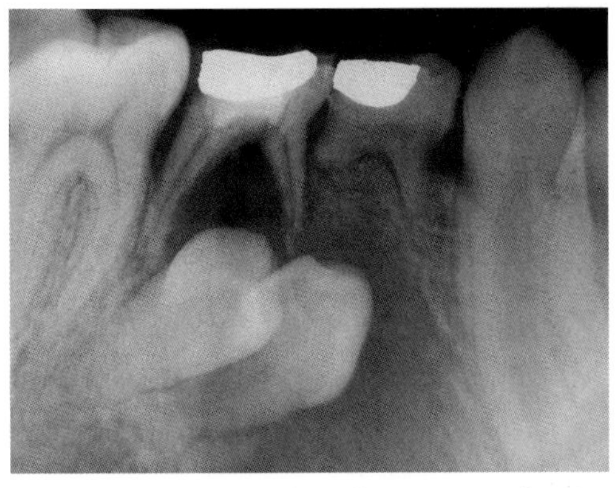

C. 移植术前根尖片示：84、85 滞留，44、45 埋伏阻生，冠周大面积低密度影

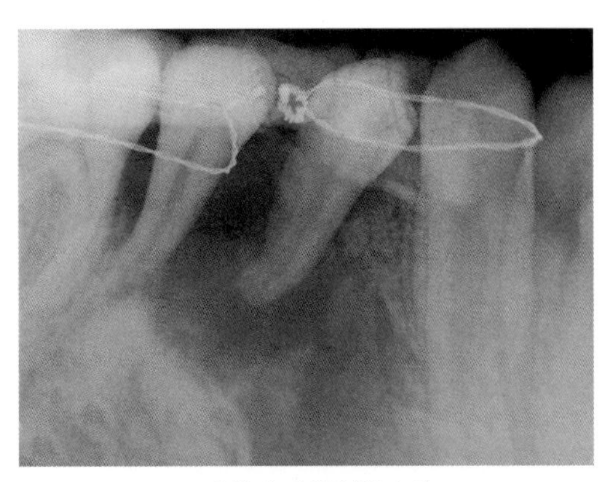

D. 移植术后即刻根尖片

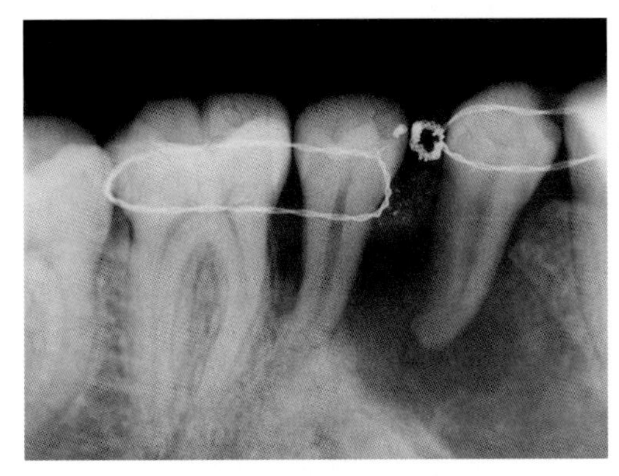

E. 移植术后 2 周根尖片

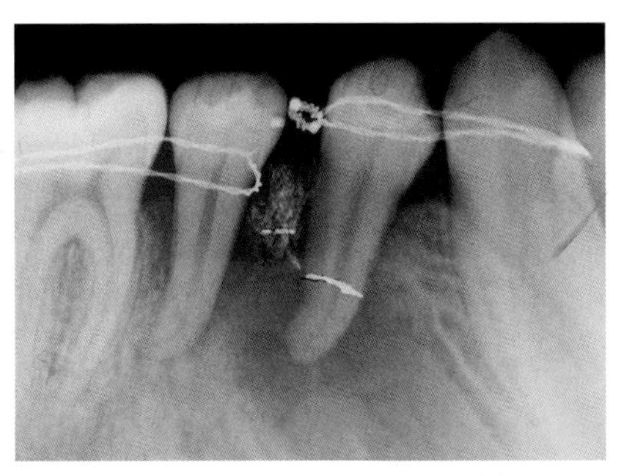

F. 移植术后 1 个月根尖片，近远中牙槽嵴高度增加

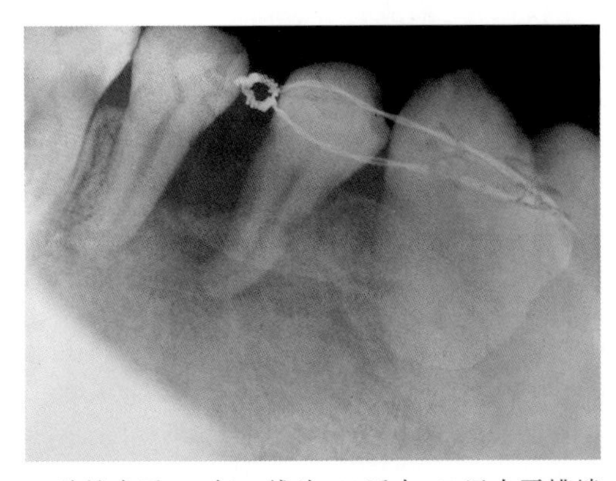

G. 移植术后 0.5 年 X 线片，44 近中、45 远中牙槽嵴高度基本恢复至正常水平

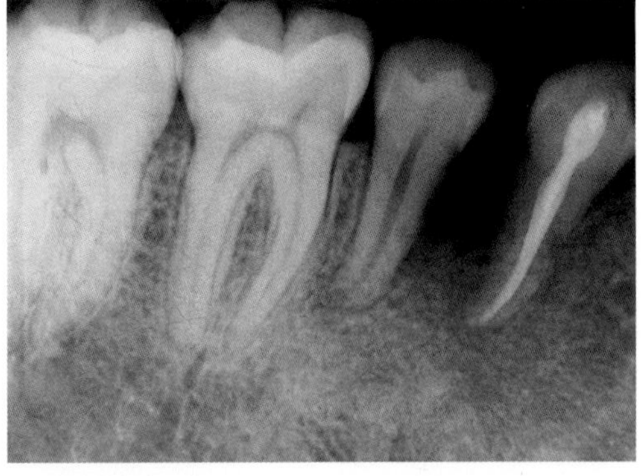

H. 移植术后 1 年 X 线片，44 松动度 Ⅰ°，叩(+)，行根管治疗

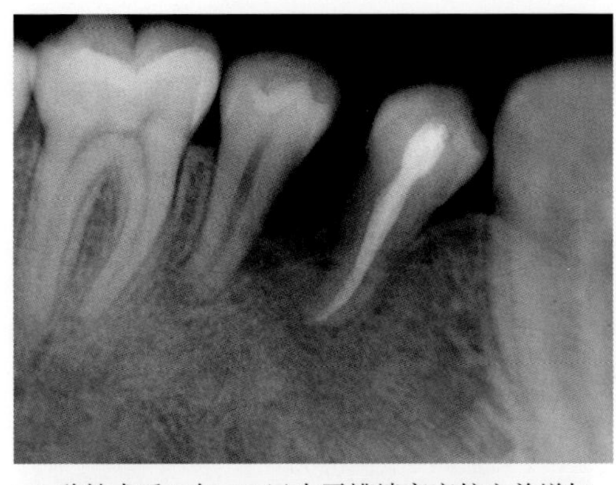

I. 移植术后2年，44远中牙槽嵴高度较之前增加

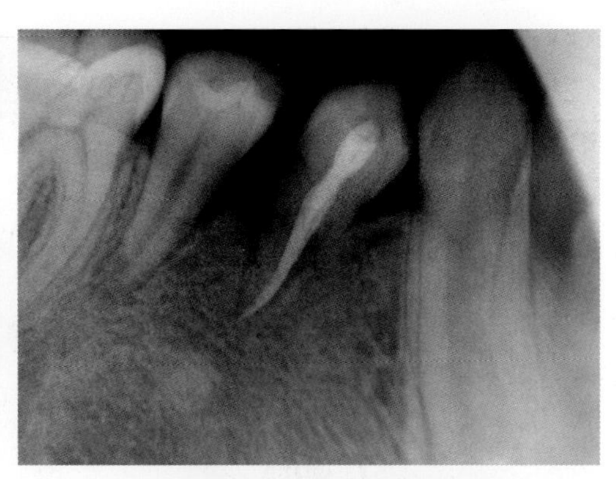

J. 移植术后3年X线片

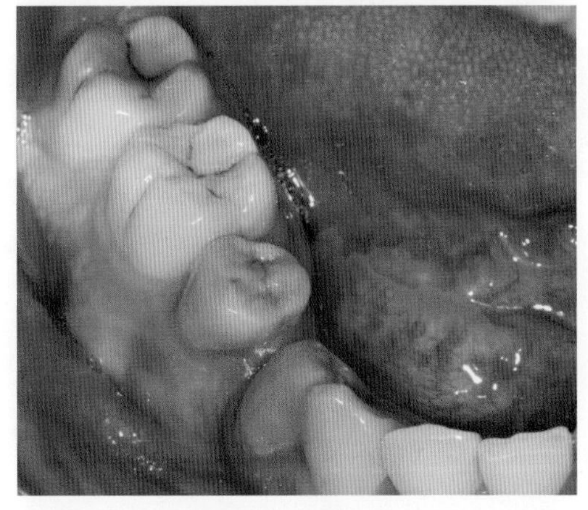

K. 移植术后18年口内像，移植牙45变色，不松动，无牙周袋，无叩痛，患者无不适

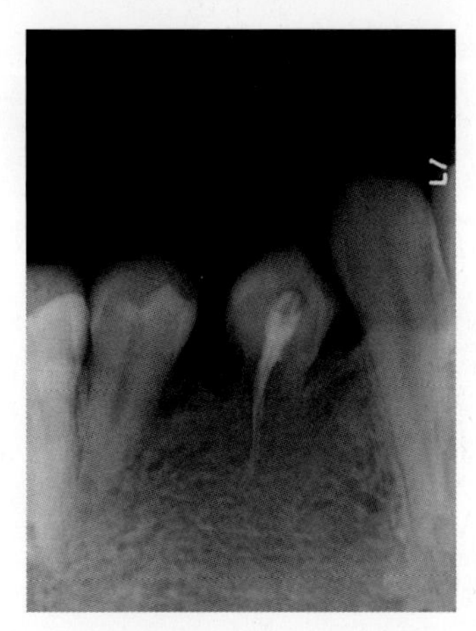

L. 移植术后18年根尖片，44牙根根骨固连；45牙根未见明显异常

图7-1-6 下颌前磨牙(44、45)含牙囊肿牙移植

第二节 前牙区移植

自体牙移植术成功率很高，已有多年临床应用史，但国内多见下颌第三磨牙移植的报道，前牙移植术报道较少。自体牙移植术治疗前牙区牙齿缺失是一种适宜方案。笔者在多年的牙槽外科临床工作中曾治疗过数十例前牙移植、与正畸合作治疗前牙严重异位或阻生病例，经过长期追踪观察，效果良好。

有很大一部分青少年患者前牙缺失是由于外伤导致，而此类患者大部分是年轻人。种植修复需待颌骨发育完成后才能实施，而在等待期，缺牙区常会发生牙槽骨萎缩，这使得种植修复时需配合植骨，才能获得良好的美学效果。而自体牙移植术治疗牙缺失，不需要考虑患者是否发育完成。对于大部分患者，自体牙移植是永久性的治疗；但对于部分年轻患者，也可作为发育完成前保存牙槽骨的暂时措施。对于生长期患者，自体牙移植术的最终目的不仅是保持骨量，甚至可以通过牙周膜引导和牙齿萌出动力产生新的牙槽骨。自体牙移植和种植修复长期预后基本相同，而美学效果亦相似。

一、适应证

(一) 受植区适应证

受植区适应证包括(图 7-2-1):

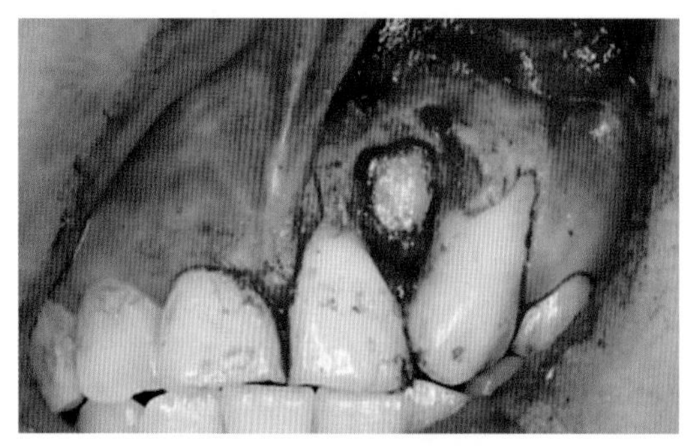

A. 左上颌侧切牙颊侧阻生

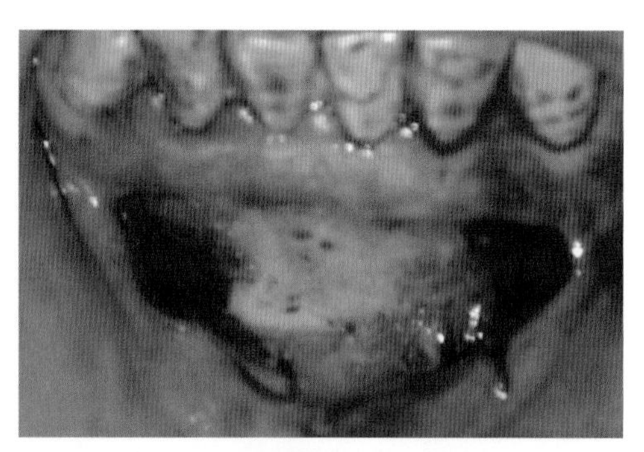

B. 右下颌侧切牙颊侧阻生

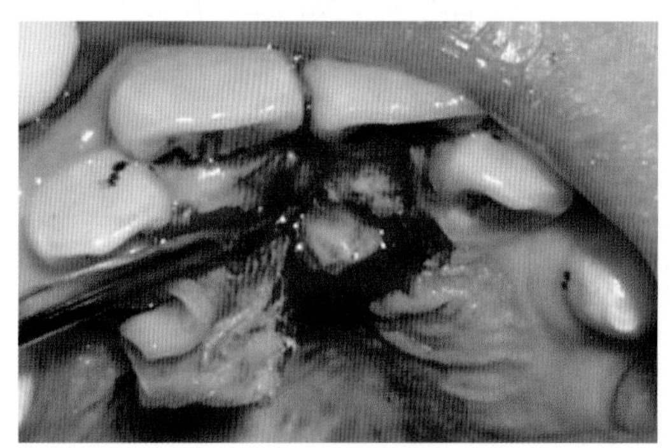

C. 左上颌侧切牙腭侧阻生

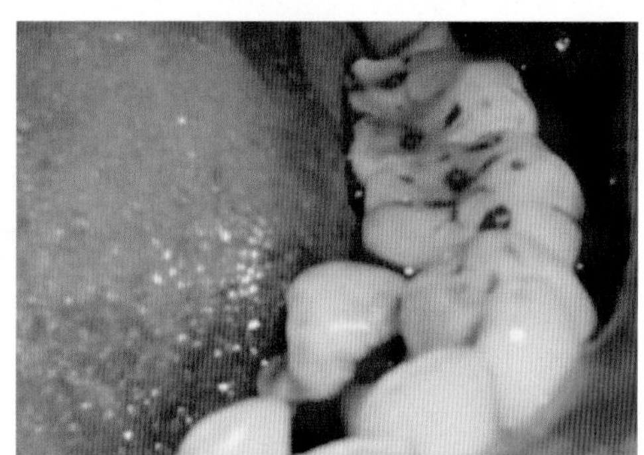

D. 左下颌尖牙舌侧错位

图 7-2-1　常见的前牙区移植供牙

1. 龋病、牙周病、外伤等造成前牙缺失的年轻患者或无条件接受其他修复方式的患者。
2. 前牙先天缺失的患者。
3. 前牙埋伏阻生或含牙囊肿等,无条件接受正畸治疗的患者。

(二) 供牙适应证

1. 埋伏阻生前牙、前磨牙或额外牙。
2. 拥挤错位需拔除的前磨牙。
3. 正畸治疗需拔除的前磨牙。
4. 畸形较小的第三磨牙。

二、禁忌证及术前准备

禁忌证及术前准备详见第三章第一、第二节。

三、手术方法

（一）受植区制备

1. 基本方法详见第四章。

2. 如受植区存在牙槽骨高度和宽度不足时，在唇侧附着龈做梯形切口。拔除患牙后，用裂钻在牙槽骨受植区位点做截骨线，凿取唇侧骨板，存放于生理盐水或血液中备用，再进行牙槽窝制备。

（二）供牙拔出

供牙拔出的方法有直接挺出或挺拔法加钳拔法，对埋伏阻生的供牙，由于阻生的方向、位置不同，拔出的方法可能是唇（颊）侧入路，亦可以是舌（腭）侧入路、或是脱位的前牙（前牙再植）。临床常见的各类前牙区移植供牙类型见图 7-2-1。

如供牙区存在组织缺损，可在供牙周围设计，截取包括部分牙龈和密质骨的复合体（如下颌前磨牙唇侧、上颌前磨牙腭侧骨板边缘）。

（三）供牙植入固定

供牙移入受植区制备好的牙槽窝内，位置合适后，缝合颈部牙龈固定。伴有牙槽骨缺损时可将前获取的唇侧骨板纵向剪为 2~3 块，以皮质骨面覆盖在牙根的唇侧，对唇侧瓣的骨膜做减张切口以延长龈瓣，然后紧密缝合包裹移植牙的颈部。移植牙用跨越𬌗面的缝线固定，或采用弹力纤维带、不锈钢丝等固定。

（四）复诊

复诊详见第五章。

四、前牙区移植步骤

阻生尖牙的移植术

恒尖牙阻生率仅次于智齿，20 世纪 80 年代前没有正畸技术时，对埋伏阻生、异位的尖牙多采用单纯的拔除治疗。目前临床上的最佳疗法是手术暴露和正畸牵引的联合治疗（图 7-2-7~ 图 7-2-9）。但如果尖牙埋伏较深，呈水平或倒置位阻生无法通过正畸牵引治疗或牵引失败时，可将其拔出移植到前牙区所需的位置（图 7-2-2~ 图 7-2-6）。

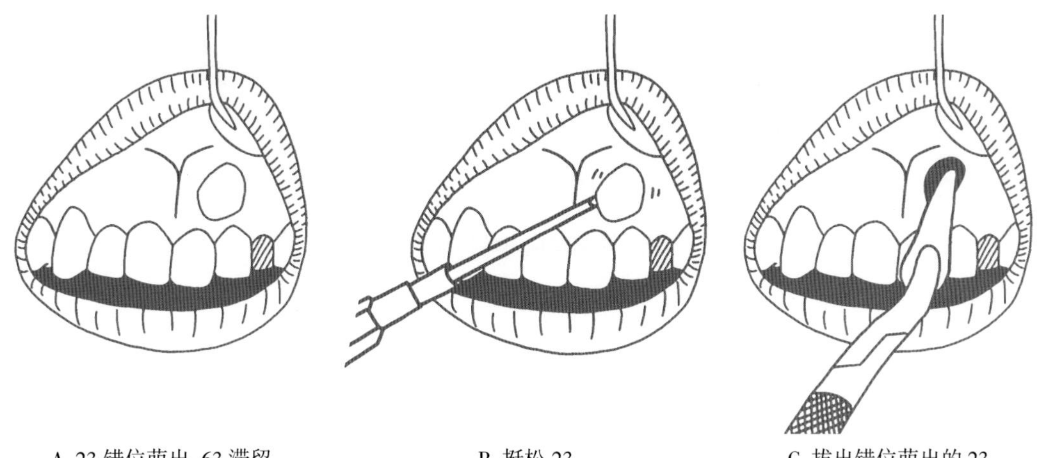

A. 23 错位萌出，63 滞留　　B. 挺松 23　　C. 拔出错位萌出的 23

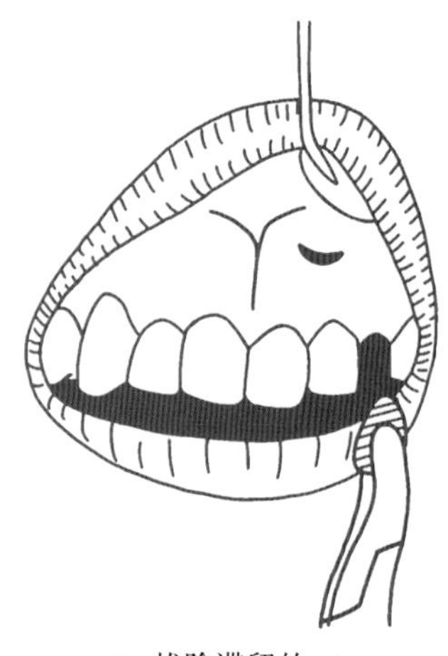

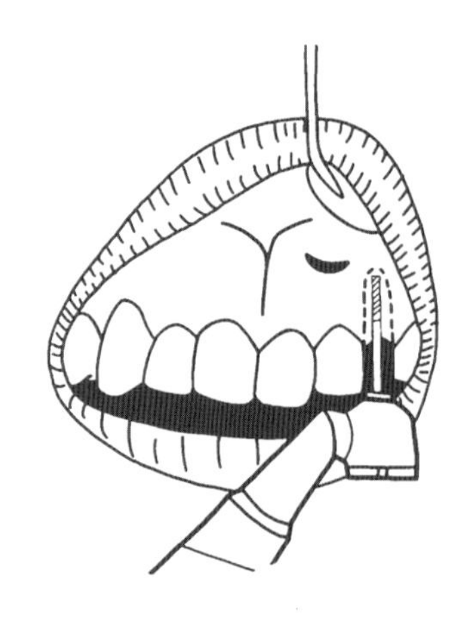

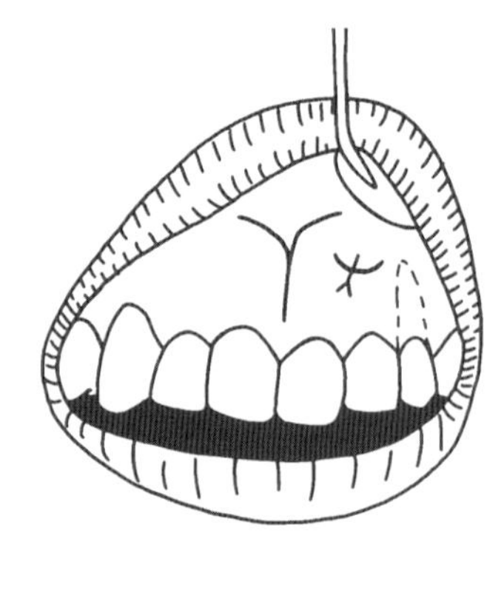

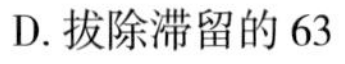

D. 拔除滞留的 63

E. 将牙槽窝扩大加深

F. 将拔出的离体牙植入新修整的牙槽窝，用流动树脂固定，缝合拔牙创

图 7-2-2　颊侧错位尖牙移植示意图

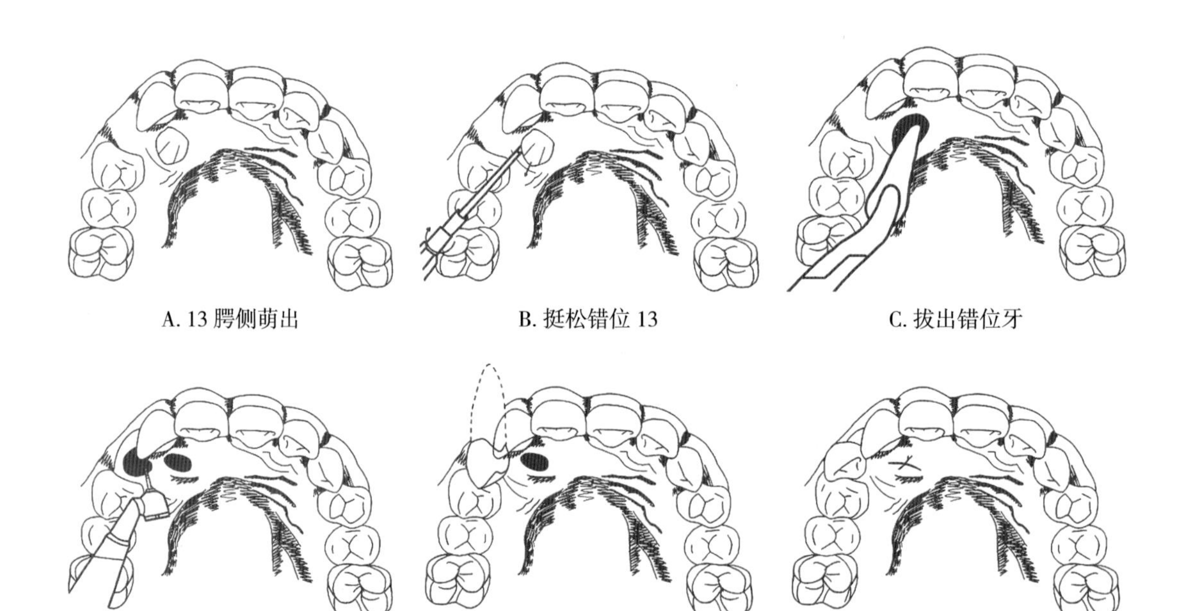

A. 13 腭侧萌出

B. 挺松错位 13

C. 拔出错位牙

D. 制备新的牙槽窝

E. 13 植入新牙槽窝

F. 缝合拔牙创，流动树脂固定

图 7-2-3　腭侧错位尖牙移植示意图

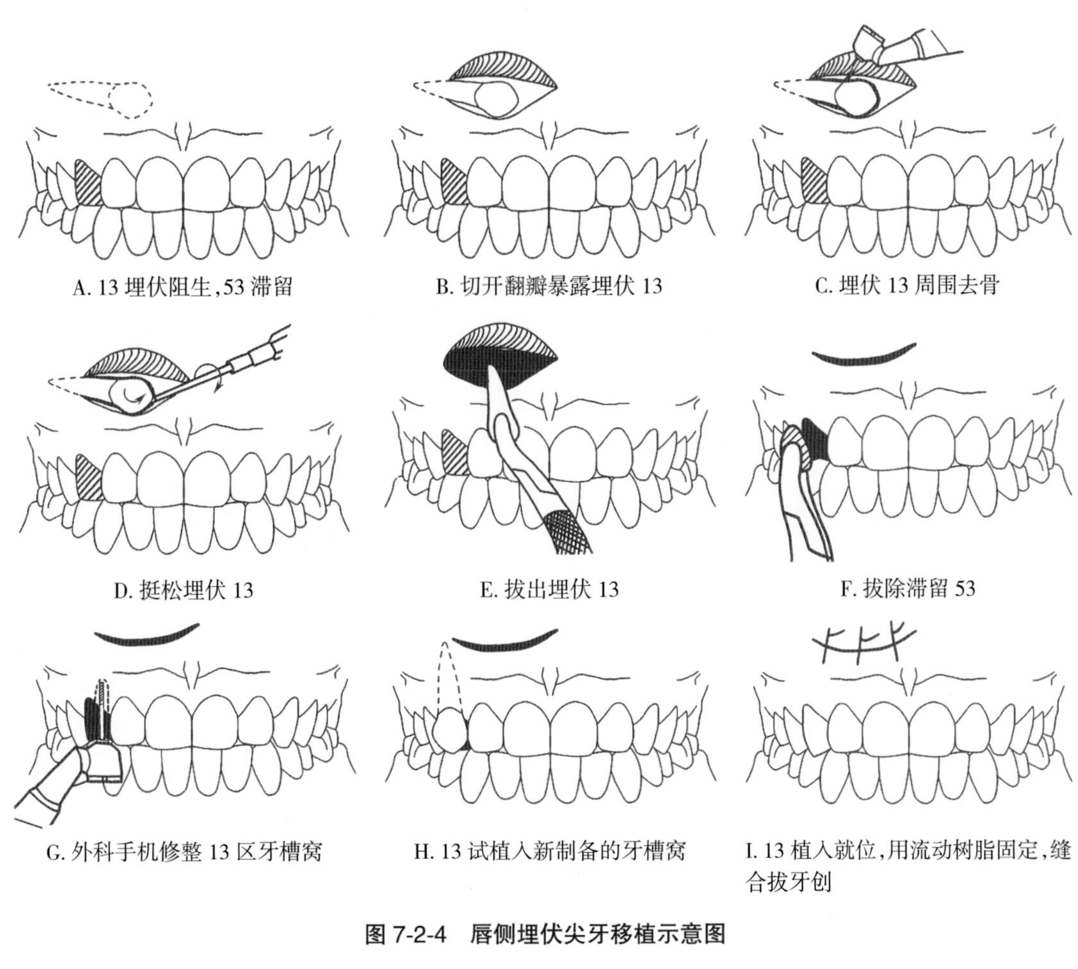

A. 13 埋伏阻生,53 滞留　B. 切开翻瓣暴露埋伏 13　C. 埋伏 13 周围去骨

D. 挺松埋伏 13　E. 拔出埋伏 13　F. 拔除滞留 53

G. 外科手机修整 13 区牙槽窝　H. 13 试植入新制备的牙槽窝　I. 13 植入就位,用流动树脂固定,缝合拔牙创

图 7-2-4　唇侧埋伏尖牙移植示意图

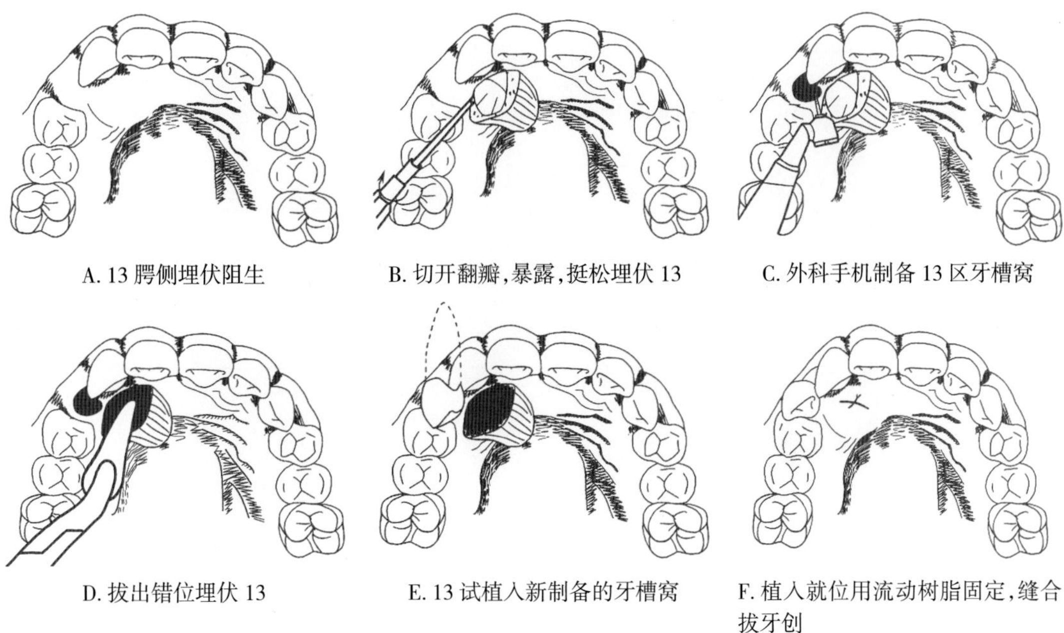

A. 13 腭侧埋伏阻生　B. 切开翻瓣,暴露,挺松埋伏 13　C. 外科手机制备 13 区牙槽窝

D. 拔出错位埋伏 13　E. 13 试植入新制备的牙槽窝　F. 植入就位用流动树脂固定,缝合拔牙创

图 7-2-5　腭侧埋伏尖牙移植示意图

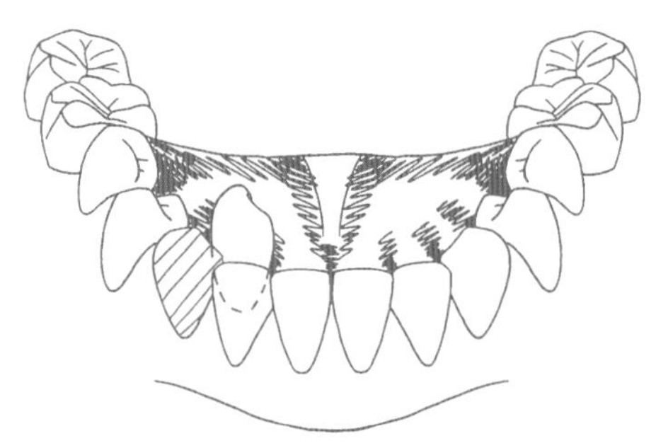

A. 83 滞留，43 严重舌侧错位萌出

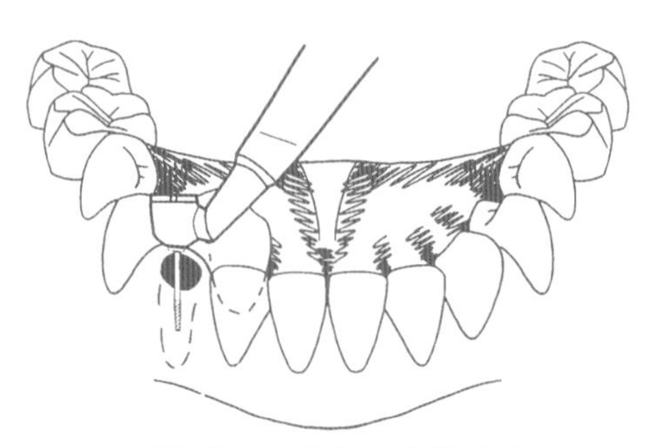

B. 拔除滞留 83 并扩大、加深牙槽窝

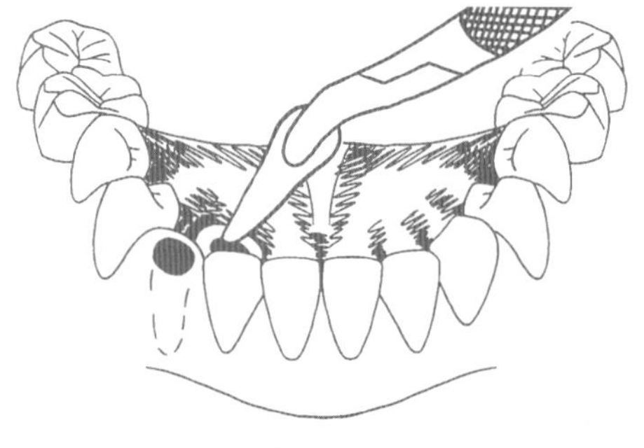

C. 拔出错位 43

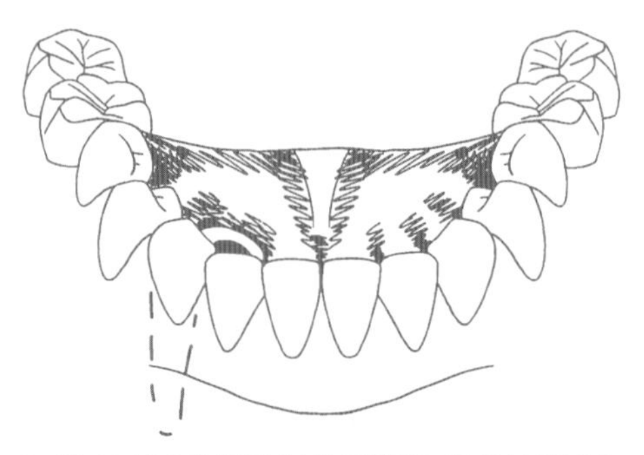

D. 将 43 植入新制备好的牙槽窝，流动树脂固定

图 7-2-6 下颌尖牙移植示意图

1. 病例 1:右上颌尖牙腭侧埋伏阻生移植(图 7-2-7)

患者，男，33 岁，13 未萌，腭侧可见黏膜发白。拟行 13 腭侧埋伏阻生牙原位移植。

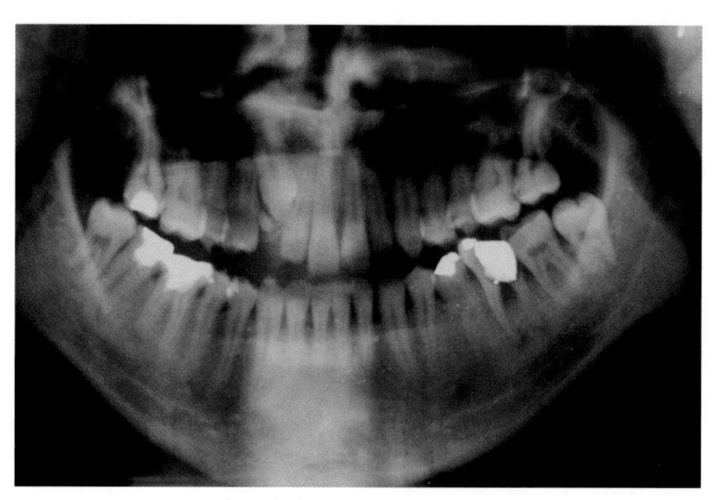

A. 移植术前全景片示 13 埋伏阻生

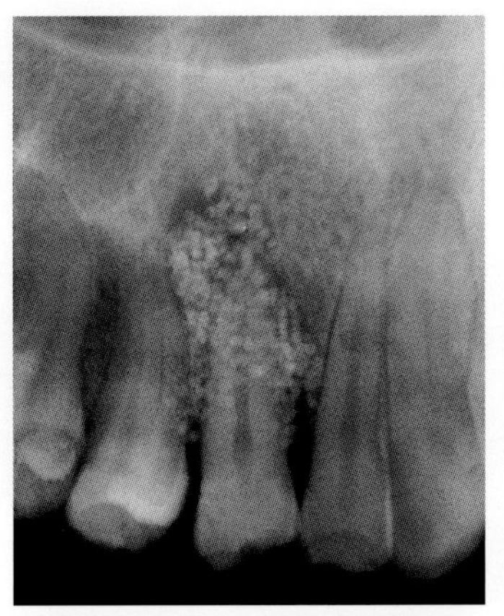
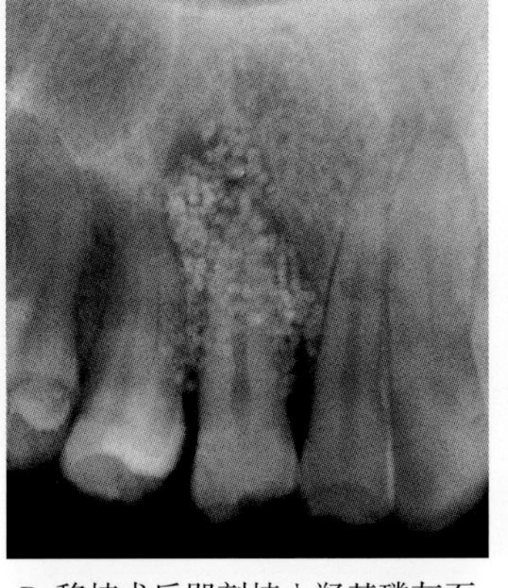

B. 移植术后即刻植入羟基磷灰石

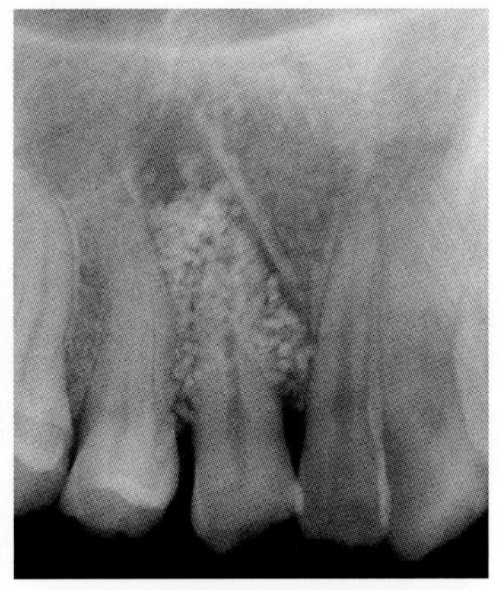

C. 移植术后 1 个月

图 7-2-7 腭侧埋伏尖牙原位移植

2. 病例 2:23 埋伏阻生,移植到 21 区(图 7-2-8)

患者,女,27 岁,因 13、23 埋伏阻生,压迫 11、21 牙根吸收在外院拔除,经正畸牵引治疗 13 已牵出到接近正常位置,而 23 因牵引失败来我院继续治疗,又经 0.5 年牵引治疗仍未成功,转口腔外科要求拔除。

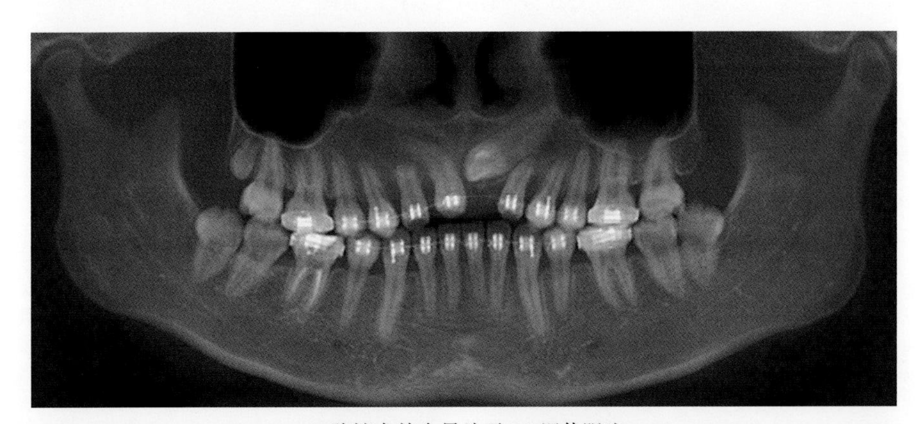

A. 移植术前全景片示 23 埋伏阻生

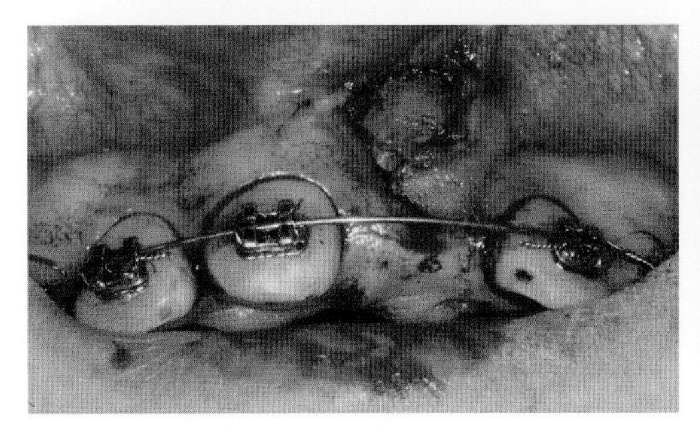

B. 口内检查 23 位于 21 区移行沟处

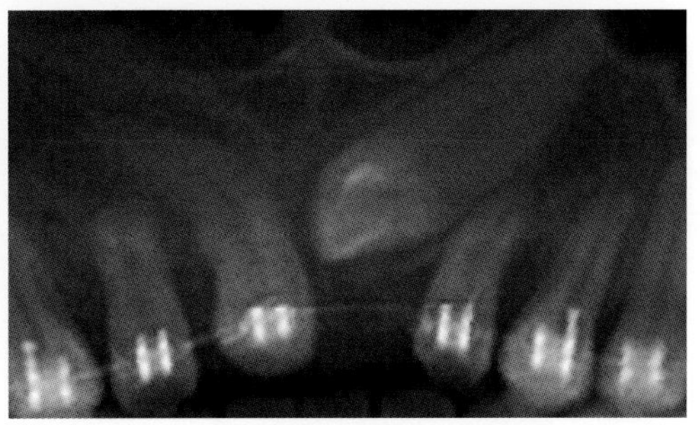

C. X 线片显示 23 位置较高且牙体较大,牙根尖已形成

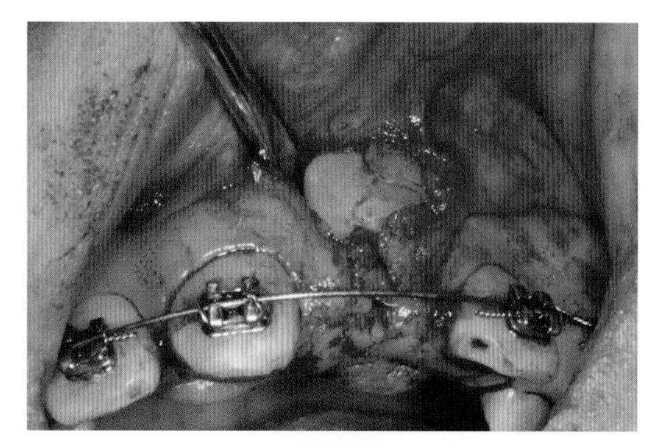

C. 挺松埋伏牙

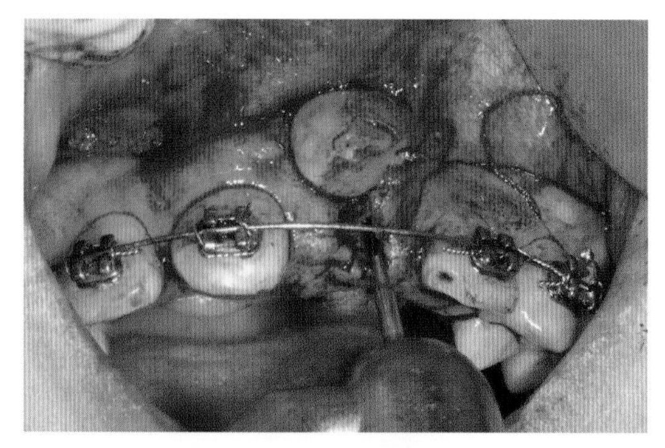

D. 将埋伏牙置于原位，制备修整牙槽窝

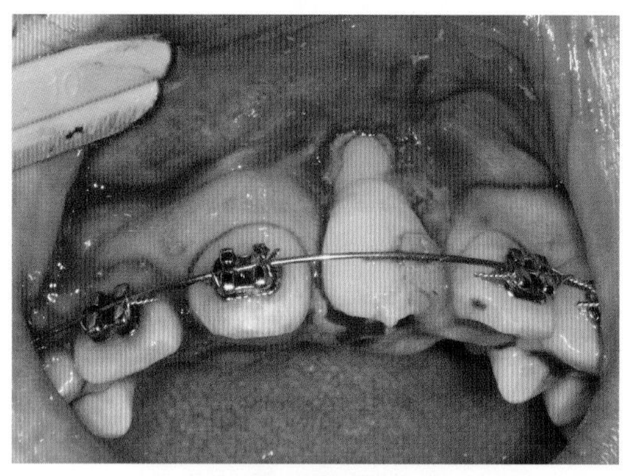

E. 将埋伏牙移至 21 位置

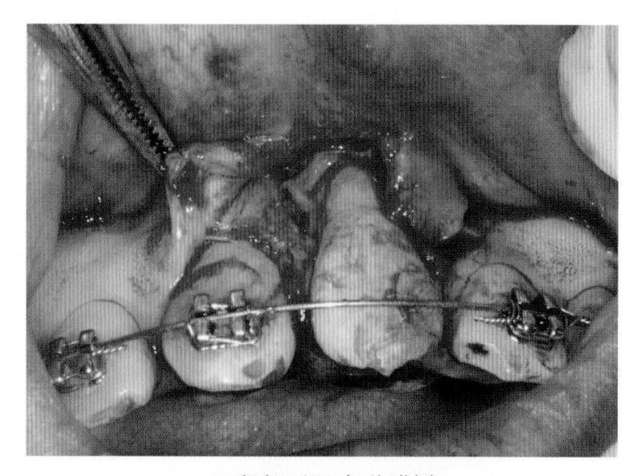

F. 翻起近远中黏膜瓣

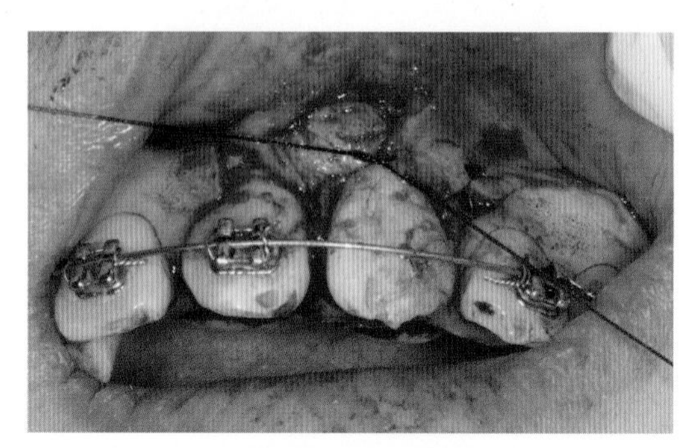

G. 将近远中黏膜瓣拉拢缝合覆盖移植牙根颈部

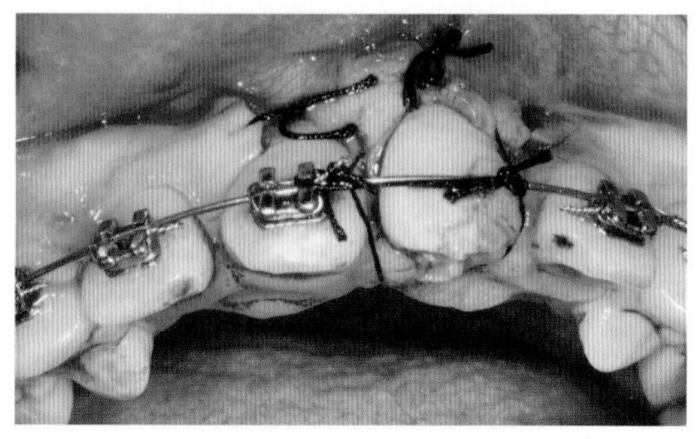

H. 缝合近远中牙龈使其紧贴牙颈部

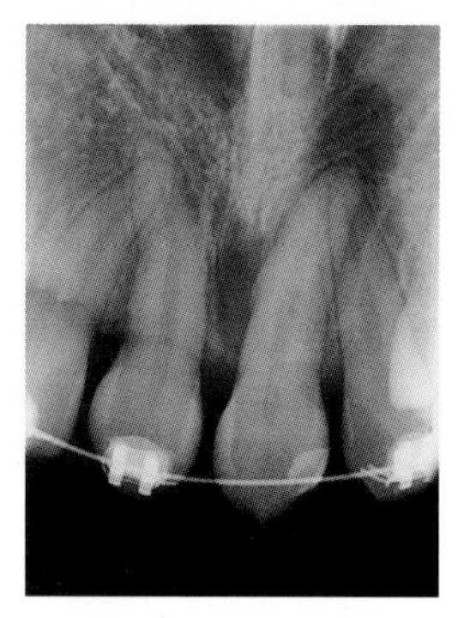

I. 移植术后即刻 X 线片

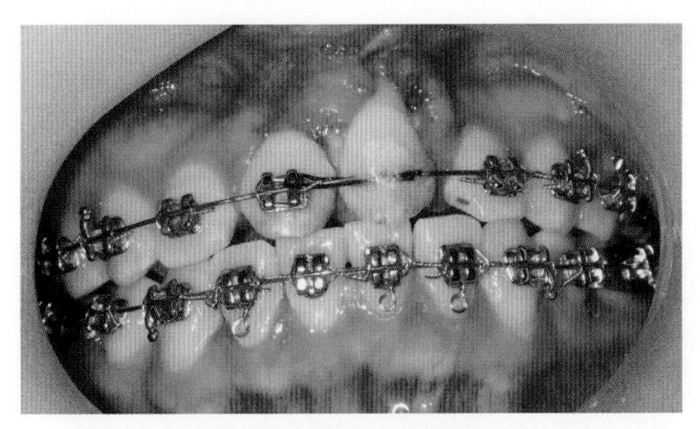
J. 移植术后 1 周口内像

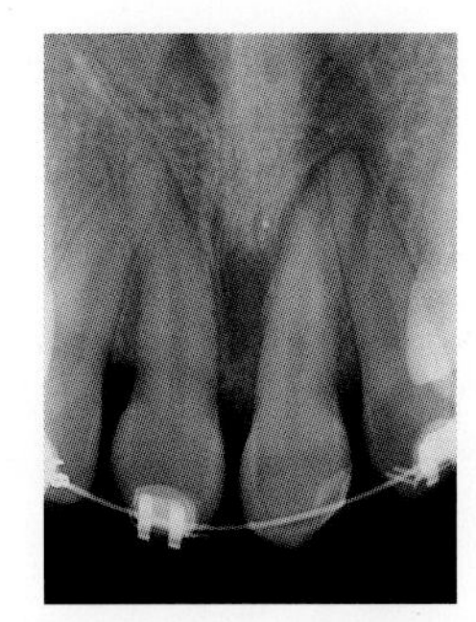
K. 移植术后 1 周 X 线片

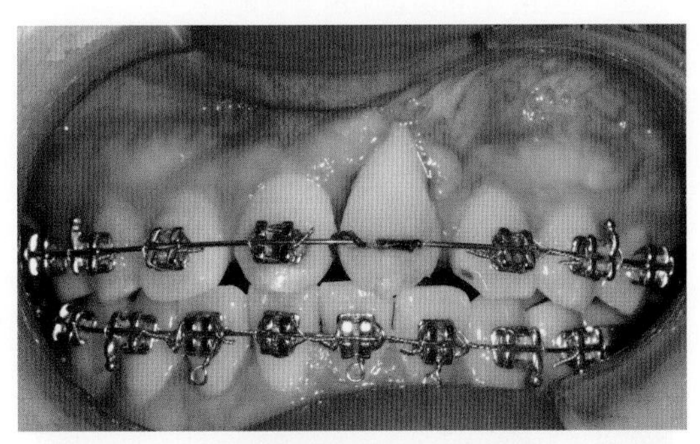
L. 移植术后 1 个月口内像

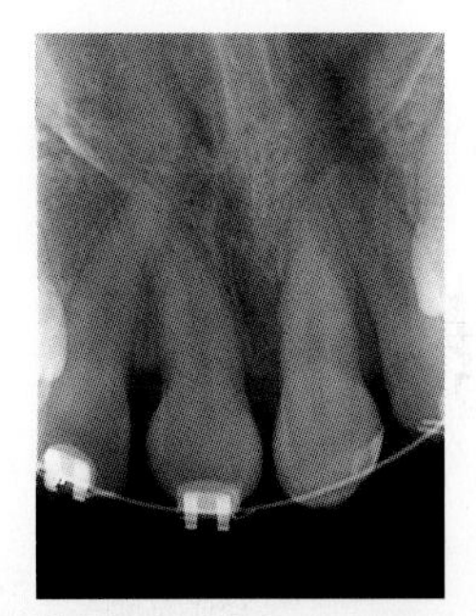
M. 移植术后 1 个月 X 线片

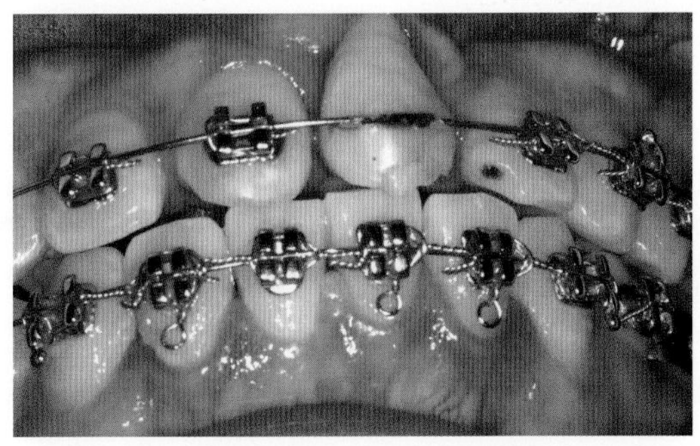
N. 移植术后 3 个月口内像，移植牙唇侧软硬组织缺损，转牙周科行组织再生术

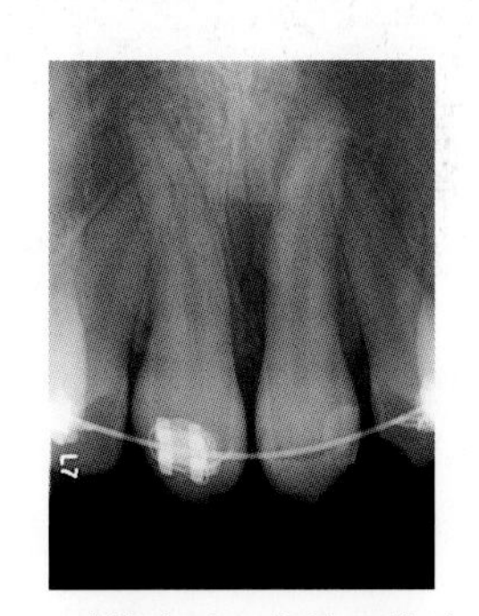
O. 移植术后 3 个月 X 线片

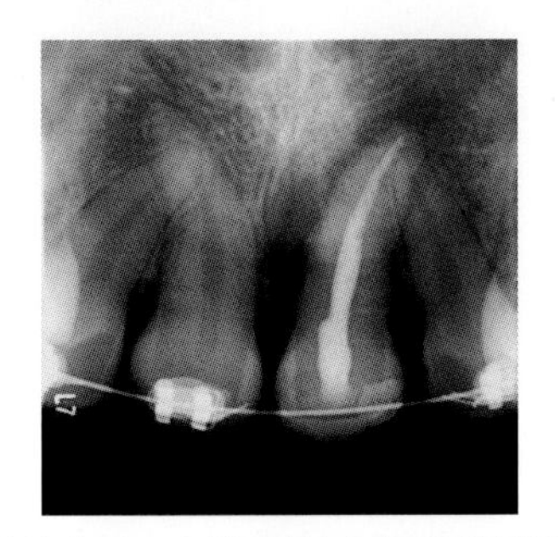
P. 移植术后 3 个月牙髓坏死而行根管治疗

图 7-2-8　左上颌阻生尖牙移植

3. 病例 3:左上颌中切牙、尖牙埋伏阻生,移植到原位(图 7-2-9)

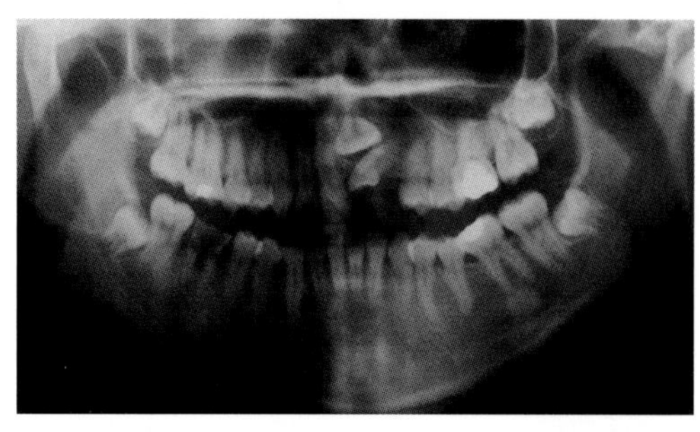

A. 左上颌中切牙埋伏阻生,侧切牙近中埋伏阻生

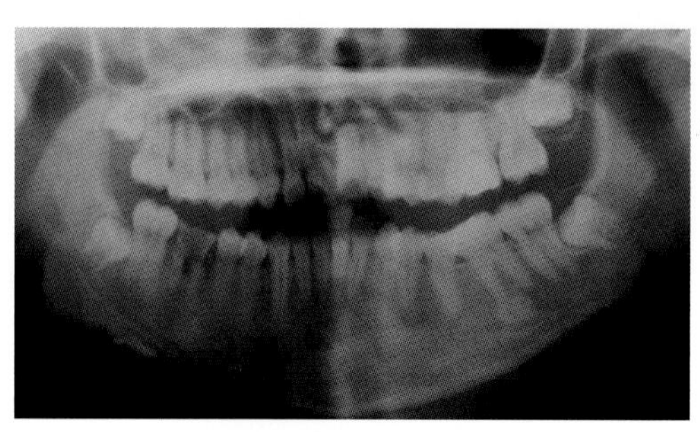

B. 移植术后 1 周全景片

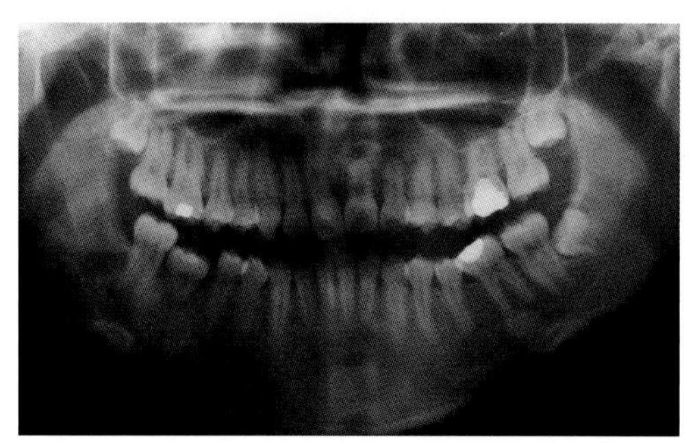

C. 移植术后 0.5 年全景片

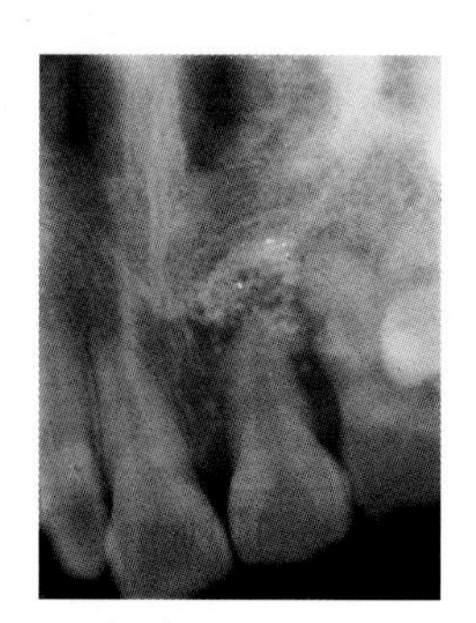

D. 移植术后 0.5 年根尖片

图 7-2-9　左上颌切牙、阻生尖牙移植

第三节　前 牙 再 植

牙再植是治疗牙齿撕脱性损伤的常规方法,撕脱性损伤最常见于上颌中切牙,多见于 7~9 岁恒牙萌出期儿童。外伤致牙撕脱性损伤时,还常伴有牙槽窝骨壁骨折和唇颊软组织损伤。牙再植的预后受各种因素影响,如牙根发育情况、根面污染情况、保存环境及口外滞留时间等。

根据脱落牙离体的时间长短分为即刻再植和延期再植,60 分钟以内视为即刻再植,离体超过 60 分钟可视为延期再植。缩短撕脱牙在口外的滞留时间可明显提高预后效果,故一旦发生此类受伤应指导患者或家长尽快再植患牙。对于脱落牙齿较脏时,可用流动冷水冲洗 10 秒后立即植回牙槽窝,如果不能即刻再植应将牙齿保存在前庭沟内,可以使用唾液、生理盐水或牛奶等介质保存,但不能保留在自来水中。

一、牙再植的临床操作

牙撕脱伤患者就诊后,应详细询问损伤发生后到就诊期间内的情况,尤其是损伤脱位的时间和脱落牙的保存方式(唾液、自来水、牛奶、干燥保存还是其他)。临床检查应仔细检查脱落牙的污染情况、牙根发育情况、牙槽窝的完整性及口腔牙周状况。

(一) 牙再植操作步骤

1. 离体牙处理　如脱落牙可见有污物应用生理盐水注射器反复冲洗,直到污物清除干净。根尖孔闭合的患牙应即刻再植;根尖孔开放的患牙可应用四环素预处理;脱落牙口外滞留时间较长,可以确定牙周膜已经坏死者,可用化学药物(氟化钠)处理牙根面以防止牙根吸收。

2. 牙槽窝处理及离体牙再植　根据患者损伤部位进行局部麻醉,生理盐水冲洗牙槽窝,清除牙槽窝内污染物。如伴有明显牙槽窝骨折,应先将骨折复位,再轻轻把脱落牙复位到牙槽窝内,缝合损伤的牙龈及软组织。

3. 固定　复位后根据损伤牙的数目及周围牙齿情况选择相应的固定方法,将脱落牙与周围健康牙齿固定在一起。可用牙釉质粘接剂唇侧固定,调整咬合,拍X线片显示牙根就位良好,术后给予氯己定漱口剂及口服广谱抗生素预防感染。嘱患者勿用患牙咬硬物。

4. 复查　术后1周复诊拆线,根尖孔闭合的患牙再植后牙髓血运重建可能性小,为防止牙根炎症性吸收,术后1周应行根管治疗。牙根未发育完成的牙脱落后3小时内再植仍可能重建牙髓血运,再植后应定期复查。根据损伤情况术后2~6周拆除固定装置。术后第1、第3个月复诊并拍摄X线片,询问患者有无自发痛及咬合痛,检查再植牙有无垂直及侧向叩痛。随着时间延长应了解患者的自我感觉、咀嚼情况,检查牙齿有无松动、牙冠有无变色、有无牙周袋形成等。

(二) 牙再植临床病例

1. 病例1:11即刻再植(图7-3-1)

患者,男,16岁,因骑车摔伤上颌前牙30分钟,11脱落,21近中切角冠折,Ⅱ°松动。自带离体牙前来就诊。

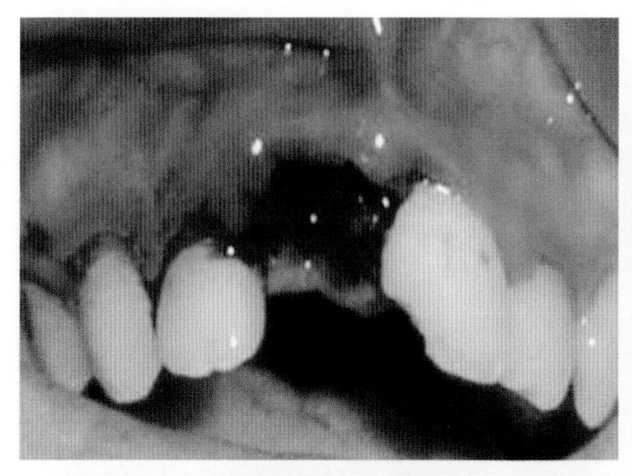

A. 口腔检查11脱位即刻就诊,牙槽窝伤口新鲜干净无异物,拟行即刻再植

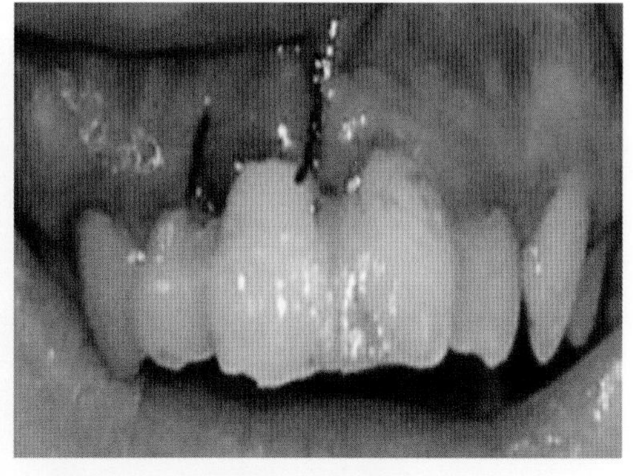

B. 再植后用流动树脂行牙间固定,再植牙近远中牙间乳头各缝合一针将牙龈拉拢紧贴牙颈部

图7-3-1　即刻再植

2. 病例 2:延期再植(图 7-3-2)

患者,男,10 岁,12 外伤脱落 12 小时就诊要求再植。

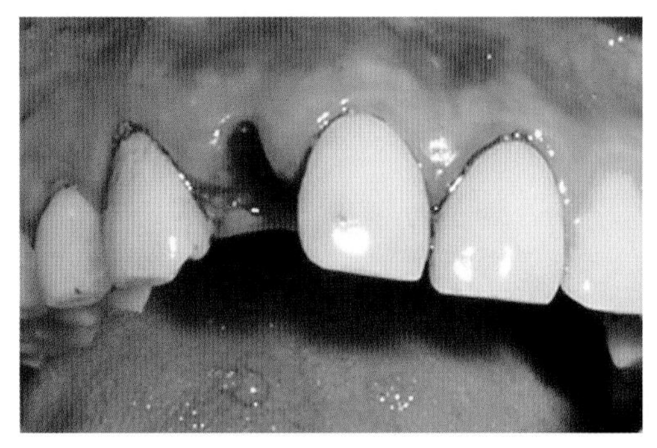

A. 脱位已超过 12 小时

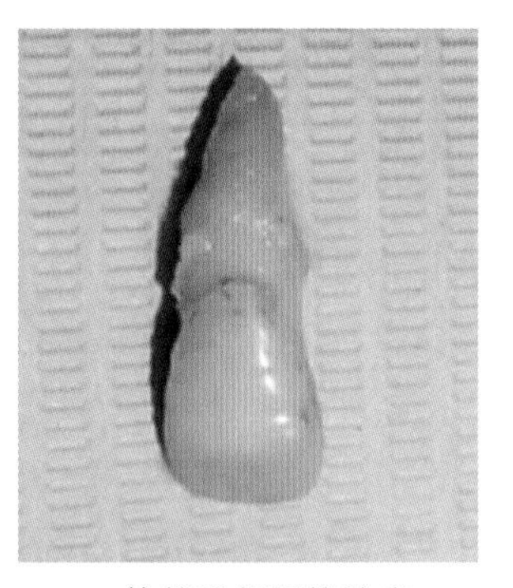

B. 体外进行根管治疗

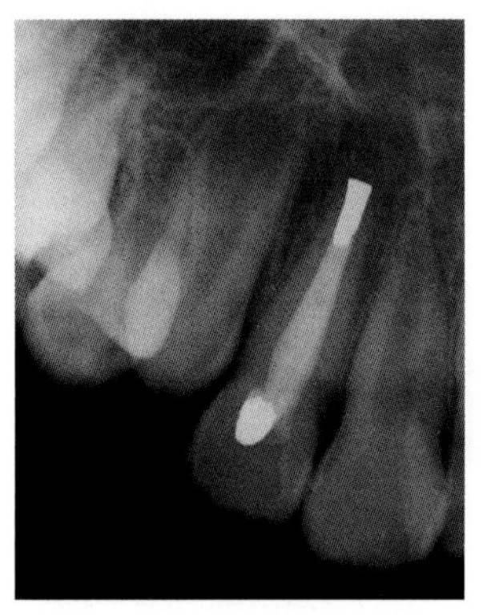

C. 再植后 1 周

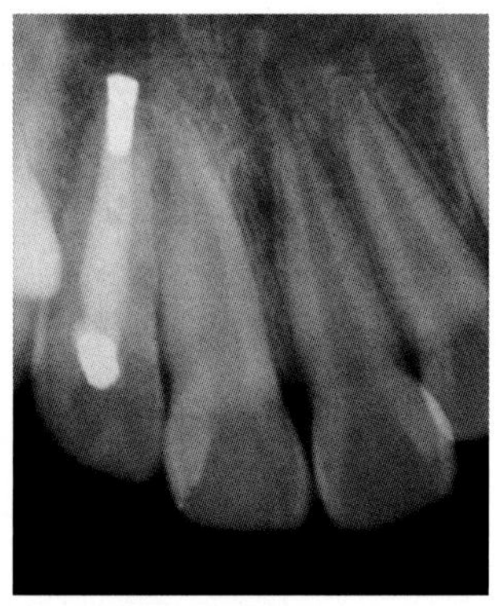

D. 再植后 1 年

图 7-3-2 延期再植

3. 病例 3:21 脱落再植(图 7-3-3)

患者,男,11 岁,21 外伤脱落离体 23 小时,要求再植。

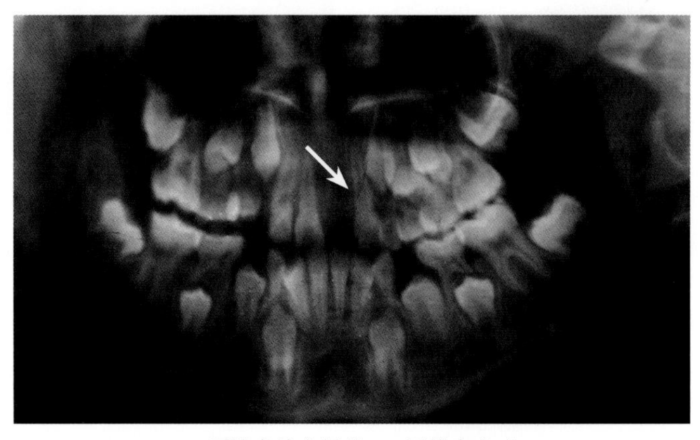

A. 再植术前全景片,21 牙槽窝空虚

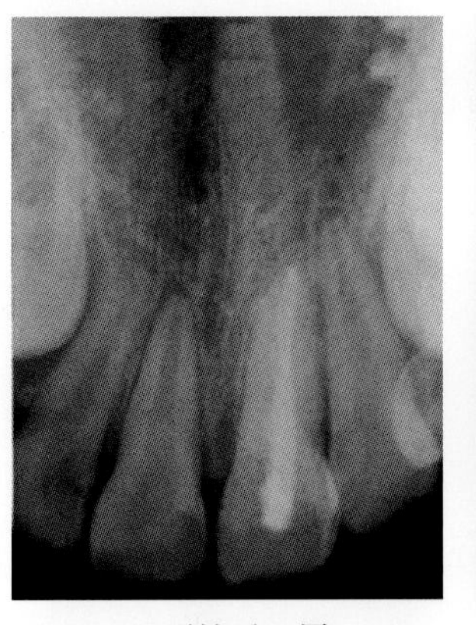

B. 再植后 1 周

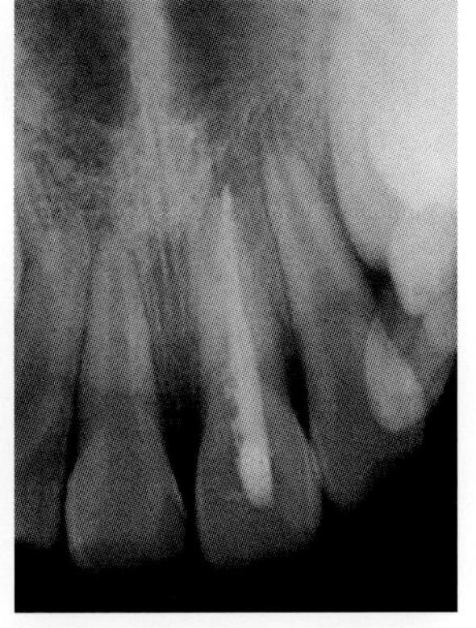

C. 再植后 3 个月

图 7-3-3　延期再植（一）

4. 病例 4：12 延期再植（图 7-3-4）

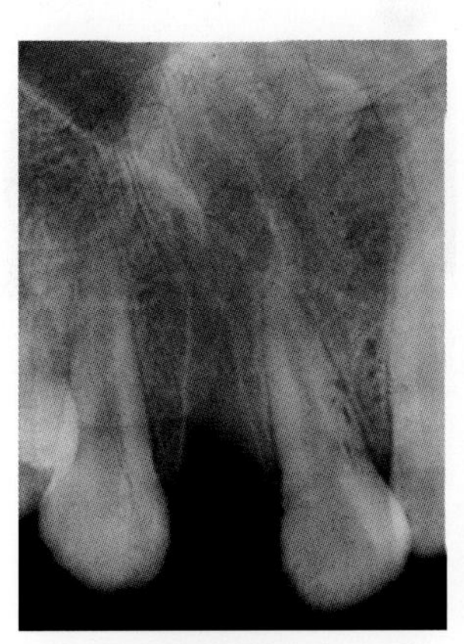

A. 外伤脱落 9 天

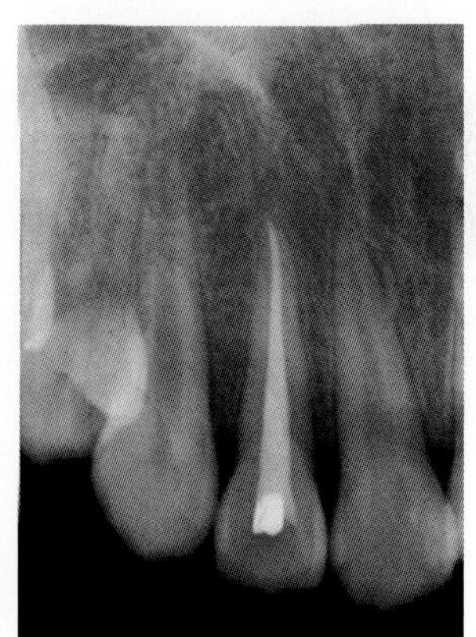

B. 再植后 1 周

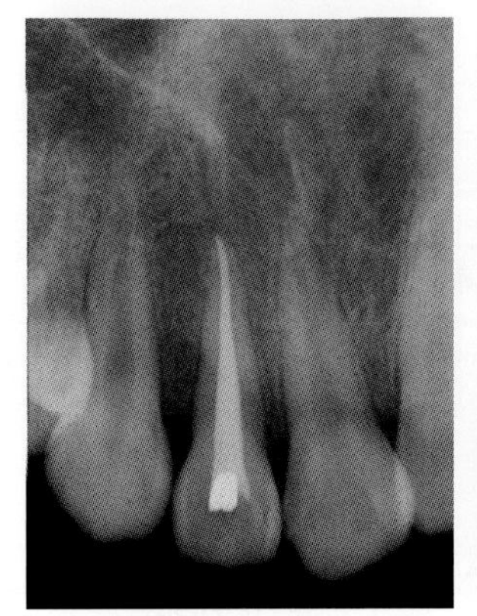

C. 再植后 2 个月

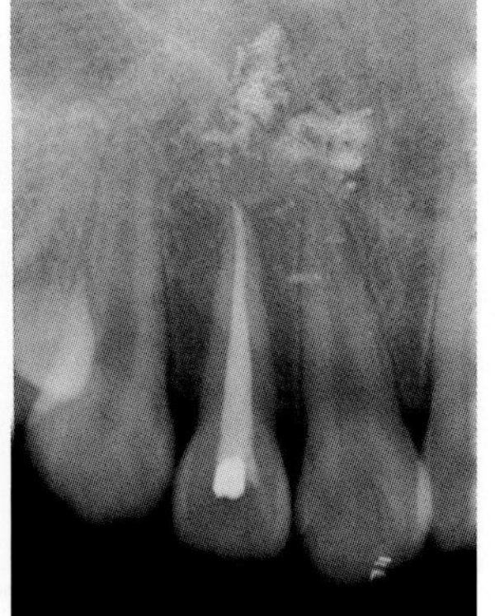

D. 再植后 0.5 年

图 7-3-4　延期再植（二）

5. 病例 5:21 延期再植(图 7-3-5)

患者,女,27 岁,21 外伤脱落 6 天,自带离体牙就诊,要求再植。

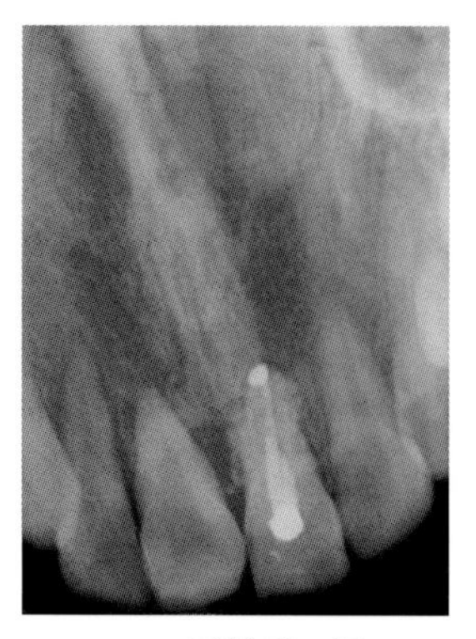

A. 21 再植后 1 周

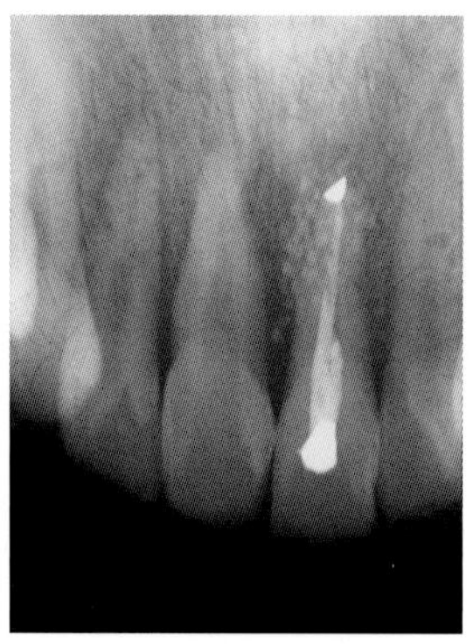

B. 21 再植后 1 个月

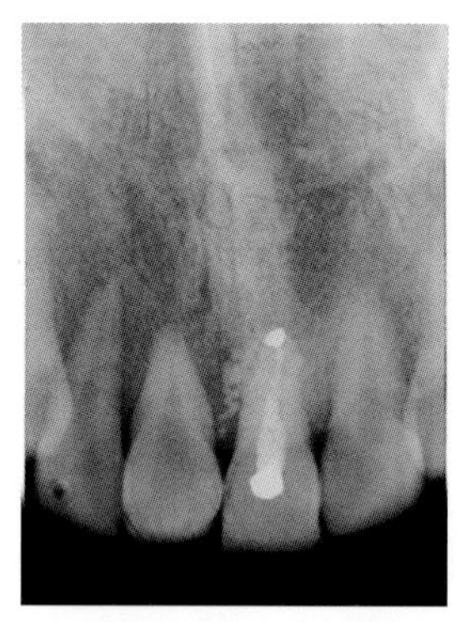

C. 21 再植后 4 个月

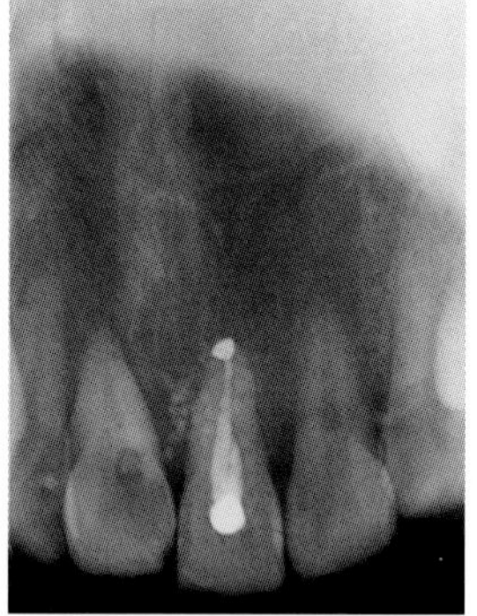

D. 21 再植后 1 年

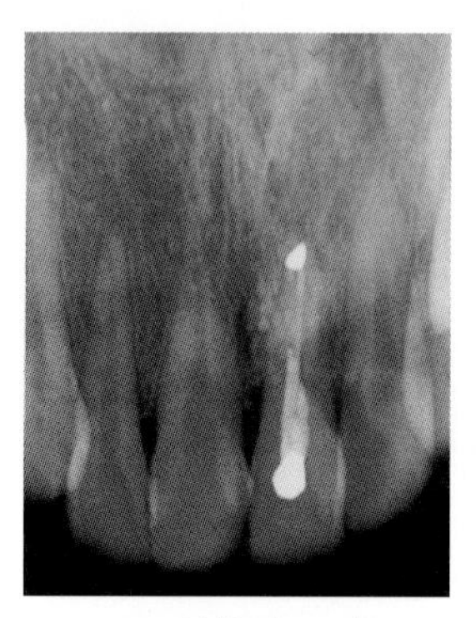

E. 21 再植后 1.5 年

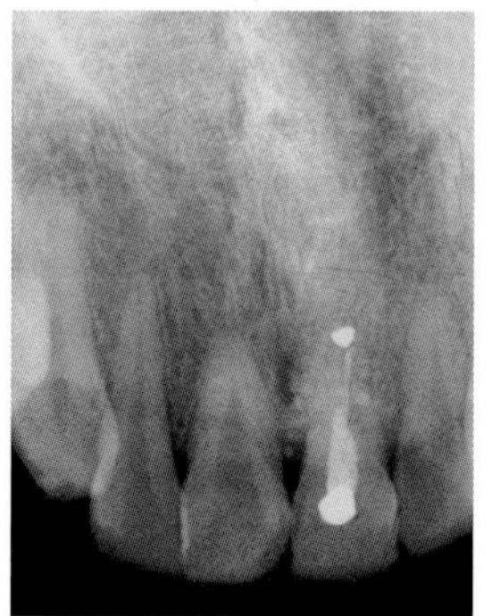

F. 21 再植后 2.5 年

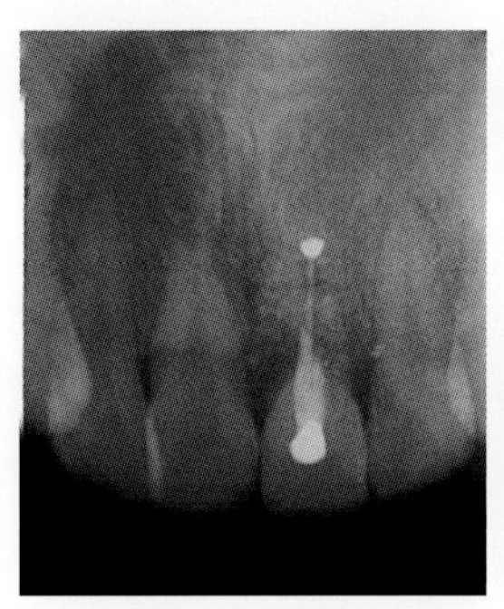

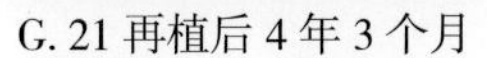

G. 21 再植后 4 年 3 个月

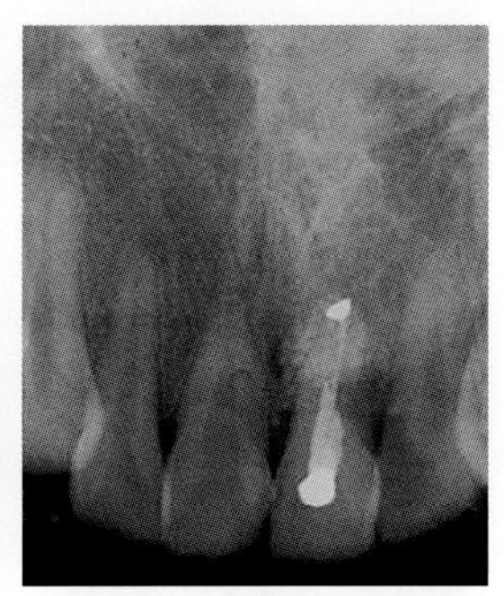

H. 21 再植术后 6 年

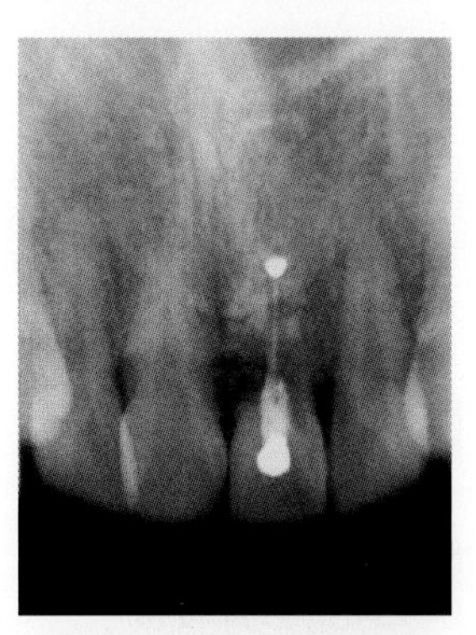

I. 21 再植后 8 年，牙根与牙槽骨呈骨性融合，但牙齿不松动，无牙周袋，患者自觉咬合功能良好

图 7-3-5　延期再植（三）

二、牙再植的预后

牙再植后应定期随访行影像学检查，检查牙根情况。炎症性吸收及替代性骨吸收常发生在再植后 2 年。大多数牙齿再植后会发生牙根吸收，再植只被当作临时措施，但也有许多研究显示可以保留正常牙周组织并行使功能 20~40 年。

自体牙移植术

临床操作图解

第八章 原位牙再植术和部分牙移植术

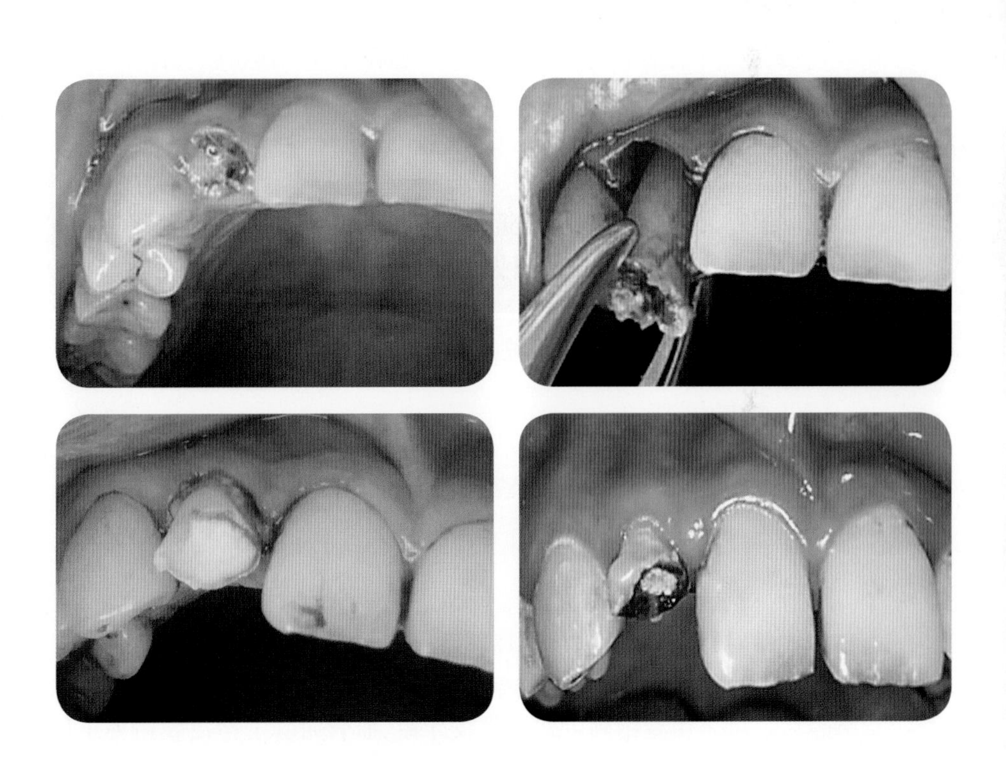

第一节　原位牙再植术

原位牙再植术，又有学者将其称为“意向性牙再植术（intentional replantation of teeth）”或“刻意性牙再植术”，是指针对一些常规方法难以治愈或保留的患牙，或患者不愿接受、不能配合常规治疗方案（如根尖手术、正畸牵引冠延长等），手术将牙完整拔出，于体外迅速进行一系列诊断、检查及治疗后再将其植入原牙槽窝以保存患牙的一种方法。长期以来原位牙再植仅只作为常规治疗方案的补救方法，但近年来随着人们对牙体 - 牙周复合体的深入认识及相关技术的迅速发展，原位牙再植越来越多的应用于临床，尤其对于难治性根尖周炎，研究报道其成功率已和根尖外科手术相接近。

一、适应证

1. 残根　年轻患者，前牙因龋损、牙冠破坏或外伤折断在龈下难以冠修复或保留，且有足够长度（再植入后能保证后期冠修复时冠根比大于 1）的牙根。患者不愿接受或难以配合常规治疗方案（如：根管治疗后正畸牵引）的病例。

2. 难治性根尖周病　常规根管治疗和根尖外科手术治疗失败后症状持续存在的患牙，或由于解剖因素（上颌牙根尖靠近上颌窦或鼻腔，下颌牙根尖靠近下颌管或颏孔）使得根尖外科手术风险较大或无法进行根尖手术的患牙。

3. 牙形态异常　形态发育异常如双生牙、畸形舌侧沟等。

4. 其他牙根纵裂、侧穿、器械分离等通过常规治疗无效的患牙，也可考虑此方法。

二、禁忌证

禁忌证及术前准备详见第三章第一、第二节。

三、治疗方法

1. 手术方法　先用牵引或微创等方法将患牙拔出，如还需进行牙体牙髓治疗，手术应由口腔内、外科医师同时进行，口腔外科医师拔牙和处理牙槽窝的同时，口腔内科医师处理牙体牙髓，最大限度减少患牙的离体时间。口外操作时尽量避免触碰牙根以免损伤牙周膜，影响愈后。可采用专用固定架或将拔牙钳、血管钳套上橡皮膜钳夹于釉牙骨质界处进行操作。有条件者应将牙根浸于 HBSS 溶液、生理盐水等保存液中，口外完成处理后重新植回牙槽窝，根据需要调整植入深度，骨缺损较大者同期植入骨粉、骨膜等引导骨再生。植入稳定后，采取适宜方法对患牙进行缝合和固定。根据手术创伤及患者全身情况，术后给予抗生素预防感染，7 天拆除缝线，视预后 3~4 周拆除固定，定期随访。

2. 修复　再植 3 个月后，患者无主观不适，临床检查再植牙不松动、叩诊无不适、无牙周袋、牙龈无异常，X 线检查再植牙根尖周情况较之前好转者可进行修复治疗，方法同常规冠修复和桩核冠修复。

病例：患者，女，27岁，右上颌侧切牙残根要求拔除，且拒绝接受正畸牵引后修复(图8-1-1)。

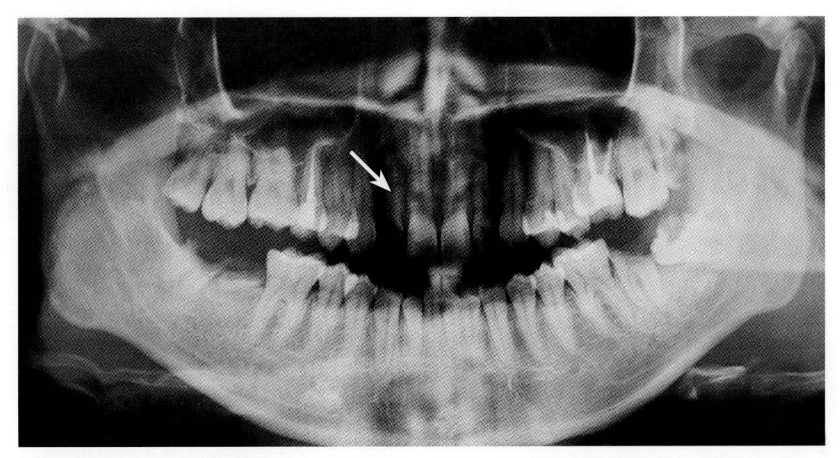

A. 再植术前全景片，12残根，牙根情况良好

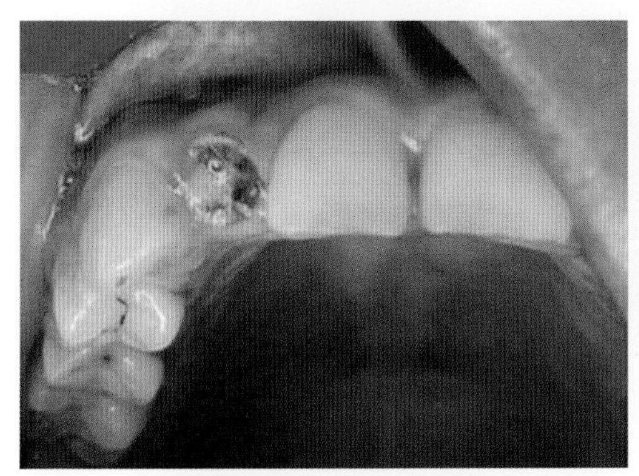

B. 再植术前口内情况，12残根

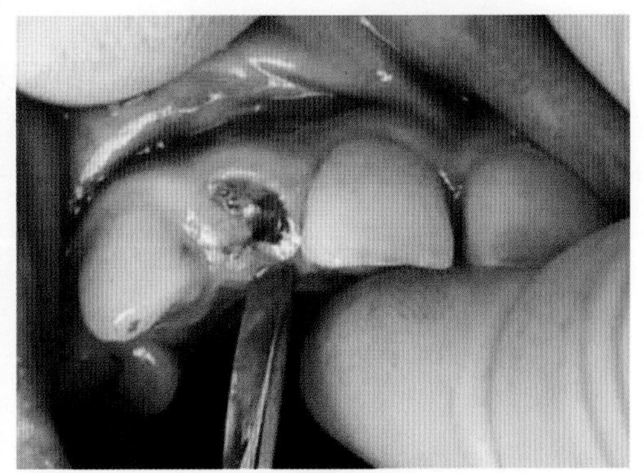

C. 用牙挺先挺松牙根

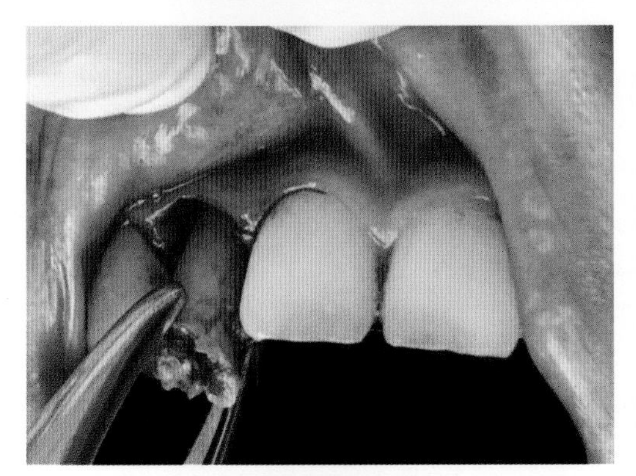

D. 用牙钳拔出牙根

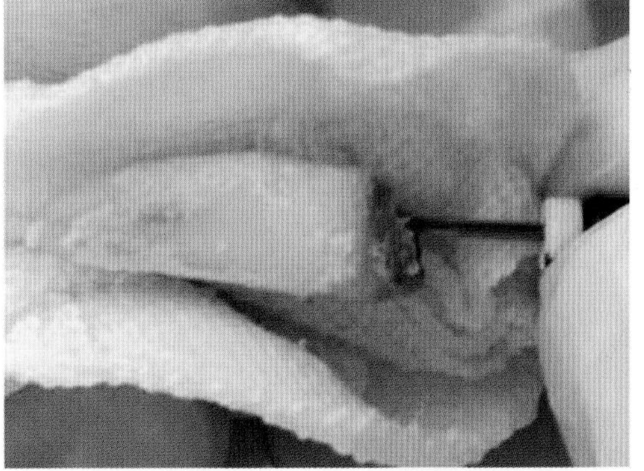

E. 离体牙根放置于生理盐水纱布中保存，在口外行扩根及根管充填

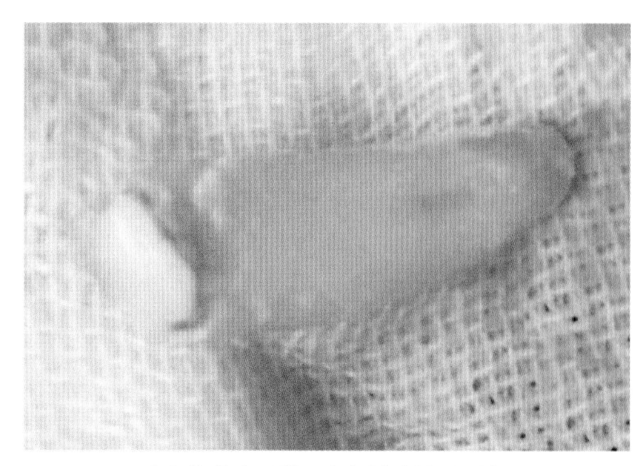

F. 用玻璃离子暂时充填封闭根管口

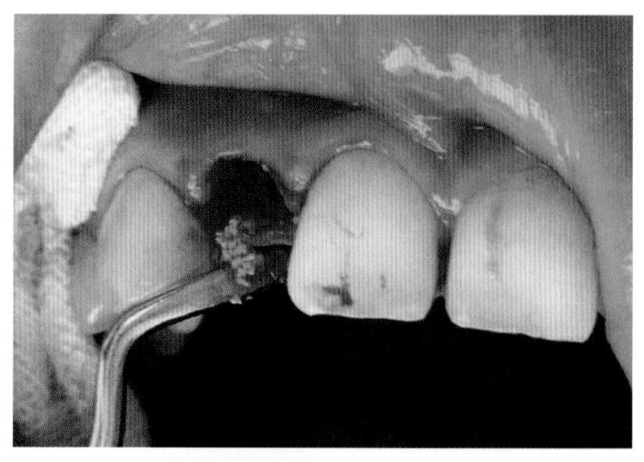

G. 过氧化氢溶液、盐水冲洗牙槽窝后植入骨粉以充填根尖部位空隙

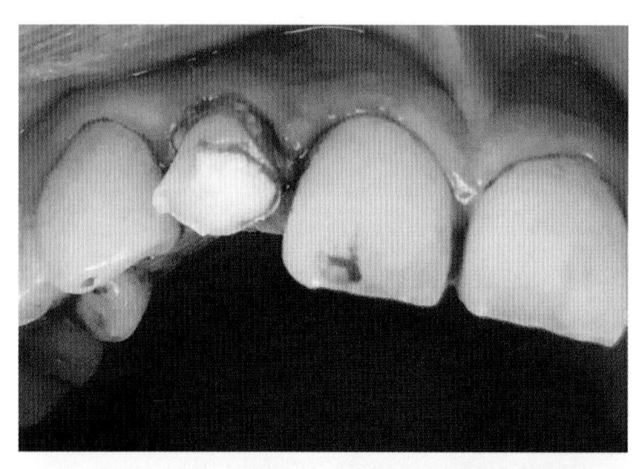

H. 植入牙根，植入的深度以冠修复所需的位置为参考

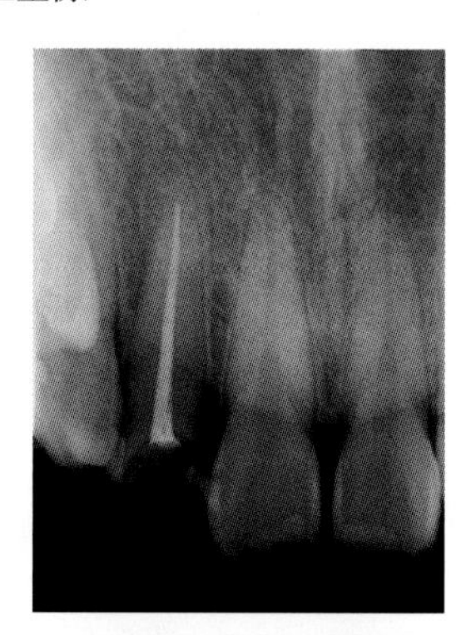

I. 再植术后即刻 X 线片

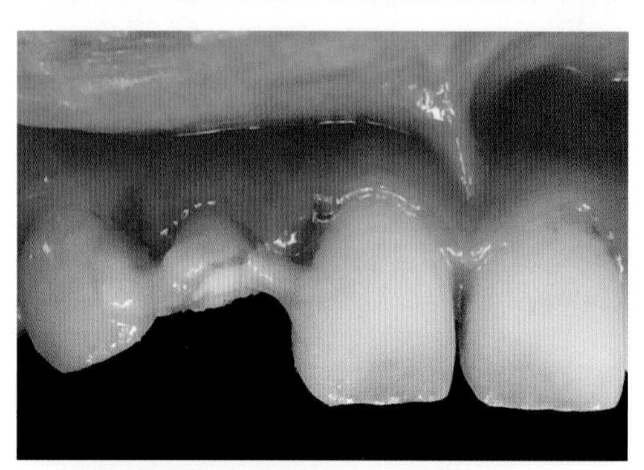

J. 再植术后 1 周拆除缝线，用流动树脂固定

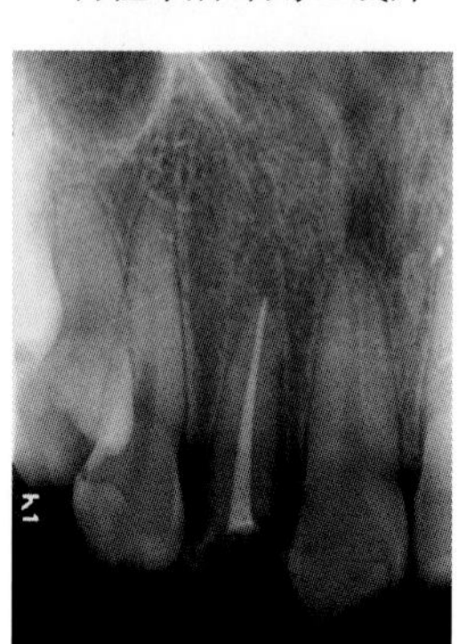

K. 再植术后 1 周 X 线片

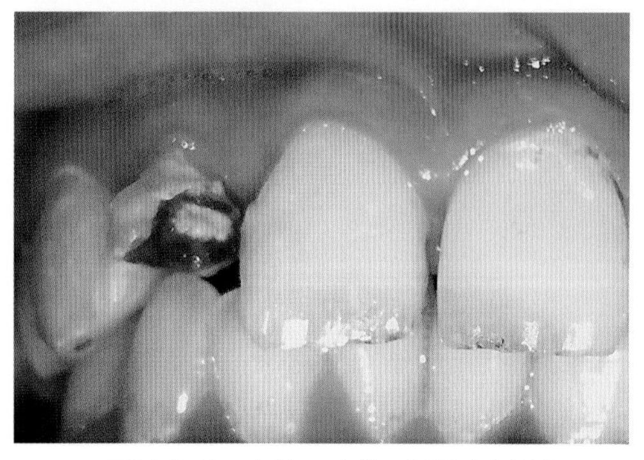

L. 再植术后 1 个月口内像，去除固定树脂

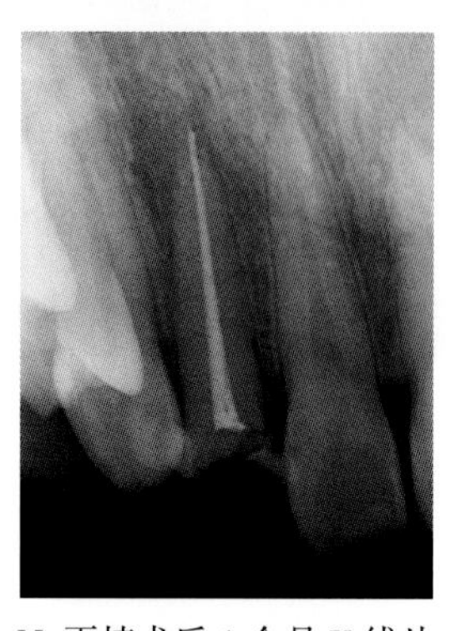

M. 再植术后 1 个月 X 线片

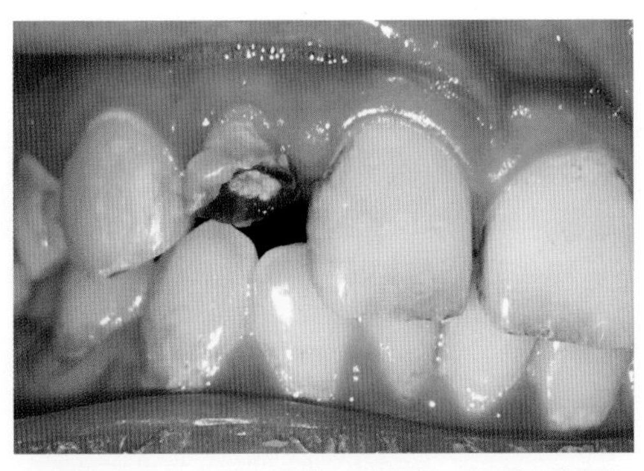

N. 再植术后 3 个月口内像，无松动，无叩痛，待行冠修复

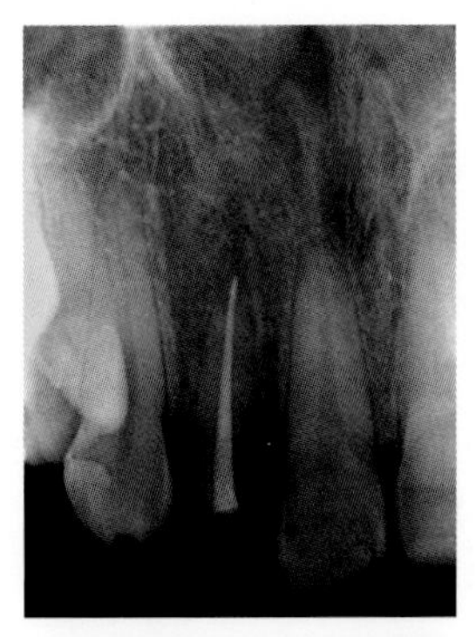

O. 12 再植术后 3 个月 X 线片

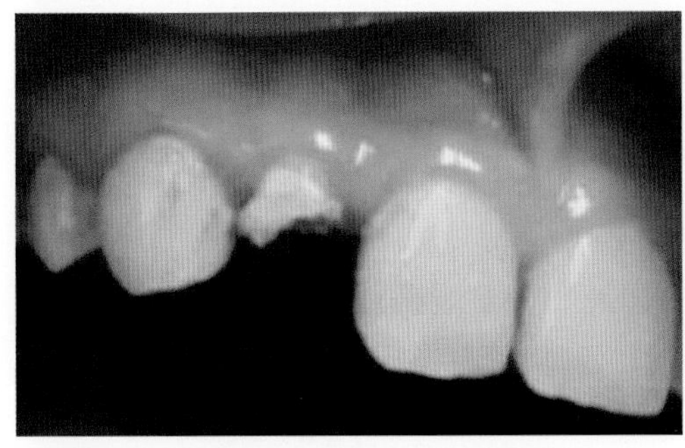

P. 再植术后 6 个月口内像，无松动，无叩痛，准备行冠修复

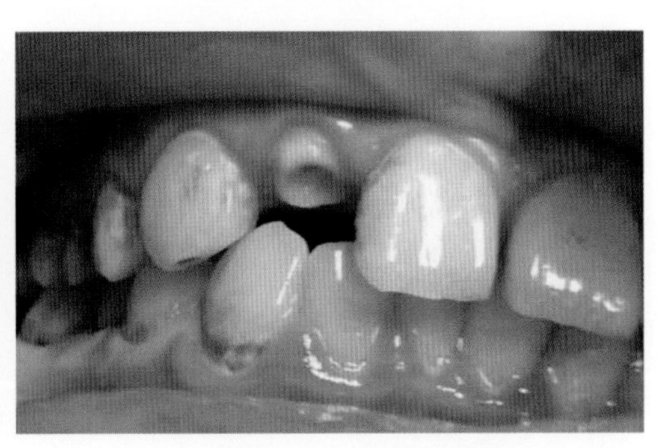

Q. 再植术后 6 个月桩道预备后

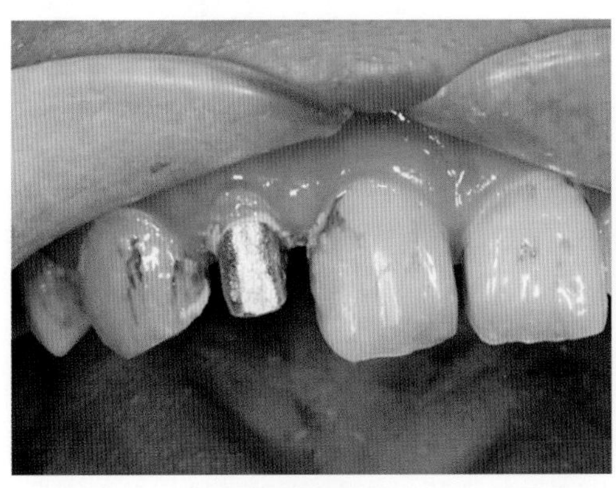

R. 桩核粘接后

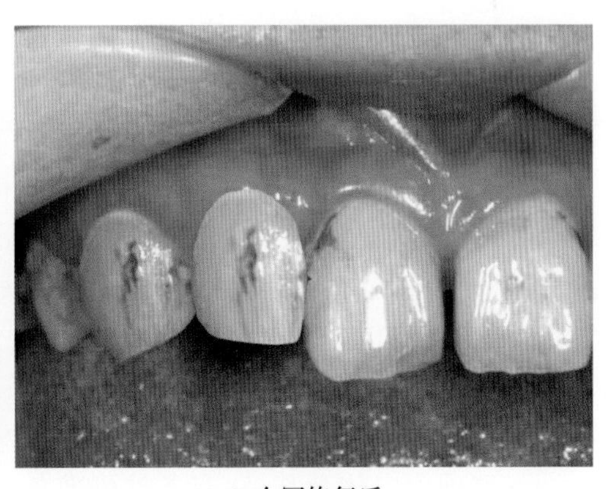

S. 全冠修复后

图 8-1-1　12 牙根原位再植术

第二节　部分牙移植术

部分牙移植术，是指将带有至少一个完整牙根和部分牙冠的牙体组织进行移植的方法。适用于临床上口内有可供移植的牙，但缺损间隙较小无法接受种植或正畸后修复治疗的患者；或供牙无法完整拔出，但剩余牙体组织能满足后期冠修复需要的患者。将供牙拔出后，截除部分牙体组织进行牙体修整（阻生牙也可先分牙，保证所需部分完整拔出），用 MTA、i-root 等生物相容性较好的材料充填修补根截面后移植到制备好的受植区牙槽窝内，待早期愈合后择期行牙体牙髓治疗及冠修复。

一、适应证

（一）对患者的要求

1. 各种原因引起的牙列缺损，尤其适用于缺损间隙较小者；
2. 没有条件接受常规固定治疗方案；
3. 能接受并配合移植后随访根管治疗、冠修复或桩核冠修复；
4. 缺隙区牙槽骨高度足够。

（二）对供牙的要求

1. 无功能的牙、阻生牙或牙根；
2. 供牙拔出经修整后能满足后期冠修复或桩核冠修复需要（冠根比大于 1∶1，有足够的牙本质肩领）；
3. 可供移植部分的牙根粗大，易于根管治疗。

二、禁忌证

禁忌证详见第三章第一、第二节。

三、治疗方法

术前常规行 X 线、CBCT 等检查，评估受植区及供牙情况。与患者沟通交流治疗方案，签署患者知情同意书。拔出供牙进行评估后，按照受植区间隙快速修整供牙，截除多余的牙冠或牙根，修整形态、使断面尽量整齐光滑，截根面用 MTA、i-root、玻璃离子等修补充填。若根管形态单一可同期行根管治疗后再行移植。

制备牙槽窝：修整受植区天然牙槽窝形态，或重新制备人工牙槽窝，使其与修整后的供牙根相匹配。将供牙植入制备好的牙槽窝，缝合牙龈，根据初期稳定情况选择合适的固定方式。

注意事项同自体牙移植，有条件可准备口腔外、内科两组人员同时进行。3~4 周后，评估移植牙情况，未行根管治疗者在此期间尽快行根管治疗。3 个月后患者主观无不适，临床检查移植牙不松动，叩诊无不适，无牙周袋，牙龈无异常，X 线检查移植牙根尖周情况较之前好转可行修复治疗，方法同常规冠修复和桩核冠修复。

1. 病例 1：单根移植，18→46 区部分牙移植（图 8-2-1）

患者，男，26 岁，因 46 龋损，冠损面积大且深达龈下，不能保留。46 间隙较小，可移植供牙 18、48 牙冠均较大，与缺隙区不匹配，患者不愿意接受其他修复方式。

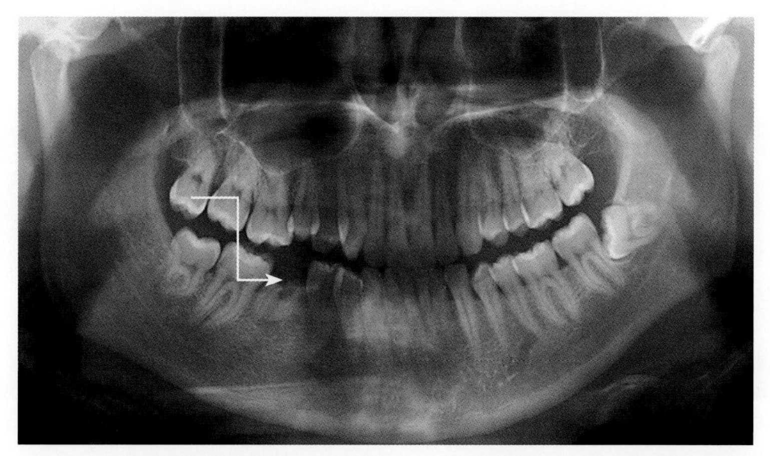

A. 全口牙位曲面体层片，18 易于完整拔出，拟行 18 修整后移植

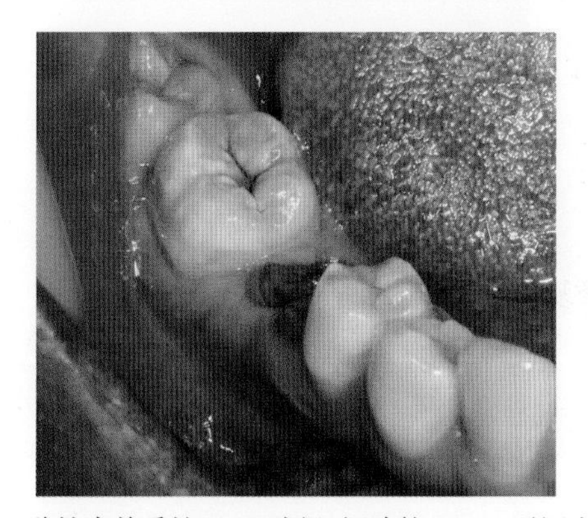

B. 移植术前受植区 46 残根，间隙较 18、48 牙冠小

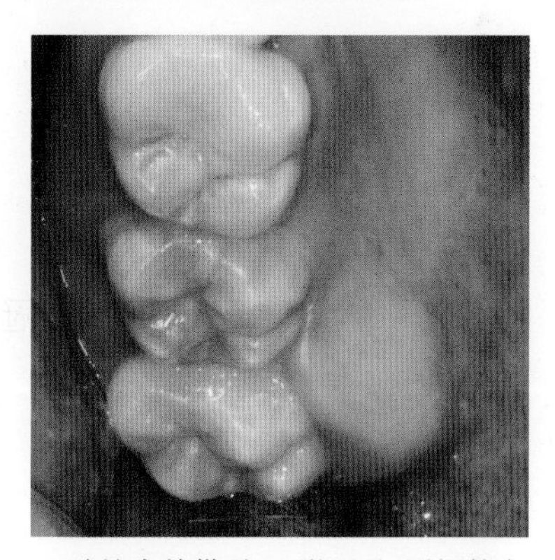

C. 移植术前供牙 18 微下垂，牙冠较大

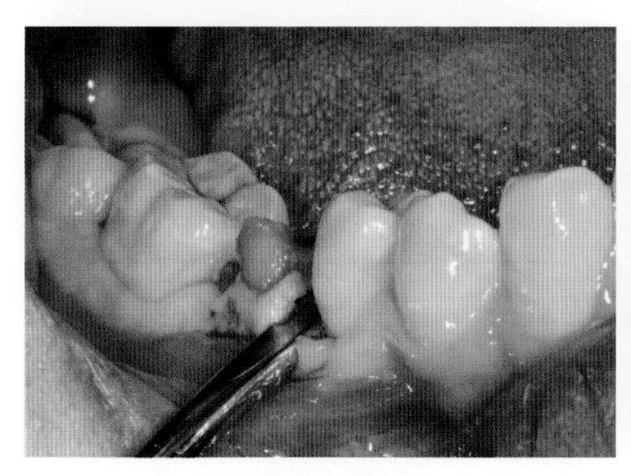

D. 拔除 46 残根

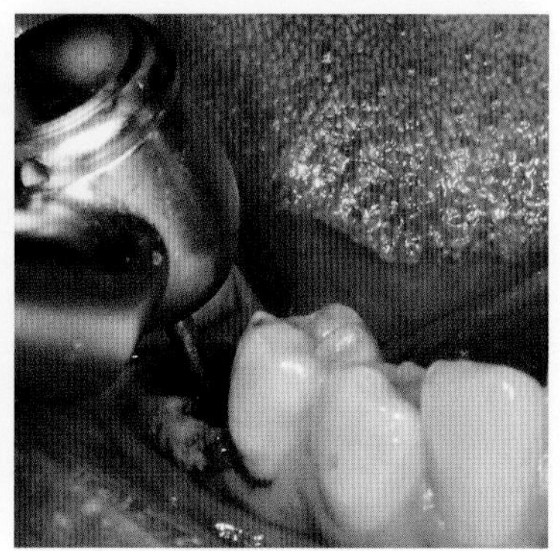

E. 修整牙槽窝

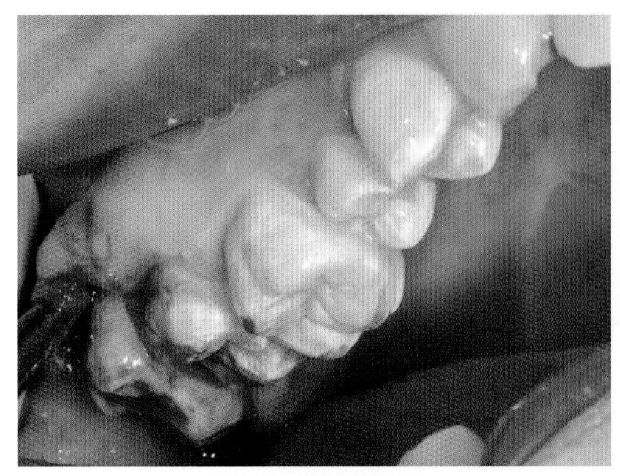
F. 用牙挺小心挺松供牙

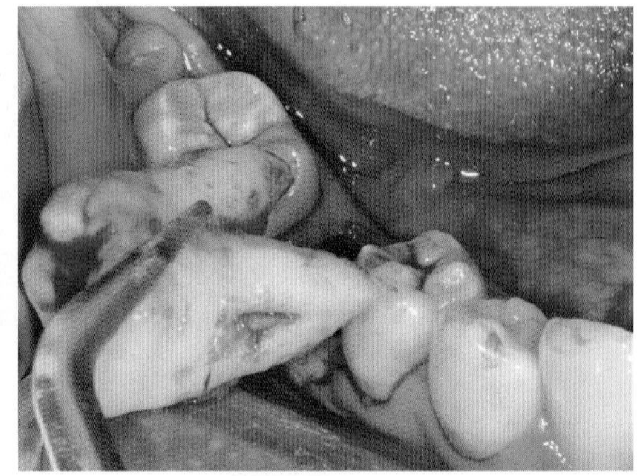
G. 拔出供牙，两牙根粗壮、分叉大，容易分牙

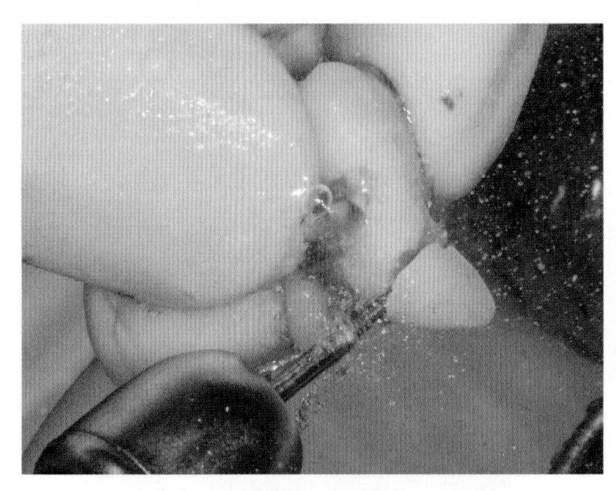
H. 切除一个牙根

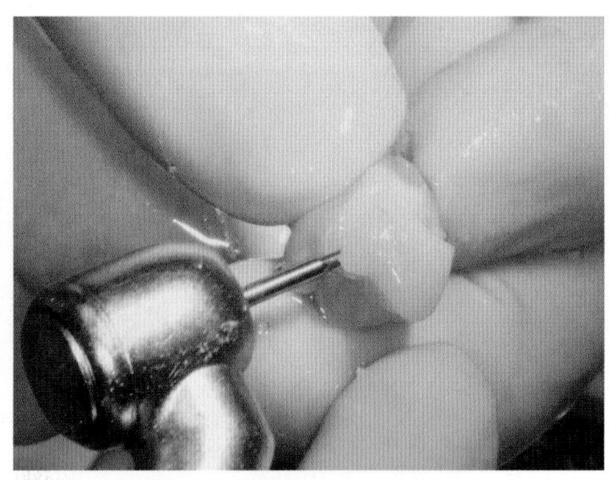
I. 切除部分牙冠

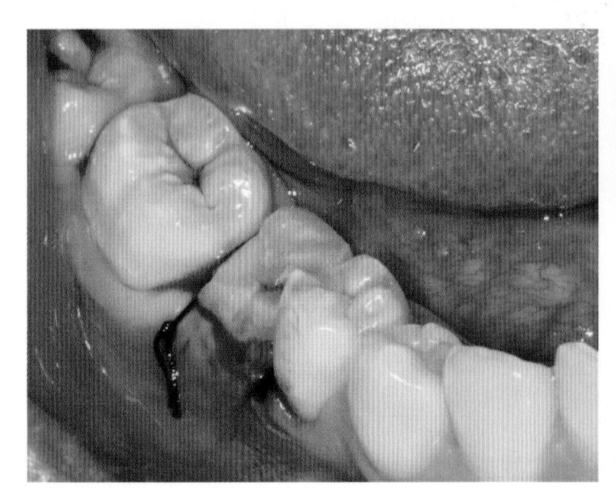
J. 将牙齿冠、根切除后植入，缝合近远中龈乳头

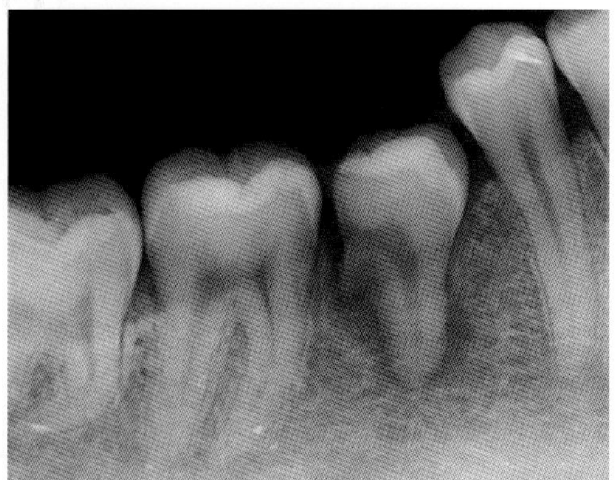
K. 移植术后即刻 X 线片显示半牙就位尚好

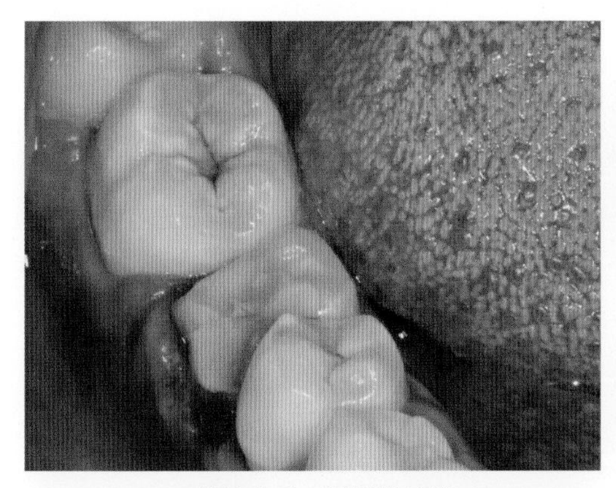

L. 移植术后 1 周拆除缝线

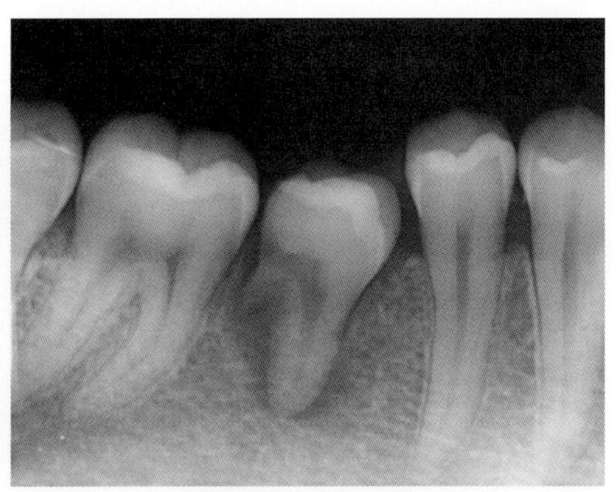

M. 移植术后 1 周 X 线片

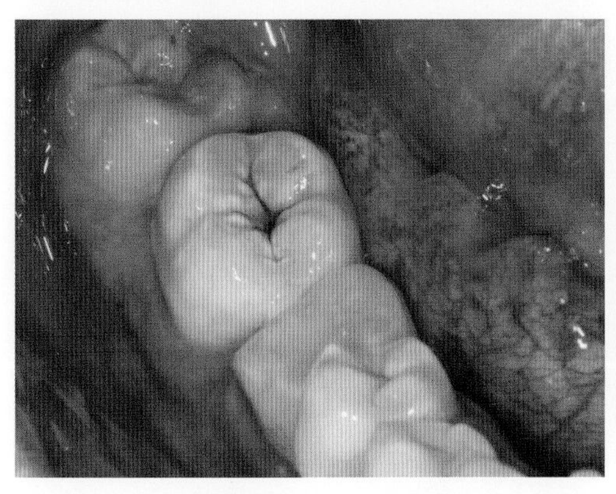

N. 移植术后 1 个月口内像

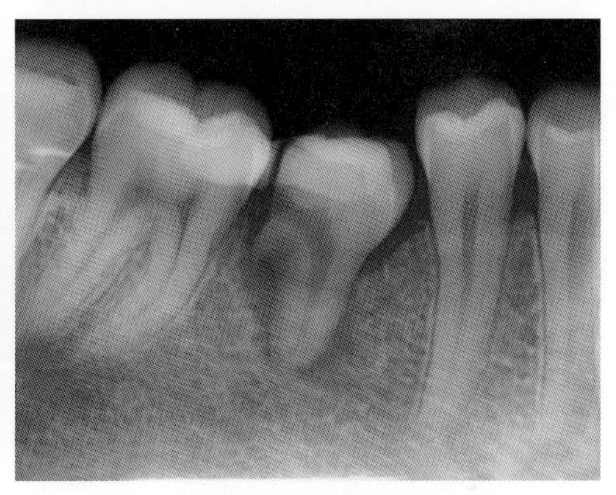

O. 移植术后 1 个月 X 线片

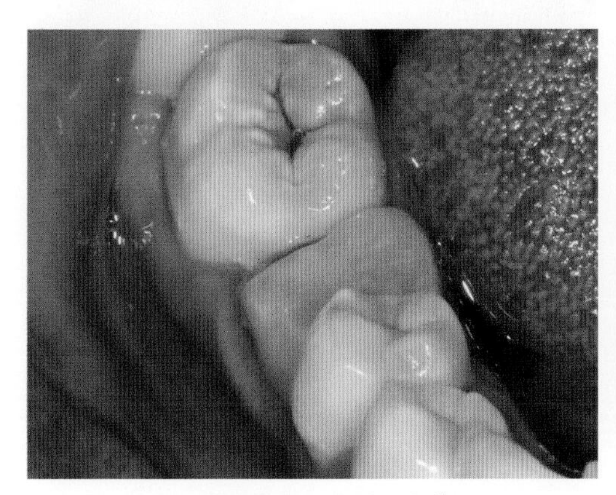

P. 移植术后 2 个月口内像

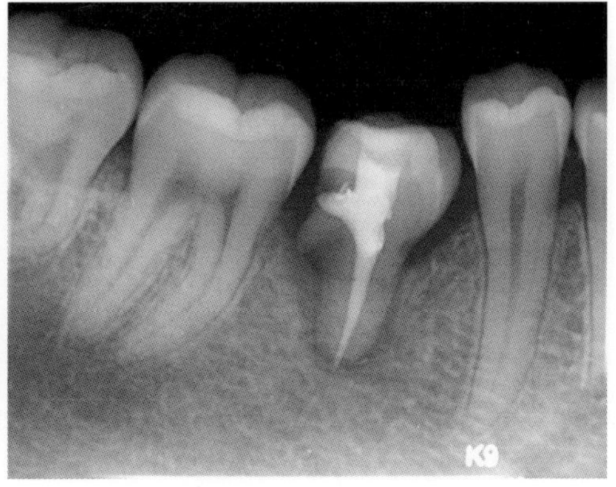

Q. 移植术后 2 个月 X 线片

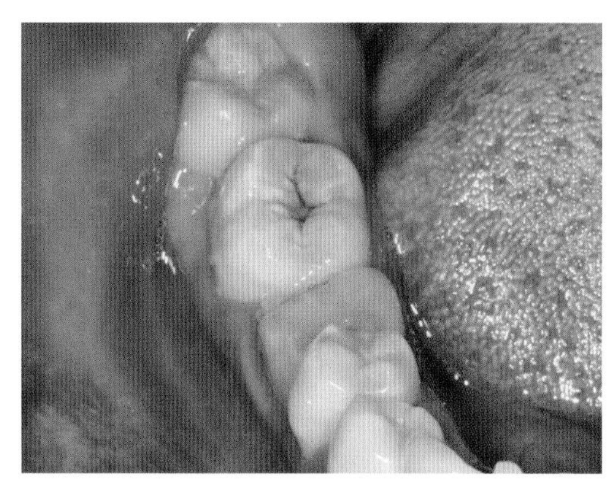

R. 移植术后 4 个月口内像

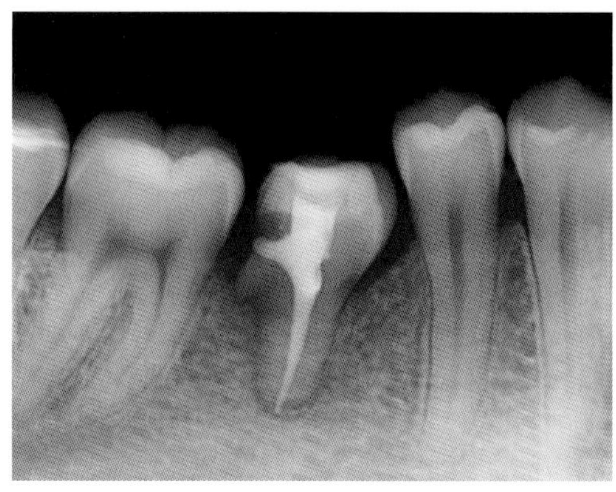

S. 移植术后 4 个月 X 线片

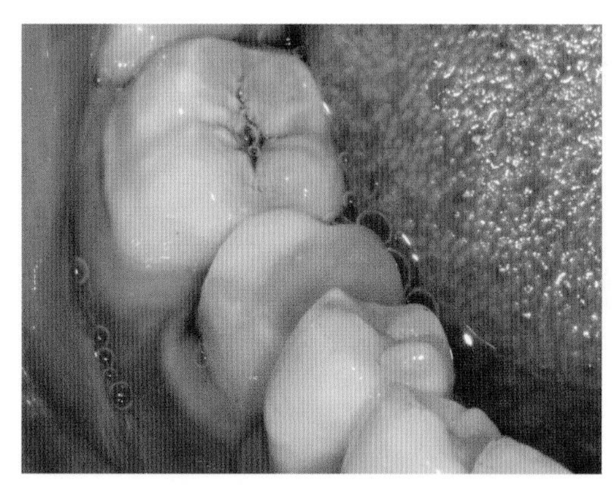

T. 移植术后 7 个月口内像

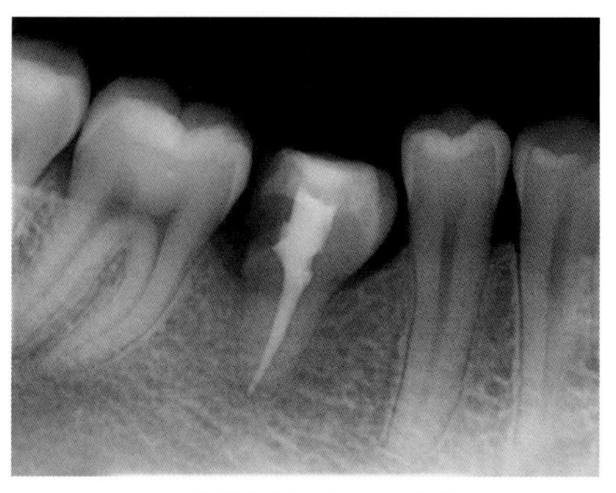

U. 移植术后 7 个月 X 线片

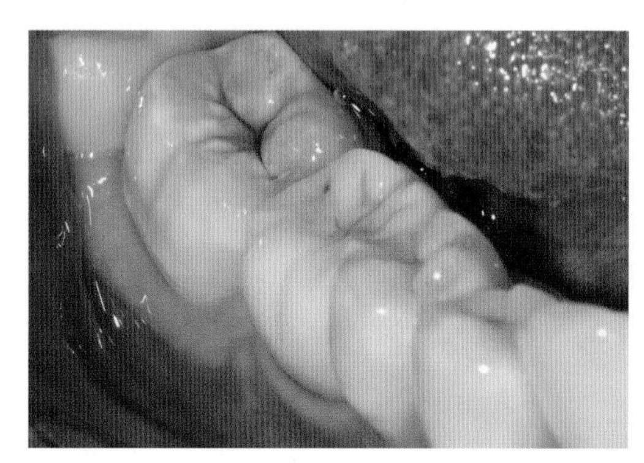

V. 冠修复后口内像

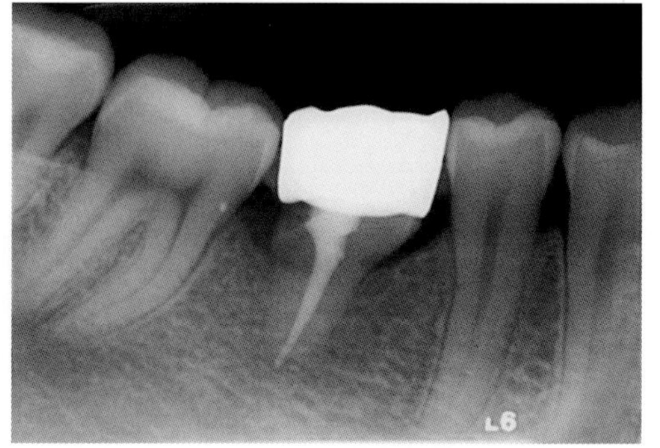

W. 移植术后 10 个月 X 线片

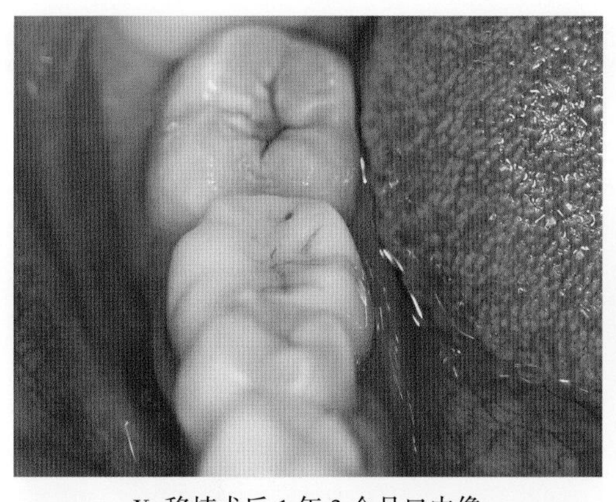

X. 移植术后 1 年 3 个月口内像

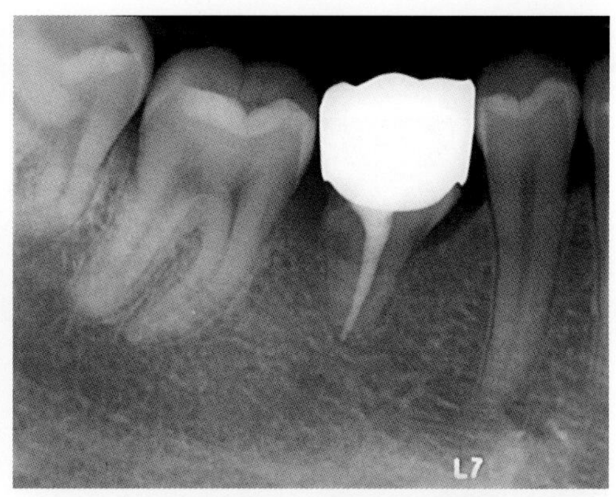

Y. 移植术后 1 年 3 个月 X 线片

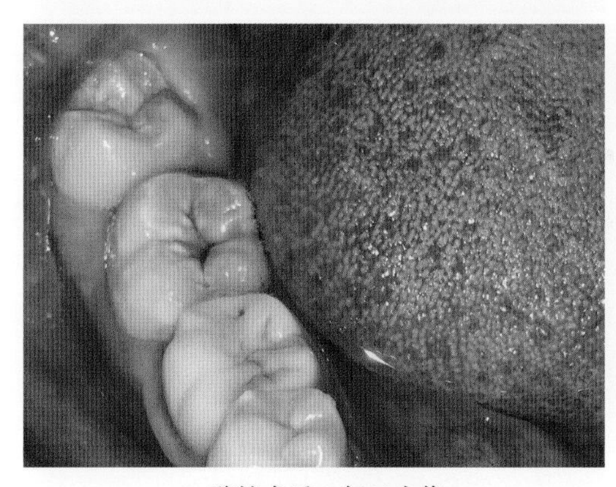

Z. 移植术后 2 年口内像

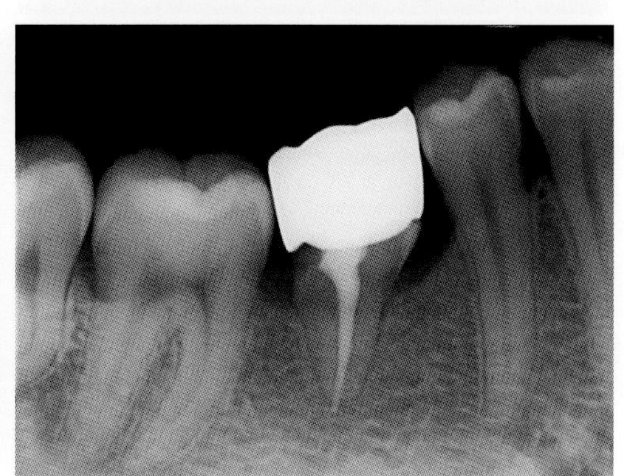

a. 移植术后 2 年 X 线片

图 8-2-1 单根移植

2. 病例 2：供牙部分根折断 48→46 区移植（图 8-2-2）

患者，女，24 岁，因拔牙而就诊，46 残冠拟拔除，48 垂直高位萌出。拔出供牙时远中牙根折断 1/3，移植后根管治疗，也能长时间行使功能，临床效果较佳。

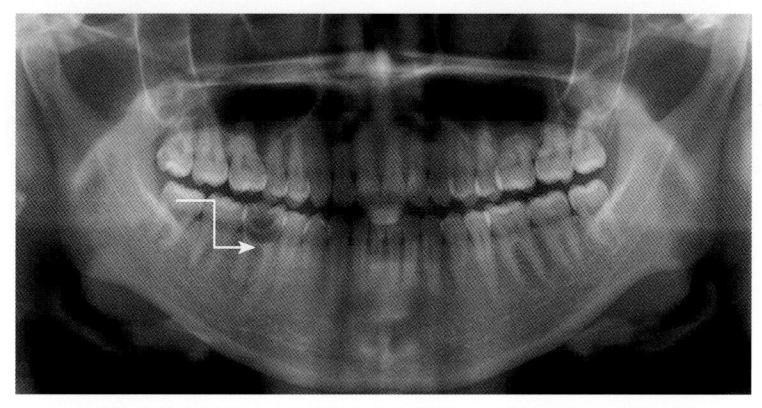

A. 移植术前全景片，46 牙冠部大面积阴影，48 牙根形态可，适合移植

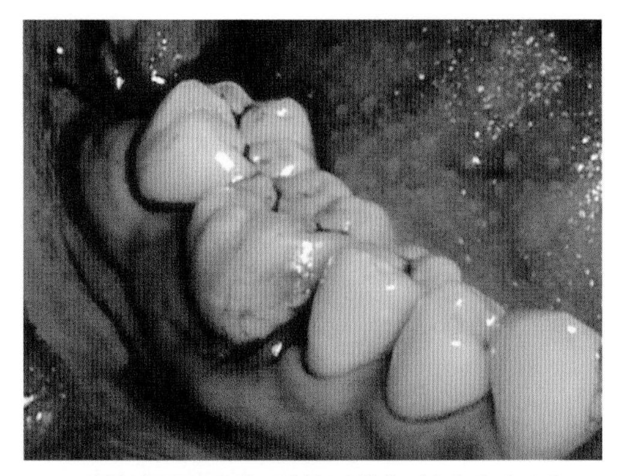

B. 移植术后口内像，移植牙就位、植入高度良好

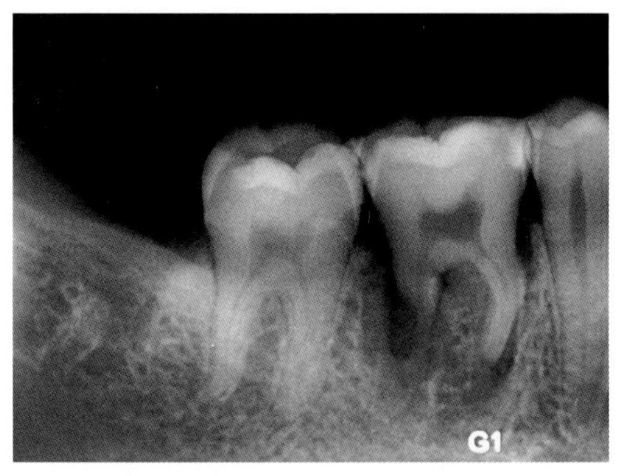

C. 移植术后即刻 X 线片显示远中根折断

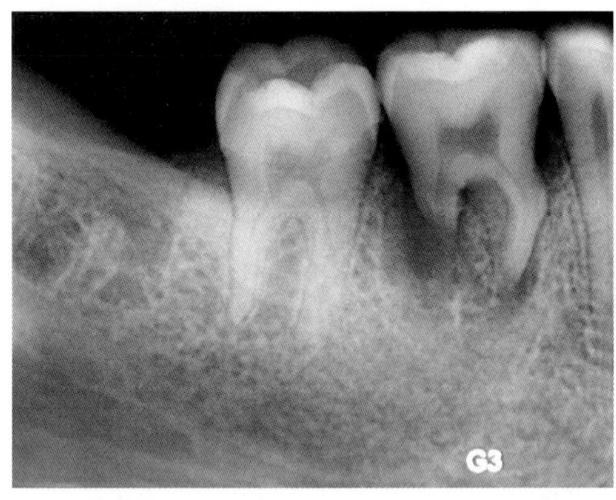

D. 移植术后 1 个月，远中根尖周吸收未见好转

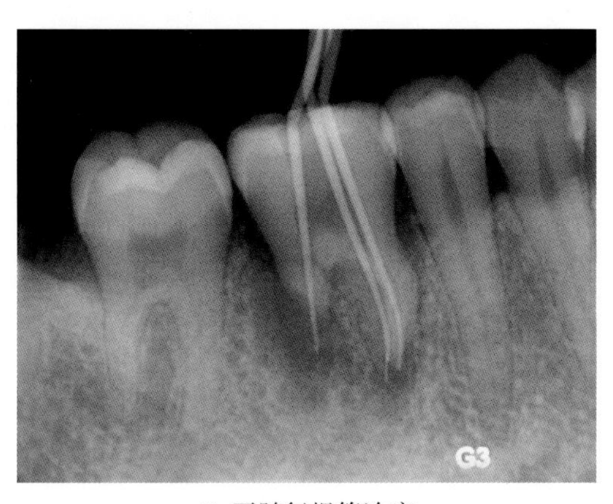

E. 开髓行根管治疗

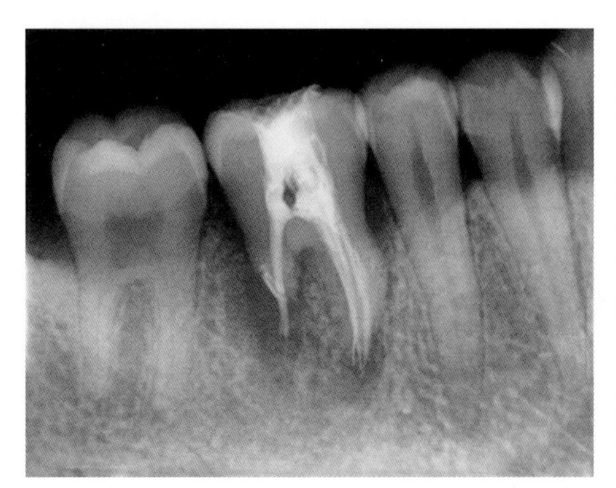

F. 移植术后 1 个半月，根充完毕，尚未行永久充填

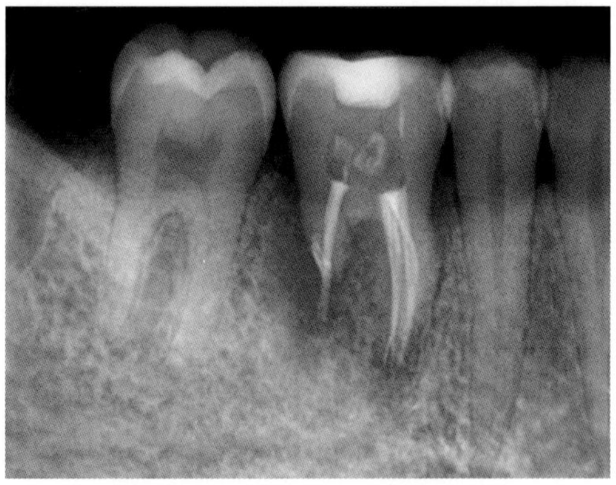

G. 根管治疗后 1 个月根尖暗影见好转

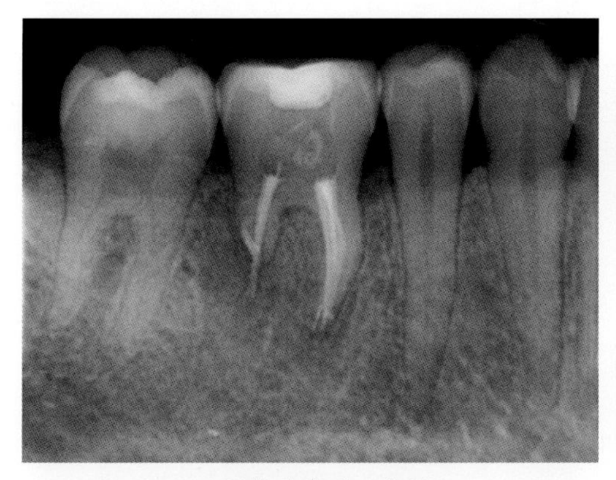

H. 根管治疗后 3 个月

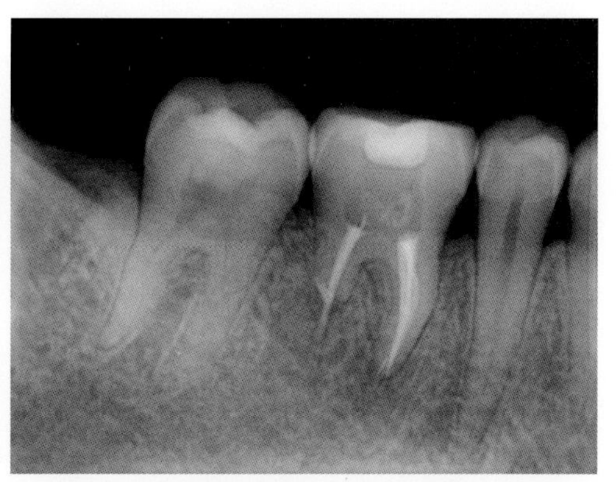

I. 根管治疗后 1 年 3 个月

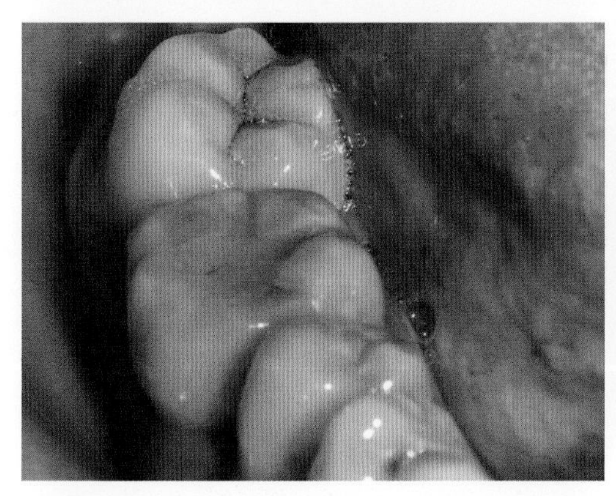

J. 移植术后 3.5 年口内像，移植牙不松动，无牙周袋形成，牙体稍变色

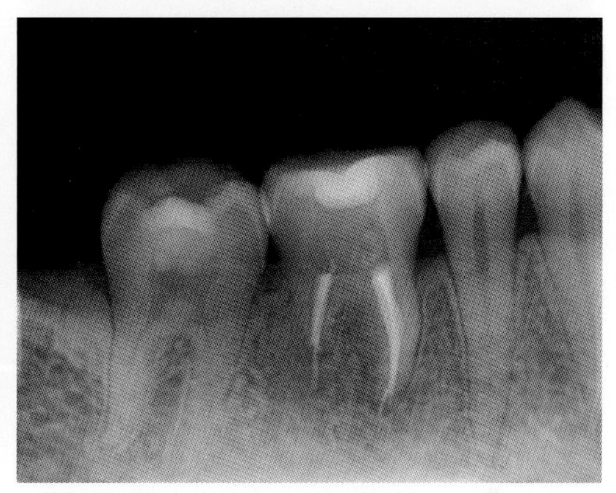

K. 移植术后 3.5 年 X 线片见远中根周围呈骨性结合

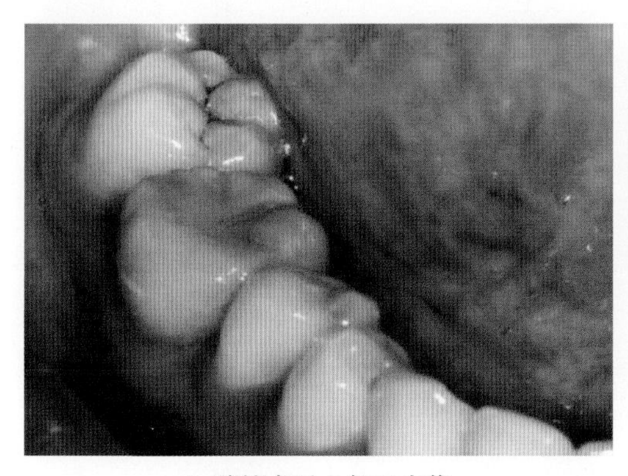

L. 移植术后 6 年口内像

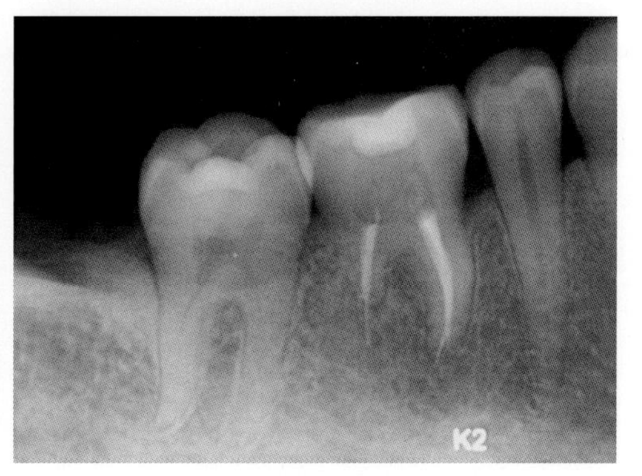

M. 移植术后 6 年 X 线片

图 8-2-2　根尖 1/3 折断的供牙移植后临床效果观察

自体牙移植术

临床操作图解

第九章　自体移植牙的根管治疗

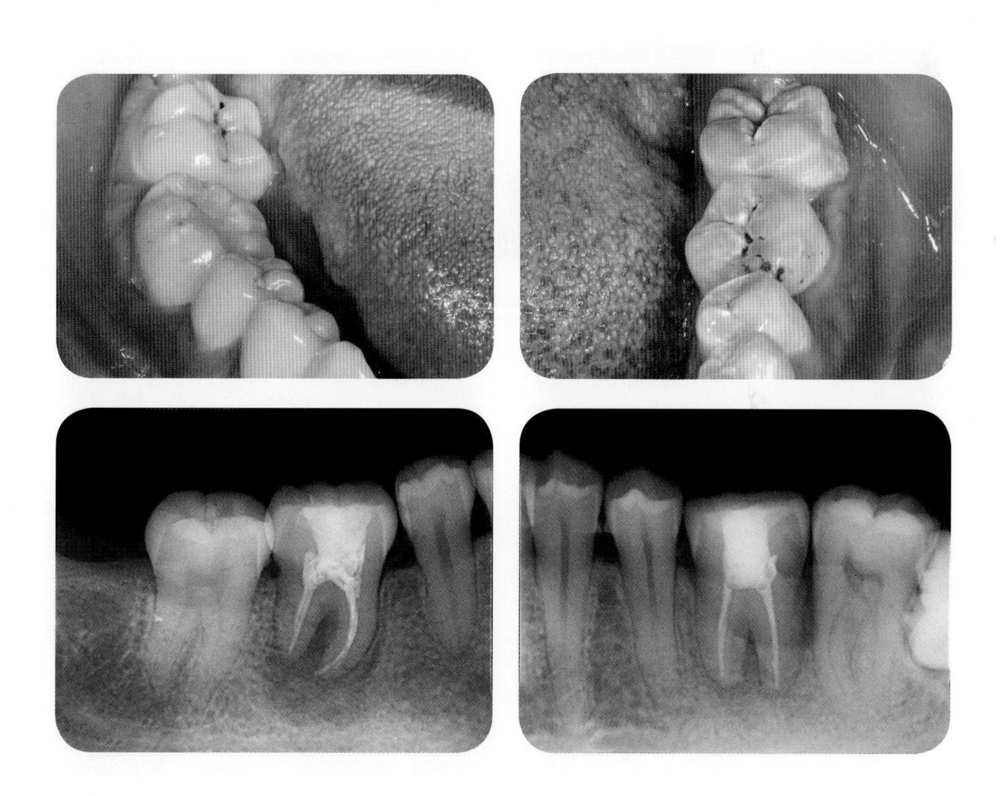

移植牙尤其是根管发育完成的牙移植后一部分不能重新建立牙髓血运，移植后牙髓会逐渐坏死，进而出现根尖周炎，影响移植牙的预后。根管治疗能够有效控制感染，促进根尖周病变愈合和防止根尖周病变的发生。在移植牙术后复查中，一旦发现移植牙有牙髓炎或根尖周炎症状时应及时行根管治疗。

第一节　自体移植牙的根管治疗特点

一、根管解剖的复杂性

由于自体牙移植术最常使用的供牙是第三磨牙，其恰好是所有牙齿中牙根和根管的解剖结构最易发生变异的，给术后根管治疗增加了难度。上颌第三磨牙多是三根型融合根，可以有 1~4 个根管，有人甚至发现上颌第三磨牙的近中颊根存在 3 个根管。下颌第三磨牙牙根形态以两根型最常见，其次是两根型融合根，2~3 个根管较常见，偶尔可有 1 个或 4 个根管。

为了方便移植牙根管治疗，可在供牙拔出后，快速留取照片资料，在根管治疗时可将图片资料提供给牙体牙髓医师，根据牙根情况来辅助判断根管情况。

二、移植牙位的不确定性

受供牙来源的限制，同颌同侧没有适宜的第三磨牙时需要选择同颌对侧的第三磨牙，甚至同侧或对侧的对䫖第三磨牙进行移植，因此行下颌第一、第二磨牙区移植牙根管治疗时，可能是在对同侧或对侧的上颌第三磨牙进行根管治疗，增加了根管治疗的难度(图 9-1-1)。

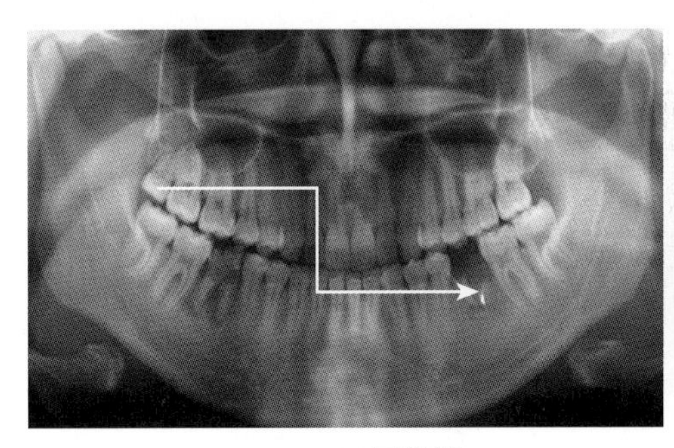

A. 18 → 36 区移植

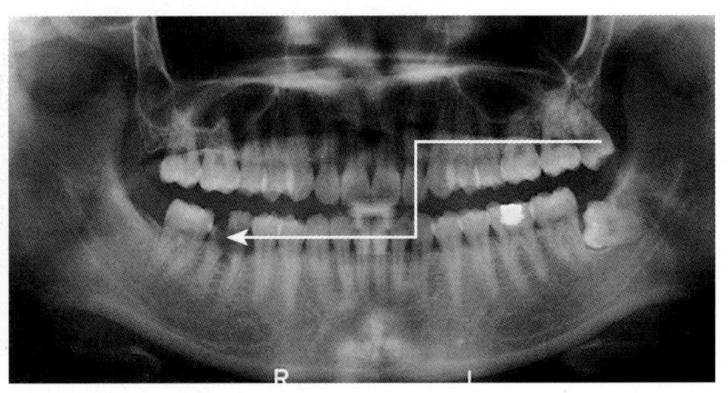

B. 28 → 46 区移植

图 9-1-1　移植牙方向及左右位置均发生改变

三、供牙植入位置的不确定性

由于供牙第三磨牙的牙根变异性大，并且植入时供牙牙位不确定，植入时为了使牙根与拔牙窝更好地匹配，可能会旋转一定的角度，使得根管治疗的难度更大(图 9-1-2，图 9-1-3)。

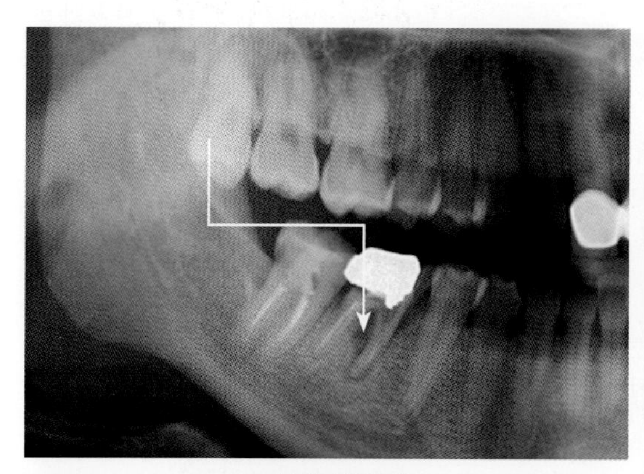

A. 对颌同侧移植

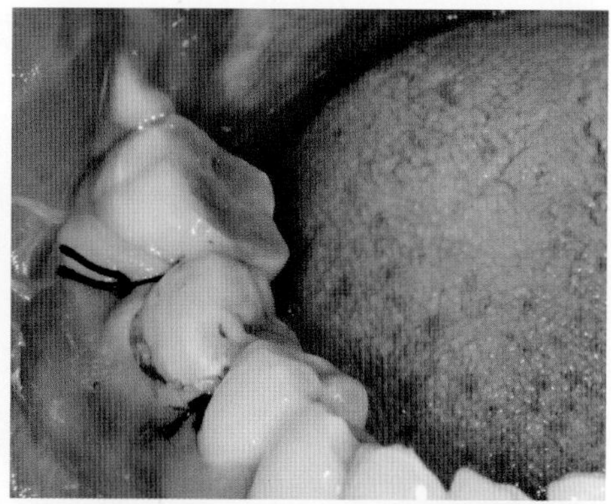

B. 移植牙 46 植入后呈约 30°旋转

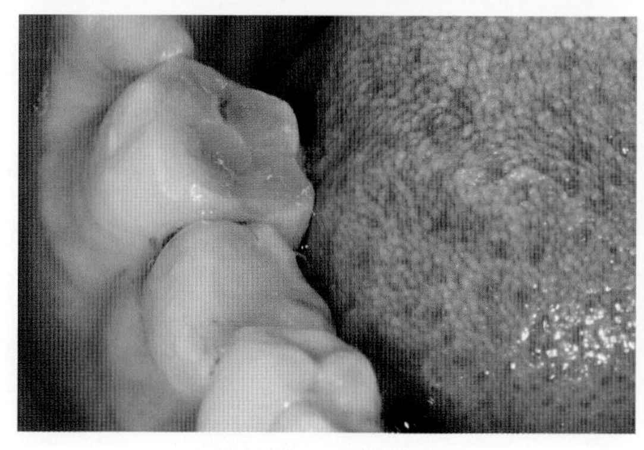

C. 移植牙 46 根管治疗后

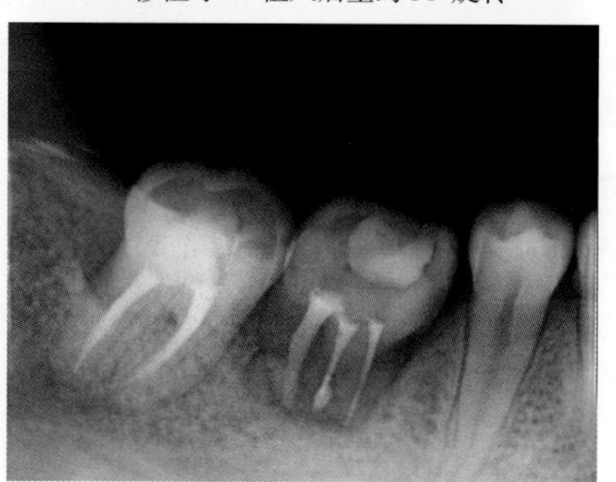

D. 移植牙 46 根充后的根管影像呈并排显影

图 9-1-2 牙移植后为适应牙槽窝出现旋转(一)

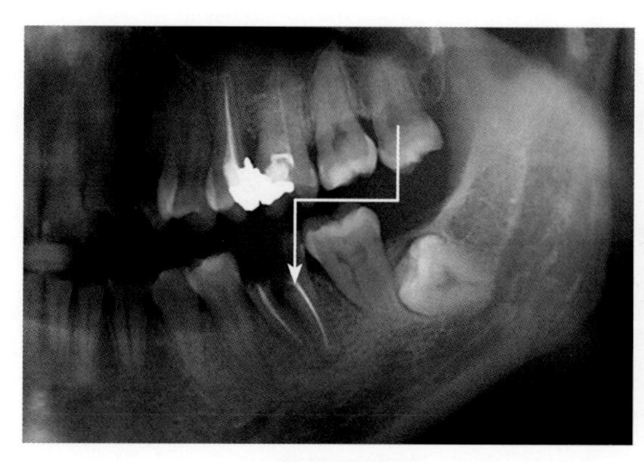

A. 对颌同侧移植

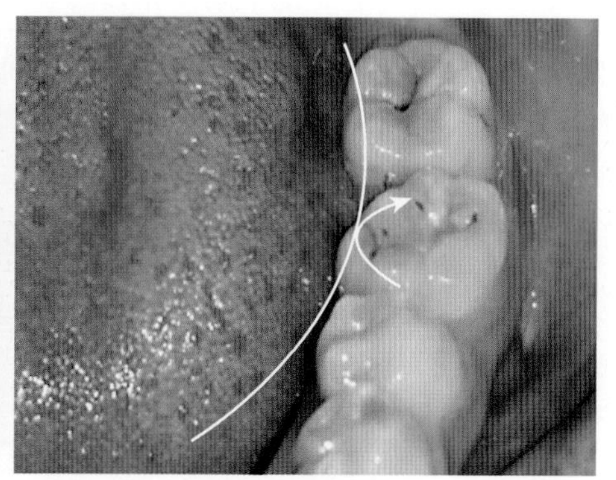

B. 移植术后旋转约 25°

图 9-1-3 牙移植后为适应牙槽窝出现旋转(二)

四、根管治疗时供牙的稳固性

移植牙根管治疗的时机是移植术后 3~4 周或牙髓出现炎症或坏死表现时,此时移植牙会有不同程度的松动。在松动的牙齿上进行开髓和根管机械预备对医师来说也是一个不小的挑战,要求医师动作轻柔,操作时用手固定牙齿,避免因机械外力对移植牙的牙周膜造成损伤。

第二节 自体移植牙的根管治疗时机

以往主张在移植术中拔出供牙后立即进行口外根管治疗,但这样会延长供牙的离体时间,反复握举牙根也容易导致供牙牙周膜的不可逆损伤,加大移植术后牙根吸收的风险,所以这种方法已经被摒弃。

一、牙根未发育完成的移植牙

牙根未发育完成的牙齿,移植后大部分可以获得牙髓的再血管化,使牙根继续发育至根尖孔闭合。此类患者应定期随访,X 线片检查,监测牙根的继续发育情况。如果出现牙髓坏死、根尖感染等迹象,则应立即行根尖诱导成形术,保留移植牙。若治疗效果不佳,则应拔除供牙,选择其他修复方案。

二、牙根发育完成且无临床症状的移植牙

一些学者观点认为,根尖已闭合的牙移植后牙髓愈合的可能性很小,提倡牙齿移植术 3~4 周后常规进行根管治疗。因为此时移植牙已获得初期稳定性,牙髓虽坏死但尚未对根尖周产生破坏,而炎症性吸收又正好开始于此时,所以公认移植术后 3~4 周是根管的治疗最佳时机,可以避免术后因牙髓感染造成牙根的吸收。但 2008 年 Reich 发现磨牙移植后不进行常规牙髓治疗的移植成功率可达 95%,陆续有临床研究报道牙移植后预防性的根管治疗并不是必须的。但这类研究的对象最大年龄都没有超过 25 岁,所以实际操作中,对年轻的自体牙移植患者可以定期随访,这类牙移植后有相当强的自我修复力,若可疑是炎症性牙根吸收或牙髓坏死,再行根管治疗。

根尖孔闭合的牙移植后牙髓仍可能保持活力,不必常规进行根管治疗,应定期临床及 X 线片观察,发现有牙髓坏死的迹象、根尖病变的症状或体征后再行根管治疗。

1. 病例 1:46 移植术后 6 个月因正畸治疗需要拔除(图 9-2-1)

患者,女,21 岁,移植术后 6 个月因正畸,要求拔除移植牙。移植术后 6 个月因正畸治疗需要拔除移植牙,移植牙牙髓未发现牙髓病变。

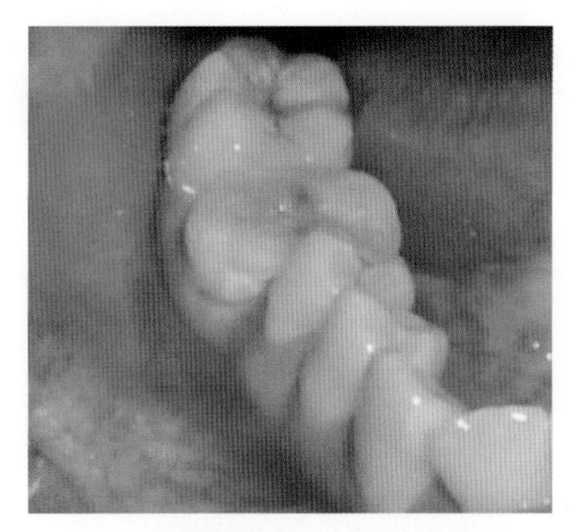

A. 46 移植术后 6 个月口内像

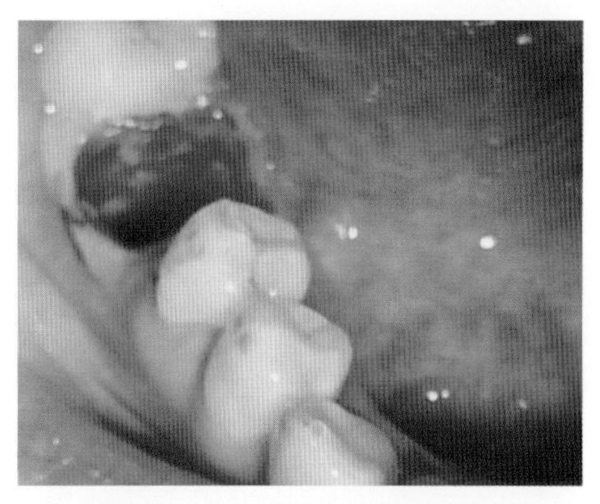

B. 移植后 6 个月的牙槽窝，周围血运丰富

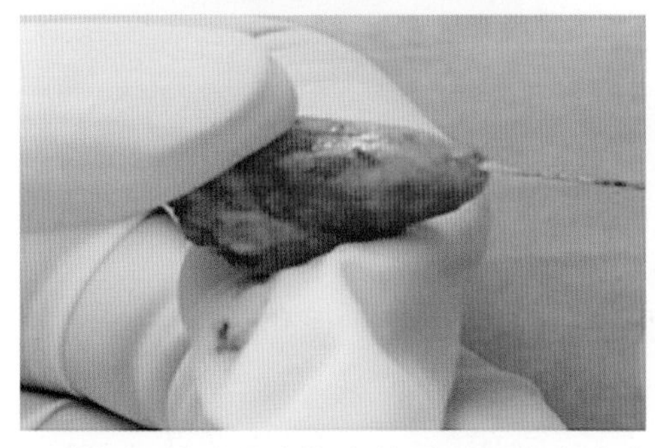

C. 移植术后 6 个月移植牙牙根未见吸收，根尖孔粗大，从根尖孔处抽出牙髓

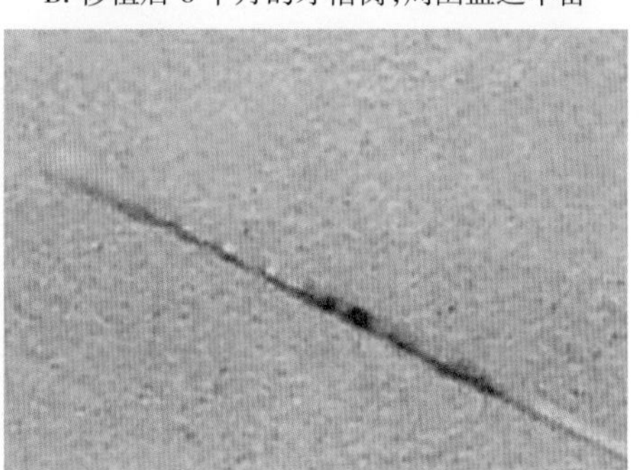

D. 拔髓针前端淡粉色为牙髓组织，牙髓成形，有出血，说明牙髓为活髓

图 9-2-1　移植牙术后 6 个月牙髓未发现牙髓病变

2. 病例 2:28→36 区移植（图 9-2-2）

患者，女，27 岁，因 36 无法保留要求拔除。移植术后 3 年，患者无不适，移植牙临床检查无异常，牙根无吸收，根尖区暗影稳定，可继续观察。

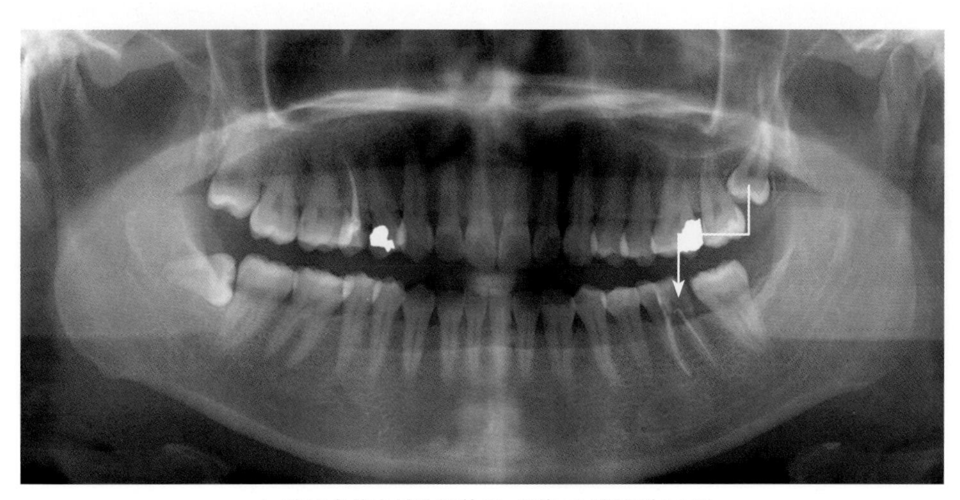

A. 移植术前全景片评估后，拟将 28 移植到 36 区

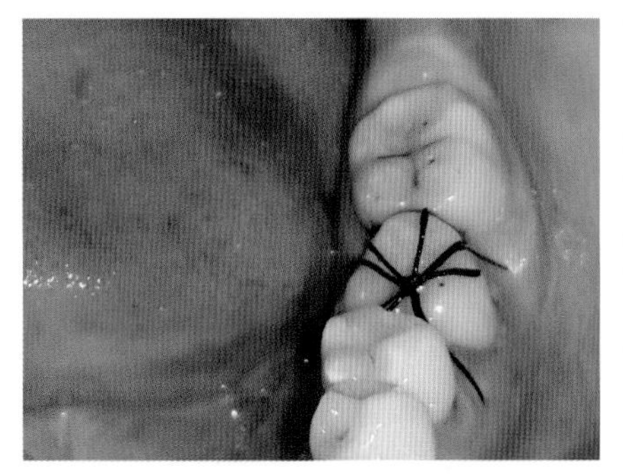

B. 移植牙 36 术后缝合固定

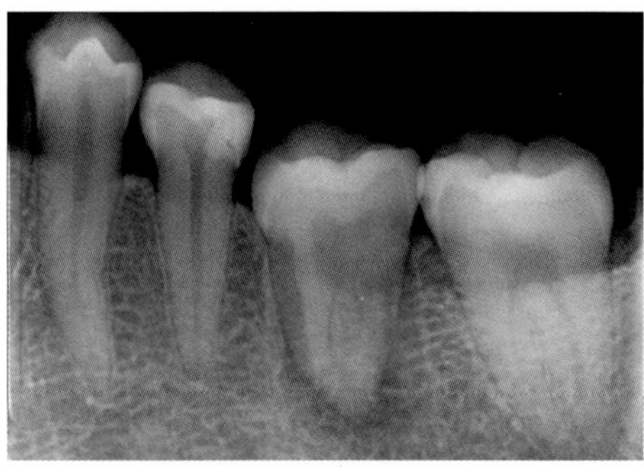

C. 移植牙 36 术后即刻 X 线片

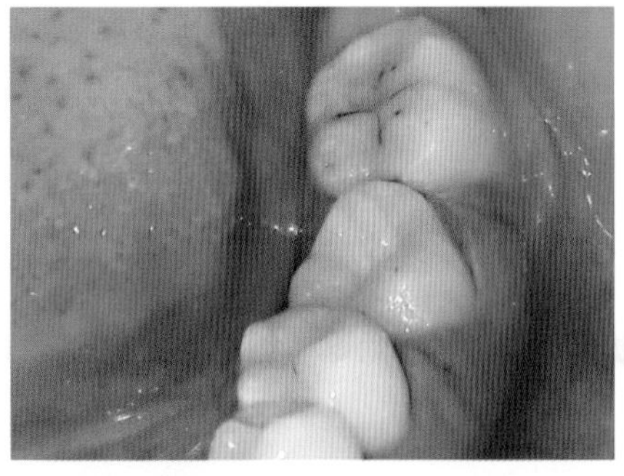

D. 移植牙 36 术后 1 周口内像

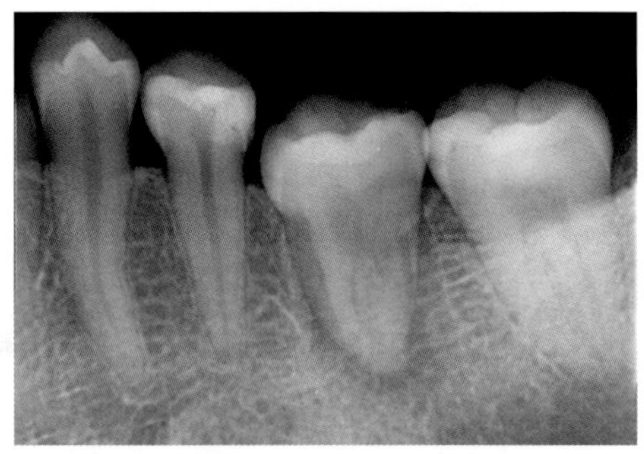

E. 移植牙 36 术后 1 周 X 线片

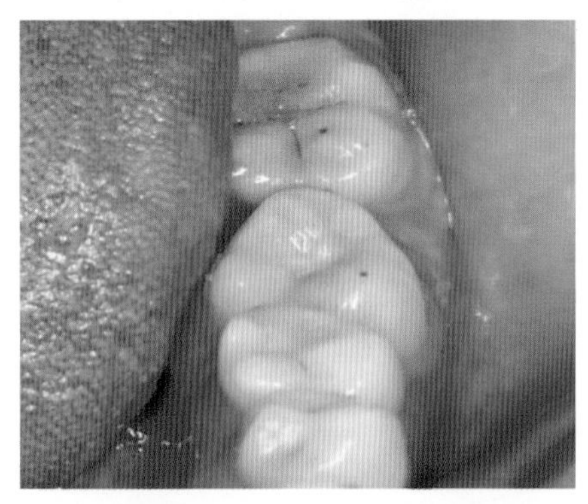

F. 移植牙 36 术后 2 个月口内像

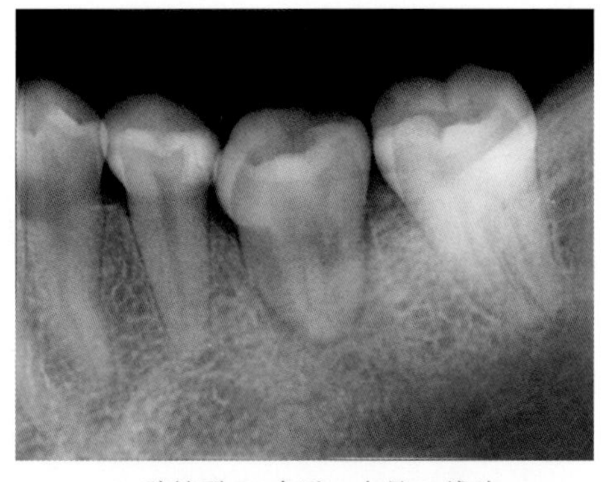

G. 移植牙 36 术后 2 个月 X 线片

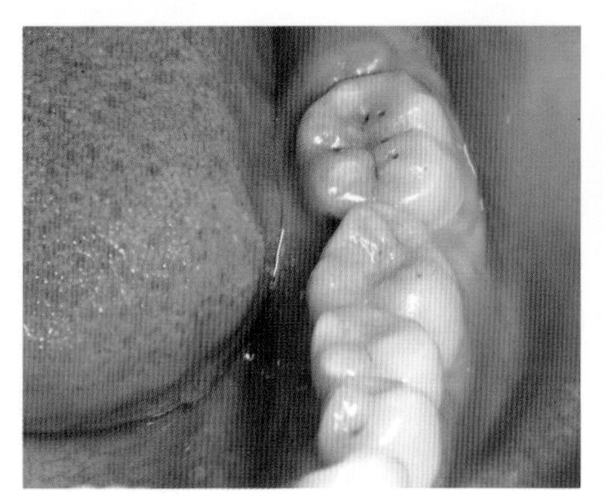

H. 移植术后 1.5 年，患者无不适主诉，移植牙 36 叩(-)，不松动，牙龈色形质正常

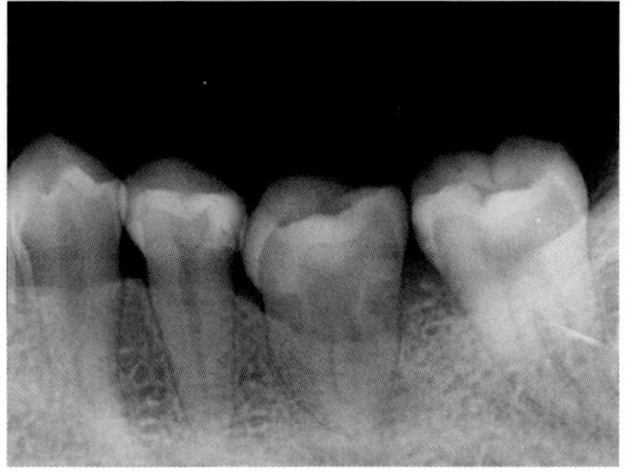

I. 移植牙 36 术后 1 年 X 线片示牙根形态正常，牙周膜间隙存在，牙根周围骨质未见异常、根尖暗影

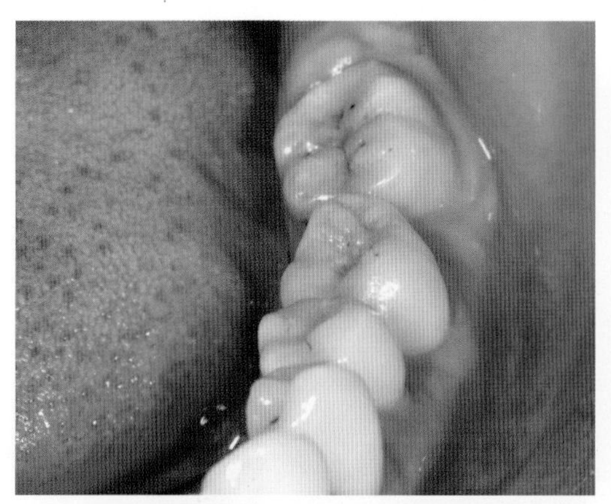

J. 移植牙 36 术后 2.5 年口内像

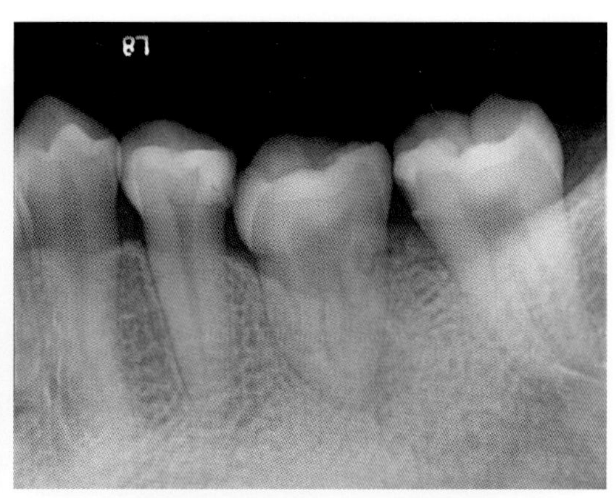

K. 移植牙 36 术后 2.5 年 X 线片

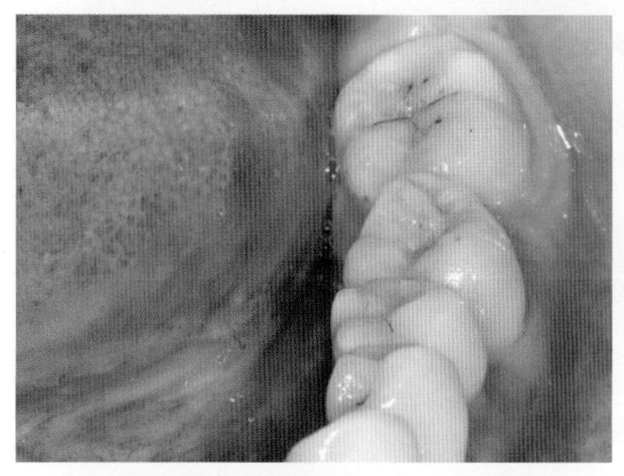

L. 移植牙 36 术后 3 年 2 个月口内像

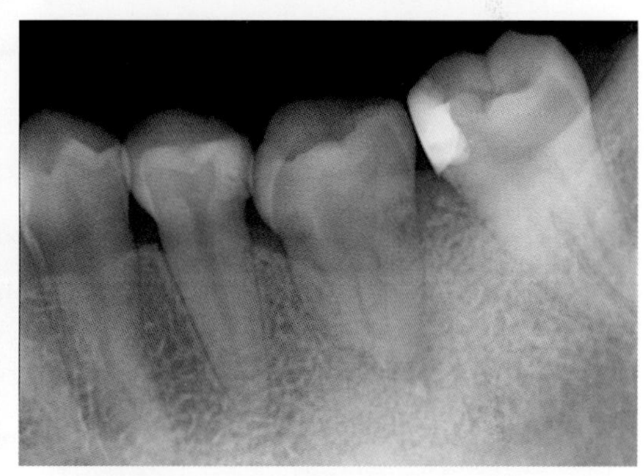

M. 移植牙 36 术后 3 年 2 个月 X 线片

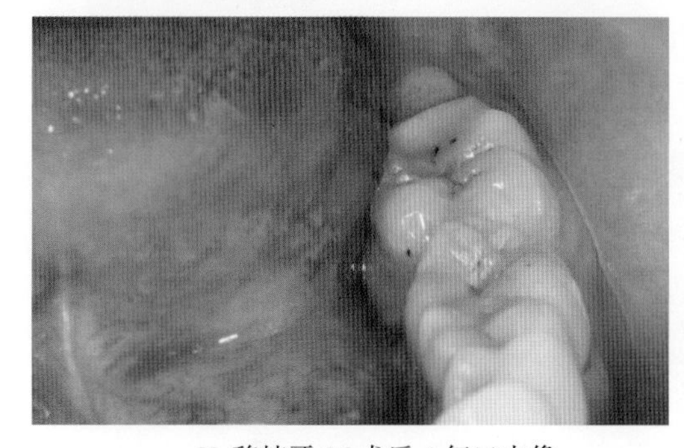

N. 移植牙 36 术后 4 年口内像

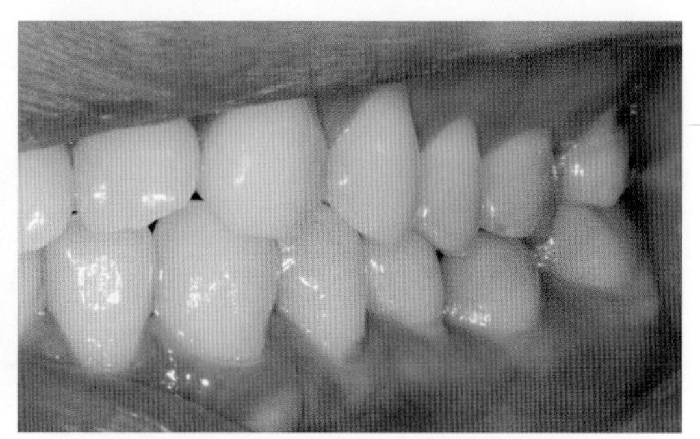

O. 移植牙 36 术后 4 年咬合情况

图 9-2-2　移植牙术后 4 年临床检查无异常

3. 病例 3:同颌同侧水平高位阻生智齿移植(图 9-2-3)

患者,男,25 岁,要求拔除左下颌后牙残根。口内检查:37 残根,38 水平高位阻生,仅远中牙冠部分萌出。

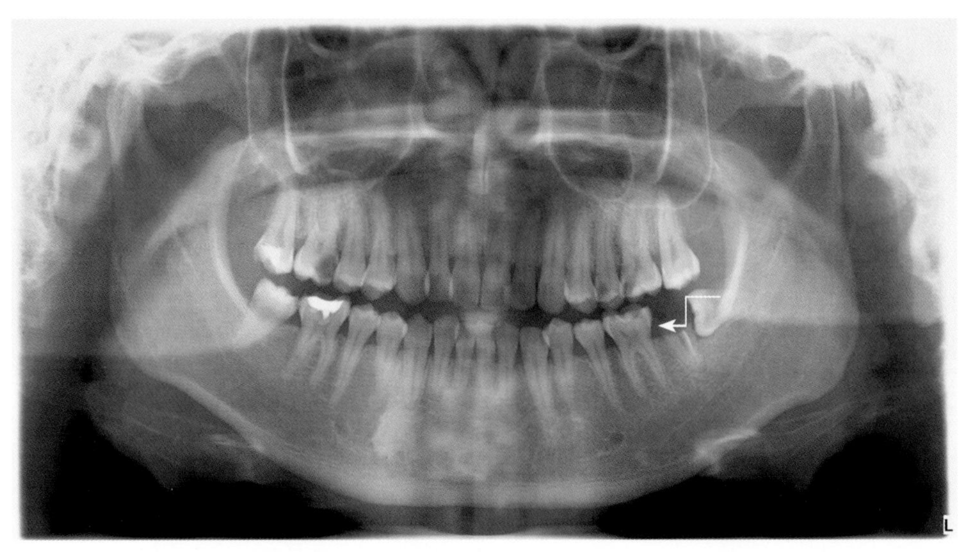

A. 移植术前全景片,38 牙根较聚拢,拟行 38 → 37 区移植

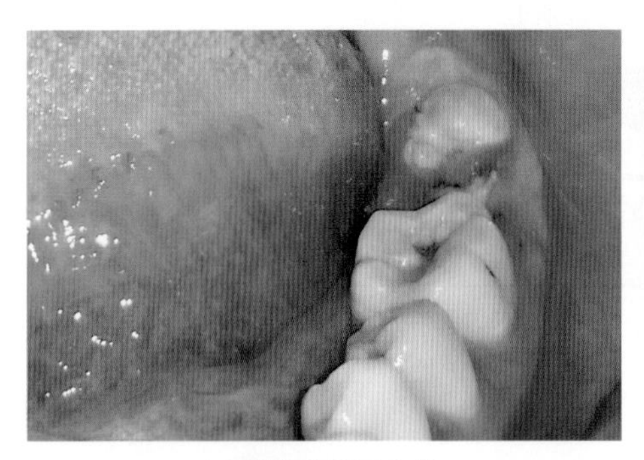

B. 移植术前口内像

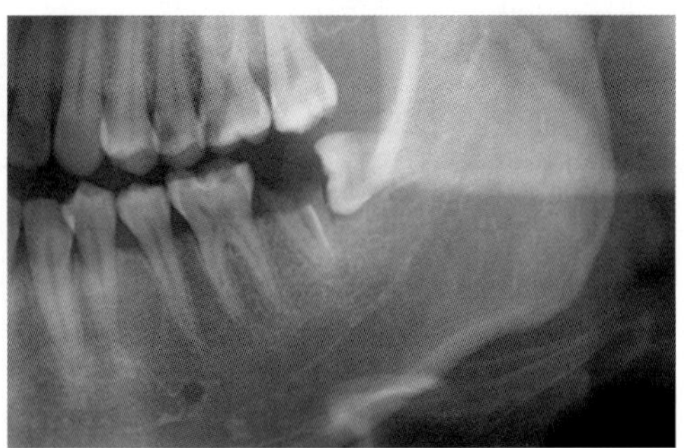

C. 移植术前 X 线片

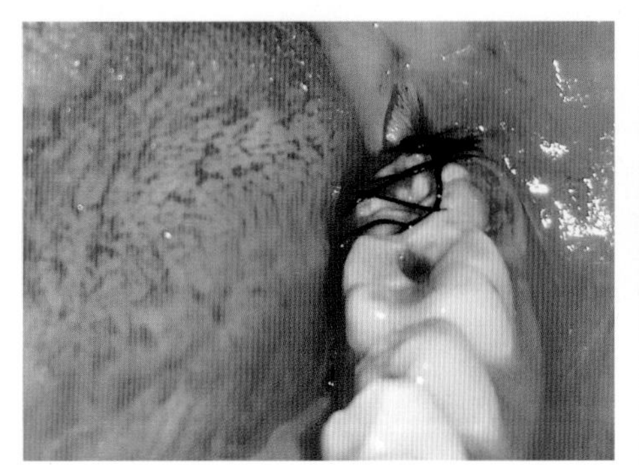

D. 移植牙 37 术后缝合固定

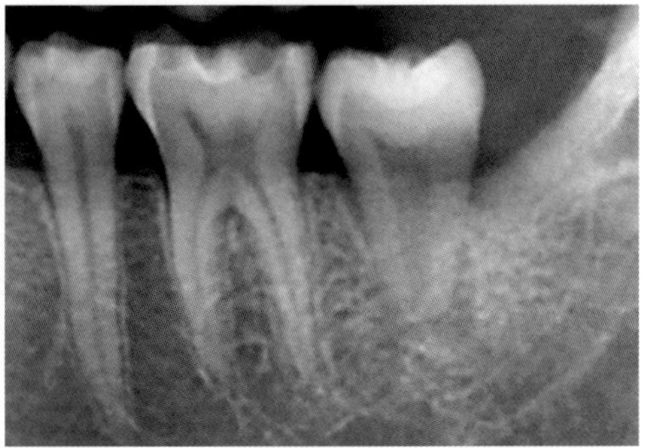

E. 移植术后即刻 X 线片,移植牙 37 就位良好

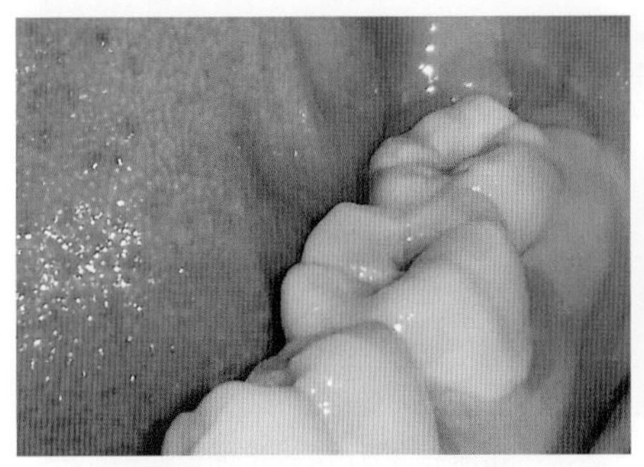

F. 移植牙 37 术后 1 周，拆除缝线

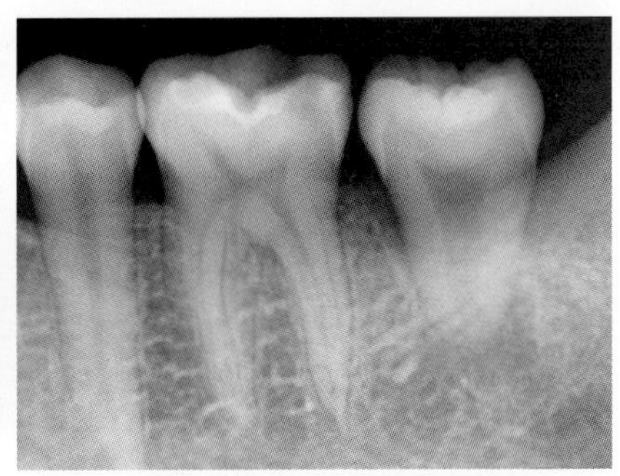

G. 移植牙 37 术后 1 周 X 线片

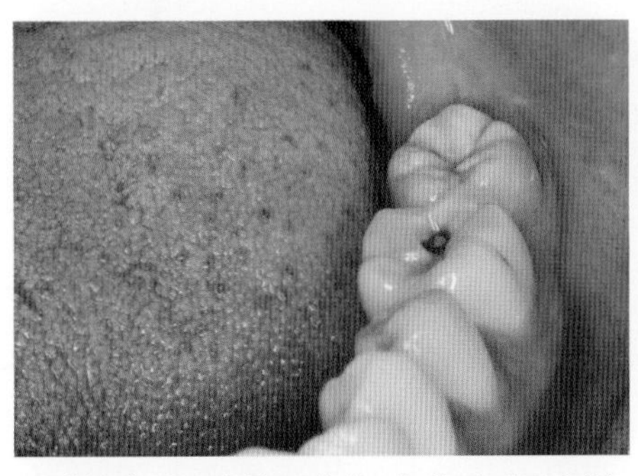

H. 移植术后 8 个月口内像，患者无不适主诉，叩(–)，移植牙 37 不松动，无牙龈红肿

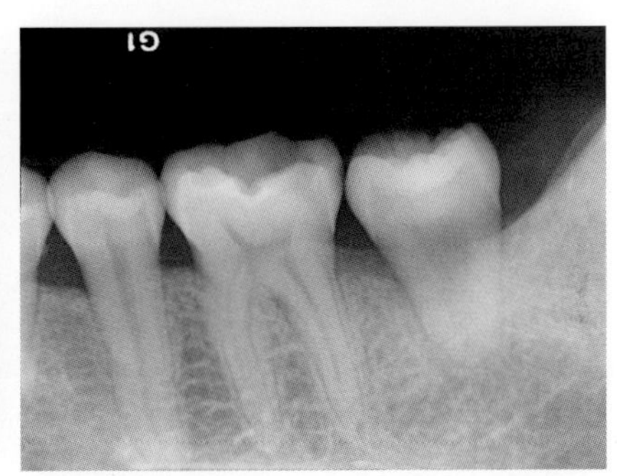

I. 移植牙 37 术后 8 个月 X 线片，根尖区低密度影消失

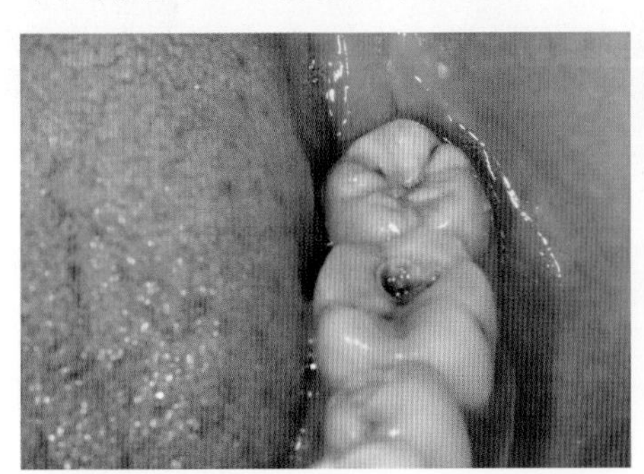

J. 移植术后 1 年 4 个月口内像，患者无不适主诉，叩(–)，移植牙 37 不松动，无牙龈红肿

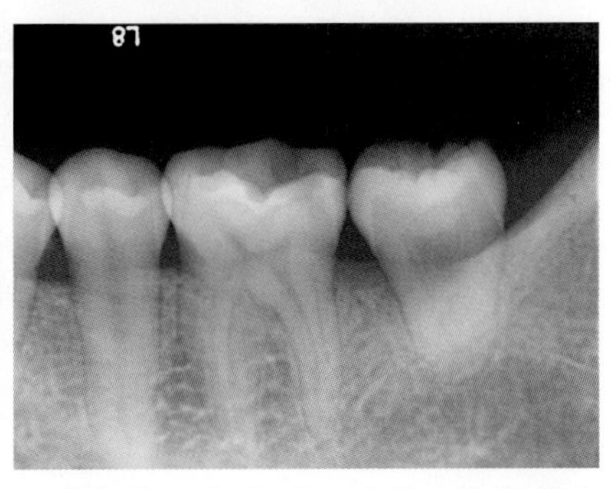

K. 移植牙 37 术后 1 年 4 个月 X 线片，较之前无明显改变

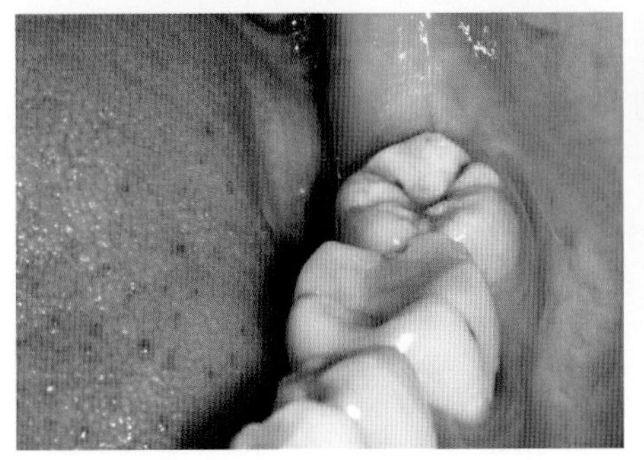

L. 移植牙 37 术后 2 年口内像，患者无不适主诉，叩(–)，移植牙不松动，无牙龈红肿

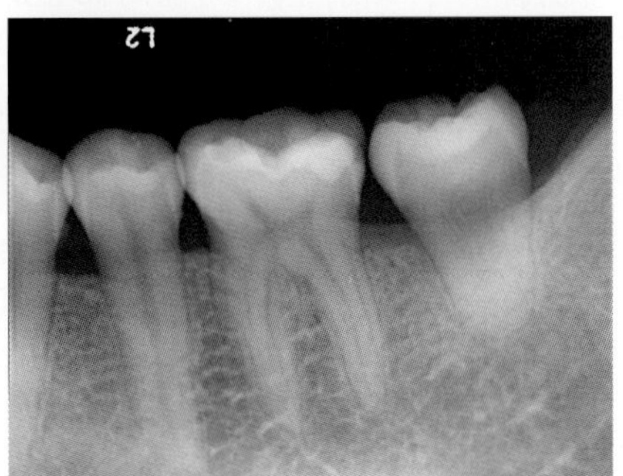

M. 移植牙 37 术后 2 年 X 线片

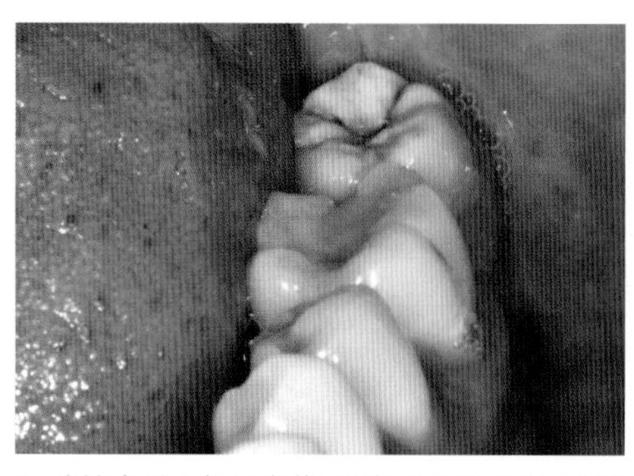

N. 移植术后4年口内像，患者无不适主诉，移植牙37叩(-)，不松动，无牙龈红肿

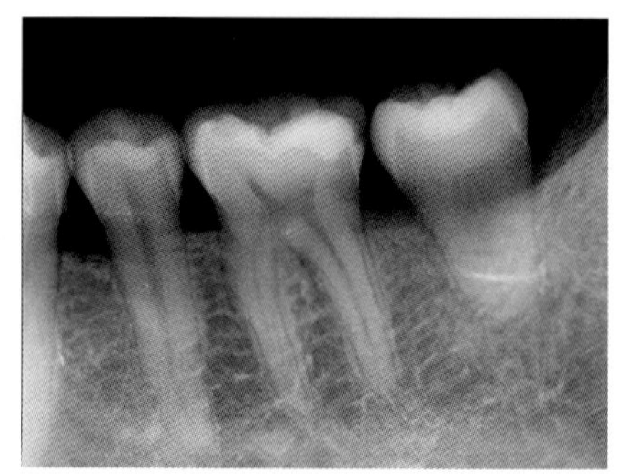

O. 移植牙37术后4年X线片

图9-2-3　第二磨牙区移植牙术后4年临床检查无异常

三、牙根发育完成伴有临床症状的移植牙

根尖孔已经闭合的牙移植后，定期临床及X线片观察，发现有牙根吸收、牙髓坏死、根尖病变的症状或体征后应立即进行根管治疗。

供牙在拔出过程中可能有牙周膜不同程度的损伤，有的移植牙会发生牙根吸收，对此类炎症性吸收的牙行根管治疗，可以促进新生牙周膜附着并修复吸收所致空隙、阻止牙根继续吸收。有的移植牙发生牙髓坏死，引起根尖周围骨质吸收或牙龈瘘管，此类牙也要及时行根管治疗以清除髓腔内感染坏死的组织，并对根管系统进行严密的充填，促进牙根周围病变的愈合，使移植牙能够存活。

第三节　移植牙的根管治疗临床操作

一、移植牙的根管治疗操作步骤

1. 术前评估　包括对患牙和患者的评估及术者对根管治疗可行度的评估。

2. 签署根管治疗知情同意书，适时修正患者预期值，避免产生医疗纠纷，知情同意书详见附录二。

3. 使用橡皮障隔离技术，提升根管治疗过程中患者和医师的舒适度，提高根管治疗的质量(图9-3-1)。

4. 良好的冠部预备和根管口寻找(图9-3-1)。

5. 用拔髓针或根管锉去除牙髓组织，用X线诊断丝示踪与根管长度测量仪相结合的方法确定牙齿的工作长度。

6. 根管预备　镍钛旋转锉和手动根管扩大针相结合，用冠向下预备技术进行根管机械预备。次氯酸钠(NaOCl)溶液与螯合剂(如EDTA)交替冲洗根管，配合根管超声进行根管荡洗。

7. 根管内封药　使用$Ca(OH)_2$类药物进行根管内封药，封药时间为1~2周。

8. 根管充填　使用冷牙胶侧方加压技术或热牙胶垂直加压技术。

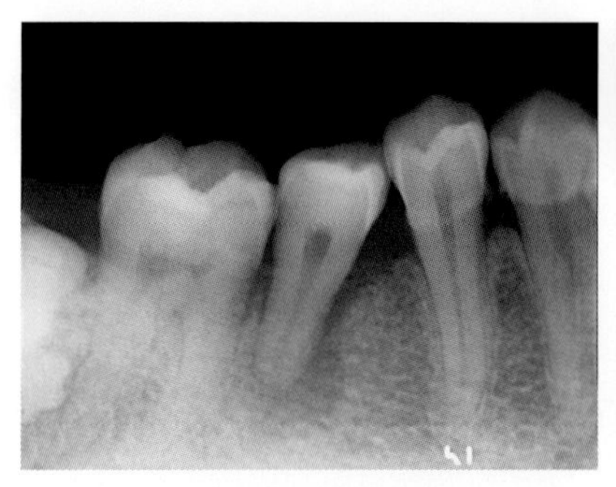
A. 移植牙根管治疗前

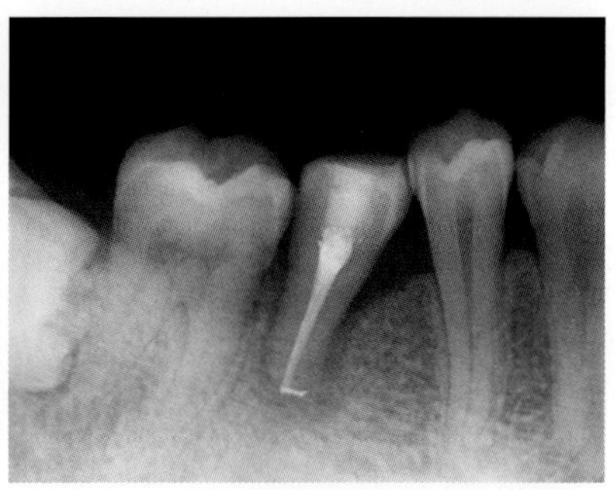
B. 移植牙根管治疗后

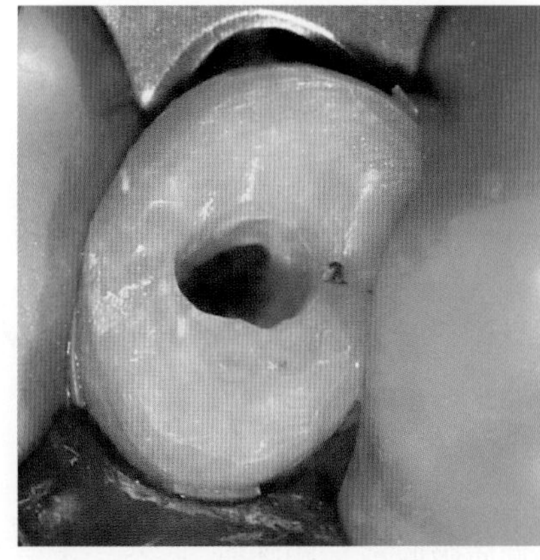
C. 橡皮障辅助下暴露根管口

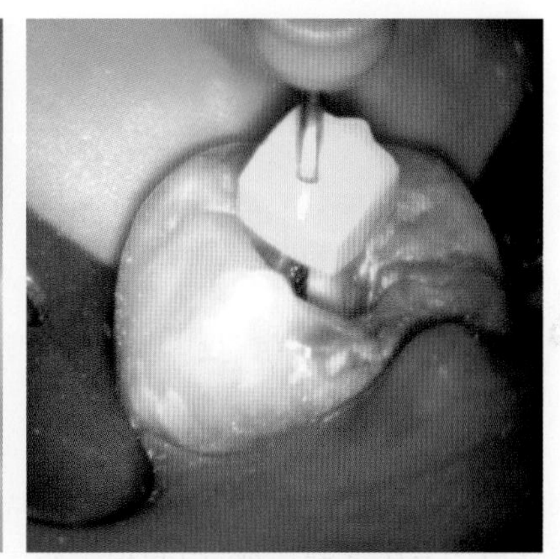
D. 测量根管长度

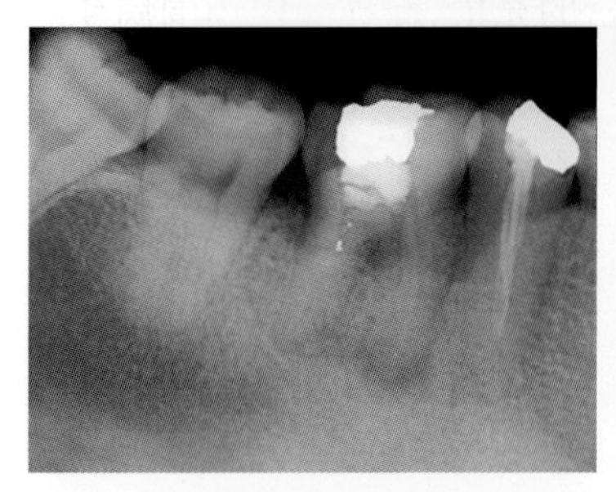
E. 46 移植术前

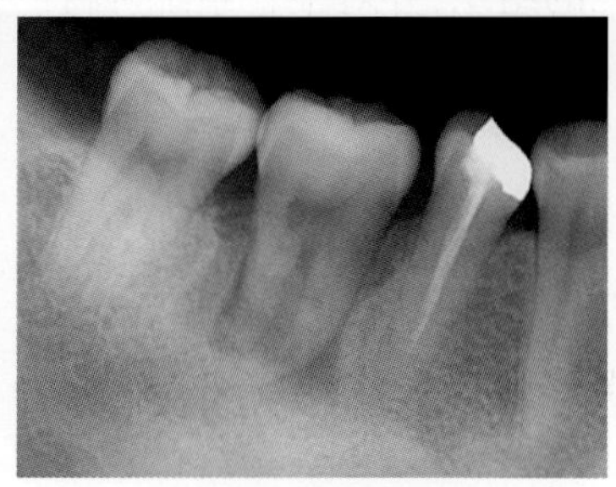
F. 移植术后即刻

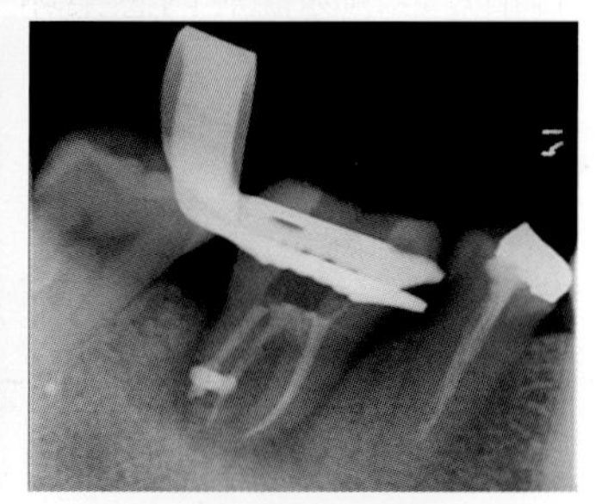
G. 术后根管充填

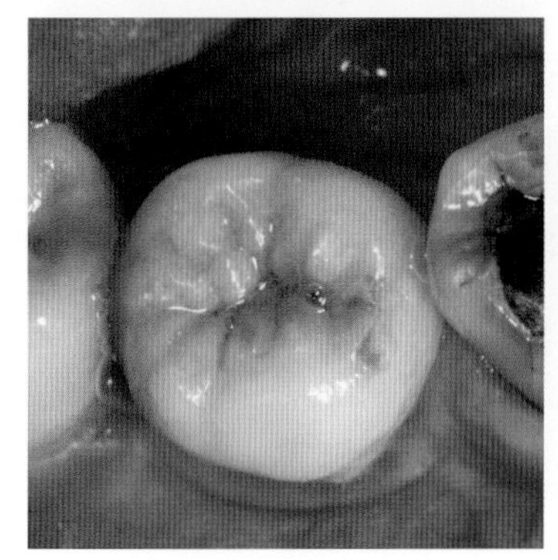
H. 根管治疗前口内像

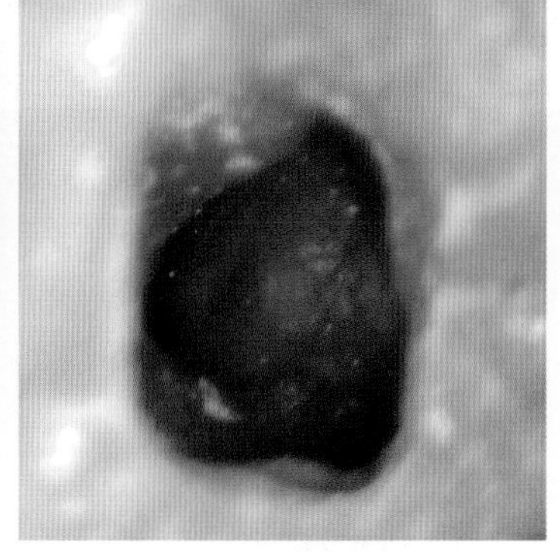
I. 充分暴露根管口

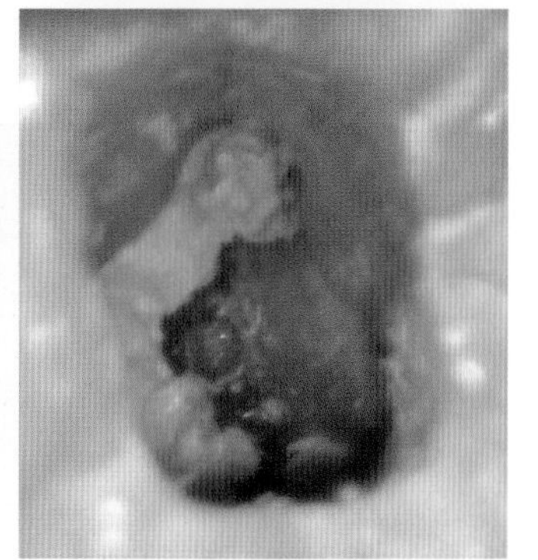
J. 充填完成

图 9-3-1　精细严谨的移植牙根管治疗

9. 根管治疗后及时进行冠方永久修复，预防冠方微渗漏的发生。

10. 移植牙根管治疗后的临床观察，根管治疗后 3 个月、0.5 年，以后每年应进行临床检查及 X 线片检查。

二、移植牙的根管治疗病例

1. 病例 1：48→46 区移植（图 9-3-2）

患者，女，24 岁，46 残根要求拔除，术前评估后拟将 48 移植至 46 区。移植术后 3 年，根管治疗后，临床不适症状消失，根周低密度影消失。

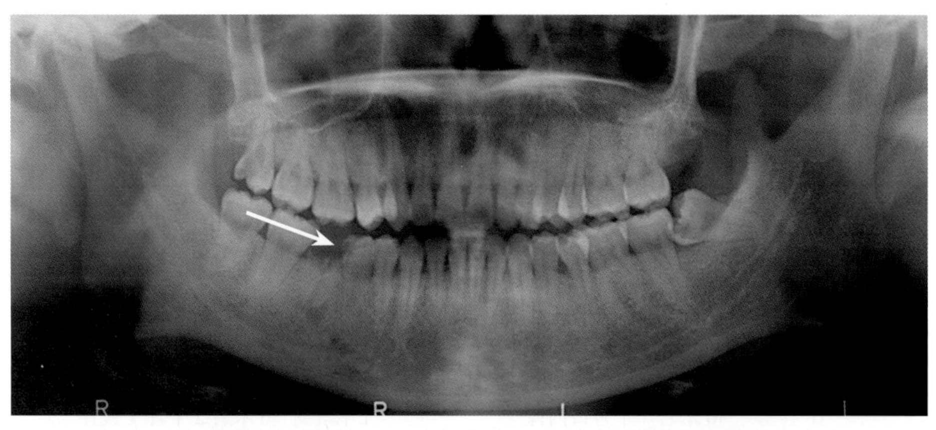

A. 移植术前全景片，48 垂直高位萌出，拟行同颌同侧智齿移植

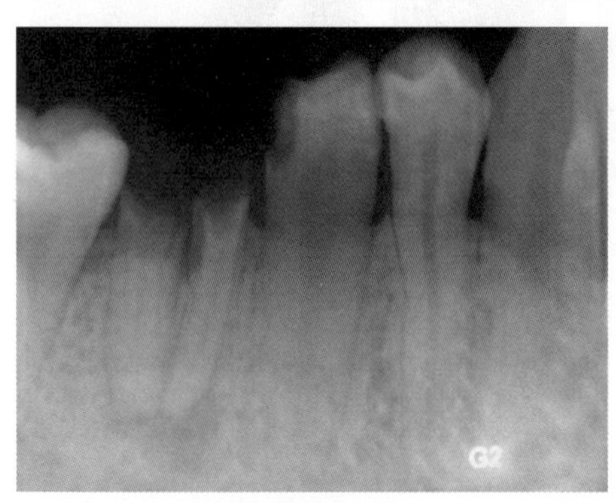

B. 移植术前 X 线片

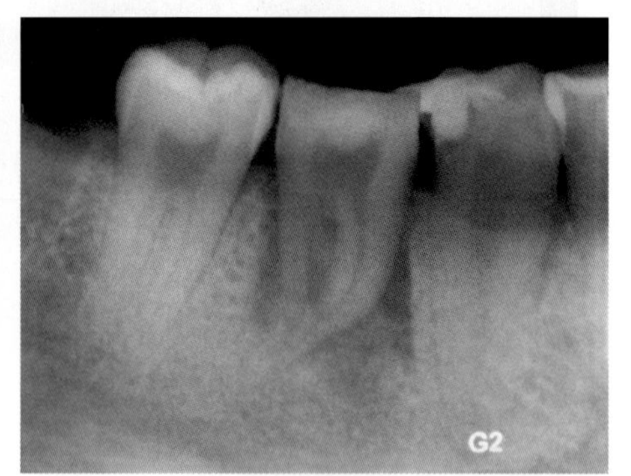

C. 移植牙 46 术后即刻 X 线片

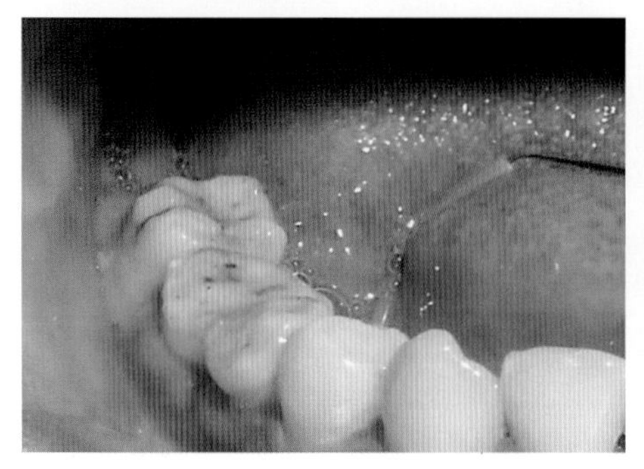

D. 移植牙 46 术后 1 周口内像

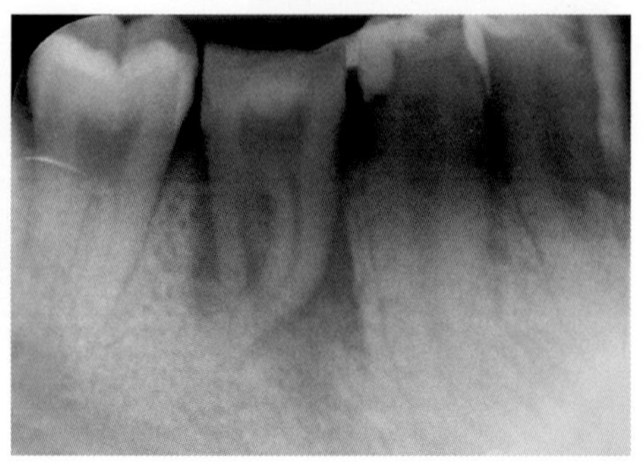

E. 移植牙 46 术后 1 周 X 线片

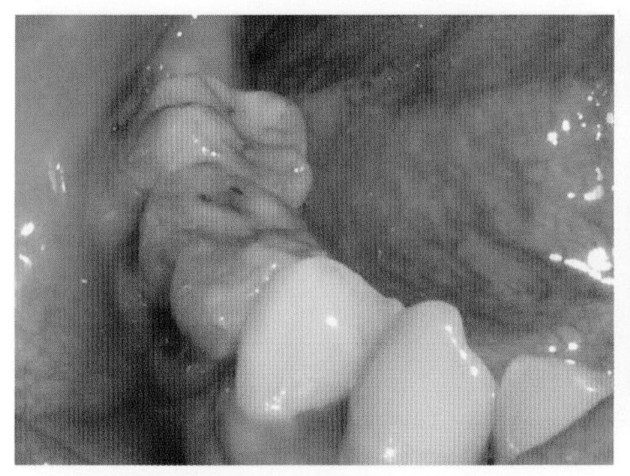

F. 移植牙 46 术后 1 月口内像

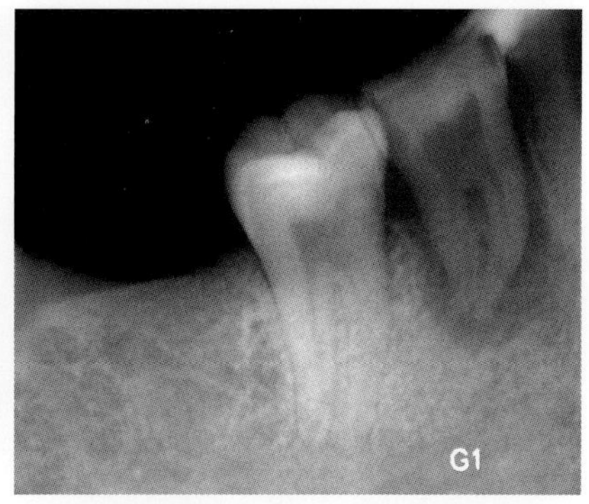

G. 移植牙 46 术后 1 个月 X 线片

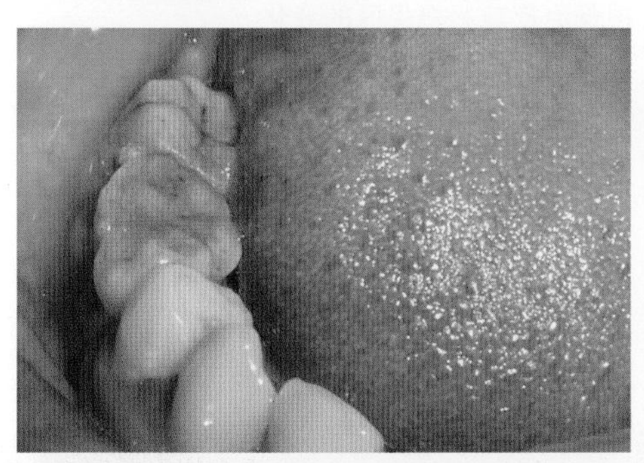

H. 移植牙 46 术后 2 个月口内像

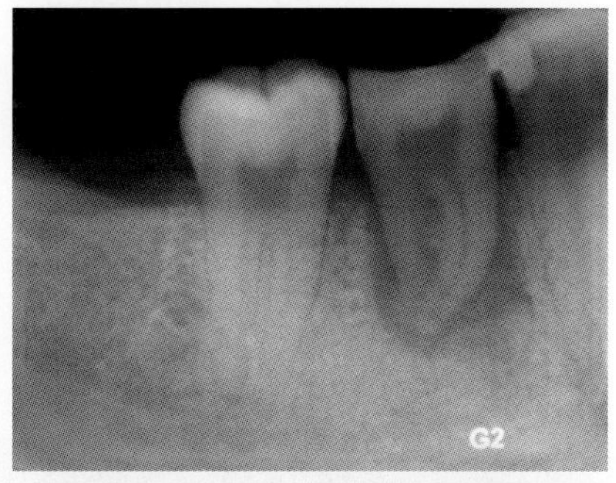

I. 移植牙 46 术后 2 个月 X 线片

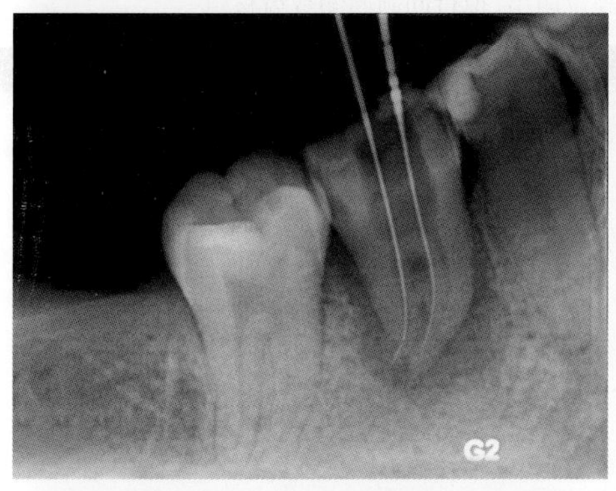

J. 移植牙 46 术后 3 个月，根管治疗中

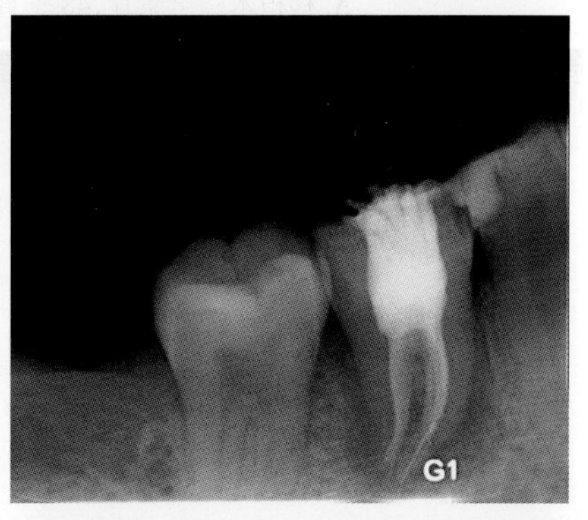

K. 移植牙 46 术后 3 个月，根充后即刻 X 线片

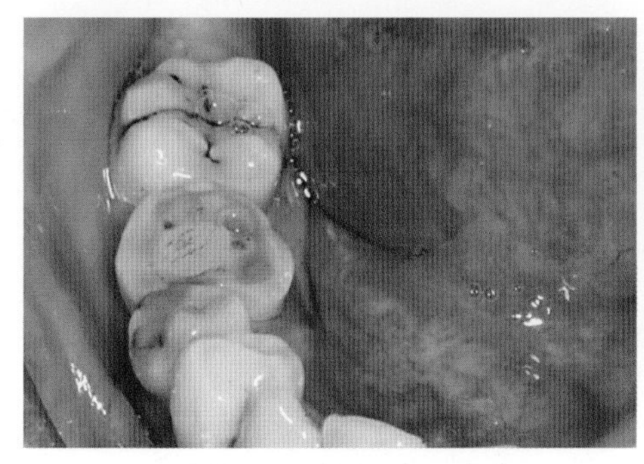

L. 移植牙 46 术后 2 年口内像

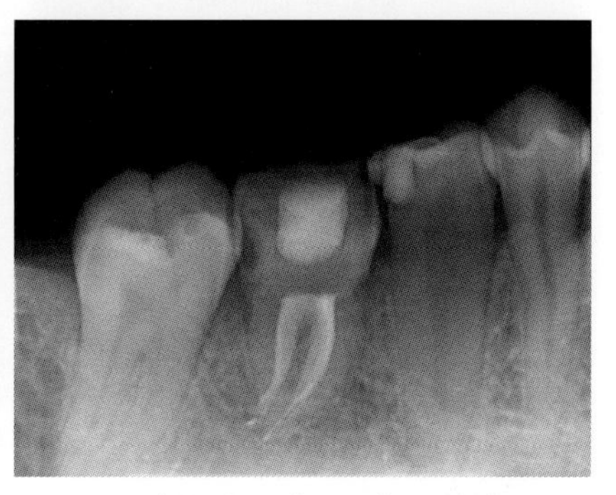

M. 移植牙 46 术后 2 年 X 线片

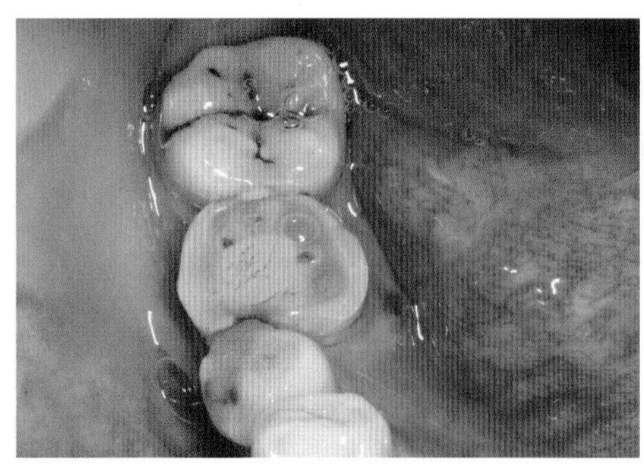

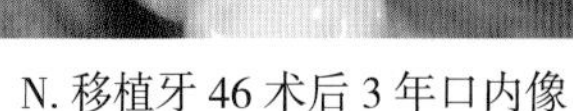

N. 移植牙 46 术后 3 年口内像

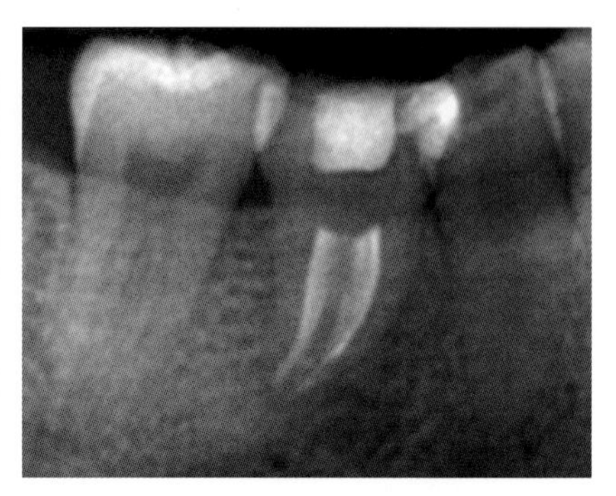

O. 移植牙 46 术后 3 年 X 线片

图 9-3-2　移植术后 3 年，根管治疗前后根尖区的变化

2. 病例 2：48 →46 区移植（图 9-3-3）

患者，男，30 岁，46 残冠不能修复保留，术前口内检查及全景片评估后，拟将 48 移植到 46 区。

移植术后 5 年，根管治疗后，临床不适症状消失，根周低密度影消失。

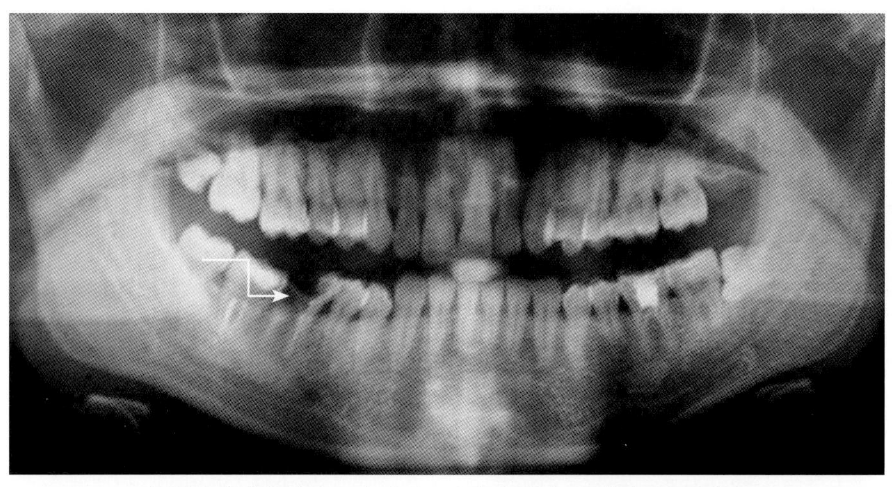

A. 移植术前全景片，46 冠部大面积低密度影，48 萌出，18 近中阻生

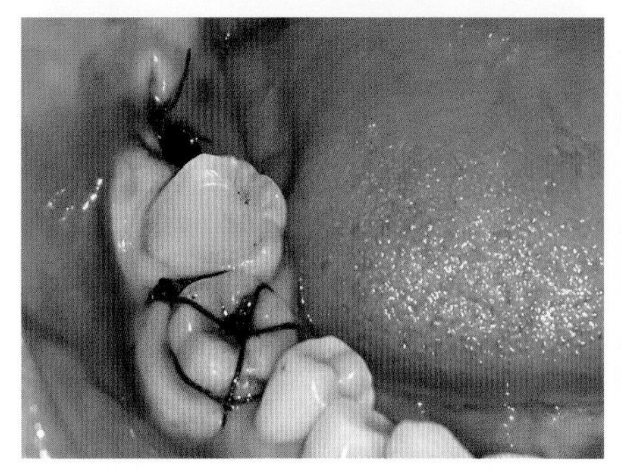

B. 移植牙 46 术后缝合固定口内像

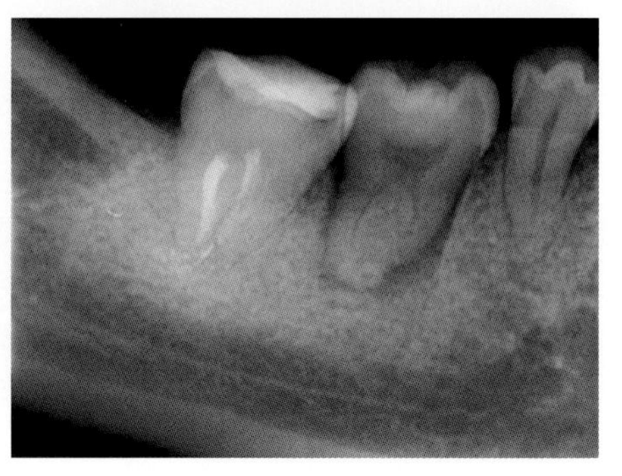

C. 移植牙 46 术后即刻 X 线片

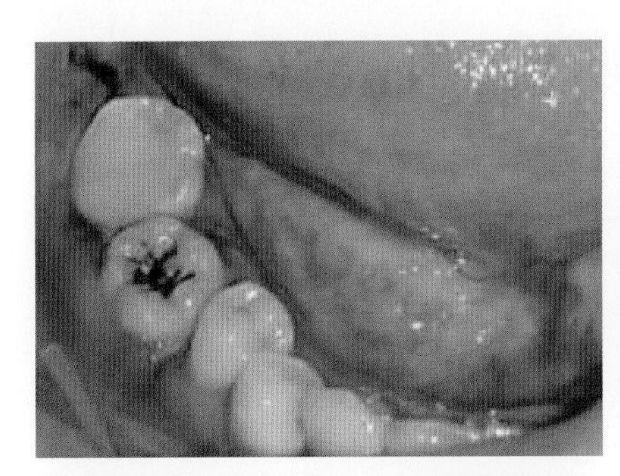

D. 移植牙 46 术后 1 周口内像,拆除缝线

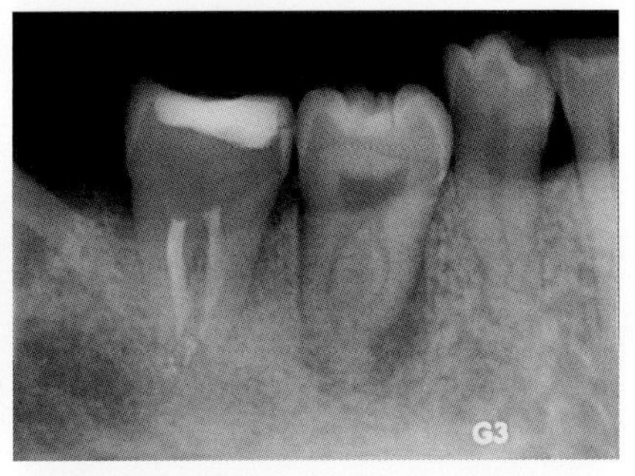

E. 移植牙 46 术后 1 周 X 线片

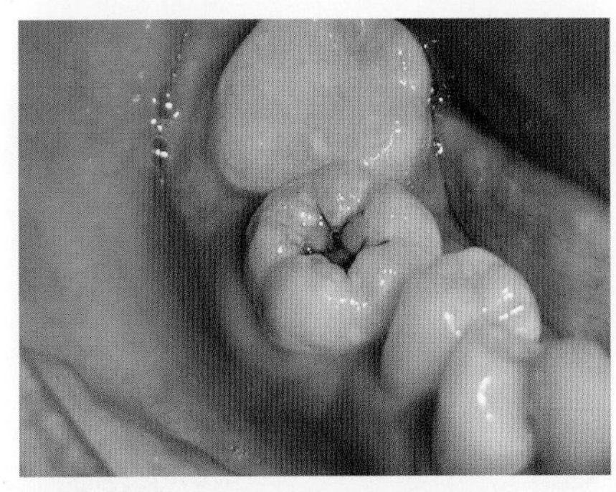

F. 移植牙 46 术后 1 个月口内像

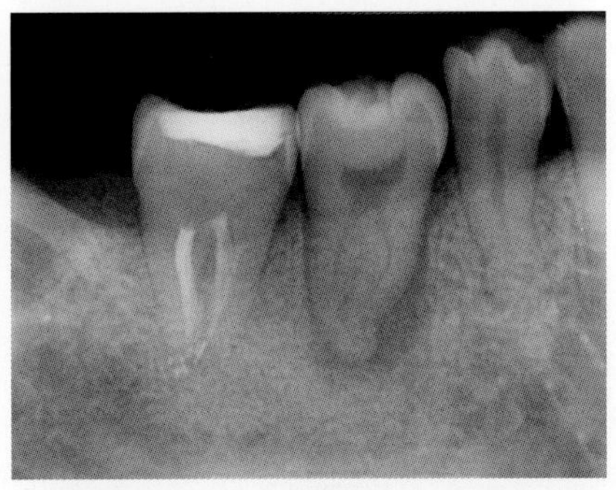

G. 移植牙 46 术后 1 个月 X 线片

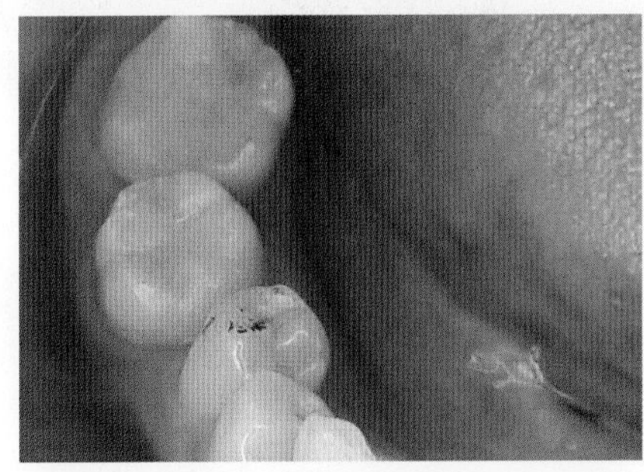

H. 移植术后 3 个月口内像,移植牙 46 冠方龋损已充填,叩痛(+),不松动,牙龈色形质正常

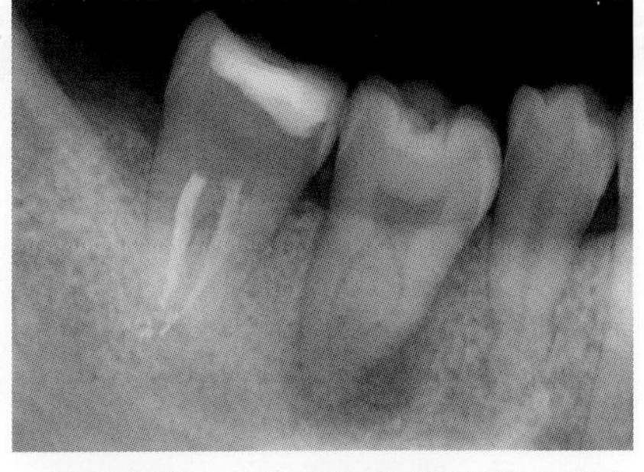

I. 移植术后 3 个月 X 线片,移植牙 46 根尖低密度影面积扩大,拟行根管治疗

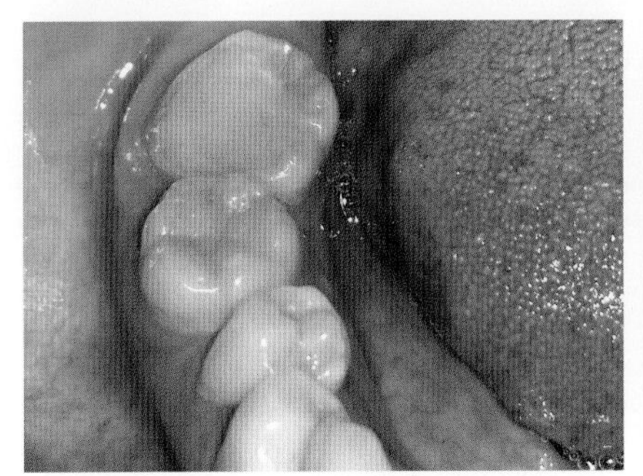

J. 移植术后 1.5 年口内像,患者无不适主诉,移植牙 46 叩(-),不松动,牙龈色形质正常

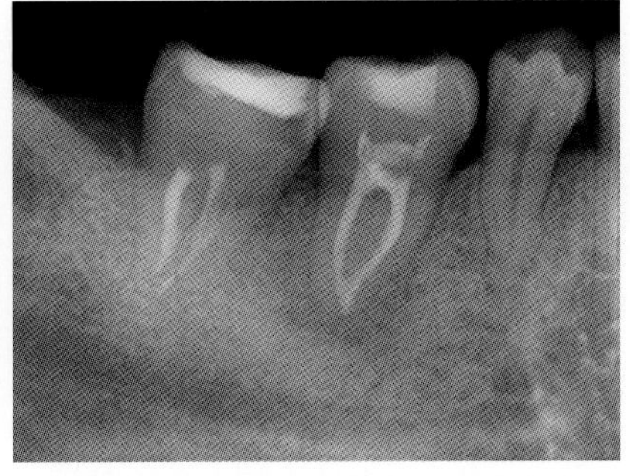

K. 移植术后 1.5 年,移植牙 46 根尖低密度影缩小,牙根形态正常

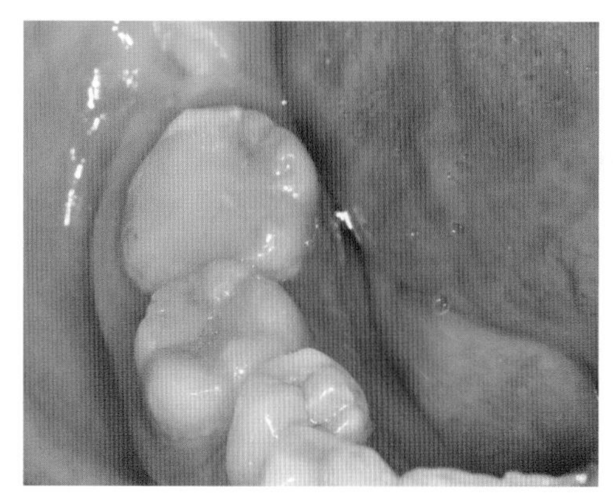

L. 移植牙 46 术后 3 年口内像

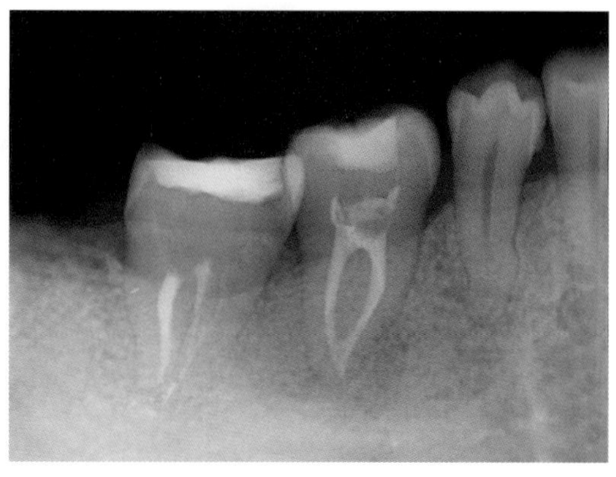

M. 术后 3 年 X 线片，移植牙 46 牙根形态正常，根尖低密度影消失

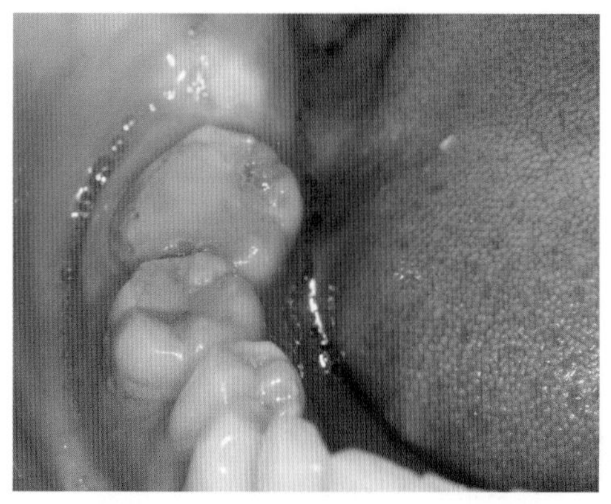

N. 移植术后 4 年口内像，患者无不适主诉，移植牙 46 叩(-)，不松动，牙龈色形质正常

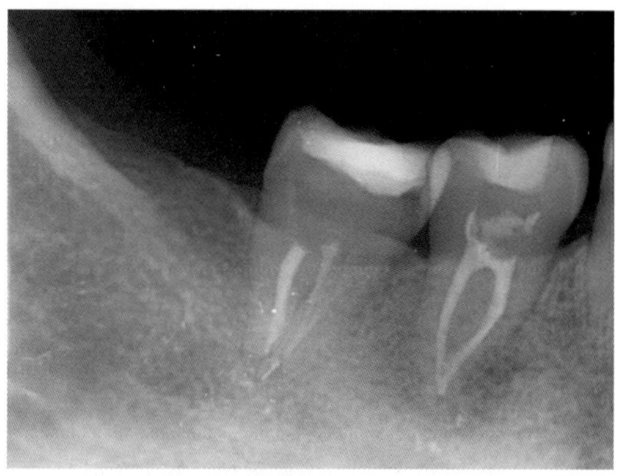

O. 移植术后 4 年 X 线片显示移植牙 46 牙根形态正常，根尖密度正常

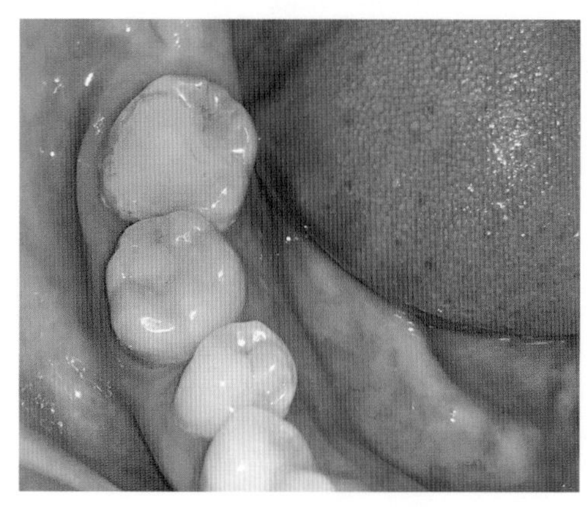

P. 移植术后 5 年口内像

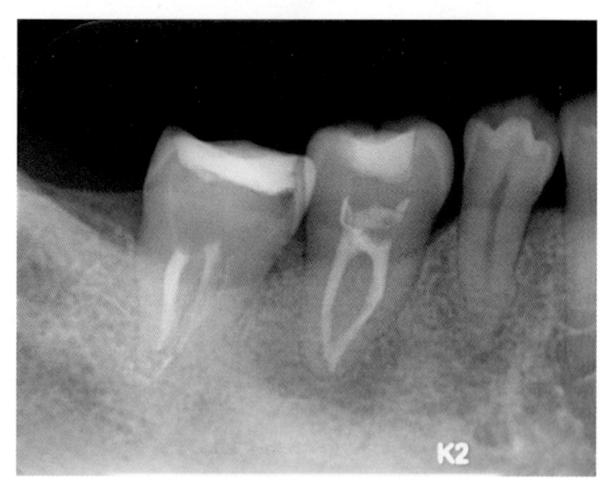

Q. 移植术后 5 年 X 线片

图 9-3-3　移植牙术后 5 年，根管治疗前后根尖区的变化

3. 病例 3：48 →46 区移植（图 9-3-4）

患者，女，32 岁，46 根尖周炎再次治疗预后不佳拟拔除，术前口内检查及全景片评估后，拟将 48 移植到 46 区。

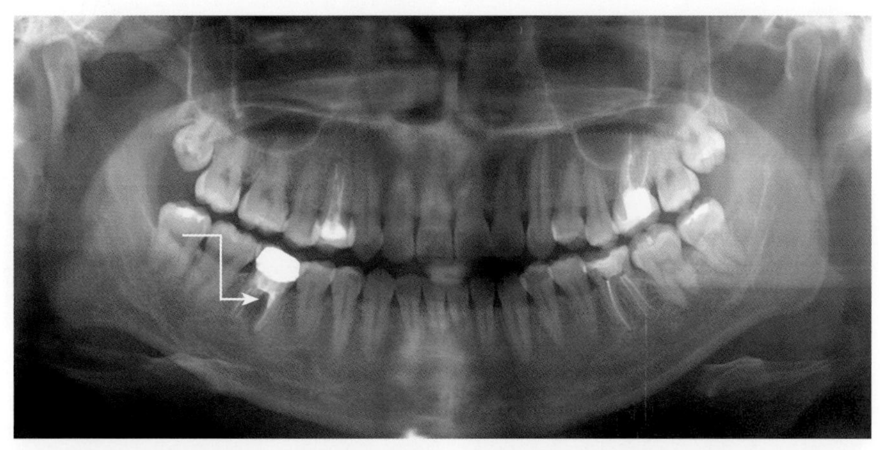

A. 移植术前全景片，46 根尖病变，拟选择同侧智齿移植到该区，以代替第一磨牙

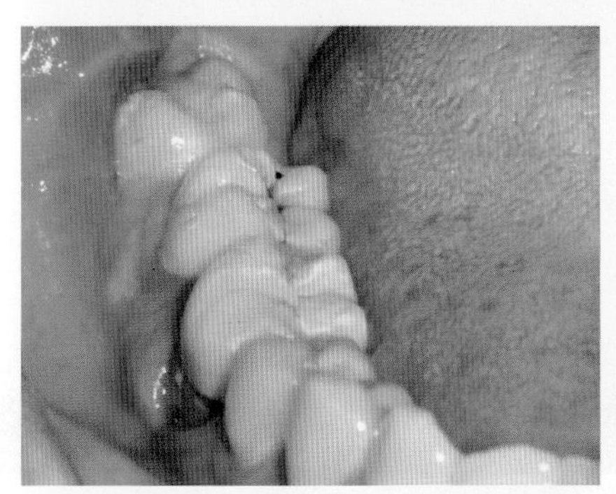

B. 移植术前口内像，受植区和供牙情况

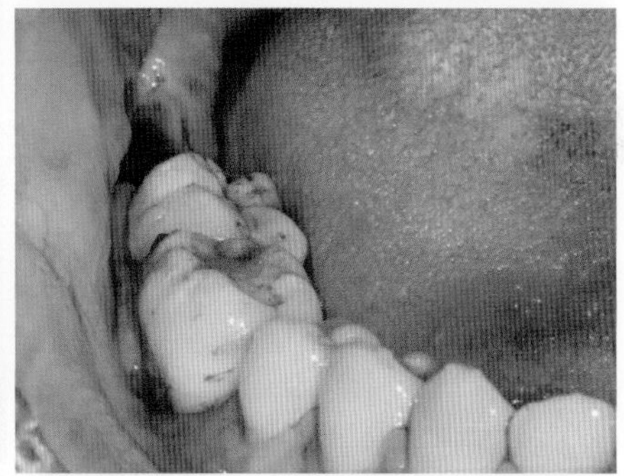

C. 移植牙 46 移植后即刻口内像

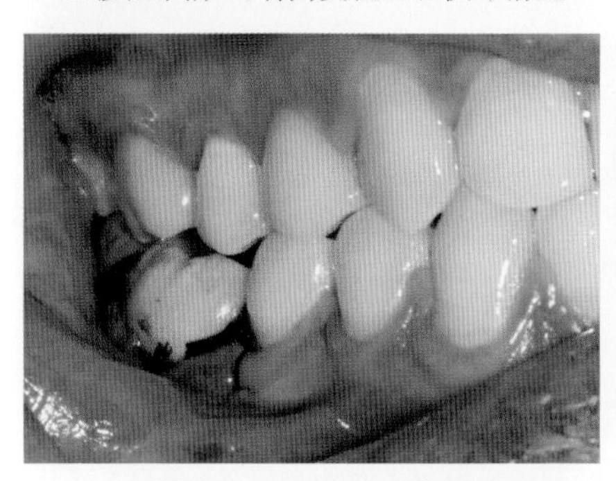

D. 移植牙 46 口内像咬合面观

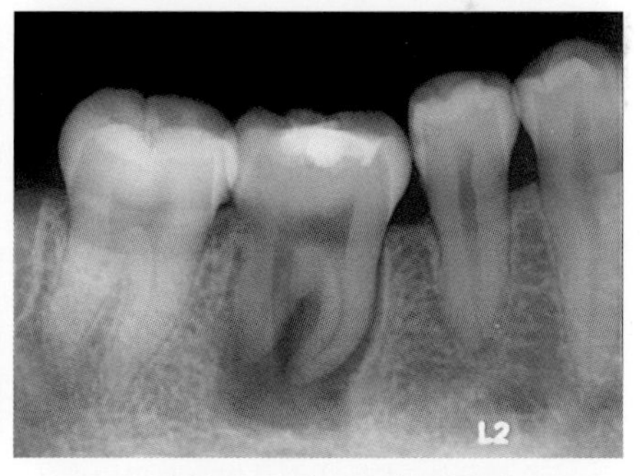

E. 移植牙 46 术后即刻 X 线片

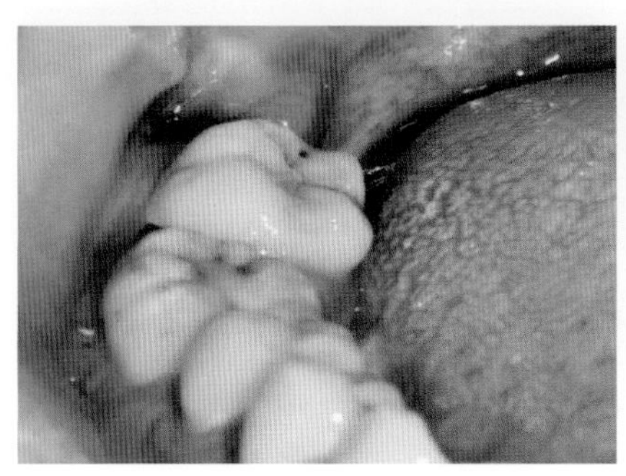

F. 移植牙 46 术后 1 周口内像

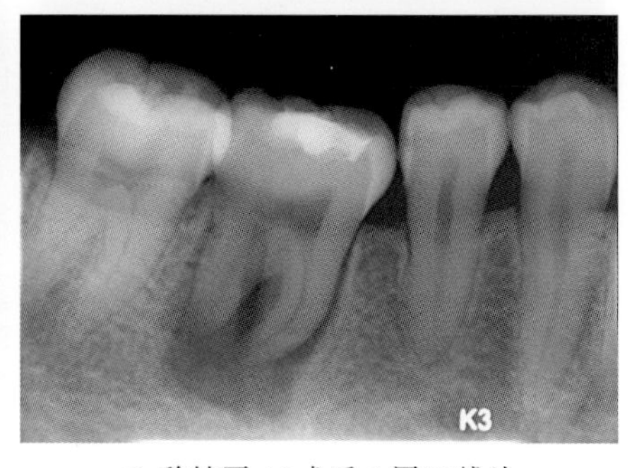

G. 移植牙 46 术后 1 周 X 线片

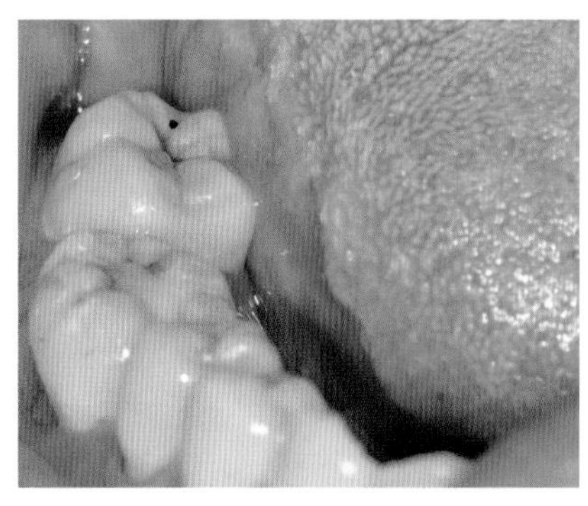

H. 移植牙 46 术后 1 个月口内像，颊侧牙龈红肿

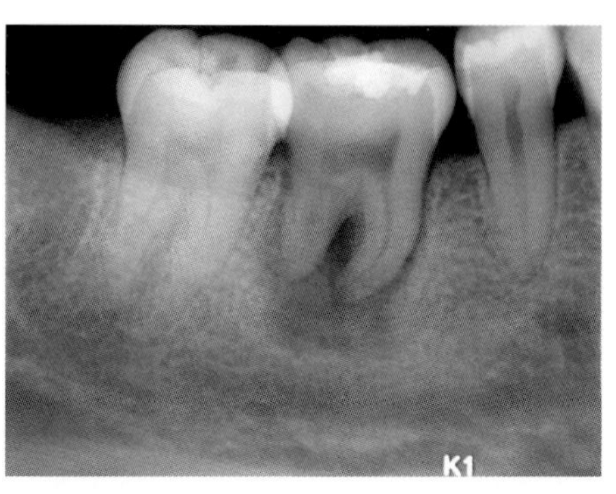

I. 移植牙 46 术后 1 个月 X 线片，较之前无明显变化，暂观察

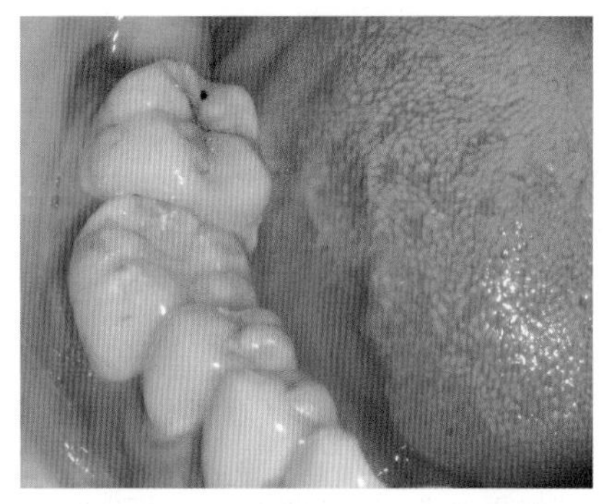

J. 移植牙 46 移植术后 2 个月口内像

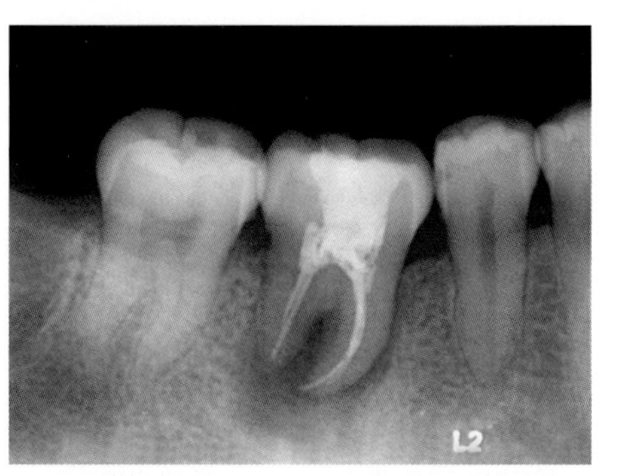

K. 移植牙 46 术后 2 个月，根尖区低密度影较之前无明显改善，拟行根管治疗，根充后即刻 X 线片

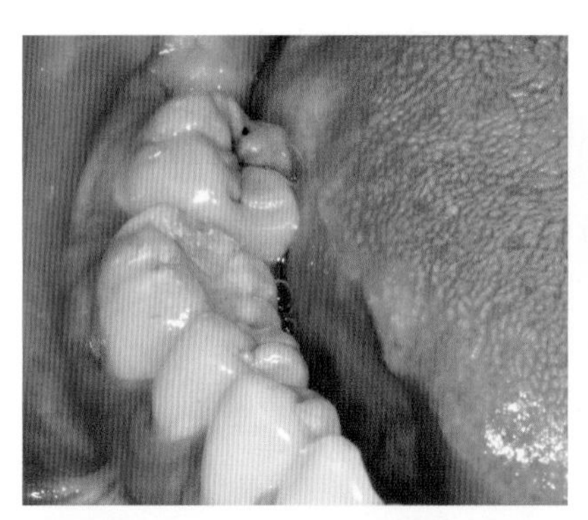

L. 移植牙 46 术后 3 个月根充时口内像

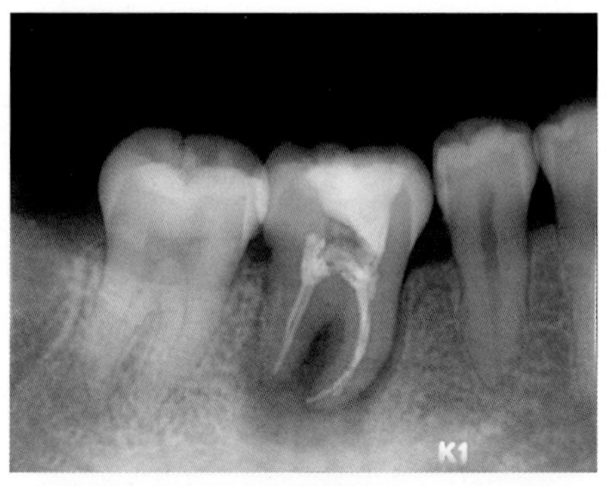

M. 移植牙 46 术后 3 个月根充 1 个月 X 线片

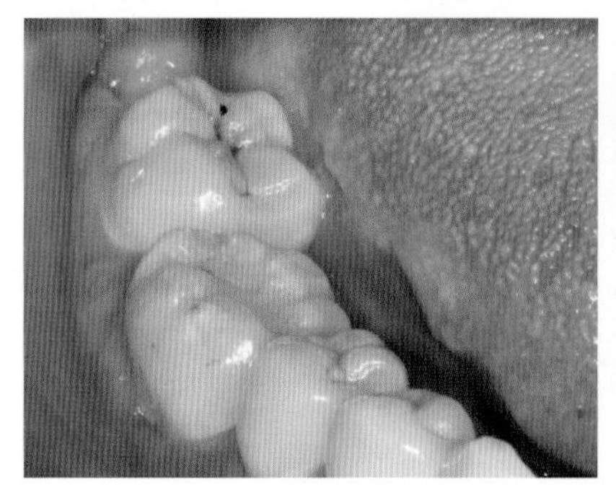

N. 移植牙 46 术后 4 个月口内像

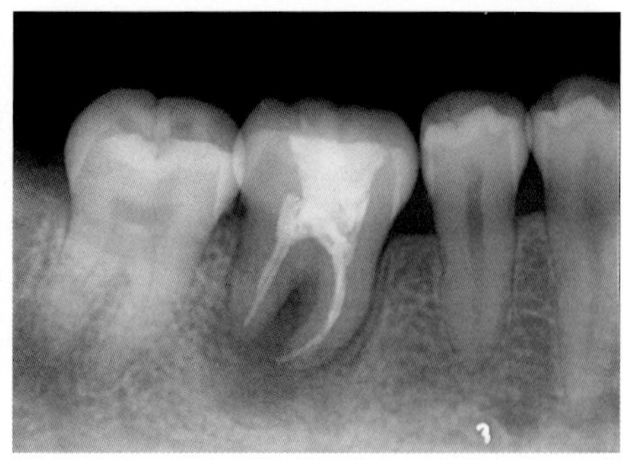

O. 移植牙 46 根充后 2 个月 X 线片，根尖阴影面积缩小

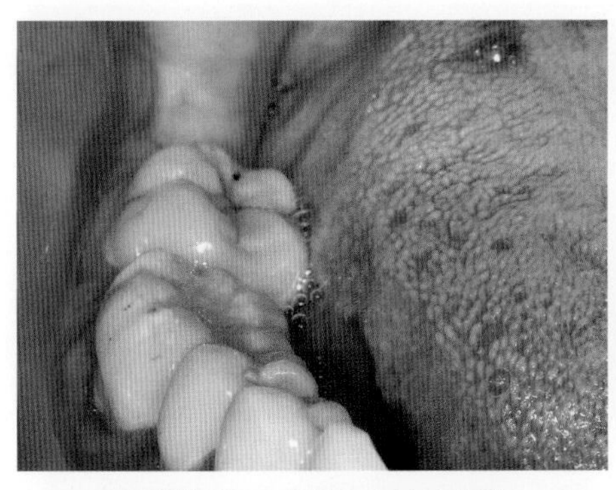

P. 移植牙 46 术后 0.5 年口内像

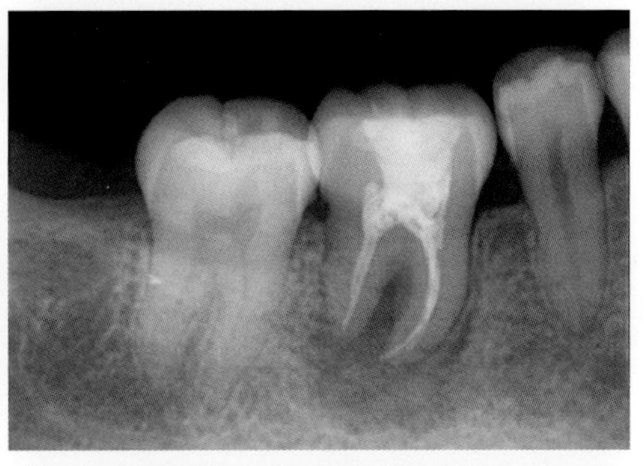

Q. 移植牙 46 根充后 3 个月 X 线片

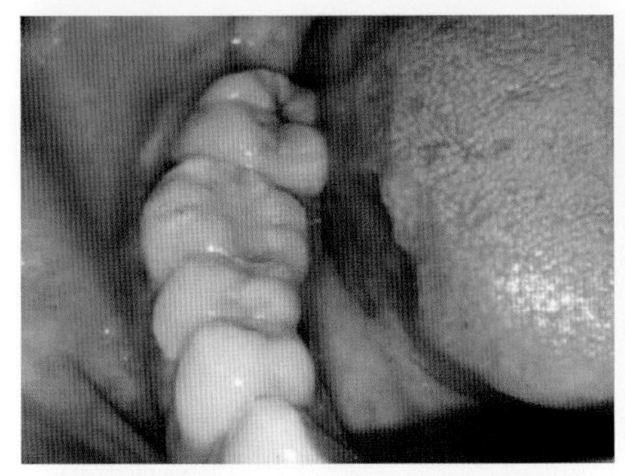

R. 移植牙 46 术后 1 年 2 个月口内像

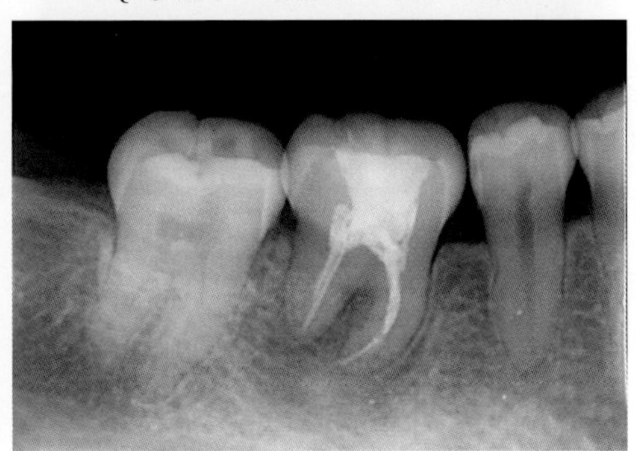

S. 移植牙 46 根充后 1 年 X 线片，根尖低密度影基本消失

图 9-3-4 移植术后 1 年，根管治疗前后根尖区的变化

4. 病例 4:28→36 区移植(图 9-3-5)

患者，女，41 岁，因 36 残根拔牙就诊，术前评估后拟行 28→36 区移植。

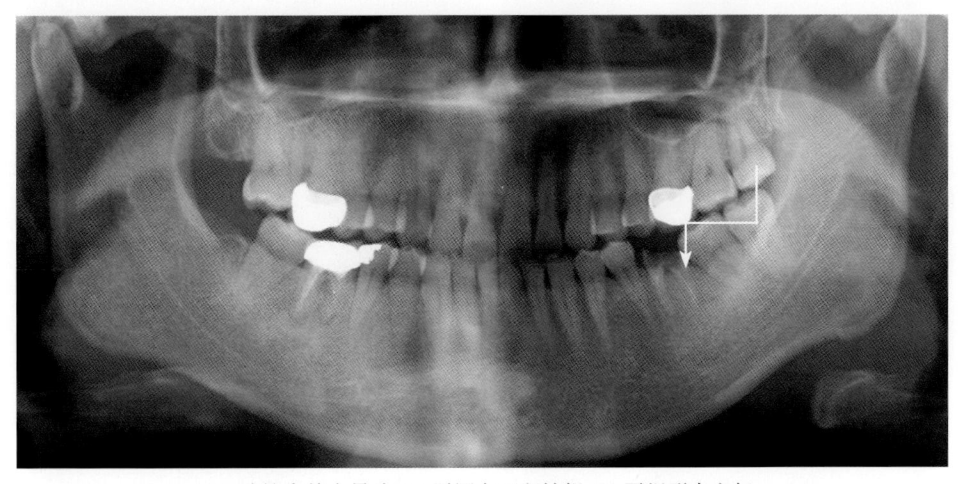

A. 移植术前全景片，36 牙冠大面积缺损，28 牙根形态良好

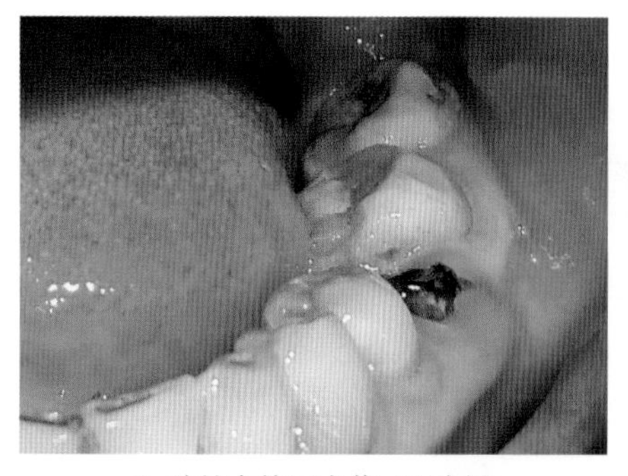
B. 移植术前口内像，36 残根

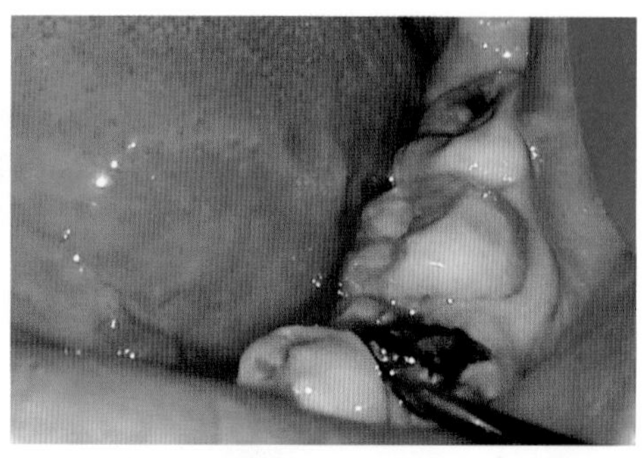
C. 拔除移植区残根

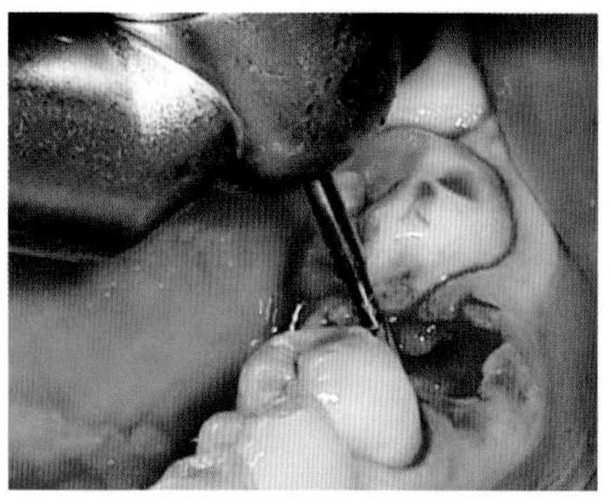
D. 制备新牙槽窝

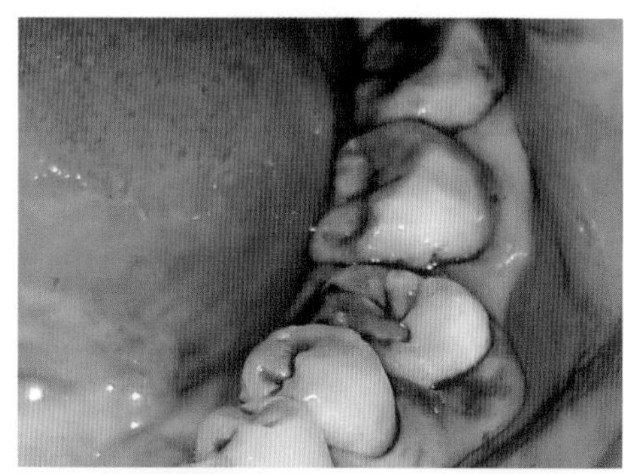
E. 将供牙 28 植入 36 牙槽窝

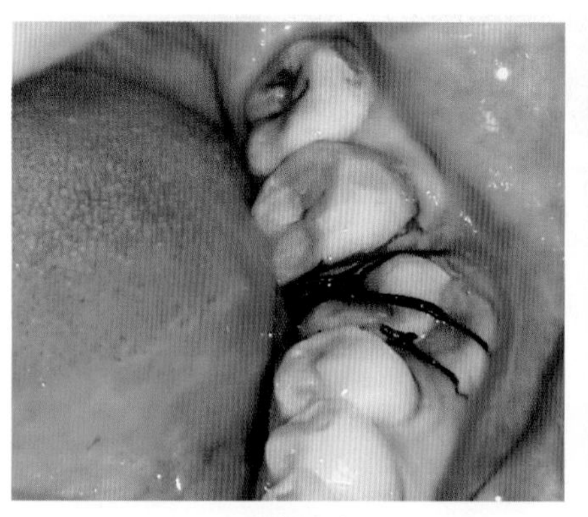
F. 缝合固定

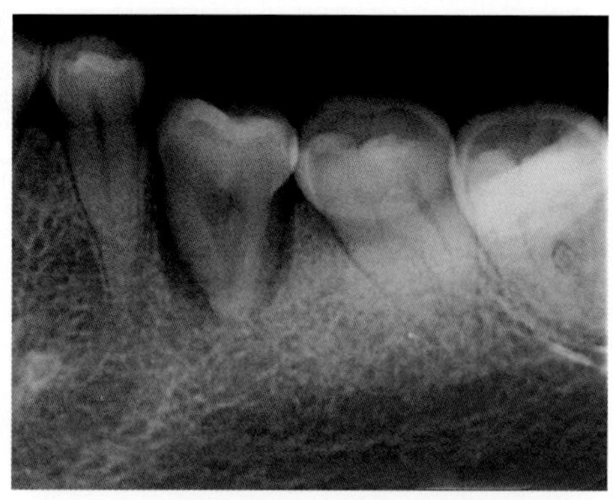
G. 移植牙 36 术后即刻 X 线片

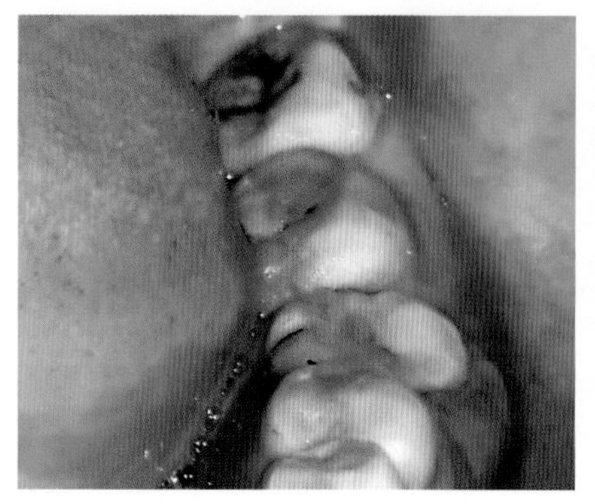
H. 移植牙 36 术后 1 周口内像

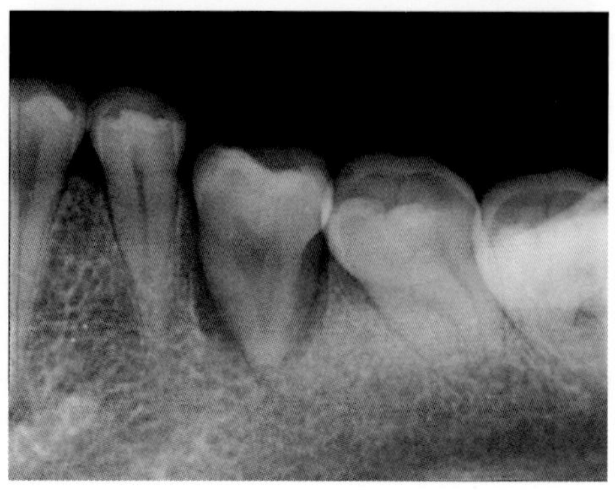
I. 移植牙 36 术后 1 周 X 线片

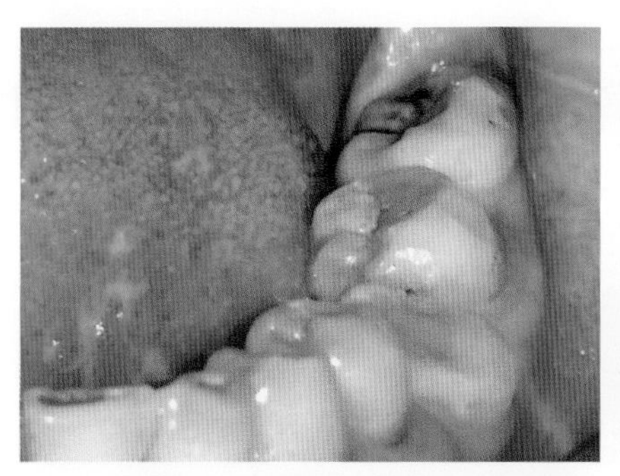

J. 移植牙 36 术后 7 个月口内像

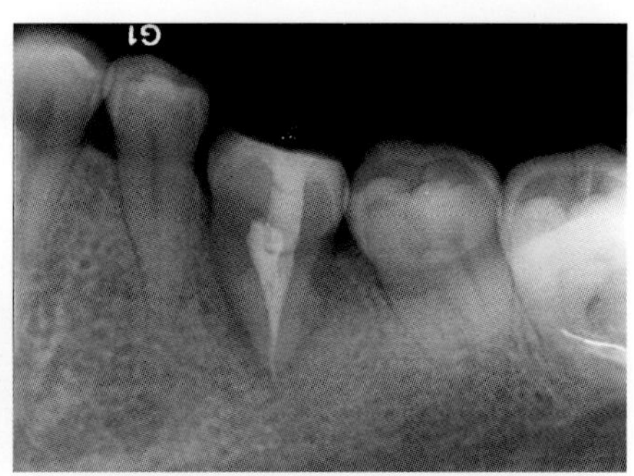

K. 移植牙 36 术后 7 个月 X 线片

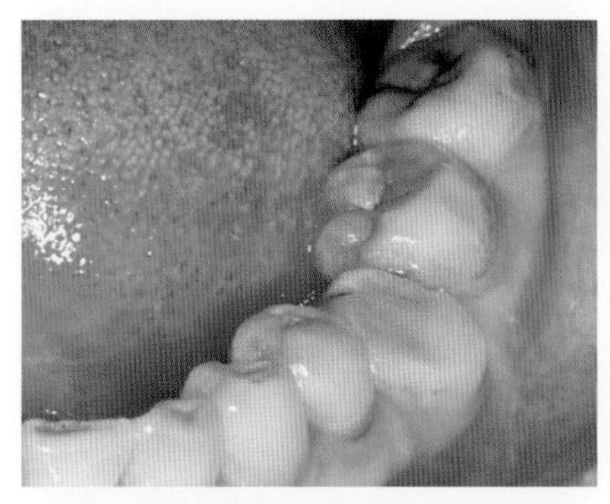

L. 移植牙 36 术后 1 年口内像

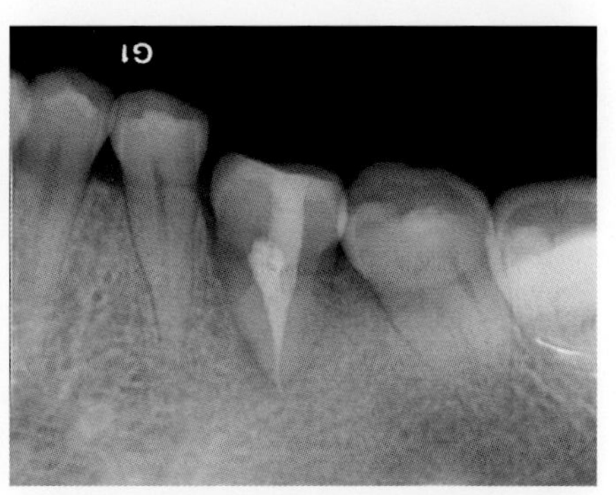

M. 移植牙 36 术后 1 年 X 线片

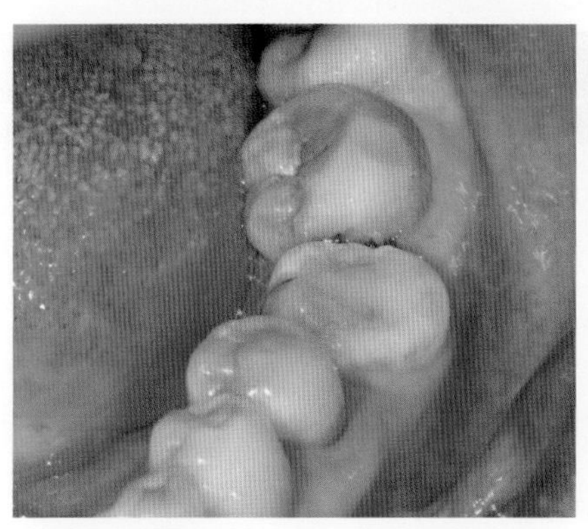

N. 移植牙 36 术后 2 年口内像

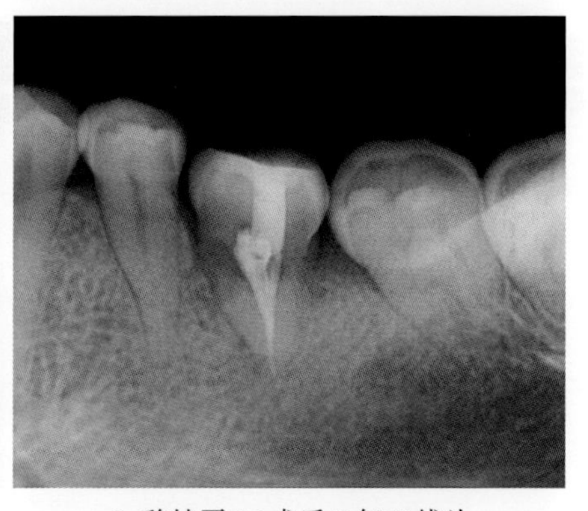

O. 移植牙 36 术后 2 年 X 线片

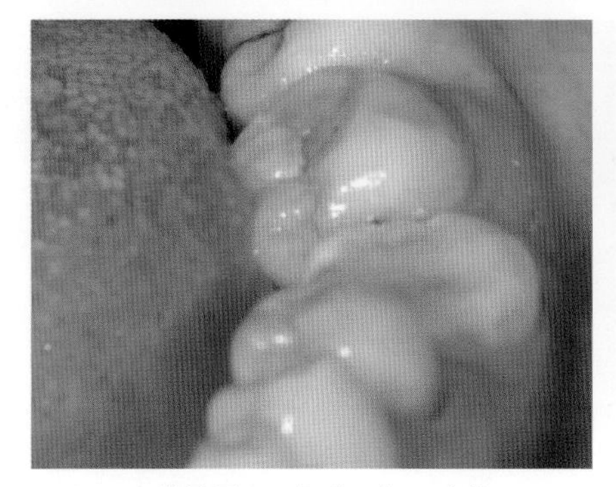

P. 移植牙 36 术后 3 年口内像

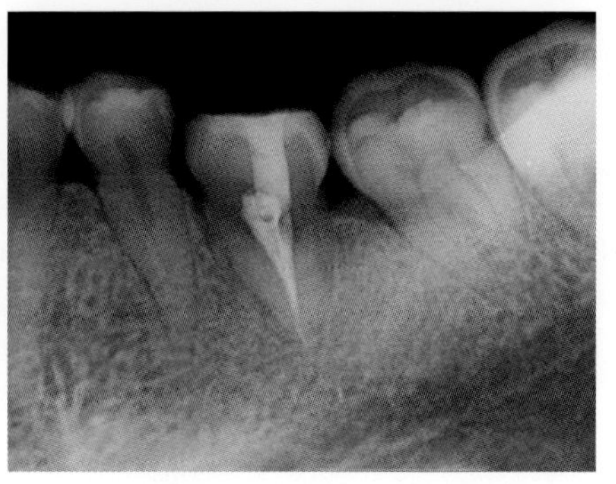

Q. 移植牙 36 术前后 3 年 X 线片

图 9-3-5 移植术后 3 年，根管治疗前后根尖区的变化

5. 病例 5:38→37 区移植(图 9-3-6)

患者,女,27 岁,37 残冠,同侧智齿前倾高位阻生,术前计划将同侧智齿进行移植以代替同侧的第二磨牙。

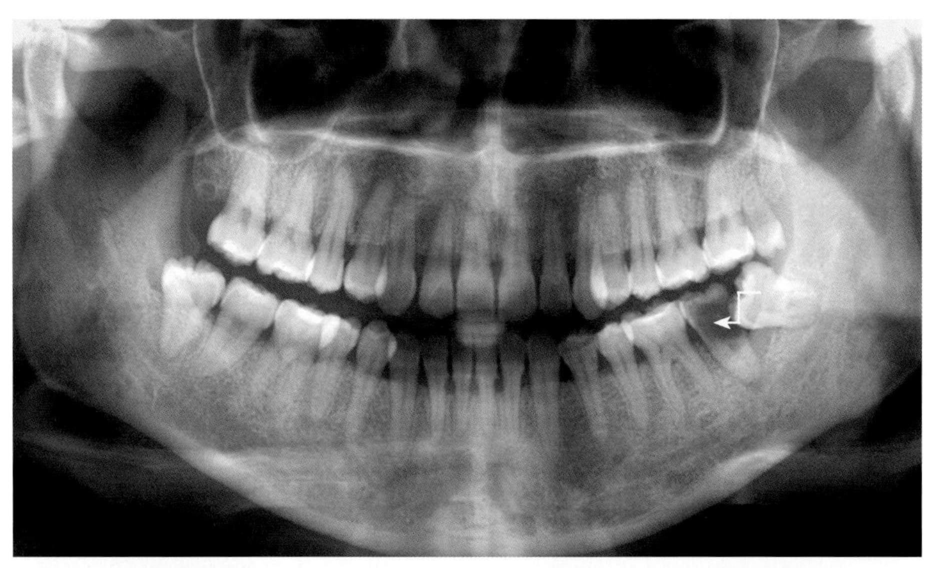

A. 移植术前全景片,37 冠部大面积低密度影,38 前倾高位阻生,牙根形态尚可

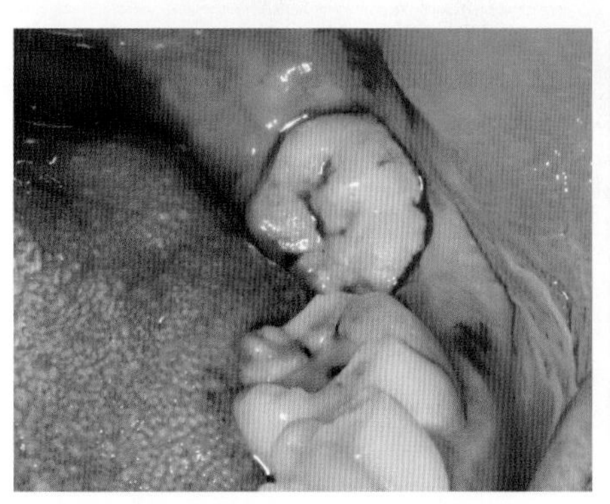

B. 移植术前口内像,智齿为前倾位萌出

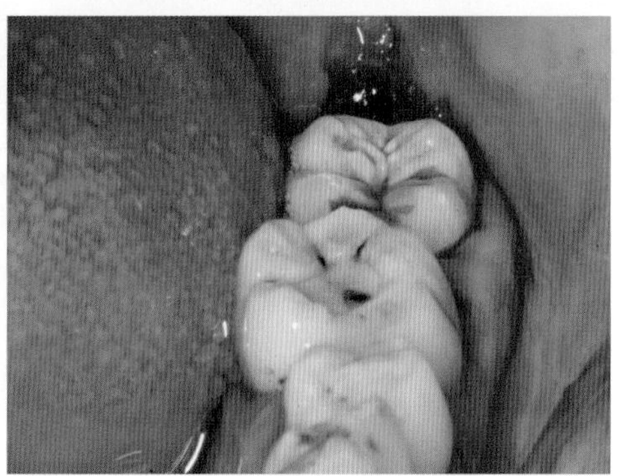

C. 移植牙 37 植入后

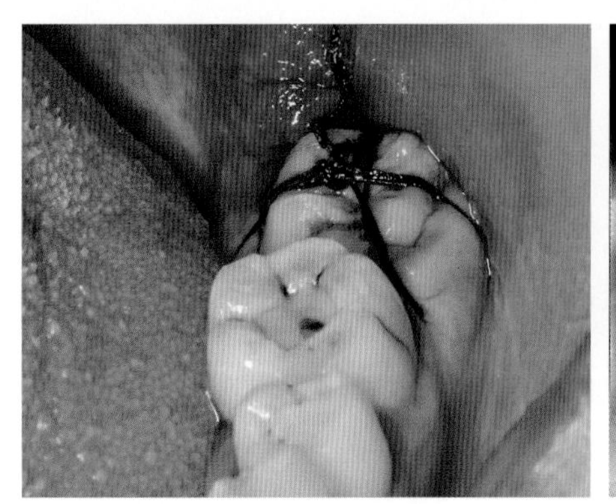

D. 十字交叉缝合固定

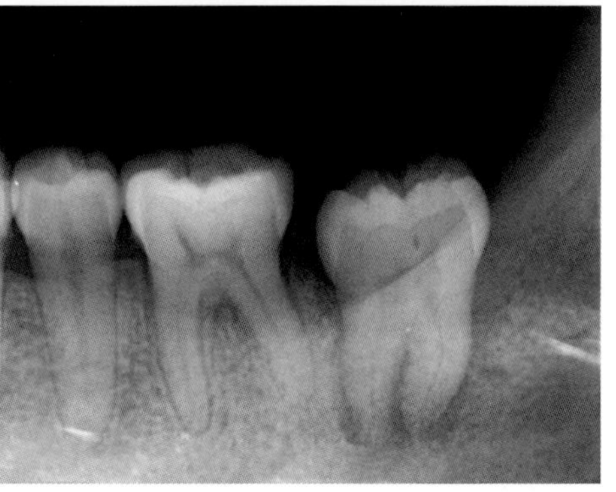

E. 移植牙 37 术后即刻 X 线片

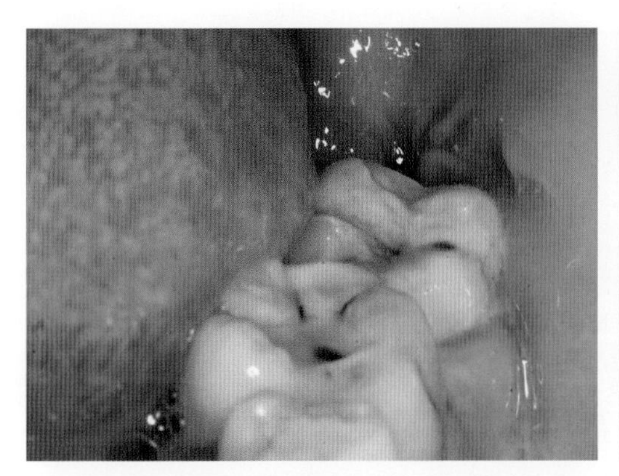

F. 移植牙 37 术后 1 周口内像

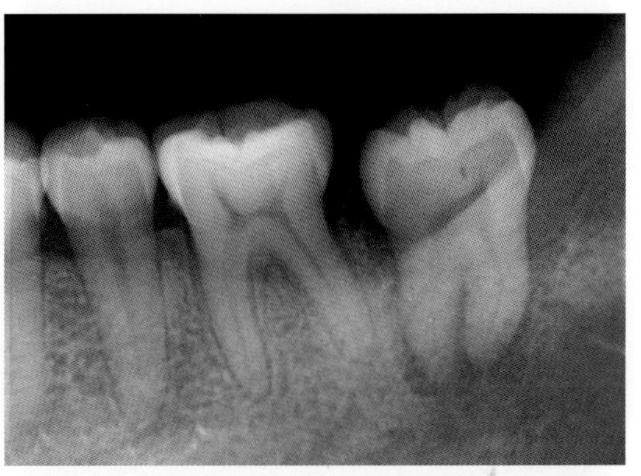

G. 移植牙 37 术后 1 周 X 线片

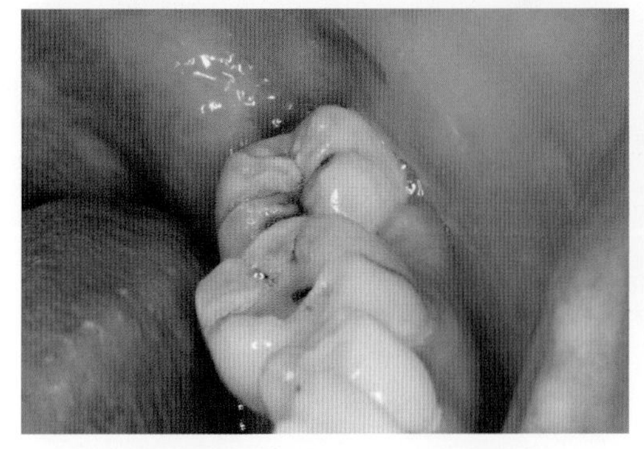

H. 移植牙 37 术后 3 个月口内像

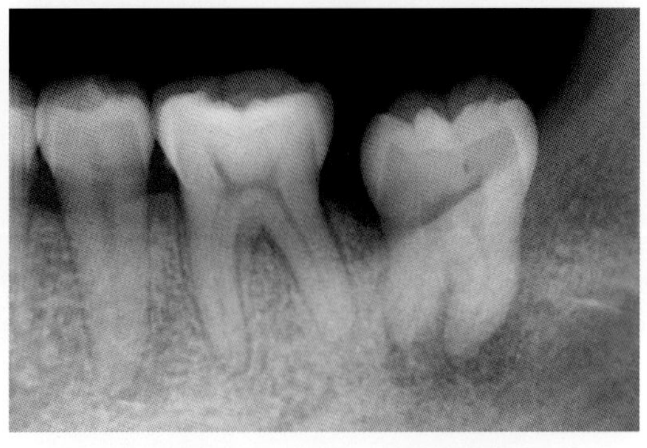

I. 移植牙 37 术后 3 个月 X 线片

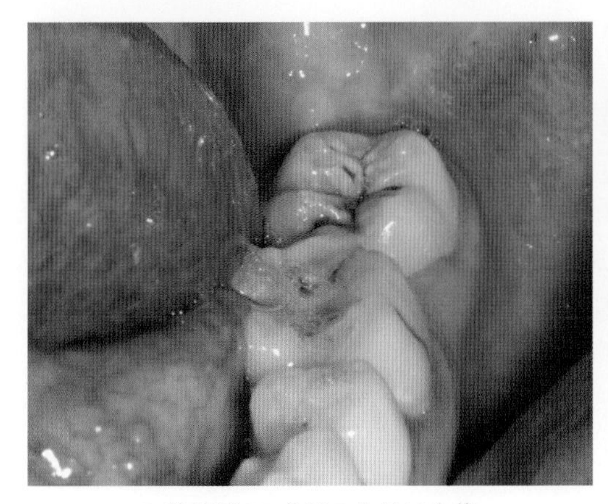

J. 移植牙 37 术后 7 个月口内像

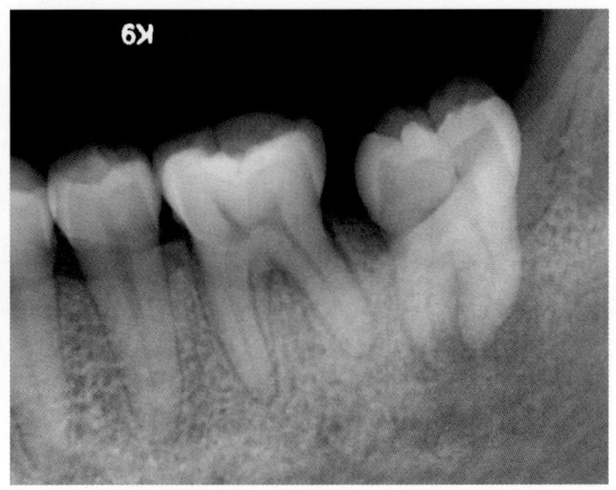

K. 移植牙 37 术后 7 个月 X 线片

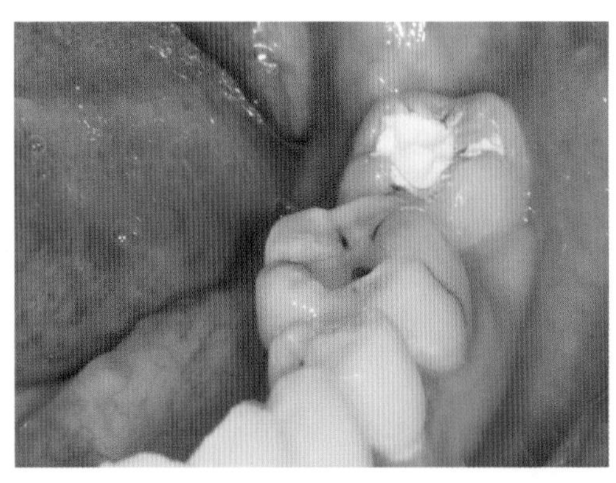

L. 移植术后 1 年口内像，远中出现牙周袋，牙齿松动Ⅰ°~Ⅱ°，行根管治疗，牙髓已坏死

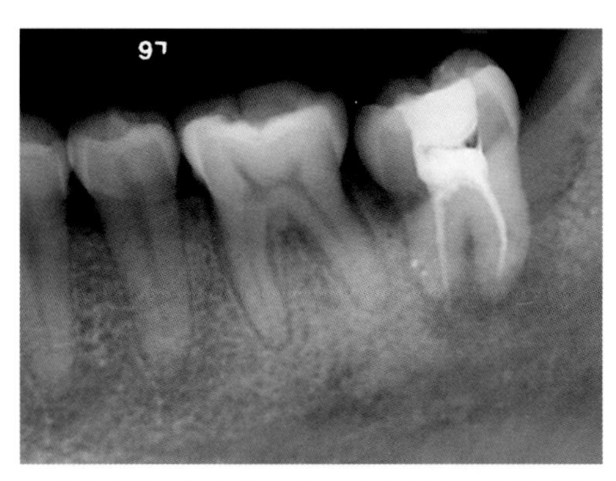

M. 移植术后 1 年 X 线片，远中根尖周骨质密度减低，出现阴影，根管治疗中

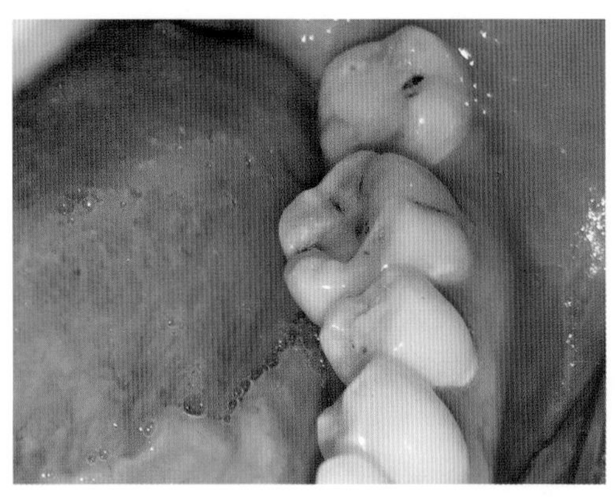

N. 移植术后 3 年口内像，牙无松动，无牙周袋，牙龈色泽正常

O. 移植术后 3 年 X 线片，远中及根尖阴影已消失

图 9-3-6 移植术后 3 年，根管治疗前后根尖区的变化

第四节 移植牙根管治疗难点分析

由于移植区的供牙多是第三磨牙，其根管解剖结构变异性较大。另外，由于移植供牙的来源不同，移植牙就位的方向不确定，治疗时最大的困难是寻找根管口，应确保不遗漏根管，才能保证长期疗效。为了防止遗漏根管，应做到以下几点：

1. 熟悉根管解剖形态及其变异，不能忽视变异和侧支根管的存在。

2. 开髓洞形要充分。如果供牙是上颌第三磨牙，开髓洞形为颊舌径长，底在颊侧，略偏近中的钝圆三角形。如果供牙是下颌第三磨牙，开髓洞形为钝圆角的长方形，位于咬合面中央略偏颊侧，洞形近中边稍长，远中边稍短（图 9-4-1）。

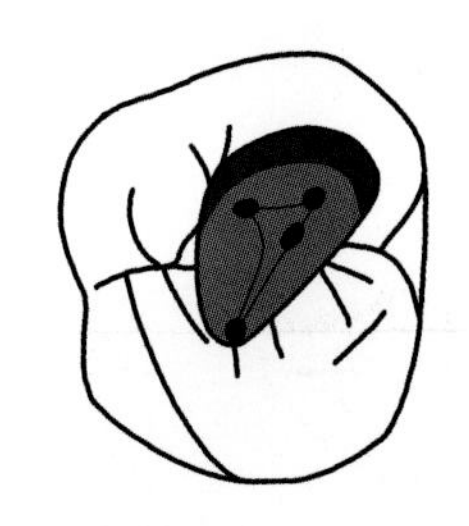

A. 上颌第三磨牙开髓洞形

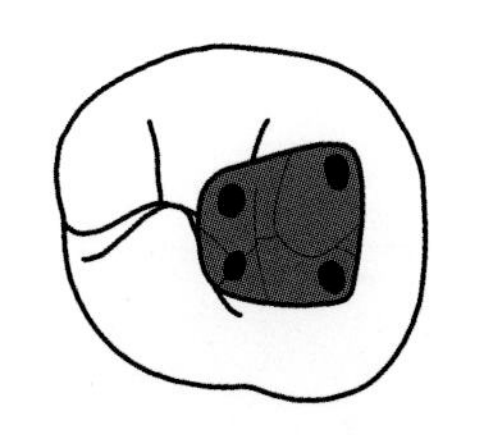

B. 下颌第三磨牙开髓洞形

图 9-4-1 上下颌第三磨牙开髓洞形及大致根管口分布情况示意图

3. 使用显微镜增加照明，放大视野；使用超声仪去除钙化物质和牙本质肩领，更有利于发现隐蔽的根管口。

4. 仔细观察髓室底，暗线和融合线的末梢常是根管口的位置。

5. 香槟酒效应　根管预备后髓腔中充满 NaClO 检查，NaClO 遇到有机物会产生泡沫，有泡沫处就是根管所在的位置。

6. 仔细阅读 X 线片，必要时可以采用 X 线偏移投照的方法来显示和判断有无遗漏的根管，或利用 CBCT 确认有无额外根管的存在。

7. 仔细阅读移植时的手术记录以明确牙齿的就位方向，有利于根管口的寻找。

8. 参考移植时供牙的离体照片，以明确牙根的数目、牙根弯曲的程度和方向。

自体牙移植术

临床操作图解

第十章　自体牙移植术后的冠修复

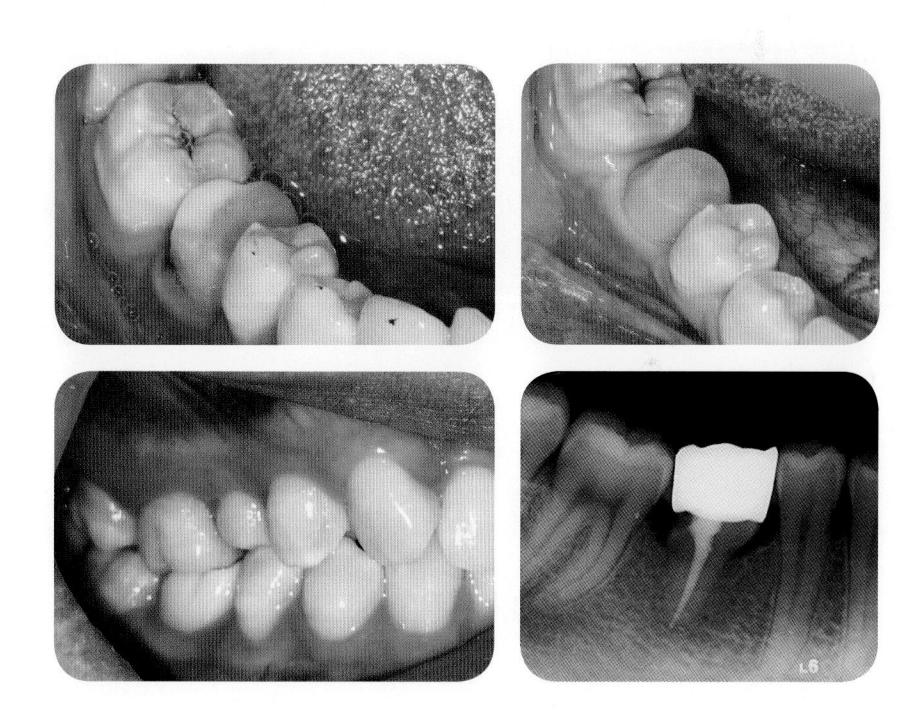

尽管术前已做充分检查和评估，但移植供牙的牙冠移植术后与邻牙、对殆牙之间的接触关系常难以完全匹配，可能会存在一定的咬合和邻接关系异常。

自体牙移植术后牙周及骨组织逐渐愈合，随时间的推移亦会发生自然咬合调整，因此移植后短期内间隙可暂不修复，待自然咬合重建后再行冠修复，通常观察期至少3个月。

第一节　自体移植牙冠修复的原则

（一）正确恢复牙齿形态和功能

移植牙与原缺失牙形态上的差异可能导致移植牙功能降低或丧失，修复的主要目的是恢复牙的生理功能，并利于保护牙体和牙周组织健康。所以应根据原缺失牙的形态个性化恢复移植牙的邻面、轴面和殆面形态，维持良好的邻接关系，具有适当的外展隙和邻间隙，并对软、硬组织行功能和美学整复处理，达到和谐、美观的外形。

（二）恢复良好的咬合关系

修复后应达到牙尖交错位与正中关系位协调一致，牙尖交错位时上、下颌牙尖窝相对，广泛接触而无早接触。上、下颌有正常的覆殆、覆盖关系。非正中关系须协调，前伸和侧方达到殆平衡，无殆干扰；咬合力方向应接近牙长轴方向，殆力大小应与牙周膜条件相匹配。降低高、尖陡坡，减小侧向殆力；加深沟槽，以提高咀嚼效能。在磨牙区，如移植牙牙根短小，部分移植牙或单根移植牙应适当减小牙冠的颊舌径以减小所受殆力。

（三）牙体预备要求

预备过程中应保护软、硬组织健康，修复体龈边缘设计应合乎牙周组织健康的要求，具备良好的抗力形和固位形。

第二节　各类型移植牙的冠修复

一、供牙牙体短小、与邻牙有间隙的冠修复

因牙体短小，移植后出现咬合无接触、低殆、邻牙间隙，常见于上颌智齿移植到下颌磨牙区。

1. 病例 1：对殆智齿作为供牙，牙体小（图 10-2-1）

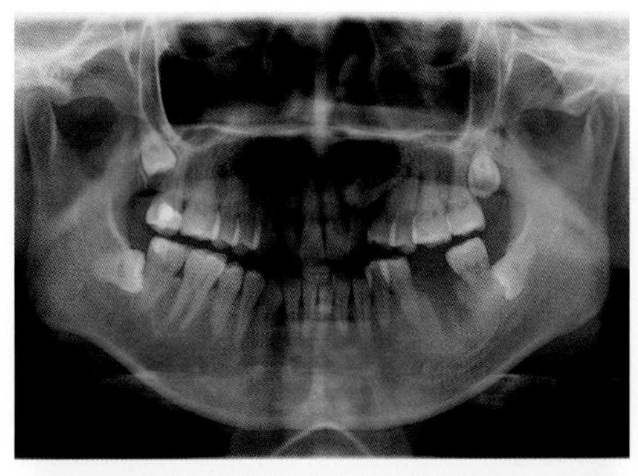

A. 38 埋伏阻生位置较低，完整拔出较困难，唯一的供牙是 28

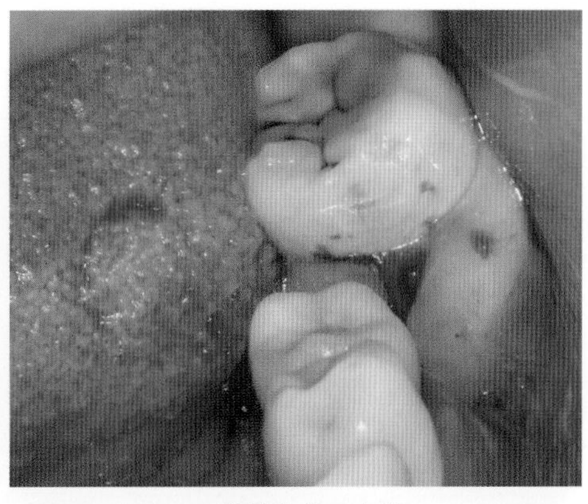

B. 移植术前口内像

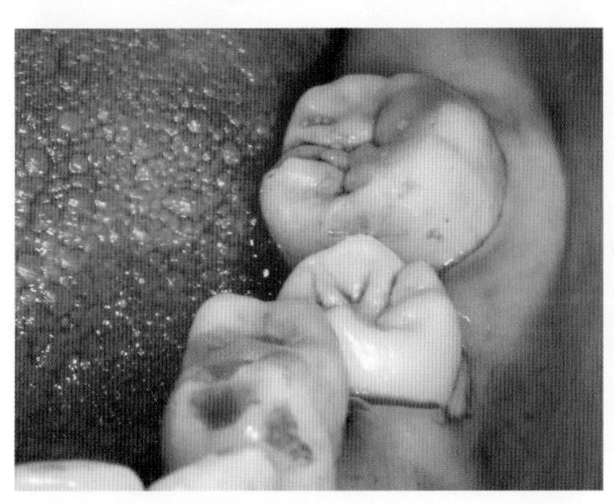

C. 移植牙牙体明显小于邻牙

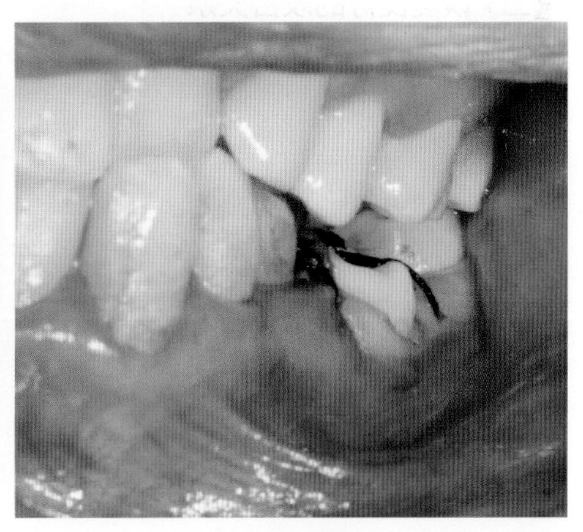

D. 咬合偏低

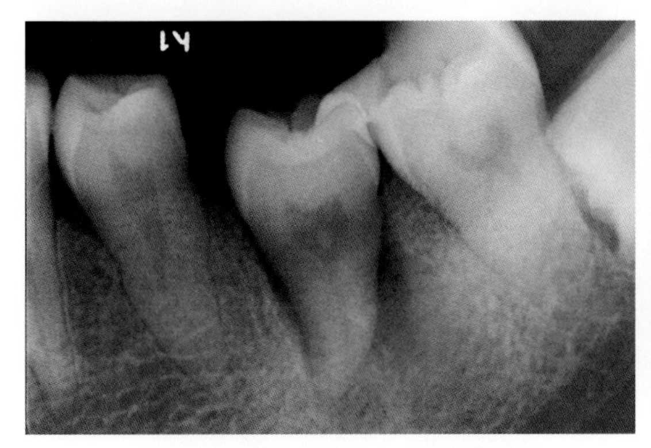

E. 移植后供牙与邻牙之间存在间隙

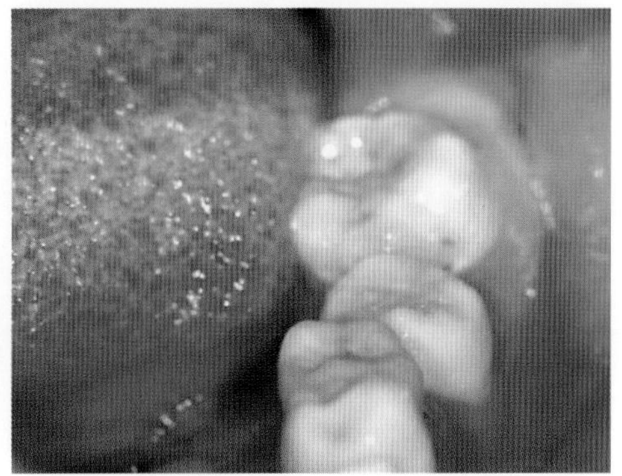

F. 移植术后 3 个月口内像，牙不松动

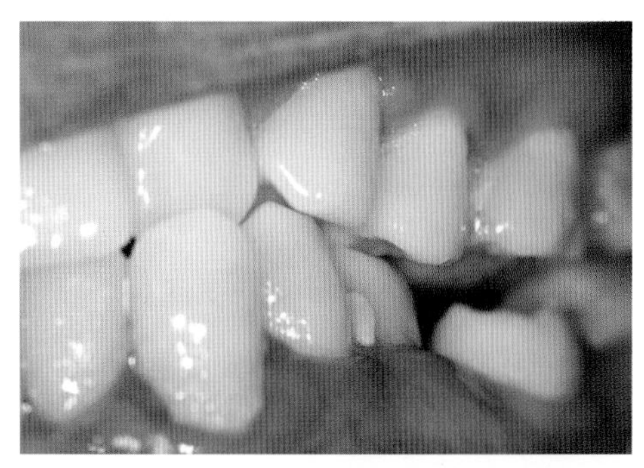

G. 移植术后 3 个月，咬合过低，拟行冠修复

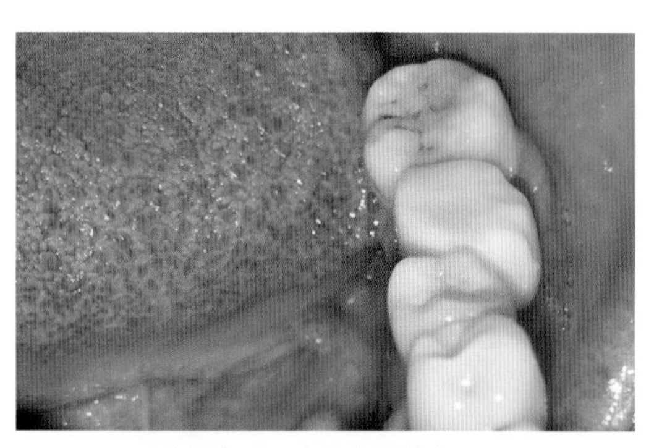

H. 移植术后 3 个月行冠修复后

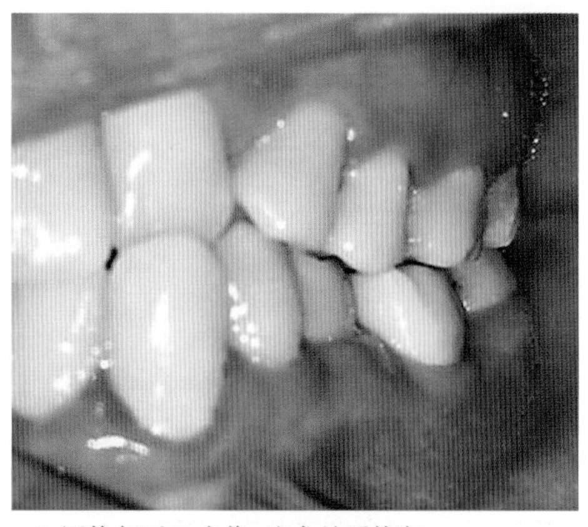

I. 冠修复后口内像，咬合关系恢复

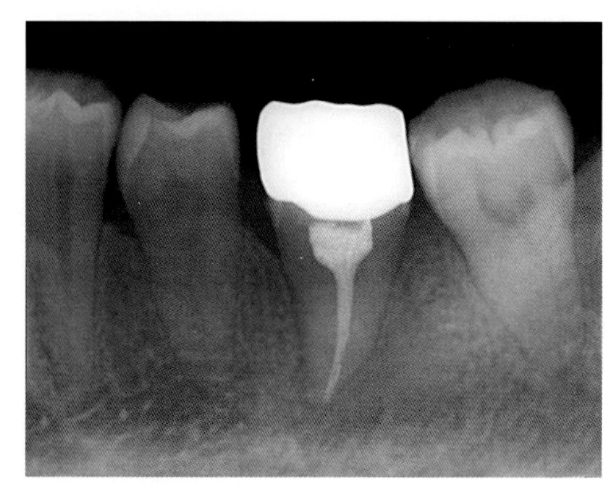

J. 冠修复后的 X 线片

图 10-2-1　供牙过小的冠修复

2. 病例 2：同颌对侧智齿移植，牙体小（图 10-2-2）

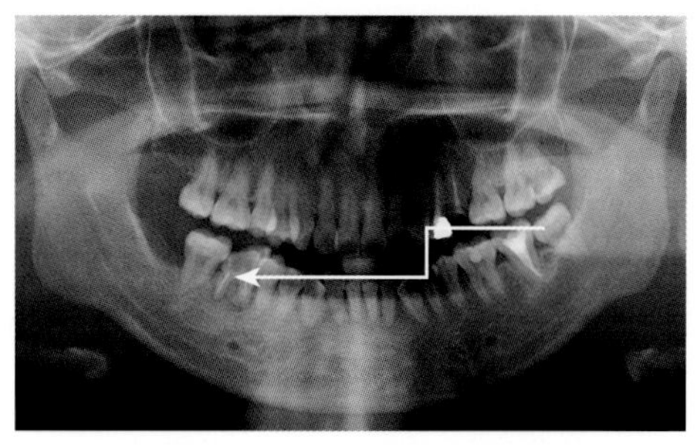

A. 同颌对侧智齿移植，牙体小

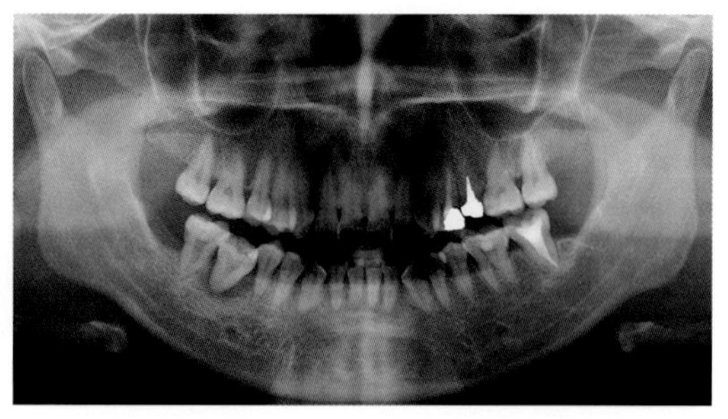

B. 移植后咬合低，与对殆牙之间有间隙

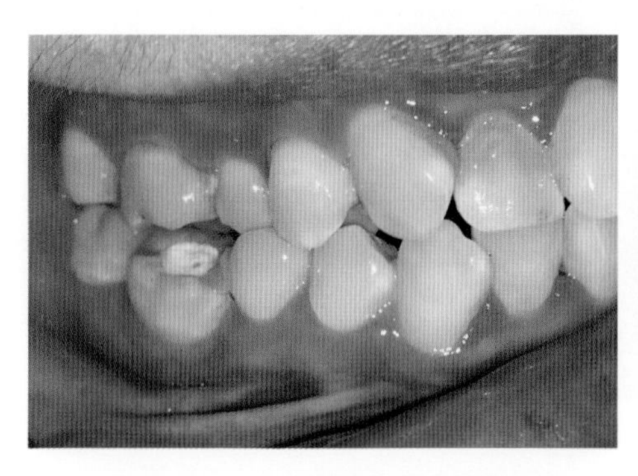

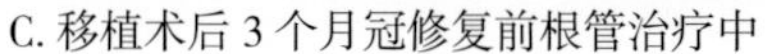

C. 移植术后 3 个月冠修复前根管治疗中

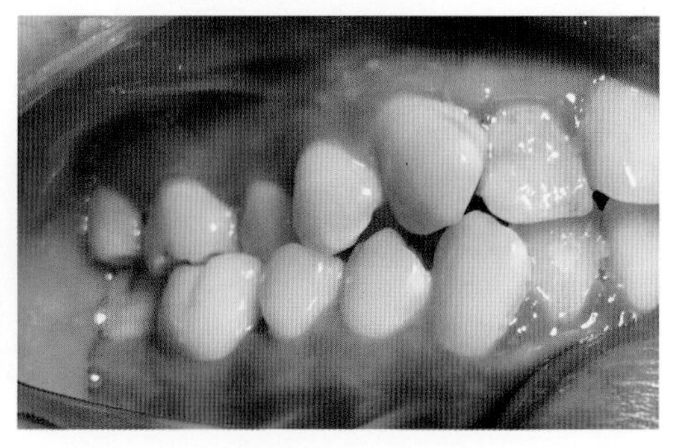

D. 冠修复后恢复咬合接触

图 10-2-2 供牙过小的冠修复

二、牙根半截后的冠修复

当供牙、患牙形态差别较大，或因供牙根分叉较大无法就位时，为减少牙槽窝预备的创伤、缩短自体牙离体时间，可行牙半切后移植。术后观察，待牙根愈合后再行冠修复，设计时应注意颊舌向减径（图 10-2-3）。

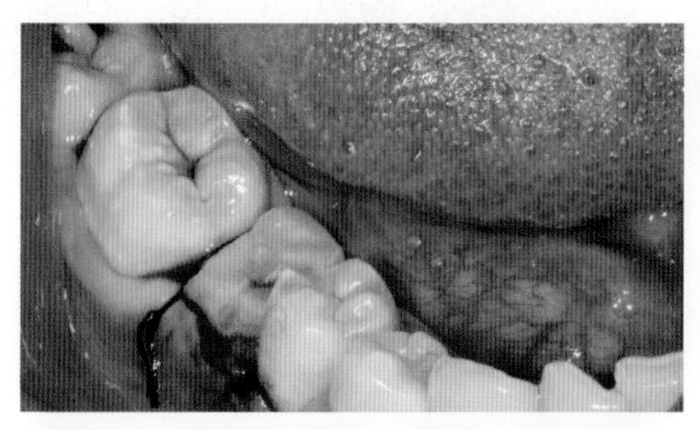

A. 根切除后植入缝合

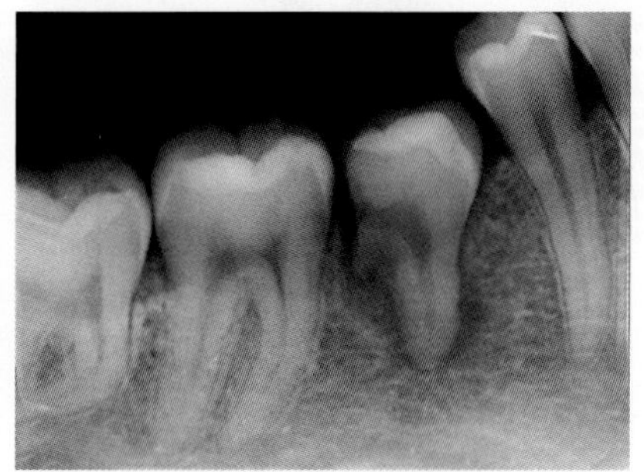

B. 植入后的 X 线片

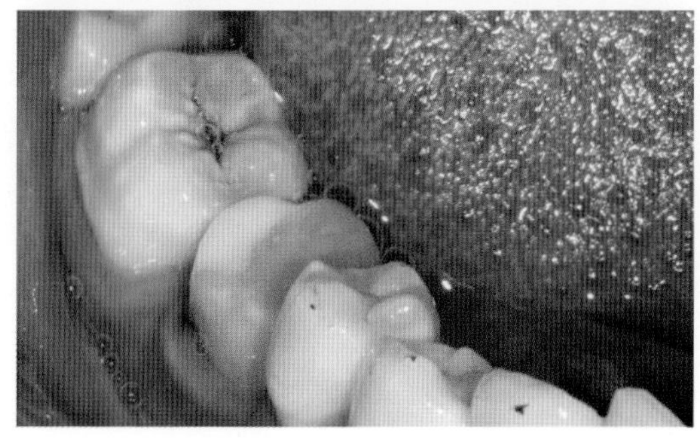

C. 移植术后 7 个月口内像

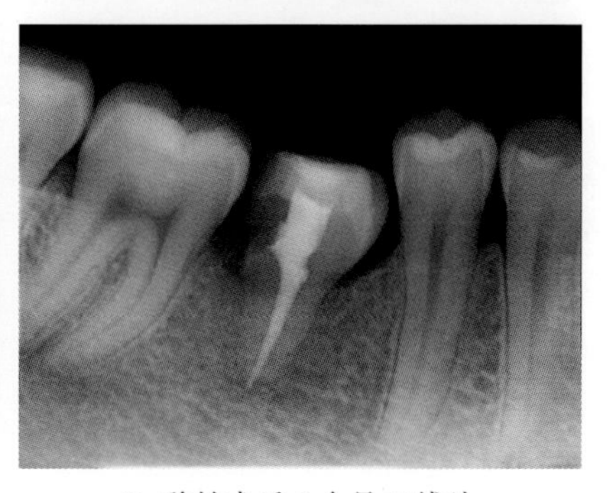

D. 移植术后 7 个月 X 线片

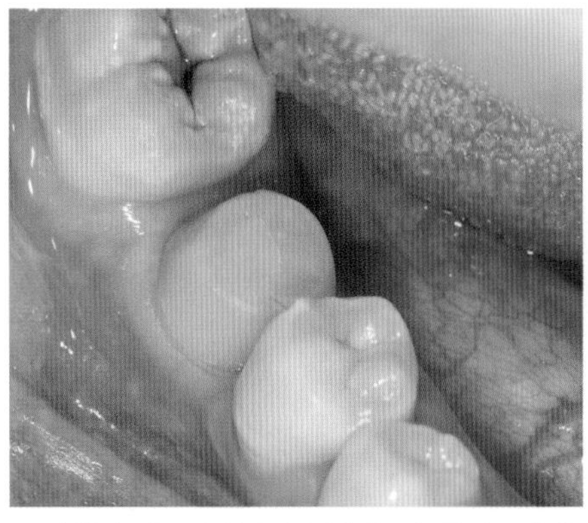

E. 移植术后 8 个月准备冠修复，备牙后口内像

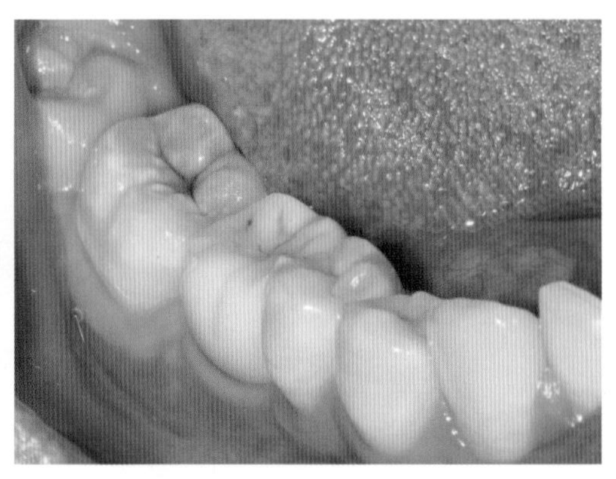

F. 移植术后行冠修复后口内像

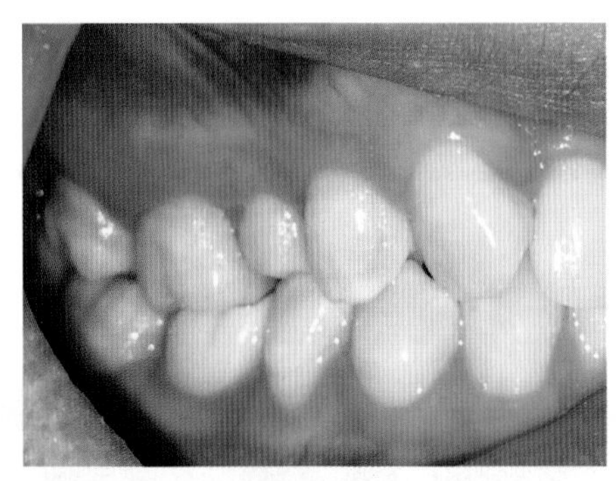

G. 冠修复后的口内咬合像

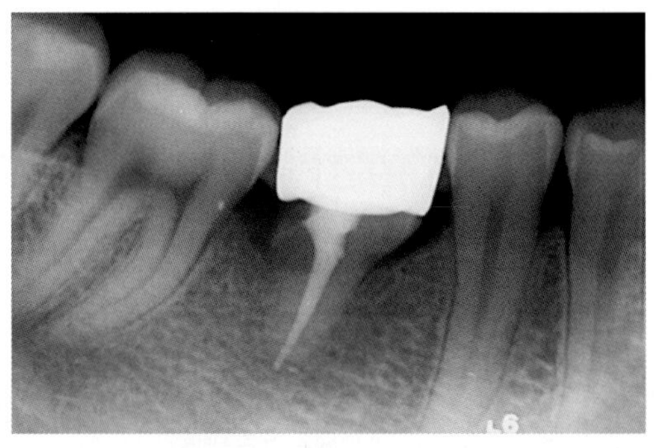

H. 移植术后 10 个月冠修复后 X 线片

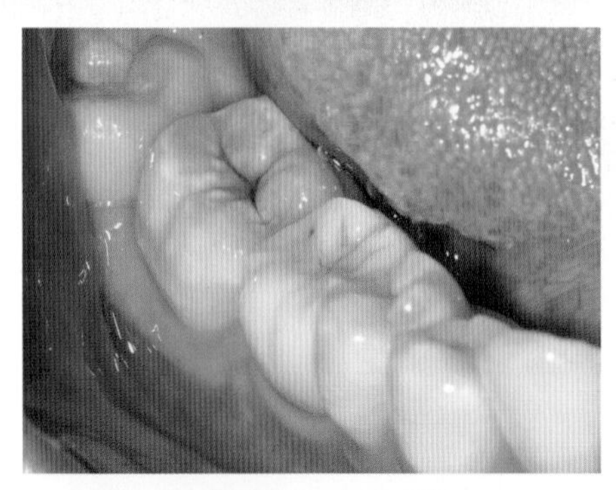

I. 移植术后 2 年口内像

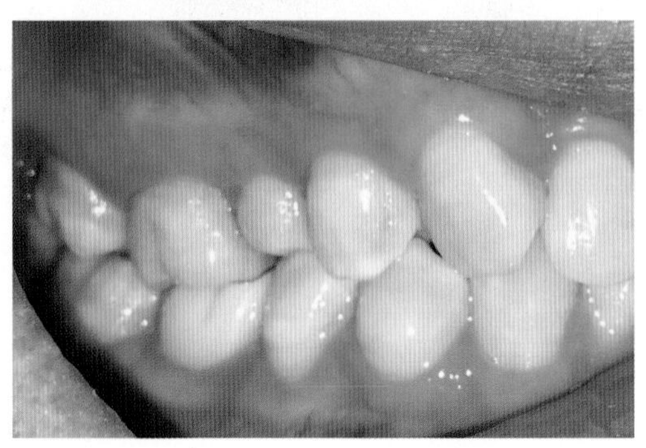

J. 移植术后 2 年口内咬合侧面观

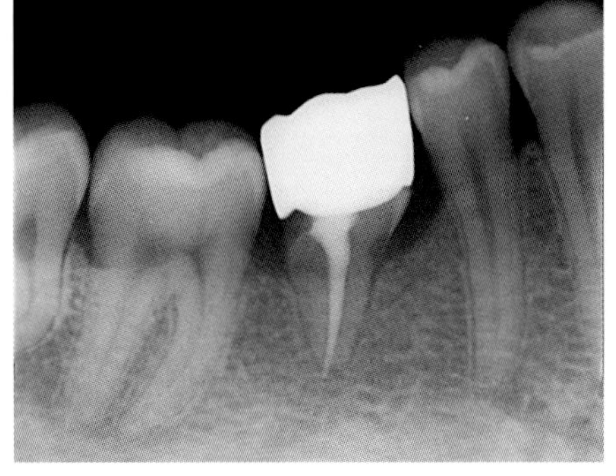

K. 移植术后 2 年 X 线片

图 10-2-3　牙根半截后的冠修复

三、移植术中调磨减径后的冠修复

由于供牙牙冠与受植区间隙不相匹配，需调磨、减径或降低咬合高度方能植入，待根周愈合后再行冠修复来弥补被调磨的冠形态（图 10-2-4）。

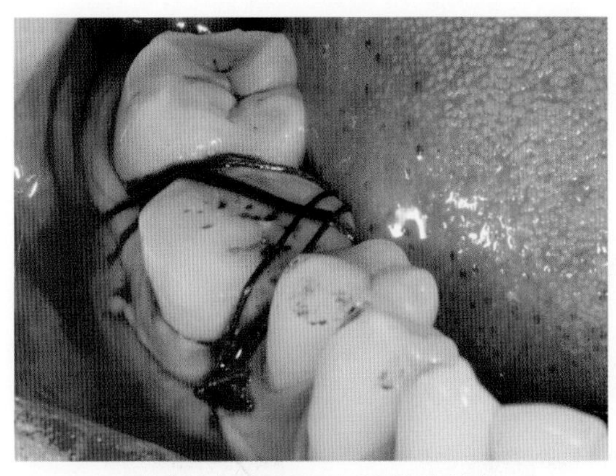

A. 移植术后，移植牙牙冠磨除较多

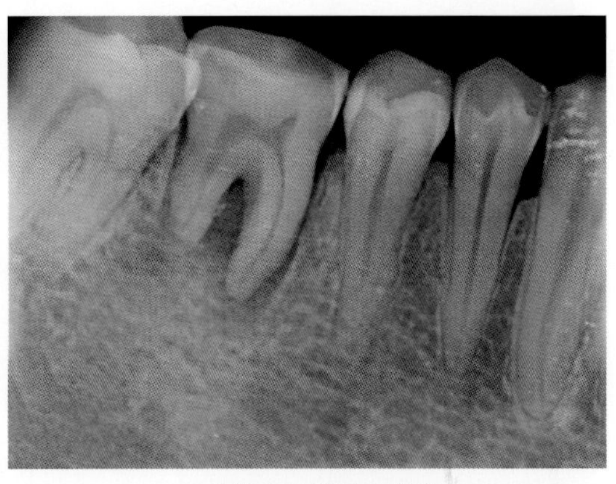

B. 移植术后即刻 X 线片

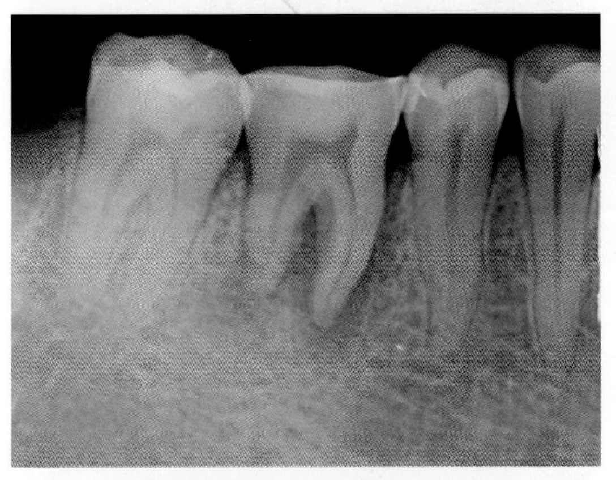

C. 移植术后 1 个月 X 线片

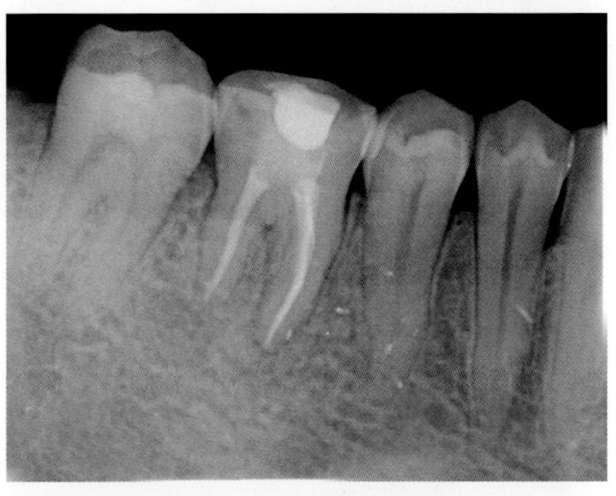

D. 移植术后 0.5 年 X 线片显示根周愈合良好

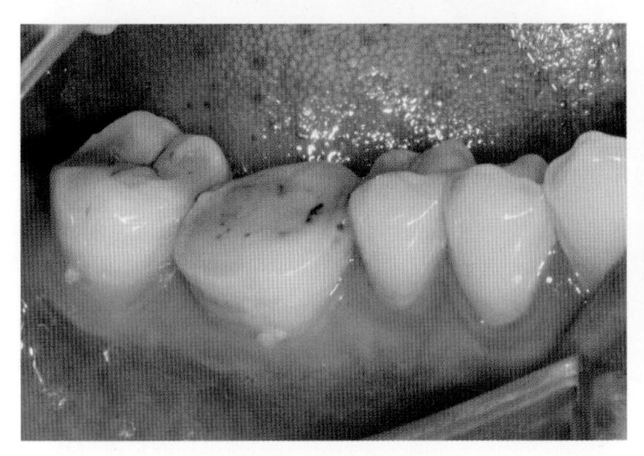

E. 移植术后 0.5 年口内像

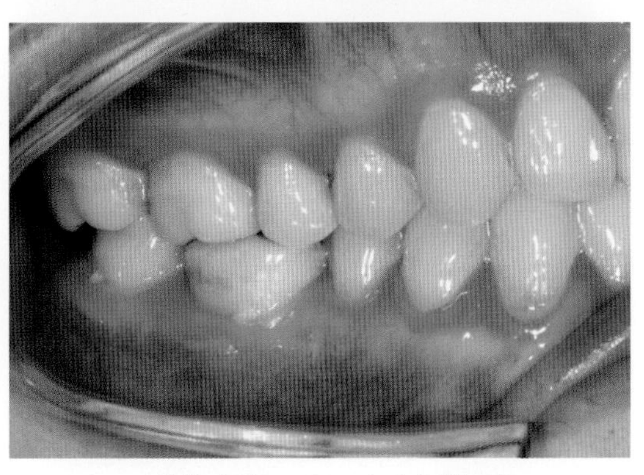

F. 移植术后 0.5 年口内咬合侧面观

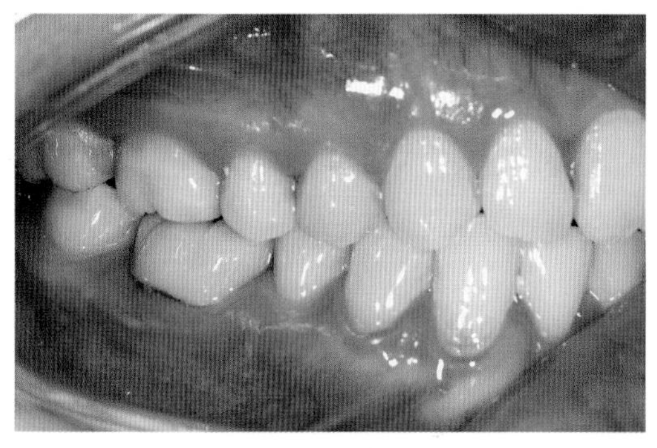
G. 移植术后 8 个月冠修复后口内像

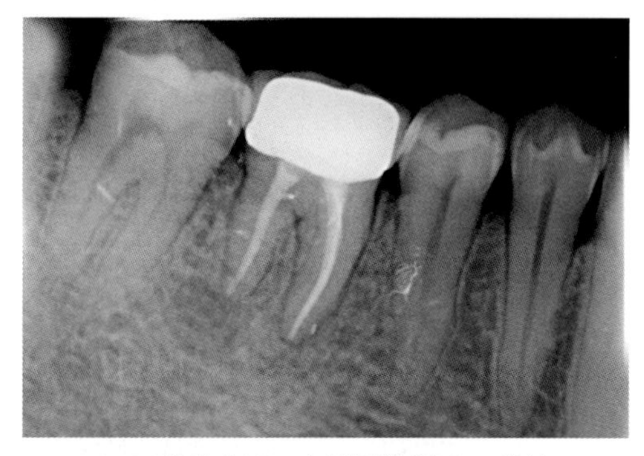
H. 移植术后 8 个月冠修复后 X 线片

图 10-2-4 调磨减径的供牙进行冠修复

四、前牙牙根移植后的冠修复

年轻患者，前牙因龋损、牙冠破坏或外伤折断剩余牙体位于龈下难以冠修复或保留的牙根，可以手术牵引或拔出牙根，口外根管治疗后重新植回原牙槽窝，植入的深度如同冠延长，应达到足够冠修复所需的位置。该类型修复时尤重视美学要求，修复前应对软、硬组织进行功能和美学整复处理，达到和谐美观的外形（图 10-2-5）。

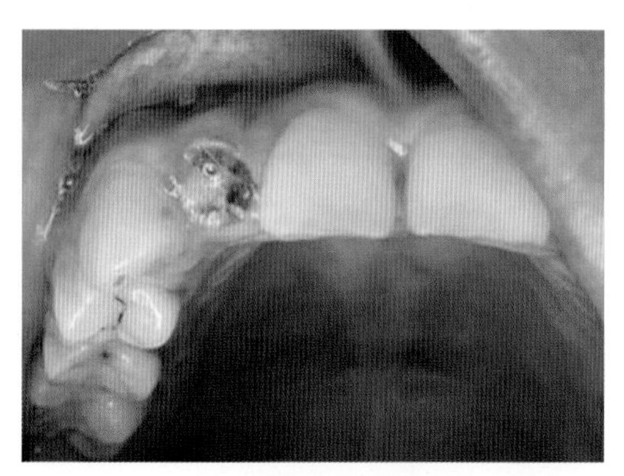
A. 移植术前口内像

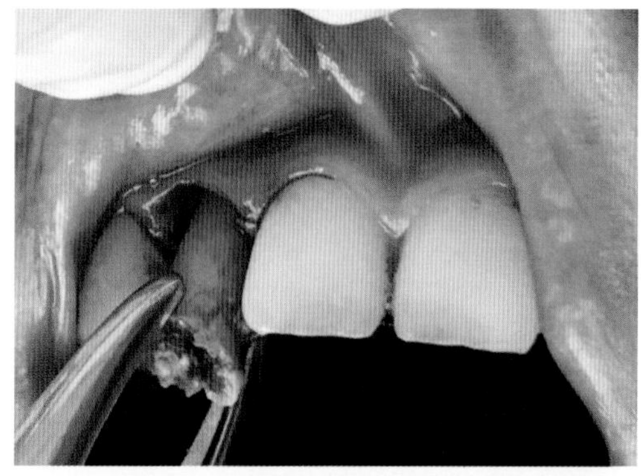
B. 移植术中拔出牙根

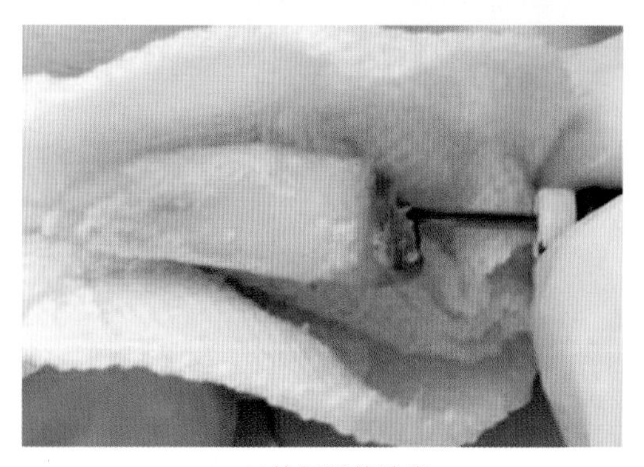
C. 口外行根管治疗

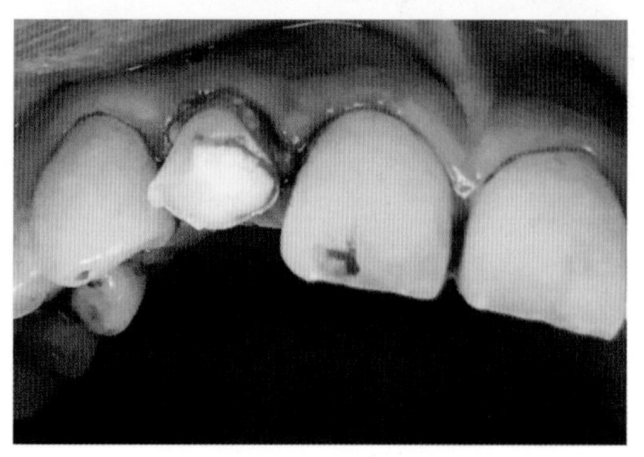
D. 重新植入牙根并延长冠

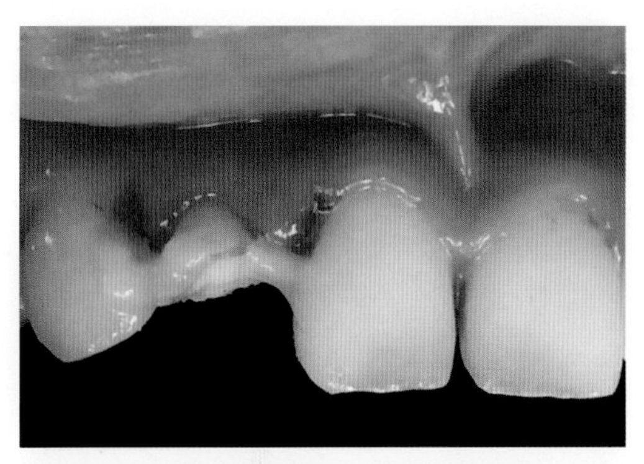

E. 术后 1 周拆除缝线，流动树脂固定

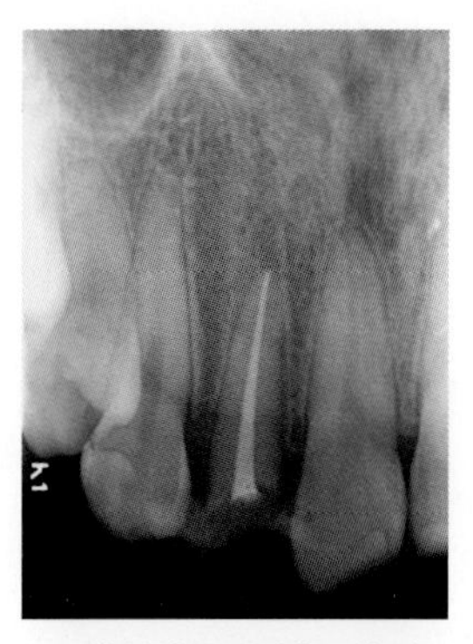

F. 移植术后 1 周 X 线片

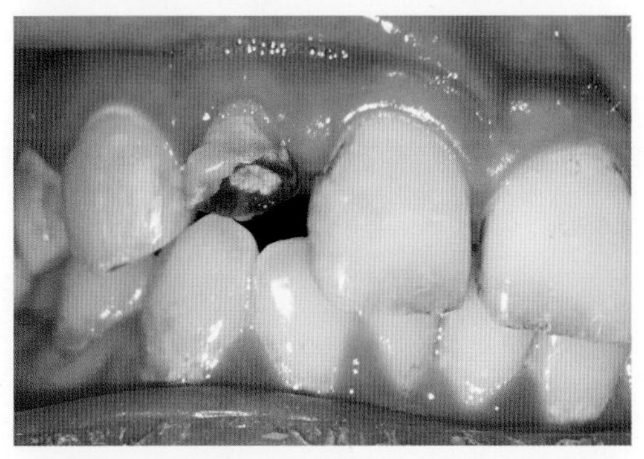

G. 移植术后 3 个月口内像，植入牙根无松动，无叩痛，准备行桩核冠修复

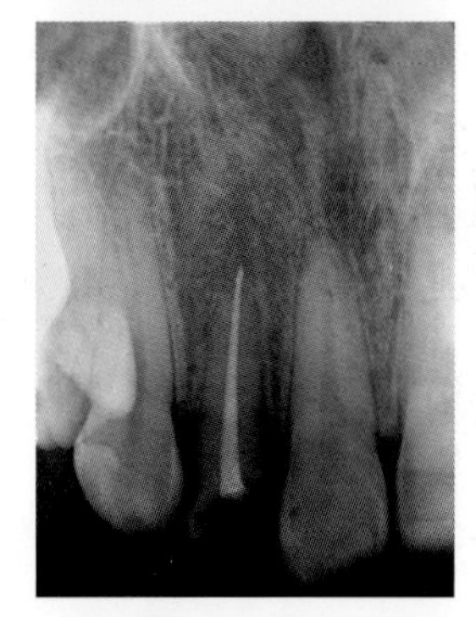

H. 移植术后 3 个月 X 线片

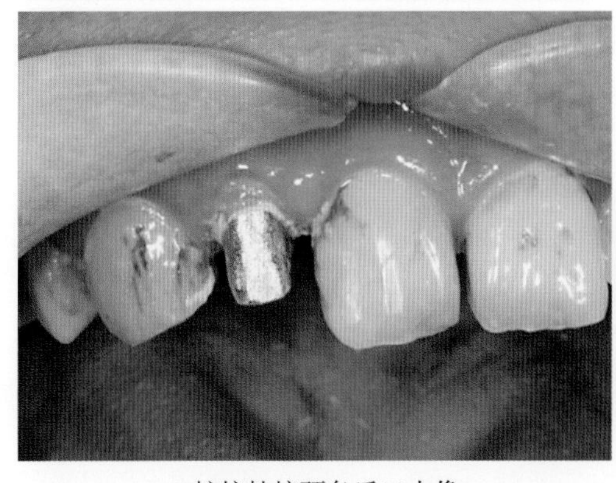

I. 桩核粘接预备后口内像

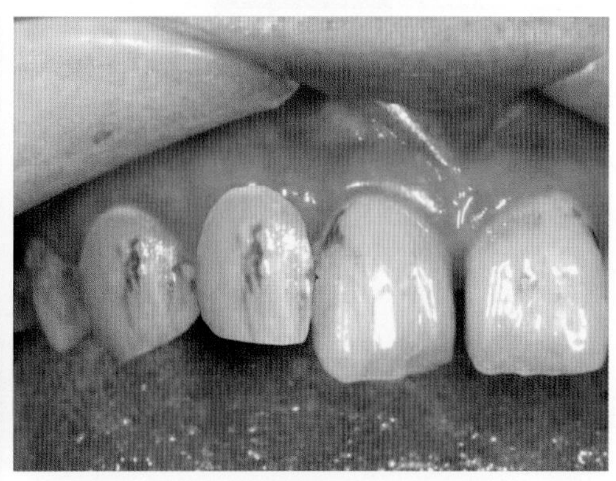

J. 全冠修复后口内像

图 10-2-5　前牙牙根移植(原位移植)后的桩冠修复

第三节　移植后无需进行冠修复的临床病例

一、有些移植牙可自然调节恢复咬合，不需冠修复

牙周膜具有引导骨再生的能力，因骨再生刚植入的供牙有再次萌出的潜能，故植入后如存在间隙或咬合过低，可密切观察，有的移植牙不需冠修复仍能自行到达理想的咬合位置(图 10-3-1)。

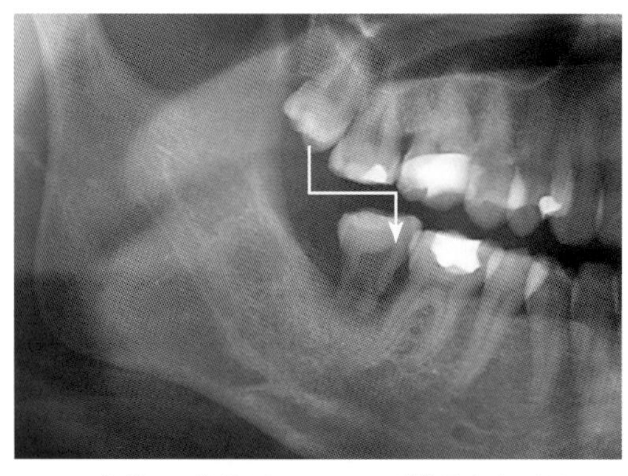

A. 拟将 18 移植到 47 区，47 牙槽骨高度不足

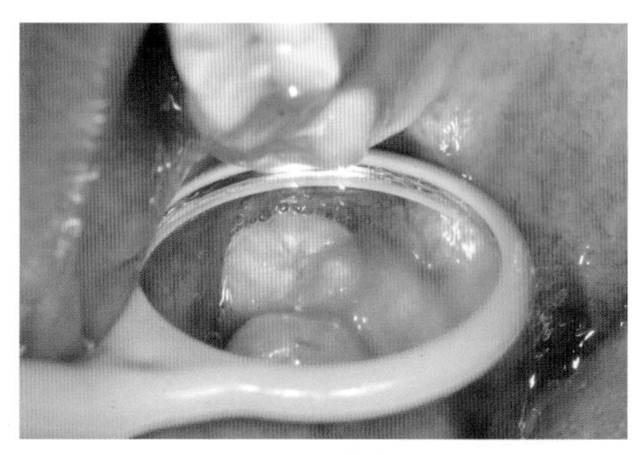

B. 18 无咬合接触

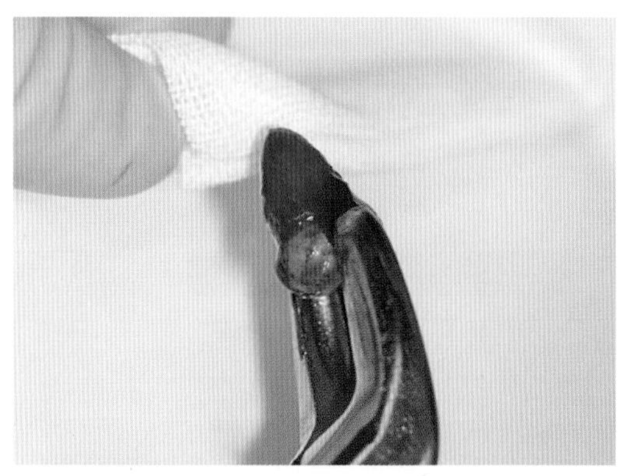

C. 18 拔出，见牙体较小

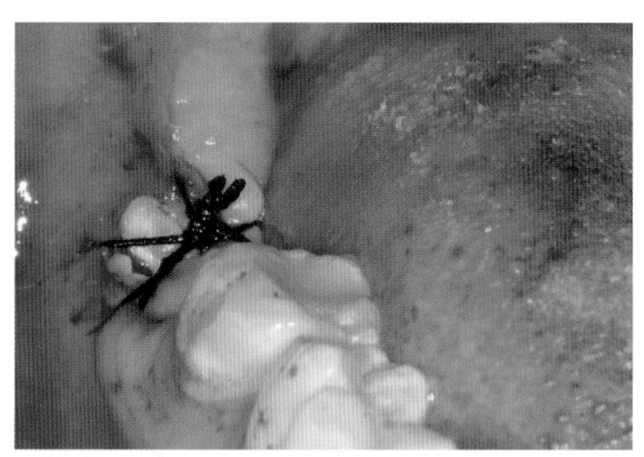

D. 由于受植区骨量少，供牙牙体小，移植后供牙明显低于𬌗平面

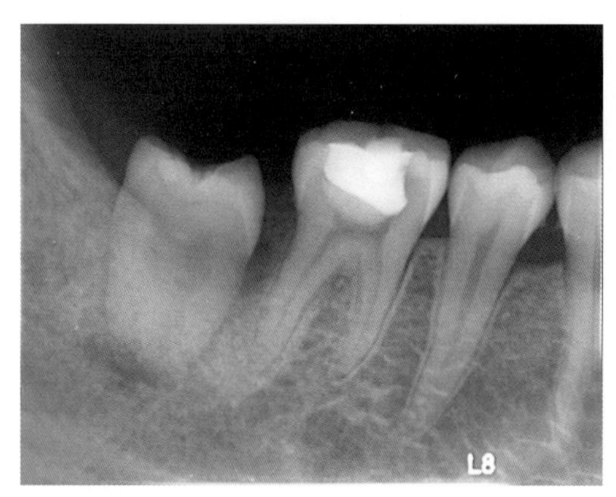

E. 移植术后即刻 X 线片显示供牙与邻牙之间距离大，咬合亦较低

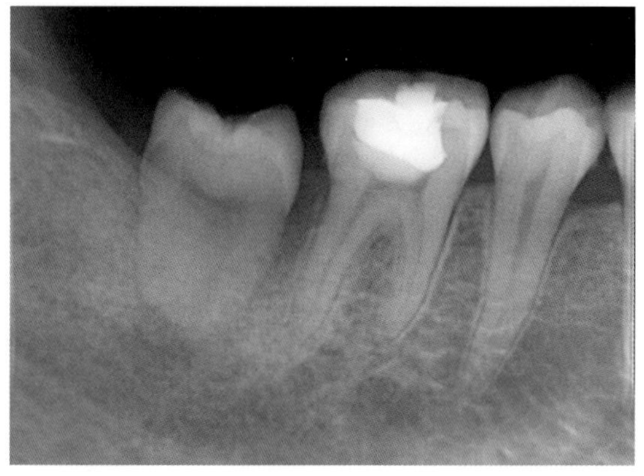

F. 移植术后 3 个月 X 线片显示，移植牙与邻牙之间的间隙和高度均较术后缩小

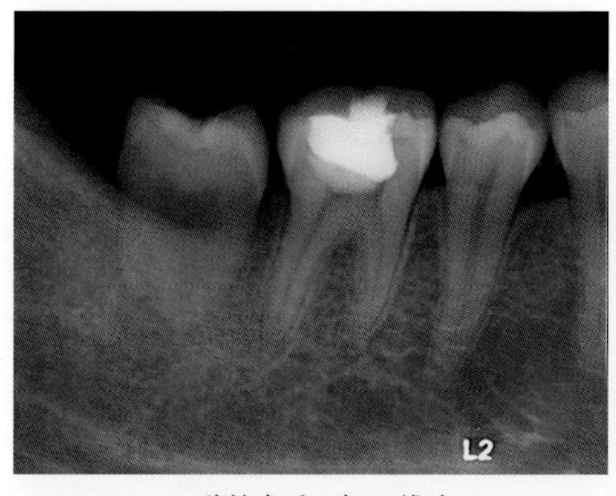

G. 移植术后 1 年 X 线片

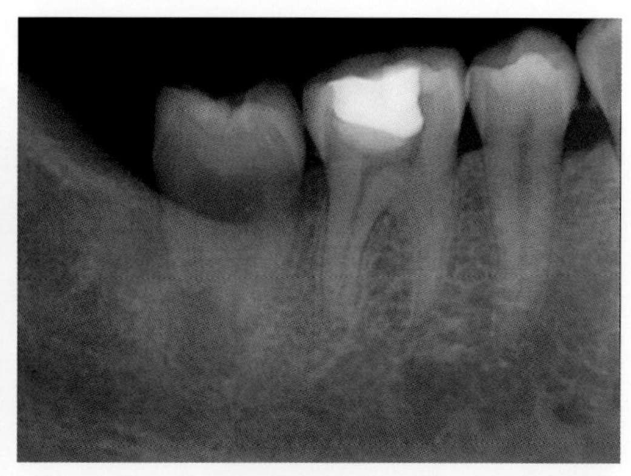

H. 移植术后 1.5 年 X 线片

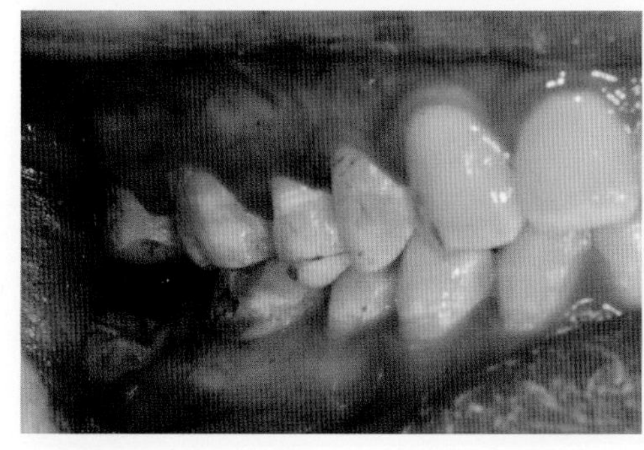

I. 移植术后即刻口内像，可见移植牙与对𬌗牙之间距离相差约 6mm

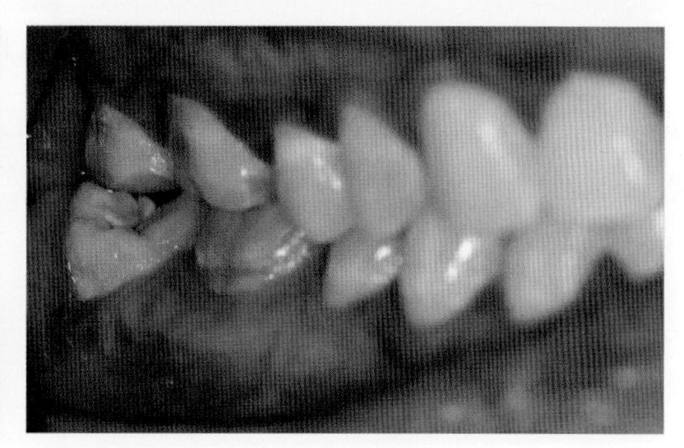

J. 移植术后 1.5 年，自然咬合重建后，与对𬌗牙已建立咬合接触，但是反咬合

图 10-3-1 移植后牙齿可自行调整位置，无需冠修复

二、食物能自由进出者可以不予修复

间隙过于宽大，嵌塞的食物能自由进出者亦可不予修复（图 10-3-2）。

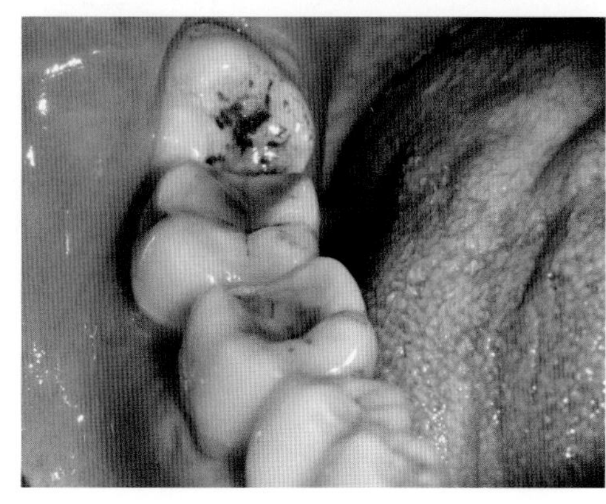

A. 拟将 48 移植到 47 区，移植术前口内像

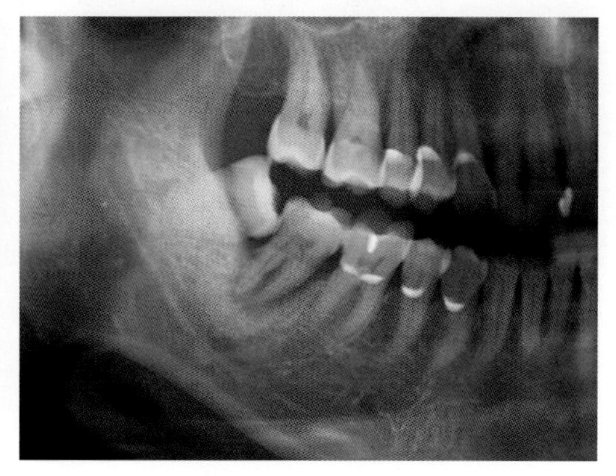

B. 患牙根尖区骨缺失过多

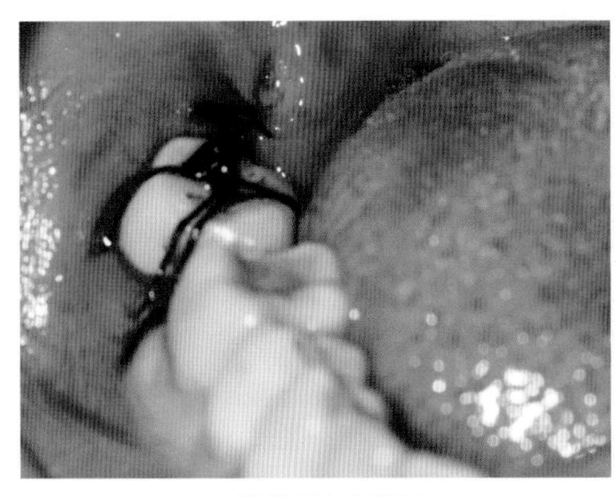

C. 缝线固定移植牙

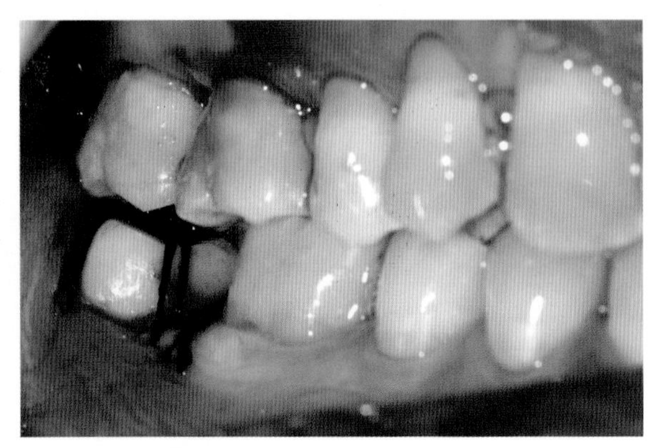

D. 咬合侧面观，移植牙低于殆平面且与邻牙间隙大

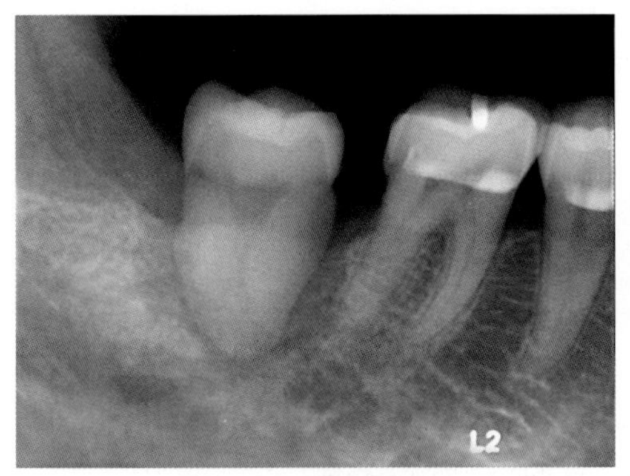

E. 移植术后即刻 X 线片

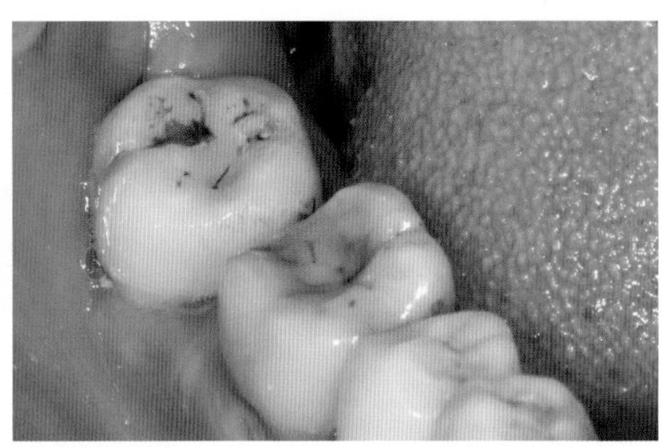

F. 移植术后 0.5 年口内像，无不适，修复科建议不需行冠修复

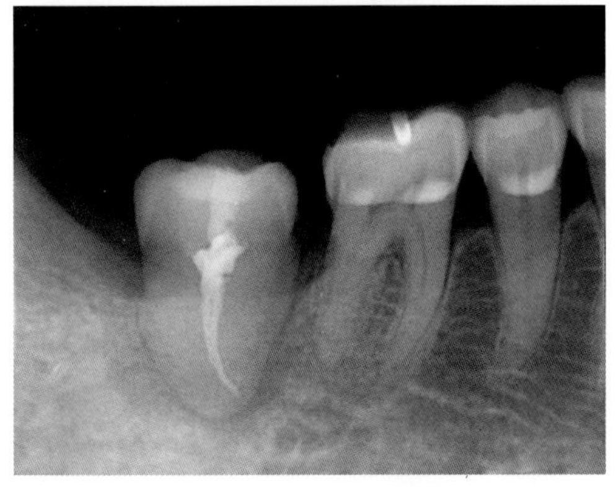

G. 移植术后 3 个月 X 线片

图 10-3-2　移植术后间隙过于宽大，嵌塞的食物能自由进出者可以不予冠修复

第十一章 自体移植牙的预后及影响因素

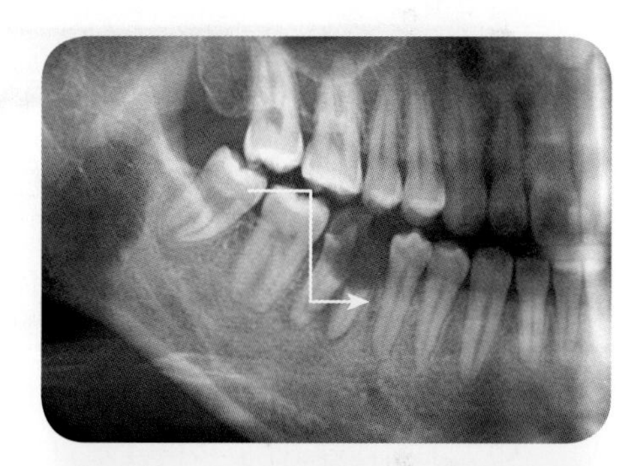

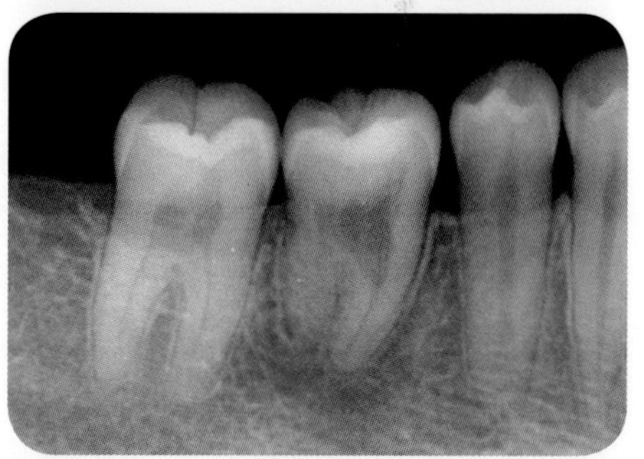

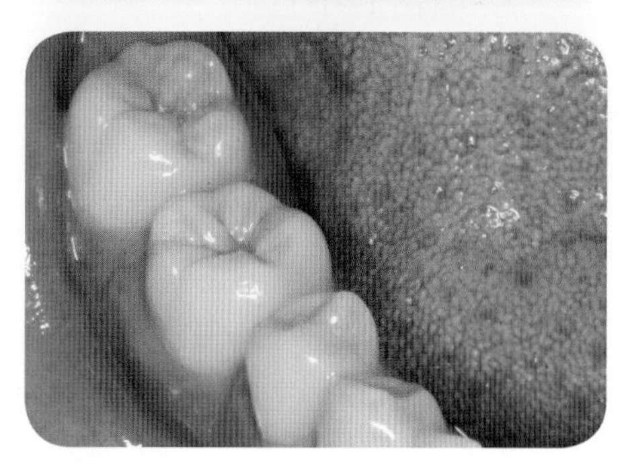

自体牙移植属于无免疫排斥的自体器官移植，理论上可以形成一期愈合。但由于牙齿生理结构的特殊性，在受损伤后自我修复能力极弱。口腔唾液环境中存在大量微生物，术后感染风险较高。另外，口腔每天行使语言、咀嚼等功能都会对移植牙造成刺激，影响创伤后愈合。此外，患者年龄、受植区情况、生活习惯、移植手术的方法和难易程度、医师技术水平、患者与医师配合程度（依从性）等因素均会对移植牙的预后产生影响。

自体牙移植的目的是用移植牙代替缺失牙以恢复口腔及牙䪼功能与形态，成功与否应从长期临床效果来综合判断，是医师检查、患者主观感受及X线片等方面的综合评价。按远期临床效果可分为成功、存留、失败三种类型，统计分析后可得到成功率、存留率和失败率。

“存留”指在随访期内移植牙无害的存在于口腔内，而“成功”则需达到一定的评价标准。移植牙出现进行性牙根吸收、不可控的牙周炎或根管治疗后持续存在根尖周炎等而必须拔除则表明移植失败。

由于随访时间不同、移植方法及部位不同，各类研究中所描述的成功率及存留率有所差异。既往研究显示将供牙植入留有牙周膜的拔牙窝中成功率较高；未完全发育的牙、前磨牙移植成功率最高，尖牙最低。总体来说，自体牙移植的存留率在70%~100%，成功率约为50%~97%。

第一节　自体牙移植术预后的评价标准

自体牙移植术后，理想的愈合进程是牙颈部结缔组织之间快速完全闭合，形成良好的封闭；根尖周围骨质缺损区有新骨形成，随着时间的延长，可见牙周膜和硬板形成；根尖未完全形成者，根尖孔逐渐闭合，牙根继续发育，长度增加。研究显示，移植两年后牙髓、牙周情况趋于平稳，因此评估移植牙是否成功的观察期应为两年。

一、自体牙移植成功的标准

（一）牙根未发育完成移植牙成功的标准

牙根未发育完成的移植牙移植后大部分能够重建牙髓血运，牙根继续发育至完成。成功愈合的标准为：X线片显示牙周膜愈合，牙根继续形成以及有正常的牙槽骨，牙龈愈合且色、形、质正常，活髓，患者无不适主诉，牙齿能正常行使功能。

病例（根尖继续形成）：患者，女，21岁，因左下颌第二磨牙龋损不能修复，拟行38→37区移植（图11-1-1）。

（二）牙根发育完成移植牙的成功标准

牙根已发育完成的移植牙，牙髓血运重建的概率降低，牙髓发生坏死的需要做根管治疗。牙根发育完成的移植牙愈合的标准为：牙龈、牙周膜、牙槽骨愈合，少部分仍可能为活髓、髓腔完全钙化，或牙髓呈无菌性坏死长期存留在根管内而不引起根尖周病变。绝大多数牙根已发育完成的牙齿移植术后会继发牙髓坏死、根尖周炎、牙周炎、牙根替代性或炎症性吸收，行根管治疗后大多能逐渐好转，能长期存留并行使咀嚼功能。

牙根发育完成的移植牙成功的临床表现为患者主观无不适感、牙齿动度在正常范围内、叩诊无不适、牙周袋各位点探诊深度不大于3mm，牙齿能够行使正常功能，X线片上表现为牙周膜愈合。

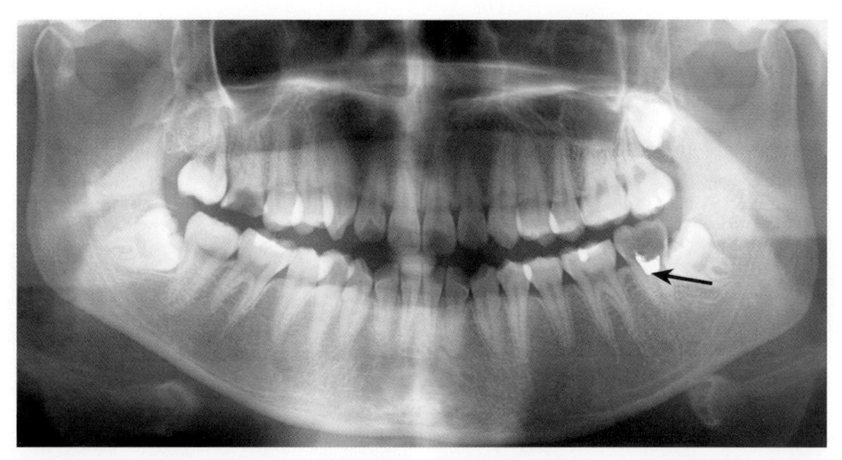

A. 移植术前全景片，37 残冠，同颌同侧下颌智齿前倾中位阻生，38 牙根形态好，可作为移植供牙

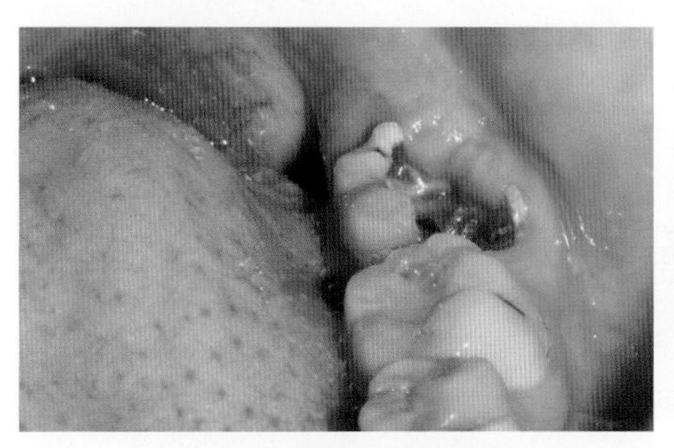

B. 移植术前口内像，移植区患牙 37

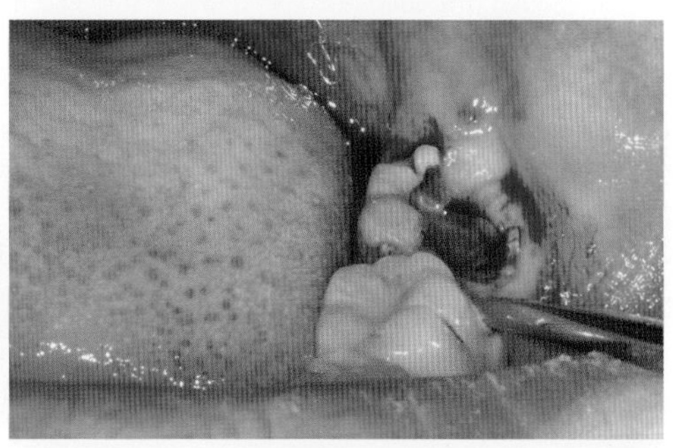

C. 拔除患牙 37

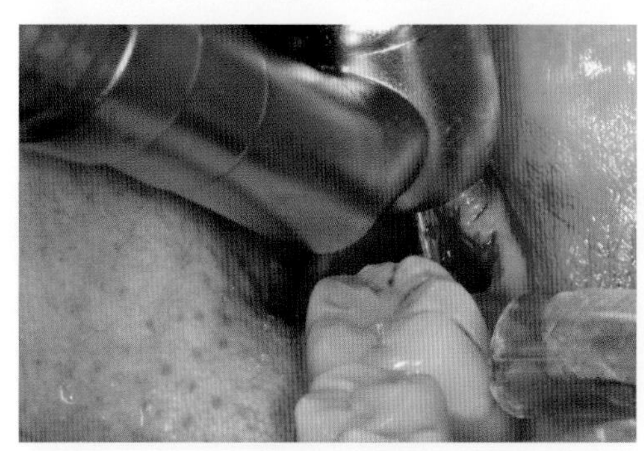

D. 修整牙槽窝

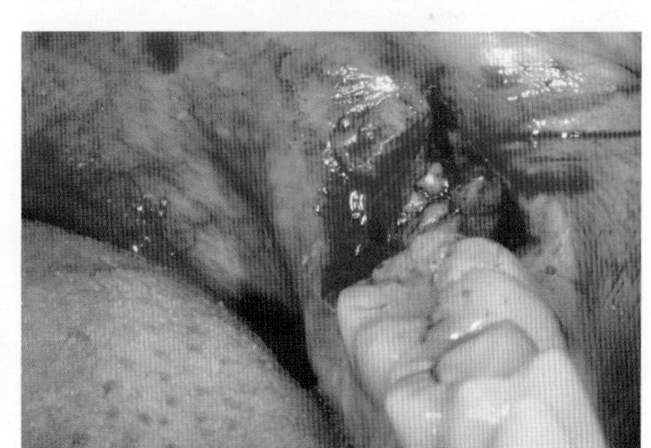

E. 切除 38 牙冠上方牙龈，暴露供牙

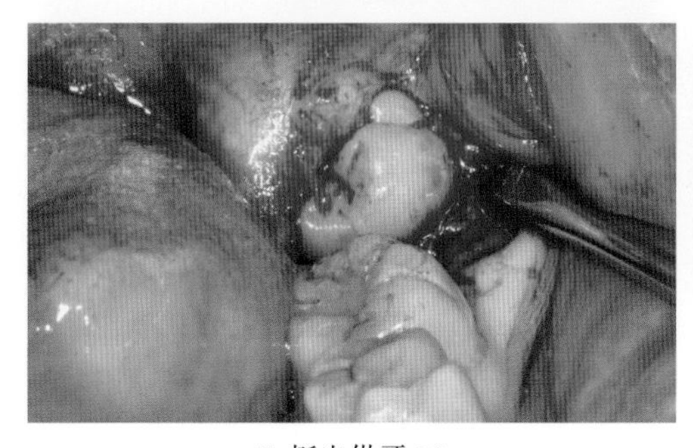

F. 挺出供牙 38

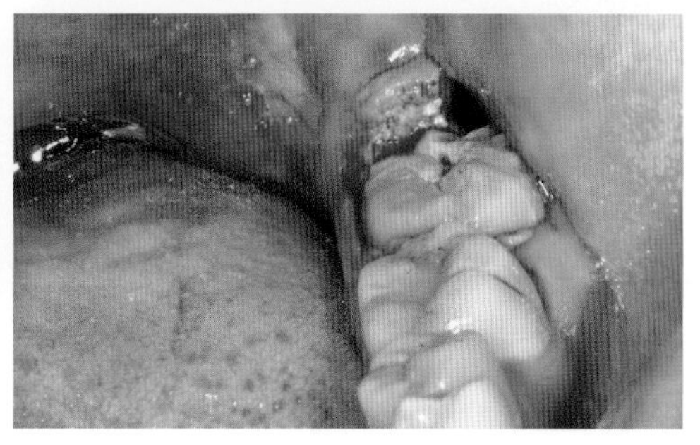

G. 将 38 向前移位于 37 牙槽窝内

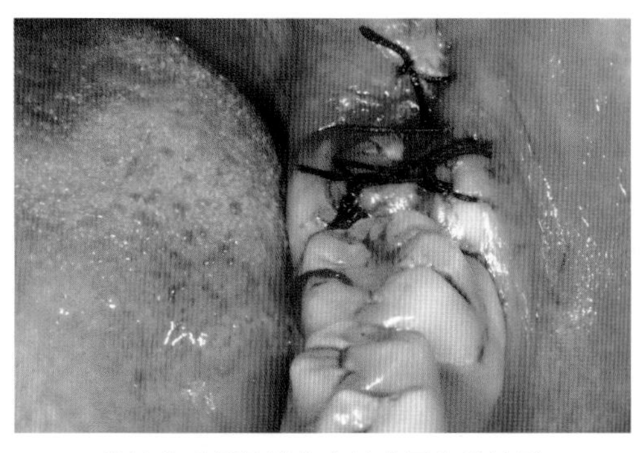

H. 移植术后用缝线十字缝合固定移植牙 37

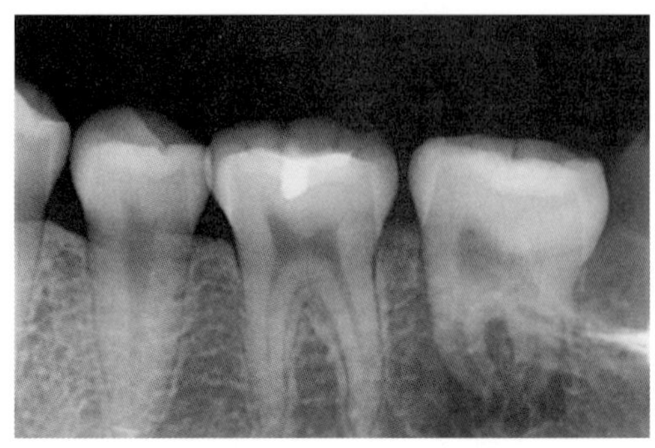

I. 移植术后即刻拍 X 线片，移植牙 37 根尖孔未完全闭合

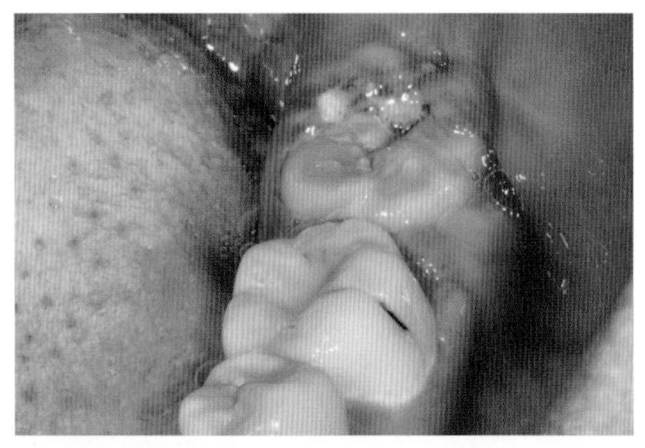

J. 移植术后 1 周，拆除缝线，移植牙 37 牙龈肿胀

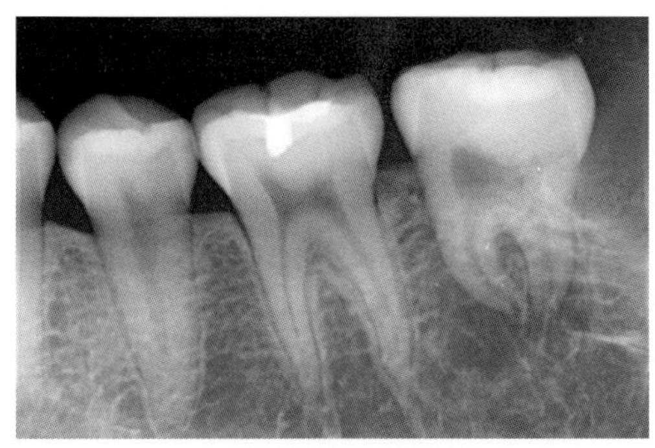

K. 移植术后 1 周 X 线片，移植牙 37 无移位

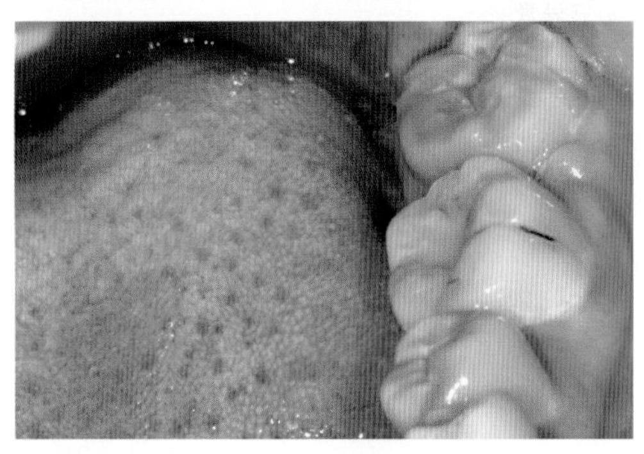

L. 移植术后 1 个月口内像，移植牙 37 叩诊(-)，不松动，牙龈肿胀消退

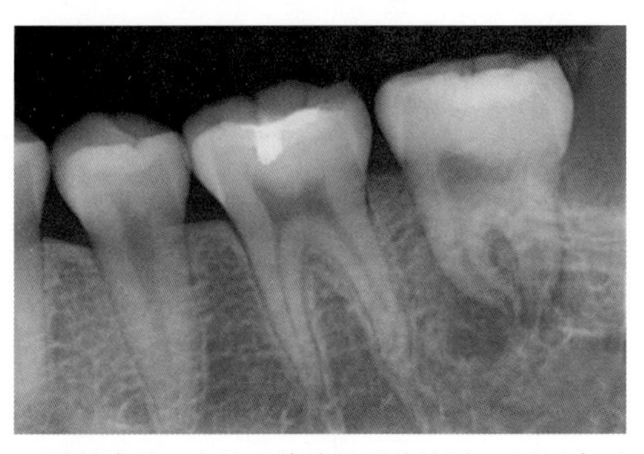

M. 移植术后 1 个月 X 线片显示移植牙 37 近远中开始出现牙周膜间隙

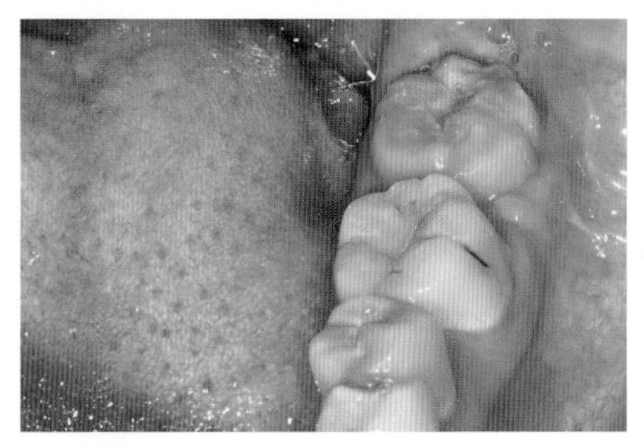

N. 移植术后 3 个月口内像，移植牙 37 叩诊(-)，不松动，牙龈正常

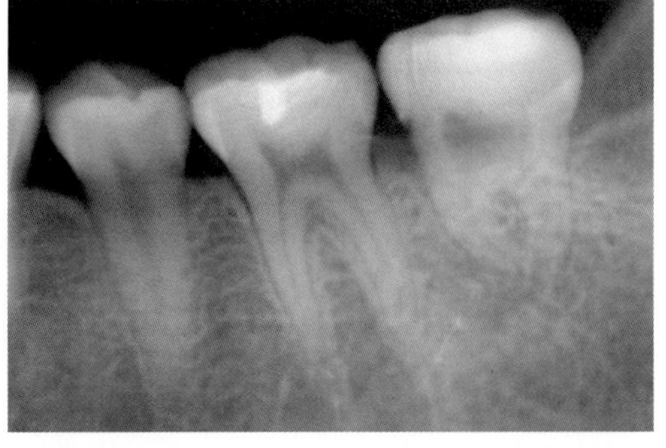

O. 移植术后 3 个月 X 线片，移植牙 37 近中根尖出现明显的牙槽骨骨嵴和牙周膜间隙

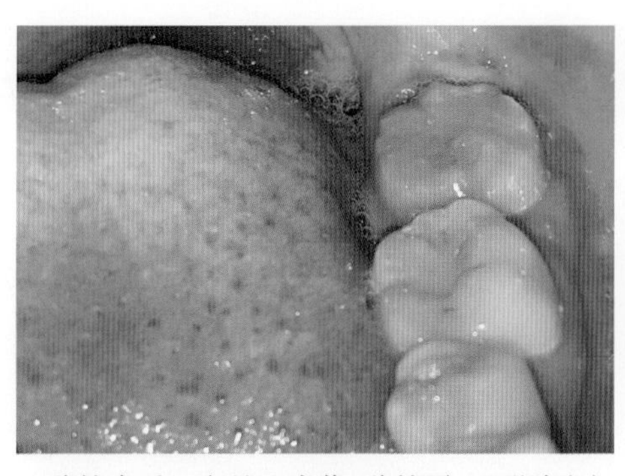

P. 移植术后 7 个月口内像，移植牙 37 叩诊(-)，不松动，牙龈无明显异常

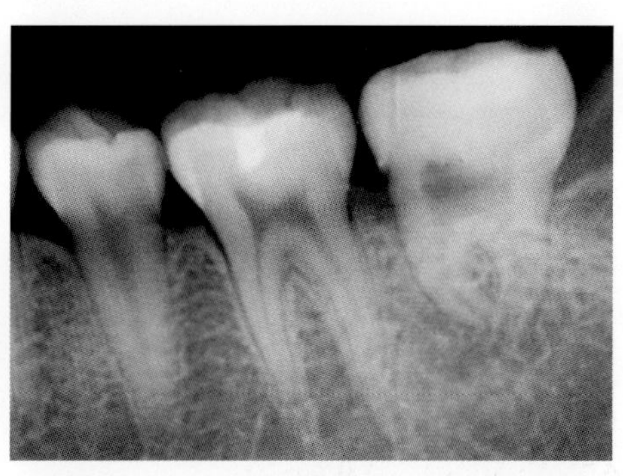

Q. 移植术后 7 个月 X 线片显示移植牙 37 根尖骨愈合，牙周膜间隙明显，可见根尖继续发育

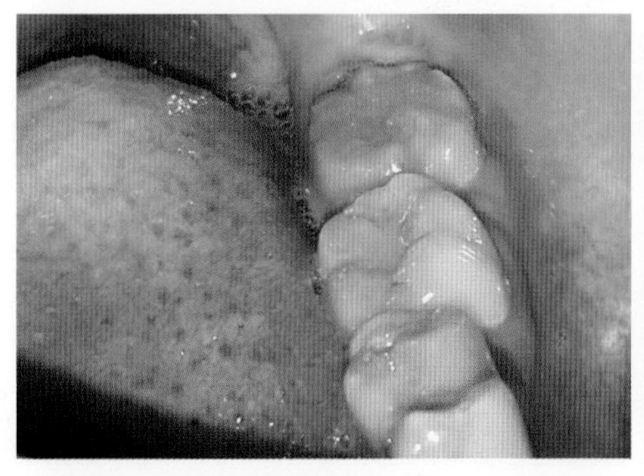

R. 移植术后 1 年口内像，移植牙 37 叩诊(-)，不松动，牙龈色、形、质正常

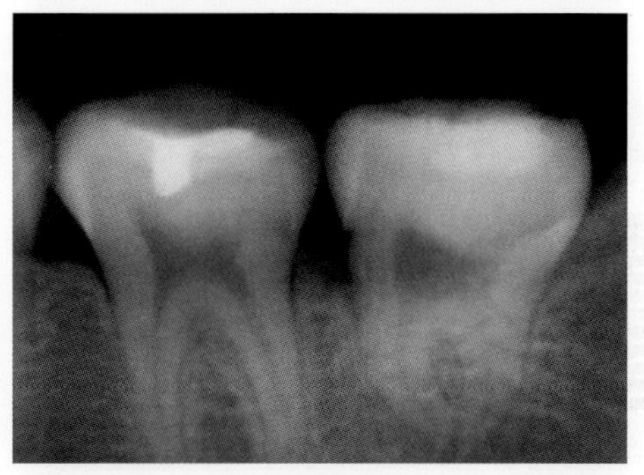

S. 移植术后 1 年 X 线片，移植牙 37 根尖周未见明显异常

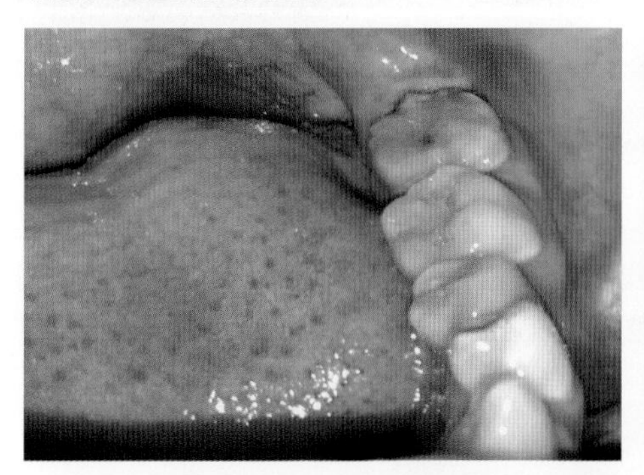

T. 移植牙 37 术后 2.5 年口内像

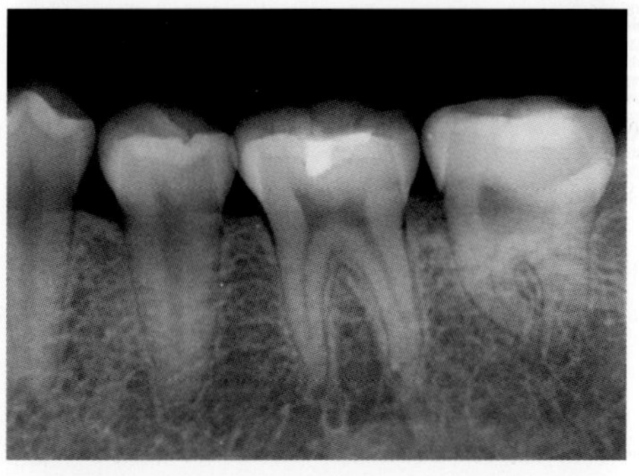

U. 移植牙 37 术后 2.5 年 X 线片，根尖基本发育完成

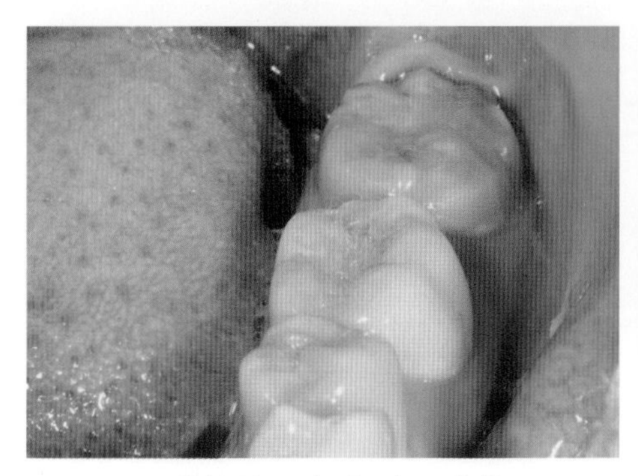

V. 移植牙 37 术后 3 年口内像

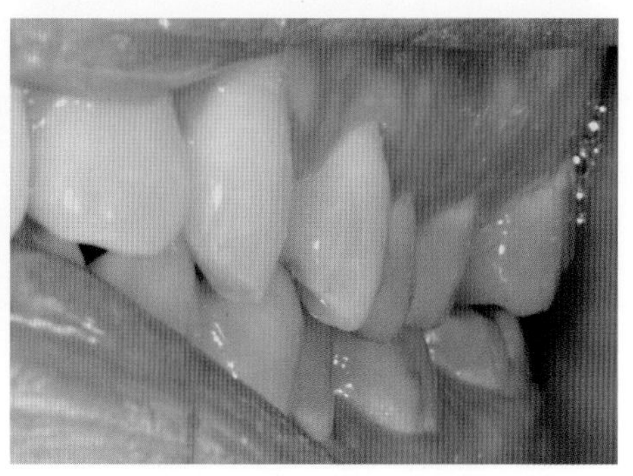

W. 移植牙 37 术后 3 年口内咬合像

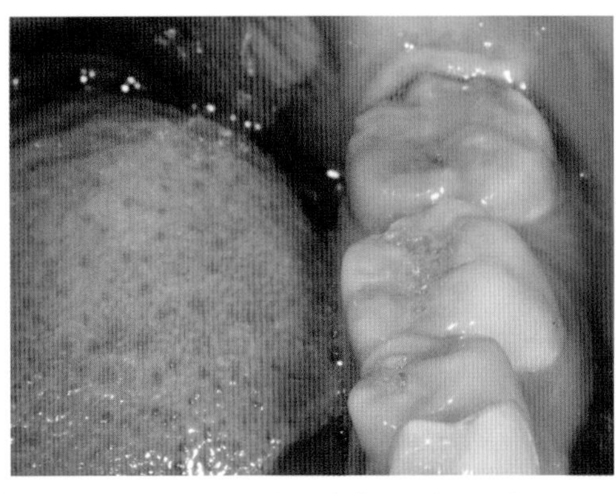

X. 移植牙 37 术后 3.5 年口内像，牙髓电活力测试为活髓

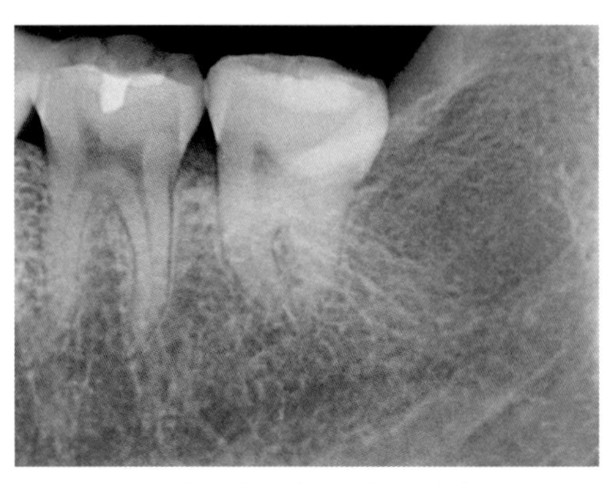

Y. 移植牙 37 术后 3 年 X 线片

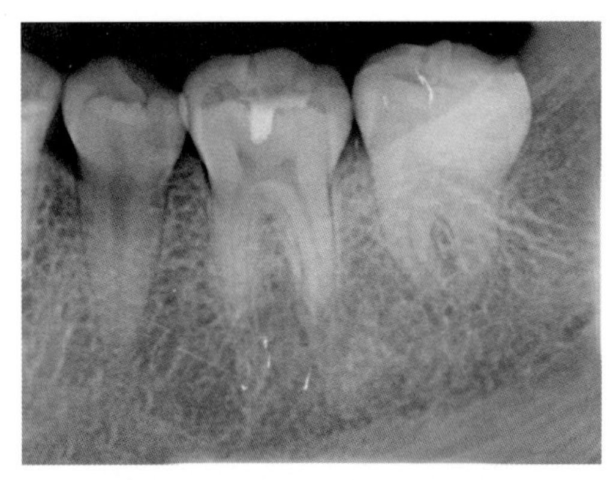

Z. 移植牙 37 术后 3.5 年 X 线片

图 11-1-1　牙根发育未完全的牙齿移植后牙根继续发育

病例 1（牙周膜愈合）：患者，女，21 岁，46 残冠要求拔除，临床检查见 48 垂直位部分龈阻生，无对殆智齿，拟行 48→46 区移植（图 11-1-2）。

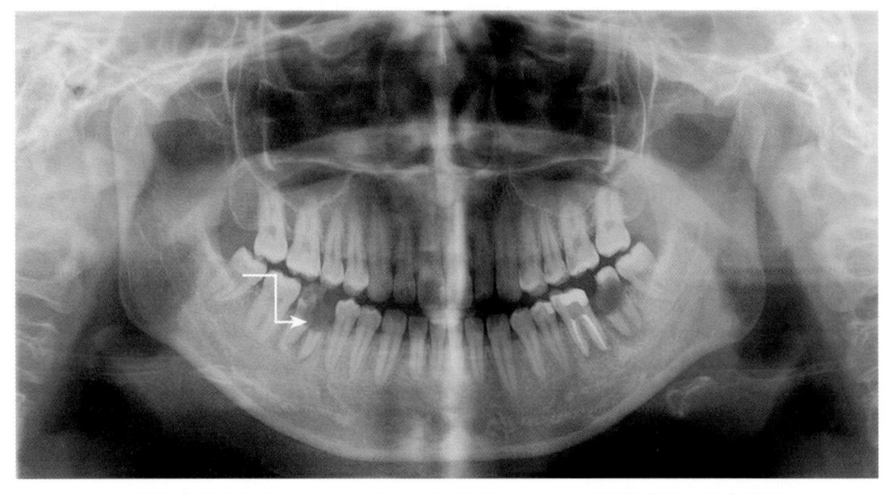

A. 移植术前全景片，37、46 牙冠大面积龋损，38、48 牙根形态好，适合移植

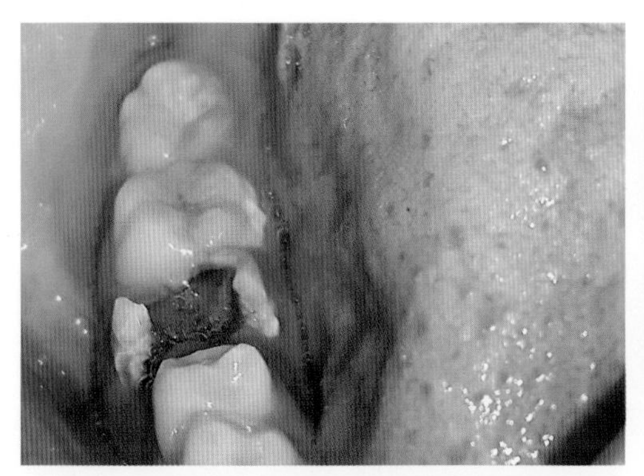

B. 移植术前口内像,46 残冠,48 垂直位萌出

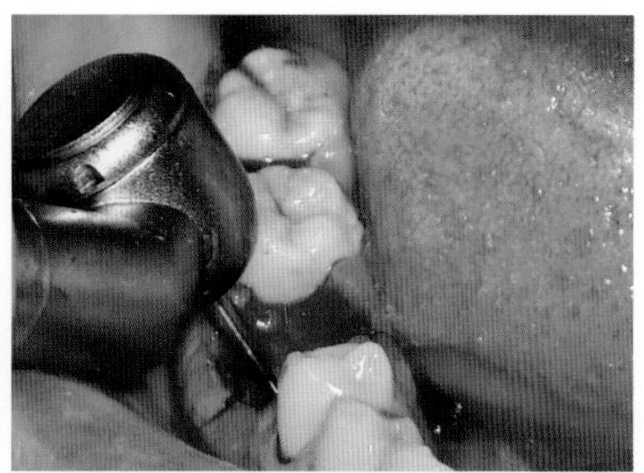

C. 拔除患牙 46,修整牙槽窝

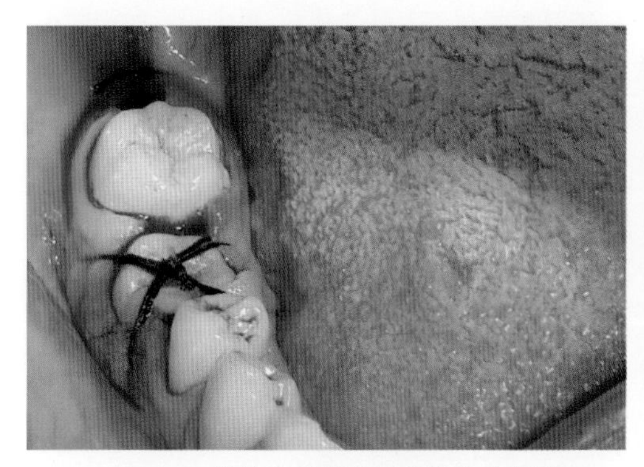

D. 46 移植术后缝合牙龈行十字固定

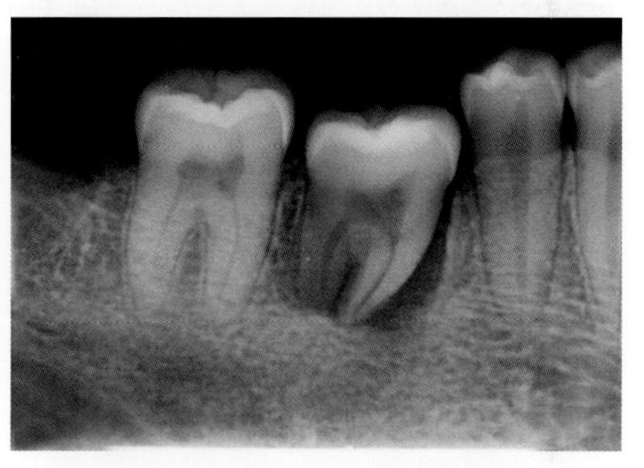

E. 46 移植术后即刻 X 线片,就位良好

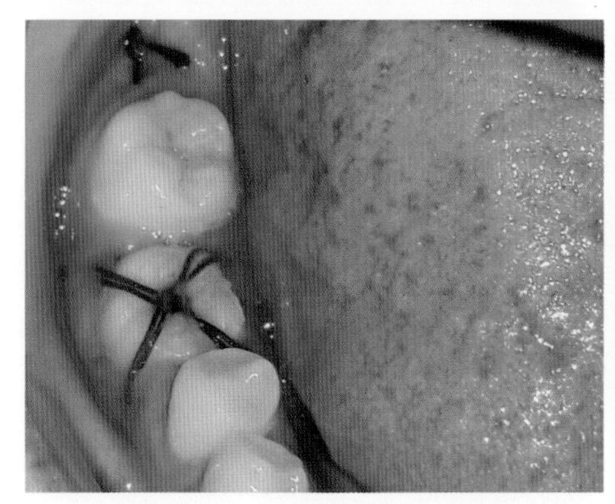

F. 46 移植术后 1 周,缝线未拆,牙龈愈合良好

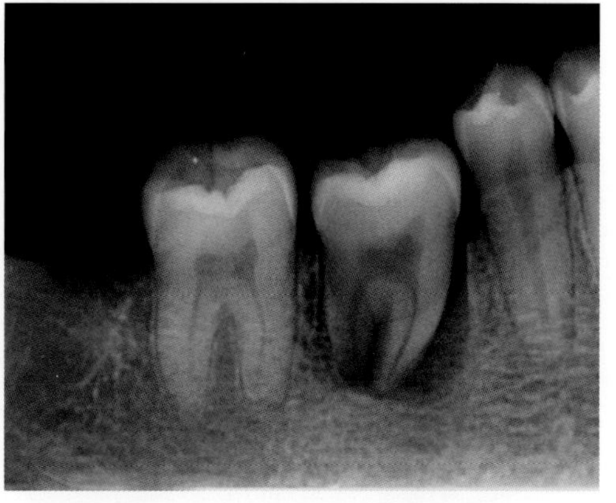

G. 46 移植术后 1 周 X 线片,牙根无移位

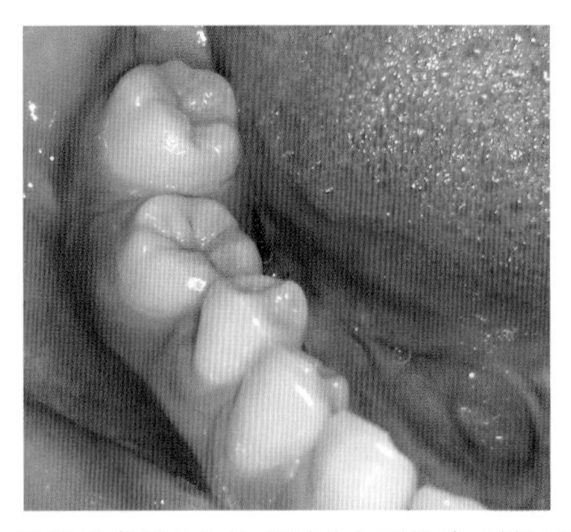

H. 46 移植术后 1 个月，叩诊(–)，不松动，牙龈无明显异常

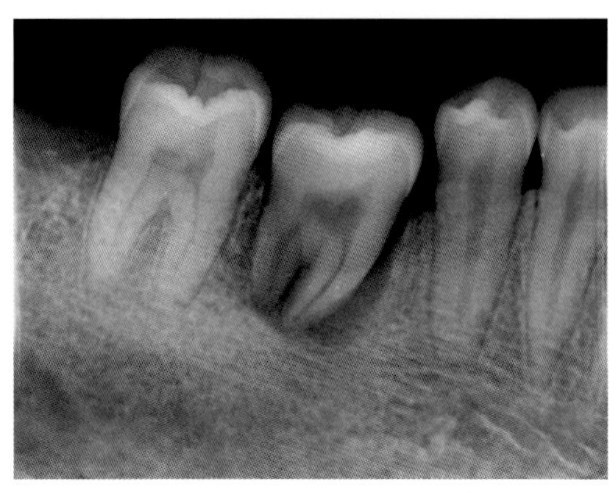

I. 46 移植术后 1 个月 X 线片，根尖阴影面积缩小，根尖周有新骨形成

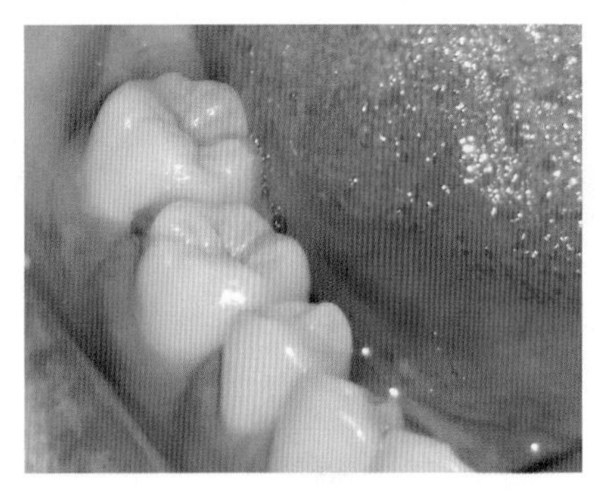

J. 46 移植术后 0.5 年，牙齿继续萌出，叩诊(–)，不松动，牙龈无明显异常

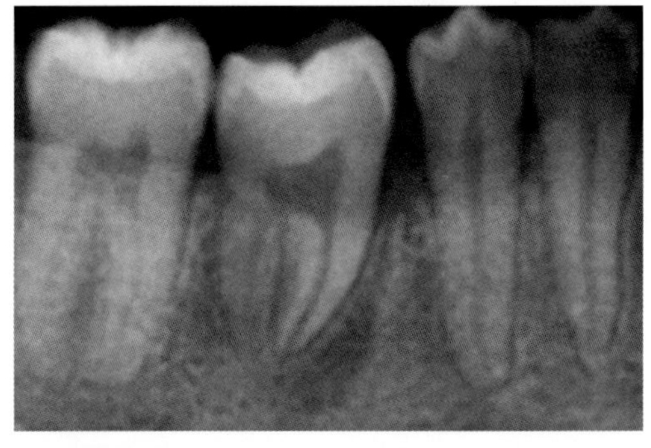

K. 46 移植术后 0.5 年 X 线片，根周牙槽骨形成，可见硬板

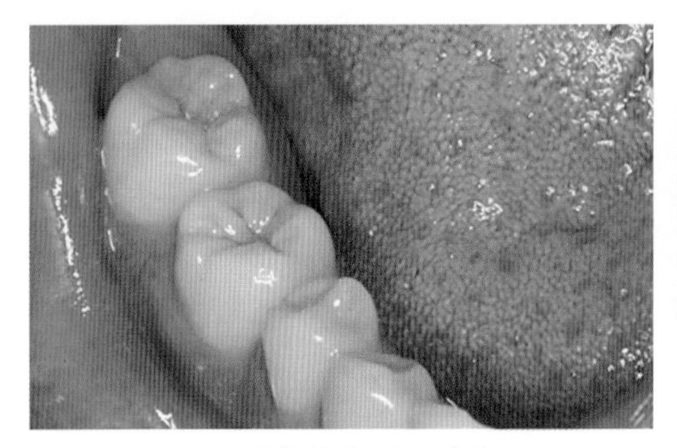

L. 46 移植术后 1 年口内像

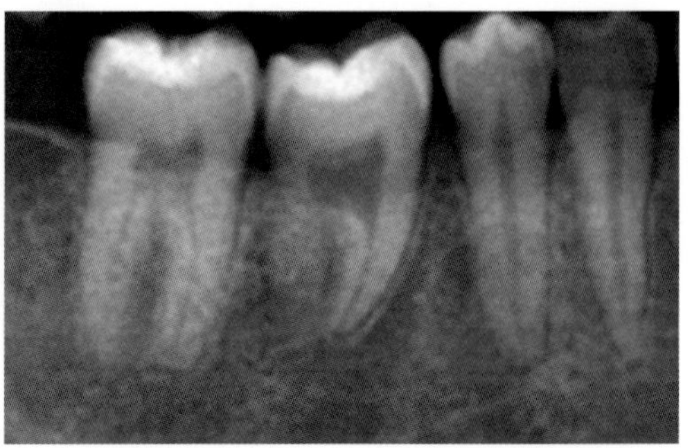

M. 46 移植术后 1 年，根尖周无明显变化

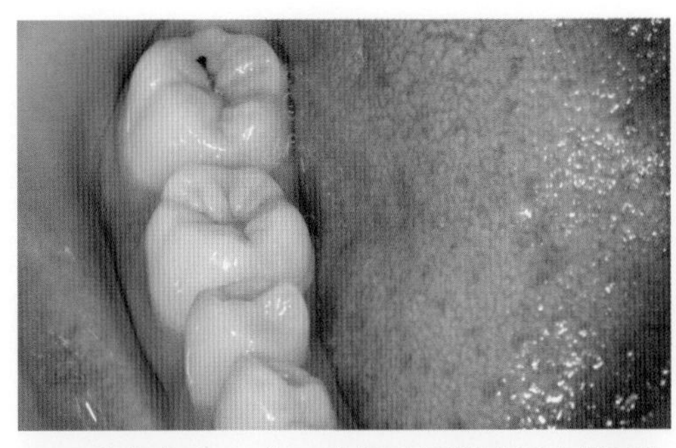

N. 46 移植术后 1.5 年口内像，行牙髓电活力测试为活髓（引起反应的电流强度为48，对照牙47 电流强度为52）

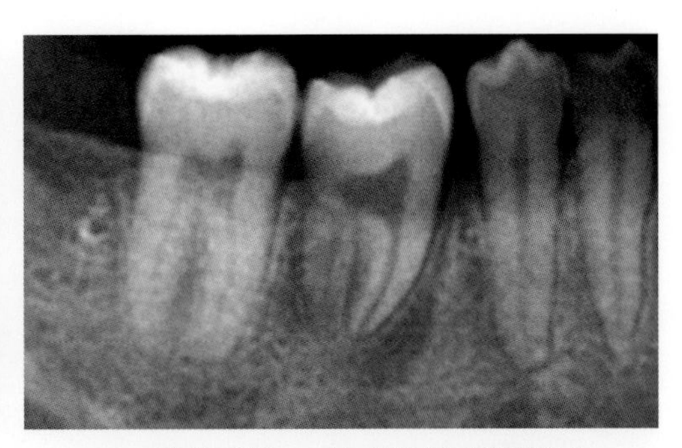

O. 46 移植术后 1.5 年，根尖周无明显变化

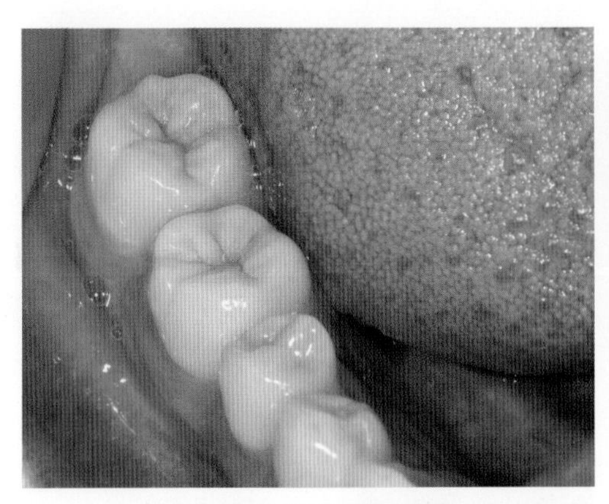

P. 46 移植术后 2 年口内像

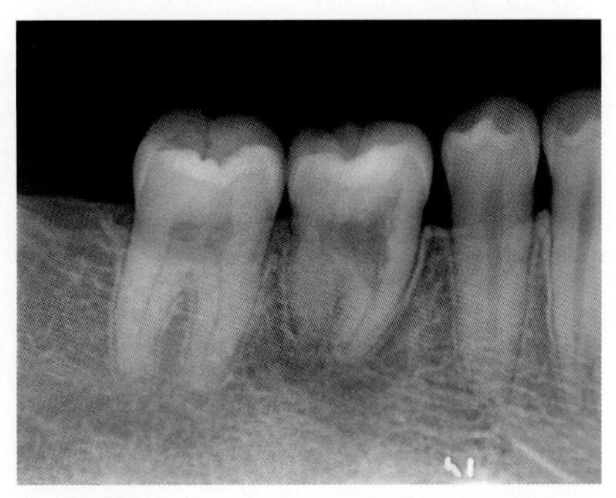

Q. 46 移植术后 2 年 X 线片，可见硬板显影更加清晰

图 11-1-2　牙根发育完成的牙齿移植后，小部分病例仍然可以保持活髓

部分牙根发育完成的牙移植术后会发生牙髓坏死和根尖感染，需要进行根管治疗。

病例 2(需要进行根管治疗)：患者，女，39 岁，47 残冠要求拔除。口腔检查 47 残冠，48 前倾高位，无对𬌗牙。拟行 48→47 区移植(图 11-1-3)。

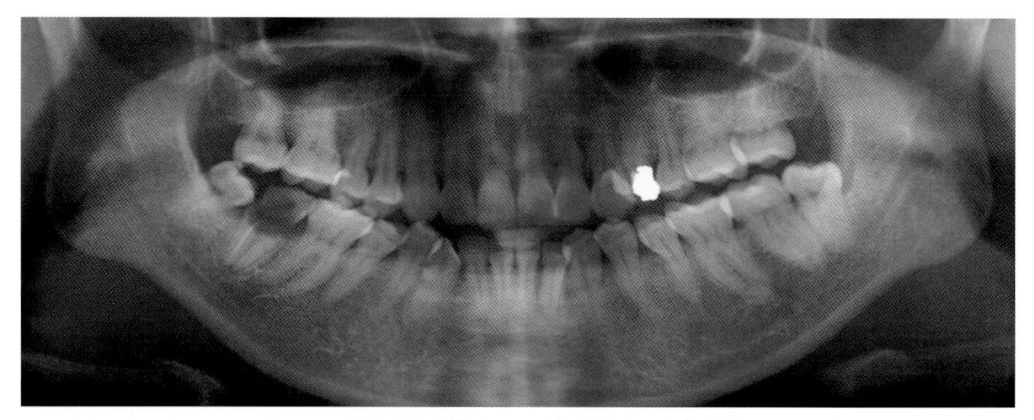

A. 移植术前全景片，48 牙根形态好，适合移植

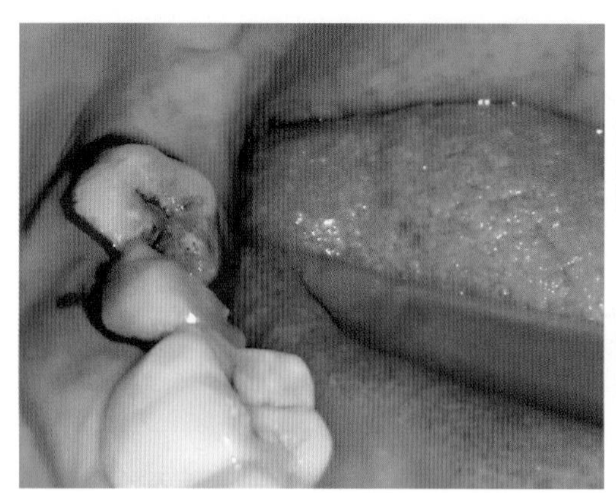

B. 移植术前口内像

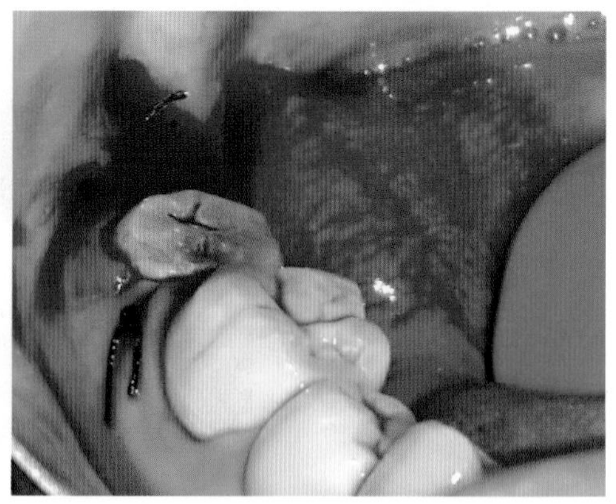

C. 47 移植术后即刻口内像

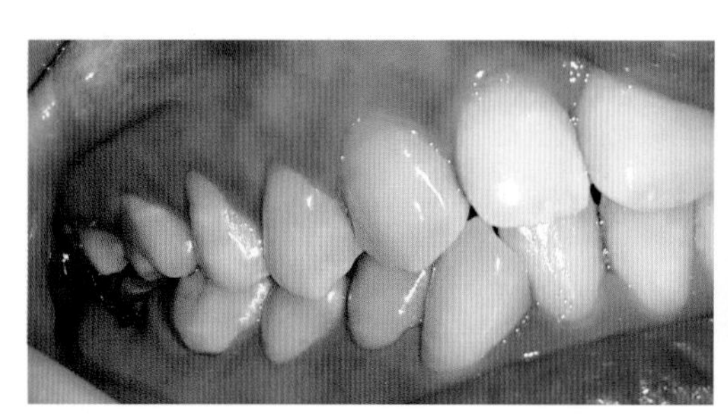

D. 47 移植术后即刻咬合侧面观

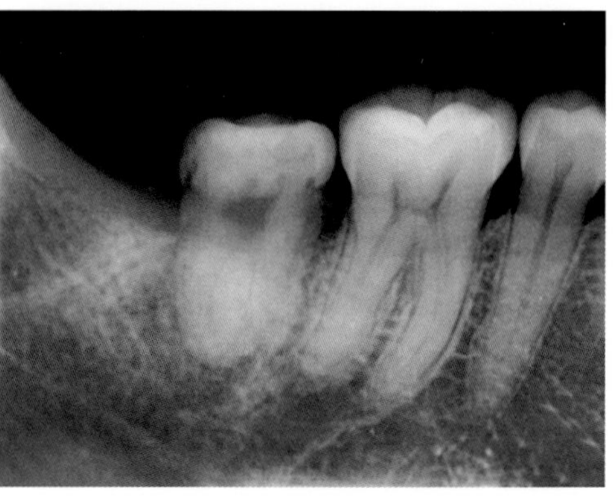

E. 47 移植术后即刻 X 线片

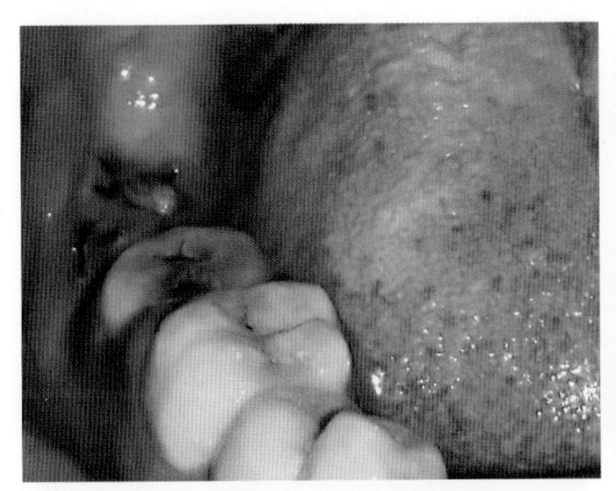

F. 47 移植术后 1 周，拆除缝线

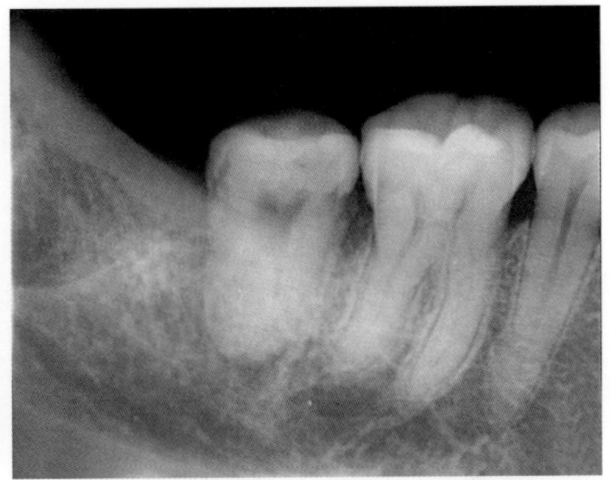

G. 47 移植术后 1 周 X 线片，牙根无移位

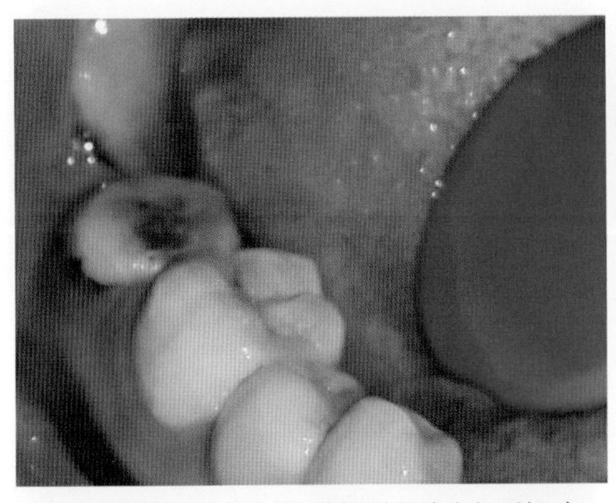

H. 47 移植术后 1 个月，移植牙叩诊(-)，不松动

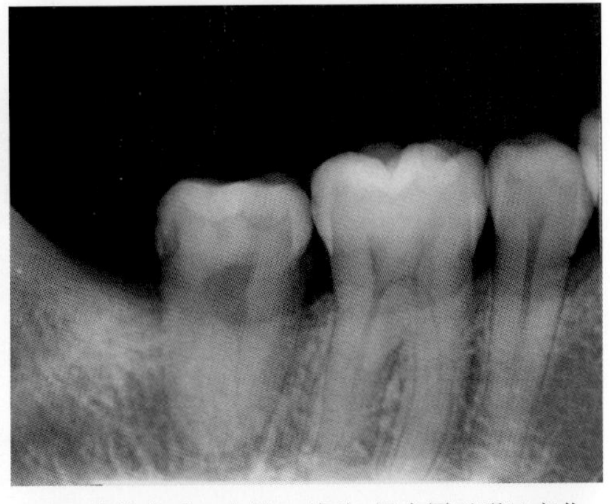

I. 47 移植术后 1 个月 X 线片，根尖周无明显变化

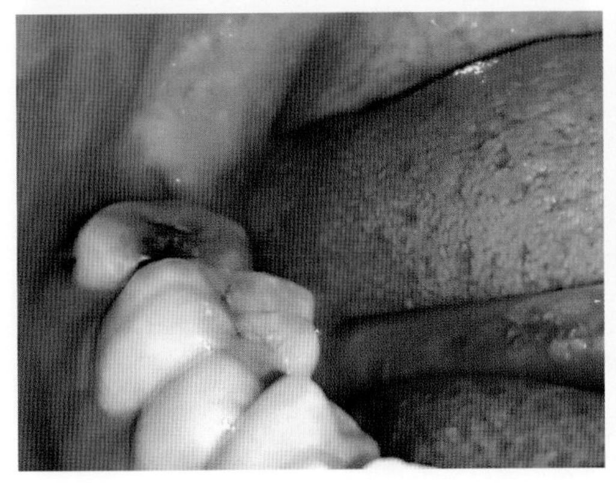

J. 47 移植术后 3 个月，移植牙叩诊(-)，不松动，牙龈无明显异常

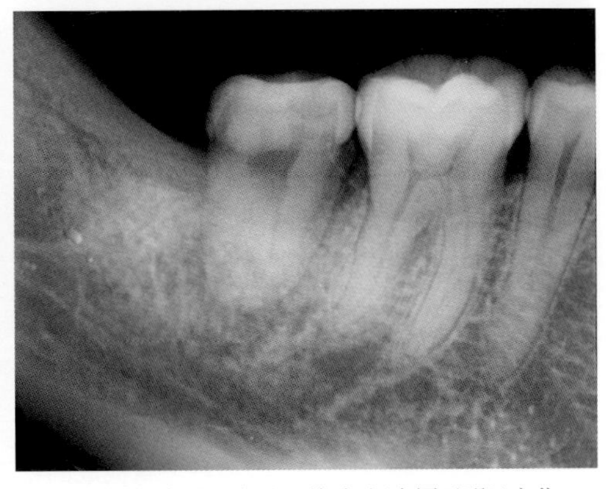

K.47 移植术后 3 个月 X 线片，根尖周无明显变化

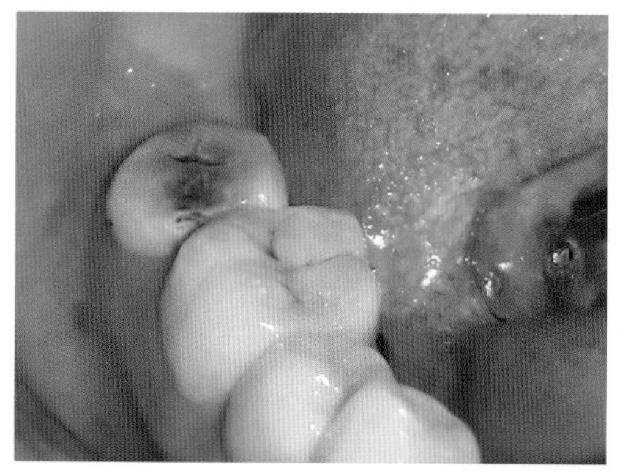

L. 47 移植术后 0.5 年口内像，移植牙叩诊(-)，不松动，牙龈无明显异常

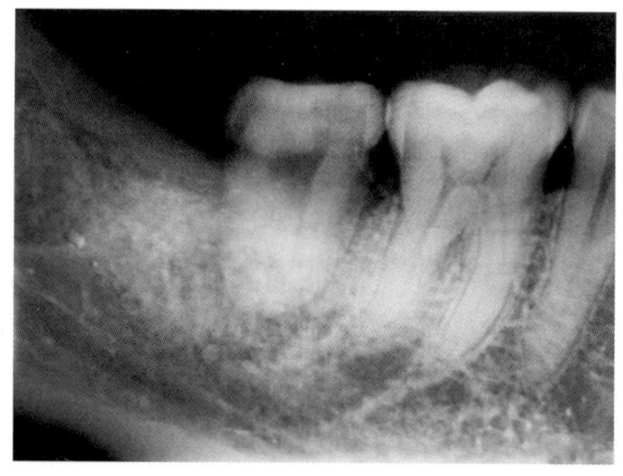

M. 47 移植术后 0.5 年 X 线片，根尖周无明显变化

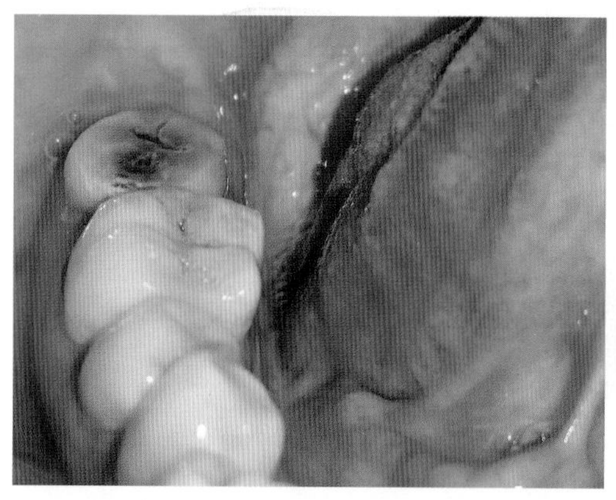

N. 47 移植术后 1 年口内像，移植牙叩诊(+)，不松动，牙龈无明显异常

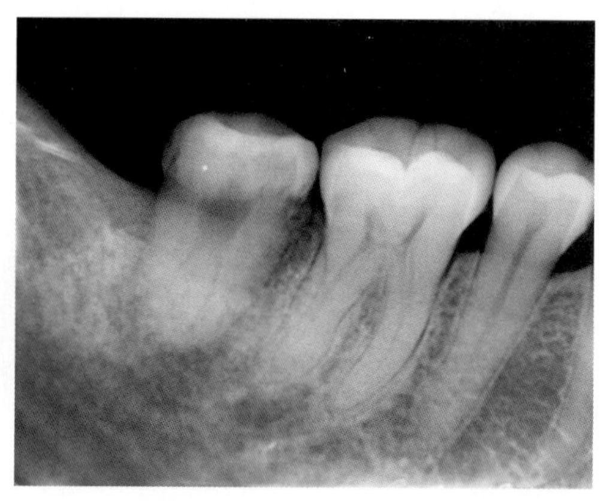

O. 47 移植术后 1 年 X 线片，显示根尖周低密度影

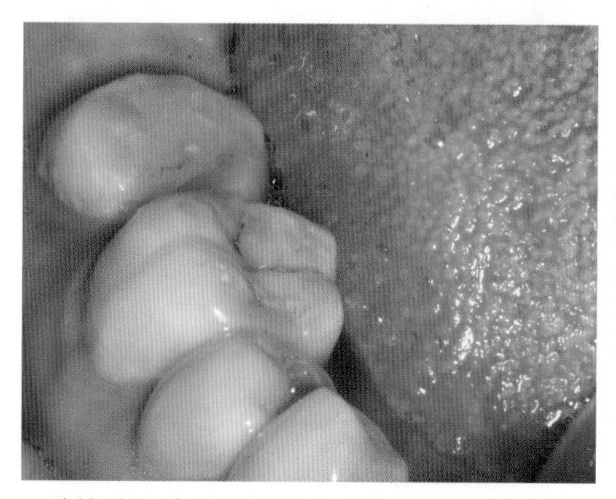

P. 移植牙 47 术后 2 年口内像，移植牙叩诊(-)，不松动，牙龈无明显异常

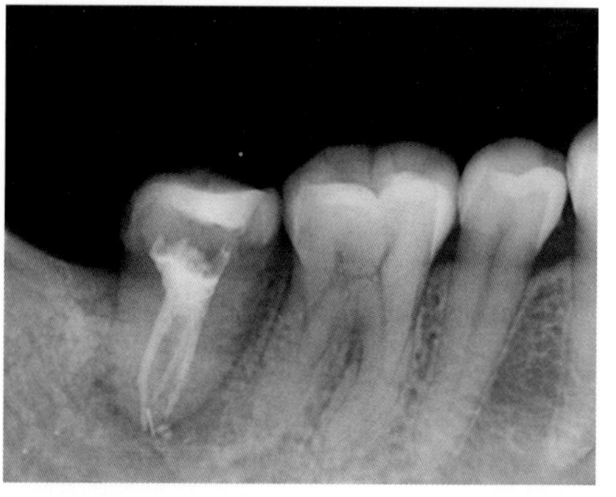

Q. 移植牙 47 术后 2 年 X 线片，经过根管治疗后根尖阴影已消失

图 11-1-3　牙根已发育完成的移植牙常需要进行根管治疗

二、自体牙移植失败的评价标准

自体牙移植术后不适症状持续存在并逐渐加重，虽经牙髓、牙周治疗但仍未好转，牙齿松动，牙周袋深达根尖区，X线片示根尖周围骨质进行性吸收，达到拔牙指征者视为失败。移植牙失败后应及时拔除，择期行适宜的修复方式，如口内还有可供移植的供牙，且受植区条件好，仍可二次移植。

病例：下颌第二磨牙行同颌同侧智齿移植失败后二次移植（图 11-1-4）

患者，女，25岁，47大面积缺损无法修复要求拔除。

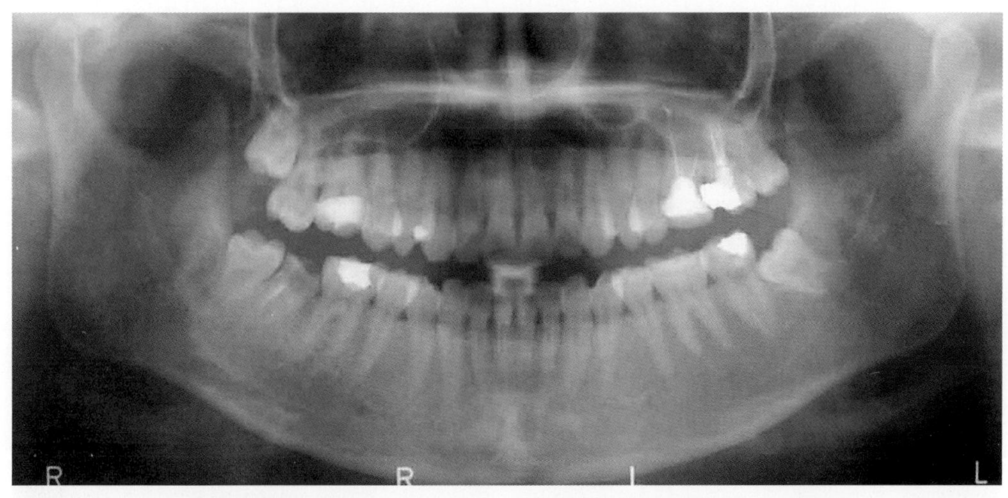

A. 第一次移植术前全景片，47残根，48垂直高位阻生，拟行48→47区移植

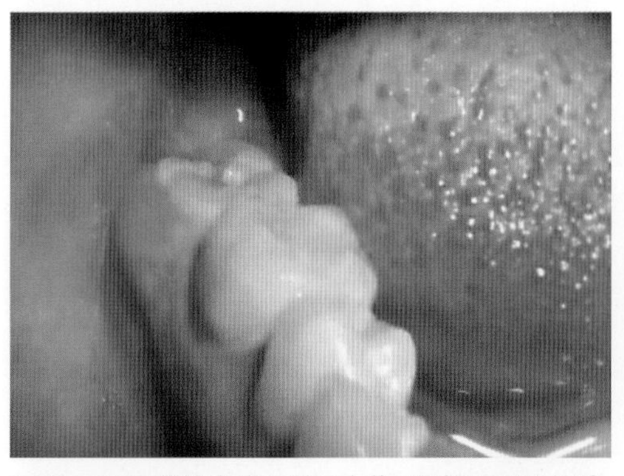

B. 48→47区移植术后1周口内像，患者无不适主诉，移植牙叩（-），不松动，牙龈色形质正常

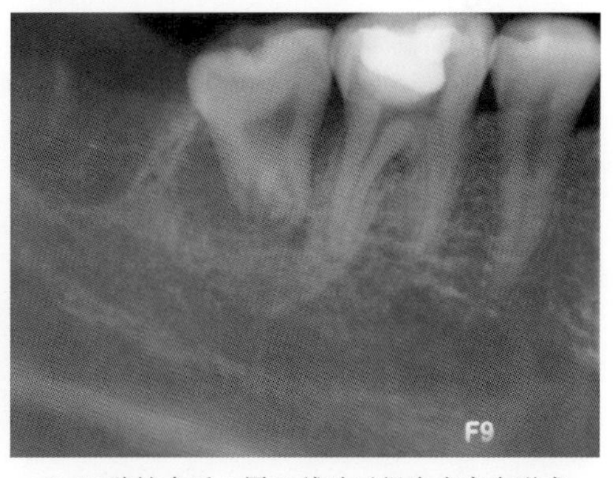

C. 47移植术后1周X线片示根尖未完全形成

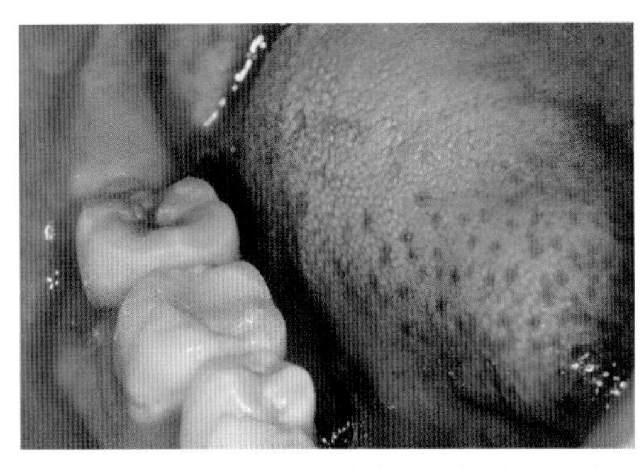

D. 第一次移植术后 4.5 年，患者因移植牙 47 松动而就诊，口内检查移植牙叩（–），松动Ⅲ°，牙周袋深达根尖区

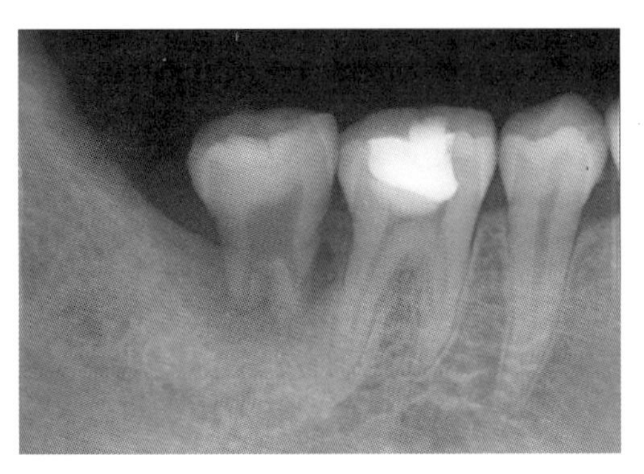

E. 第一次移植术后 4.5 年 X 线片示移植牙 47 牙槽骨严重吸收达根尖以下，较之前相比，根尖有继续发育

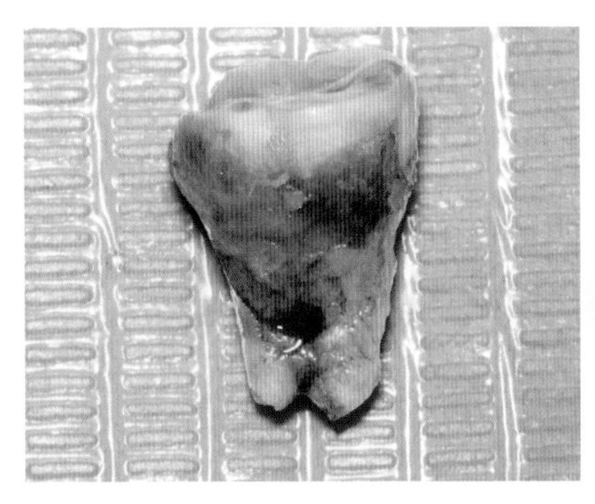

F. 拔除的移植牙 47，两牙根较短且根尖处有吸收。可能是因为患者自拆除缝线后 4.5 年未曾复诊，牙根发育因慢性炎症而停止，或形成后由于根尖周炎症而发生了吸收

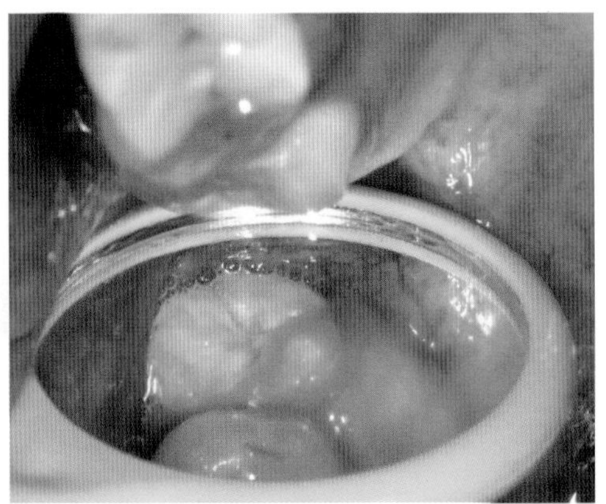

G. 口内检查：18 存在，牙冠形态好，拟行二次移植

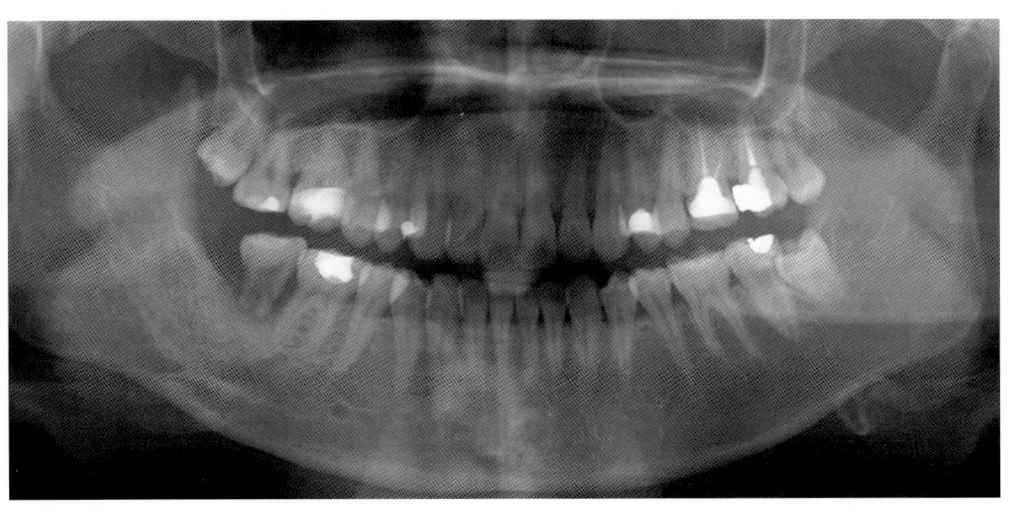

H. 第二次移植术前全景片，18 牙根形态好，适合移植，拟先拔除 47 移植牙，待炎症消除后再行 18→47 区延期移植

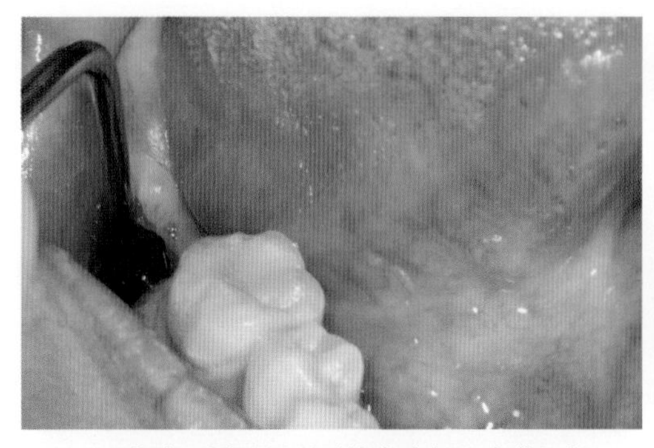

I. 47 拔除 3 周后搔刮牙槽窝内新生肉芽组织

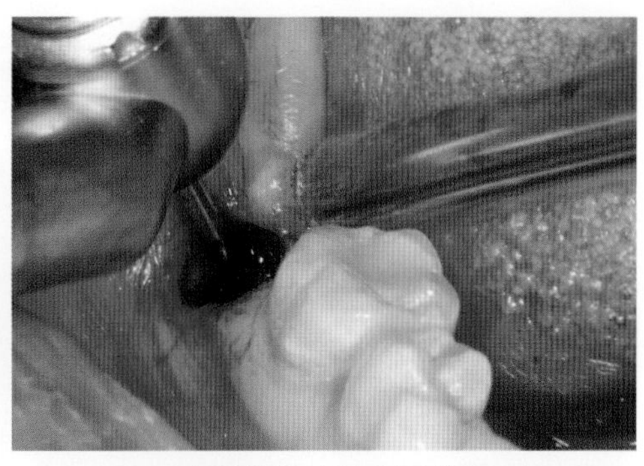

J. 用钻修整、制备新牙槽窝

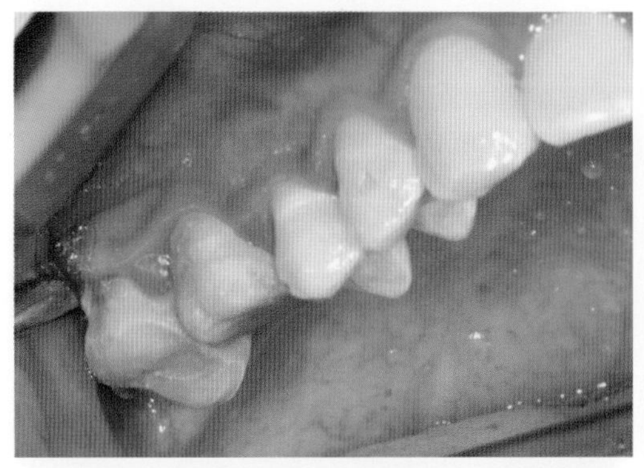

K. 挺松同侧对殆智齿 18

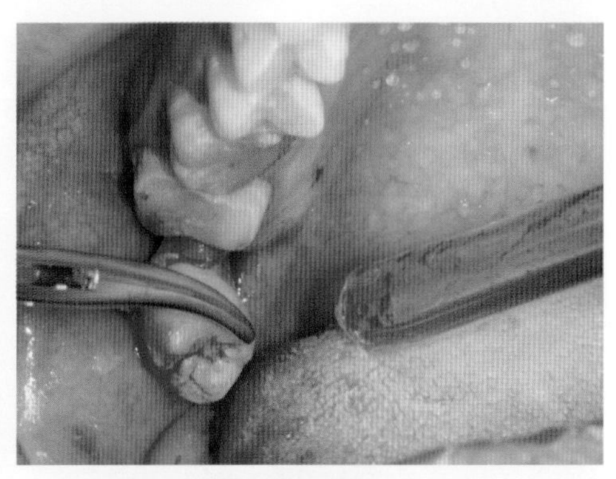

L. 取出智齿

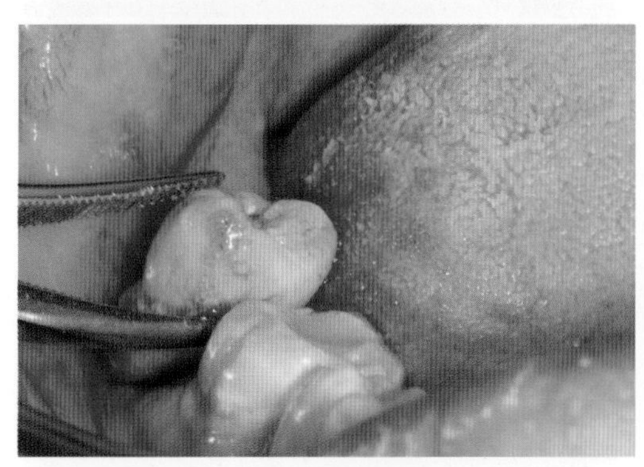

M. 植入新牙槽窝

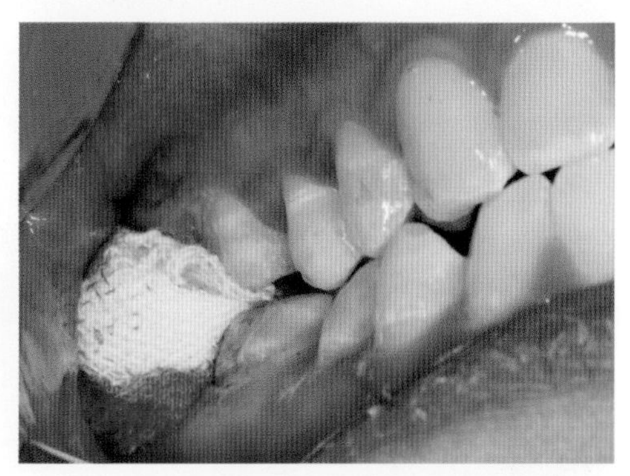

N. 垫纱球嘱患者轻轻咬合，使其就位

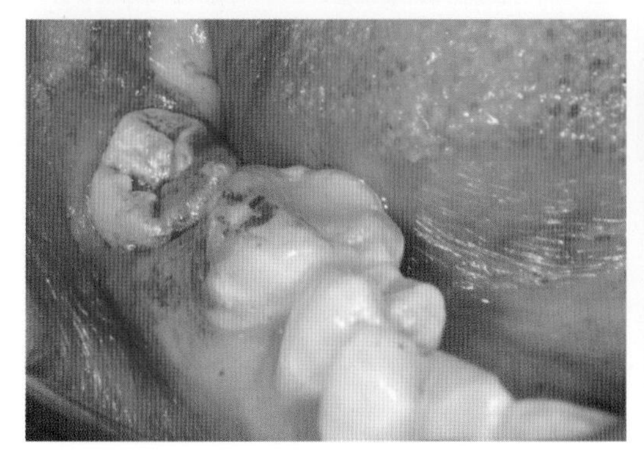

O. 供牙植入且已就位

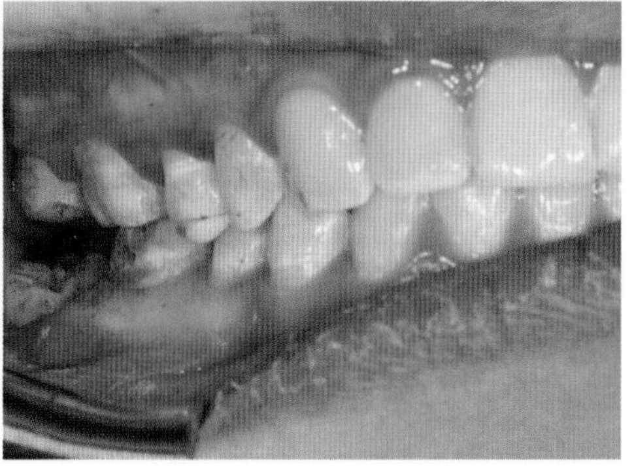

P. 移植牙 47 就位后明显低于咬合面

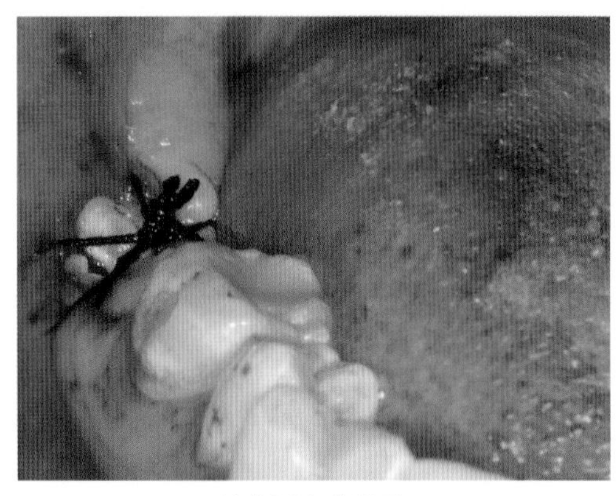

Q. 缝合固定移植牙 47

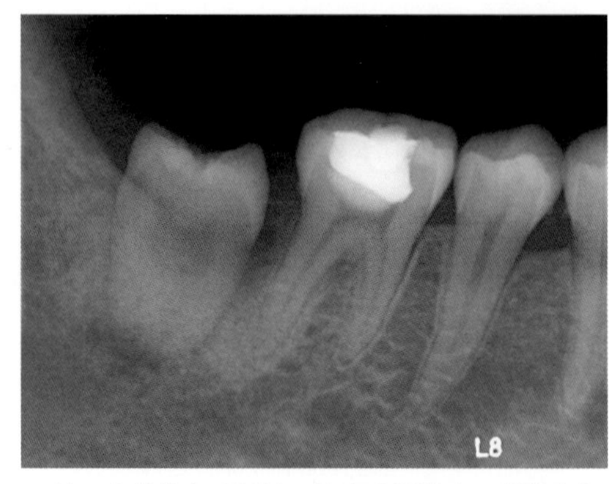

R. 第二次移植术后即刻 X 线片示移植牙 47 就位良好

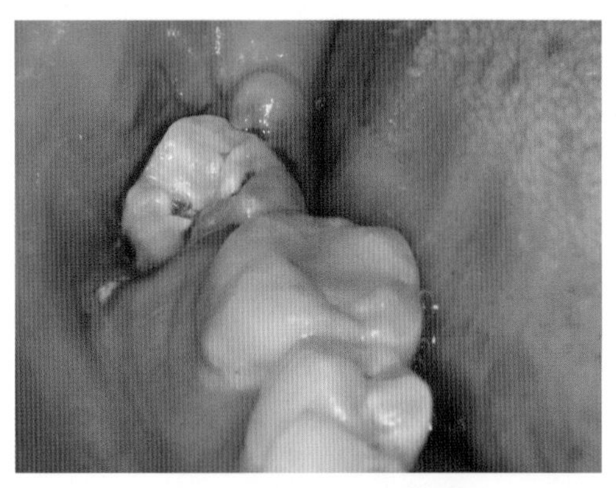

S. 移植牙 47 术后 1 周口内像

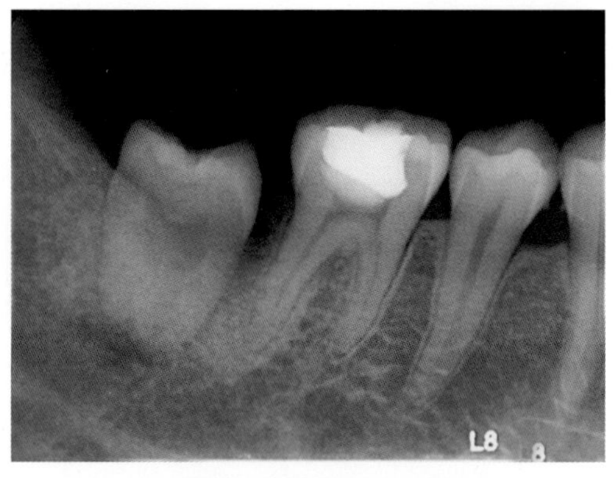

T. 移植牙 47 术后 1 周 X 线片

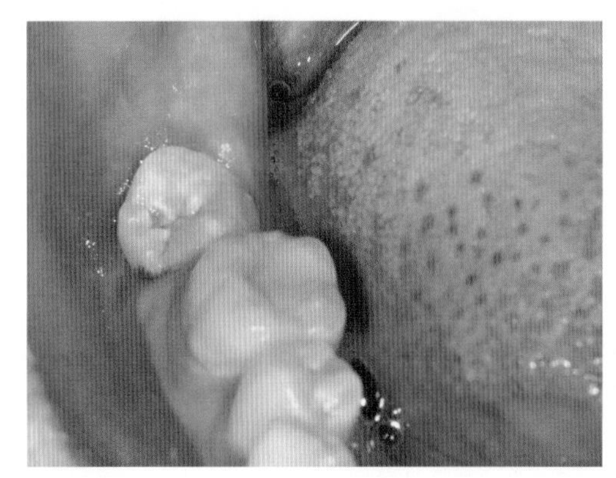

U. 移植牙 47 术后 3 个月口内像，患者无不适主诉，移植牙叩(–)，不松动，牙龈稍红肿

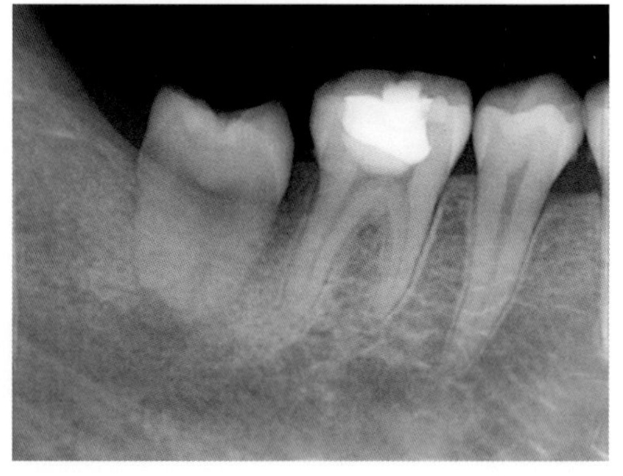

V. 移植牙 47 术后 3 个月 X 线片，根尖周低密度影较之前明显缩小

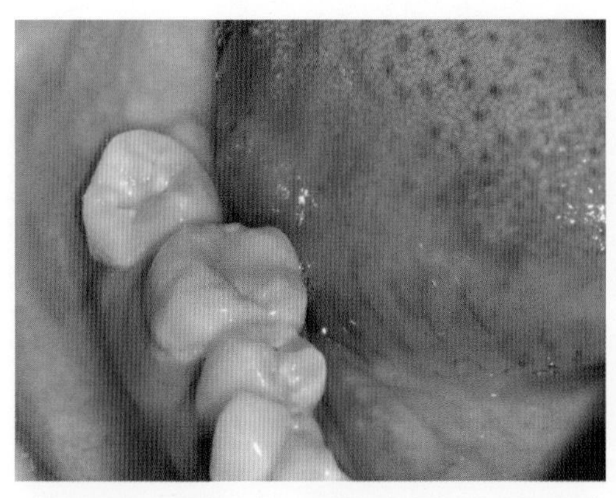

W. 移植牙 47 术后 1 年口内像，患者无不适主诉，移植牙叩(–)，不松动，牙龈正常

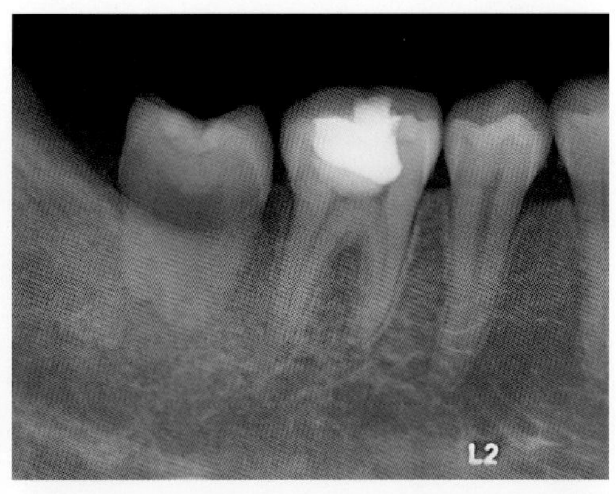

X. 移植牙 47 术后 1 年 X 线片，根尖周低密度影像基本消失，较之前移植牙已向𬌗方萌出

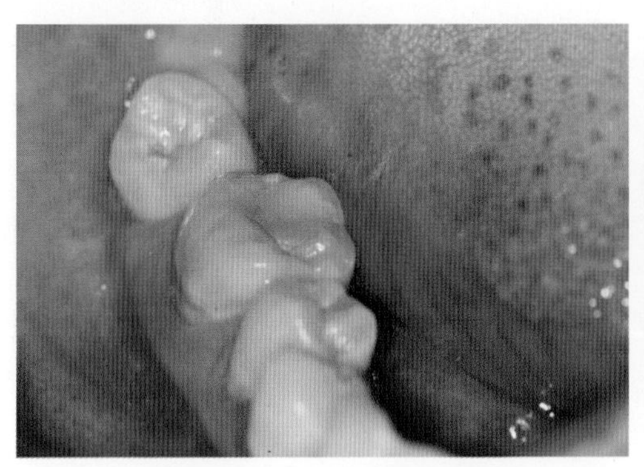

Y. 移植牙 47 术后 1.5 年口内像

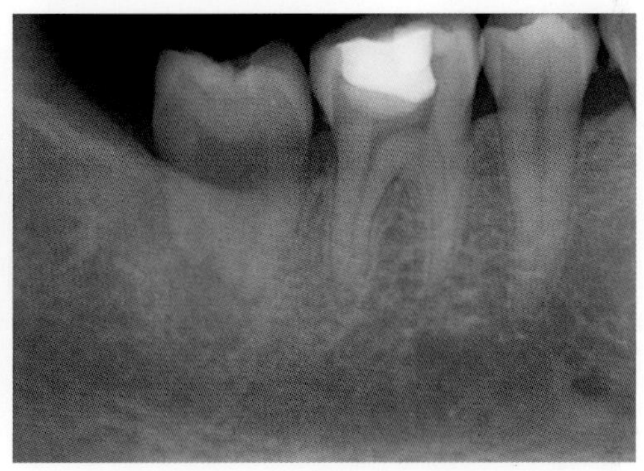

Z. 移植牙 47 术后 1.5 年 X 线片

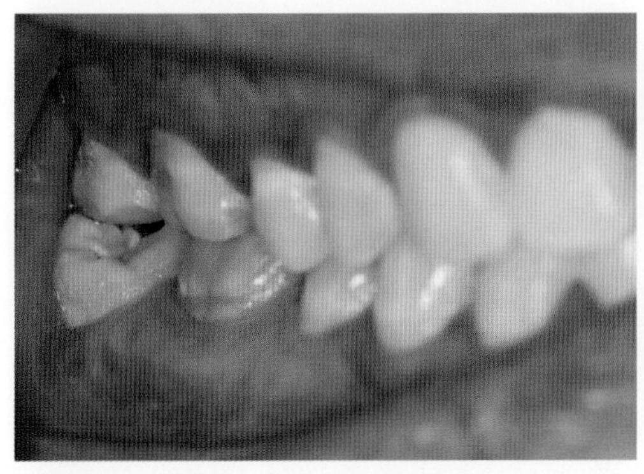

a. 移植牙 47 术后 1.5 年咬合侧面观口内像，已建立咬合接触

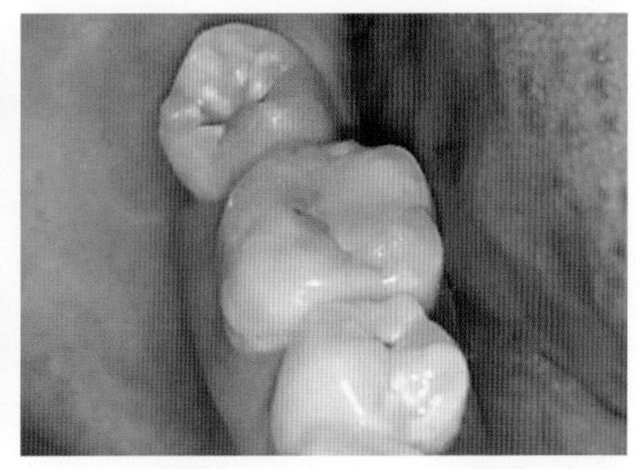

b. 移植牙 47 术后 1.5 年口内像

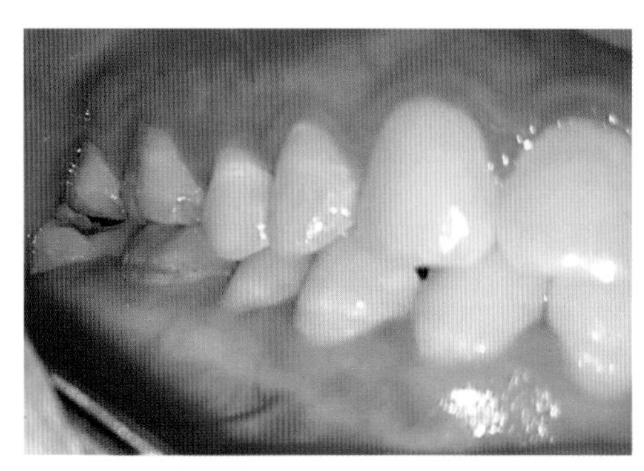

c. 移植牙 47 术后 1.5 年咬合侧面观口内像

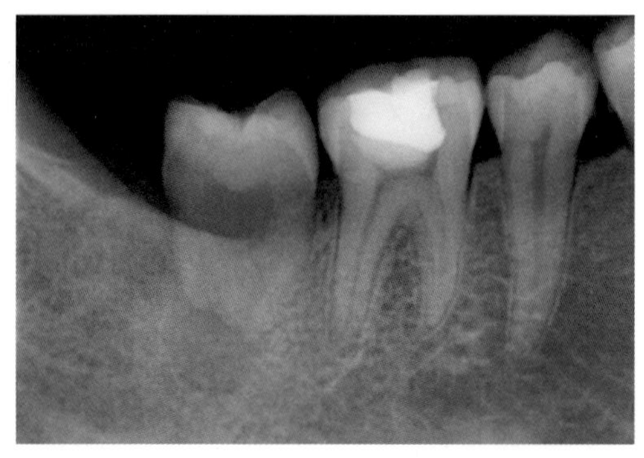

d. 移植牙 47 术后 1.5 年 X 线片，根尖阴影面积扩大，拟行根管治疗

图 11-1-4 移植牙失败后行二次移植

三、自体牙移植存留的评价标准

移植术后移植牙虽未达到成功标准，但仍无害存在口腔内，视为存留。通常见于移植牙发生骨结合或部分牙根吸收，经根管治疗后牙根吸收稳定，能长期存留在口腔内并能行使有效功能。

病例：同颌同侧垂直中位智齿移植术后 22 年（图 11-1-5）

患者，男，28 岁，因拔牙而就诊。口腔检查 46 残根。

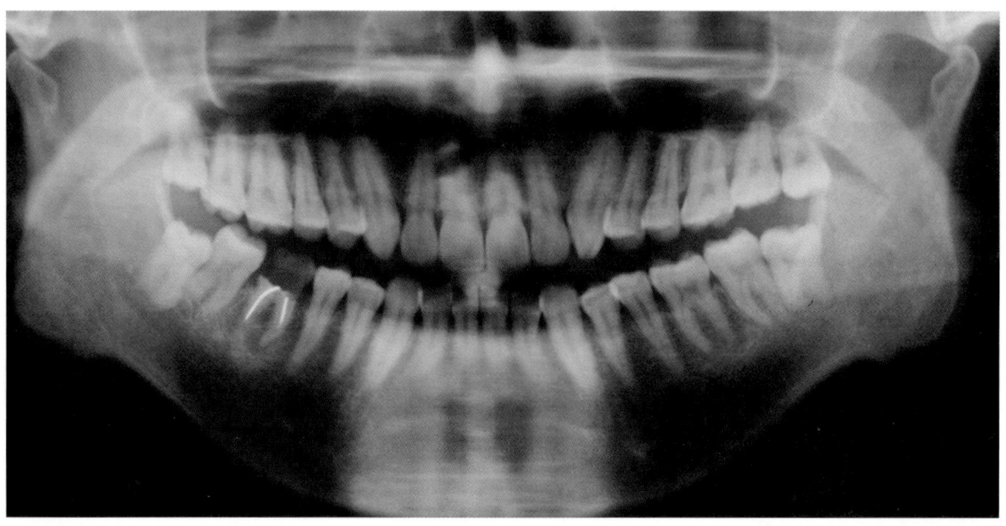

A. 移植术前全景片，同颌同侧下颌智齿垂直中位阻生，48 牙根形态好，可作为移植供牙，且受植区间隙大小适合移植，拟行 48→46 区移植

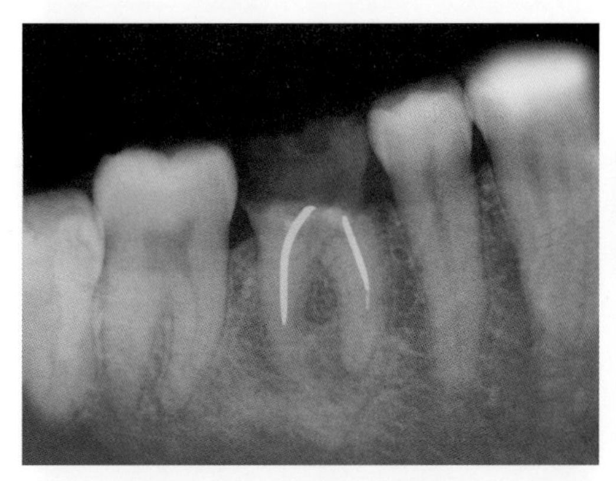

B. 移植术前根尖片显示 46 根尖周无病变，适合移植

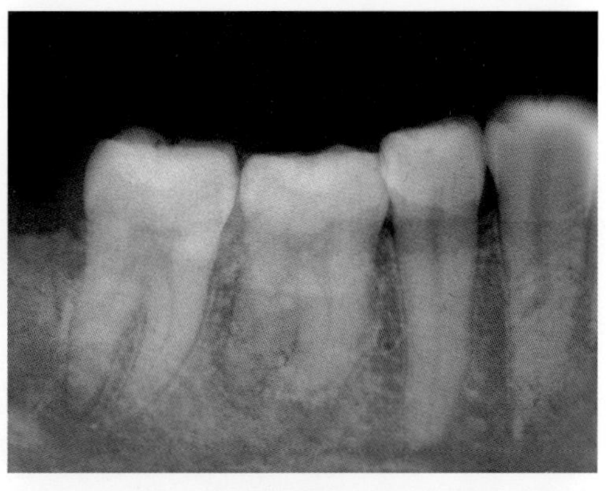

C. 46 移植术后即刻在牙槽窝内置入羟基磷灰石，术后即刻 X 线片示牙根与牙槽窝密合

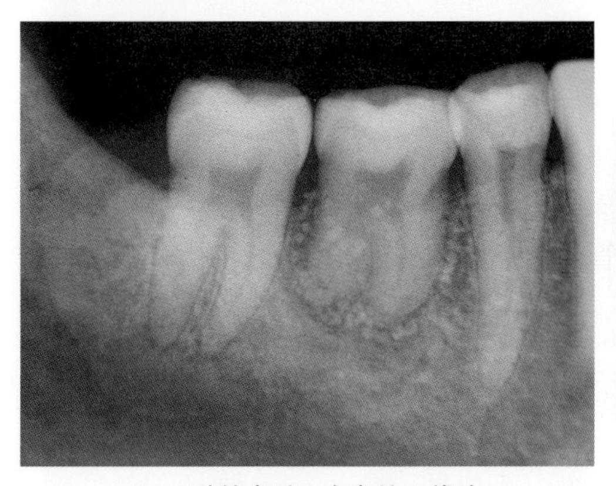

D. 46 移植术后 1 个半月 X 线片

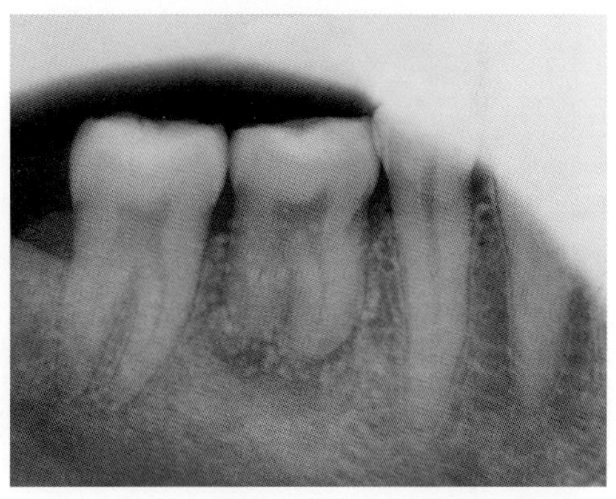

E. 46 移植术后 3 个月 X 线片

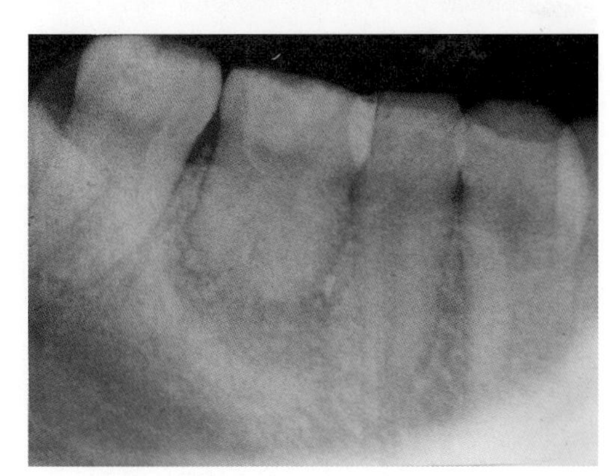

F. 46 移植术后 1 年 X 线片示牙槽骨密度继续增高

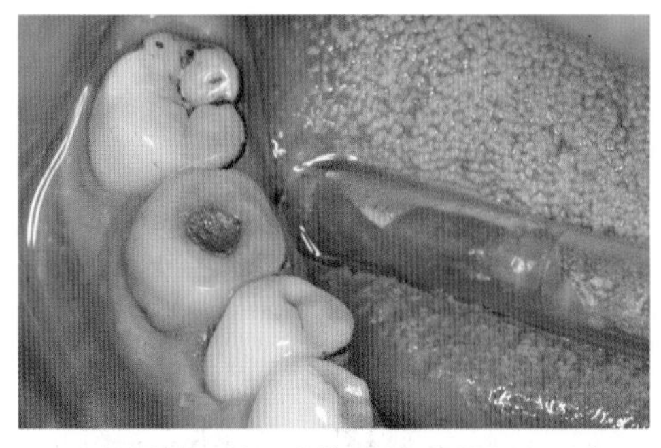

G. 46 移植术后 18 年口内像，移植牙牙周组织正常，不松动，因根尖炎于外院行根管治疗，𬌗面有银汞充填物

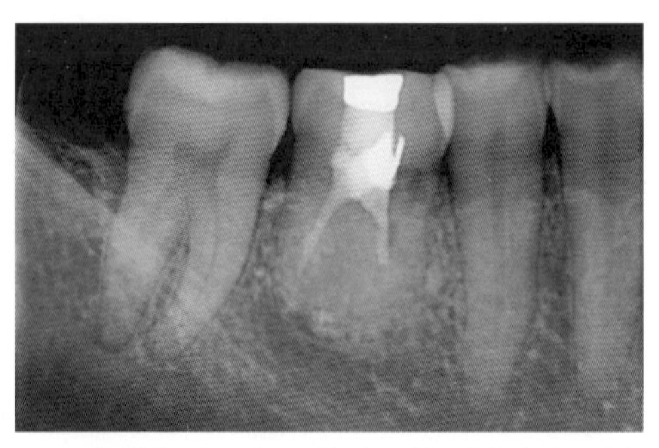

H. 46 移植术后 18 年 X 线片，牙根形态消失，形成根骨固连

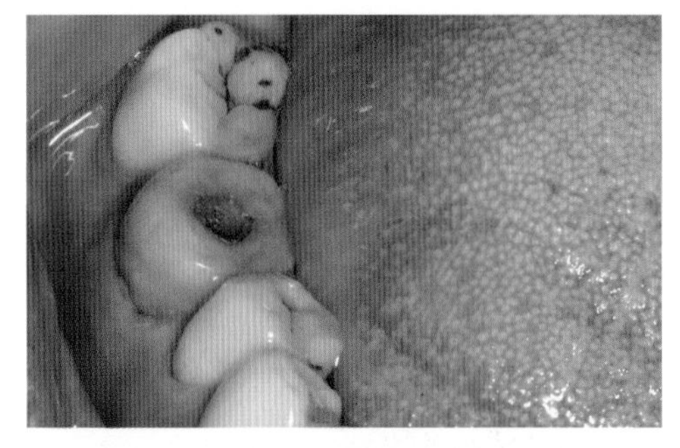

I. 46 移植术后 21 年口内像，移植牙牙周组织正常，不松动

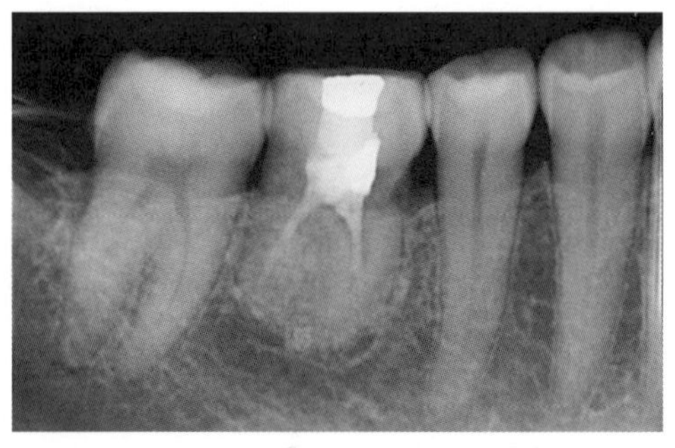

J. 46 移植术后 21 年 X 线片，根尖区较之前未见明显改变

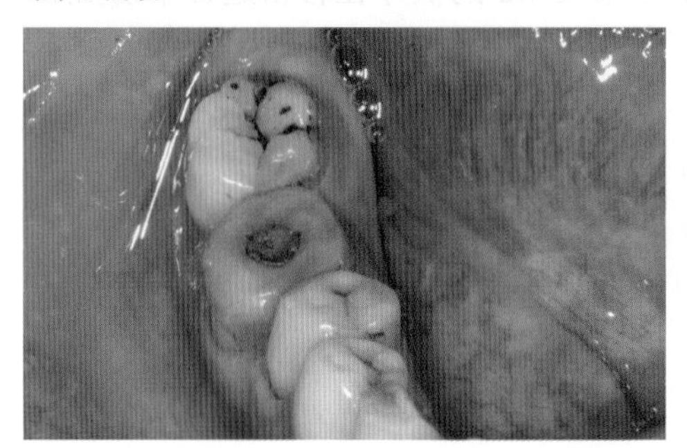

K. 46 移植术后 22 年口内像，叩诊(–)，不松动，牙龈未见明显异常

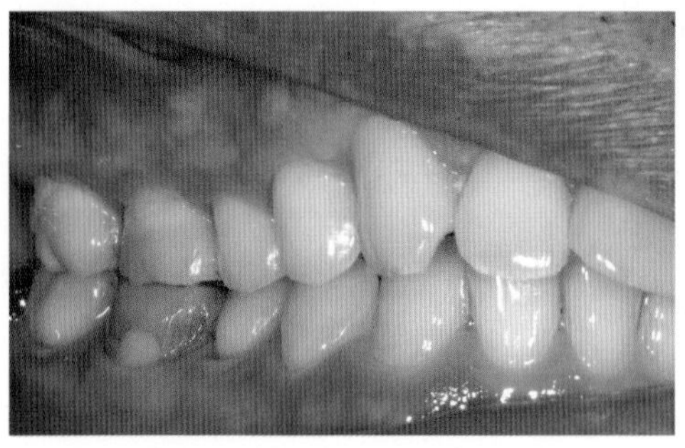

L. 46 移植术后 22 年口内咬合侧面观，叩诊(–)，X 线片显示近中似有龋损，而临床反复探查未见龋损，可能为颊侧颈部缺损的显影

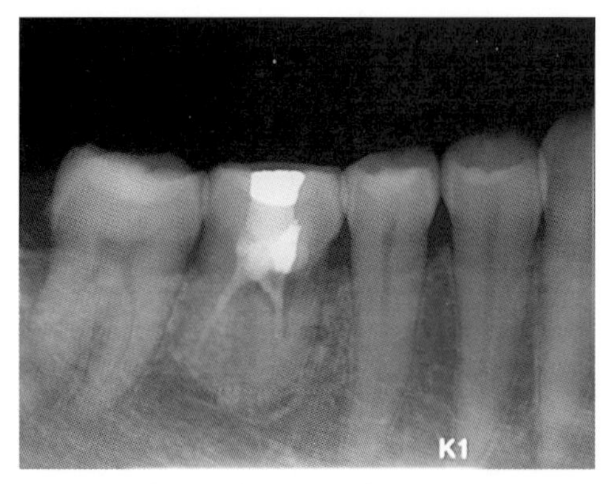

M. 46 移植术后 22 年 X 线片，较之前未见明显改变

图 11-1-5 自体牙移植后，虽未达到成功标准，但仍正常行使功能 22 年

第二节　影响自体牙移植预后的各种因素

一、供牙的情况

(一) 供牙的牙周膜状态

移植牙的成功首要取决于牙周膜的活力和完整性。牙周膜坏死或机械性损伤会导致牙根吸收、上皮退缩,最终使得移植失败,因此术中最大限度地保护牙周膜的完整性是成功的关键。

(二) 牙根形态

牙根形态与牙周膜的损伤程度、供牙完整拔出的难易程度、受植区植入窝的预备难度密切相关。成功与否在于能否完整获取供牙、尽快植入,尽量减少拔牙和植入中对牙周膜的损伤,应注意,复杂的人工牙槽窝制备会延长植入时间。

设计时应首选易拔出的供牙,受植区间隙应足够容纳供牙牙根和牙冠。拔出困难、与受植区不匹配、多根牙、根周骨质粘连、牙根弯曲的供牙易发生牙周膜损伤或牙根折断,损伤的程度轻者影响移植牙的预后,重者使得牙齿无法成为供牙,只能放弃移植。

(三) 牙根发育程度

牙根形成 1/2~2/3 者为最佳供牙。牙根发育未及 1/2 的供牙在移植过程中易受较大创伤而影响预后;根尖孔仍开放的供牙在术后大部分能保持活力继续生长,而牙根发育完全或接近完全的牙齿,术后重建牙髓血运的概率降低,一部分需行根管治疗。

(四) 牙冠形态

牙冠过大,受植区间隙不足以容纳供牙,不易植入,增加手术难度,反复试植易损伤牙周膜。调磨供牙近远中径会损伤牙体,反复调磨产热易致牙髓坏死感染,进而致牙根和邻近牙槽骨炎症性吸收。

(五) Hertwig 上皮根鞘(HERS)的损伤

术中如果 HERS 受损会影响牙根继续发育,但若受植牙牙槽窝底部与 HERS 之间有适当的距离,可以改善血供及营养,利于牙根继续形成。

二、受植区因素

(一) 牙槽骨情况

理想的受植区牙槽骨应有足够的高度和宽度,以便完全容纳供牙;牙周膜局部应无炎性刺激,能顺利达到一期愈合,否则愈合时间将延长。如水平位和前倾位阻生智齿向第二磨牙区移植时,远中常有骨缺损,短期内若固位不好,易向远中倾倒脱落而致移植失败(图 11-2-1)。

因此移植牙的愈合时间和效果因牙槽骨的高度、宽度和局部炎症而存在差异(图 11-2-2)。

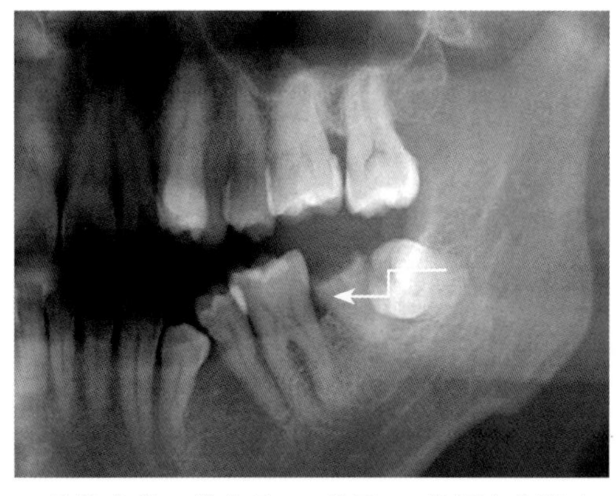

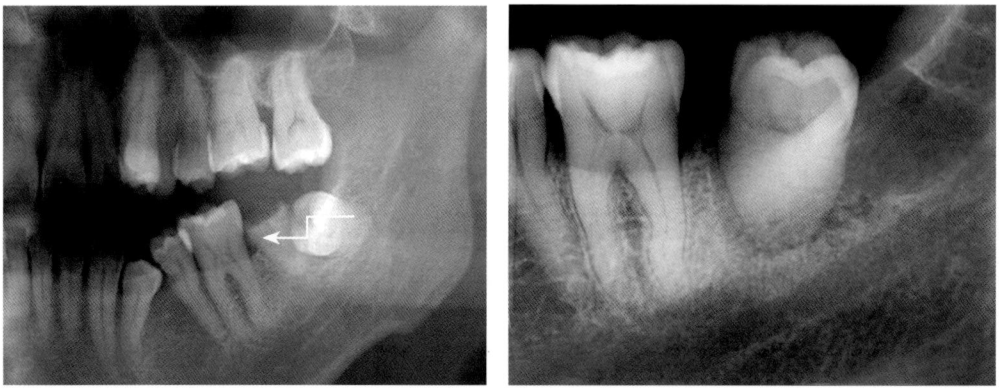

A. 移植术前 X 线片示:37 残冠,38 前倾中位阻生,拟行 38→37 区移植

B. 移植术后 1 周移植牙 37 向远中倾倒,自行取出

图 11-2-1　移植牙远中因受植区骨高度不足,移植牙向远中倾倒脱落而失败

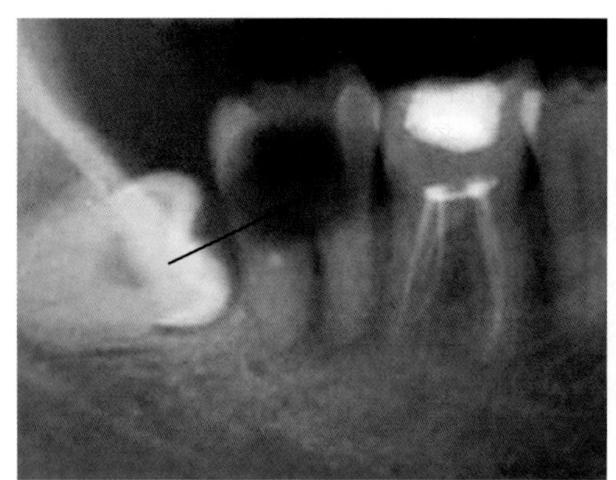

A. 48 水平位阻生

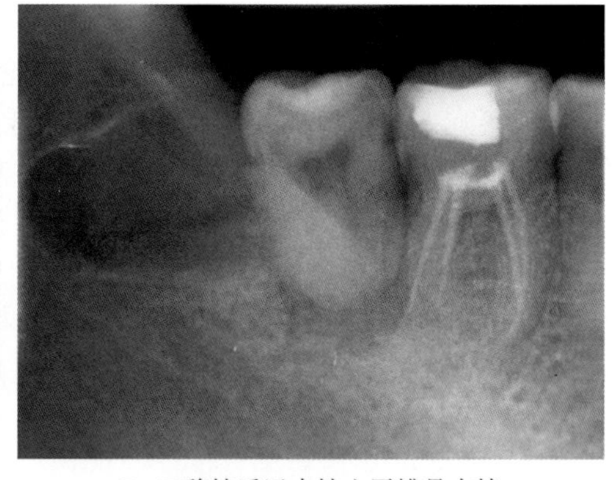

B. 47 移植后远中缺少牙槽骨支持

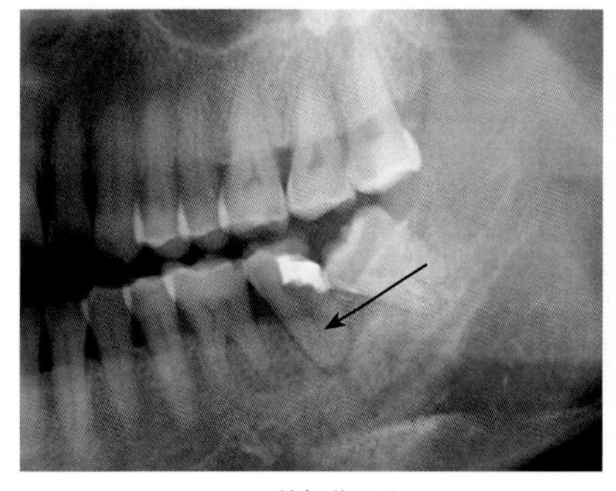

C. 38 前倾位阻生

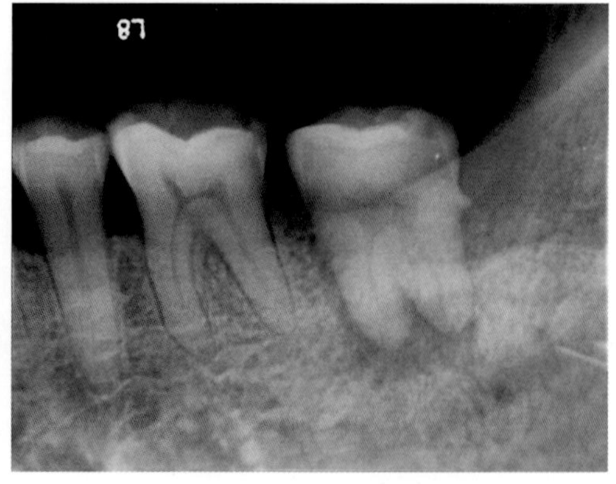

D. 37 移植后远中缺少牙槽骨支持

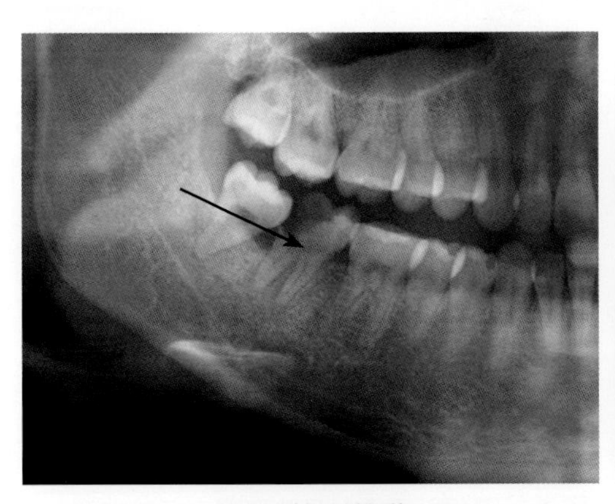

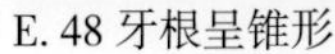
E. 48 牙根呈锥形

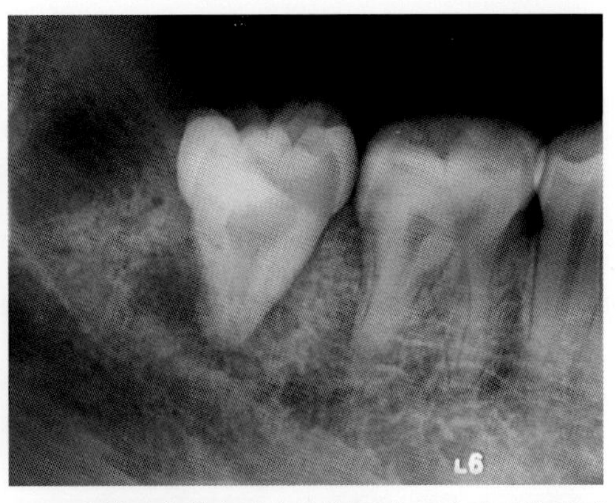

F. 47 移植后容易向远中移位倾倒，固定术后常需要加树脂辅助固定

图 11-2-2 移植术后不同的牙槽骨情况

(二) 受植区牙槽窝预备工具

1. 高速涡轮机 理论上讲，使用高速涡轮机配合骨凿等去骨器械，由于涡轮机转速高、震动大、可控性差、去骨难以精确，需将移植牙反复试植、多次修整才能完成移植窝制备，这不仅加重了骨组织损伤，也增加了移植牙的离体时间和污染机会，且制备的移植窝相对过大，植入后难以取得良好的初期稳定。另外，涡轮机高转速、高切割力产热较多，高压水雾外冷却仅对表面浅层骨组织有保护作用，难以避免深层骨组织热灼伤；涡轮机内部水气管路无法彻底消毒，冷却系统产生的气雾具有高度感染风险，易产生交叉感染。但多年来我们在临床使用涡轮钻行牙槽窝制备，也取得了良好的预后。

2. 种植机 种植机转速缓慢且可调控，配合 4℃冷盐水内外双冷却，一般不会造成骨组织热灼伤。种植机工作手机、电动机和电缆线均采用高温高压消毒，其余手术器械均达无菌要求，独立供水冷却系统、管道为一次性用品，能有效防止交叉感染。因此，采用种植外科技术进行牙槽窝制备时去骨精确、骨损伤小且符合无菌原则，更有利于移植牙的术后愈合。

三、供牙在体外的时间

供牙离体的时间和存放条件与牙周膜的存活率密切相关。供牙在口外干燥条件下，大多数牙周膜在 18 分钟以后仍有活力，但在 30 分钟后一半以上的牙周膜丧失活性，超过 120 分钟后大部分牙周膜已经坏死。而在生理盐水中放置 120 分钟后，大部分牙周膜仍有活性，但是如果在自来水中放置 120 分钟后，细胞则不再存活。

移植时，应尽量缩短手术时间，尤其是供牙的离体时间；不建议在移植术中行根管治疗，手术中尽量不让供牙离开口腔环境，如因牙槽窝不合适需多次修改，应将供牙放回原牙槽窝保存。若不得不离体时，亦须将其放入生理盐水中保存。

四、移植牙周围牙龈的适应性

移植牙颈部有合适的牙龈组织瓣能一期关闭伤口：牙体与颈部周围的结缔组织形成良好的创口封闭，可避免细菌侵入牙槽窝，为牙周膜愈合和新骨形成创造环境，进而实现骨结合并行使功能。但若受植区牙槽窝比供牙大，牙龈瓣难以完整关闭创口，则不易形成一期愈合（图 11-2-3）。

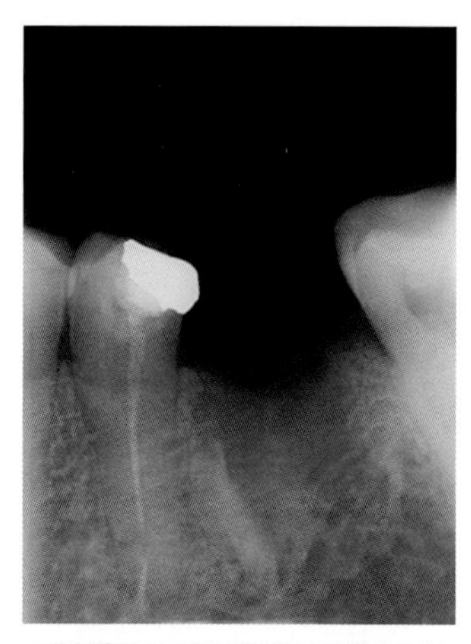

A. 受植区 36 残根因根骨粘连，拔除患牙时掏根困难、去骨量多

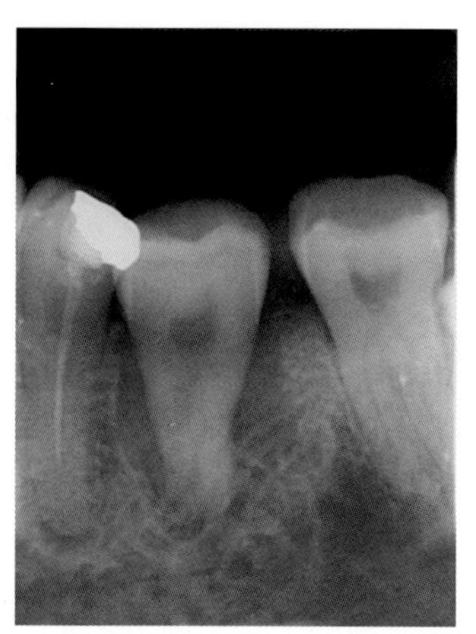

B. 移植牙 36 牙根细小植入后较空虚

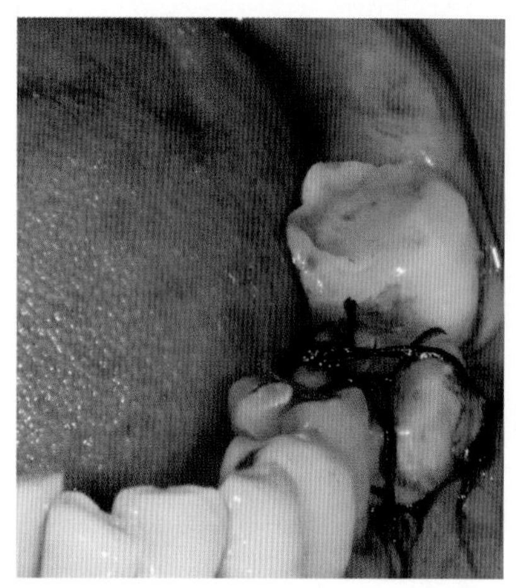

C. 移植牙 36 术中严密缝合固定后牙龈仍难以形成良好的创口封闭

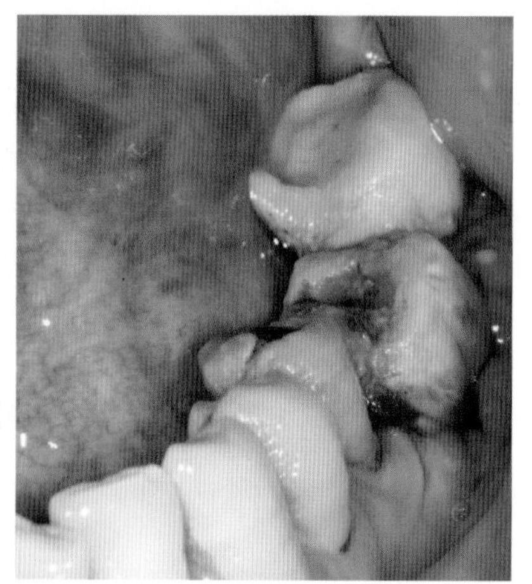

D. 移植牙 36 牙龈组织瓣未能达到一期愈合

图 11-2-3 牙龈组织瓣未能达到一期愈合

五、移植后的固定方法和时间

一般采用缝线固定。研究证明缝线固定的成功率为 92.9%，且操作简便；坚硬固定（复合树脂加钢丝夹板）4 周的成功率仅为 73.5%，且坚硬固定后发生骨粘连和牙髓坏死的比例

显著增加。实验证实了延时和坚硬固定对牙移植不利,可能是术后牙齿行使功能时的小幅运动促进了牙髓血管再生,而坚硬固定抑止了这种运动,不利于牙髓的再血管化,还增加了菌斑沉积的风险。多项研究显示,使用柔软夹板,联合横跨𬌗面的缝合固定 7~10 天,对移植牙的稳定就已足够。

六、术后相关治疗情况

术后如有临床症状应及时对症处理,根管治疗尽量在术后 4 周后进行,过早进行会增加对牙周膜的损伤(详见第九章第二节 自体移植牙的根管治疗时机)。

七、患者的依从性

患者的依从性是移植牙获得成功的重要因素之一。移植术后 3~6 个月之内是移植牙愈合的关键时期,6 个月后也应定期复诊观察,发现问题及时处理。临床上常会遇到患者不能按时复诊而导致移植牙失败的病例

病例:患者的依从性问题导致移植牙失败

患者,男,28 岁,38→37 区移植,移植术后 1 周拆除缝线,22 个月内未曾复诊,最终因根尖周骨质严重吸收,移植牙Ⅲ°松动而拔除(图 11-2-4)。

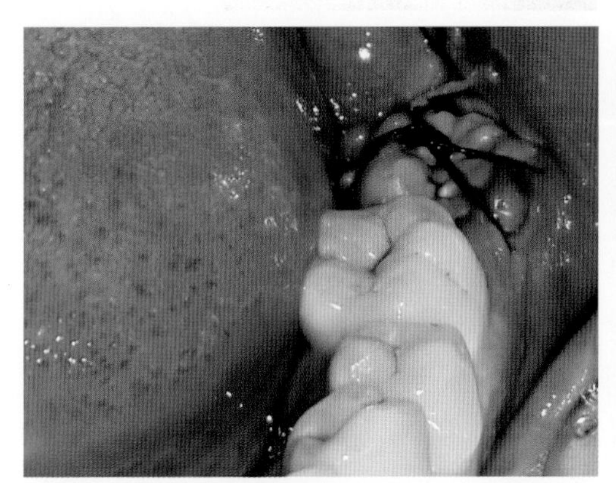

A. 移植术后缝线固定

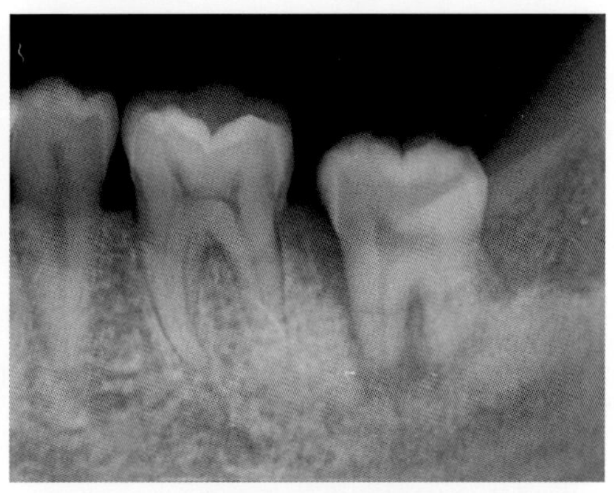

B. 移植术后即刻 X 线片

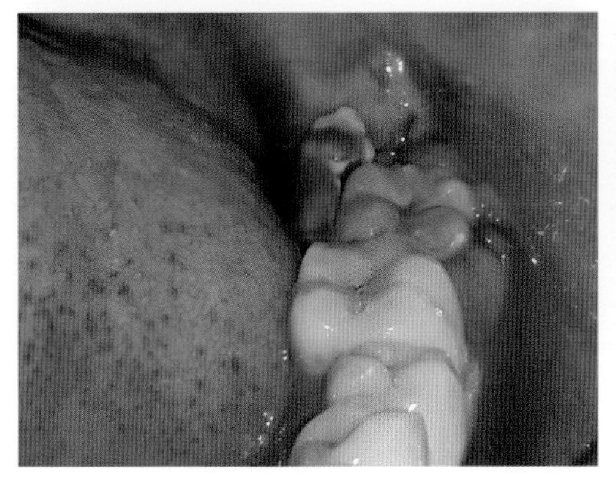

C. 移植术后 1 周拆除缝线

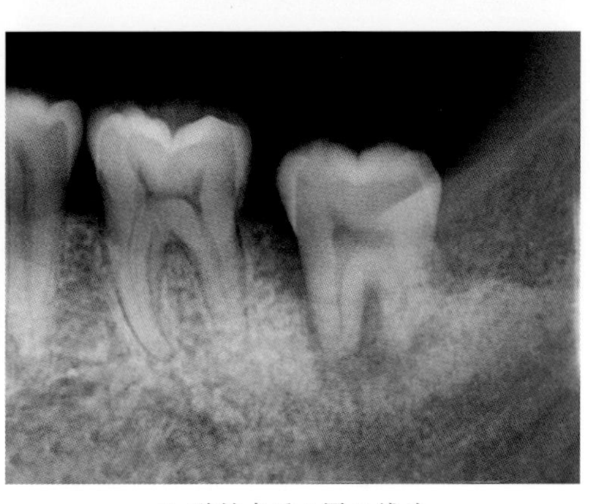

D. 移植术后 1 周 X 线片

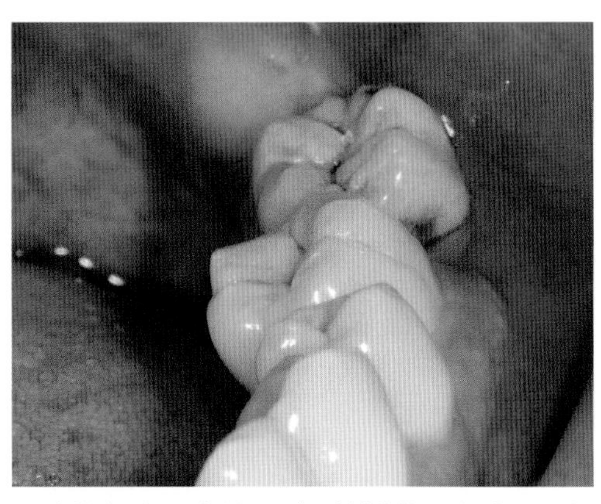

E. 移植术后 22 个月，近中牙周袋深达根尖，Ⅲ°松动，需拔除

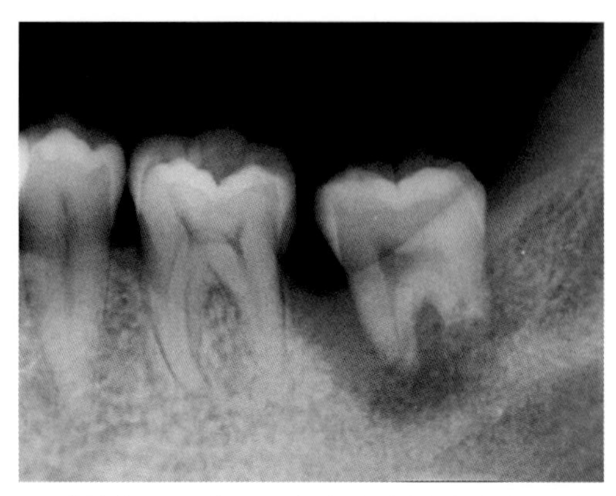

F. 移植术后 22 个月 X 线片，根尖周骨质严重吸收

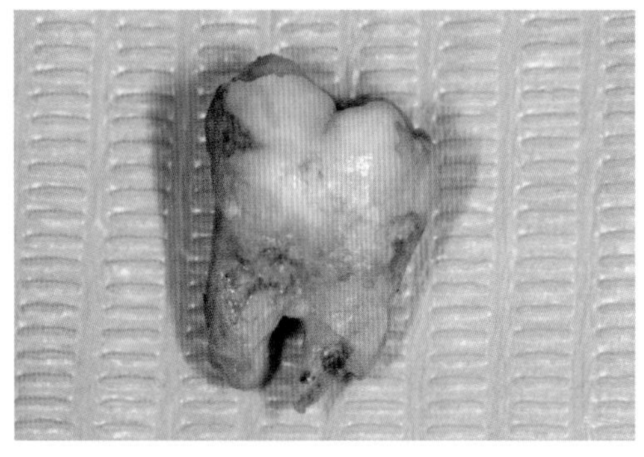

G. 拔除的移植牙可见牙根有吸收

图 11-2-4　患者依从性问题造成的移植牙失败

八、其他因素

患者年龄、术后饮食和口腔卫生状况、医师经验等因素也与移植牙的预后有关。

总之，自体牙移植是多因素的复杂操作过程，其良好的预后取决于术前的诊断和计划，术中的操作及术后的维护。

第十二章　自体牙移植远期随访病例

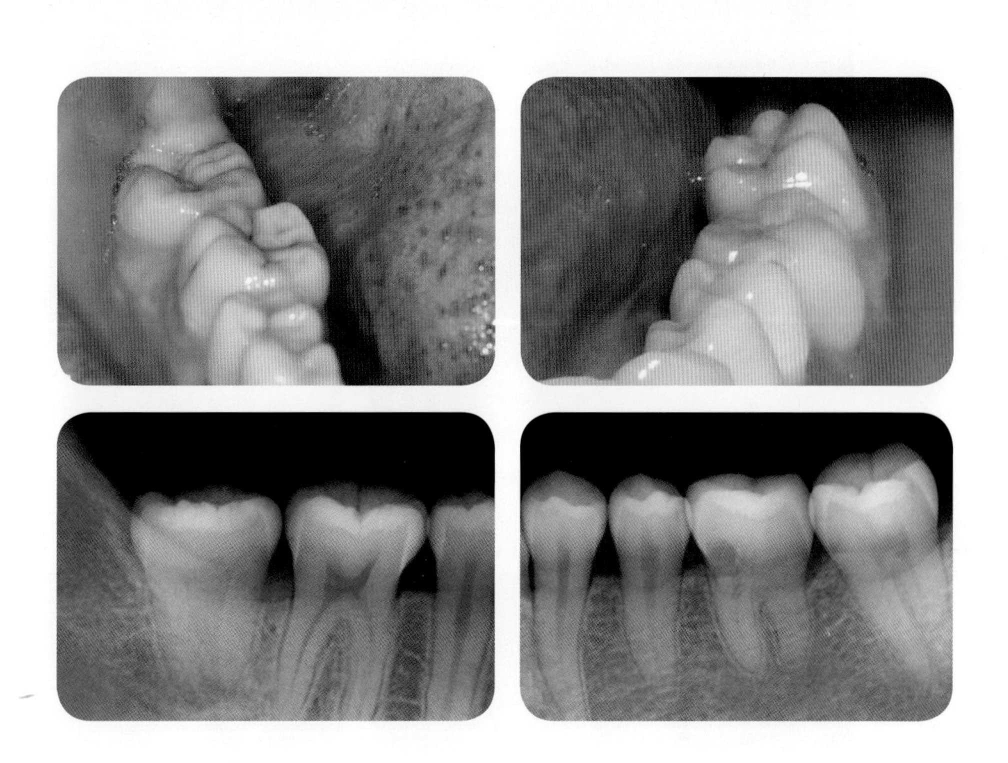

1. 病例 1：48→47 区移植术后 5 年（图 12-0-1）

患者，女，21 岁，47 龋损，冠部龋损大且达龈下，牙体牙髓科建议拔除。

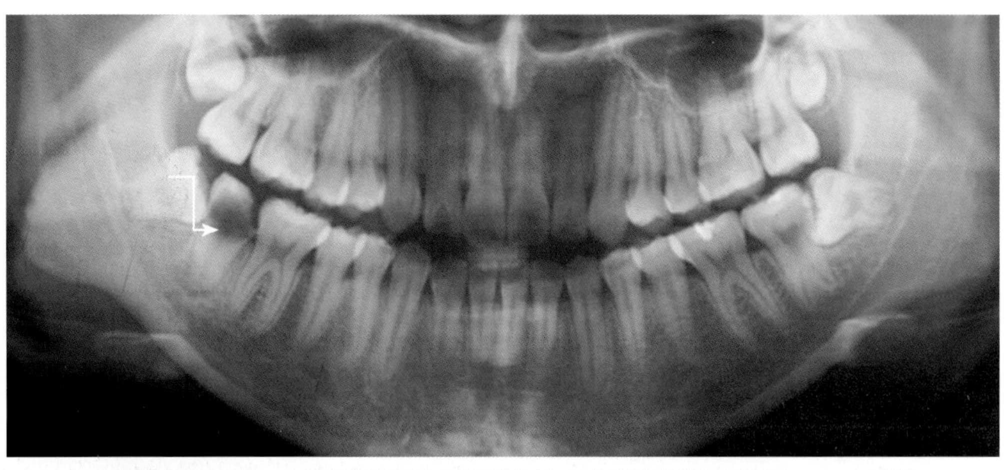

A. 移植术前全景片，48 前倾高位阻生，牙根形态好，可作为移植供牙，拟行 48→47 区移植

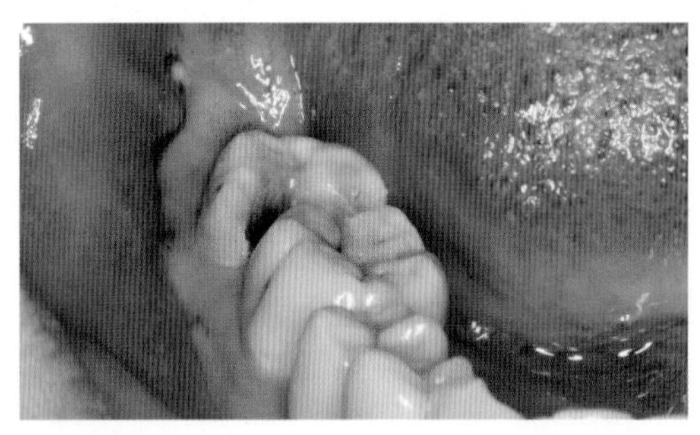

B. 移植术前口内像，47 龋齿，冠部龋损面积大且达龈下

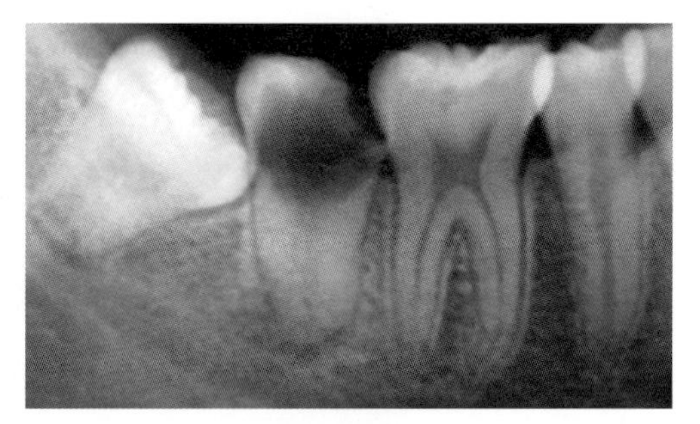

C. 移植术前 X 线片，48 前倾中位阻生，47 残冠

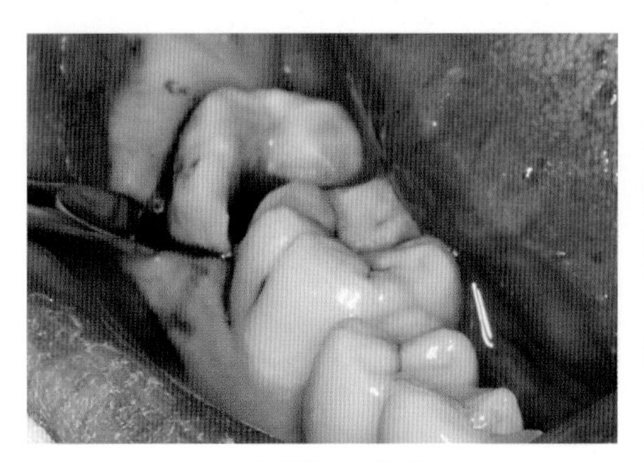

D. 先挺除 47 患牙

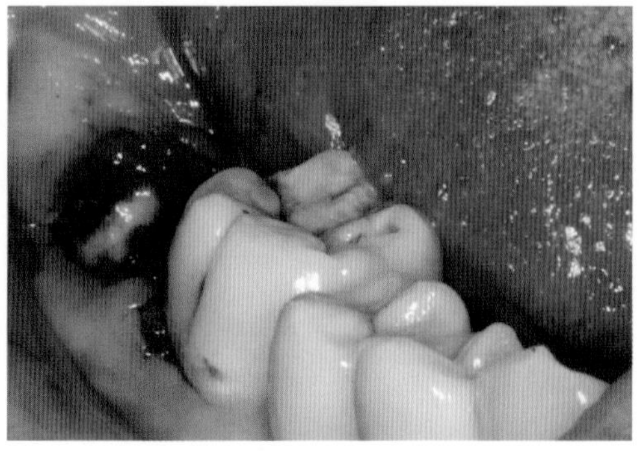

E. 挺出 47 即露出 48 牙尖

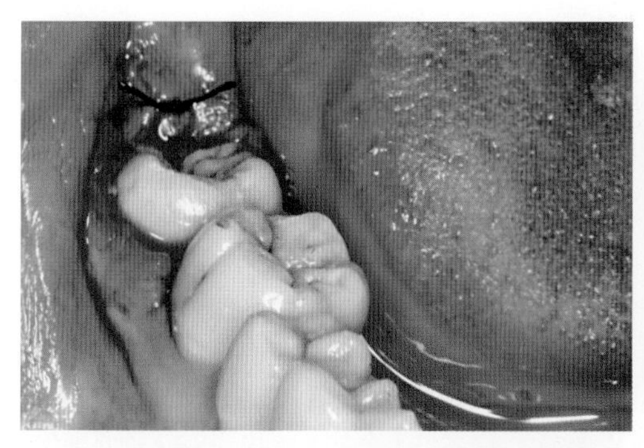

F. 拔出 48，将其移植到 47 牙槽窝，缝合智齿拔牙创

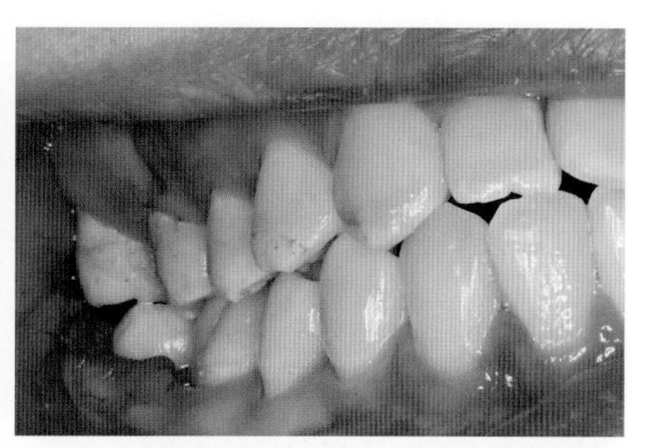

G. 口内咬合侧面观，避免有咬合高点，防止咬合创伤

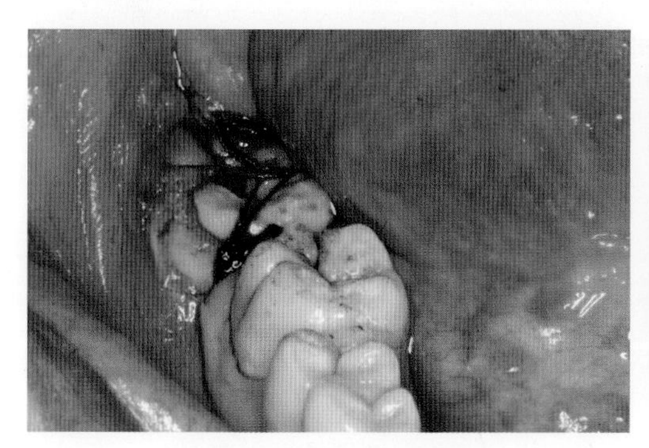

H. 缝线固定移植牙 47

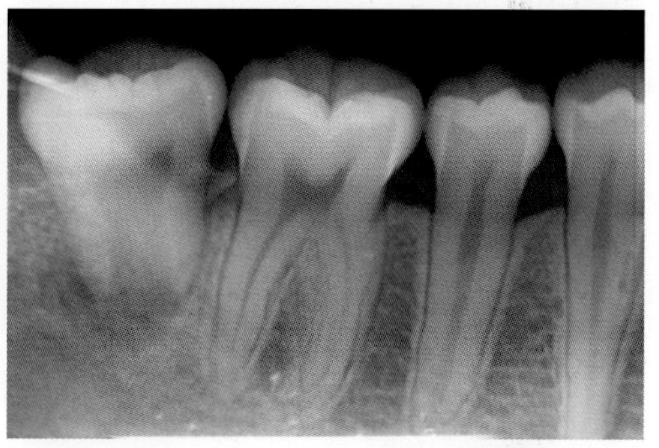

I. 移植牙 47 术后即刻 X 线片显示移植牙根尖孔未完全闭合

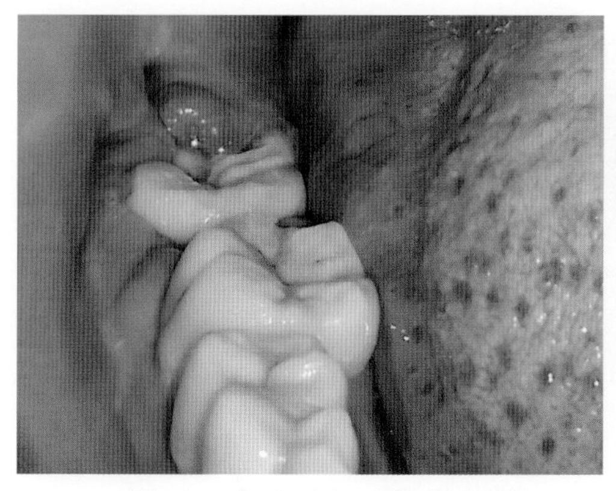

J. 移植牙 47 术后 1 周口内像，拆除缝线

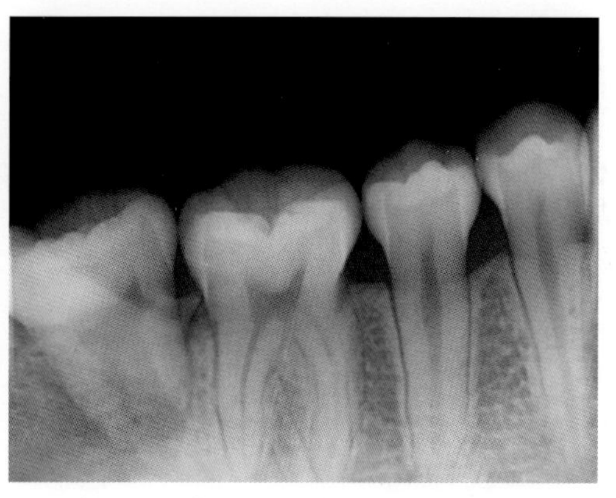

K. 移植牙 47 术后 1 周 X 线片，根尖无明显变化

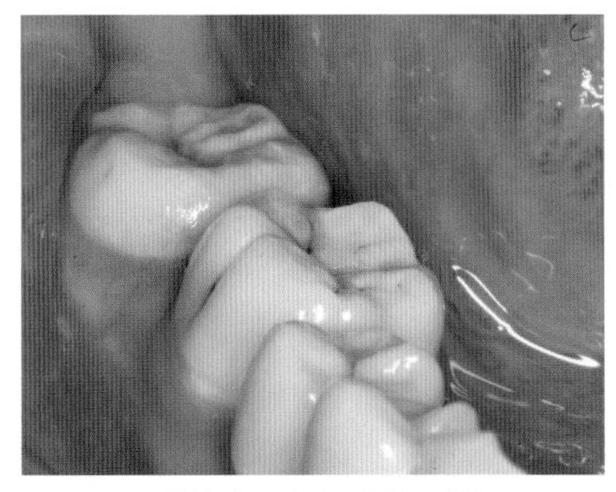
L. 移植牙 47 术后 1 个月口内像

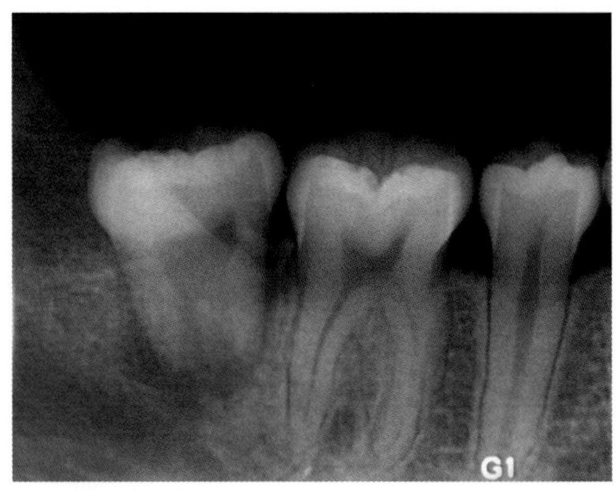

M. 移植牙 47 术后 1 个月 X 线片，根尖无明显变化

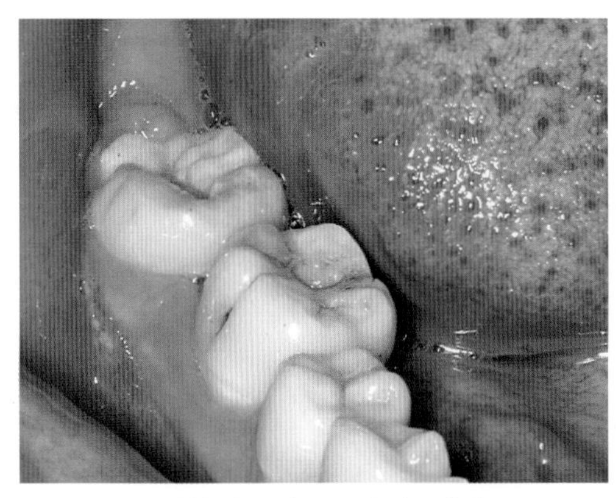
N. 移植牙 47 术后 2 个月口内像

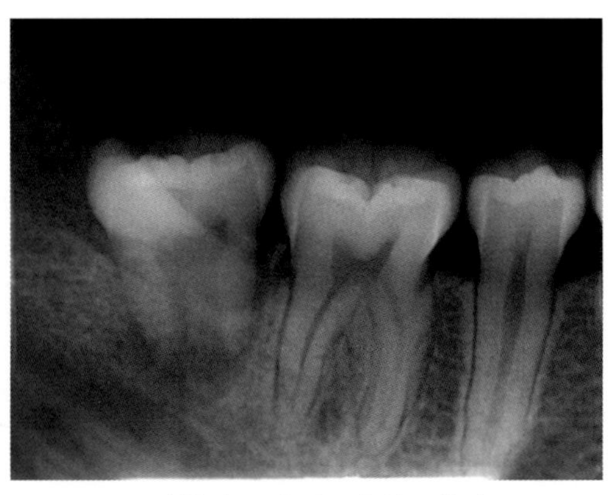
O. 移植牙 47 术后 2 个月 X 线片

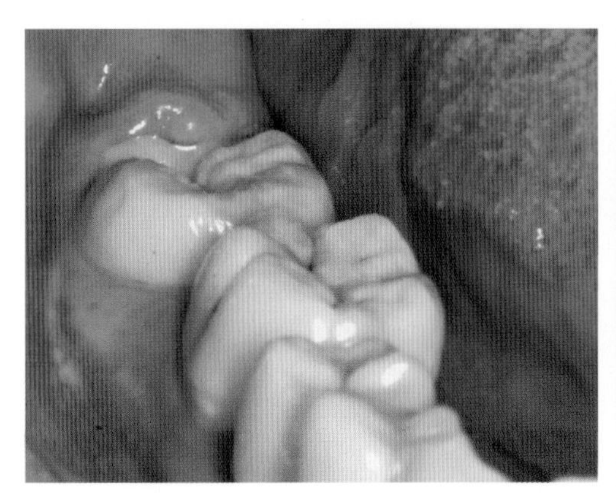
P. 移植牙 47 术后 3 个月口内像

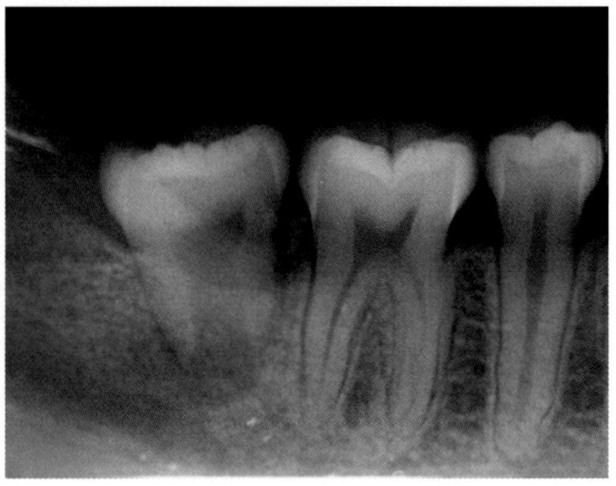
Q. 移植牙 47 术后 3 个月 X 线片

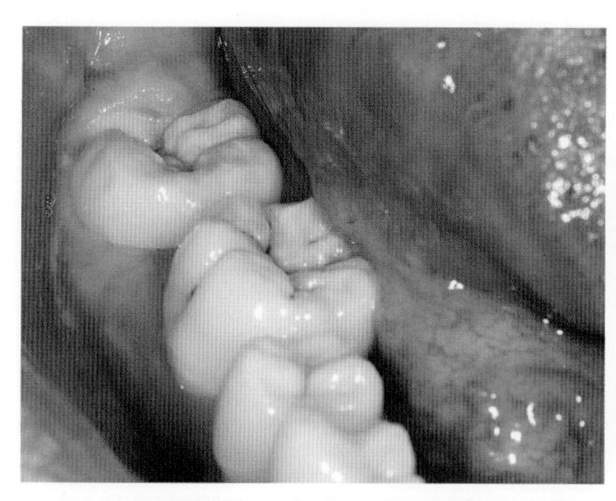

R. 移植牙 47 术后 0.5 年口内像

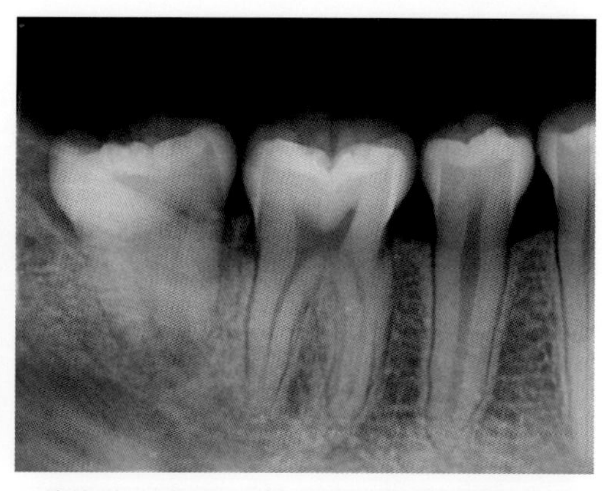

S. 移植牙 47 术后 0.5 年 X 线片，隐约可观察到正常的牙周膜间隙和硬板，根尖部位形成的暗影已缩小

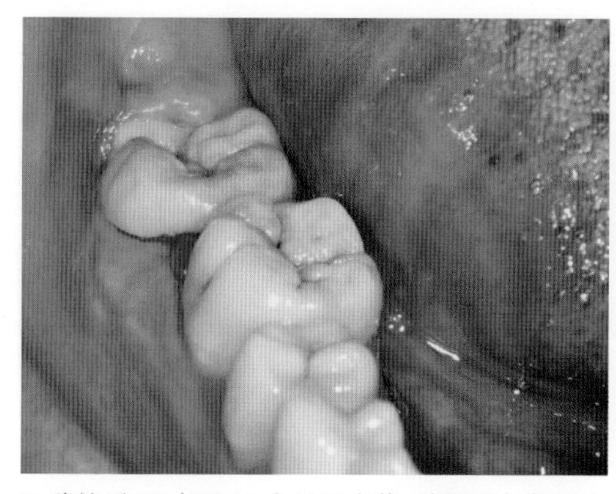

T. 移植牙 47 术后 11 个月口内像，移植牙与邻牙之间牙间乳头肿胀有出血

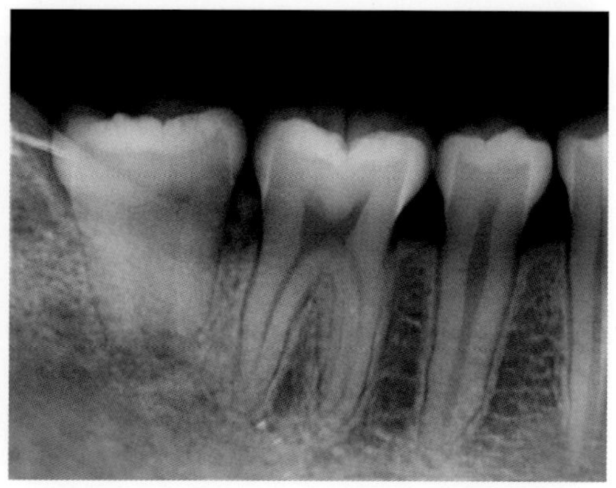

U. 移植牙 47 术后 11 个月 X 线片，根尖部位形成的暗影明显缩小，与邻牙 46 之间有一小骨片（死骨）

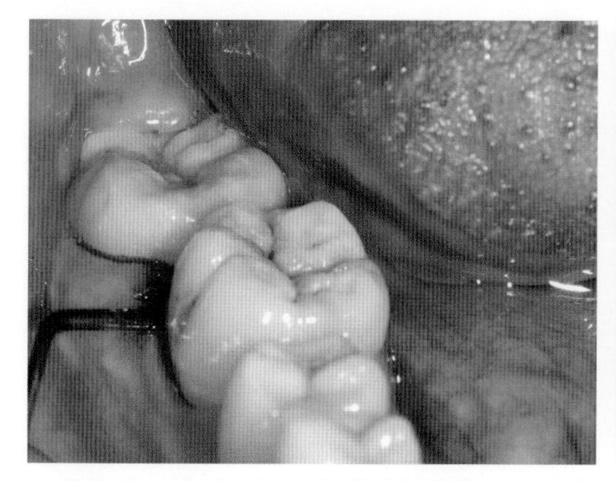

V. 移植牙 47 术后 1 年，牙间乳头仍肿胀出血，局麻下搔刮出一坏死小骨尖

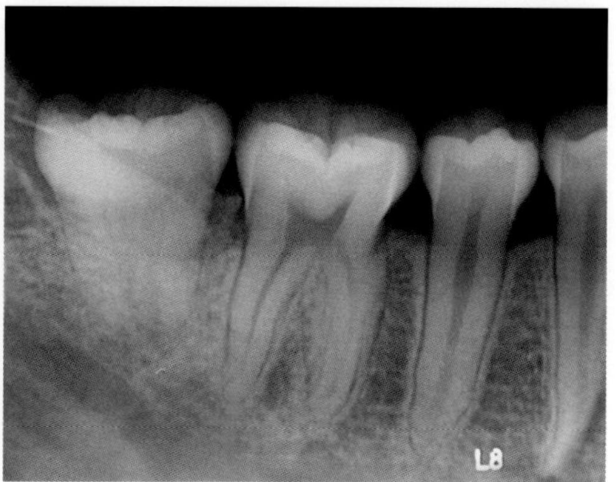

W. 移植牙 47 术后 1 年，X 线片显示小骨尖仍存在，嘱继续观察

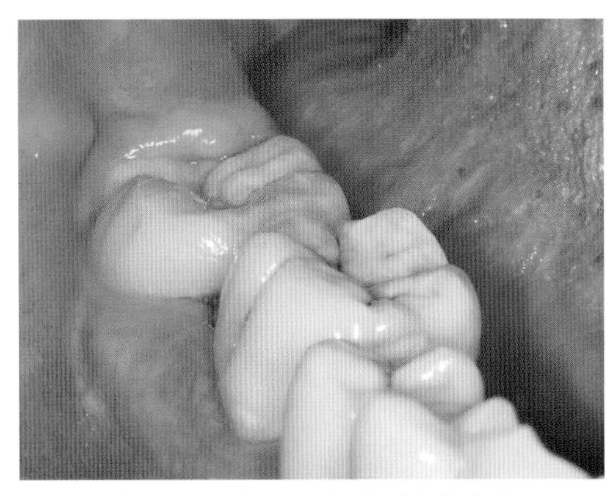

X. 移植牙 47 术后 14 个月，牙间仍有出血

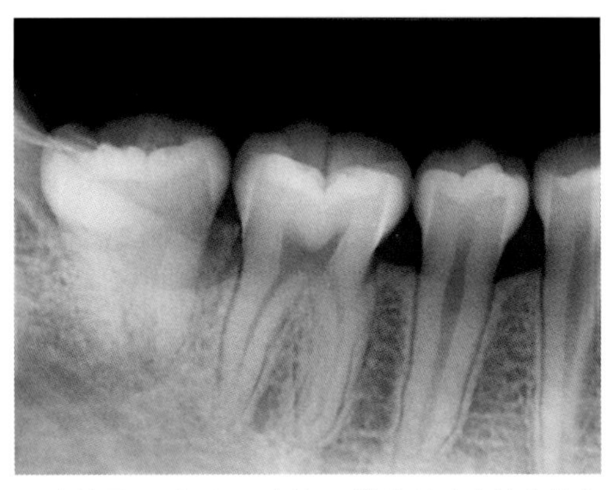

Y. 移植牙 47 术后 14 个月，X 线片显示小骨尖仍存在，拟再次搔刮

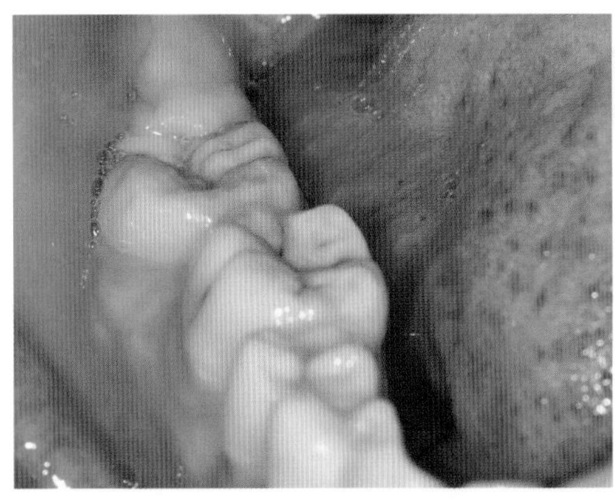

Z. 移植牙 47 术后 1.5 年，出血停止，龈乳头肿胀消退，舌侧牙尖可见一牙冠残片，局麻下取出

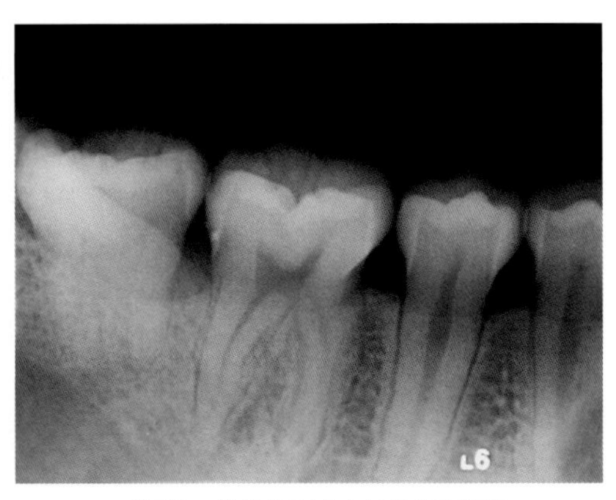

a. 拍摄 X 线片显示“小骨片”已消失

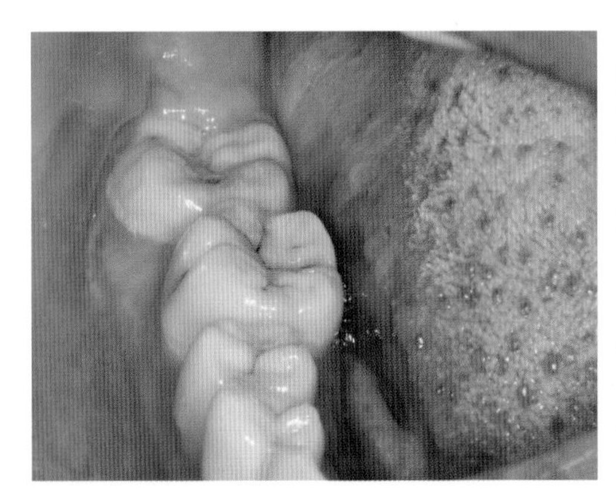

b. 移植牙 47 术后 2 年口内像

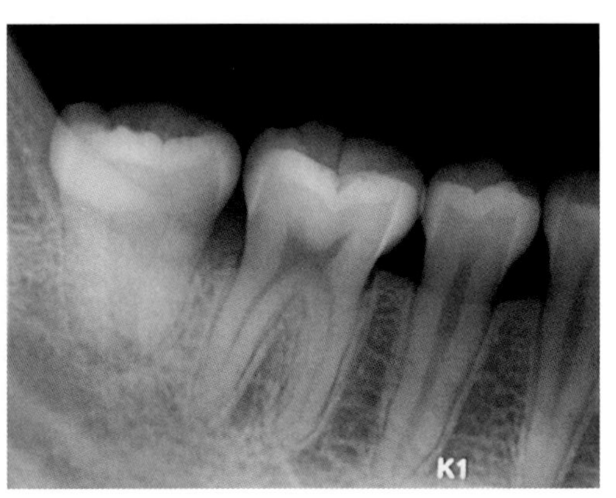

c. 移植牙 47 术后 2 年 X 线片

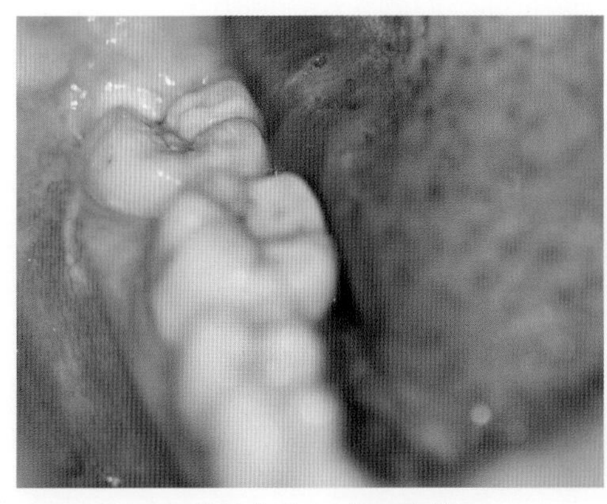

d. 移植术后 3.5 年口内像

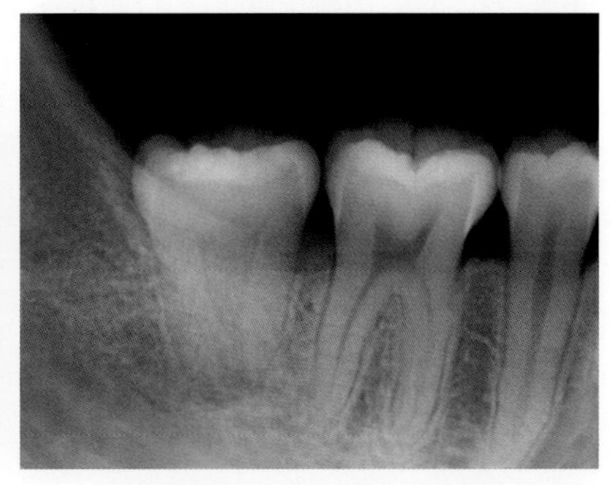

e. 移植术后 3.5 年 X 线片，根尖形成

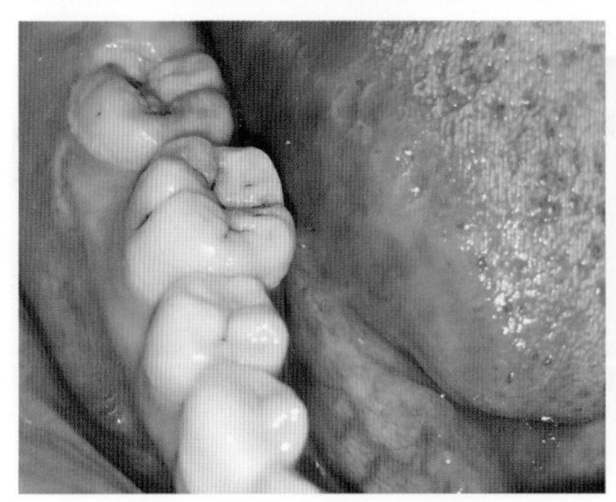

f. 移植牙 47 术后 5 年口内像

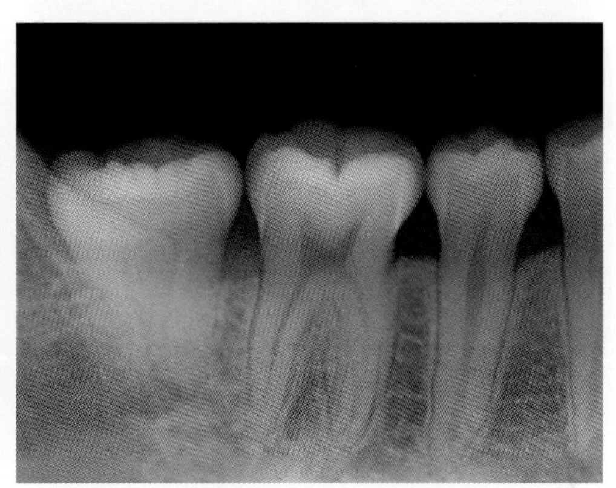

g. 移植牙 47 术后 5 年 X 线片

图 12-0-1　同颌同侧智齿移植术后根尖继续形成

2. 病例 2:移植术后 5.5 年(图 12-0-2)。

患者,女,22 岁,因拔牙而就诊,口腔检查 47 残冠,同颌同侧智齿前倾阻生。

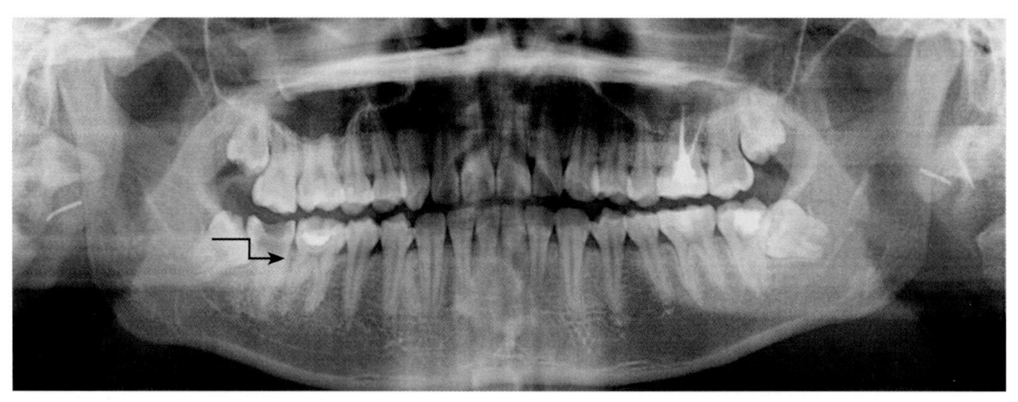

A. 移植术前全景片,48 牙根形态好,可作为移植供牙,拟行 48→47 区移植

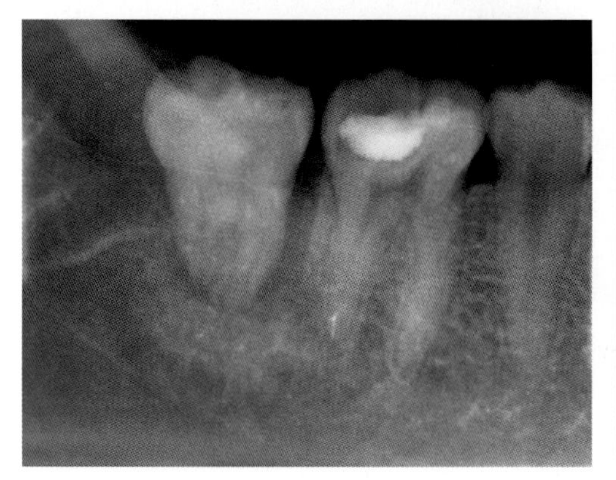

B. 移植牙 47 术后即刻 X 线片

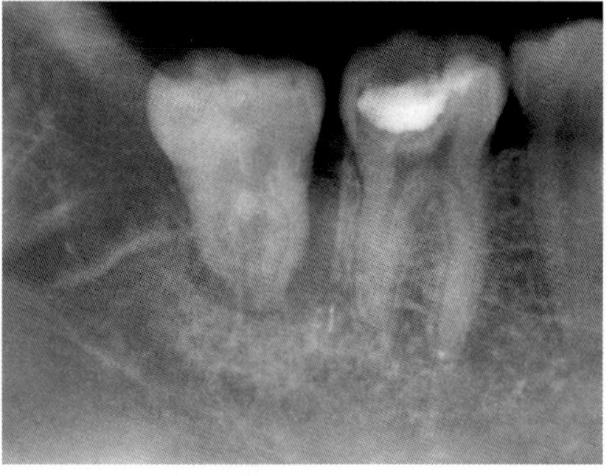

C. 移植牙 47 术后 1 周 X 线片

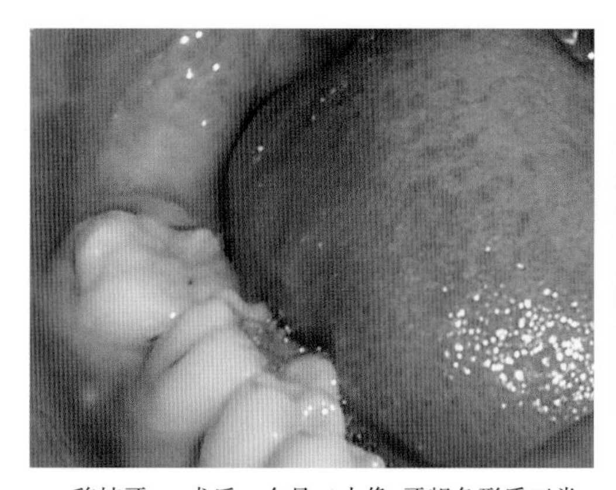

D. 移植牙 47 术后 1 个月口内像,牙龈色形质正常

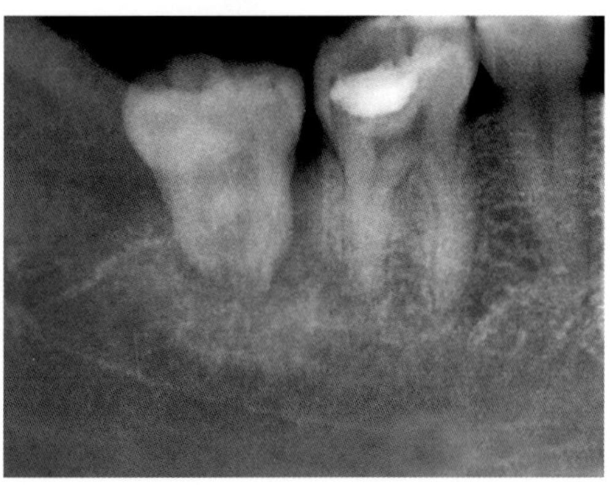

E. 移植牙 47 术后 1 个月 X 线片,根尖区暗影无明显变化

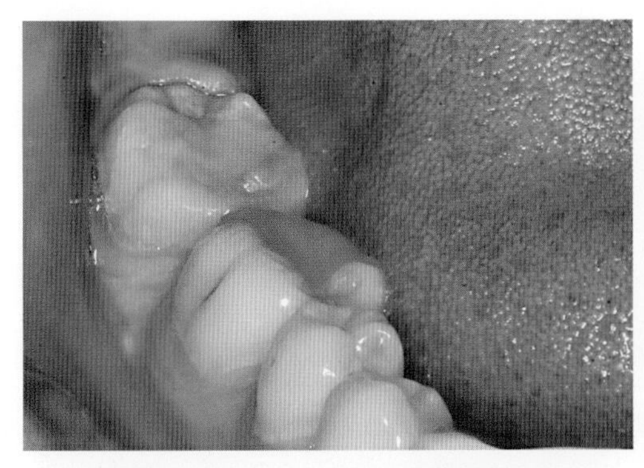

F. 移植牙 47 术后 1.5 年口内像（根充后）

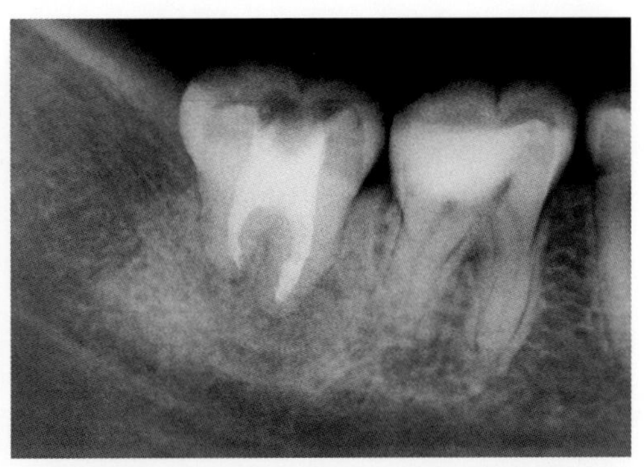

G. 移植牙 47 术后 1.5 年 X 线片（根充后）

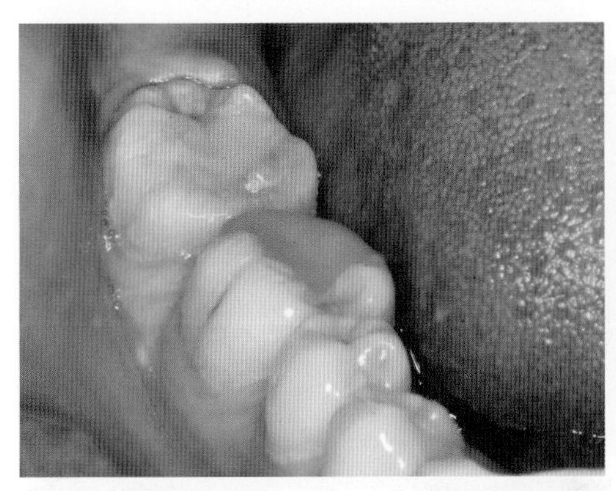

H. 移植牙 47 术后 3.5 年口内像，移植牙叩诊（-），不松动，牙龈色形质正常

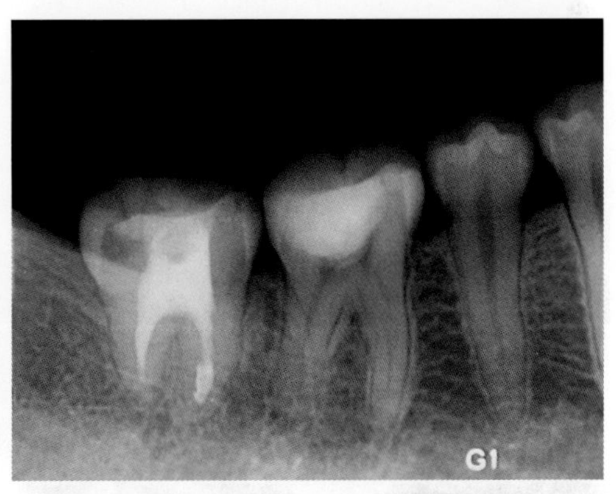

I. 移植牙 47 术后 3.5 年 X 线片，可见牙槽骨再生

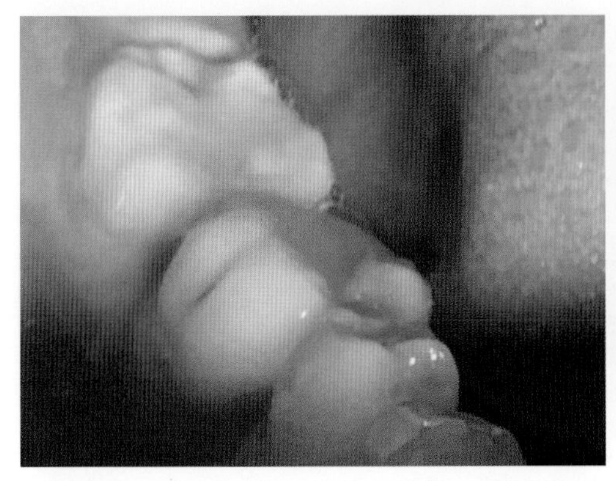

J. 移植牙 47 术后 4 年 5 个月口内像，移植牙叩诊（-），不松动，牙龈色形质正常

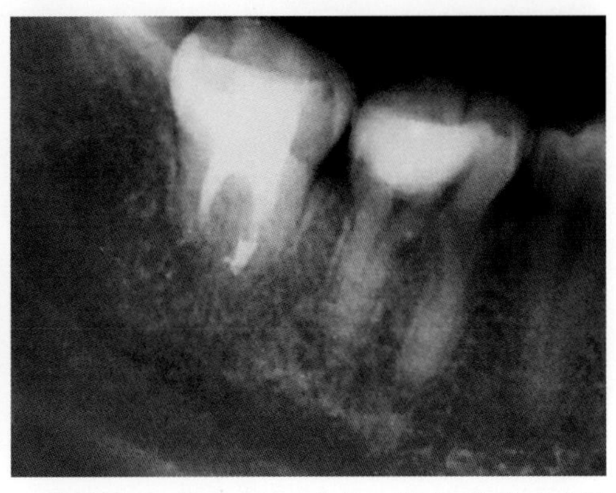

K. 移植牙 47 术后 4 年 5 个月 X 线片，移植牙牙根形态及根周骨质正常

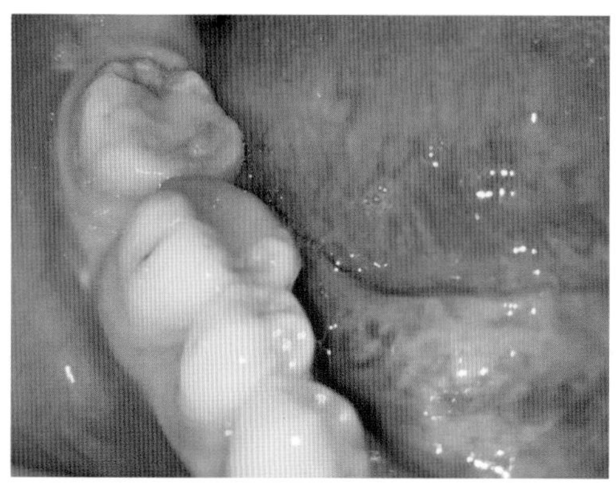

L. 移植牙 47 术后 5.5 年口内像，移植牙叩诊（-），不松动，牙龈色形质正常

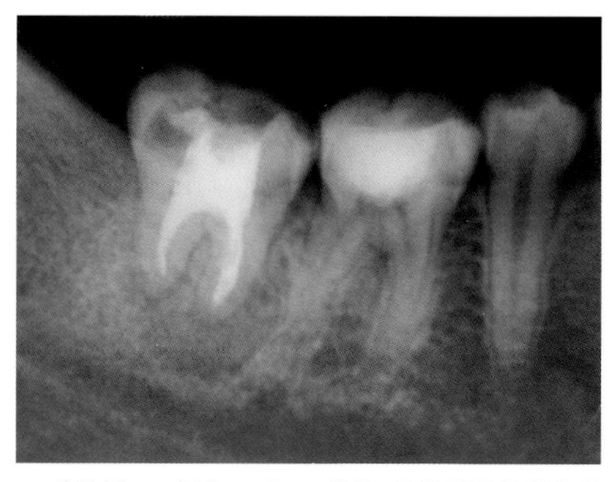

M. 移植牙 47 术后 5.5 年 X 线片，移植牙牙根形态及根周骨质正常

图 12-0-2 同颌同侧前倾高位智齿移植术后牙髓治疗

3. 病例 3：38→37 区移植术后 7 年（图 12-0-3）

患者，女，22 岁，因拔牙而就诊，口腔检查 37 残冠，同颌同侧智齿垂直位萌出。

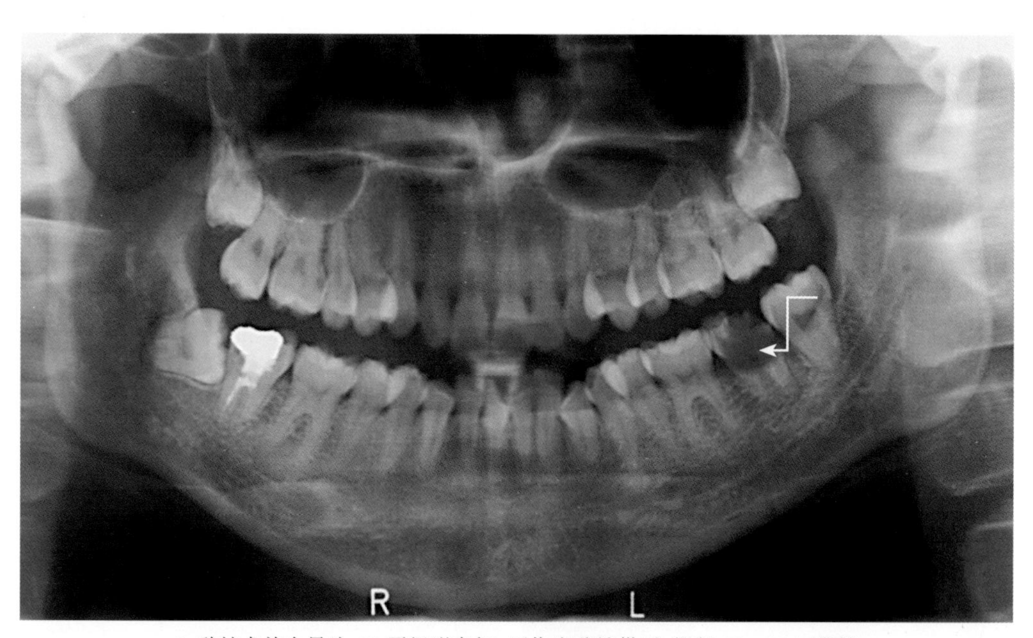

A. 移植术前全景片，38 牙根形态好，可作为移植供牙，拟行 38→37 区移植

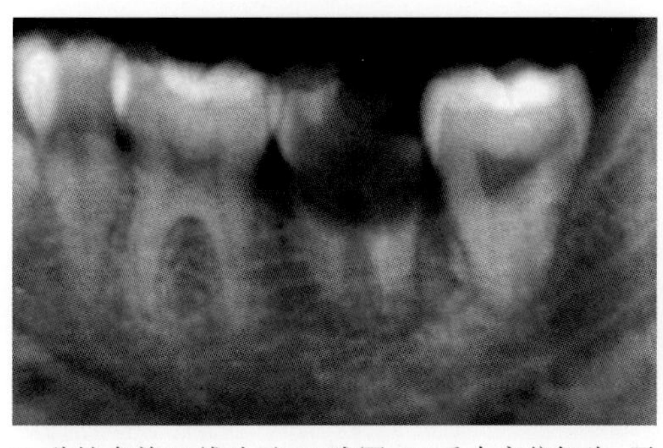

B. 移植术前 X 线片示 37 残冠，38 垂直高位智齿，牙根形态好，与受植区牙槽窝匹配

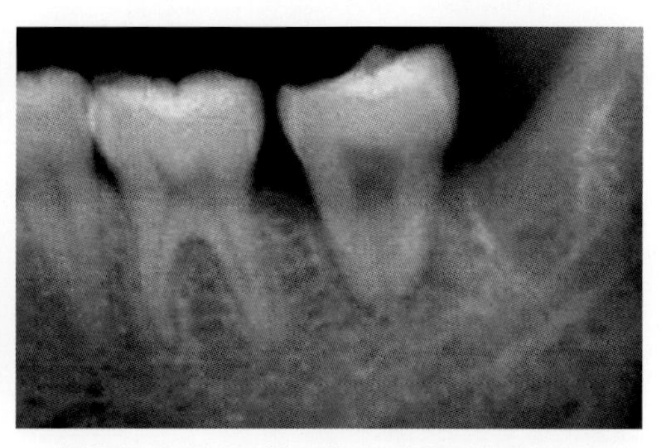

C. 移植牙 37 术后即刻 X 线片，移植牙就位良好

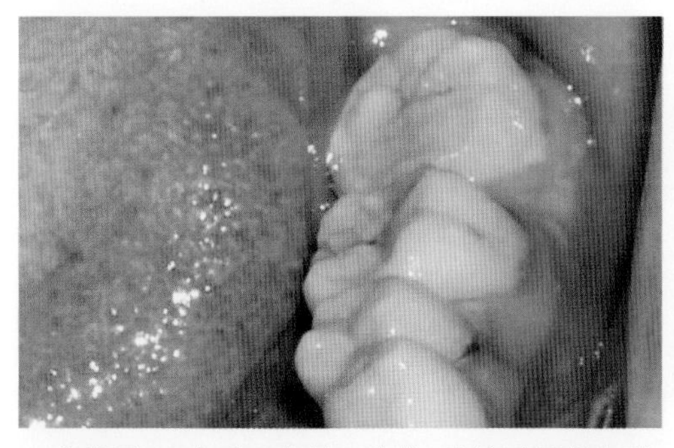

D. 移植牙 37 术后 1 个月口内像，移植牙牙龈色形质正常

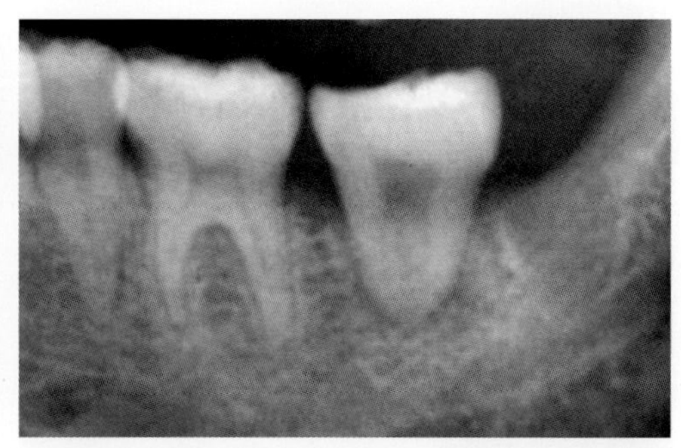

E. 移植牙 37 术后 1 个月 X 线片，根周区暗影无明显变化

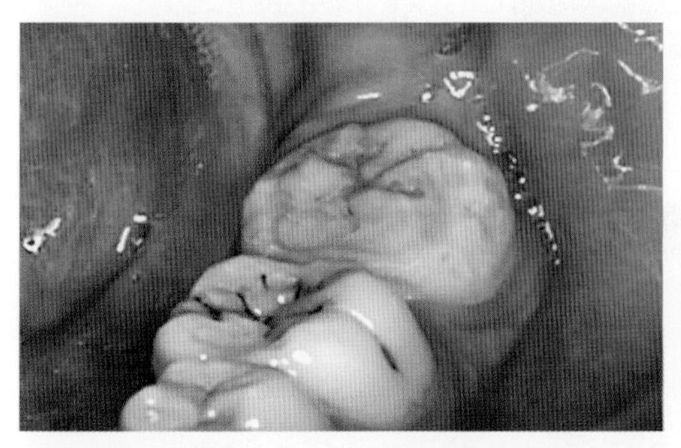

F. 移植牙 37 术后 3 个月口内像，移植牙叩诊(-)，松动 I°，牙髓测试反应有活力，牙龈色形质正常

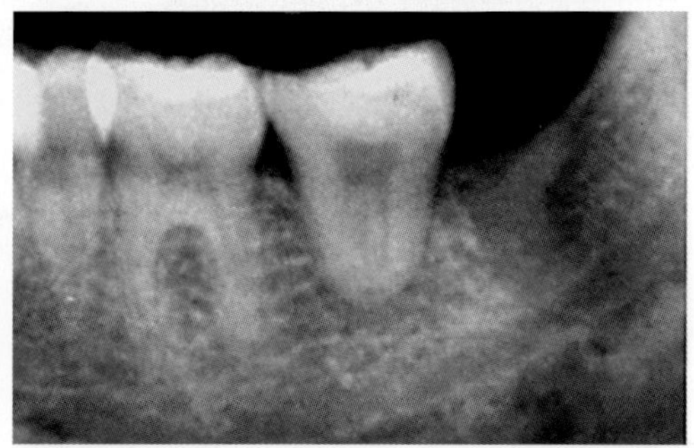

G. 移植牙 37 术后 3 个月 X 线片，根周区暗影较之前明显缩小

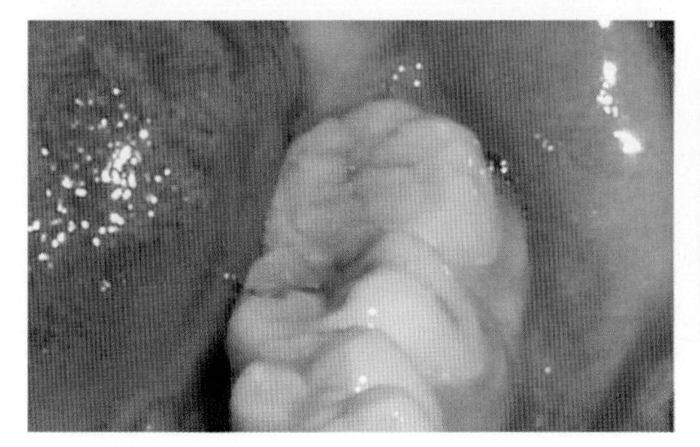

H. 移植牙 37 术后 8 个月口内像，移植牙叩诊(-)，不松动，牙髓活力测试反应有活力，牙龈色形质正常

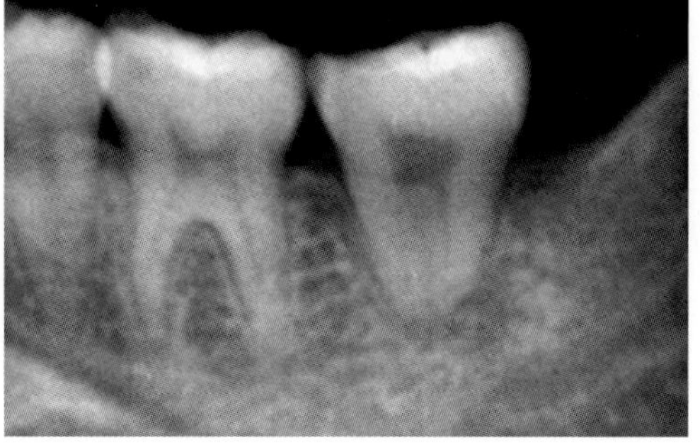

I. 移植牙 37 术后 8 个月 X 线片

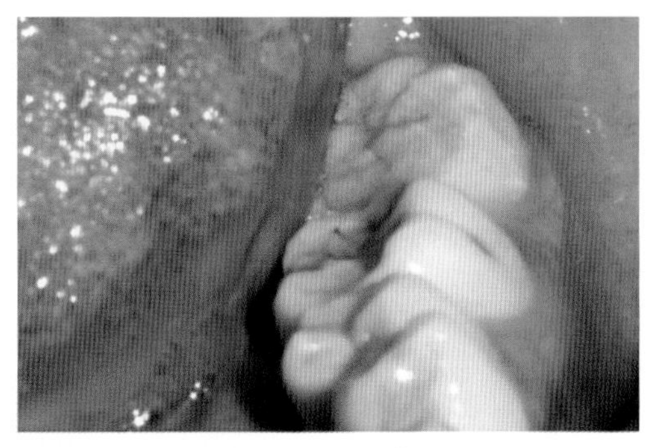

J. 移植牙 37 术后 16 个月口内像，移植牙叩诊(−)，不松动，牙髓活力测试反应有活力，龈缘略红，未探及深牙周袋

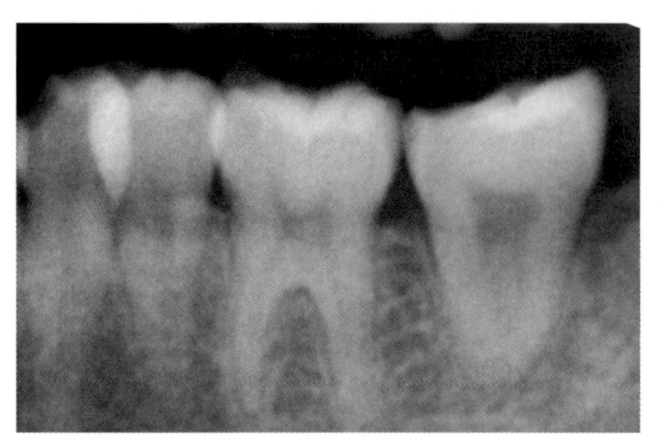

K. 移植牙 37 术后 16 个月 X 线片，可见清晰的牙周膜

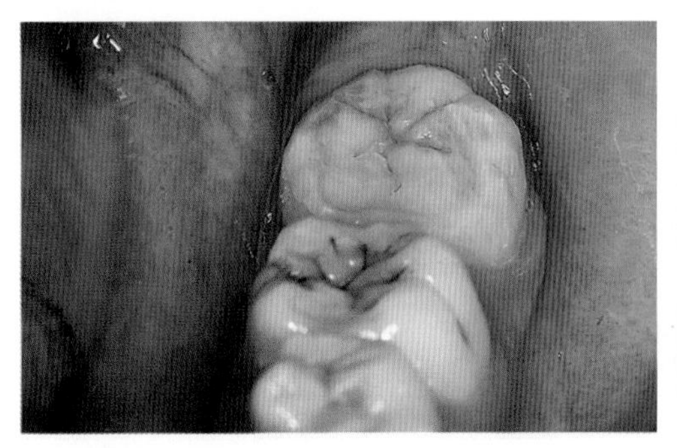

L. 移植牙 37 术后 2 年口内像，牙周情况良好，牙髓活力测试反应有活力

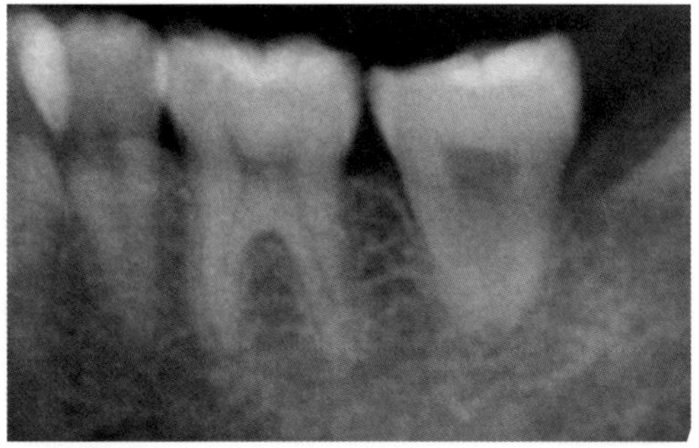

M. 移植牙 37 术后 2 年 X 线片，根周牙槽骨密度、高度正常

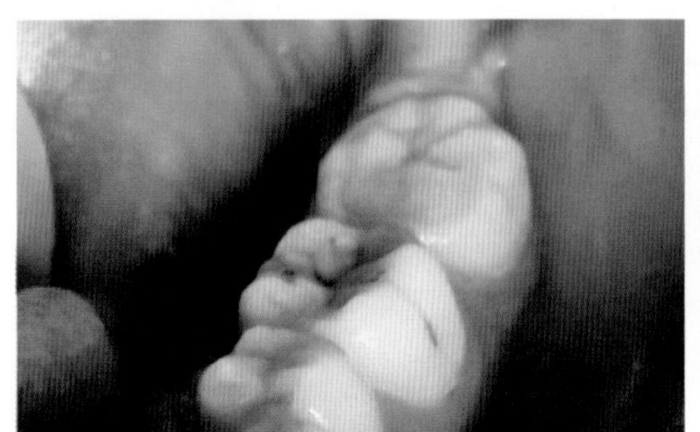

N. 移植牙 37 术后 3.5 年口内像，牙周情况良好，牙髓活力测试反应有活力

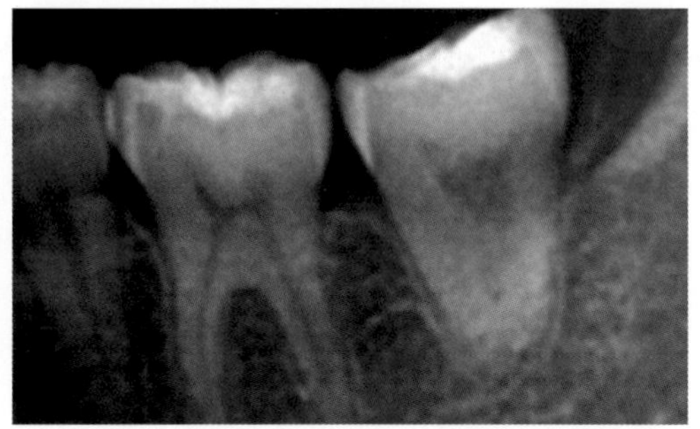

O. 移植牙 37 术后 3.5 年 X 线片，可见与邻牙相同的牙周膜宽度

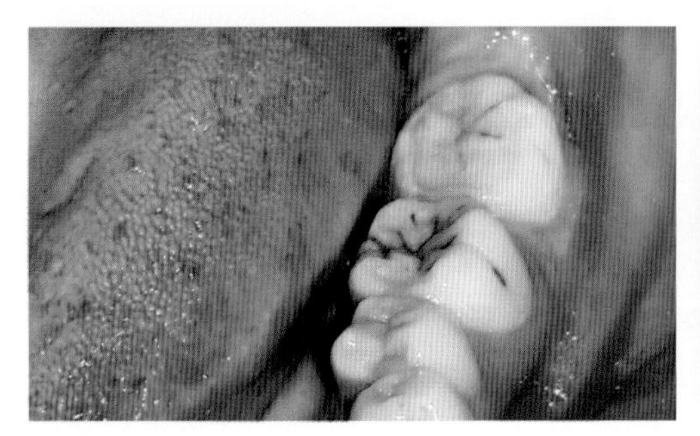

P. 移植牙 37 术后 4 年口内像，牙周情况良好，牙髓活力测试反应有活力

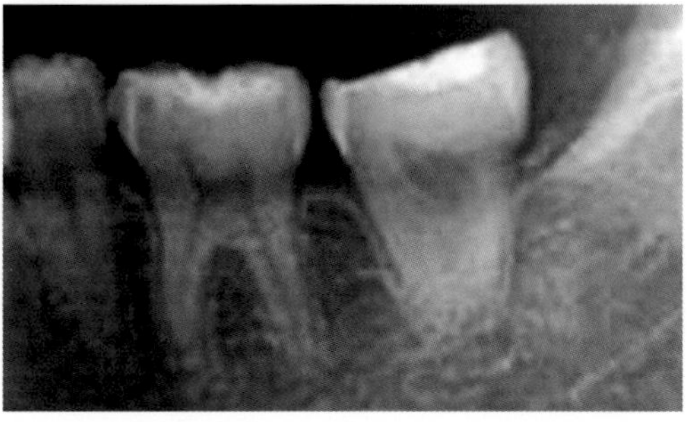

Q. 移植牙 37 术后 4 年 X 线片，牙周膜连续

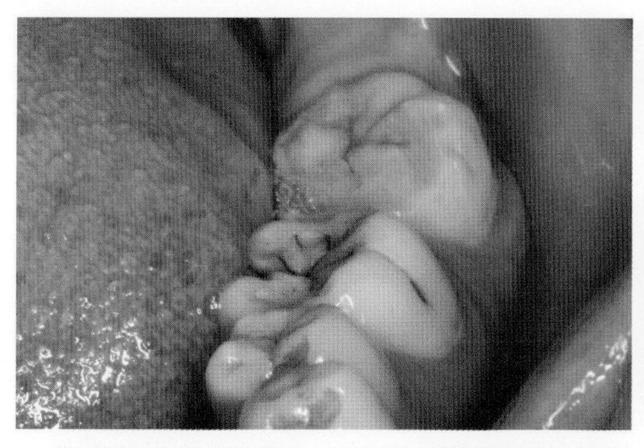

R. 移植牙 37 术后 5 年口内像，牙周情况良好，牙髓活力测试反应有活力

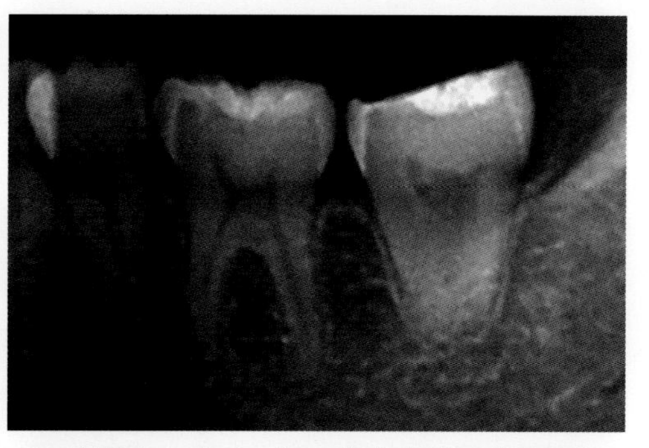

S. 移植牙 37 术后 5 年 X 线片，根尖区未见异常

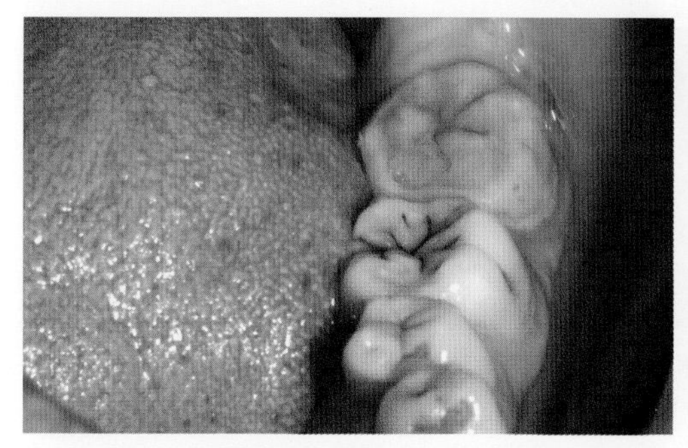

T. 移植牙 37 术后 6 年口内像，牙周情况良好，牙髓活力测试反应有活力

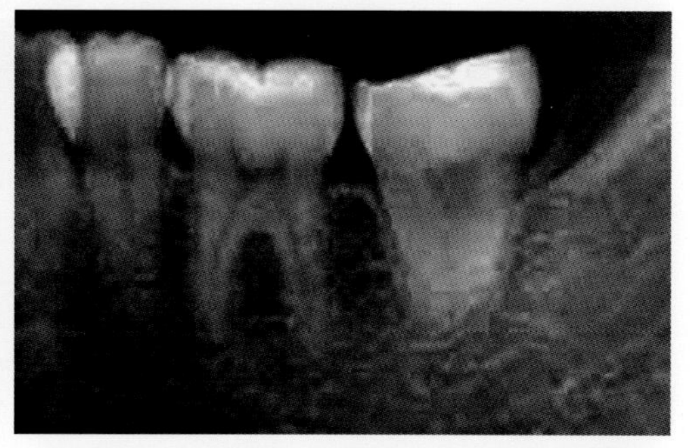

U. 移植牙 37 术后 6 年 X 线片，根尖区未见异常

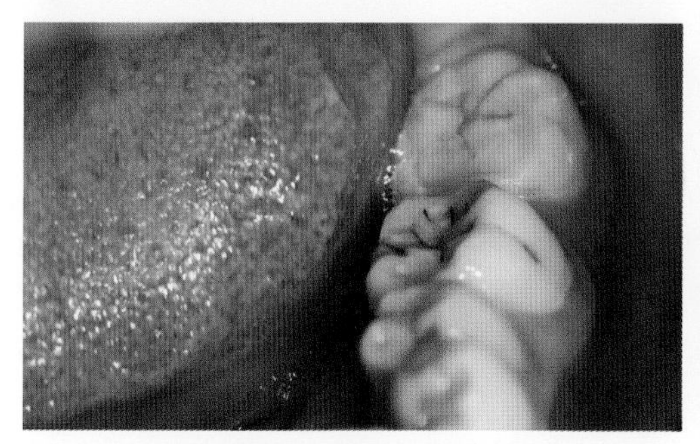

V. 移植牙 37 术后 7 年口内像

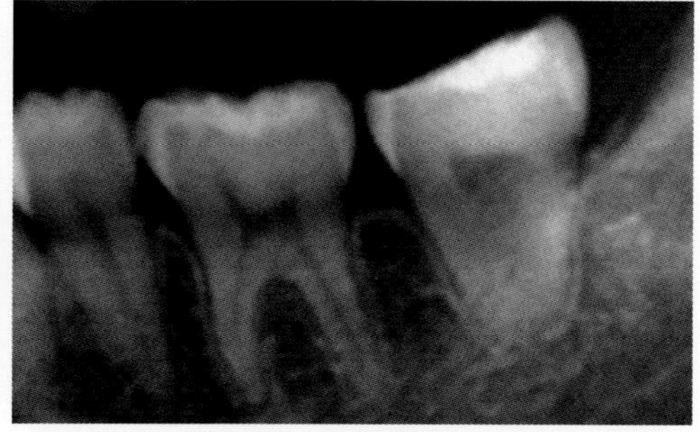

W. 移植牙 37 术后 7 年 X 线片

图 12-0-3　同颌同侧垂直高位智齿移植术后 7 年病例(38→37 区)

4. 病例 4：同颌同侧智齿移植术后 9 年（图 12-0-4）

患者，女，17 岁，因拔牙而就诊。口腔检查 36 残冠。

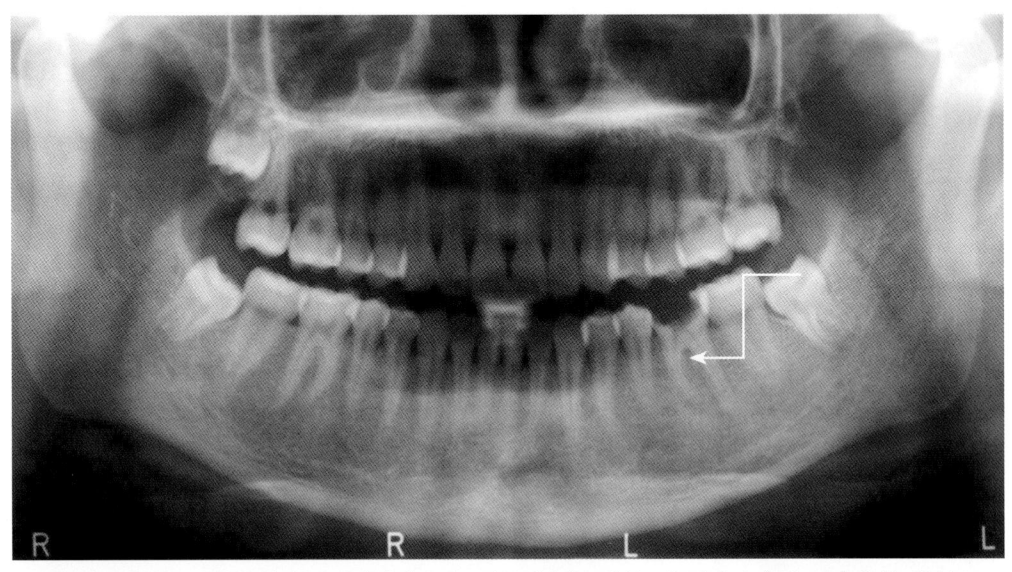

A. 移植术前全景片，同颌同侧智齿垂直中位阻生，牙根形态好，受植区间隙大小合适，适合移植，拟行 38→36 区移植

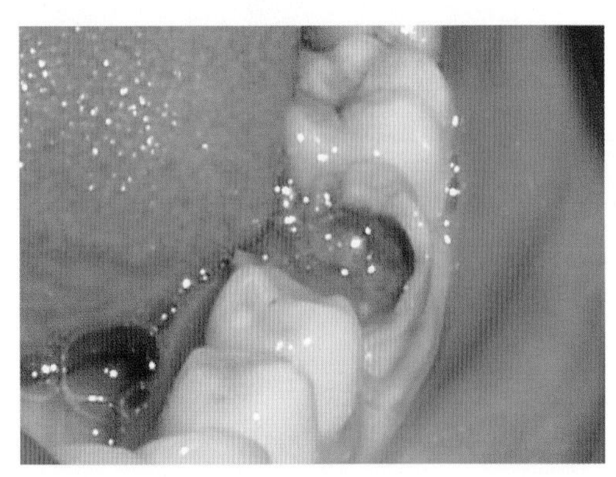

B. 移植术前口内像

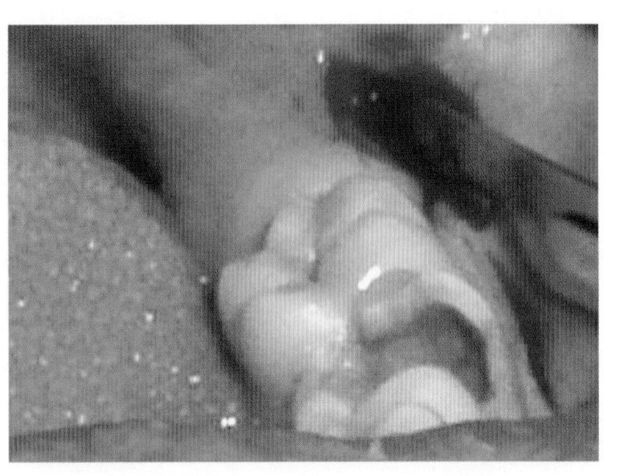

C. 常规麻醉后，行三角形切龈：颊侧切口

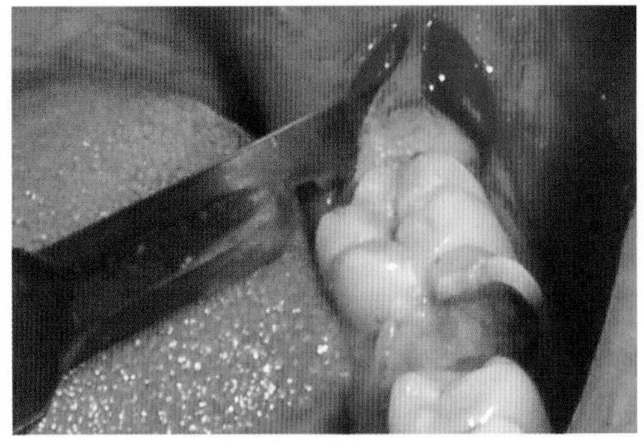

D. 三角形切龈：舌侧切口

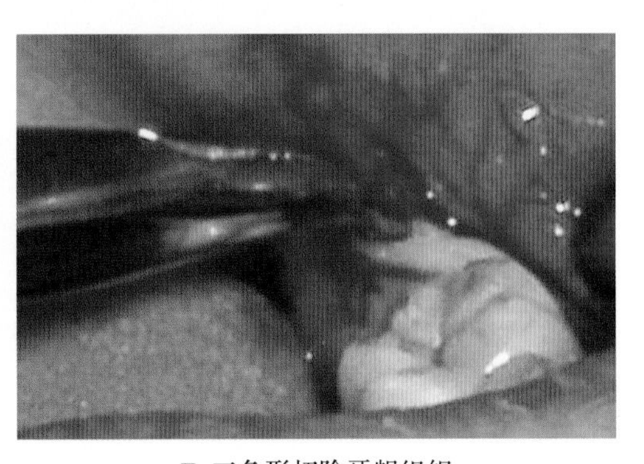

E. 三角形切除牙龈组织

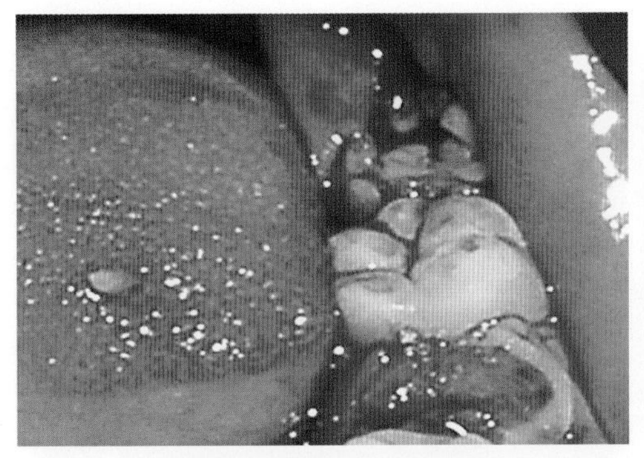

F. 暴露智齿，挺松置于原位

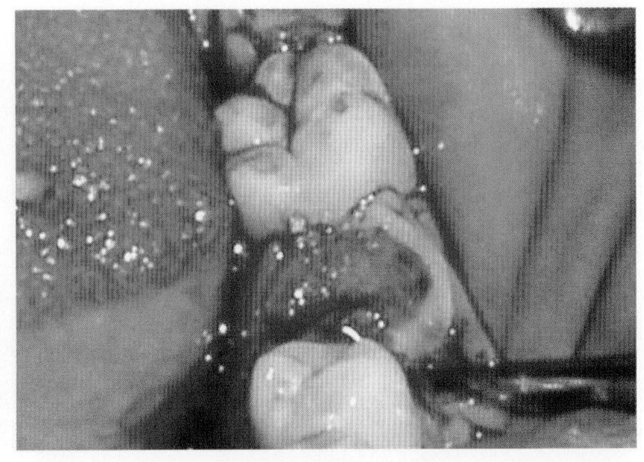

G. 拔除受植区残冠

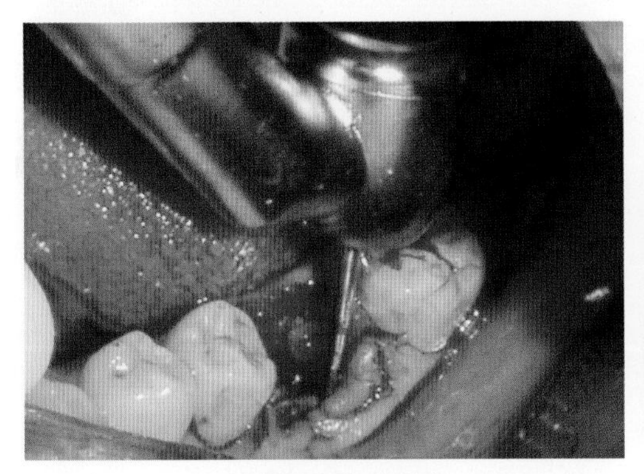

H. 涡轮钻制备牙槽窝

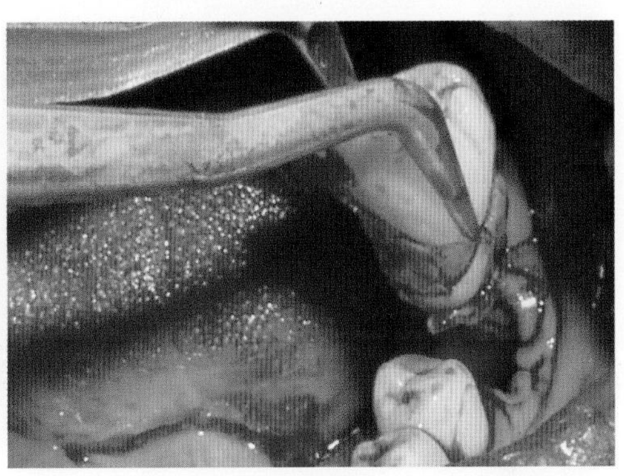

I. 供牙植入制备好的牙槽窝内

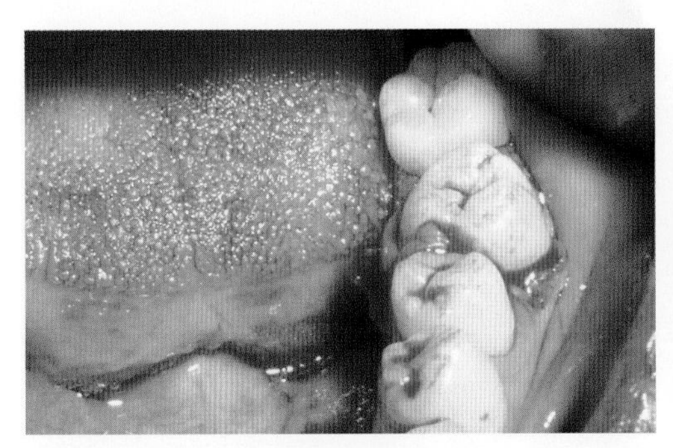

J. 供牙就位良好（𬌗面观）

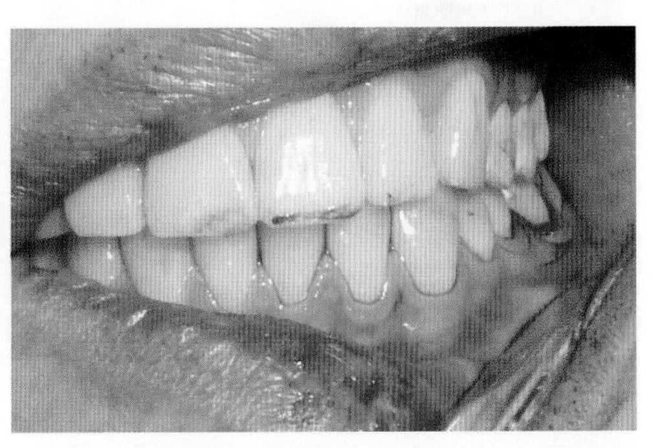

K. 供牙就位良好（侧面观）

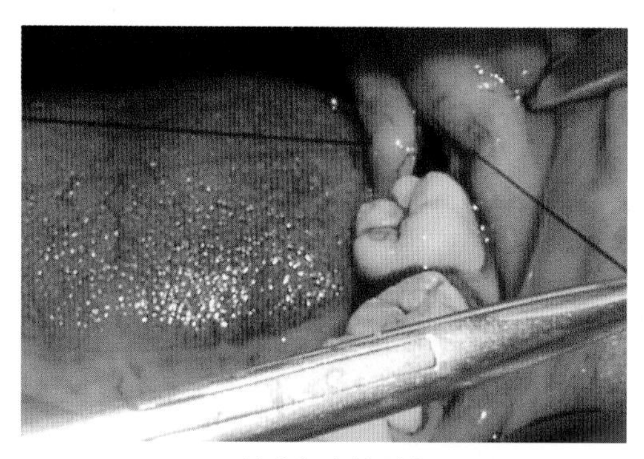

L. 缝合智齿拔牙窝

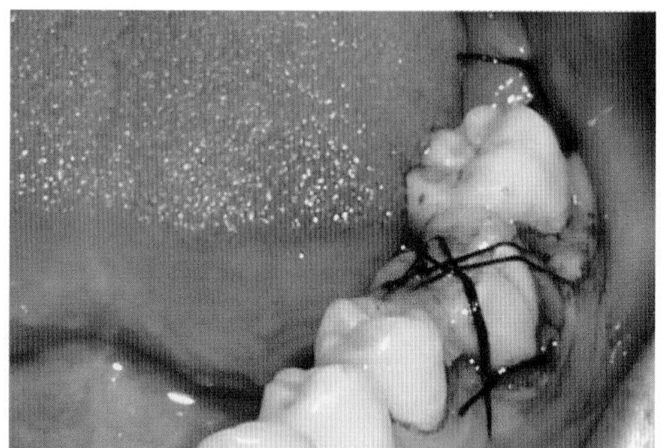

M. 十字缝合辅以光敏材料固定移植牙 36

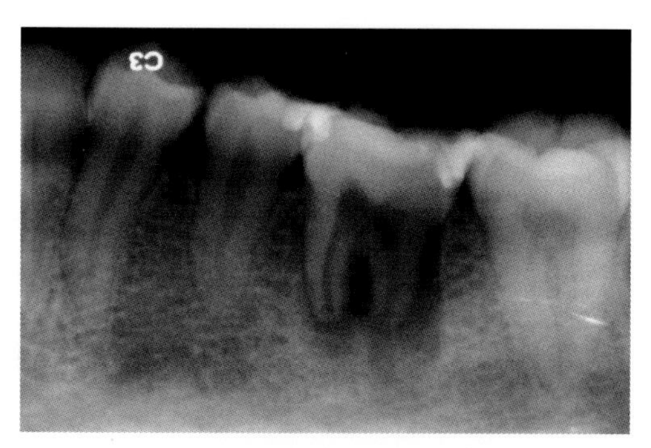

N. 移植牙 36 术后即刻 X 线片

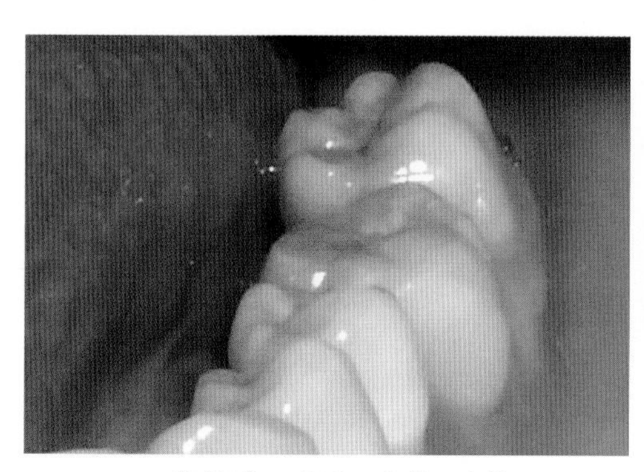

O. 移植牙 36 术后 1 个月口内像

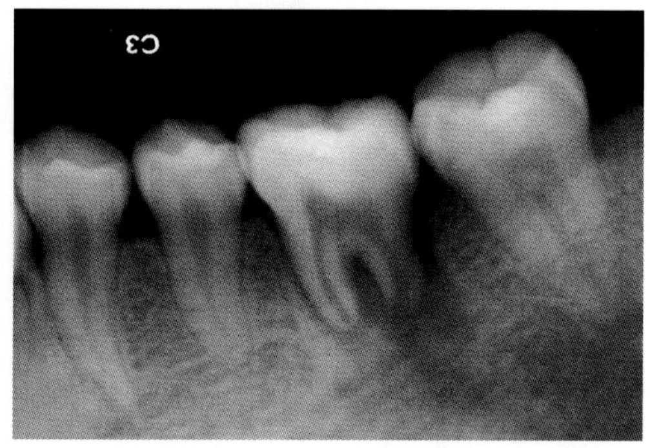

P. 移植牙 36 术后 1 个月 X 线片，根尖区暗影无明显变化

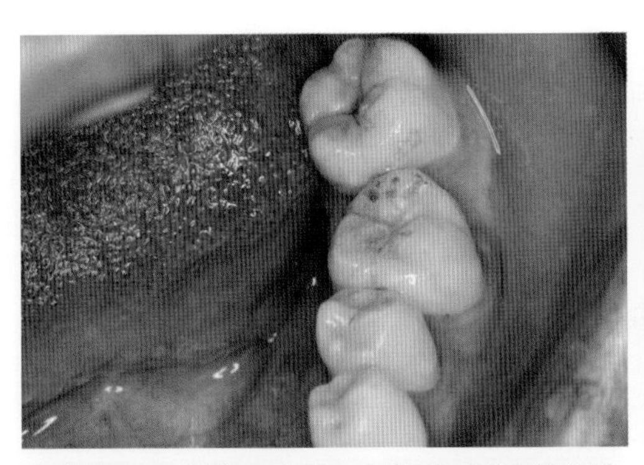

Q. 移植牙 36 术后 13 个月口内像，患者无不适主诉，移植牙叩诊(–)，不松动，牙龈色形质正常

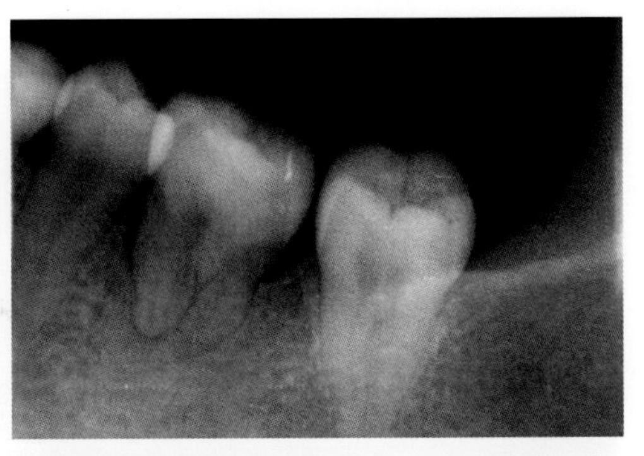

R. 移植牙 36 术后 13 个月 X 线片，36 牙根形态正常，根尖暗影较之前缩小

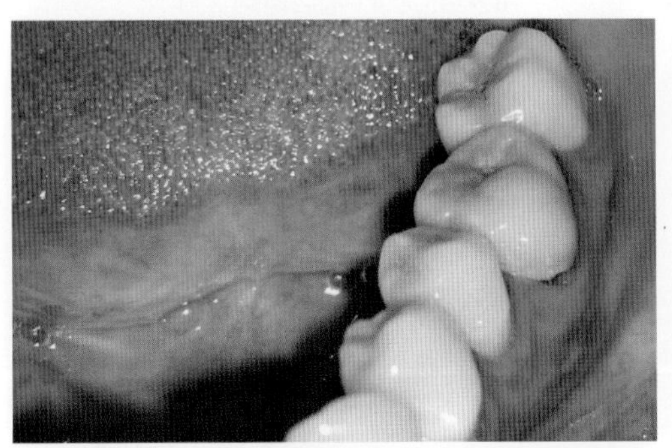

S. 移植牙 36 术后 9 年牙不松动，无牙周袋，无叩痛，牙冠颊侧近中龈缘处发生龋损，探敏感

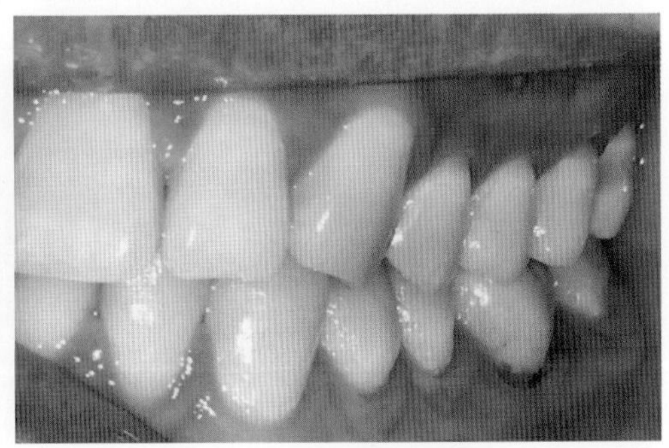

T. 口内咬合侧面观

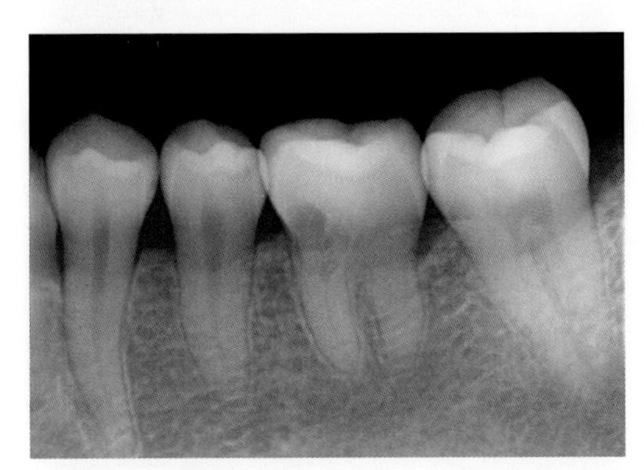

U. 移植牙 36 术后 9 年 X 线片显示近中冠颈部龋损，移植牙牙周膜清晰可见

图 12-0-4　患者 9 年后因移植牙龋损就诊

5. 病例 5：同颌同侧智齿移植术后 10 年（图 12-0-5）

患者，女，35 岁，因拔牙而就诊。口腔检查 47 为劈裂牙。

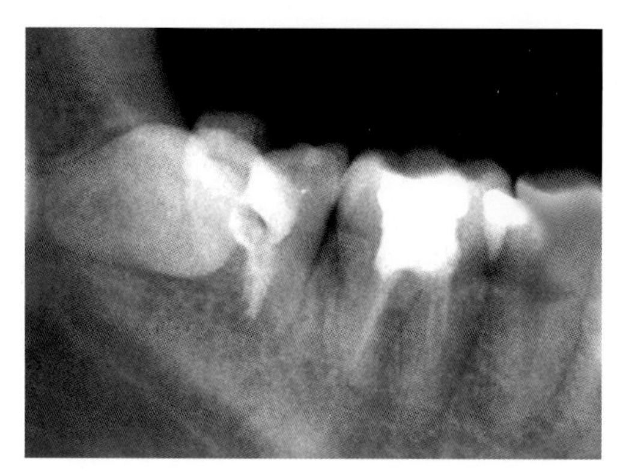

A. 48→47 区移植术前 X 线片，48 水平中位阻生

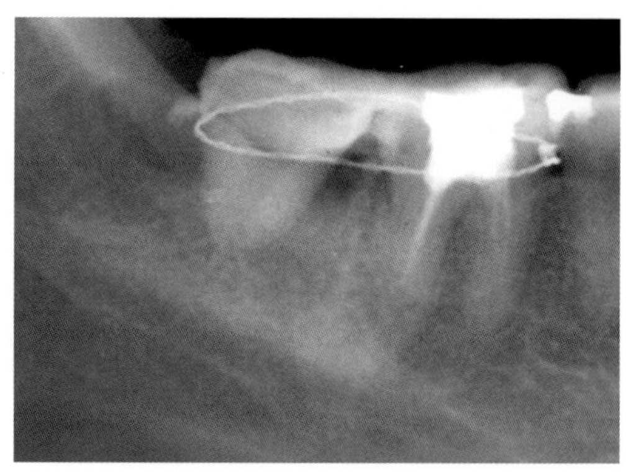

B. 移植牙 47 术后即刻 X 线片

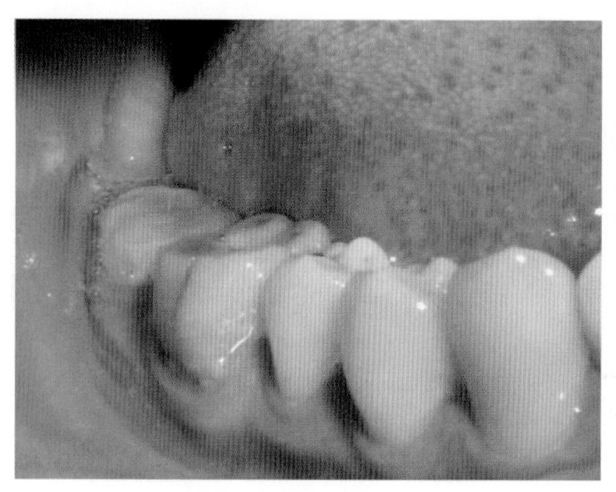

C. 移植牙 47 术后 1 年口内像

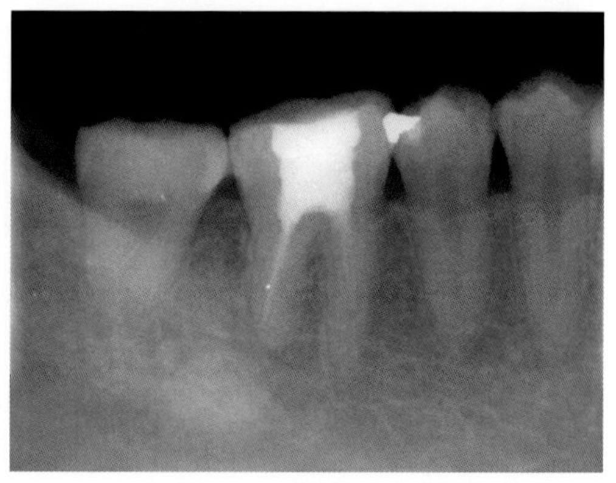

D. 移植牙 47 术后 1 年 X 线片

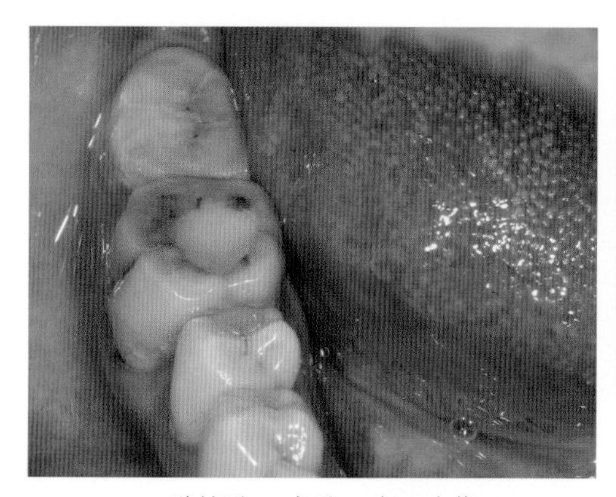

E. 移植牙 47 术后 10 年口内像

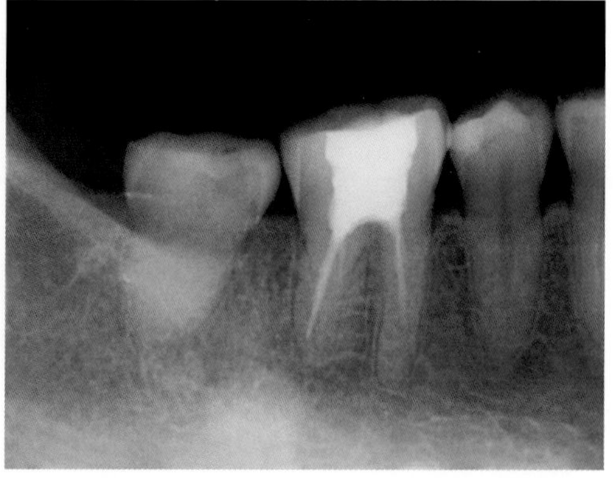

F. 移植牙 47 术后 10 年 X 线片，根管完全钙化

图 12-0-5 同颌同侧智齿移植术后 10 年

6. 病例 6：同颌同侧智齿 38→37 区移植术后 12 年（图 12-0-6）

患者，女，35 岁，因拔牙而就诊。口腔检查 37 劈裂牙。移植术后 12 年，患者无不适，移植牙能正常行使功能，临床检查无异常，牙根无吸收，根尖区未见异常。

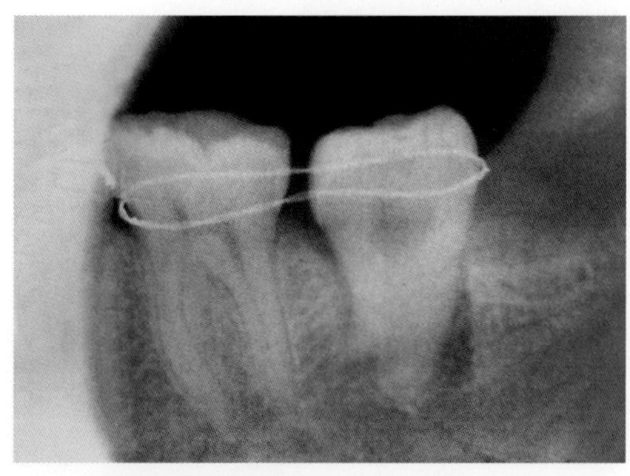

A. 同颌同侧智齿移植 37 术后即刻 X 线片

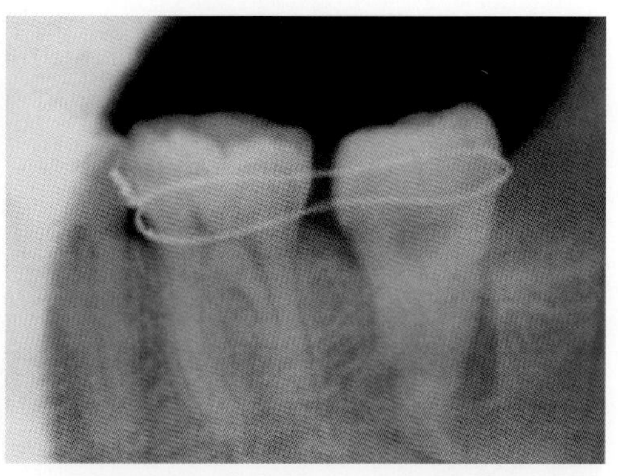

B. 移植牙 37 术后 1 周 X 线片

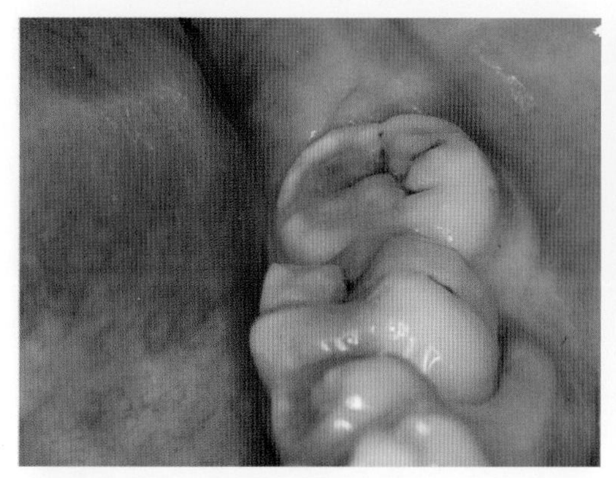

C. 移植牙 37 术后 12 年口内像，患者无不适主诉，移植牙叩（-），不松动，牙龈色形质正常

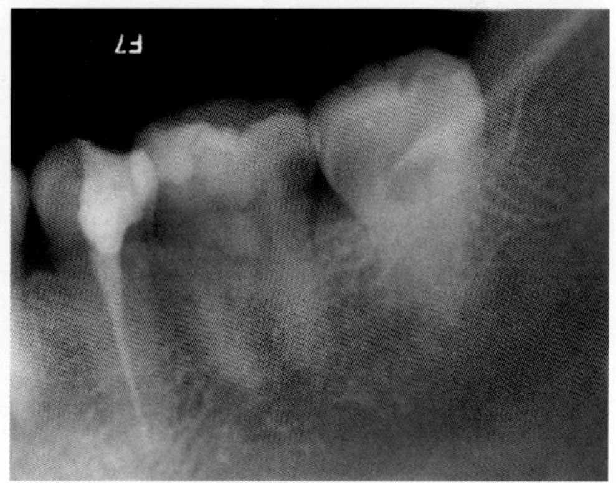

D. 移植牙 37 术后 12 年 X 线片，牙根形态正常，牙根周围骨质正常，牙髓电活力测试有反应

图 12-0-6　同颌同侧智齿移植术后 12 年（38→37 区）

7. 病例 7:移植术后 17 年(图 12-0-7)

患者,女,18 岁,因拔牙而就诊。口腔检查 46 残根。

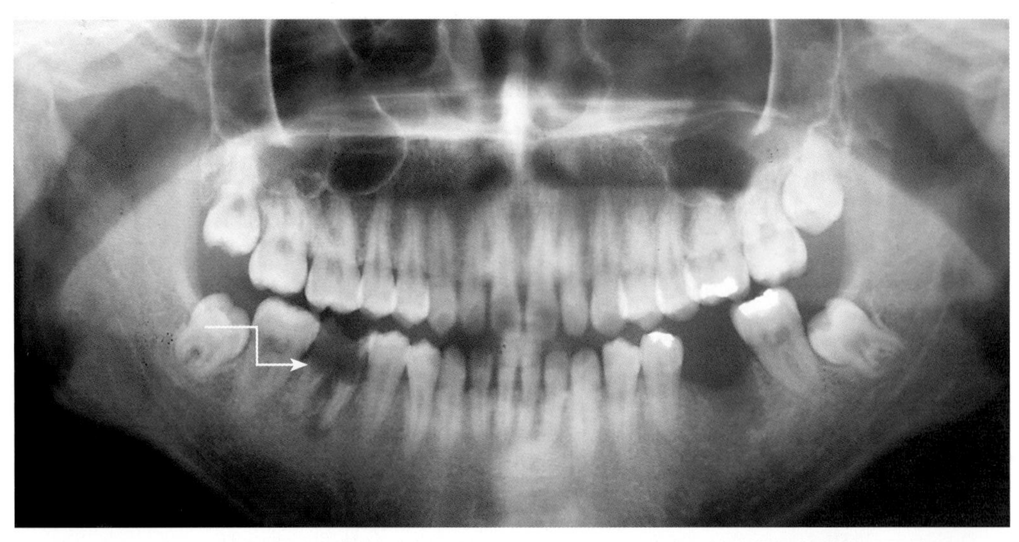

A. 移植术前全景片,同颌同侧下颌智齿垂直中位阻生,48 牙根呈向内弯根,可作为移植供牙,拟行 48→46 区移植

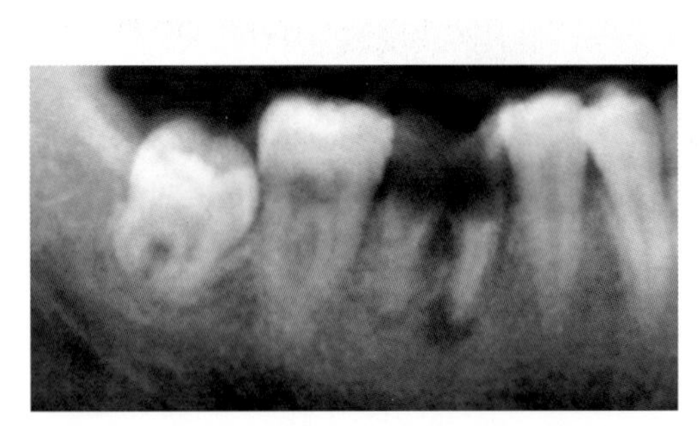

B. 移植术前 X 线片

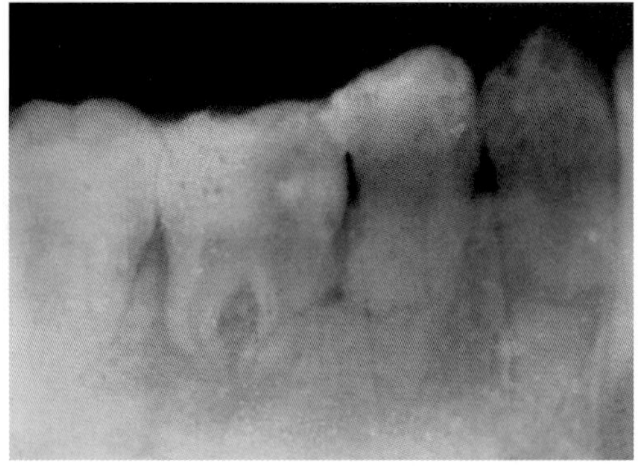

C. 移植牙 46 术后 1 周 X 线片

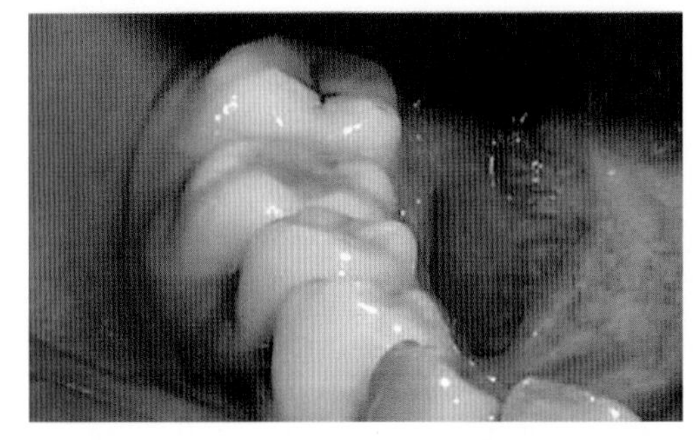

D. 移植牙 46 术后 6 年口内像,移植牙叩诊(-),不松动,牙髓活力测试为活髓,牙龈色形质正常

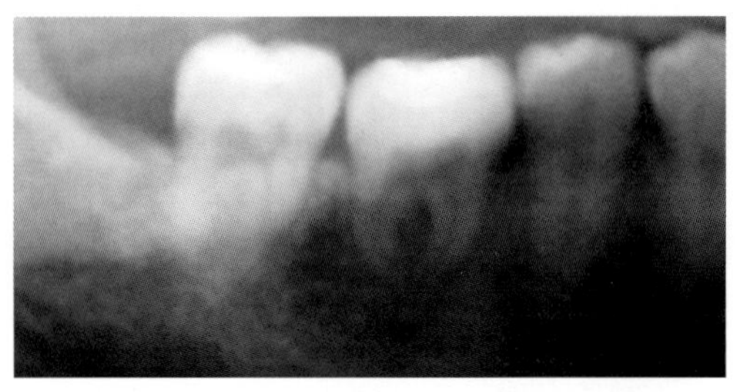

E. 移植牙 46 术后 6 年 X 线片,根周区未见明显异常

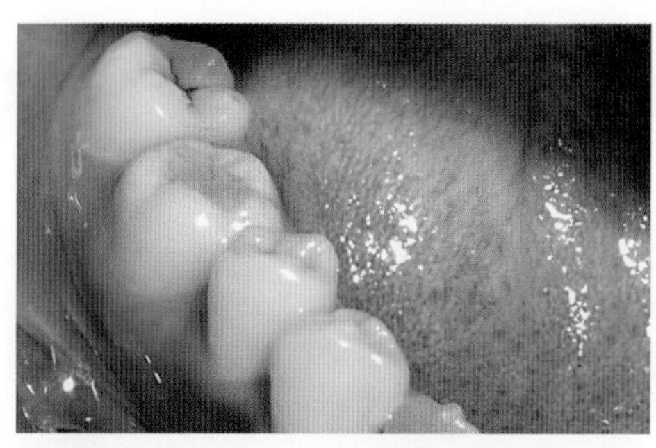

F. 移植牙 46 术后 8 年口内像，移植牙叩诊(–)，不松动，牙髓活力测试反应有活力，牙龈色形质正常

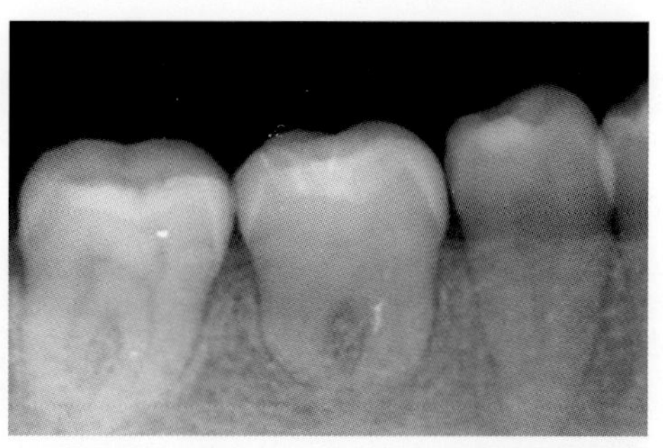

G. 移植牙 46 术后 8 年 X 线片，根周区未见明显异常

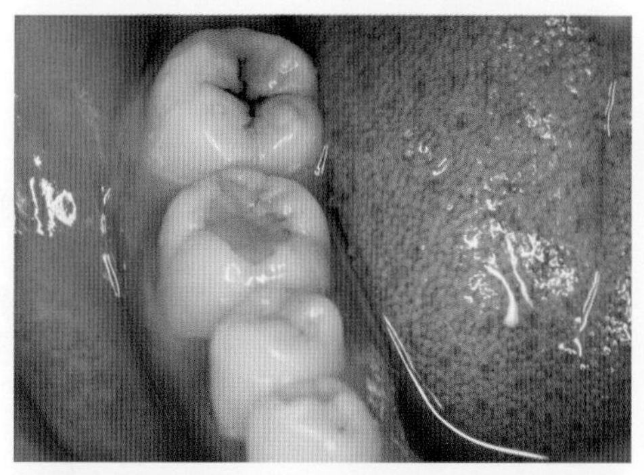

H. 移植牙 46 术后 12 年口内像，移植牙叩诊(–)，不松动，牙髓活力测试反应有活力，牙龈色形质正常

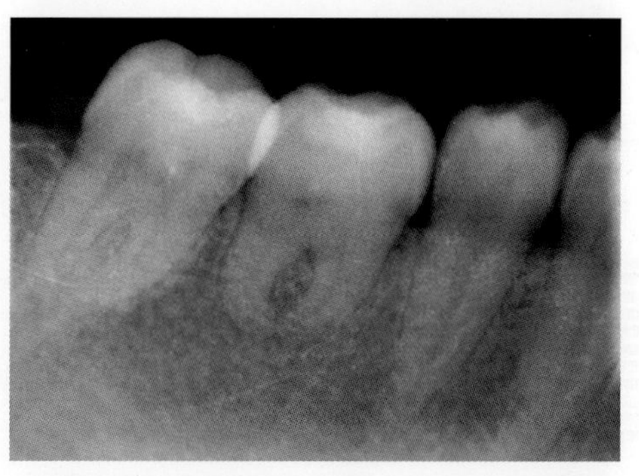

I. 移植牙 46 术后 12 年 X 线片，根周区未见明显异常

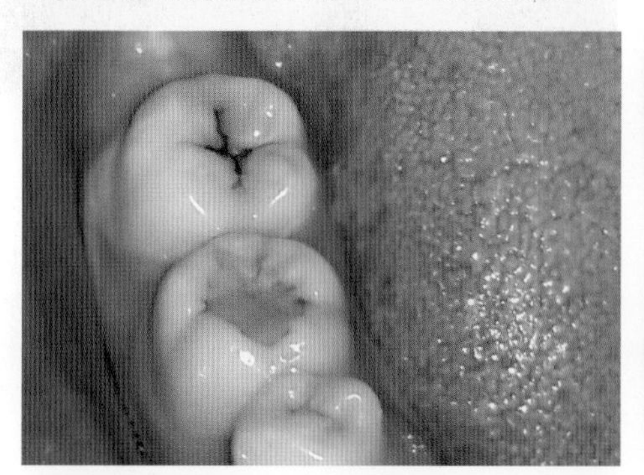

J. 移植牙 46 术后 13 年口内像，移植牙叩诊(–)，不松动，牙髓活力测试反应有活力，牙龈色形质正常

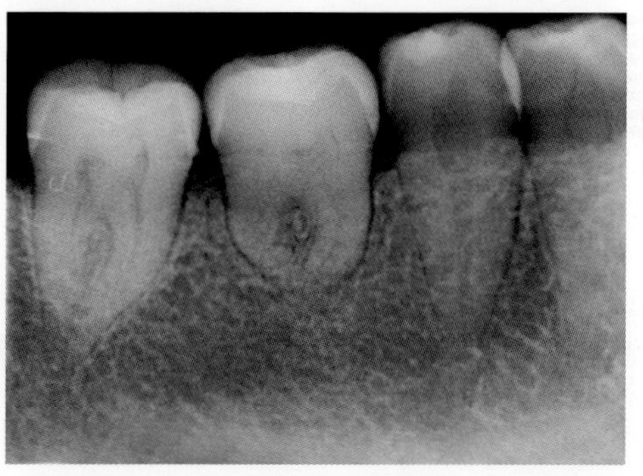

K. 移植牙 46 术后 13 年 X 线片，根周区未见明显异常

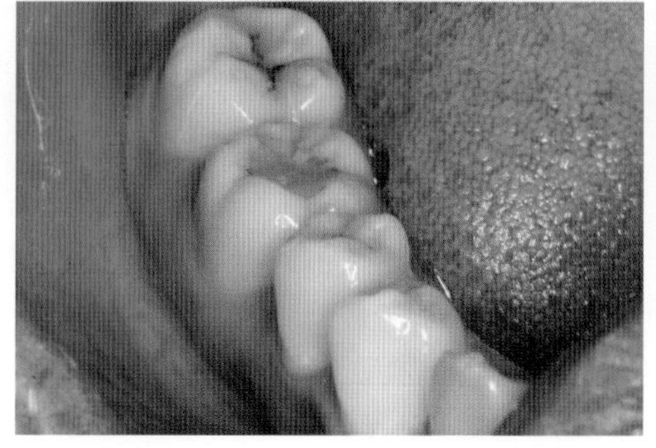

L. 移植牙 46 术后 14 年口内像，移植牙叩诊(–)，不松动，牙髓活力测试反应有活力，牙龈色形质正常

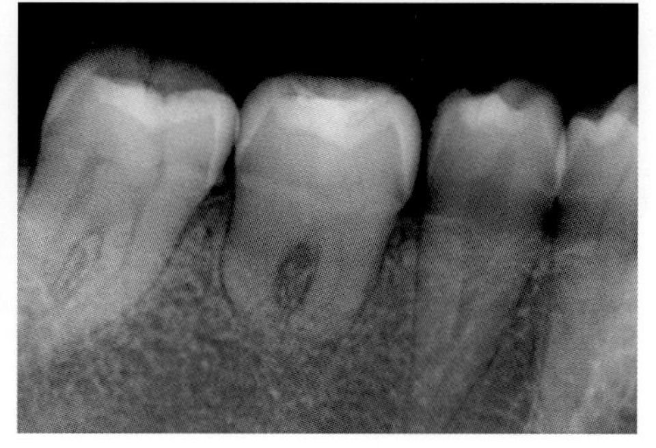

M. 移植牙 46 术后 14 年 X 线片，根周区未见明显异常

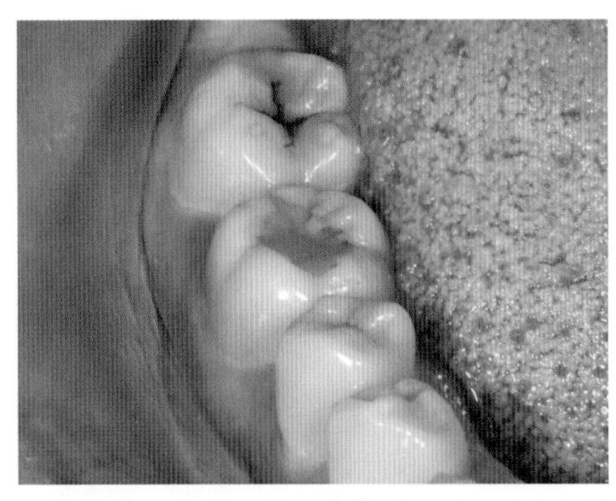

N. 移植牙 46 术后 15 年口内像，移植牙叩诊(-)，不松动，牙髓活力测试反应有活力，牙龈色形质正常

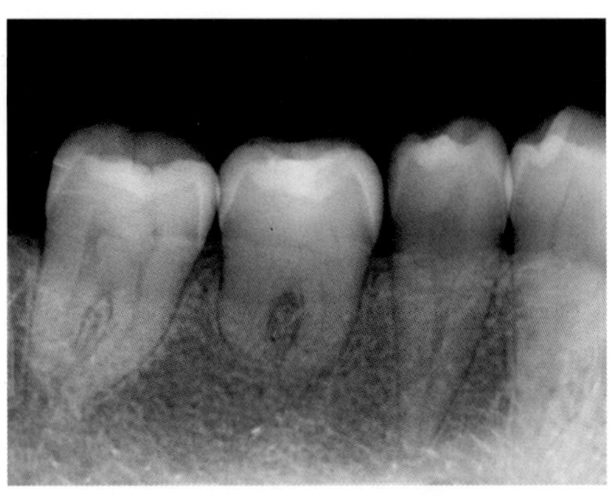

O. 移植牙 46 术后 15 年 X 线片，根周区未见明显异常

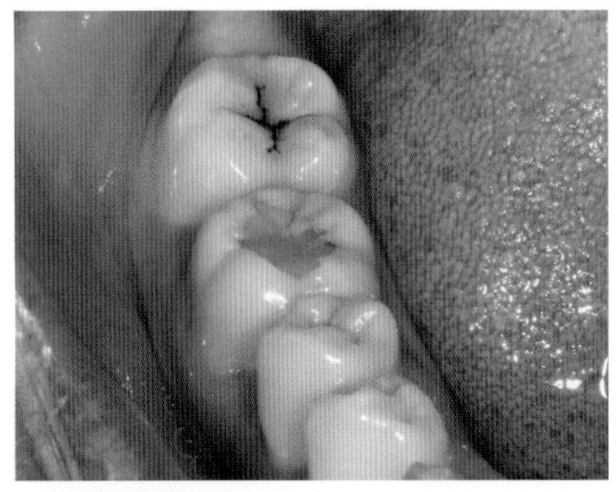

P. 移植牙 46 术后 16 年口内像，移植牙叩诊(-)，不松动，牙髓活力测试反应有活力，牙龈色形质正常

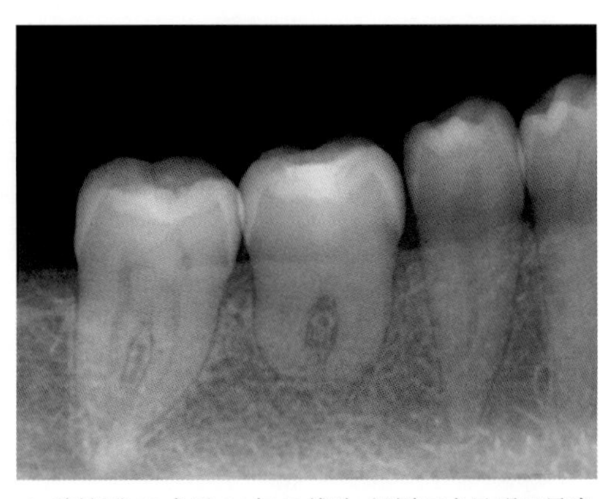

Q. 移植牙 46 术后 16 年 X 线片，根周区未见明显异常

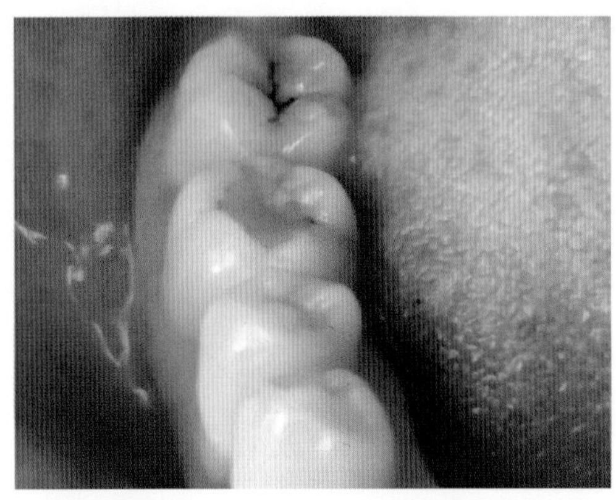

R. 移植牙 46 术后 17 年口内像，移植牙叩诊(-)，不松动，牙髓活力测试反应有活力，牙龈色形质正常

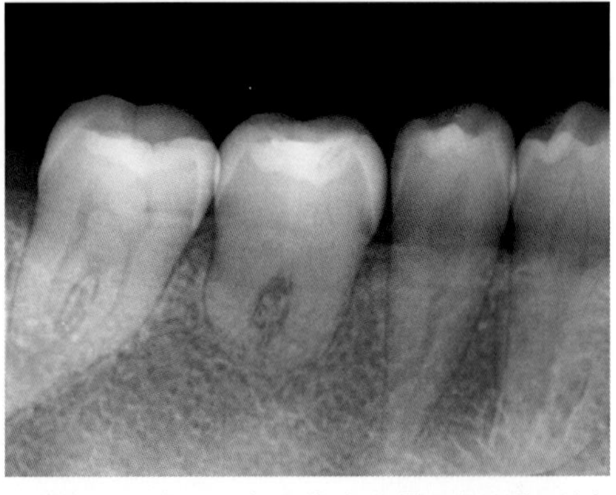

S. 移植牙 46 术后 17 年 X 线片，根周区未见明显异常

图 12-0-7　同颌同侧垂直中位阻生智齿移植术后 17 年

第十三章 自体牙移植术的展望

回首过去，数百年来中外学者对自体牙移植术进行了大量的基础和临床研究，自体牙移植的技术也越来越成熟，已有许多患者得到成功治疗。展望未来，随着基础研究的深入和更多新技术的发展，自体牙移植作为自体器官移植的一部分，因其具备人工修复材料无法比拟的各种优势，在修复自体牙缺失方面将发挥其独特的优势，让更多的患者获益。

（一）关于是否预防性拔除第三磨牙牙胚的问题

从口腔外科拔牙的角度考虑，预防性拔除第三磨牙牙胚有如下优点：儿童时期牙槽骨较松软，牙胚牙根未完全形成，根阻力较小，去骨、挺出牙胚都较成年人容易；术后并发症少，创口愈合也会较成年人快。但是，从自体牙移植的角度考虑，应根据智齿萌出的方位及口腔内牙列的情况来判断是否拔除。拔牙前应先行影像学检查，了解牙胚的发育情况，根据患者年龄预估牙胚能否正位萌出，对垂直位或前倾位倾斜角度不大，预计有足够间隙萌出的牙胚，如非正畸治疗必须拔除，应保留观察。尤其患者牙列中如果存在第一、第二磨牙龋损，更应预见性保留智齿牙胚作为未来移植牙的供牙，切勿轻易将其拔除。

（二）锥形束 CT（CBCT）和计算机快速成形技术（CARP）辅助自体牙移植术

Lee 等于 2001 年报道了使用术前 CT 数据通过计算机快速成形技术，制作了供牙和受植区牙槽骨等比的树脂模型，指导手术。该方法减少了供牙口外留置时间，减少牙周膜的损伤，手术时间均≤25 分钟，22 例平均手术时间 7.75 分钟。而且使供牙和牙槽窝更匹配，供牙实际大小与 CARP 模型之间绝对误差平均值仅为 0.291mm。随着 CBCT 的发展和普及，2010 年 Keightley 等应用 CBCT 和 CARP 技术指导 1 例移植牙手术，并指出应用 CBCT 患者所受的辐射剂量更低，花费更便宜且能明显减少移植牙离体时间。Shahbazian 等应用 SimPlant 程序进行体外实验，制作了立体光固化成形（stereolithographic apparatus，SLA）模型指导自体牙移植术，其扫描 SLA 模型和真正的牙齿表面误差范围在 0.25mm 以内。

（三）引导组织再生技术应用于自体牙移植术

自体牙移植后，牙周膜能够介导牙槽骨再生，但对于受植区严重骨量不足，不足以容纳移植牙时，手术常受到限制，术后牙槽骨高度不足，移植牙松动常造成移植牙失败。Hürzeler 等对第三磨牙受植区骨量不足以容纳移植牙的情况，采用引导组织再生技术，术后移植牙获得了良好的牙周支持。2002 年 Gérard 等使用可吸收生物膜覆盖并固定移植牙和周围的牙槽骨，结果显示未出现根骨固连或炎症性吸收。国内学者应用生物膜联合骨填充材料填充骨缺损处，可明显提高移植牙的初期稳定性，取得良好的预后效果。在临床中如出现骨量不足的情况，若为颊舌侧宽度不足，可采取先截取部分颊侧皮质骨，预备半开放牙槽窝，植入供牙后再将皮质骨回植于牙根表面的方法。若为近远中缺损，可采用生物膜联合骨填充材料等方法预防术后骨高度不足。但引导组织再生技术是否能提高自体牙移植的成功率还需进一步研究。

（四）新材料在自体牙移植中的应用

血小板纤维蛋白（platelet-rich fibrin，PRF）具有促进软硬组织愈合的作用。Hiremath 等证明 PRF 可以提高撕脱性损伤牙齿牙周膜的活性。刘军平等报道 PRF 联合自体骨可促进牙周成骨，有利于移植牙的稳固。王伟等报道 1 例自体 PRF 颗粒对撕脱 2 小时且干燥保存的离体牙进行延迟再植，随访1年，脱位牙恢复良好，达到牙周膜愈合，没有出现牙根吸收，且牙槽骨高度得到恢复。

釉基质蛋白(enamel matrix proteins，EMPs)可以促进牙周膜细胞的增殖及引导牙周组织再生，这些研究成果为提高自体牙移植成功率提供了一个新的方向。Ninomiya等利用EMD浸泡拔出的牙根未发育完成的移植牙，随访X线显示移植牙周围有新骨形成，牙周膜愈合，牙根继续发育，认为其可促进移植牙的牙根发育和防止骨粘连。郑朝在犬牙牙根表面涂布釉质基质蛋白凝胶结果显示牙根的替代性吸收减少。

(五) 自体牙低温冷冻保存技术

因正畸减数、符合第三磨牙拔牙适应证等原因，在无移植需求时拔出的牙，可放入低温环境保存，在后期因龋病、外伤、劈裂等原因造成牙齿缺失，需要修复缺牙时将其取出移植。在20世纪80年代Schwartz等将低温冻存18个月后的离体牙进行移植，随访2颗移植牙均发生正常的牙周膜愈合，而且无牙根吸收和边缘骨散失。Temmerman等研究冷冻保存后移植对牙周膜愈合、牙髓反应和牙根吸收的影响，结果发现，供牙实验组经过冻存后移植组与对照直接移植组愈后无差异。Camps等研究了冷冻保存13周对离体牙牙体组织充填后微渗漏的影响，结果显示：冷冻组与对照组(新鲜拔除的离体牙)充填后微渗漏无统计学差异。Abedini等研究了长期的冷冻保存对离体牙牙周膜细胞的影响，将离体牙置于合并振荡磁场的冷冻程序中冷冻5年，结果显示结合振荡磁场的长期冷冻保存对牙周膜细胞的生长速率和特征性表达无影响。在冻存技术方面研究也不断深入，Temmerman L等运用未成熟人第三磨牙进行冷冻保存实验，证明当根尖孔面积大于9.42mm时，冷冻保护剂可充分进入到根管与牙髓腔内，从而保护从根尖孔到牙髓冠部的全部牙髓组织细胞的活力。随着社会经济的发展，自体牙应用价值的不断提高，建立“牙库”冻存牙齿将逐步得到推广应用。

(六) 自体牙移植与正畸互相配合

已有大量文献报道自体牙移植与正畸联合治疗，取得了较好的疗效，自体牙移植在正畸方面有良好的应用条件，加载适当的正畸力也能提高自体牙移植的效果。Lee等发现，对移植牙提前施加正畸力可降低拔牙难度，减小拔牙创伤，增加供牙牙根表面牙周膜的附着，利于移植牙的健康存活。传统观念认为，移植术后3个月是牙髓牙周愈合的重要时期，一般建议术后4~9个月再进行正畸治疗，但现在有学者存在不同观点，他们认为在术后1~2个月时即可对移植牙行正畸治疗，这样会有益于牙周膜愈合，减少术后根骨固连。Choi Y J等报道了1例正畸联合左上颌第一前磨牙移植治疗左下颌无法保留第一磨牙的患者，其效果满意。Choi S H等报道了1例自体牙移植联合正畸正颌治疗右下颌第一磨牙缺失患者，取得了良好效果。De Muynck S和Tanimoto K分别报道了1例唇腭裂患者，将自体前磨牙移植到髂骨移植重建后的牙槽突裂区，联合正畸成功治疗的病例。自体牙移植在与正畸联合治疗方面前景较好，但仍有许多机制需要深入研究。

(七) 自体牙移植临床研究的未来

目前自体牙移植的国内外研究多集中于回顾性分析，而前瞻性研究较少。对移植牙生存状态的研究，主要由临床检查和X线片为主，这些评价方法对移植牙牙体、牙周、根尖情况能较好的判断，但对移植后牙髓状态缺乏一个客观的评价。激光多普勒血流仪(laser Doppler flowmetry，LDF)的出现，为自体牙移植牙髓状态的评估带来了新的技术支持。激光多普勒血流仪通过测量单位体积内的红细胞密度和血细胞平均运动速度的乘积，来判断牙髓的生活状态，能比较准确地测量出牙髓组织血流量。采用 LDF 判断牙髓活力客观、无创、有效。在未来的自体牙移植临床研究中，能客观准确的检测出自体牙移植后各时期牙髓的血运情况，为自体牙移植术后根管治疗提供更准确的指导。

参考文献

1. Cohen AS, Shen TC, Pogrel MA. Transplanting teeth successfully: autografts and allografts that work. JADA, 1995, 126(4): 481-485.
2. Hunter J. A practical treatise on the diseases of the teeth intended as a supplement to the Natural history of those parts. London: J.Johnson, 1778, 111.
3. Apfel H. Autoplasty of enucleated prefunctional third molars. J Oral Surg (Chic), 1950, 8(4): 289-296.
4. Miller HM. Tooth transplantation: report of a case. J Oral Surg, 1951, 9(1): 68-69.
5. Miller HM. Transplantation and reimplantation of teeth. Oral Surg Oral Med Oral Pathd, 1956, 9(1): 84-95.
6. Ermolov VF. Transplantation of dental follicles in children. Stomatologiia (Mosk), 1966, 46(1): 100.
7. Caprioglio D, De Risky S, Nidoli G. Autografts of tooth germs of the lower 3d molar. Rivista italiana di stomatologia (RivItal Stomatol), 1967, 22(6): 641-662.
8. Thonner KE. Autogenous transplantation of unerupted maxillary canines: a clinical and histological investigation over five years. Transactions of the British Society for the Study of Orthodontics (Trans Br Soc Study Orthod), 1969, 5(6): 159-165.
9. Hovinga J. Autotransplantation of maxillary canines: a long-term evaluation. Journal of oral surgery (J Oral Surg)(American Dental Association: 1965), 1969, 27(9): 701-708.
10. Slagsvold O, Bjercke B. Indications for autotransplantation in case of missing premolars. Am J Orthod, 1978, 14(3): 241-257.
11. Dixon DA. Autogenous transplantation of tooth germs into the upper incisor region. British dental journal (Br Dent J), 1971, 131(6): 260-265.
12. Odenrick L. Autotransplantation of the maxillary canine with the use of cell cultivation technique. Transactions. European Orthodontic Society (Trans Eur Orthod Soc), 1972, 205(6): 509-515.
13. Conklin WW. Transplantation of third molar into edentulous site. Oral Surgery, Oral Medicine, Oral Pathology (Oral Surg Oral Med Oral Pathol), 1974, 38(2): 193-197.
14. Slagsvold O, Bjercke B. Autotransplantation of premolars with partly formed roots: a radiographic study of root growth. American journal of orthodontics, 1974, 66(4): 355-366.

15. Altonen M, Haavikko K, Malmström M. Evaluation of autotransplantations of completely developed maxillary canines. International journal of oral surgery (Int J Oral Surg), 1978, 7(5): 434-441.
16. Slagsvold O, Bjercke B. Applicability of autotransplantation in cases of missing upper anterior teeth. American journal of orthodontics (Am J Orthod), 1978, 74 (4): 410-421.
17. Tsukiboshi M, Andreasen JO, Asai Y, et al. Autotransplantation of teeth. Chicago: Quintessence Pub Co., 2001.
18. Tsukiboshi M. Autotransplantation of teeth: requirements for predictable success. Dent Traumatol, 2010, 18 (4): 157-180.
19. Lundberg T, Isaksson S. A clinical follow-up study of 278 autotransplantd teeth. Br J Oral Maxillofac Surg, 1996, 34 (2): 181-185.
20. Mejàre B, Karin W, Leif J. A prospective study on transplantation of third molars with complete root formation. Oral Surg Oral Med Oral Pathol Oral Radiol Endod, 2004, 97 (2): 231-238.
21. Cross D, El-Angbawi A, McLaughlin P, et al. Developments in autotransplantation of teeth.The Surgeon, Journal of the Royal Colleges of Surgeons of Edinburgh and Ireland, 2013, 11 (1): 49-55.
22. Schmidt S K, Cleverly D G. Tooth autotransplantation: an overview and case study. Northwest Dent, 2012, 91 (4): 29-33.
23. Andreasen JO, Andersson L. 牙外伤教科书及彩色图谱. 第4版. 葛立宏, 龚怡, 主译. 北京: 人民卫生出版社, 2012, 63-94.
24. Proye MP, Polson AM. Repair in different zones of the periodontium after tooth reimplantation. Journal of Periodontology, 1982, 53 (6): 379-389.
25. Tsukiboshi M, Andreasen JO, Asai L, et al. Autotransplantation of Teeth. Chicago: Quintessence Pub Co., 2001, 22-146.
26. Castelli WA, Nasjleti CE, Caffesse RG, et al. Vascular response of the periodontal membrane after replantation of teeth. Oral Surgery Oral Medicine & Oral Pathology, 1980, 50 (5): 390.
27. Song DY, Basavaraj M, Nikishin SA, et al. Effect of splinting on the mechanical and histological properties of the healing periodontal ligament in the vervet monkey (Cercopithecus aethiops). Archives of Oral Biology, 1989, 34 (3): 209-217.
28. Isaka J, Ohazama A, Kobayashi M, et al. Participation of periodontal ligament cells with regeneration of alveolar bone. Journal of Periodontology, 2001, 72 (3): 314-323.
29. Kristerson L, Andreasen JO. Influence of root development on periodontal and pulpal healing after replantation of incisors in monkeys. International Journal of Oral Surgery, 1984, 13 (4): 313-323.
30. Andreasen J: O. A time-related study of periodontal healing and root resorption activity after replantation of mature permanent incisors in monkeys. Swedish Dental Journal, 1980, 4 (3): 101.
31. Andreasen JO, Paulsen HU, Yu Z, et al. A long term study of 370 autotransplanted premolars.

Part Ⅰ .Surgical procedure and standardized techniques for monitoring healing.Eur J Orthod, 1990, 12(1): 3-13.

32. Andreasen JO, Paulsen HU, Yu Z, et al. A long term study of 370 autotransplanted premolars. Part Ⅱ .Tooth survival and pulp healing subsequent to transplantation.Eur J Orthod, 1990, 12: 14-24.
33. Andreasen JO, Paulsen HU, Yu Z, et al. A long term study of 370 autotransplanted premolars. Part Ⅲ . Periodontal healing subsequent to transplantation..Eur J Orthod, 1990, 12(1): 25-37.
34. Andreasen JO, Paulsen HU, Yu Z, et al. A long term study of 370 autotransplanted premolars. Part Ⅳ .Root development subsequent to transplantation .Eur J Orthod, 1990, 12: 38-50.
35. Ramoshebi LN, Matsaba TN, Teare J, et al. Tissue engineering: TGF-beta superfamily members and delivery systems in bone regeneration. Expert Rev Mol Med, 2002, 4(20): 1-11.
36. Baroudi K. Textbook and Color Atlas of Traumatic Injuries to the Teeth. 4th ed. Polymer, 2007,17(10): 843-846.
37. 龙明生, 王晶, 杜昌连 . 上颌第三磨牙根形态与根管形态研究 . 口腔医学研究, 2010, 26(6): 866-868.
38. 石建军, 刘建国 . 上颌第三磨牙近中颊根三根管 1 例 . 实用口腔医学杂志, 2015, 31(2): 294-296.
39. 张玉, 黎晓泉 .805 颗上下颌第三磨牙牙根及根管形态的观测 . 四川解剖学杂志, 2008, 16(2): 1-2.
40. Tsukiboshi M, Andreasen JO, Asai L, et al. Autotransplantation of Teeth.Chicago: Quintessence Pub Co., 2001.
41. Reich PP. Autogenous transplantation of maxillary and mandibular molars. J Oral Maxillofac Surg, 2008, 66(11): 2314-2317.
42. Aoyama S, Yoshizawa M, Niimi K, et al.Prognostic factors for autotransplantation of teeth with complete root formation.Oral Surg OralMed Oral Pathol Oral Radiol, 2012, 114(5): s216-228.
43. Kvint S, Lindsten R, Magnusson A, et al. Autotransplantation of teeth in 215 patients.A follow-up study.Angle Orthod, 2010, 80(3): 446-451.
44. Nagori SA, Bhutia O, Roychoudhury A, et al. Immediate autotransplantation of third molars: an experience of 57 cases. Oral Surg Oral Med Oral Pathol Oral Radiol, 2014, 118(4): 400-407.
45. Murtadha L, Kwok J. Do Autotransplanted Teeth Require Elective Root Canal Therapy? A Long-Term Follow-Up Case Series. Journal of Oral & Maxillofacial Surgery Official Journal of the American Association of Oral & Maxillofacial Surgeons, 2017.
46. Waikakul A, Punwutikorn J, Kasetsuwan J, et al. Alveolar bone changes in autogenous tooth transplantation. Oral Surg Oral Med Oral Pathol Oral Radiol Endod, 2011, 111(3): e1-e7.
47. Lee SJ, Jung IY, Lee CY, et al. Clinical application of computer-aided rapid prototyping for tooth transplantation. Dental Traumatology, 2001, 17(3): 114-119.
48. Lee SJ, Kim E. Minimizing the extra-oral time in autogeneous tooth transplantation: use of computer-aided rapid prototyping (CARP) as a duplicate model tooth. Restor Dent Endod, 2012, 37(3): 136-141.

49. Keightley AJ, Cross DL, Mckerlie RA, et al. Autotransplantation of an immature premolar, with the aid of cone beam CT and computer-aided prototyping: a case report. Dental Traumatology, 2010, 26(2): 195-199.
50. Shahbazian M, Jacobs R, Wyatt J, et al. Accuracy and surgical feasibility of a CBCT-based stereolithographic surgical guide aiding autotransplantation of teeth: in vitro validation. Journal of Oral Rehabilitation, 2010, 37(11): 854-859.
51. Hürzeler MB, Quiñones CR. Autotransplantation of a tooth using guided tissue regeneration. Journal of Clinical Periodontology, 1993, 20(7): 545-548.
52. Gérard E, Membre H, Gaudy JF, et al. Functional fixation of autotransplanted tooth germs by using bioresorbable membranes. Oral Surgery Oral Medicine Oral Pathology Oral Radiology & Endodontics, 2002, 94(6): 667.
53. 侯锐，杨霞，许广杰，等. 海奥口腔修复膜复合骨填充材料在低位阻生第三磨牙自体牙移植术中的应用. 转化医学电子杂志，2016，3(6): 92.
54. Yu HJ, Jia P, Lv Z, et al. Autotransplantation of third molars with completely formed roots into surgically created sockets and fresh extraction sockets: a 10-year comparative study. International Journal of Oral & Maxillofacial Surgery, 2017, 46(4): 531.
55. Hiremath H, Kulkarni S, Sharma R, et al. Use of platelet-rich fibrin as an autologous biologic rejuvenating media for avulsed teeth - an in vitro study. Dental Traumatology, 2014, 30(6): 442-446.
56. 刘军平，陈富广，邝见娉. 富血小板纤维蛋白(PRF)联合自体骨在拔牙同期自体牙即刻移植术中的临床疗效观察. 中国口腔颌面外科杂志，2016，14(6): 527-531.
57. 王伟，黄超，刘艳丽，等. 自体富血小板纤维蛋白用于延迟牙再植 1 例. 口腔医学，2016，36(5): 449-452.
58. Ninomiya M, Kamata N, Fujimoto R, et al. Application of enamel matrix derivative in autotransplantation of an impacted maxillary premolar: a case report. Journal of Periodontology, 2002, 73(3): 346.
59. 郑朝，李洪发，赵艳红，等. 釉基质蛋白促进自体移植牙牙周愈合的实验研究. 中华老年口腔医学杂志，2012，10(4): 193-196.
60. Schwartz O, Rank CP. Autotransplantation of cryopreserved tooth in connection with orthodontic treatment. American Journal of Orthodontics & Dentofacial Orthopedics, 1986, 90(1): 67-72.
61. Schwartz O. Cryopreservation as long-term storage of teeth for transplantation or replantation. International Journal of Oral & Maxillofacial Surgery, 1986, 15(1): 30-32.
62. Temmerman L, De Pauw GA, Beele H, et al. Tooth transplantation and cryopreservation: state of the art. Am J Orthod Dentofacial Orthop, 2006, 129(5): 691-695.
63. Camps J, Baudry X, Bordes V, et al. Influence of tooth cryopreservation and storage time on microleakage. Dental Materials Official Publication of the Academy of Dental Materials, 1996, 12(2): 121-126.
64. Abedini S, Kaku M, Kawata T, et al. Effects of cryopreservation with a newly-developed

magnetic field programmed freezer on periodontal ligament cells and pulp tissues. Cryobiology, 2011, 62(3): 181-187.

65. Temmerman L, Beele H, Dermaut LR, et al. Influence of cryopreservation on the pulpal tissue of immature third molars in vitro. Cell & Tissue Banking, 2010, 11(3): 281-289.
66. 李锦锦,潘剑. 自体牙移植及其结合正畸治疗的研究进展. 国际口腔医学杂志, 2018, 45(1): 91-96.
67. Choi YJ, Han S, Park JW, et al. Autotransplantation combined with orthodontic treatment to restore an adult's posttraumatic dentition. Am J Orthod Dentofacial Orthop, 2013, 144(2): 268-277.
68. Choi SH, Hwang CJ. Orthognathic treatment with autotransplantation of a third molar. American Journal of Orthodontics & Dentofacial Orthopedics, 2013, 144(5): 737-747.
69. De MS, Verdonck A, Schoenaers J, et al. Combined surgical/orthodontic treatment and autotransplantation of a premolar in a patient with unilateral cleft lip and palate. Cleft Palate-Craniofacial Journal, 2004, 41(4): 447-455.
70. Tanimoto K, Yanagida T, Tanne K. Orthodontic treatment with tooth transplantation for patients with cleft lip and palate.Cleft Palate-Craniofacial Journal, 2010, 47(5): 499-506.
71. 刘飞,郭青玉. 激光多普勒血流监测仪在口腔临床医学中的应用. 牙体牙髓牙周病学杂志, 2014, 24(7): 428-432.
72. Murtadha L, Kwok J. Do autotransplanted teeth require elective root canal therapy? A long term follow-up case series. Journal of Oral & Maxillofacial Surgery Official Journal of the American Association of Oral & Maxillofacial Surgeons, 2017.

附录一　移植牙治疗同意书

姓名：　　　　性别：　　　　　出生日期：　　　年　　月　日　　病历号：

地址：　　　　　　　　　　　　　　　　　　　联系电话：

诊断：

1. 医生已向我介绍目前国内外缺失牙修复方法(可摘义齿、固定义齿及种植义齿、自体牙移植),我自愿接受自体牙移植的修复方式。

2. 我详细了解了自体牙移植治疗的完整过程,理解移植牙手术的目的和治疗程序,了解全部治疗过程所需时间和费用,我同意支付所需全部费用,愿意配合医生完成整个疗程。

3. 医生已告诉我移植牙可能无法永远存留于口腔中,有可能在移植术后的不同阶段发生移植牙脱落的情况,或当移植牙在颌骨内愈合不良时,医生可能会根据情况将其拔除。

4. 医生已向我详细介绍了有关麻醉、用药及手术风险,以及术后可能出现的反应及并发症,如手术区域肿胀及疼痛(治疗后可缓解)、暂时性或永久性唇部麻木、局部皮下淤血、局部皮肤暂时性变色、上颌窦黏膜穿孔、感染、颌骨骨折、邻牙损伤、移植牙松动及脱落等。

5. 我同意医生行局部麻醉手术,并于手术后24小时内不开车,术后1周内不作剧烈运动。

6. 我同意医生为我制订的治疗计划,包括拔牙、根管治疗、放射学检查等,亦同意医生在术中根据实际需要而改变治疗计划。

7. 我对于医生的问询将如实回答,包括自己的健康状况、全身情况、过敏史、既往史以及家庭史。如有隐瞒,我愿承担由此带来的一切后果。

* 接受手术史：　　　　* 心脏病：　　　　　* 高血压：
* 糖尿病：　　　　　　* 肝炎：　　　　　　* 结核病：
* 过敏：　　　　　　　* 血液病：　　　　　* 药物引起的反应：
* 酒：　　　　　　　　* 烟：　　　　　　　* 是否服用抗凝药：
* 其他：

8. 我将严格遵医嘱,定期复查(治疗完成后1周、1个月、3个月、0.5年、1年)。围手术期不吸烟,控制饮酒量及注意饮食(不咬过硬食物),避免用手术侧咀嚼进食。采取医生建议的口腔卫生清洁方式,保持口腔卫生并定期进行口腔保健,以达到最佳的治疗效果。

9. 我同意将我的病历资料及照片用于非商业意图的临床、教学、科研及学术交流。

患者签字：

受委托人 / 法定监护人签字：　　　　　　　　　与患者关系：

医生签字：　　　　　　　　　　　　　　　　　　年　月　日

附录二　根管治疗术知情同意书

尊敬的患者(家属)：

根管治疗术是国际公认的治疗各种原因引起的牙髓，根尖周病变，保存残冠、残根的首选方法。该治疗方法要求技术高，患者就诊时间长，治疗费用也相对较高。

由于牙齿根管受种族、年龄、遗传、病变程度等因素影响，存在明显的个体差异，即使同一个体的不同牙根根管也可能有很大差异，这些都给根管治疗术增加了难度，影响治疗中和治疗后的临床效果。因此，在根管治疗中和根管治疗后可能出现以下问题：

1. 药物刺激引起的短期的疼痛、肿胀或麻木。
2. 过敏体质者可能会出现药物过敏。
3. 由于根管弯曲、狭窄，金属疲劳等原因，可能造成治疗器械折断或根管侧壁穿通等并发症。出现此类情况，根据治疗情况，部分患者不需要处理，部分患者需进一步处理，如取出断针、修补穿孔，并由患者承担费用。
4. 由于牙齿龋损较大或本身存在隐裂及牙髓坏死后牙体硬组织质地发生变化，导致牙体折裂，有时可能需要拔除。
5. 以前曾经经过塑化治疗或不完善根管治疗需要重新进行根管治疗的牙齿，由于根管内存在已硬化的充填物或台阶等障碍，再治疗非常困难，造成患牙治疗效果不佳或失败，严重时需要拔除患牙。

我们将以认真求实的工作态度与您共同为保存您的患牙而努力，希望您能充分了解上述可能出现的问题，做出您的选择，以便能理解、配合我们的治疗工作。

谢谢您的信任和合作！

医生签名：

日期：

<u>患者(家属)意见：</u>

经过医生详细告知，我已充分了解上述内容。经过认真考虑，我决定接受根管治疗术，并要求　　　　　口腔科为我实施根管治疗。我有充分思想准备，愿意承担可能面临的风险，并有能力支付治疗所需费用。

患者(家属)签名：

日期：

52检